中医典籍丛刊

黄帝内经注证发微

〔明〕马 莳 撰

【上】

素 问

中医古籍出版社

图书在版编目（CIP）数据

黄帝内经注证发微／（明）马莳撰. — 北京 :中医古籍出版社, 2017.3

ISBN 978-7-5152-1409-2

Ⅰ. ①黄… Ⅱ. ①马… Ⅲ. ①《内经》–研究 Ⅳ. ①R221.09

中国版本图书馆 CIP 数据核字（2017）第 019298 号

黄帝内经注证发微（全三册）

明·马　莳　撰

责任编辑	刘从明　赵东升
出版发行	中医古籍出版社
社　　址	北京东直门内南小街 16 号（100700）
经　　销	全国各地新华书店
印　　刷	北京毅峰迅捷印刷有限公司
开　　本	880mm×1230mm　1/32
印　　张	38.5
字　　数	980 千字
版　　次	2017 年 3 月第 1 版　2017 年 3 月第 1 次印刷
书　　号	ISBN 978-7-5152-1409-2
定　　价	108.00 元

出版说明

　　《黄帝内经》集秦汉以前医学理论之大成，对后世有着深远的影响。《内经》包括《素问》《灵枢》两个部分。明代以前，历代《素问》研究者不乏其人，而《灵枢》却"自古无注"。明代医家马莳将《内经》重新分卷注释，著成《素问发微》《灵枢发微》各九卷，成为全本注释《内经》的第一家。在注释过程中，按原文次序逐句解释，对疑难字词的解释旁征博引，音义并举，多有创见。马氏在太医院任职时积累了大量临床经验，尤其擅长针灸经脉，其注有着很大的实用价值。

　　本次整理出版的《黄帝内经注证发微》，《素问发微》以明万历十四年初刊本为底本，《灵枢发微》以明万历十六年宝命堂刊本为底本。原书均为繁体竖排，现改为简体横排，并加现代标点，以便读者的阅读与研究。

黄帝内经素问注证发微序

余览睹黄帝书，而知医之通天地四时五行也，非天下之至神孰与焉。夫人神气之所游行出入，为五脏六腑，为二十七气、三百六十五会，总之以无间入有间，微渺荒忽不可循也。矧之虚实以质异，情性以因感，风气以变生，其窦殊矣。非悬悟神解，与道合真，参伍于消息盈虚之数，而徒假汤液湔浣、镵石扤熨之生，道不逾远乎？旨晦言湮，则以学人不达作者之意，务蠡测而阐幽之义舛也。大都《黄帝内经》素问、灵枢诸篇，皆以九为数，因而九之，其数八十一，则黄钟所由起也。盖黄钟为天地之中数，阳之生生不息始基于此，圣人以之吹律应气，而天地诉合，蛰虫昭苏，煦妪复育，以立万物之命，则中之为也。夫医，生道也。阳，生理也。九九者，生之数也。化不阏而民不札，则天人之道归焉矣。窃怪后之剖绎其义者人人殊，自用者以决裂为真诠，卤莽者以摽猎为宗旨，妄意牵合，而谬迷千里，圣人之精意，天地之大德，将安寄之，此仁人之所隐也。马君玄台，博综玄讨，越有年所，恍若悟神圣而有得，乃缘类为章，厘为九卷，而运气图系焉。将以察天道而审人官也，迹其注以明义，释以宣隐，盖章章渊懿矣。古作者所为嘘吸鬼神，推迁造化者，如揭日月而中天，匪君其畴成之？世之考镜者，缘斯以窥神明之蕴，上焉者生生以寿天下，下焉者生生以尊其生，孰非君为之嚆矢哉！然君恒以此得忌，因瑕疵之。太史公之传仓扁，不曰女无美恶，入宫见妒乎？仓扁故自不朽也。君能为仓扁，倪亦有为太史公之言者。

万历丙戌秋日，华亭林下人冯行可书于不染斋。

黄帝内经素问注证发微序

　　《内经·素问注证发微》者，吾甥马子所撰也。《内经》昉于轩辕，业青囊者靡不祖述之，而传注未明，辄举一君二臣三佐五使之说而弁髦之，自谓奴仆长桑，衙官和、扁，至叩以经络、营卫、关格、司天在泉南北政诸义，则束手退矣。嗟乎！《内经》与十三经并垂于世，假令今世学士大夫不得十三经注疏，而欲持管窥蠡测之见，扬榷圣谟，人谁信之？而又奚裨于世用？且也《内经》之生全民命，其功不啻如十三经之启植民心，而恶可无注证以表章之？我国家内设太医院，外设惠民局，圣祖之所以寿国脉，寿元元者，意至殷重也。而《内经》一书，自唐王冰注后，卒寥寥无闻，余尝渔猎方书，得《内经》读之，恨其无注，暨得冰所注读之，而复恨其注之未详，未尝不掩卷叹也。吾甥马子少游诸生间，久踬场屋，患弱疾，从季父刺史白峰君命更医，医更精也，名盖藉藉闻诸侯矣。独慨轩辕之旨不能炳如日星，判若淄渑，而按方泥经之失，每每忌本根而攻枝叶，以致失于膏肓，干天地之和，为害匪小，遂研精覃思，旁引曲喻，积有岁月，爰成斯编。其于经络营卫、关格脉体、司天在泉南北政诸义了然掌上，而按方泥经之夫赖以指南。异日者，圣天子诏求海内异书，以备石室之藏，则此书之大有功于民生，称不朽业无疑矣。余惜其不能及之久远也，乃命工锓梓，以广其传，并为之序，以弁其首云。

　　时大明万历十四年冬十月吉旦，赐进士第，嘉议大夫，南京兵部右侍郎，前奉敕总理粮储，提督军务，巡抚应天等府地方，都察院右副都御史，山阴古林王元敬书。

目　录

上　册

中 册

下　册

黄帝内经素问注证发微卷之一

素问者,黄帝与岐伯、鬼臾区、伯高、少师、少俞、雷公六臣平素问答之书,即《本纪》所谓咨于岐伯而作《内经》者是也。此书出于岐伯者多,故《本纪》不及诸臣耳。咨者,问也。《本纪》云:帝以人之生也,负阴而抱阳,食味而被色,寒暑荡之于外,喜怒攻之于内,夭昏凶札,君民代有,乃上穷下际,察五气,立五运,洞性命,纪阴阳,咨于岐伯而作《内经》。全元起谓:素者,本也。《乾凿度》以素为太素,以素问为问太素。意俱未安。然此《素问》八十一篇,而复有《灵枢》八十一篇,大抵《素问》所引经曰,俱出《灵枢》,则《灵枢》为先,而《素问》为后也。后世重《素问》而忽《灵枢》,求《素问》而失精要,以故学无本源,医多庸下。书中止以天师、夫子尊岐伯、鬼臾区,而其余诸臣未闻其以是称。见《上古天真论》及《五运行大论》等篇。按《五运行大论》岐伯曰:虽鬼臾区,其上候而已,犹不能遍明。《灵枢·阴阳二十五人篇》岐伯曰:虽伯高犹不能明之。则诸臣似未有能及岐伯者。至雷公则自名曰小子、细子,黄帝亦有训之之语,意者所造未及诸臣,而年亦最少欤?如《著至教论》已下七篇,皆有训之之语,其《疏五过论》雷公亦自言臣幼小蒙愚。且其曰公、曰伯、曰师,似皆以爵称之,即如《宝命全形论》有曰天子,《本纪》亦云:推轩辕代神农为天子。曰君王,《移精变气论》《五常政大论》《灵枢·官能篇》皆称曰圣王,《著至教论》《疏五过论》有封君侯王,《灵枢·根结篇》有王公大人等称,则其为爵无疑也。至于鬼臾区、少俞、伯高皆诸臣名耳。后世程子谓出于韩诸公子之手,或为先秦儒者所作,是皆泥于爵号文字,而未绎全书，故臆说有如此者。乃今详考《六节脏象论》《天元纪大论》《五运行大论》《六微旨大论》《气交变大论》《五常政大论》《六元正纪大论》《至真要大论》等篇，则论天道历法、万象人身、经络脉体、人事治法，辞古理微，非子书中有能偶及雷同者，真惟天神至圣始能作也。愚意上天以仁爱斯民为心，而伐命惟病，治病惟书，然玄默无言，故挺生神圣以代之言，而畚出此书以救万古民命耳。况六书制自伏羲，《外纪》云：天下义理，必归文字；天下文字，必归六书。医药始于神农，《本纪》云：民有疾病，未知药石，炎帝始味草木之滋，察其寒温平热之性，辨其君臣佐使之义，一日而遇七十毒，神而化之，遂作方书，以疗民疾，而医道立矣。自伏羲以至黄帝，千有余年，其文字制作明甚。《外纪》、《本纪》俱载黄帝纪官举相，明历作乐，制为衮冕舟车，画野分州，经土设井，播百谷，制城郭，凡爵号文字，时已咸备。按《白虎通》曰：黄帝始作制度，得其中和，万世常存。后世胡双湖称：黄帝之世，实为文明之渐。历金天、高阳、高辛诸氏，又经三百四十余年，始迄陶唐，则诸凡制作，人知唐虞为盛，而不知肇自羲黄，其所由来者渐也。何独《内经》之作，史书《灵》《素》均诬乎哉？至春秋时，秦越人发为《难经》，误难三焦、营卫、关格，晦经之始。晋皇甫谧次《甲乙经》，多出《灵枢》，义未阐明。唐宝应年间，启玄子王冰有注，随句解释，逢疑则默，章节不分，前后混淆。元滑伯仁《读素问钞》，类有未尽，所因皆王注。惟宋嘉祐年间，敕高保衡等校正，深有裨于王氏，但仍分二十四卷，甚失神圣之义。按班固《艺文志》曰：《黄帝内经》十八卷。《素问》九卷，《灵枢》九卷，乃其数焉。又按《素问·离合真邪论》黄帝曰：夫《九针》九篇，夫子乃因而九之，九九八十一篇，以起黄钟数焉。大都神圣经典以九为数，而九九重之，各有八十一篇。愚今析为九卷者，一本之神圣遗意耳。窃慨圣凡分殊，古今世异，愚不自揣而僭释者，痛后世概暗此书而蠡测之，以图万一之小补云耳。知我罪我，希避云乎哉！

上古天真论篇第一

内言上古之人，在上者自然知道，在下者从教以合于道，皆能度百岁乃去。惟真人寿同天地，正以其全天真故也，故名篇。篇内凡言道者五，乃全天真之本也。后篇仿此。

昔在黄帝，生而神灵，弱而能言，幼而徇齐，长而敦敏，成而登天。按生而神灵四句，与《史记》同。其成而登天，则曰成而聪明。又见《大戴礼》文、《家语·五帝德篇》。孔子曰：黄帝生而神灵，弱而能言，哲睿齐(恻皆切)庄，敦敏诚信，长而聪明。徇，徐问切。长，上声。

此总述黄帝始末之辞。按《史记》：黄帝姓公孙，名轩辕，有熊国君之子。按黄帝母曰附宝，之祁野，见大电绕北斗枢星，感而怀孕，二十四月而生帝于轩辕之丘，因名轩辕。轩辕丘，今在开封府新郑县境。《易》曰：阴阳不测之谓神。本经《天元纪大论》鬼臾区亦云然。灵者，随感而能应也。《正义》曰：言神异也。《书》云：人惟万物之灵，故曰神灵。《索隐》曰：弱，谓幼弱时也。盖未合能言之时，而黄帝即言，所以为神异也。潘岳有《哀弱子篇》，其子未七旬曰弱。郑、裴俱训曰：徇，疾。齐，速。言圣德幼而疾速也。敦，信也。敏，达也。《正义》曰：成，谓年十五冠时，成人也。愚按：《正义》以十五为成，则不宜曰登天，若训为道之成，则登天亦或有之。世传黄帝铸鼎，鼎成，有龙垂髯下迎，帝骑龙上天，群臣后宫从者七十余人，小臣不得上，悉持龙髯，髯拔堕弓，仰攀莫及，抱弓而号，因名其地曰鼎湖，弓曰乌号，群臣葬衣冠于桥山，墓今犹在。

乃问于天师曰：余闻上古之人，春秋皆度百岁，而动作不衰。今

时之人，年半百而动作皆衰者，时世异耶？人将失之耶？

天乃至尊无对之称，而称之为师，又曰天师，帝之尊岐伯者如此。度，越也。《尚书·洪范篇》以百二十岁为寿，则越百岁矣。

岐伯对曰：上古之人，其知道者，法于阴阳，和于术数，饮食有节，起居有常，不妄作劳，故能形与神俱，而尽终其天年，度百岁乃去。

此言上古之人，所以春秋皆度百岁，而动作不衰者，非但以其时世之异，实由于人事之得也。道，大道也，天地万物之所同具也。以此道而修之于身，则谓之修养之道；修道而有得于心，则又谓之德。德之义见第五节。术数者，修养之法则也。上古之人，为圣人而在上者，能知此大道而修之，法天地之阴阳，调人事之术数，术数，所该甚广，如呼吸按跻，及《四气调神论》养生、养长、养收、养藏之道，《生气通天论》阴平阳秘，《阴阳应象大论》七损八益，《灵枢·本神篇》长生久视，本篇下文饮食起居之类。饮食则有节，起居则有常，而不妄作劳。故有此形，则有此神，而尽终其天年，越百年乃去也。《灵枢·天年篇》云：血气已和，营卫已通，五脏已成，神气舍心，魂魄毕具，乃成为人。即形与神俱之义也。

今时之人不然也，以酒为浆，以妄为常，醉以入房，以欲竭其精，以耗散其真，不知持满，不时御神，务快其心，逆于生乐，起居无节，故半百而衰也。乐，音洛。

此言今时之人，年半百而动作皆衰者，非但以其时事之异，实由于人事之失也。凡物之有浆者，味甘而美，如今蔗梨等物，皆各有浆。彼则以酒为浆，异于上古之人饮食有节者矣。以妄为常，异于上古之人不妄作劳者矣。醉以入房，以情欲而竭其精，以竭精而耗散其真，当精满之时，不知持之。《五脏别论》岐伯曰：五脏者，藏精气而不泻也，故满而不能实；六腑者，传化物而不藏，故实而不能满。观此则肾脏主藏精，满而不实，可以持守。吾形有神，不时时御之，义见上节。务快其心，而悖夫养生之乐。其起居则无节，又异于上古之人起居有常者矣。所以年半百而衰，不能如上古之人春秋皆度百岁而动作不衰也。

夫上古圣人之教下也，皆谓之虚邪贼风，避之有时，恬憺虚无，真气从之，精神内守，病安从来？是以志闲而少欲，心安而不惧，形劳而不倦，气从以顺，各从其欲，皆得所愿。故美其食，任其服，乐其俗，高下不相慕，其民故曰朴。是以嗜欲不能劳其目，淫邪不能惑其心，愚智贤不肖，不惧于物，故合于道，所以能年皆度百岁而动作不衰者，以其德全不危也。恬，音甜。憺，淡同。乐，音洛。

此言上古圣人教下有法，而在下者从之，故皆能度百岁而不衰也。上文言上古圣人，自然知道，故能度百岁乃去矣。其所以教下者，有曰太乙居九宫之日，有虚邪贼风，当避之有时。按《灵枢·九宫八风篇》云：凡从其所居之乡来为实风，主生长养万物；从其冲后来为虚风，伤人者也，主杀主害者。谨候虚风而避之，故圣人曰避虚邪之道，如避矢石然。又《刺节真邪篇》有虚邪之中人也等语，《灵枢》又有《贼风篇》，则虚邪但指风言。王注言邪从虚入，则指虚为在人者，非。**恬憺而静，虚无而空，**老子《清静经》云：内观其心，心无其心；外观其形，形无其形；远观其物，物无其物。三者即悟，惟见于空。观空亦空，空无所空；所空既无，无无亦无；无无既无，湛然常寂；寂无所寂，欲岂能生？欲既不生，即是真静。真常应物，真常得性。常应常静，常清静矣。此乃万世观空之妙旨也。**则真气自顺，精神内守，病何从来？**是以志闲而少欲，心安而不惧，形虽劳而不倦，气随以顺，各从其欲，皆慰所愿。故为下者，能率从此教而不悖也。有所食则以为美，而不求过味；有所服则任用之，而不求其华；与风俗相安相乐，而不相疑忌。高者不凌下，下者不援上，而不出位以相慕，其民诚曰朴。是以嗜欲不能劳斯民之目，淫邪不能惑斯民之心，虽有愚智贤不肖之异，而皆能不惧于外物，故与在上圣人所知之道亦相合焉，所以能年皆度百岁而动作不衰者，正以其德全而不危也。盖修道而有得于心，则德全矣。危者，即动作之衰也。

帝曰：人年老而无子者，材力尽邪？将天数然也？

材力，材干、力量也。天数，凡人所禀于天之数也。观下文所对，则系于材力可知矣。盖年老则无子，岂尽关于天数也？

岐伯曰：女子七岁，肾气盛，齿更发长；二七而天癸至，任脉通，太冲脉盛，月事以时下，故有子；三七肾气平均，故真牙生而长极；四七筋骨坚，发长极，身体盛壮；五七阳明脉衰，面始焦，发始堕；六七三阳脉衰于上，面皆焦，发始白；七七任脉虚，太冲脉衰少，天癸竭，地道不通，故形坏而无子也。更，平声。任，如林反。

此与下节言男女之年老无子者，由于材力之尽，非皆天数使然，而此一节则先以女言之也。女子先天之气，方父母交媾之时，阳气不胜其阴则为女，阴中有阳，其卦象坎。凡医书谓阳精先入，阴血后参，横气来助，精开裹血，阴内阳外，则成离卦而为女，其义甚渺，大约阳气不胜其阴气则为女。按《悟真篇》等书，称女子为男子者，正以其外貌虽女，而阴中有阳也。惟阳精蕴畜于内，至七岁乃少阳之数，其肾气始盛。《仙经》云：先生左肾则为男，先生右肾则为女，盖指始妊时言也。故女子七岁曰肾气始盛，男子八岁曰肾气实，皆从肾始也。肾主骨，齿亦属骨，故齿龀更生，《家语·本命篇》孔子曰：女子七月而生齿，七岁而龀，二七十有四岁而化。发为血余，故发亦渐长。二七则天癸自至。天癸者，阴精也。盖肾属水，癸亦属水，由先天之气畜极而生，故谓阴精为天癸也。按王冰谓天癸为月事者非。盖男女之精,皆可以天癸称,今王注以女子之天癸为血,则男子之天癸亦为血耶?《易》曰:男女媾精,万物化生。故交媾之时各有其精,而行经之际方有其血,未闻交媾之时可以血言。《广嗣要语》诸书,皆谓精开裹血、血开裹精者,亦非。《灵枢·决气篇》云两神相搏,合而成形,常先身生,是谓精者是也。但女子之精以二七而至,而其月事亦与此时同候,如下文所云耳。或有男女先二七、二八而精至者,皆研丧致然,徒取夭耳。**任冲二脉者,奇经八脉之二也。见《骨空论》。任主胞胎,冲为血海,今二脉俱通,月事应时而下。月事者,月经也。每月有事,故曰月事。以其有常,故又曰月经。经者,常也。**《灵枢·五音五味篇》云:冲脉任脉,皆起于胞中。《灵枢·海论》云:冲脉为血之海。又云:为十二经之海。又曰:血海有余,则常想其身大,怫然不知其所病;血海不足,亦常想其身小,狭然不知其所病。按血海之血,虽曰既行而空,至七日后而渐满,如月之盈亏相似。然当知血之有余,以十二经皆然,非特血海之满也,故始得以行耳。又按肝经有太冲穴。而此篇所指,实指冲脉言,乃《骨空论》所谓冲脉者,起于气冲者是也,不可以其有此太字,而遂指为肝经之穴名也。又尝论三才之道,惟阴阳而已。天之阴有余,故月满而散彩;地之阴有余,故为潮而溢;人之阴有余,故女子有月事之下。至于天地人之阳气,则何尝有盈亏哉!由此推之,则阳明胜者,其德永贞,而阴浊胜者,险侧百出可知矣。又由是而推之,则中国为主,四夷似广,君子虽正,小人则多,美事之成,难于夘事,皆可知矣。有斯世斯民之责者,当为之惕然。**精血兼盛如此,其有子也宜矣。三七肾气平均,故牙之最后生者名曰真牙,由此而生,且长极矣。四七肝主筋、肾主骨者皆坚,发长极,身体壮盛。五七阳明脉衰,面始焦,发始堕。**女子大体有余于阴,不足于阳,故其衰也自足阳明始,盖以胃为六腑之长,其脉上行于头,故面焦发堕也。《灵枢·经脉篇》黄帝曰:胃足阳明之脉,起于鼻之交頞中,入上齿中,还出侠口环唇,交承浆,却循颐后廉,出大迎,循颊车,上耳前,过客主人,循发际,至额颅。**六**

七则手之三阳从手走头、足之三阳从头走足者,皆衰于上,故面皆焦,发始白。七七任脉虚,太冲脉衰少,天癸已竭,应前天癸至而言。地道不通,地道者坤也,不通者月事止也,应前月事以时下而言。至是而形体衰坏,不能有子矣。

丈夫八岁,肾气实,发长齿更;二八肾气盛,天癸至,精气溢泻,阴阳和,故能有子;三八肾气平均,筋骨劲强,故真牙生而长极;四八筋骨隆盛,肌肉满壮;五八肾气衰,发堕齿槁;六八阳气衰竭于上,面焦,发鬓颁白;七八肝气衰,筋不能动,天癸竭,精少,肾脏衰,形体皆极;八八则齿发去。肾者主水,受五脏六腑之精而藏之,故五脏盛,乃能泻。今五脏皆衰,筋骨解堕,天癸尽矣。故发鬓白,身体重,行步不正,而无子耳。 颁,班同。解,懈同。堕,惰同。

此则以男言之也。男子先天之气,方父母交媾之时,阴气不胜其阳则成男,阳中有阴,其卦象离。凡医书谓阴血先至,阳精后冲,纵气来乘,血开裹精,阴外阳内,则成坎卦而为男,其义亦渺。大约阴气不胜其阳气则为男。凡《悟真篇》等书,称男子为女子者,正以其外貌虽男,而阳中有阴也。惟阴精蕴畜于内,至八岁乃少阴之数,其肾气始实,发长齿更。《家语》云:男子八月而生齿,八岁而龀,二八十有六岁而化。二八肾气已盛,天癸始至。天癸者,阳精也。盖男女之精,皆主肾水,故皆可称为天癸也。惟精气溢泻,故阴阳之精一和,而遂能有子矣。三八肾气平均,筋骨劲强,故真牙生而长极;四八筋骨隆盛,肌肉满壮;五八肾气始衰,发堕齿槁。男子大体有余于阳,不足于阴,故其衰也自足少阴始。六八阳气衰竭于上,面皆焦,发鬓颁白。手经三阳,从手走头,足经三阳,从头走足,男女皆同。七八肝气已衰,筋不能动,天癸竭,精已少,肾脏衰,形体皆极。八八则精血俱衰,齿发皆去。夫肾者属水,主受五脏六腑之精而藏之,五脏盛乃能泻。今五脏皆衰,筋骨懈惰,天癸尽矣,故发鬓白,身体重,行步不正,而无子耳。然则男女之老而无子者,皆由于材力之尽,非由于天数之适值也。若少而无子者,则谓之天数斯可矣。

帝曰:有其年已老而有子者,何也?岐伯曰:此其天寿过度,气脉常通,而肾气有余也。此虽有子,男不过尽八八,女不过尽七七,而天地之精气皆竭矣。

此言年老而有子者,正以其天寿过度,气脉常通,而肾气有余也。夫曰年老有子,则虽八八已后,亦能有子也。然此等之人,虽或有子,大略天地间之为男者不过八八之数,为女者不过七七之数,而天地所禀之精气皆竭矣。能如此等之有子者,不亦少乎?精气者,天癸也。王注以为所生之男女,其寿止于八八、七七之数者非。

帝曰:夫道者年皆百数,能有子乎?岐伯曰:夫道者,能却老而全形,身年虽寿,能生子也。

上文言年老者不能生子,又有年老而有子者,皆主平人而言。帝遂以修道而年皆百数者,问其能生子否。盖承第三节、第五节之在上在下者而言也。伯言上古之世,其在上者知道,在下者合道,皆能却老而全形,非若平人之年老而形体皆极者比,其身年虽过百岁,亦能生子而无疑也。

黄帝曰:余闻上古有真人者,提挈天地,把握阴阳,呼吸精气,独立守神,肌肉若一,故能寿敝天地,无有终时,此其道生。

此下四节,帝述其素所闻者而言之也。帝言上古之世,有等曰真人者,不待于修而此真浑然全具,故谓之真人也。天地阴阳,真人与之合一,故能提挈天地,把握阴阳,呼吸已之精气,一如天地之默运也,独立守神,一如天地之存主也无少无老,肌肉若一,天地此无极,则真人亦此无极,相与同敝,无有终时。盖道不变,故天地亦不变,真人之有道如此,其生同天地也宜矣。《六微旨大论》曰:与道合同,惟真人也。

中古之时,有至人者,淳德全道,合于阴阳,调于四时,去世离俗,积精全神,游行天地之间,视听八远之外,此盖益其寿命而强者也,亦归于真人。

中古有至人者,至极之人也。《方盛衰论》中亦有至人。淳德全道者,其德淳而不漓,则道自全矣。和于阴阳,调于四时,去世离俗,志异于人也。积精全神,亦独立守神之意也。惟神既全,则形自固。游行天地之间,视听八远之外,此盖益其寿命,而身自强固,所以游行、视听者以此,亦与真人同归耳。

其次有圣人者,处天地之和,从八风之理,适嗜欲于世俗之间,无恚嗔之心,行不欲离于世,被服章,举不欲观于俗,外不劳形于事,内无思想之患,以恬愉为务,以自得为功,形体不敝,精神不散,亦可以百数。恚,于桂切。愉,音俞。

上言至人与真人同归,则太上者,下此而有圣人,又下此而有贤人,故皆曰其次。言中古有圣人者,处天地之和,顺八风之理,大义见《灵枢·九宫八风篇》。有所嗜欲,与世俗相安而无恚嗔之心,行同于世,服同于时,以道而同也,举动不观于俗,以道而异也。外不劳形于事,内无妄想之患,以恬憺愉悦为要务,以悠然自得为己功,故形体不敝,精神不散,其寿亦可以百数也。此犹第三节言上古之知道者耳。上文言至人游行天地之间,视听八远之外,而圣人不然,故不及至人者以此。

其次有贤人者，法则天地，象似日月，辨列星辰，逆从阴阳，分别四时，将从上古，合同于道，亦可使益寿而有极时。别，彼劣切。

下此有贤人者，法则象似，皆仰稽之意。法天地日月自然之运，辨列星辰之位，逆顺以推阴阳之数，《阴阳书》云：人中甲子，从甲子起，以乙丑为次，顺数之；地下甲子，从甲戌起，以癸酉为次，逆数之，此之谓逆从也。分别四时之气序，盖占天道以尽人事也。此犹第五节言上古之为下者，合同于道，故曰将从上古合同于道也。亦可使益其寿，而比之至人、圣人，则有所终极焉耳。

四气调神大论篇第二

此篇应是岐伯所言，发前篇修道未尽之意。篇内以春夏秋冬四时异气，当有善养生长收藏之道，及圣人春夏养阳、秋冬养阴，皆调神之要道也，故名篇。凡言道者七。

春三月，此谓发陈，天地俱生，万物以荣，夜卧早起，广步于庭，被发缓形，以使志生。生而勿杀，予而勿夺，赏而勿罚，此春气之应，养生之道也。逆之则伤肝，夏为寒变，奉长者少。以，已同。长，上声，后同。

此以下四节，言当随时善养也。正二三月，春之三月也，阳气已生，最能发生而敷陈之，故气象谓之发陈也。《五常政大论》篇谓之启敕，敕与陈同。据下文蕃秀、容平等义，当以气象言。当是之时，天地以生物为德，万物荣茂。吾人于此，当有善养之术。其卧则夜，其起则早，以阳气正舒也。起而广步于庭，以布夜卧之气，被发而无所束，缓形而无所拘，使志意于此而发生。其待物也，当生则生之，而勿之杀；当与则与之，而勿之夺；当赏则赏之，而勿之罚。凡若此者，盖以春时主生，皆以应夫春气而尽养生之道也。否则春属木，肝亦属木，逆春气则伤肝木，而肝木不能生心火，至夏之时有寒变之病。寒变者，水来侮火，为寒所变也。岂不少气以迎心脏欲长之气哉？奉之为言迎也。

夏三月，此谓蕃秀，天地气交，万物华实。夜卧早起，无厌于日，使志无怒，使华英成秀，使气得泄，若所爱在外。此夏气之应，养长之道也。逆之则伤心，秋为痎疟，奉收者少，冬至重病。重，平声。

四五六月，夏之三月也。阳气已盛，物蕃且秀，故气象谓之蕃秀也。当是之时，天地气交，即司天、在泉三四气之交。《六元正纪大论》所谓上下交互、气交主之是也。万物有得阴气而敛华英成实者，正以阳化气而阴成形也。吾人于此，当有善养之术。其卧则夜，其起则早，与春同也。起早而无厌于日，盖夏日昼行之度，较夜最永，人所易厌也。《阴阳书》云：四六月，日出即寅时；五月，寅时则日高三丈矣。其持己也，使此志无怒；其爱草木也，使华英成秀。不荣而实曰秀。曰草木，则凡物可知矣。无怒，则气易郁，又必使此气得泄，若有所爱于外，而无所郁。凡若此者，以夏气主长，皆以应夫夏气而尽养长之道也。否则夏属火，心亦属火，逆夏气则伤心火，心火不能生长夏之脾土，脾土不能生秋时之肺金，至秋之时有痎疟之病，正以心属火，暑亦属火，心衰则暑感，故夏伤于暑，秋必痎疟也。岂不少气以迎肺脏欲收之气哉？然不特秋时为病也，肺金不能生肾水，则冬为重病者有矣。

秋三月，此谓容平，天气以急，地气以明。早卧早起，与鸡俱兴，使志安宁，以缓秋刑，收敛神气，使秋气平，无外其志，使肺气清。此秋气之应，养收之道也。逆之则伤肺，冬为飧泄，奉藏者少。以，已同。

七八九月，秋之三月也，阴气已上，万物之容，至此平定，故气象谓之容平。天气以燥而急，地气以燥而明。吾人于此，当有善养之术。其卧则早，较春夏异，惧中寒露也；其起亦早，与鸡俱兴，较春夏尤早也。《阴阳书》云：七月，丑时在五更；八九月，丑时在四更。使此志安宁而不妄动，使秋刑缓用而不妄杀，盖用刑不缓，志仍不宁也。必收敛神气，使秋气之在吾身者和平也。无外驰其志，使肺气之藏吾内者清静也。凡若此者，盖以秋时主收，皆以应夫秋气而尽养收之道也。否则秋主金，肺亦属金，逆秋气则伤肺金，肺金不能生冬时之肾水，而至冬之时有飧泄之病。正以肺为阳明燥金，脾土恶湿喜燥，肺金既衰，不能生水，肾水又衰，不能摄水，而脾土又不能制水，故脾湿而飧泄自生也。岂不少气以迎肾脏欲藏之气哉？

冬三月，此谓闭藏，水冰地坼，无扰乎阳。早卧晚起，必待日光，使志若伏若匿，若有私意，若己有得。去寒就温，无泄皮肤，使气亟夺。此冬气之应，养藏之道也。逆之则伤肾，春为痿厥，奉生者少。

坼，拆同。亟，音器。

十月、十一、十二月，冬之三月也，阳气已伏，万物潜藏，故气象谓之闭藏也。当此之时，水以寒而冰，地以寒而坼，君子居室，如蛰虫之周密，无扰乱卫气可也。《生气通天论》曰：因于寒，欲如运枢，起居如惊，神气乃浮。其卧则早，与秋同也；其起则晚，必待日光，与秋异也。使其志若有所伏匿然，若有私意，若己有得，皆无扰乎阳之意也。去寒以就温，无泄皮肤之汗而使阳气之亟夺。凡若此者，盖冬时主藏，皆以应夫冬气而尽养藏之道也。否则冬主水，肾亦主水，逆冬气则伤肾水，肾水不能生肝木，而至春之时有痿厥之病。正以肝主筋，筋之不能举者为痿。春木旺水废，则阳气上逆而为厥，厥之为言逆也。本经明有《痿论》《厥论》，非可以一病言。然《厥论》则有寒厥、热厥，乃厥逆之谓。岂不少气以迎肝脏欲生之气哉？

天气，清静光明者也，藏德不止，故不下也。天明，则日月不明，邪害空窍。阳气者闭塞，地气者冒明，云雾不精，则上应白露不下。交通不表，万物命故不施，不施则名木多死。恶气不发，风雨不节，白露不下，则菀藁不荣。贼风数至，暴雨数起，天地四时不相保，与道相失，则未央绝灭。惟圣人从之，故身无奇病，万物不失，生气不竭。 空，孔同。寒，入声。菀，于远切。藁，槁同。数，音朔。下同。

上文言人当顺四时之气，此言天地有升降之妙，惟圣人从之，故病却而寿永也。言上天之气至清净，至光明，似可亢之以自高矣。然惟藏此德而不止，万古有下降之妙，故虽降而实未之下，其尊仍在焉。设使天道自专其清净光明，则日月无以借之生明矣，犹人之邪气塞害空窍，而空窍不通也。此二句乃借人以论天，然在人亦不特两目不明，诸窍皆塞。后世止以目论者，盖泥于日月二字，而不考大义故耳。盖天气者，阳气也，阳气不降，转为闭塞，故地道亦不升，适与天气昏冒，而天无以开之也。所以应之于上者，云雾不精，白露不下，应之于下者，交通不能表万物之命，以施生生之理。正以其不能交通也，凡有名之木，亦多死者。《五常政大论》岁金太过之下，有名木不荣。不宁惟是，乖恶之气不能发散，风雨不能有节，白露不能下降，而菀槁之物不能荣茂，凡若此者，皆以天地不交通耳。当是之时，贼风数至，暴雨数起，虽天地四时不能相保如平常矣。为吾人者，失前四气调神之道，阴阳升降俱乖其度，犹之天地不交也，则身多奇病，万事多失，生气已竭，至未半之时而绝灭矣。惟圣人能顺天道，处天地之和，从八风之理，法于阴阳，和于术数，所以身无奇病，本经有《奇病论》《大奇论》。万物得所，其生生之气不竭，而亦可以百数也。按此圣人，见前篇

第十三节。

逆春气则少阳不生，肝气内变；逆夏气则太阳不长，心气内洞；逆秋气则太阴不收，肺气焦满；逆冬气则少阴不藏，肾气独沉。长，上声。

此承首四节，而言四时之气不可以有逆者，正以其当时而病，不必奉气而病也。吾谓逆之则伤肝，夏为寒变者，何哉？盖不能尽养生之道，以逆此春气，则少阳不生。少阳者，足少阳胆经也。胆为甲木，肝为乙木，肝与胆为表里，今少阳不生，则肝气内变，其肝尚不能自免于病矣，复有何气以迎心经欲长之气，而无寒变之病耶？吾谓逆之则伤心，秋为痎疟者，何哉？盖不能尽养长之道，以逆此夏气，则太阳不长。太阳者，手太阳小肠经也，小肠属丙火，心属丁火，心与小肠为表里，今太阳不长，则心气内洞。内洞者，空而无气也。《灵枢·五味论》有辛走气，多食之令人洞心，正与内洞之义相似。其心尚不能自免于病矣，复有何气以迎肺金欲收之气，而无痎疟之病耶？吾谓逆之则伤肺，冬为飧泄者，何哉？盖不能尽养收之道，以逆此秋气，则肺属手太阴经者也，太阴不能收，而肺气枯焦胀满，尚不能自免于病矣，复有何气以迎肾经欲藏之气，而无飧泄之病耶？吾谓逆之则伤肾，春为痿厥者，何哉？盖不能尽养藏之道，以逆此冬气，则肾属足少阴经者也，少阴不能藏，而肾气已独沉，尚不能自免于病矣，复有何气以迎肝经欲生之气，而无痿厥之病耶？然春夏以表言，秋冬以里言，以春夏属阳，秋冬属阴也。

夫四时阴阳者，万物之根本也。所以圣人春夏养阳，秋冬养阴，以从其根，故与万物沉浮于生长之门。逆其根，则伐其本，坏其真矣。故阴阳四时者，万物之终始也，死生之本也，逆之则灾害生，从

之则苛疾不起，是谓得道。道者，圣人行之，愚者佩之。从阴阳则生，逆之则死，从之则治，逆之则乱。反顺为逆，是谓内格。

此承第五节，而申言圣人尽善养之道，彼不善养者，失之也。夫万物生于春，长于夏，收于秋，藏于冬，则此四时阴阳者，万物之根本也。所以圣人于春夏而有养生养长之道者，养阳气也；上节言少阳、太阳，则人身之阳气，正合天地之阳气。秋冬而有养收养藏之道者，养阴气也，上节言少阴、太阴，则人身之阴气，正合天地之阴气。正以顺其根耳，故与万物浮沉于生长之门。言生长则概收藏。若逆其根，则伐本坏真矣。故知阴阳四时者，既为万物之根本，则是万物之所成始成终、为死为生之根本。逆之则灾害自生，如上文寒变、疟疟、飧泄、痿厥、内变、内洞、焦满、独沉之类，顺之则苛重之疾不起，如无上文寒变、疟疟等病，是谓得养生之道者矣。是道也，惟圣人为能行之，彼愚人则当佩之。盖以从阴阳则生，不但苛疾不起也；逆阴阳则死，不但灾害自生也。顺阴阳则此身之气治，治则必能有生也；逆阴阳则此身之气乱，乱则必至于死也。若果不能顺，而反之以为逆，则吾身之阳不能入，阴不能出，而在外者格拒于内矣，其灾害死亡之至，良有故哉！

是故圣人不治已病治未病，不治已乱治未乱，此之谓也。夫病已成而后药之，乱已成而后治之，譬犹渴而穿井，斗而铸兵，不亦晚乎！

此承上节，而引言以戒之也。昔有言圣人不治已病治未病，《灵枢·逆顺篇》云：上工治未病，不治已病。不治已乱治未乱，此正所谓圣人预养生长收藏之气，不待寒变、疟疟、飧泄、痿厥等病已生而始治之也。凡病则气乱，未病则气治。病成而药，乱成而治，譬犹渴而穿井，斗而铸兵，其渴必不能济，而斗必不能御也，信晚已哉！

生气通天论篇第三

篇首有自古通天者生之本,故名篇。按《灵枢·营卫生会篇》言:宗气积于上焦,营气出于中焦,卫气出于下焦。盖以天有阳气,积阳为天也;有阴气,积阴为地也。人禀天地之气而生,亦有阳气,有阴气。阳气者,卫气也,由下焦之气阴中有阳者,从中焦之气以升于上焦,而生此阳气,故《营卫生会篇》谓卫气出于下焦,又谓浊者为卫是也。目张则气上行于头,出于足太阳膀胱经睛明穴,而昼行于足手六阳经,夜行于足手六阴经,如本篇所谓阳气者,一日而主外等语是也,又如《营卫生会篇》谓之太阳主外者是也。惟其不随宗气以同行于经隧之中,而自行于各经皮肤分肉之间,故《营卫生会篇》又谓之卫行脉外者是也。阴气者,营气也,由中焦之气阳中有阴者,随上焦之气以降于下焦,而生此阴气,故《营卫生会篇》谓之营气出于中焦,又谓清者为营是也。但阴气精专,必随宗气以同行于经隧之中,始于手太阴肺经太渊穴,而行于手阳明大肠经,足阳明胃经,足太阴脾经,手少阴心经,手太阳小肠经,足太阳膀胱经,足少阴肾经,手厥阴心包络经,手少阳三焦经,足少阳胆经,足厥阴肝经,而又始于手太阴肺经。故《营卫生会篇》谓之太阴主内,又谓之营行脉中者是也,即本篇有营气不从之营气是也。惟此篇营气之营字,正与《灵枢》营气之营字同,其余《素问》营字,俱书荣字,盖古营、荣互书,大义当以营字为是。盖阴气在内,如将军之守营;阳气在外,如士卒之卫外。《史记》云,以师兵为营卫,则营卫二气之取义者盖如此。又《阴阳应象大论》有曰:阴在内,阳之守;阳在外,阴之使。其义晓然矣。愚尝思本篇有云:阳气者,精则养神,柔则养筋。《痹论》有云:阴气者,静则神藏,躁则消亡。此神圣论营卫二气至精之义。然二气均为人之所重,而本篇所重在人卫气,但人之卫气本于天之阳气,惟人得此阳气以有生,故曰生气通天。惟圣人全此阳气而苛疾不起,常人则反是焉。《灵枢·禁服篇》云审察卫气,为百病母者,信哉!本篇凡言阳气者七,谆谆示人以当全此阳气也。要之,阳气一全,则营气自从矣。大义当以《灵枢·营卫生会篇》及《卫气行篇》参看为的。

黄帝曰：夫自古通天者，生之本，本于阴阳。天地之间，六合之内，其气九州九窍、五脏十二节，皆通乎天气。其生五，其气三，数犯此者，则邪气伤人，此寿命之本也。苍天之气清净，则志意治，顺之则阳气固，虽有贼邪，弗能害也，此因时之序。故圣人传精神，服天气，而通神明。失之则内闭九窍，外壅肌肉，卫气散解，此谓自伤，气之削也。数，音朔。按《六节脏象论》云：夫自古通天者，生之本，本于阴阳，其气九州九窍，皆通乎天气，故其生五，其气三。

此帝言人气通乎天气，人气即阳气，见本篇第六节，又曰卫气。《灵枢·卫气行篇》亦谓卫气为人气，即禀苍天之气而生者。惟圣人全此天气，以固寿命之本，而众人则失之也。夫自古通天者，生人之本也。天以阴阳生万物，而人之生也本于阴阳。故天地之间，六合之内，上下四方为六合。其气之在地者曰九州，冀、兖、青、徐、荆、扬、豫、梁、雍。气之在人者曰九窍，阳窍在头者七：耳二、目二、鼻二、口一。阴窍之在下者二：前阴、后阴。曰五脏，心、肝、脾、肺、肾。曰十二节，手有三阴三阳经，足有三阴三阳经。皆以通乎天气者也。其所以生者五，金、木、水、火、土。所以为气者三。王注以为天气、地气、运气。义见第八、九卷《天元纪大论》《至真要大论》等篇。苟数犯邪气，则邪气伤人。故不使邪气伤人者，乃寿命之本也。盖苍天之气，至清净者也，即前篇言天气清净。吾能法天地之清净，则志意自治，阳气自固，当是之时，虽有贼邪，弗能害也。此因时之序，所以弗能害耳。惟圣人知之，随四时以运此身之精气，服苍天之阳气，以通天之之神明。彼常人则失之，所以内闭九窍，外壅肌肉，而卫气已散解，此之谓自伤，阳气之所以削也。

阳气者，若天与日，失其所则折寿而不彰，故天运当以日光明。

是故阳因而上,卫外者也。因于寒,欲如运枢,起居如惊,神气乃浮。因于暑,汗,烦则喘喝,静则多言,体若燔炭,汗出而散。因于湿,首如裹,湿热不攘,大筋缓短,小筋弛长,缓短为拘,弛长为痿。因于气,为肿,四维相代,阳气乃竭。折,音舌。缓,音软。弛,后世弛同。此节分截,似当以寒、暑、湿各为一节,殊不知本篇所重在阳气,故凡本篇有阳气者,当提为各节起语,凡每节本文之病,皆由阳气不足所致,即《灵枢·禁服篇》谓卫气为百病之母者是也。

此言阳气所以卫外,而阳气不固者,则四时必伤于邪气而为病也。夫所谓阳气者,卫气也。人有此阳气,犹天之有日也。日得天之明而能久照,阳气必不失其所而能久寿。若失其所而不能卫外,必折夭而不彰。失其所者,卫气衰弱而不能卫外也。故天运当有此日以为之光明,人当有此阳气以为之卫外。是故阳气因而上行于皮肤分肉之间,所以卫外者也。大义见《灵枢·营卫生会篇》《痹论》等篇,及本篇篇名之下。惟阳气不固,故凡四时之邪气皆从之而伤矣,所谓不能因时之序者是也。是故因于冬之严寒者,当深居周密,凡有意欲,心有所运,而身不妄动,如运枢以开辟其户,户不太劳。若起居卒暴,有所惊骇,则神气浮露,无复中存矣。因于夏之暑气者,其体必有汗,或烦躁而动,则为喘喝,或不烦躁而静,则亦不免于多言。暑证者,热证也,故合动静而皆不能静者如此。张洁古云:动而得之为中热,静而得之为中暑。中热者阳证,中暑者阴证。李东垣曰:暑热之时,无病之人,或避暑纳凉于深堂大厦中得之者,名曰中暑。其病必头痛恶寒,身形拘急,肢节疼痛而烦心,肌肤大热无汗,为房室之阴寒所遏,使周身阳气不能伸越,以大顺散热药主之。若是人农走于日中劳形得之者,名曰中热。其病必苦头痛,发躁恶热,间之肌肤大热,必大渴引饮,汗大泄,无气以动,乃为天热外伤肺气,苍术白虎汤凉药主之。《玉机微义》断云：按此篇中暑，即仲景所谓暍也，此只作暑热分之，可见有阴阳二证，受病不同。然夏月变病，有阴寒所迫，使周身阳气不能伸越，以大顺主之者，为中暑，盖当暑月，故名之，犹冬月发热为伤寒也。但大顺一方，是仲景太阳例药，东垣施用谅不如此，必有若益气汤证例，惜乎无传。其中热一例，虽云苍术白虎汤，而又当处以清暑益气之法。且中暑证亦有于劳役动而得者，中热证亦有于违暑中静而得者，大抵因人元气虚实不同，故所变亦异，治之者，岂得无变法哉！**一身之热，如燔炭然，必从而汗之，则邪从汗散矣。**按此曰汗出而散，《热论》曰：凡病伤寒而成温者，先夏至日为病温，后夏至日为病暑，暑当与汗皆出不止。观此二篇，则暑证当发汗无疑矣。朱丹溪、滑伯仁疑暑之不可汗也，遂以此二句为上文因于寒之脱简，以为非寒则不可发汗，殊不知风寒暑湿热皆可发汗，若暑证，后世用香薷饮及木通、泽泻、茯苓、猪苓等利水之药而愈者，尤为便益。盖《难经》以暑伤心者为正经自病，要知心属少阴君火，暑亦属火，惟暑为能伤心，如水就湿、火就燥之义。但暑固伤心，热亦伤气，而又复发汗，则汗乃心之液，热既伤心伤气，汗多又必亡阳，惟心与小肠为表里，今服利水之剂，使暑从小肠而下行，渗入膀胱而去，则病易却，而元气无损矣。此朱、滑二氏所以不免于致疑者，皆不知考《热论》之义耳。余尝注《难经正义》，并载此义于四十九难中暑之下。**因于湿气之所感者，**凡人之有湿，有内湿、有外湿，外湿足先受之，内湿者多饮酒浆醴酪所致也。**其血气薰蒸，上行如雾，首如有所包裹，而昏且重矣。惟湿蒸为热，而不能除却，大筋受湿浸热蒸则软而短，小筋受湿浸热蒸则懈弛而长。软短故手足拘挛而不伸，弛长故手足痿弱而无力矣。**按本篇下文秋伤于湿，及《阴阳应象大论》亦有秋伤于湿等语，则此湿者，当为秋时所感也。**因于气证所致者，**凡怒则伤肝，肝气有余，来侮脾土，脾土不能制水，水气泛溢于四肢，而为肿胀之疾，其手足先后而肿，此四维之所以相代也。**四维者，四肢也。**斯时也，上文所谓内闭九窍，外壅肌肉,卫气散解者是也,其阳气岂不竭尽矣乎?

阳气者,烦劳则张,精绝辟积于夏,使人煎厥。目盲不可以视,耳闭不可以听,溃溃乎若坏都,汩汩乎不可止。汩,古没反。

此又言阳气不固者,夏时有煎厥之证,不特病暑而已。阳气者,贵于清净,若烦劳而不清净,则劳尔形,摇尔精,神气张施于外,精气竭绝于中,惟春秋冬时尚有可以强支者,及延积于夏,暑热令行,使人煎迫而厥逆矣。按《脉解篇》云:所谓少气善怒者,阳气不治。阳气不治,则阳气不得出,肝气当治而未得,故善怒。善怒者,名曰煎厥,当与参看。何以见之?目盲耳聋,视听皆废,溃溃乎若都之坏也,真汩汩乎不可止者。都,所以坊水。溃溃,坏貌。汩汩,流貌。盖言疾势不可遏也。据本经,烦劳则如王冰注,所谓起居暴卒,顷受阳和。又云精绝,则如王注所谓伤肾与膀胱。又据《脉解篇》,则又关肝经喜怒。是乃肝肾诸经之病也。

阳气者,大怒则形气绝,而血菀于上,使人薄厥。有伤于筋纵,其若不容。汗出偏沮,使人偏枯。汗出见湿,乃生痤痱。高梁之变,足生大丁,受如持虚。劳汗当风,寒薄为皶,郁乃痤。菀,音郁,《诗·小弁》有:菀者柳。亦注为郁。沮,子鱼切。痤,作和反。痱,方味反。高,当作膏。梁,当作粱。丁,后世作疔。皶,织加反。

此又言阳气不固者,有为厥、为胀、为偏枯、为痤痱、为大丁、为皶痤诸证也。阳气者,贵于清净,若大怒而不清净,则形气、经络阻绝不通,而血积于心胸之间,《奇病论》岐伯曰:胞之络脉绝。亦阻绝之义,非断绝之谓。《举痛论》岐伯曰:怒则气逆,甚则呕血。其气有升而无降,使人依薄上下而厥逆矣。然而血不营筋,筋将受伤,纵缓无束,胸膈膜胀,真若有不能容物者矣,所谓鼓胀而有粗筋见于腹者是也。又人当汗出之时,或左或右,一偏阻塞而无汗,则无汗之半体,他日必有偏枯之患,所谓半身不随者是也。又人当汗出之时,玄府未闭,乃受水湿,则阳气方泄,寒水制之,热郁皮内,湿邪凝结,遂为痤痱。痤则较痱为大,其形类疖,痱则较痤为小,即所谓风瘾是也。又人有嗜用膏粱美味者,肥厚内热,其变饶生大疔。足之为言饶也,非手足之足,盖中热既甚,邪热易侵,如持空虚之器以受彼物者矣。又人于劳苦汗出之时,当风取凉,使寒气薄于玄府之中,始则为皶,<small>俗云粉刺。</small>郁久则为痤,较皶则稍大矣。凡若此者,皆阳气不固使然也。

阳气者,精则养神,柔则养筋。开阖不得,寒气从之,乃生大偻。陷脉为瘘,留连肉腠,俞气化薄,传为善畏,及为惊骇。营气不从,逆于肉理,乃生痈肿。魄汗未尽,形弱而气烁,穴俞以闭,发为风疟。故风者,百病之始也,清净则肉腠闭拒,虽有大风苛毒,弗之能害,此因时之序也。故病久则传化,上下不并,良医弗为。故阳畜积病死,而阳气当隔,隔者当泻,不亟正治,粗乃败之。<small>偻,力主反。瘘,力斗反。俞,音数。亟,音棘。</small>

此又言阳气不固者,有为偻、为瘘、为善畏、为惊骇、为痈肿、为风疟、为隔诸证也。阳气者,内化精微,养人之神,外则柔和,养人之筋。惟开阖失宜,则阳气扰乱,无以养神与筋,腠理不密,寒气客之,筋络拘急,形容极偻俛矣。又因阳气不固,邪气入陷脉中,则发为鼠瘘之类。凡肉之所会名曰肉腠者,皆留聚而连结焉。且各经皆有俞穴,<small>此非井荥俞原经合之俞,凡一身之穴,皆可曰俞。</small>邪气变化依薄,传为善畏,及为惊骇之疾。<small>畏主心肾言,《阴阳应象大论》云:喜伤心,恐胜喜。又曰:恐伤肾,思胜恐。骇主肝言。《金匮真言论》云:其病发惊骇。</small>盖以正虚邪盛,故不足之证如此。惟阳气不固,则营气者阴气也,营气不能与卫气相顺,而卫气逆于各经分肉之间,亦生痈肿之疾矣。肺经内主藏魄，外主皮肤，故所出之汗亦可谓之魄汗也。方其魄汗未尽，穴俞未闭，形体弱而气消烁，乃外感风寒，致穴俞已闭，当发为风疟之疾也。《疟论》言疟之为证，非独至秋有之，四时皆能成疟也。故知风者百病之始，非独疟也。必阳气清净，则内焉志意自治，外焉肉腠闭拒，虽有大风苛毒，弗之能害，此乃因时之序，凡上文诸病无由而作矣。惟人不能清净，又不能因时之序，故诸病日久，传递变化，上不升，下不降，而不能相并以为和，虽有良医，弗能为也。惟此阳气者，不能卫外，徒尔畜积于内，其病久久当死。斯时也，且当成隔，隔者，乖隔不通之谓也。《阴阳别论》曰：三阳结谓之隔。隔者当泻，若不急泻以正治之，此粗工之所以败也。《灵枢·九针十二原篇》名下工为粗。

故阳气者，一日而主外。平旦人气生，日中而阳气隆，日西而阳气已虚，气门乃闭。是故暮而收拒，无扰筋骨，无见雾露，反此三时，形乃困薄。

此言阳气在人，当开阖得宜以顺之也。阳气者，一日而主外。人气即卫气，《灵枢·卫气行篇》伯高曰：卫气之行，一日一夜五十周于身，昼日行于阳即手足六阳经。二十五周，夜行于阴即手足六阴经。二十五周，平旦阴尽，阳气出于目，目张则气上行于头，循睛明穴。下足太阳膀胱经，手太阳小肠经，足少阳胆经，手少阳三焦经，足阳明胃经，手阳明大肠经，所谓一日而主外者如此。夜则行足少阴肾经，注手少阴心经，手太阴肺经，足厥阴肝经，足太阴脾经，亦如阳行之二十五度，而复合于目。所谓平旦人气生者，即上行于头，复合于目之谓也。至日中而阳气隆，隆者盛也。日西而阳气已虚，虚者衰也。与《营卫生会篇》义同。气门乃闭，气门者玄府也。惟暮时阳气已衰，宜收敛阳气以拒虚邪，无烦扰筋骨，《四气调神论》云：无扰乎阳。无见雾露,盖至暮时属阴,故所当收敛者如此。若不能如暮时之收敛,而复如平旦、日中、日西之所为,反者,复也。《中庸》云:反古之道。则阳气不得清净,而形无所卫,未免困窘而衰薄矣。

岐伯曰:阴者,藏精而起亟也;阳者,卫外而为固也。阴不胜其阳,则脉流薄疾,并乃狂;阳不胜其阴,则五脏气争,九窍不通。是以圣人陈阴阳,筋脉和同,骨髓坚固,气血皆从。如是则内外调和,邪不能害,耳目聪明,气立如故。亟,音气。

此伯承上文阳气主外之义,遂言营卫相须为用,而偏胜者病,惟圣人则善调之也。言营气者,即阴气也。营气藏五脏之精,随宗气以运行于经脉之中,而外与卫气相表里,卫气有所应于外,营气即随之而起矣,夫是之谓起亟也。亟者,数也。阳气者,卫气也。卫气不随宗气而行,而自行于各经皮肤分肉之间,乃所以卫营气之外而为固,亦与营气为表里也。苟使营气不足,卫气有余,是阴不胜其阳也,则脉气之流行者,薄于急疾,薄为依薄,疾为急疾。甚则并而为狂。《宣明五气论》《灵枢·九针篇》皆曰邪入于阳则狂。正以阳气有余,故发之而为热证者如此。又使卫气不足,营气有余,是阳不胜其阴也,则五脏在内,其气与阳气争拒,九窍自不通矣。正以阴气有余,故发之而为寒证者如此。《宣明五气论》《灵枢·九针论》曰:邪入于阴,则为血痹。阴阳,据上文大义,当主营卫言。然卫行脉外,而六腑主于表,营行脉中,而五脏主于里,其义又未始不相须也。是以为圣人者,陈示营卫脏腑,分为阴阳出入表里,使在外为筋,在中为脉,在内为骨髓者,和同坚固,气血各顺,如是则内外调和,邪不能害,其耳聪目明,营卫如常,尚何偏胜之为病哉!

风客淫气,精乃亡,邪伤肝也。因而饱食,筋脉横解,肠澼为痔。

因而大饮,则气逆。因而强力,肾气乃伤,高骨乃坏。凡阴阳之要,
阳密乃固,两者不和,若春无秋,若冬无夏,因而和之,是谓圣度。故
阳强不能密,阴气乃绝。阴平阳秘,精神乃治。阴阳离决,精气乃
绝。澼,普击反。

　　此言病有伤肝者,不慎则为肠病、为肺病、为肾病,遂因肾伤之
义,而示人以阴阳交会之要也。风者百病之长,风来客之,浸淫以乱
营卫之气,则风薄而热起,热盛而水干,水干而肾气不营,故精气乃
亡。然邪之所伤,何脏为始?以风气通于肝,故邪伤肝经为始耳。
唯风气入肝,以致肾精乃亡,则凡饮食起居,皆当慎矣。苟因所食太
饱,至于肠胃填满,筋脉横解而不属,其肠日常澼积,渐出肛门而为
痔。盖以人之肠胃筋脉有度,故不可多食者如此。又因所饮亦多,
则上文风客淫气,肾肝已伤,由是气逆于上,不能下行,而欬嗽喘急
者有矣。盖肺为五脏华盖,故饮多而肺布叶举,其为疾者如此。肾
者作强之官,因而过于强力,则肾气乃伤,精髓内枯,腰高之骨从兹
而坏矣。余曾见有伤肾经者,已成弱证,其腰间命门穴上有骨高起者寸余。
何以见肾气不可伤也?凡阴阳交媾,必有要法,唯阳气秘密而不妄
用,则精自固,而不至于伤矣。《阴阳应象大论》曰:能知七损八益,则二者
可调,不知用之,则早衰之节也。正以阴阳不和,若有春无秋,有冬无夏,
必因而和之,是谓圣人之度数耳。即《上古天真论》和于术数之意。故阳
气专以强力为事,而不能秘密,则彼阴气与此相绝,而两者不和。必
彼之阴气得其平和,而此之阳气知所秘密,则精神乃治。何也?盖
以阴阳相离而决散,致吾之精神乃绝故耳。

　　因于露风,乃生寒热,是以春伤于风,邪气留连,乃为洞泄。夏
伤于暑,秋为痎疟。秋伤于湿,上逆而欬,发为痿厥。冬伤于寒,春

必温病。四时之气,更伤五脏。

此言四时伤于邪者之为诸病,亦由上文阳气不固,而不能因时之序所致也。上文言魄汗未尽,形弱而气烁,穴俞已闭,发为风疟。又言风客淫气者,精乃亡,邪伤肝也,皆感于风邪而有寒热之意矣。此则又言因于露风者,正如上文暮而不能收拒,扰筋骨,见雾露之谓,王注以露为裸体者非。故感于寒,而热从生焉,正寒热为之往来也。《水热穴论》帝曰:人伤于寒而传为热者何也? 岐伯曰:夫寒盛则生热也。然不能因时之序者,随四时而有其病,是以春伤于风,风气通于肝,肝邪有余,来侮脾土,故邪气留连,而为洞泄之证。《阴阳应象大论》岐伯曰:春伤于风,夏为洞泄。夫曰留连,则虽不言夏,而义已该矣。夏伤于暑,不能发散,至秋当为痎疟之证。盖心属少阴君火,暑亦属火,故暑能伤心。上文言体若燔炭,汗出而散,惟其不能发散,则热邪内蕴,至秋湿气相蒸,而为寒热往来之痎疟矣。痎疟者,疟之总称也。《阴阳应象大论》云:夏伤于暑,秋必痎疟。与此同。其治疟大法,见《素问》疟论、刺疟论中。秋伤于湿,当上逆而为欬嗽,及为痿厥之证。盖秋时湿气方行,从而感之,则湿蒸而为热,热者火也,火乘肺金,故欬嗽自不能已也。《阴阳应象大论》曰:秋伤于湿,冬生欬嗽。上文言因于湿者,小筋弛长,而弛长为痿;大筋缧短,而缧短为拘。《阴阳应象大论》岐伯曰:地之湿气,感则害皮肉筋脉。《太阴阳明篇》岐伯曰:湿者下先受之。《灵枢·小针解》曰:清气在下,言清湿地气之中人也,必从足始。清,冷也。故筋脉因湿而弛长则为痿,人气从湿而上蒸则为厥者,良有自也。《四气调神论》以冬时失养藏之道者,春为痿厥,盖彼以肾水不能生肝木,故春时有痿厥之病,主正气不足而言。此以湿气伤筋为痿,气从湿升为厥,主邪气有余而言。病名虽同,而致病则异,故彼之病在春,而此之病在秋冬也。冬伤于

寒者,至春必为温病。盖冬时严寒,中之即病者,谓之伤寒;其有伤
于寒而不即病者,至春阳气发生,邪从内作,故为温病之证。夫曰温
者,寒非纯寒而有热,热非纯热而有寒,正以前此而冬则为寒,后此
而夏则为热,则此春时乃为温病也。《素问·热论》岐伯曰:凡病伤寒而成
温者,先夏至者为病温,后夏至者为病暑。《阴阳应象大论》云:冬伤于寒,春必
病温。张仲景《伤寒论》曰:冬感于寒,至春变为温病。则温之为义明矣。杨玄
操释《难经·五十八难》之温病,以为是疫疠之气者,非也。又谢氏以仲景《伤
寒例》中有温疟、风温、湿温、温疫诸证为温病,是以仲景更感异气变为他病者论
温病也,亦非矣。彼庞安常亦与杨、谢同,俱未之详考故耳。是何也? 正以
四时之气,更伤五脏,故其为诸病者如此。

**阴之所生,本在五味;阴之五宫,伤在五味。是故味过于酸,肝
气以津,脾气乃绝。味过于咸,大骨气劳,短肌心气抑。味过于甘,
心气喘满,色黑,肾气不衡。味过于苦,脾气不濡,胃气乃厚。味过
于辛,筋脉沮弛,精神乃央。是故谨和五味,骨正筋柔,气血以流,腠
理以密,如是则骨气以精,谨道如法,长有天命。**

此言五味能伤五脏,而善养者慎之也。《阴阳应象大论》岐伯
曰:酸生肝,苦生心,甘生脾,辛生肺,咸生肾。则阴之所生,本在五
味。阴者,五脏皆属阴也。手太阴肺,手少阴心,足太阴脾,足少阴肾,足厥
阴肝。然阴之五宫,所伤亦在五味。《阴阳应象大论》岐伯曰:酸伤
筋,苦伤气,甘伤肉,辛伤皮毛,咸伤血。盖五味过节,则五脏亦伤于
五味也。其曰伤气血者,夫诸气皆属于肺,而苦本入心,何乃伤之?
正以火来乘金,伤己之所胜也。诸血皆属于心,而咸本入肾,何乃伤
之? 正以水来乘火,亦伤己之所胜也。则五味信能伤五宫矣。是故
酸所以生肝也,味过于酸,则肝气津淫,而木盛土亏,脾气从兹而绝

矣。咸所以生肾也，味过于咸，则大骨者，即二节之所谓高骨也，《玉机真脏论》亦谓之大骨。肾气反伤，大骨气劳，水邪克火，令人肌肉短缩，心气抑滞矣。甘所以生肉也，味过于甘，则脾邪有余，子来乘母，从前来者为实邪，而心气喘满，且土往克水，传其所胜，黑色外见，肾气不得其平矣。苦所以生心也，味过于苦，则苦反伤心，母邪乘子，火气烁土，脾气不能濡泽，胃气乃反加厚矣。盖邪气有余，则胃厚也。按人之肠胃必有二层，心气太过，土气亦有余，故胃乃作胀而反厚，不能纳受水谷，宜用清火收敛，如芩、连、乌梅之类。今人不识此证，以为饮食不进者，多是胃气已弱，仍用参、术等类，则胃邪益增，饮食反减，愈补愈胀，病终不愈矣。《脉要精微论》曰：胃脉实则胀，虚则泄。所谓胀者，正胃气乃厚之谓也，须于胃脉之实者验之，若真虚则宜补耳。辛所以生肺也，味过于辛，金邪克木，筋脉沮弛，精神至半而废矣。央者，中央也，半之谓也。《四气调神论》有未央绝灭，则至半而绝。此云精神乃央，言精神仅可至半也。《诗·小雅》云：夜未央。是故人能谨和五味而调之，庶乎长有天命也。

金匮真言论篇第四

金匮者，藏书之器也。《尚书·金縢篇》蔡注释为金縢之匮。《灵枢·阴阳二十五人篇》有金柜藏之，其柜从木义，盖同也。真言者，至真之言也。故名篇。

黄帝问曰：天有八风，经有五风，何谓？岐伯对曰：八风发邪，以为经风，触五脏，邪气发病。所谓得四时之胜者，春胜长夏，长夏胜冬，冬胜夏，夏胜秋，秋胜春，所谓四时之胜也。 按春胜长夏五句，又见《六节脏象论》。

此言八风能伤五脏，凡以伤其所胜者而已。八风者，按《灵枢·九宫八风篇》，有大弱风、谋风、刚风、折风、大刚风、凶风、婴儿风、弱风也。五风者,按《素问·风论》,有肝风、心风、脾风、肺风、肾风也。夫天有八风,则人之所伤在此八风也,而复有五风之谓,岂八风之外复有五风乎?殊不知五风者,即八风之所伤也,特所伤异脏而名亦殊耳。八风发其邪气,以入于五脏之经,风触五脏,邪气发病。若是者,凡以胜所不胜,故不胜者受病。试以四时之胜者言之:春主木,夏主火,长夏主土,长夏者,六月建未月也。秋主金,冬主水。所谓得四时之胜者,春胜长夏,长夏胜冬,冬胜夏,夏胜秋,秋胜春耳。彼五脏受八风之病者,亦以其相胜故耳,如《九宫八风篇》之所伤者是也。

《九宫八风篇》云:太乙入徒于中宫,乃朝八风,以占吉凶。风从南方来,名曰弱风,其伤人也,内舍于心,外在于脉,气主热。风从西南方来,名曰谋风,其伤人也,内舍于脾,外在于肌,其气主为弱。风从西方来,名曰刚风,其伤人也,内舍于肺,外在于皮肤,其气主为燥。风从西北方来,名曰折风,其伤人也,内舍于小肠,外在于手太阳脉,脉绝则溢,脉闭则结不通,善暴死。风从北方来,名曰大刚风,其伤人也,内舍于肾,外在于骨与肩背之膂筋,其气主为寒。风从东北方来,名曰凶风,其伤人也,内舍于大肠,外在于两胁腋骨下及肢节。风从东方来,名曰婴儿风,其伤人也,内舍于肝,外在于筋纽,其气主为身湿。风从东南方来,名曰弱风,其伤人也,内舍于胃,外在肌肉,其气主体重。

东风生于春,病在肝,俞在颈项。南风生于夏,病在心,俞在胸胁。西风生于秋,病在肺,俞在肩背。北风生于冬,病在肾,俞在腰股。中央为土,病在脾,俞在脊。故春气者,病在头;夏气者,病在脏;秋气者,病在肩背;冬气者,病在四肢。故春善病鼽衄,仲夏善病胸胁,长夏善病洞泄寒中,秋善病风疟,冬善病痹厥。故冬不按跷,春不鼽衄,春不病颈项,仲夏不病胸胁,长夏不病洞泄寒中,秋不病风疟,冬不病痹厥、飧泄而汗出也。夫精者,身之本也。故藏于精者,春不病温。夏暑汗不出者,秋成风疟。此平人脉法也。

此言五脏随时为病，然必冬藏其精，而四时不为病也。春主甲乙木，其位东，故东风生于春。《阴阳应象大论》谓：在天为风，在脏为肝。故人之受病，当在于肝。凡外而颈项之所，乃甲乙木气之所主也，则俞穴之在颈项者，其病从之而外应矣。据肝部经络，由足大指大敦，上行间、太冲、中封，至胫内侧蠡沟、中都、膝关、曲泉，上行至胁章门，上期门，其所经历之处，本与颈项无与。然甲乙之气旺于颈项，故病当如是也。余经仿此。夏主丙丁火，其位南，故南风生于夏。《阴阳应象大论》谓：在天为热，在脏为心。故人之受病当在于心。凡外而胸胁之所，乃丙丁火气之所主也，则俞穴之在胸胁者，其病从之而外应矣。秋主庚辛金，其位西，故西风生于秋。《阴阳应象大论》谓：在天为燥，在脏为肺。故人之受病当在于肺。凡外而肩背之所，乃肺之所系也，则俞穴之在肩背者，其病从之而外应矣。冬主壬癸水，其位北，故北风生于冬。《阴阳应象大论》谓：在天为寒，在脏为肾。故人之受病，当在于肾。凡外而腰股之所，乃肾之分部也，则俞穴之在腰股者，其病从之而外应矣。中央属戊己土，故脾属土，当病在脾。脊者，体之中也，则俞穴之在脊者，其病从之而外应矣。由是观之，则春气者，病在头，颈项即头也。夏气者，病在脏，外为胸胁，而内为脏也。秋气者，病在肩背。冬气者，病在四肢，上文言腰股，而此言四肢者，以四肢为末，如木之枝，得寒而凋，故不但腰股为病，而四肢亦受病也。《左传》云：风淫末疾。其病维何？春气所升，善病鼽衄，鼻中出水曰鼽，鼻中出血曰衄。盖内有鼽衄为病，而外有头与颈项为病也。据下文，既云春不鼽衄，又云春不病颈项，分明以内外为分，故此解宜然。仲夏善病在胸胁，以心之脉循胸胁也。长夏善病洞泄寒中，以土主于中，脾气衰也。秋善病风疟，以凉气折暑，故病如是也。《生气通天论》曰：魄汗未尽，形弱而气烁，穴俞以闭，发为风疟。《礼记·月令》曰：孟秋行夏令，民多疟疾。冬善病痹厥，盖以冬气者，病在腰股，又在四肢，故痹病、厥病从之而生矣。痹病详见《痹论》四十三，厥病详见《厥论》四十九。然不翕聚则不能发散，不专一则不能直遂，故必冬时宜藏，而后春夏秋冬不能为病。《生气通天论》云：因于寒，欲如运枢，起居如惊，神气乃浮。正言冬时宜藏，故有所意欲，当如运枢以转户，户动而枢不动也。使起居如惊，斯神气浮散于外矣。况按者，按摩也；跻者，如跻捷者之举动手足，所谓导引者是也。冬而按跻则不能藏精，神气浮散，而春夏秋冬各有其病。故冬不按跻，则春夏秋之病如上文者皆少矣。何也？精者，身之本也。冬不按跻，以藏其精，故春不病温，不特不病觔衄及不病颈项已也。且精之在内者不可出，而邪之在外者不可入。彼秋病风疟者，虽由冬不藏精而然，亦由夏时暑汗不出所致也。《生气通天论》云：体若燔炭，汗出而散。《热论》云：暑当与汗皆出勿止。故暑汗不出，至秋为疟。此皆因时为病，脉亦宜知，乃平病人之脉法也，可不合病脉而合观之哉？

　　故曰：阴中有阴，阳中有阳。平旦至日中，天之阳，阳中之阳也；日中至黄昏，天之阳，阳中之阴也；合夜至鸡鸣，天之阴，阴中之阴也；鸡鸣至平旦，天之阴，阴中之阳也。故人亦应之。夫言人之阴阳，则外为阳，内为阴；言人身之阴阳，则背为阳，腹为阴；言人身之脏腑中阴阳，则脏者为阴，腑者为阳，肝心脾肺肾五脏皆为阴，胆胃大肠小肠膀胱三焦六腑皆为阳。所以欲知阴中之阴、阳中之阳者，何也？为冬病在阴，夏病在阳，春病在阴，秋病在阳，皆视其所在，为施针石也。故背为阳，阳中之阳心也；背为阳，阳中之阴肺也；腹为阴，阴中之阴肾也；腹为阴，阴中之阳肝也；腹为阴，阴中之至阴脾也。此皆阴阳表里、内外雌雄相输应也,故以应天之阴阳也。

此言天有阴阳,而人身与病皆应之也。故曰:阴者固阴也,而阴中又有阴;阳者固阳也,而阳中又有阳。何也?平旦至日中,属天之阳,然由日之升而至于中天,乃阳中之阳也;日中至黄昏,属天之阳,然由日之晏而至于日入,乃阳中之阴也。合夜至鸡鸣,属天之阴也,然时正沉晦,乃阴中之阴也;《灵枢·营卫生会篇》谓之合阴。鸡鸣至平旦,属天之阴,然时已近晓,阴中之阳也,故人亦应之。夫言人身之内外分阴阳,则在外为阳,在内为阴;言人身之前后分阴阳,则在背为阳,在腹为阴;言人身之脏腑分阴阳,则在脏为阴,在腑为阳。盖以肝心脾肺肾五脏皆为阴,胆胃大肠小肠膀胱三焦六腑皆为阳。所以欲知阴中之有阴、阳中之有阳者,何也?为冬者阴也,而冬病在阴经,故当知阴中之有阴也。夏者阳也,而夏病在阳经,故当知阳中之有阳也。春则去冬未远,其病犹在于阴经,秋则去夏未远,其病犹在于阳经,各视其病之所在,为施针石耳。用药亦然。故背为阳,心肺居膈上,附于背为阳。然心为牡脏,为阳中之阳;肺为牝脏,为阳中之阴。腹为阴,脾肝肾皆居膈下,脾居大腹之中,肾肝居小腹之中,皆附于腹,故皆为阴,然肾为牝脏,为阴中之阴;肝为牡脏,为阴中之阳;脾为牝脏,为阴中之至阴。此皆阴阳表里内外雌雄相输应也,故以人之阴阳而应天之阴阳者如此。惟能知人之阴阳,斯可以治病矣。

帝曰:五脏应四时,各有收受乎?岐伯曰:有。东方青色,入通于肝,开窍于目,藏精于肝,其病发惊骇。其味酸,其类草木,其畜鸡,其谷麦,其应四时,上为岁星,是以春气在头也。其音角,其数八,是以知病之在筋也,其臭臊。

此以下五节，言五脏上应四时，而各有所收受也。如曰精、曰病、曰味之类，皆其所收受者。东方甲乙木，其色青，吾人之肝属木，故内入通于肝，而外开窍于目，正以目为肝之外候也，其精则仍藏之于肝耳。木精之气，其神魂，所谓精者魂也。肝藏魂。病象木而有屈伸，故发为惊骇。《阴阳应象大论》曰：木生酸，酸生肝。故曰味酸。肝性柔而能曲直，故其类为草木也。《易》曰：巽为鸡。木主巽，故其畜鸡。麦为五谷之长，故肝之为谷曰麦。《礼·月令》：孟春、仲春、季春之月，天子食麦与羊。木之精气，上为岁星，故应四时之星，当为岁星也。岁星十二年而一周天。春气上升，故其应在头。其在五音则为角，盖以角者木音也。孟春之月，律中太簇，林钟所生，三分益一，管率长八寸；仲春之月，律中夹钟，夷则所生，三分益一，管率长七寸五分；季春之月，律中姑洗，南吕所生，三分益一，管率长七寸。凡是三管，皆木气应之。木生数三，成数八，故曰其数八。《易》曰：天三生木，地八成之。肝主筋，是以知病之在筋也。其在五臭则为臊，盖气因木变则为臊也。《礼·月令》曰：其臭膻，膻与臊同。肝之所收受者如此。

南方赤色，入通于心，开窍于耳，藏精于心，故病在五脏。其味苦，其类火，其畜羊，其谷黍，其应四时，上应荧惑星，是以知病之在脉也。其音徵，其数七，其臭焦。

南方丙丁火，其色赤，吾人之心属火，故内入通于心，而外开窍于耳。《阴阳应象大论》曰：心在窍为舌，肾在窍为耳。而此又以耳为心之窍，可见心之为窍，不但在舌，而又在耳也。《缪刺论》曰：手足少阴太阴、足阳明之络，皆会于耳中，上络左角。则耳信为心之窍也。其精则仍藏之于心耳。火精之气其神神，所谓精者神也。心为五脏之君主，故心有病，五脏应之。《阴阳应象大论》曰：火生苦，苦生心。故曰其味苦。心属火而上炎，故曰其类火。《五常政大论》曰：其畜马。而此曰羊者，意以午未皆属南方耳。黍色赤，故曰其谷黍。南方火星曰荧惑，其应四时之星，当为荧惑也。荧惑星七百四十日一周天。心主血脉，是以知病之在脉也。其在五音则为徵，以徵者火音也。孟夏之月，律中仲吕，无射所生，三分益一，管率长六寸七分；仲夏之月，律中蕤宾，应钟所生，三分益一，管率长六寸三分；季夏之月，律中林钟，黄钟所生，三分减一，管率长六寸。凡此三管，皆火气应之。火之生数二，成数七，故曰其数七。地二生火，天七成之。凡物火变则为焦，故其臭焦。心之所收受者如此。

中央黄色，入通于脾，开窍于口，藏精于脾，故病在舌本。其味甘，其类土，其畜牛，其谷稷，其应四时，上为镇星，是以知病之在肉也。其音宫，其数五，其臭香。

中央戊己土，其色黄，吾人之脾属土，故内入通于脾，而外则开窍于口，其精则仍藏之于脾耳。盖土精之气其神意，所谓精者意也。脾之脉上连于舌本，故病在舌本。土爱稼穑，稼穑作甘，故其味甘。脾性安静，而统贯四脏，故曰其类土，土旺四季。而丑牛色黄，故其畜牛。稷之色黄而其味甘，故其谷稷。土之精气，上为镇星，故脾应四时当为镇星也。镇星二十八年一周天。脾在体为肉，是以知病之在肉也。宫者，土之音，故其音宫。律书以黄钟为浊宫，林钟为清宫，以林钟当六月管也。五音以宫为主，律吕初起于黄钟，为浊宫，林钟为清宫。天以五生土，而地以十成之，故其数五。凡物因土变则为香，故其臭香。脾之所收受者如此。

西方白色，入通于肺，开窍于鼻，藏精于肺，故病在背。其味辛，其类金，其畜马，其谷稻，其应四时，上为太白星，是以知病之在皮毛也。其音商，其数九，其臭腥。

西方庚辛金，其色白，吾人之肺属金，故内入通于肺，而外则开窍于鼻。肺主气，鼻通气，故开窍于鼻，其精则仍藏之于肺耳。盖金精之气其神魄，所谓精者魄也。肺在胸中，悬于背，背为胸中之府，故病在背。《阴阳应象大论》曰：金生辛，辛生肺。故其味辛。肺主声而坚劲，故其类金。《易》以乾为金，乾为马，故其畜马。稻之性坚而色白，故其谷稻。金之精气上为太白星，故上应四时之星，当为太白星也。太白星三百六十五日一周天。肺主身之皮毛，是以知病之在皮毛也。时至秋而肃杀，故在奇则为商。孟秋之月，律中夷则，大吕所生，三分减一，管率长五寸七分；仲秋之月，律中南吕，太簇所生，三分减一，管率长五寸三分；季秋之月，律中无射，夹钟所生，三分减一，管律长五寸。凡是三管，皆金气应之。地以四生金，而天以九成之，故其数九。凡气受金变则为腥，故其臭腥。肺之所收受者如此。

北方黑色，入通于肾，开窍于二阴，藏精于肾，故病在溪。其味咸，其类水，其畜彘，其谷豆，其应四时，上为辰星，是以知病之在骨也。其音羽，其数六，其臭腐。

北方壬癸水，其色黑，吾人之肾属水，故内入通于肾，而外开窍于二阴。二阴者，前阴后阴也。即大小便。《五常政大论》云：其主二阴。以二阴居下，肾主水，实主之，其精则仍藏之于肾耳。水精之气其神志，所谓精者志也。《气穴论》曰：肉之大会为谷，肉之小会为溪。水之流注在溪，故病在溪。《阴阳应象大论》曰：水生咸，咸生肾，故其味咸。肾主水而性润，故其类水。《易》曰：坎为豕。肾之所属在坎，故其畜彘。彘者，豕也。豆主黑色，故其谷豆。《本草》以豆之黑色者入药。水之精气上为辰星，故上应四时之星当为辰星也。肾主骨，是以知病之在骨也。羽者,水之音,故其音羽。孟冬之月,律中应钟,姑洗所生,三分减一,管率长四寸七分半;仲冬之月,律中黄钟,仲吕所生,三分益一,管率长九寸;季冬之月,律中大吕,蕤宾所生,三分益一,管率长八寸四分。凡是三管,皆水气应之。天以一生水,而地以六成之,故其数六。凡物因水变则为朽腐之气,故其臭腐。《礼·月令》云:其臭朽。朽与腐同也。肾之所收受者如此。

故善为脉者,谨察五脏六腑,一逆一从,阴阳表里雌雄之纪,藏之心意,合心于精,非其人勿教,非其真勿授,是为得道。

此结上文而言善脉者之必察脏腑也。反四时者为逆,顺四时者为从,善为脉者,必察脏腑之逆从,及阴阳、表里、雌雄相应之纪,藏之心意之中,合于精微之内,彼非可教则不轻教,此非真言则不轻授,是谓得正道之传者矣。

阴阳应象大论篇第五

此篇以天地之阴阳,万物之阴阳,合于人身之阴阳,其象相应,故名篇。其义无穷,学者当熟玩之。

黄帝曰:阴阳者,天地之道也,万物之纲纪,变化之父母,生杀之本始,神明之府也。《天元纪大论》鬼臾区曰:夫五运阴阳者,天地之道也,万物之纲纪,变化之父母,生杀之本始,神明之府也,可不通乎? 与此同。

此言阴阳尽天地之道,而万物赖之以为主也。帝言自太极分而为阴阳,阴阳分而为五行,故五行一阴阳,阴阳一太极,则是阴阳者,所以代太极而总五行者也。天地之道,尽于是矣。《易》曰:一阴一阳谓之道。万物得是阴阳而统之为纲,散之为纪。王注曰:此言滋生之用也。阳与之正气以生,阴为之主持以立,故为万物之纲纪。《阴阳离合论》曰:阳与之正,阴为之主。《天元纪大论》曰:物生谓之化,物极谓之变。万物得是阴阳,而或变或化,皆以是为父母焉。《六微旨大论》《五常政大论》皆以生为化,终为变,其义同。王注谓鹰化为鸠为变化,甚浅。万物得是阴阳,而或生或杀,皆以之为本为始焉。王注曰:此言寒暑之用也。万物假阳气温而生,阴气寒而死。然所以为变化生杀之端者,实有神明居其中耳。《易》曰:阴阳不测谓之神。《天元纪大论》亦云然。其下文又曰:天地之动静,神明为之纲纪。

治病必求于本。故积阳为天,积阴为地;阴静阳躁,阳生阴长,阳杀阴藏;阳化气,阴成形;寒极生热,热极生寒;寒气生浊,热气生清;清气在下,则生飧泄,浊气在上,则生䐜胀。此阴阳反作,病之逆从也。 䐜,昌真切,肉胀起。

由上文观之,则阴阳者,万物之本也。人身有是阴阳,而有病亦以阴阳为本,凡治病者,必求于本可也。试以天地以阴阳为本,而推及人身之有病者观之,故天位乎上,乃阳气之所积也;地位乎下,乃阴气之所积也。地之阴主静而有常,天之阳主躁而不息。然天虽主阳,而阳中有阴,故其于万物之生长也,阳生之而阴长之;地虽主阴,而阴中有阳,故其于万物之杀藏也,阳杀之而阴藏之。杀者,肃杀之杀,非杀戮之谓也。《天元纪大论》曰:天以阳生阴长,地以阳杀阴藏。与此同。故当以天地分之。新校正之言虽可观,而以坤为长,以乾为杀,则与《天元纪大论》之分天地者异,故不取之。故阳化万物之气,而吾人之气由阳化之;阴成万物之形,而吾人之形由阴成之。是以吾人有寒,寒极则生而为热,如今伤寒而反为热证者,此其一端也。吾人有热,热极则生而为寒,如今内热已极而反生寒栗者,此其一端也。寒气主阴,阴主下凝而不散,故浊气生焉;热气主阳,阳主上升而不凝,故清气生焉。

清气主阳,宜在上,今反在下,则生飧泄,盖有降而无升也;浊气主阴,宜在下,今反在上,则生䐜胀,盖有升而无降也。此其阴阳相反而作此病,病之所以为逆也。反是则为从矣。故曰治病必求于本,正以人身之有病,无非阴阳以为之本也。按自阳化气以下,即当着人身说者,观下清气、浊气之为在下、在上生病,口气紧顶,则阳化气四句不得泛说。

故清阳为天,浊阴为地;地气上为云,天气下为雨;雨出地气,云出天气。故清阳出上窍,浊阴出下窍;清阳发腠理,浊阴走五脏;清阳实四肢,浊阴归六腑。

此亦即天地由阴阳以为之升降,而及人身之凡属阴阳者,亦有升降之妙也。故积阳为天,则阳气之至清者为天也;积阴为地,则阴气之至浊者为地也。然地虽在下,而阴中之阳者升,故其上也为云;《张子正蒙》云:阴为阳得,则飘扬为云而升。天虽在上,而阳中之阴者降,故其下也为雨。《正蒙》云:阳为阴累,则相持为雨而降。由云而后有雨,则雨虽天降,而实本之地气所升之云也,故雨出地气;由雨之降而后有云之升,则云虽地生,而实本之天气所降之雨也,故云出天气。夫阴阳升降唯一气,以为合一之妙者如此。曷即人身观之?凡人身之物,有属清阳者焉,如涕、唾、气、液之类。则出于上窍,耳目口鼻之为七窍者,皆清阳之所出也;有属浊阴者焉,如污秽溺之类。则出于下窍,前阴后阴之为二窍者,皆浊阴之所出也。凡人身所用之物,亦有属清阳者焉,如饮食药物之性有属阳之类。据曰发、曰走、曰实、曰归,知其为在外之物。惟阳者主升,故发于腠理,以腠理主表为阳也。指物类之阳气言,若物之有形质者,则入于六腑矣。亦有属浊阴者焉,如饮食药物有属阴之类。惟阴者主降,故走于五脏,以五脏主里为阴也。指物类阴气,若物之形质入于六腑。凡清阳之物,实于四肢,以四肢为诸阳之本也。如上,指物之气。凡浊阴之物,归于六腑,以六腑受化物而不藏也。指物有形质者言。人身之有阴阳,其清浊升降之妙,何以异于天地哉!按《汤液本草》李东垣云:清阳发腠理,清之清者也;清阳实四肢,清之浊者也。浊阴归六腑,浊之浊者也;浊阴走五脏,浊之清者也。皆指物类而言。盖东垣以下文辛甘发散为阳二句牵属成文,不玩此节上文天地阴阳云雨之义,故不察清阳出上窍二句为指人身言,不察清阳发四肢四句始为指物类言耳。其气味厚薄、寒热、阴阳、升降,图以气之薄属肺,其药主茯苓;气之厚属心,其药亦主茯苓。味之厚属肾,其药主大黄;味之薄属肺,其药主麻黄。盖不分药性,自分经络,而为此臆说也。

水为阴,火为阳,阳为气,阴为味。味归形,形归气,气归精,精归化,精食气,形食味,化生精,气生形。

夫阴阳者万物之父母,而水火者实阴阳之征兆,举水火而足以尽阴阳矣。下文曰:水火者,阴阳之征兆。又《天元纪大论》亦云然。故水为阴,而凡物之成于水者属阴;火为阳,而凡物之成于火者属阳。凡物必有气,阳成之也,故阳为气;凡物必有味,阴成之也,故阴为味。凡物之味,所以养吾人之形,故味归于形,正以形体属阴,上文曰:阴成形。而味亦为阴也。然吾人之形,必归于吾人之气,岂非形必资气而后生乎?此主人身之气言。凡物之气,所以养吾人之精,故气归于精,正以精属阳,而气亦属阳也。然吾人之精,必归于吾精之化,岂非精必资化而后有乎?所谓气归精者,以精能食万物之气也,精赖气而生,犹云食此气耳。主物之气言。所谓味归形者,以形能食万物之味也,形赖味而滋,犹云食此味耳。所谓精归化者,以化生此精也,化为精之母,故精归于化耳。所谓形归气者,以气生此形也,气为形之父,故形归于气耳。指人身之气言。其曰水为阴,火为阳,阳为气,阴为味,表万物之气味所由成也。其曰味归形,形归气,言味归人身之形,而形又归于人身之气,皆根第一味字而言也。其曰气归精,指万物之气言。精归化,言气归人身之精,而精又归于人身之化,皆根第一气字而言也。其曰精食气者,明上文气归精也;其曰形食味者,明上文味归形也;其曰化生精者,明上文精归化也;其曰气生形者,明上文形归气也。指人身之气言。末四句明上文中四句也。其曰阳为气,气归精,精食气,三气字,指万物之气也。其曰形归气,气生形,二气字,指人身自有之气也。后世不明此节之义者,凡以其气字混看耳。

味伤形,气伤精,精化为气,气伤于味。

此言过者反有所伤,而亦互有所伤也。夫味归形,而形食味,则凡物之味,固所以养形也,然味或太过,适所以伤此形耳。如《生气通天论》第十节阴之所生,本在五味,阴之五宫,伤在五味一节之义,及下文肝经在味为酸,而酸又伤筋者是也。气归精,而精食气,则凡物之气,固所以养精也,然气或太过,适所以伤此精耳。指万物之气言。上文言味能伤形,则万物有味必有气,其气岂不伤精?又尝互以推之,化生精者,不自化也。其始由气以化之,然精归于化,则既而精必化为气,盖不但气之能生形,而形归于气也,正以精、气、形三者相须以有成耳。然则凡物之味,既能伤人之形,独不能伤人之气乎?《左传》晋屠蒯曰:味以行气。故曰精化为气,气伤于味。又尝由此推之,彼人之气能生形,而形又归于人之气,则凡物之气,既能伤人之精,独不能伤人之形乎?

阴味出下窍,阳气出上窍。味厚者为阴,薄为阴之阳;气厚者为阳,薄为阳之阴。味厚则泄,薄则通;气薄则发泄,厚则发热。壮火之气衰,少火之气壮;壮火食气,气食少火;壮火散气,少火生气。按此节前气字三,主凡物之气言;后气字六,主人身之气言。

此言凡物之气味有厚薄,而人身之气所由以盛衰也。凡物之有味者属阴,而人身之下窍亦属阴,故味出于下窍。凡物之有气者属阳,而人身之上窍亦属阳,故气出于上窍。然味之大体固为阴,而其阴中亦有阳,故味之厚者为纯阴,而味之薄者乃为阴中之阳也。气之大体固为阳,而其阳中亦有阴,故气之厚者为纯阳,而气之薄者乃为阳中之阴也。惟味之厚者为纯阴,所以用之则泄泻其物于下。如大黄,气大寒,味极厚,为阴中之阴,主于泄泻。李东垣曰:酸苦咸寒是也。味之薄者为阴中之阳,所以用之则流通,不至于泄泻也。如木通、泽泻,为阴中立阳,主于流通。李东垣曰:酸苦咸平是也。气之薄者,为阳中之阴,所以用之则发其汗于上。如麻黄,为气之薄者,阳也,升也,故能发表出汗。李东垣曰:辛甘淡平凉寒是也。气之厚者为纯阳,所以用之则发热,不止于发汗也。如用附子,则大热之类。李东垣曰:辛甘温热是也。若是者何也?盖以气味太厚者,火之壮也,用壮火之品,则吾人之气不能当之,而反衰矣。如用乌、附之类,而吾人之气不能胜之,故发热。气味之温者,火之少也,用少火之品,则吾人之气渐尔生旺而益壮矣。如用参、归之类,而气血渐旺者是也。何以壮火之气衰也?正以壮火能食吾人之气,故壮火之气自衰耳。何以少火之气壮也?正以吾人之气能食少火,故少火之气渐壮耳。惟壮火为能食人之气,此壮火所以能散吾人之气也。食则必散,散则必衰,故曰壮火之气衰。惟吾人之气为能食少火之气,此少火所以能生吾人之气也。食则必生,生则必壮,故曰少火之气壮。按此节分明论万物有阴阳气味,而吾人用之,有为泄、为通、为发泄、为发热,及衰壮生散之义,王注不明,与前后阴阳气味俱无着,非本篇之大旨也。

按《汤液本草》李东垣《用药法象》云:

气之薄者，阳中之阴，气薄则发泄，辛甘淡平寒凉是也。

茯苓气平，味甘。泽泻气平，味甘。猪苓气寒，味甘。滑石气寒，味辛。瞿麦气平，味甘。车前子气寒，味甘。灯心草气平，味甘。五味子气寒，味酸。桑白皮气寒，味苦。天门冬气寒，味微苦。白芍药气微寒，味酸。麦门冬气寒，味微苦。犀角气寒，味酸苦。乌梅气平，味酸。牡丹皮气寒，味苦。地骨皮气寒，味苦。枳壳气寒，味苦。琥珀气平，味甘。连翘气平，味苦。枳实气寒，味苦酸。木通气平，味甘。蔓荆子气清，味辛。川芎气温，味辛。天麻气平，味苦。秦艽气微温，味苦辛平。荆芥气温，味苦辛。麻黄气温，味苦甘。前胡气微寒，味苦。薄荷气温，味苦辛。

气之厚者，阳中之阳，气厚则发热，辛甘温热是也。

黑附子气热，味大辛。乌头气热，味大辛。干姜气热，味大辛。干生姜气温，味辛。良姜气热，味甘辛。肉桂气热，味大辛。桂枝气热，味甘辛。草豆蔻气热，味大辛。丁香气温，味辛。厚朴气温，味辛。木香气热，味苦辛。益智气热，味大辛。白豆蔻气热，味大辛。川椒气热温，味大辛。吴茱萸气热，味苦辛。茴香气平，味辛。延胡索气温，味辛。缩砂气温，味辛。红蓝花气温，味辛。神曲气大暖，味甘。

戊湿，其本气平，其兼气温凉寒热，在人以胃应之。己土，其本味咸，其兼味辛甘咸苦，在人以脾应之。

黄芪气温平，味甘。人参气温，味甘。甘草气平，味甘。当归气温，味辛。一作味甘。熟地黄气寒，味苦。半夏气微寒，味苦平。白术气温，味甘。苍术气温，味甘。陈皮气温，味微苦。青皮气温，味辛。藿香气微温，味甘辛。槟榔气温，味辛。莪术气温，味苦辛。京三棱气平，味苦。阿胶气微温，味甘辛。诃子气温，味苦。杏仁气温，味甘苦。大麦蘗气温，味咸。桃仁气温，味甘苦。紫草气寒，味甘。苏木气平，味甘咸。一作味酸。

味之薄者,阴中之阳,味薄则通,酸苦咸平是也。

防风_{纯阳气温,味甘辛}。升麻_{气平,味微苦}。柴胡_{气平,味苦辛}。羌活_{气微温,味苦甘平}。葳灵仙_{气温,味苦}。葛根_{气平,味甘}。独活_{气微温,味苦甘平}。细辛_{气温,味大辛}。桔梗_{气微温,味甘辛}。白芷_{气温,味大辛}。藁本_{气温,味大辛}。鼠粘子_{气平,味辛}。

味之厚者,阴中之阴,味厚则泄,酸苦咸气寒是也。

大黄_{气寒,味苦}。黄柏_{气寒,味苦}。黄芩_{气寒,味苦}。黄连_{气寒,味苦}。石膏_{气寒,味辛}。草龙胆_{气寒,味大苦}。生地黄_{气寒,味苦}。知母_{气寒,味大辛}。瓜蒌根_{气寒,味苦}。茵陈_{气微寒,味苦平}。朴硝_{气寒,味苦辛}。防己_{气寒,味大苦}。牡蛎_{气微寒,味咸平}。玄参_{气寒,味微苦}。山栀子_{气寒,味微苦}。川楝子_{气寒,味苦平}。香豉_{气寒,味苦}。地榆_{气微寒,味甘咸}。

愚按:后世之医,用药颇知寒热温平,而阴阳、清浊、升降、浮沉之义则未之察,故药不奏效。惟东垣能识此义,其所列诸药,虽有未尽,然大体不外乎此也。

气味辛甘发散为阳,酸苦涌泄为阴。阴胜则阳病,阳胜则阴病。阳胜则热,阴胜则寒。重寒则热,重热则寒。寒伤形,热伤气。气伤痛,形伤肿。故先痛而后肿者,气伤形也;先肿而后痛者,形伤气也。_{重,平声。}

此申言气味太过者,必有所伤,而又推言形气受伤于寒热者,有各病互病之机也。夫凡物之气,大体为阳,凡物之味,大体为阴。然而气主发散者固为阳,其味之辛甘者亦为阳;味之酸苦者固为阴,其气之涌泄者亦为阴。正以气之阳中有阴,味之阴中有阳也。故用酸苦涌泄之品至于太过,则阴胜矣。阴承上文物类而言。阴胜则吾人之阳分不能敌阴品,而阳分斯病也。_{阳主人身阳分言,凡人身之属阳分与手足六阳经皆是。}用辛甘发散之品至于太过,则阳胜矣。_{阳承上文物类}

而言。阳胜则吾人之阴分不能敌阳品,而阴分斯病也。阴主人身阴分言,凡人身之属阴分与手足六阴经皆是。所谓阳胜则阴病者,何也? 盖以阳胜则太热,彼阴分安得而不病乎? 所谓阴胜则阳病者,何也? 盖以阴胜则太寒,彼阳分安得而不病乎? 然阴胜虽寒,而寒之又寒,是重寒也,寒久则热生。如今冬感于寒,是重寒也,而至春为温,至夏为热,非重寒则热乎? 阳胜虽热,而热之又热,是重热也,热久则寒生。如今病热极者而反生寒栗之类。凡上文寒热,俱主人身病体言。此二句与下文重阴必阳,重阳必阴二句相似。不惟是也,凡天时物类之寒热,皆能致吾人之病,故寒者能伤吾人之形,正以寒为阴,而形亦属阴,寒则气收而形斯伤矣。本篇第二节云:阴成形。热者能伤吾人之气,正以热为阳,而气亦属阳,炅则气散,而气斯病矣。第二节云:阳化气。夫惟热之伤气也,则气之伤者,其痛生焉,所谓诸痛皆属于火者是也。夫惟寒之伤形也,则形之伤者,其肿生焉,所谓寒则坚凝而肿斯作也。然其为肿为痛,复有相因之机,先有是痛而后发肿者,盖以气先受伤而形亦受伤,谓之气伤形也。先有是肿而后为痛者,盖以形先受伤而气亦受伤,谓之形伤气也。形非气不充,气非形不生,形气相为依附,而病之相因者又如此。按《至真要大论》帝曰:五味阴阳之用何如? 岐伯曰:辛甘发散为阳,酸苦涌泄为阴,咸味涌泄为阴,淡味渗泄为阳。六者或收或散,或缓或急,或燥或润,或耎或坚,以所利而行之,调其气,使其平也。

风胜则动,热胜则肿,燥胜则乾,寒胜则浮,湿胜则濡泄。 按《六元正纪大论》载此五句,末多甚则水闭胕肿一句。胕,跗同。乾,音干。

此因上文言寒热之所伤者,而又悉推之也。天有六气,不但寒热已也。故风气胜者,吾人之体从之而动焉,如振掉摇动之类皆是也。《左传》曰:风淫末疾。热气胜者,吾人之体从之而肿焉,凡痈肿之类皆是也。上文言热伤气,气伤痛,而此止言肿者,未有肿而不痛也。但此乃痛肿之肿,与上文形伤肿之肿有不同耳。彼所谓肿,乃寒气之所伤者,即下文之所谓浮也。燥气胜者,吾人之体从之而干焉,如津液枯涸,皮肤燥涩之类是也。寒气胜者,吾人之体从之而浮焉,即上文之寒伤形而形伤肿者是也。湿气胜者,吾人之体从之而濡泻焉,脾胃恶湿喜燥,而湿气太过则土不胜水,而濡泄之病作矣。《六元正纪大论》承此数语,而又曰:甚则水闭胕肿。盖濡泻者,病之未甚也。唯土不胜水,则不能下输膀胱,而内则为水闭,及水气泛溢四肢,而外则为胕肿,较之濡泄为尤甚焉。

天有四时五行,以生长收藏,以生寒暑燥湿风。人有五脏化五气,以生喜怒悲忧恐。故喜怒伤气,寒暑伤形;暴怒伤阴,暴喜伤阳。厥气上行,满脉去形。喜怒不节,寒暑过度,生乃不固。故重阴必阳,重阳必阴。故曰冬伤于寒,春必病温;春伤于风,夏生飧泄;夏伤于暑,秋必痎疟;秋伤于湿,冬生欬嗽。 按《天元纪大论》云:天有五行御五位,以生寒暑燥湿风。人有五脏化五气,以生喜怒思忧恐。其悲作思。皇甫士安言:悲者,以悲能胜怒,取五志迭胜而言。思者,以脾之志为思也。又按重阴必阳至末十句,与《灵枢·论疾诊尺篇》第十七节大义相同。又按春伤于风四句,与《生气通天论》大同。

此承上文言六气所伤,而合内伤外感者以悉推之也。夫寒暑燥湿风,皆能有所伤矣,然是寒暑燥湿风乃天之所生也。天有春夏秋冬之四时,金木水火土之五行,以生长收藏,而寒暑燥湿风之六气从兹而生焉。盖春属木主生,而风之所以生也。夏属火主长,而暑之所以生也。长夏属土主化,而湿之所以生也。秋属金主收,而燥之所以生也。冬属水主藏,而寒之所以生也。人有肝心脾肺肾之五脏,以化五脏之气,而喜怒悲忧恐之五志从兹而生焉。盖肝在志为怒,心在志为喜,脾在志为思,肺在志为忧,肾在志为恐也。故喜怒之所生者,皆生于吾人之气,则喜怒不节,遂能伤吾人之气也,举喜怒而凡思忧恐可知矣。如怒伤肝,喜伤心,思伤脾,忧伤肺,恐伤肾者是也。寒暑之所胜者,皆胜于形,则寒暑能伤吾人之形也,举寒暑而凡燥湿风可推矣。如上文风胜则动五句是也。上文言寒伤形,热伤气,而此皆言伤形者,盖彼乃析而言之,以寒形属阴,热气属阳;此乃统而言之,则形可以兼气也。不惟是也,暴怒者,猝暴而怒也,肝在志为怒,《举痛论》言怒则气上。则暴怒者,气皆并于上,而营气不能下生矣。暴喜者,猝暴而喜也,心在志为喜,《举痛论》言喜则气缓,则暴喜者,气为之缓,无所主持,而卫气不能外达矣。正以怒之过者,气必厥逆上行,而其喜之过者,脉必因暴而满,均足以有伤也。故知喜怒不节,寒暑过度者,其生乃不固耳。何以见寒暑不可过度也?盖时之属阴者,而复感于寒,则重阴必阳,热证乃作。时之属阳者,而复感于热,则重阳必阴,寒病乃生。试观冬伤于寒,寒毒藏于肌肤,至春当为温病。春伤于风,风气通于肝,肝邪有余,来侮脾土,留连至夏,当为飧泄之证。《生气通天论》曰:春伤于风,邪气流连,乃为洞泄。夏伤于暑,暑汗不出,至秋凉风相薄,而为寒热往来之疟。《生气通天论》同。秋伤于湿,则湿蒸而为热,热者火也,火乘肺金,而至冬寒与热搏,当为欬嗽之证。故即春夏之病,则重阳必阴之义可识矣;即秋冬之病,则重阴必阳之义可识矣。按《此事难知集》,李东垣有冬伤于寒四篇,乃以冬行秋令等义为说,是有关于时令,而无关于人事,且非人人可病,非本节之经旨也。

帝曰:余闻上古圣人,论理人形,列别脏腑,端络经脉,会通六

合,各从其经,气穴所发,各有处名,溪谷属骨,皆有所起,分部逆从,各有条理,四时阴阳,尽有经纪,外内之应,皆有表里,其信然乎? 别,彼劣切。

帝问上古圣人,人有形体则论理之,如《灵枢·骨度》《脉度》等篇。人有脏腑则别列之,如《灵枢·经水》《肠胃》《海论》等篇。人有经脉则端络之,如《灵枢·经脉》等篇。脉有六合则会通之,如《灵枢·经别》篇有六合。使之各从其经。凡气穴所发,各有其处,且有其名。如本经有《气穴论》。肉之大会为谷,小会为溪。凡溪谷属骨,皆有所起。如本经有《气穴论》《气府论》《骨空论》等篇。分部逆从,各有条理。如本经有《皮部论》等篇。四时阴阳,尽有经纪。如本篇下节所云。外内之应,皆有表里。如本经《血气形志论》有太阴与阳明为表里之谓。

岐伯对曰:东方生风,风生木,木生酸,酸生肝,肝生筋,筋生心,肝主目。其在天为玄,在人为道,在地为化。化生五味,道生智,玄生神。神在天为风,在地为木,在体为筋,在脏为肝,在色为苍,在音为角,在声为呼,在变动为握,在窍为目,在味为酸,在志为怒。怒伤肝,悲胜怒;风伤筋,燥胜风;酸伤筋,辛胜酸。此节大略见《天元纪大论》,唯《五运行大论》文较此更详。

此五节伯详五脏之通于三才者而对之,见上古圣人所以如上节所云者,以其尽三才之道也。东方主春,阳气上升,故东方生风。风鼓则木荣,故风生木。木之性曲直作酸,故木生酸。人身之肝属木,木性属酸,故酸生肝。诸筋者皆属于肝,故肝生筋。木主生火,故筋生心。目者肝之窍,故肝主目。又尝即天地人而统言之,不过一理焉耳。其在天也为玄,玄者,冥漠之称;其在人也为道,道者,共由之理;其在地也为化,化者,造物之能。惟地有是化,则品物形而五味生;惟人有是道,则大道彰而明智生;惟天有是玄,则玄工若而至神生。此可见三才惟一理也。邵子《皇极经世》云:道为天地之本,天地为万物之本。以天地观万物,则万物为物,以道观天地,则天地亦为万物。又言:道生天,天生地。又尝即前所言者而极推之,其在天五气为风,在地五行为木,在人五体为筋,在五脏为肝,在五色为苍,在五音为角,在五声为呼,在五变为握,握主指,木为末。在五窍为目,在五味为酸,在五志为怒。名虽万殊,理无二致,皆属之于木而已。然本脏之太过者,反有所伤,而惟本脏之所不胜者,为能制之也。故在志为怒,怒太过则伤肝,惟肺金主悲,为能胜怒。在天为风,风气通于肝则伤筋,惟西方燥金为能胜风。在味为酸,酸太过则伤筋,惟西方味辛为能胜酸。此皆金能克木,故制其所胜者如此。

南方生热,热生火,火生苦,苦生心,心生血,血生脾,心主舌。其在天为热,在地为火,在体为脉,在脏为心,在色为赤,在音为徵,在声为笑,在变动为忧,在窍为舌,在味为苦,在志为喜。喜伤心,恐胜喜;热伤气,寒胜热;苦伤气,咸胜苦。

南方主夏,阳气炎蒸,故生热。热极则生火,火性炎上,其味作苦,故火生苦。人心属火,火性属苦,故苦生心。诸血者皆属于心,故心生血。脾属土,火生土,故血生脾。舌为心之苗,故心主舌。此缺在天为玄六句者,盖天地人之大义尽于上节,余四节不必重言也。又尝即前所言者而极推之,其在天五气为热,在地五行为火,在人五体为脉,在五脏为心,在五色为赤,在五音为徵,在五声为笑,在五变为忧,在五窍为舌,在五味为苦,在五志为喜。名虽万殊,理无二致,皆属之于火而已。然本脏之太过者,反有所伤,而惟本脏之所不胜者,为能制之也。故在志为喜,喜太过者则伤心,惟肾志为恐为能胜喜。

在天为热,热胜则伤气,惟北方之寒为能胜热。在味为苦,苦太过则伤气,惟北方之咸为能胜苦。此皆水能克火,故制其所胜者如此。按旧本新校正云:详此篇论所伤之旨,其例有三:东方云风伤筋,酸伤筋,中央云湿伤肉,甘伤肉,是自伤者也。南方云热伤气,苦伤气,北方云寒伤血,咸伤血,是伤己所胜。西方云热伤皮毛,是被胜伤己,辛伤皮毛,是自伤者也。凡此五方所伤,有此三例不同。

中央生湿,湿生土,土生甘,甘生脾,脾生肉,肉生肺,脾主口。其在天为湿,在地为土,在体为肉,在脏为脾,在色为黄,在音为宫,在声为歌,在变动为哕,在窍为口,在味为甘,在志为思。思伤脾,怒胜思;湿伤肉,风胜湿;甘伤肉,酸胜甘。

中央主长夏,长夏者,六月建未之月也。四阳尽见,二阴已生,阳上薄阴,阴能固之,蒸而为雨,其湿遂生。杨上善云:四阳二阴合蒸以生湿气。愚谓正合遁卦。湿气熏蒸,浊者下凝,故湿生土。土气冲和,故土生甘。五脏惟脾属土,甘味主之,故甘生脾。脾之所属者肉,故脾主肉。肺属金,土生金,故肉生肺。脾化水谷,口实纳之,则口为脾窍,故脾主口。又即前所言者而极推之,其在天五气为湿,在地五行为土,在人五体为肉,在五脏为脾,在五色为黄,在五音为宫,在五声为歌,在五变为哕,按《灵枢·口问篇》帝有问哕问噫之异,王注以哕为噫者非。在五窍为口,《灵枢·本脏篇》以唇之揭纵坚脆偏正,验脾之高下坚脆偏正,则口信为脾之窍。在五味为甘,在五志为思。名虽万殊,理无二致,皆属之于土而已。然本脏之太过者,反有所伤,而惟本脏之所不胜者,为能制之也。故在志为思,思太过者则伤脾,惟肝木主怒为能胜思。在天为湿,湿太过者则伤肉,惟东方之风为能胜湿。在味为甘,甘太过者则伤肉,惟木味之酸为能胜甘。此皆木能克土,故制其所胜者如此。

西方生燥，燥生金，金生辛，辛生肺，肺生皮毛，皮毛生肾，肺主鼻。其在天为燥，在地为金，在体为皮毛，在脏为肺，在色为白，在音为商，在声为哭，在变动为欬，在窍为鼻，在味为辛，在志为忧。忧伤肺，喜胜忧；热伤皮毛，寒胜热；辛伤皮毛，苦胜辛。按《五运行大论》亦曰热伤皮毛，寒胜火。《太素》乃曰燥伤皮毛，热胜燥。盖热固胜燥，而燥极亦热，故经文以热言者，本有大义。

西方主秋，秋气急切，故西方生燥。金燥则有声，故燥生金。金之性从革作辛，凡物之味辛者，皆金气之所生，故金生辛。人之五脏，惟肺属金，故辛生肺。肺主身之皮毛，故肺生皮毛。肾主水，金实生之，故皮毛生肾。肺主气，鼻通气，故肺主鼻。又尝即前所言者而极推之，其在天五气为燥，在地五行为金，在人五体为皮毛，在五脏为肺，在五色为白，在五音为商，在五变为欬，在五窍为鼻，在五味为辛，在五志为忧。名虽万殊，理无二致，皆属之于金而已。然本脏之太过者，反有所伤，而惟本脏之所不胜者，为能胜之也。故在志为忧，忧之过者则伤肺，惟心火之喜为能胜忧。在天为燥，燥之过者则热，热伤皮毛，惟北方之寒为能胜热。在味为辛，辛之过者则伤皮毛，惟火味之苦为能胜辛。此皆火能克金，故制其所胜者如此。

北方生寒，寒生水，水生咸，咸生肾，肾生骨髓，髓生肝，肾主耳。其在天为寒，在地为水，在体为骨，在脏为肾，在色为黑，在音为羽，在声为呻，在变动为栗，在窍为耳，在味为咸，在志为恐。恐伤肾，思胜恐；寒伤血，燥胜寒；咸伤血，甘胜咸。按《五运行大论》亦曰寒伤血。《太素》作寒伤骨。

北方主冬，冬时阴气凝冽，故北方生寒。寒则水气濡润，故寒生水。水性润下作咸,凡物之味咸者,皆水气之所生,故水生咸。肾主水,咸性属水,故咸生肾。肾主身之骨髓,故肾生骨髓。肝主木,水生之,故髓生肝。肾属北方,位居幽隐,声入则通,故肾主耳。又尝即前所言者而极推之,其在天五气为寒,在地五行为水,在人五体为骨,在五脏为肾,在五色为黑,在五音为羽,在五声为呻,在五变为栗,在五窍为耳。《灵枢·本脏篇》以耳之高下坚脆偏正,验肾之高下坚脆偏正,则耳信为肾之窍。在五味为咸,在五志为恐。名虽万殊,理无二致,皆属之于水而已。然本脏之太过者,反有所伤,而唯本脏之所不胜者,为能制之也。故在志为恐,恐之过者则伤肾,惟脾土之思为能胜恐。在天为寒,寒之过者则伤血,唯燥从热生者为能胜寒。在味为咸,咸之过者则伤血,惟五味之甘为能胜咸。此皆土能克水,故制其所胜者如此。

故曰:天地者,万物之上下也。阴阳者,血气之男女也。左右者,阴阳之道路也。水火者,阴阳之征兆也。阴阳者,万物之能始也。故曰:阴在内,阳之守也;阳在外,阴之始也。按《天元纪大论》鬼臾区曰:天地者,万物之上下也。左右者,阴阳之道路也。水火者,阴阳之征兆也。金木者,生成之终始也。

夫由上文四时五方之所生、所属、所伤、所胜者之类观之,亦不外乎天地、阴阳、五行之妙而已,故此节首以故曰承之。上下者,每岁司天为天,在泉为地,而为万物之上下也。按《五运行大论》岐伯分明以司天、在泉为说,王注以天覆地载解之者浅。万物生于阳,成于阴,而自人言之,血为阴,气为阳。故男为阳,而不专有气,且有血,阳中有阴也。女为阴,而不专有血,且有气,阴中有阳也,则阴阳在人,即有血有气之男女也,而万物可类推矣。按《五运行大论》黄帝曰:论言天地者万物之上下,左右者阴阳之道路,未知其所谓也。岐伯曰:所谓上下者,岁上下见阴阳之所在也。上谓司天,下谓在泉。左右者,诸上司天。见厥阴,厥阴司天。左少阴,右太阳;谓左间右间。见少阴,少阴司天。左太阴,右厥阴;左间右间。见太阴,太阴司天。左少阳,右少阴;左间右间。见少阳,少阳司天。左阳明,右太阴;左间右间。见阳明,阳明司天。左太阳,右少阳;左间右间。见太阳,太阳司天。左厥阴,右阳明。左间右间。所谓面北而命其位,言其见也。面向北而言之也,上南也,下北也,左西也,右东也。帝曰:何谓下?在泉。岐伯曰:厥阴在上则少阳在下,在泉。左阳明,右太阴;左间右间。少阴在上则阳明在下,在泉。左太阳,右少阳;左间右间。太阴在上则太阳在下,在泉。左厥阴,右阳明;左间右间。少阳在上则厥阴在下,在泉。左少阴,右太阳;左间右间。阳明在上则少阴在下,在泉。左太阴,右厥阴;左间右间。太阳在上则太阴在下,在泉。左少阳,右少阴。左间右间。所谓面南而命其位,言其见也。司天者位在南,故面北而言其左右。在泉者位在北,故面南而言其左右也。上,天位也。下,地位也。南面,左东也,右西也。上下异位,左右殊也。水火者,阴阳之征兆也。王注释《天元纪大论》云:征,信也,验也。兆,先也。言水火之寒热,彰信阴阳之先兆也。又言:阴阳者,万物之所以成其始也,而能成其终也可推矣。夫天地阴阳之妙如此。自人身而言之,有阴气焉,乃所谓营气也;有阳气焉,乃所谓卫气也。营气者,由中焦之气阳中有阴者,随上焦之气以降于下焦,而生此阴气,故谓之曰营气。《灵枢·营卫生会篇》所谓营气出于中焦,又曰清者为营是也。然阴性精专,必随宗气以同行于经隧之中,故曰阴在内,所以为阳之守也。阳气者,由下焦之气阴中有阳者,随中焦之气以升于上焦,而生此阳气,故谓之曰卫气。《灵枢·营卫生会篇》所谓卫气出于下焦,又曰浊者为卫是也。然阳性慓悍,不随宗气而行,而自行于各经皮肤分肉之间,故曰阳在外,所以为阴之使也。按《史记·黄帝纪》有以师兵为营卫一句,夫营者,将之所居在内;卫者,兵之所护在外。《内经》营卫二气之意,正因此意名之。后世不明此义,盖曰营、荣二字《素问》互书,而《难经》亦然,皆未考《灵枢》全用营字,致使营卫二气不能明也。其升降之妙,无非天地阴阳之理,故人身阴阳之气可以符合者如此。

帝曰:法阴阳奈何? 岐伯曰:阳胜则身热,腠理闭,喘粗为之俛仰,汗不出而热,齿乾以烦冤,腹满死,能冬不能夏。阴胜则身寒,汗出,身常清,数栗而寒,寒则厥,厥则腹满死,能夏不能冬。此阴阳更胜之变,病之形能也。为,去声。俛,无辨切。乾,音干。冤,音婉。能,音耐。《礼记·礼运》:圣人耐以天下为一家。其耐作能,盖古以能、耐通用。《灵枢·阴阳二十五人篇》亦有能作耐。数,音朔。

夫人身之阴阳,有同于天地之阴阳,则人之善养者,当法天地之阴阳也。故帝以法阴阳为问,而伯以阴阳偏胜为病者言之,正以见阴阳不可不法也。盖营卫和平者,斯无偏胜之病,若营气不足,卫气有余,则阳胜矣。阳胜则身热,热则腠理闭,喘息粗,气不得其平,故身为之俛仰;俛,俛也。惟腠理之闭,故汗不出而热;阳明热盛,故齿干;热内蒸,故烦冤,至腹满而死,盖热极则能成胀也。冬则寒盛,夏则热盛,今阳胜,而诸热皆盛,所以耐冬不耐夏也。若营气有余,卫气不足,则阴胜矣。阴胜则身冷,冷则腠理开,开则冷汗出,身常清冷,数栗而寒,寒则厥,按《厥论》岐伯曰:阳气衰于下,则为寒厥。盖言足之三阳经其气衰,不足胜之三阴经,则为寒厥。帝曰:寒厥之为寒也,必从五指而上于膝者何也? 岐伯曰:阴气起于五指之表,集于膝下而聚于膝上,故阴气胜,则从五指至膝上寒,其寒也,不从外,皆从内也。愚谓:膝下者,膝之内廉下也,外为表,里为内,乃膝之内廉也。且厥有热厥,而此言寒厥者,以阴胜则宜然耳。厥则腹满死,盖寒极亦能成胀也。见《厥论》下文。夏则热盛,冬则寒盛,今阴胜,而诸寒皆盛,所以耐夏不耐冬也。此阴阳更胜之变,病之形状耐受者如此。

帝曰:调此二者奈何?岐伯曰:能知七损八益,则二者可调,不知用此,则早衰之节也。年四十而阴气自半也,起居衰矣。年五十体重,耳目不聪明矣。年六十阴痿,气大衰,九窍不利,下虚上实,涕泣俱出矣。故曰:知之则强,不知则老,故同出而名异耳。智者察同,愚者察异,愚者不足,智者有余,有余则耳目聪明,身体轻强,老者复壮,壮者益治。是以圣人为无为之事,乐恬憺之能,从欲快志于虚无之守,故寿命无穷,与天地终,此圣人之治身也。

帝问阴阳偏胜者病,何以调之?伯言营卫者,即人身之阴阳,营卫不足,当以人身同类之阴阳益之。故能知七损八益,则阴阳偏胜者可以调和。盖女子以二七为天癸之始,男子以二八为天癸之始,惟于七者损之,八者益之,即《生气通天论》所谓凡阴阳之要,阳密乃固是也。则吾之卫气不至于衰,而彼之阴气有以助吾之营气,二者可调矣。苟不知用此,则是早衰之节耳。何也?人年四十以至六十,年以渐而高,则体以渐而病,故曰早知七损八益之法耳,则身体自强,不知此者,年已徒老。故阴阳之要,人所同然,而或强或老,其名则异。正以智者察同,方其未老而图之,故智者则有余,而耳目聪明,身体轻强,老者复壮,壮者益治矣。彼愚者察异,必待已老而图之,故愚者不足,而不及智者远矣。然此乃调阴阳偏胜之术耳。惟圣人则不然,无为之事则为之,恬憺之能则乐之,守其虚无,而从欲快志于其中。《上古天真论》云：恬憺虚无，真气从之。故寿命无穷，与天地终，此乃圣人之治身也，固不至于阴阳偏胜，而亦无假于七损八益之知者矣。

天不足西北，故西北方阴也，而人右耳目不如左明也；地不满东南，故东南方阳也，而人左手足不如右强也。帝曰：何以然？岐伯曰：东方阳也，阳者其精并于上，并于上则上明而下虚，故使耳目聪明，而手足不便也；西方阴也，阴者其精并于下，并于下则下盛而上虚，故其耳目不聪明，而手足便也。故俱感于邪，其在上则右甚，在下则左甚，此天地阴阳所不能全也，故邪居之。

此言人身之形体，无非象乎天地，故如上文所谓法阴阳者有由也。人以耳目为上体也，凡右耳目不如左耳目之聪明者何也？亦以头象乎天而已。盖天位乎上，其形体东南虽满，而西北不足，故西北方阴也，左耳目属东南为阳，右耳目属西北为阴，今天不足西北，宜乎人之右耳目不如左耳目之聪明也。本旨面南而言。人以手足为下体也，凡左手足不如右手足之强者何也？亦以身象乎地而已。盖地位乎下，西北虽满，而东南不满，故东南方阳也，右手足属西北为阴，左手足属东南为阳，今地不满东南，宜乎人之左手足不如右手足之强也。然此乃天地阴阳之气使然耳。东方者阳也，阳者其精气上升而并于上，并于上，则人禀天地之气者上明而下虚，故天足东南，左耳目宜聪明也；地不满东南，左手足宜不便也。西方者阴也，阴者其精气下降而并于下，并于下，则人禀天地之气者下盛而上虚，故天不足西北，右耳目宜不聪明也；地满西北，右手足宜便也。故使在上头。在下手足。者俱感于邪，其在上者则右耳目之病甚，以天不足西北也；其在下者则左手足之病甚，以地不满东南也。凡曰甚者，以天地之阴阳所不能全也,故邪居之者为尤甚耳。由此观之,则人之形体无非与天地相参也,其所以法阴阳者如此。

故天有精,地有形,天有八纪,地有五里,故能为万物之父母。清阳上天,浊阴归地,是故天地之动静,神明为之纲纪,故能以生长收藏,终而复始。唯贤人上配天以养头,下象地以养足,中傍人事以养五脏。天气通于肺,地气通于嗌,风气通于肝,雷气通于心,谷气通于脾,雨气通于肾。六经为川,肠胃为海,九窍为水注之气。以天地为之阴阳,阳之汗,以天地之雨名之;阳之气,以天地之疾风名之。暴气象雷,逆气象阳。故治不法天之纪,不用地之理,则灾害至矣。

五里,据下文当从理。嗌,音益。《汉史》:宣帝崩,昌邑王至京师不哭,云嗌痛。即咽喉也。其咽音烟。暴气,一本作暴风,似与雷字不通,宜从气字。

此承上文而极言之,见人之一身无非象乎天地,而人之治身者当法天地也。故在上为天,其气至精,在下为地,其体成形,《天元纪大论》鬼臾区曰:在天为气,在地为形,形气相感而化生万物矣。王注云:气谓风热湿燥寒,形为木火土金水。天有八节之纪,地有五行之理,故天以精,地以形,形气相感而化生万物,所以为万物之父母。其清阳则上于天,其浊阴则归于地,阴阳升降即天地之动静也,是故天地之动静有神明存焉,以为之纲纪,即首篇所谓神明之府者是也。《五运行大论》黄帝问鬼臾区曰:天地之动静,神明为之纲纪。故能以生长收藏乎万物,终而复始,如环无端也。惟贤人者,以头象乎天也,乃上配天以养其头;以足象乎地也,乃下象地以养其足;以五脏在人身之中也,乃中傍人事而修之以养五脏。通三才以善养其身,非贤人不能也。《上古天真论》岐伯曰:贤人者,法则天地,象似日月。辨列星辰,逆从阴阳,分别四时。《气交变大论》岐伯曰:夫道者,上知天文,下知地理,中知人事,可以长久。然人所同于天地者，不宁惟是，人之五脏上通于喉咙，其气至清，吾人之声音从此而发，《灵枢·忧恚无言论》少师曰：喉咙者，气之所以上下者也。俗云气喉是也。此喉在前，通于五脏，凡声音之出入，有会厌以为之开阖。若饮食入于咽喉者，经此而过，亦赖会厌以为之遮闭。唯肺为五脏之华盖，而上天之气至清者也，乃于吾肺而相通焉。《六节脏象论》岐伯曰：天食人以五气。又曰：五气入鼻，藏于心肺，上使五色修明，声音能彰。《五脏别论》亦云：五气入鼻，藏于心肺，心肺有病，而鼻为之不利也。人之六腑，上通于咽喉，咽喉者，即嗌也，吾人之饮食从此而入。《灵枢·忧恚无言论》少师曰：咽喉者，水谷之道路也。俗云食喉是也，名曰嗌，此喉在后，通于六腑。唯咽喉为水谷之道路，而地气至浊者也，乃于此嗌而相通焉。《六节脏象论》岐伯曰：地食人以五味，五味入口，藏于肠胃，味有所藏，以养五气。《五脏别论》岐伯曰：胃者水谷之海，六腑之大源，五味入口，藏于胃以养五脏气。足厥阴肝经属木，上文曰：风生木，木生酸，酸生肝。又曰：在天为风，在地为木，在脏为肝。此天之风气所以通于肝也。雷为火，心亦属火，雷主有声，而心之声为笑，亦主有声，此天之雷气所以通于心也。谷至空虚，脾能运化其所纳，此地之谷气所以能通于脾也。雨为水，肾亦主水，此天之雨气所以通于肾也。手有三阳三阴经，足有三阳三阴经，各有六经也。手之阳经自手走头，阴经自腹走手，足之阳经自头走足，阴经自足走腹，如川之流，脉络贯通，此六经之所以为川也。胃为仓廪之官，凡物从此而藏，犹海之藏垢纳污；小肠为受盛之官，大肠为传道之官，此肠胃之所以为海也。头有七阳窍，耳二，目二，鼻二，口一。下有二阴窍，前阴后阴。人身止有此九窍耳。有此九窍，则气从此泄，犹水之流注而不闭也。又以天地之阴阳为吾身之阴阳而论之，人之有汗，乃阳气之发泄，是即阳之汗也。阳气者，卫气也。

其可名以天地之雨乎？人有阳气，即上卫气。发散通达，其可名以天地之疾风乎？张子《正蒙》云：阳在外者不得入，则周旋不舍而为风。人有暴气，即一时暴戾之气。鼓击有声，其可以象天之雷乎？《正蒙》曰：阳在内者不得出，则奋击而为雷霆。人有逆气，逆上之气。其气必上，天之阳气，上积而升，其可以象天之阳乎？夫人之一身，通于天地者如此，故凡治身者，当法天之纪，用地之理可也，否则灾害至矣。此治字，直从上节贤人上配天以养头三句来。

故邪风之至，疾如风雨，故善治者治皮毛，其次治肌肤，其次治筋脉，其次治六腑，其次治五脏。治五脏者，半死半生也。故天之邪气，感则害人五脏；水谷之寒热，感则害于六腑；地之湿气，感则害皮肉筋脉。

此承上文而言善治邪者，图之贵早，正以天地之邪各有所害，而不得不治之也。故邪风之至于人身也，犹之风雨之速，邪风，即《上古天真论》之虚邪贼风。《风论》云：风者善行而数变。由皮毛而入肌肤，入筋脉，入六腑，入五脏，其行甚速也。善治者，方其入皮毛时，即从皮毛而治之；其次者，则从肌肤而治之；又其次者，则从筋脉而治之；此正《皮部论》《缪刺论》治经络之时，下曰六腑五脏，乃内腑内脏也。又其次者，则从六腑而治之；又其次者，则从五脏而治之。但治五脏者，邪已入深，猝难为力，诚半生而半死也。《皮部论》岐伯曰：皮者脉之部也，邪入于皮，则腠理开，开则邪入于络脉，络脉满则注经脉，经脉满则入舍于脏腑也。《缪刺论》曰：夫邪之客于形也，必先舍于皮毛，留而不去，入舍于孙脉；留而不去，入舍于络脉；留而不去，入舍于经脉；内连五脏，散于肠胃，阴阳相感，五脏乃伤。此邪之从皮毛而入，极于五脏之次也。上文言天气通于肺，肺为五脏之华盖，言肺则五脏皆通矣。故天之邪气，感则害人五脏，凡风寒暑湿燥火皆是也。即上《灵枢·忧恚无言论》之所谓喉咙。上文言地气通于嗌，由嗌而入，乃六腑也。故水谷之寒热，感则害人六腑，盖水谷虽所以养生，而凡寒热之非时失宜，皆足以伤人也，即上《忧恚无言论》之所谓咽喉。《太阴阳明论》岐伯曰：湿者下先受之。《灵枢·邪气脏腑病形篇》岐伯曰：身半以下者，湿中之也。又《小针解》云：清气在下者，言清湿地气之中人也必从足始。故地之湿气，感则害人皮肉筋脉。夫邪之伤人也不同，其行为至速者无异，人可以治之不早也哉！

故善用针者，从阴引阳，从阳引阴，以右治左，以左治右，以我知彼，以表知里，以观过与不及之理，见微得过，用之不殆。

此言善针者之有法也。上文言由皮毛而渐入脏腑，则在外为表，在内为里，在表为阳，在里为阴。善用针者，知阳病必行于阴也，故从阴以引之而出于阳；知阴病必行于阳也，故从阳以引之而入于阴。《难经·六十七难》曰：五脏募皆在阴，而俞在阳者，何谓也？然阴病行阳，阳病行阴，故令募在阴，俞在阳。此乃指背腹为阴阳，特一端耳。然针法之从阴引阳，从阳引阴，不止于此。《灵枢》终始、禁服、四时气篇，人迎脉盛为阳经病，则泻阳补阴；气口脉盛为阴经病，则泻阴补阳，补泻施而阴阳和，亦从阴引阳、从阳引阴之法也。凡人身经络，左与右同，我与彼同，表与里同。故以右治左，以左治右，以我知彼，以表治里，按《缪刺论》以邪之入于经者为巨刺，流溢于大络而生奇病者为缪刺。缪刺者，以左取右，以右取左。其所谓大络者，十五络也。巨刺者，正刺也。缪刺者，与经脉异处也。凡病之邪气盛则实者，失之太过，正气夺则虚者，失之不及，当观过与不及之理，所见精微，而知其病在何经，则施以用针之法，庶不至于危殆矣。《内经》以人之有病为有过。《脉要精微论》云：故乃可诊有过之脉。

善诊者，察色按脉，先别阴阳。审清浊，而知部分；视喘息，听音

声，而知所苦；观权衡规矩，而知病所主；按尺寸，观浮沉滑涩，而知病所生以治，无过以诊，则不失矣。别，彼劣切。

　　此言善诊者之有法也。诊，视验也。诊之为义，有自诊脉言者，如《脉要精微论》之谓；有自诊病言者，如《经脉别论》之谓。据此节所言，则诊之为义所该者广，凡望闻问切等法，皆可以言诊也。**必察其色，以色者神之所形也；按其脉，以脉者血之府也**。此语见《脉要精微论》。**先别其病之或在阴经，或在阳经，复审其面之气色清浊，而知其病之在部分者何经**。按《灵枢·五色篇》黄帝曰：庭者，首面也。阙上者，咽喉也。阙中者，肺也。下极者，心也。直下者，肝也。肝左者，胆也。下者，脾也。方上者，胃也。中央者，大肠也。挟大肠者，肾也。当肾者，脐也。面王以上者，小肠也。面王以下者，膀胱、子处也。颧者，肩也。颧后者，臂也。臂下者，手也。目内眦上者，膺乳也。挟绳而上者，背也。循牙车以下者，股也。中央者，膝也。膝以下者，胫也。当胫以下者，足也。巨分者，股里也。巨屈者，膝膑也。此五脏六腑肢节之部也。沉浊为内，浮泽为外，黄赤为风，青黑为痛，白为寒，黄而膏润为脓，赤甚者为血，痛甚为挛，寒甚为皮不仁。**视其喘息，听其音声，而知其病候之所苦者何经**。五脏有声，而声有音。肝声呼，音应角，调而直，音声相应则无病，角乱则病在肝。心声笑，音应徵，和而长，音声相应则无病，徵乱则病在心。脾声歌，音应宫，大而和，音声相应则无病，宫乱则病在脾。肺声哭，音应商，轻而劲，音声相应则无病，商乱则病在肺。肾声呻，音应羽，沉而深，音声相应则无病，羽乱则病在肾。**观权衡规矩，而知病时之所主者何经**。《脉要精微论》云：春应中规。言阳气柔软，如规之圆也。夏应中矩，言阳气强盛，如矩之方也。秋应中衡，言阴升阳降，高下必平，冬应中权。言阳气居下，如权之重也。**按其尺寸，观脉之浮沉滑涩，而知病脉之所生以治者何经**。《平人气象论》言：欲知寸口太过与不及，以诊诸病。《灵枢·论疾诊尺篇》可以诊尺知病。详见二篇中，难以详载，学者当寻绎之。**然此乃有病之人也，及无**

病者,而皆诊以知之,则不至于有所失矣。

故曰:病之始起也,可刺而已;其盛,可待衰而已。故因其轻而扬之,因其重而减之,因其衰而彰之。

此言善治者之有序也。方夫病之始起也,其邪未盛,可即刺之而病自已。已,止也。其邪盛者,可待其势之既衰以刺之,而病亦已。王注云:病盛取之,毁伤真气,故其盛者,必可待衰。又《疟论》云:方其盛时必毁,因其衰也,事必大昌。夫病之始起,而刺之即已,所谓因其病势之轻而发扬之耳。即下文其在皮者,汗而发之。及其盛,而必待其衰,所谓因其病势之重而渐减之也。重,即上文之盛也。至于末后,则病势既衰,当因其邪气之衰,而使正气之彰。斯则初中末三治之法,所谓初则发攻,中则调和,末则收补者是也,治病者可不知哉! 本节虽言用针,而用药之理亦不外是也。

形不足者温之以气,精不足者补之以味。

此言用药者之不偏也。上文曰味归形,形食味,则形不足者,当温之以味也,而兹曰温之以气。上文曰气归精,精食气,则精不足者,当补之以气也,而兹曰补之以味。正以上文又曰味伤于形,则伤于味者,亦能伤形。而味不可以无气,故戒之曰:形不足者当温之以气,毋专用味焉可也,所谓独阴不生者是也。如用阴味之药,必兼以阳气之药。上文又曰气伤精,则偏于气者,亦能伤精也,而气不可以无味,故戒之曰:精不足者当补之以味。毋专用气焉可也,所谓孤阳不成者是也。如用阳气之药,必兼以阴味之药。王注以气为卫气者非。盖温之以气,以卫气为解,则补之以味,岂人身亦有味乎? 然气为阳,故曰温;味为阴,故曰补,神圣之立身有法也如是。

其高者,因而越之;其下者,引而竭之;中满者,泻之于内。其有

邪者,渍形以为汗;其在皮者,汗而发之。其慓悍者,按而收之;其实者,散而泻之。审其阴阳,以别柔刚,阳病治阴,阴病治阳,定其血气,各守其乡。血实宜决之,气虚宜掣引之。渍,疾赐反。慓,必遥反。悍,音汗。掣,当作掣,导引之义。

此举治病之法而悉言之也。病之在高者,因而越之,谓吐之使上越也;病之在下者,引而竭之,谓疏之使下竭也,乃湿在下,宜利小便之义。中满者,泻之于内,谓畜积有余,腹中胀满,当从而泻之也。《灵枢·胀论》论五脏六腑皆有胀,而言无问虚实,工在疾泻。但今之医工不敢言泻,而病人恐泻,致使中满之疾绵延日久,经络闭塞而死。噫!与其泻迟而死,孰若泻早而愈?故《灵枢》疾泻之旨深哉!其有邪者,当从而汗之,而其汗颇多,其形似渍也。盖以邪之在皮者,当汗而发之耳,即上文所谓善治者治皮毛是也。其慓悍者,谓邪气慓悍疾利,即按摩以散之,而复有以收之,使正气不散也。其有实者,谓有形如积块之类,当散而泻之,盖上文之中满未必有形也。以义推之,上文为中满,而此为痞满之类。审其病之在阴在阳,以别其邪之为柔为刚。《难经·十难》以五脏之邪相干为刚,以六腑之邪相干为柔。盖阳经为腑,邪始感,故为柔;阴经为脏,邪入深,故为刚。大义见《灵枢·邪气脏腑病形篇》。然阳病必行于阴,故阳病治阴,则从阴以引于阳,而阳病可去;阴病必行于阳,故阴病治阳,则从阳以引于阴,而阴病可去。此二句与上文从阴引阳、从阳引阴二句相表里。凡六经血气,或血多气少,或血少气多,或气血皆少,或气血皆多,各守其乡。气血多少之义,见《血气形志论》《灵枢》五音五味及九针论。其血实者,宜疏决之,谓破去其血,如决水之义。大义见《灵枢》禁服、血络等篇。其气虚者,宜掣引之,谓导引其气,使至于条畅。如此,则治病之法尽矣。

阴阳离合论篇第六

阴阳者,阴经、阳经也。其义论离合之数,故名篇。此与《灵枢·根结篇》相为表里。

黄帝问曰:余闻天为阳,地为阴,日为阳,月为阴,大小月三百六十日成一岁,人亦应之。今三阴三阳,不应阴阳,其故何也?岐伯对曰:阴阳者,数之可十,推之可百,数之可千,推之可万,万之大不可胜数,然其要一也。三数字,俱上声,阴阳者,数之可十数语,又见《五运行大论》《灵枢·阴阳系日月篇》)。

此言天地阴阳之数无穷,而人身必应之也。帝问天为阳,地为阴,而一岁之中,十日象阳,一月象阴,月有大小,积至三百六十日以成一岁,而人亦应之。今人手有三阴三阳,足有三阴三阳,亦当与天地之阴阳相应,而兹有不应者何也?伯言天地之阴阳,数为至赜。其始也,数之可十,推之则可百;其既也,数之可千,推之则可万,至千万之大,有不可胜数。然数之不可胜数者,离也,析而言之也;其数之万而千,百而十者,合也,统而言之也,其为要则一也。岂有人之三阴三阳而不应天地之阴阳也哉?手足三阴三阳应日月阴阳之义,备载《灵枢·阴阳系日月》等篇。

天覆地载,万物方生,未出地者,命曰阴处,名曰阴中之阴,则出地者,命曰阴中之阳。阳予之正,阴为之主。故生因春,长因夏,收因秋,藏因冬,失常则天地四塞。阴阳之变,其在人者,亦数之可数。塞,入声。数,俱上声。

此承上文而言万物之生,必本于阴阳,遂推人身之阴阳,亦数之有可数也。天覆乎上,而其气下降,地载于下,而其气上升,则万物在其中者,于是乎生长收藏也。方其未出地者,地之下为阴,处于阴之中,命曰阴处,又名曰阴中之阴。及其出于地而生者,地之上为阳,似当命曰阳处,然亦不离于阴也,命曰阴中之阳。阳施正气,而万物以生;阴为主持,而群形乃立。故生长收藏,因于四时,而未始失其常也。邵子《皇极经世》云:阳不能独立,必得阴而后立,故阳以阴为基;阴不能自见,必得阳而后见,故阴以阳为唱。使四时之气失其常,则天地之气为之四塞,此乃阴阳之变不可胜数,而其在于人则数之可数,岂有三阴三阳而不应天地之阴阳者乎?

帝曰:愿闻三阴三阳之离合也。岐伯曰:圣人南面而立,前曰广明,后曰太冲,太冲之地,名曰少阴,少阴之上,名曰太阳,太阳根起于至阴,结于命门,名曰阴中之阳。中身而上,名曰广明,广明之下,名曰太阴,太阴之前,名曰阳明,阳明根起于厉兑,名曰阴中之阳。厥阴之表,名曰少阳,少阳根起于窍阴,名曰阴中之少阳。是故三阳之离合也,太阳为开,阳明为阖,少阳为枢。三经者,不得相失也。搏而勿浮,命曰一阳。

此言足三阳经有离合之数也。帝问人身有三阴经,有三阳经,分之而为各经,合之而为表里,其离合何如?伯以足之三阳言之。其曰圣人南面而立者,盖对君而言也。然虽曰圣人,而众人形体亦犹是耳。在前者名曰广明,广明者心也,心位南方,火位主之,阳气盛明,故曰广明。前者,上也。广者,大也。上,南方也。人之形体,以心胸为前为南,以腰肾为后为北。冲脉在后,名曰太冲者,肾脉与冲脉合而盛大,故曰太冲。按《骨空论》云:冲脉者,起于气冲。则此所谓太冲者,正此冲脉也。按《上古天真论》亦称曰太冲,盖尊之之辞,非足厥阴肝经之太冲穴也。一本误指为太冲穴者,盖不考《上古天真论》耳。太冲之地,名曰少阴,少阴者肾也。少阴之上,名曰太阳,太阳者膀胱也。太阳经脉之行,其根起于足小指外侧之至阴,结于命门,《灵枢·根结篇》岐伯曰:太阳根于至阴,结于命门。命门者,目也。即所谓睛明穴也。名曰阴中之阳,盖言为足少阴经之阳经也。夫然,则足之太阳与足少阴为表里也可知矣。上文曰:前曰广明。是中身而上名曰广明,然广明之下,名曰太阴,太阴者脾也。太阴之前,名曰阳明,阳明者胃也。胃脉行腹中任脉之旁,计在三行,而脾脉行在胃脉之旁,计在四行,则太阴之前名曰阳明者可推也。不惟经脉为然,其胃之形体居中,脾居右旁,其前后亦犹是也。阳明经脉之行,其根起于足次指端之厉兑,名曰阴中之阳,盖言为足太阴经之阳经也。《灵枢·根结篇》岐伯曰:阳明起于厉兑,结于颡大。颡大者,钳耳也。愚意云钳耳者,头维穴也。夫然,则足之阳明与足太阴相为表里也可知矣。厥阴者肝也,厥阴之表,名曰少阳,少阳者胆也。少阳经脉之行,其根起于足四指端之窍阴,名曰阴中之少阳,盖言为足厥阴经之阳经也。《灵枢·根结篇》岐伯曰:少阳根于窍阴,结于窗笼。窗笼者,耳中也。愚云耳中者,听宫也。是故三阳经之离合也,其离有太阳、阳明、少阳之分,然太阳者三阳也,为阳之表,其义曰开;阳明者二阳也,为阳之中,其义曰阖;少阳者一阳也,为阳之里,其义曰枢。非枢则无所立,非阖则无所入,非开则无所出,诚离之不能以无合也。此三阳经之所以不得相失也。其脉搏击于手,脉宜主浮,然勿至太浮,彼此相似,方为一体,虽有三阳之分,而不得有三阳之异,其实名之曰一阳也。一阳者,脉之皆为阳也。所谓三阳之离合者如此。

帝曰:愿闻三阴。岐伯曰:外者为阳,内者为阴。然则中为阴,其冲在下,名曰太阴,太阴根起于隐白,名曰阴中之阴。太阴之后,名曰少阴,少阴根起于涌泉,名曰阴中之少阴。少阴之前,名曰厥阴,厥阴根起于大敦,阴之绝阳,名曰阴之绝阴。是故三阴之离合也,太阴为开,厥阴为阖,少阴为枢。三经者,不得相失也。搏而勿沉,名曰一阴。

此言足三阴经有离合之数也。言在外者为阳经,则在内者为阴经。然则人身之中,半当为阴经,其冲脉则在下,而居冲脉之上者脾也,脾者名曰太阴。王注云:冲脉在脾之下,故言其冲在下也。《灵枢·动输篇》云:冲脉者,与少阴之大络起于肾下,出于气街,循阴股内廉,邪入腘中,循胫骨内廉,并少阴之经,下入内踝之后,入足下。观此则脾在太冲之上也。太阴经脉之行,其根起于足大指内侧之隐白,名曰阴中之阴,盖言为阴经中之太阴也。《灵枢·根结篇》岐伯曰:太阴起于隐白,结于太仓。夫然,则太阴为足阳明之阴经也可知矣。脾之下为肾,故太阴之后,名曰少阴,少阴者肾也。王注云:此言脏位及经脉之次也。太阴,脾也。少阴,肾也。脾脏之下近后则肾之位也。《灵枢·经脉篇》黄帝曰:足太阴之脉,起于足大指之端,循指内侧,及上内踝前廉,上腨内,循胻骨后。足少阴之脉,起于小指之下,斜趋足心,出于然骨之下,循内踝以上腨内。由此则太阴之下名少阴也。少阴经脉之行,其根起于足之涌泉,名曰阴中之少阴,盖言为阴经中之少阴也。《灵枢·根结篇》云:少阴起于涌泉,结于廉泉。夫然,则少阴为足太阳之阴经也可知矣。肾之前,近上则为肝,故少阴之前,名曰厥阴,厥阴者肝也。王注云:此亦言脏位及经脉之次也。厥阴,肝也。肾脏之前近上,则肝之位也。《灵枢·经脉篇》黄帝曰:足少阴之脉,循内踝之后,上腨内廉。足厥阴之脉,循足跗上廉,去内踝一寸,上踝八寸,交足太阴之后,上腘内。由此则少阴之前名厥阴也。厥阴经脉之行,其根起于足大指端之大敦穴,乃阴经中之绝阳,绝阳者纯阴也,名曰阴之绝阴,绝阴者尽阴也。所谓厥者,尽也。《灵枢·根结篇》云:足厥阴起于大敦,结于玉英。玉英即任脉经玉堂穴。夫然,则厥阴为少阳之阴经也可知矣。是故三阴经之离合也,其离者有太阴、少阴、厥阴之分。然太阴者三阴也,为阴之外,其义为开;厥阴者一阴也,为阴之尽,其义为阖;少阴者二阴也,为阴之中,其义为枢。非枢则无所主,非阖则无所入,非开则无所出,诚离之不能以无合也,此三阴经之所以不得相失也。其脉搏击于手,脉宜主沉,然勿至太沉,彼此相似,方为一体,虽有三阴之分,而不得有三阴之异,其实名之曰一阴也。一阴者,脉之皆为阴也。所谓三阴之离合者如此。

阴阳𩨈𩨈,积传为一周,气里形表,而为相成也。𩨈𩨈,当作冲冲。

此承上文而言阴阳虽有离合,然必冲冲往来,始自手太阴肺,行手阳明大肠,足阳明胃,足太阴脾,手少阴心,手太阳小肠,足太阳膀胱,足少阴肾,手厥阴心包络,手少阳三焦,足少阳胆,足厥阴肝,积传至于水下二刻为一周身,水下百刻为五十周于身。其脉气则行于里,其形体则表于外,而阴阳离合之际,实有相成之妙,尚何人之阴阳有不合于天地之阴阳哉?

阴阳别论篇第七

据篇中有别于阳者,知病处也等语,则别当作彼劣切。言阴经阳经及阴脉阳脉皆当知所分别,故名篇。

黄帝问曰:人有四经十二从,何谓? 岐伯对曰:四经应四时,十二从应十二月,十二月应十二脉。

此即前篇人有阴阳合于天地之阴阳之意也。四经者,肝心肺肾为四经,而不言脾者,寄旺于四经之中也。十二从者,手有三阴三阳,足有三阴三阳,而十二经脉之行,相顺而不悖也。伯言四经应春夏秋冬之四时，十二从应十二月，盖以十二月正应十二脉也。十二月，春建寅卯辰，夏建巳午未，秋建申酉戌，冬建亥子丑。应十二脉者，春应肝胆，夏应心与小肠，秋应肺与大肠，冬应肾与膀胱，而辰戌丑未之月，则合四经而兼之脾与胃也。

　　脉有阴阳，知阳者知阴，知阴者知阳。凡阳有五，五五二十五阳。所谓阴者，真脏也。见则为败，败必死也。所谓阳者，胃脘之阳也。别于阳者，知病处也；别于阴者，知死生之期。三阳在头，三阴在手，所谓一也。别于阳者，知病忌时；别于阴者，知死生之期。谨熟阴阳，无与众谋，

　　此言各经分阴阳，乃诊脉者当别其阴阳也。言脉分阴阳诸经，知阳经者当知阴经，知阴经者当知阳经，正以阴阳离合相为表里也。如《灵枢·经脉篇》诊肺脉之盛者，则寸口大三倍于人迎；诊大肠之盛者，则人迎大三倍于寸口。诊肺脉之虚者，则寸口反小于人迎；诊大肠之虚者，则人迎反小于寸口之类。凡阳经有五，正以一腑之中包藏五腑之脉，故五五有二十五阳。由此推之，则一脏之中包藏五脏之脉，亦五五有二十五阴。所谓阴经者，五脏之真脉也。真脏来现，其脏已败，败者必至于死也。真脏脉见者死，大义见《平人气象论》。所谓阳经者，乃胃脘之阳也。盖胃为五脏六腑之大主，虽有五五二十五阳之异，而实不外乎胃脉之见耳。必吉者为有胃气，而凶则无胃气也。人惟分别阳经有病者，则知其生病之处，分肉部分，无不知之。分别阴经有病者，则知其生死之期，即《阴阳应象论》所谓其次治六腑者，未必至死，而其次治五脏者，诚半生半死也，故生死之期可决耳。然知之似有不同，阴阳本无二致，即如手之三阳，自手走头；手之三阴，自胸走手，表里无间，一而已矣。故能分别阳经者，不但知病之处，抑亦知病所忌之

时;分别阴经者,真可以知生死之期。谨熟此分别阴阳之法,无与众人谋之而为其所惑也。此节阴阳,言阴经阳经也。

所谓阴阳者,去者为阴,至者为阳;静者为阴,动者为阳;迟者为阴,数者为阳。数,音朔。

此言脉体分阴阳,亦诊脉者所当知也。凡脉有去来,故即去至而阴阳分。脉有动静,故即动静而阴阳分。脉有迟速,故即迟速而阴阳分。其法有如此者,以此而别阴经阳经之病,则脏腑表里,众不能惑,凡病处忌时、死生之期昭然矣。此节阴阳,言阴脉阳脉也。

凡持真脉之脏脉者,肝至悬绝急,十八日死;心至悬绝,九日死;肺至悬绝,十二日死;肾至悬绝,七日死;脾至悬绝,四日死。

上文言阴者真脏也,见则为败,败必死矣,又言别于阴者,知死生之期。此遂以五脏真脉见者而决其死期也。《平人气象论》曰:肝见庚辛死,心见壬癸死,肺见丙丁死,肾见戊己死,脾见甲乙死。盖以五行之相克为期,至所不胜而死也。今凡真脏脉来见者,肝脉至于悬绝,肝属木,自甲乙日而数之,至庚辛日为一八,又至庚辛日为十,其十八日当死。假如自甲子日至辛巳日为十八日。心脉至于悬绝,心属火,自丙丁日而数之,至壬癸日为八,今曰九日者,亦八日之尽,交九日也,当死。肺脉至于悬绝,肺属金,自庚辛日而数之,至八日为丙丁,又至丙丁日为十八日,当死,今曰十二日者,自庚辛而数之,乃庚辛见庚辛也。肾脉至于悬绝,肾属水,自壬癸日而数之,至戊己日为七日,当死。脾脉至于悬绝,脾属土,自戊己日而数之,至甲乙为八日,今曰四日,除戊己日至甲日也,当死。王注以五行生成之数释之,不明。

曰:二阳之病发心脾,有不得隐曲,女子不月。其传为风消,其

传为息贲者,死不治。贲,奔同。按此与下二节,言二阳、一阳、三阳发病。王注每节兼手足经为解,今据三阳证候,全是足太阳膀胱经,与手太阳小肠经无涉;其一阳亦是足少阳胆经,与手少阳三焦经无涉;然则二阳亦是足阳明胃经,与手阳明大肠经无涉也。

上文言别于阳者知病处也,别于阳者知病忌时,故此下三节乃言阳经之病,而此一节则举二阳之病言之也。夫二阳者,足阳明胃经也,为仓廪之官,主纳水谷,而乃不能纳受者何也?此病由心脾所发耳。正以女子有不得隐曲之事,郁之于心,故心不能生血,血不能养脾,始焉胃有所受,脾不能运化,而继则胃渐不能纳受矣,故知胃病发于心脾也。由是则水谷衰少,无以化精微之气,而血脉遂枯,月事不能时下矣。《灵枢·营卫生会篇》云:中焦泌糟粕,蒸津液,化其精微,上注于肺脉,化而为血,以奉生身。今血既不化,月事何由而下?又由是则血枯气郁而热生,热极则风生,而肌肉自尔消烁矣,故谓之风消也。又由是则火乘肺金,而喘息上贲,痰嗽靡宁矣。此乃肺积之息贲,乃喘息而贲。若是则心主血,肺主气,脾为五脏之原,胃为六腑之海者,无不受病,而欲生也得乎?故决之曰死不治也。王注谓肠胃为病,心脾受之,何以知心脾受肠胃之病?又以心血不流为女子不月,脾味不化为男子少精,岂女子无关于脾,而男子无关于心乎?况此节专为女子而发,未及论男子少精之义,学者当详推之。

曰:**三阳为病发寒热,下为痈肿,及为痿厥腨痛。其传为索泽,其传为㿉疝。**腨,时兖反。痛,音捐。㿉,按《海篇》直音颓。即音颓。《广韵》:徒回切。今以《广韵》为的,但《内经》俱主疝言,其㿉、癫同用。

此举三阳之病以言之也。三阳者,足太阳膀胱经也。膀胱之脉,从巅入络脑,还出别下项,循肩膊内,挟脊抵腰中,入循膂,内肾属膀胱。

其支者，从膊内下贯胛，挟脊内，过髀枢，从髀外下合腘中，以下贯腨内。故在上有邪为病，则发寒热；在下有邪为病，则为痛肿，及为痿为厥为腨痛也。痿，无力也。厥，足冷而气逆也。《素问》明有痿、厥二论。腨，腓肠也。痛，酸也。及其传也，热甚则精血枯涸，故皮肤润泽之气皆散尽矣。又其传也，阳气下坠，阴脉上争，上争则寒多，下坠则筋缓，故睪垂纵缓，内作㿉疝。按《原病式》曰：㿉疝，小腹控卵肿急绞痛也。又丹溪言：㿉疝，其状阴囊肿缒，如升如斗，不痒不痛，得之地气卑湿所生，宜以去湿之药下之。又据《至真要大论》阳明司天，亦有丈夫㿉疝。据《脉解篇》，妇人小腹肿者，亦名㿉疝，则㿉疝亦在小腹中，丹溪似非的说也。

曰：一阳发病，少气，善欬，善泄。其传为心掣，其传为膈。

此举一阳之病言之也。一阳者，足少阳胆经也。一阳为阳之初生，今已发病，则气少；少阳本有相火，火盛则乘肺，故善欬；肝木来侮土，故善泄。木盛则火衰，心气不足，故其传也，其心必掣，不能自宁。又其传也，则木盛土衰，如《灵枢·上膈篇》所谓食饮入而还出者是也。其病主为膈。按《灵枢·邪气脏腑病形篇》有脾肝微甚为膈中，《热论》论诸水病有云胃脘膈，《风论》论胃风隔塞不通，此皆隔之为证，以《灵枢·上膈篇》为主。王注谓隔塞不便者非也。

二阳一阴发病，主惊骇，背痛，善噫，善欠，名曰风厥。按《评热论》《刺热论》《灵枢·五变论》俱有风厥。

此举二阳一阴之病以言之也。二阳者，胃也。一阴者，肝也。《金匮真言论》谓：肝经为病发惊骇。《灵枢·经脉篇》谓：胃病，闻木声则惕然而惊。二经之脉，胃自头以行于足，肝自足走腹，皆无与于背者，而此曰背痛，意者阴病必行于阳也。噫，气转也，又曰饱出息也。《脉解篇》：所谓上走心为噫者，阴盛而上走于阳明，阳明络属心,故上走心为噫也。《灵枢·口问篇》黄帝曰:人之噫者,何气使然?岐伯曰:寒气客于胃,厥逆从下上散,复出于胃,故曰噫。观此则胃心之病宜发为噫。欠,气相引也。《灵枢·经脉篇》言:胃脉为病,有数欠。又按《宣明五气论》《灵枢·九针论》,皆曰肾为欠。今曰善欠者,胃之病也。若此者,必并四病而兼有之,病名曰风厥。盖外感于风,肝实主之,胃气不能升降,而厥乃生耳。

二阴一阳发病,善胀,心满,善气。

此举二阴一阳之病以言之也。二阴者,肾经也。一阳者,胆经也。胆邪有余,来侮脾土,故善胀。肾邪有余,来乘心火,故心满。胆气有余,故善气,《宣明五气论》云胆为怒者是也。

三阳三阴发病,为偏枯、痿易,四肢不举。

此举三阳三阴之病以言之也。三阳者,膀胱经也。三阴者,脾经也。膀胱之脉自头背下行于足,而脾脉主于四肢,故二经不足,发为偏枯,及为痿易与四肢不举。痿易者,左右变易为痿也。

鼓一阳曰钩,鼓一阴曰毛,鼓阳胜急曰弦,鼓阳至而绝曰石,阴阳相过曰溜。溜,作流。《灵枢·本输篇》溜于鱼际。其义主流。

此举五脏之脉体言之也。一阳者,微阳也。指下鼓动一阳,而脉即来盛去衰者曰钩,乃微钩也,心之脉也。一阴者,微阴也。指下鼓动一阴,而脉来轻虚以浮者曰毛,乃微毛也,肺之脉也。鼓动阳脉,而其势胜急不至于太急者曰弦,乃微弦也,肝之脉也。鼓动阳脉,而阳脉似绝曰石,乃微石也,肾之脉也。阴阳二脉相过,无能胜负,正平和之脉,其名曰溜,如水之缓流也,脾之脉也。此曰阴阳以脉体言,就其浮沉大小之间以意而得之者也。即前去者为阴六句,亦以阴阳名脉体,王注仍以一阳一阴为三焦与肝,则鼓阳之阳与阴阳相过之阴阳,将属之何经乎?

阴争于内,阳扰于外,魄汗未藏,四逆而起,起则熏肺,使人喘鸣。阴之所生,和本曰和。是故刚与刚,阳气破散,阴气乃消亡。淖则刚柔不和,经气乃绝。

此言营卫二气贵于和,不贵于偏胜,而和则阴阳之气生,偏则阴阳之气灭,所以经气从是而绝也。阴气者,营气也,阴在内为阳之守;阳气者,卫气也,阳在外为阴之使。苟阴气偏胜而争于内,或阳气偏胜而扰于外,则偏胜者为刚而不能柔。肺经内主藏魄,外主皮毛,魄汗外泄,未能闭藏,燥极热生,热极寒生,四肢厥逆而起,起则熏肺,肺因气迫,喘鸣交作。盖肺为五脏之华盖,而肺经若此,余经之病至矣。殊不知阴之所生,和则曰和,不和所以为争为扰,而为刚也。是故刚与刚,则阳气不能胜阴,而从是破散。《生气通天论》云:卫气散解。或阴气不能胜阳,而从是消亡。《痹论》岐伯曰:阴气者,静则神藏,躁则消亡。所谓刚与刚者,气血俱淖之谓也。淖则刚柔不和,诸经之气以渐而绝矣。此节阴阳言营卫二气也。

死阴之属,不过三日而死;生阳之属,不过四日而死,所谓生阳死阴者,肝之心谓之生阳,心之肺谓之死阴,肺之肾谓之重阴,肾之脾谓之辟阴,死不治。四日而死之死,全元起作四日而已者,通详上下文义,作死者非。辟,音阖。

此言脏病相传者有生死之分也。本经属阴,而以克我者来克之,谓之死阴。如下文火乘肺金之谓。凡死阴之属,其病不过三日而死。本经属阳,而以生我者来生之,谓之生阳。如木来生火之谓。凡生阳之属,其病不过四日而已。所谓生阳死阴者,如肝之心谓之生阳,木来生火也;心之肺谓之死阴,火来克金也。不但是也,肾属足少阴,肺属手太阴,以肺乘肾,乃母来乘子,阴以乘阴,谓之重阴,病日深矣。脾属足太阴,肾属足少阴,乃乘所不胜,阴以侮阴,谓之辟阴,病日危矣,皆死阴之属之义也,故谓之曰死不治也。

结阳者,肿四肢。结阴者,便血一升,再结二升,三结三升。阴阳结斜,多阴少阳曰石水,少腹肿。二阳结谓之消,三阳结谓之隔,三阴结谓之水,一阴一阳结谓之喉痹。斜,邪同。《灵枢·动输篇》有少阴之大络,循阴股内廉,邪入腘中,则古盖邪、斜通用。

此历举各经之结者,其病有为肿,为便血,为石水,为消,为隔,为水,为喉痹诸证也。结者,气血不疏畅也。非结脉之结,若是结脉,则下一结、二结、三结,何以诊之?王注以二盛为再结,三盛为三结,则盛脉非可以言结。凡手足阳经为腑,主表,阳经结者,四肢必肿,盖四肢为诸阳之本也。凡手足阴经为脏,主里,阴经结者,必主便血,盖营气属阴,营气化血以奉生身,惟阴经既结,则心必瘀稽,而初结则一升,再结则二升,三结则三升,结以渐而加,则血以渐而多矣。阴经阳经为邪所结,阴气多而阳气少,即阴盛阳虚也,则阳不能入之阴,而内之所聚者为石水,其少腹则必肿也。《大奇论》有肾肝并沉为石水。《灵枢·邪气脏腑病形篇》有肾脉微大为石水,起脐以下至小腹腄腄然,上至胃脘,死不治。《灵枢·水胀篇》黄帝有石水之问,而岐伯无答,想是有脱简也。以愚揆之,石者有形,水者有水与声,盖积聚之类也。二阳者,足阳明胃也。《阴阳类论》黄帝曰:二阳者,阳明也。胃中热盛,津液枯涸,水谷即消,谓之曰消。按此篇止谓曰消。至《脉要精微论》有瘅成为消中。《奇病论》有转为消渴。《灵枢·邪气脏腑病形篇》、本经《通评虚实论》皆曰消瘅。《气厥论》有肺消、膈消。种种不同,须知参以后世三消之说,则知五脏皆有消瘅之证。其间各有所指。上消者,一名高消,一名膈消。《病机》云:上消者肺也,多饮水而少食,大便如常,小便清利,知其燥在上焦也,治宜流湿以润其燥。又云:高消者,舌上赤裂,大渴引饮。刘河间曰:饮水多而小便多者,名曰消渴。盖指上消而言。陈无择云:消渴属心,故烦心,致心火散漫,渴而欲饮,诸脉软散,皆气实血虚也。亦指上消而言。今按《素问·气厥论》有云:心移热于肺,传为膈消。《灵枢·邪气脏腑病形篇》有心脉微小为消瘅。又有肺脉微小为消瘅。此正上消之义,还兼心肺为是,非独肺也。东垣曰:膈消者,以白虎加人参汤治之。中消者,又名消中,又名内消。《病机》云:消中者胃也,渴而饮食多,小便赤黄,热能消谷,知其热在中焦也,宜下之。陈无择云:消中为脾瘅,热成则为消中。《袖珍方》云:内消者,由热中而作,小便多于所进饮食,而反不渴,虚极短气。河间曰:饮食多而不甚渴,小便数而消瘦者,名曰消中。东垣曰:中消者,善食而瘦,自汗,大便硬,小便数。叔和云:口干饶饮水,多食亦饥虚,即瘅成为消中也,调胃承气三黄丸治之。今按《素问·脉要精微论》帝曰:诊得胃脉何如?岐伯曰:脉实则胀,虚则泄。帝曰:病成而变何如?岐伯曰:瘅成为消中。又按《通评虚实论》岐伯曰:凡治消瘅、仆击、偏枯、痿厥、气满、发逆,肥贵人则膏粱之疾也。又《腹中论》黄帝曰:夫子数言热中消中者,不可服膏粱芳草石药,石药发癫,芳草发狂。夫热中消中者,皆富贵人也。今禁膏粱,是不合其心,禁芳草石药,是病不愈。愿闻其说。岐伯曰:夫芳草之气美,石药之气悍,二者其气急疾坚劲,非缓心和人,不可以服此二者。夫热气慓悍,药气亦然,二者相遇,恐内伤脾。脾者土也,而恶木,服此药者,至甲乙日更论。又《奇病论》帝曰:有病口甘者,病名为何?岐伯曰:此五气之溢也,名曰脾瘅。夫五味入口,藏于胃,脾为之行其精气,津液在脾,故令人口甘也。此肥美之所发也,此人必数食甘美而多肥也。肥者令人内热,甘者令人中满,故其气上溢,转为消渴。治之以兰,除陈气也。又《灵枢·邪气脏腑病形篇》,有脾脉微小为消瘅。又本篇曰:二阳结谓之消。此正中消之谓。但以诸义考之,当兼脾胃为是。下消者,一名消肾,一名肾消,一名内消,一名强中。《病机》云:消肾者,初发而为膏淋,谓淋下如膏油之状,至病成面色黧黑,形瘦而耳焦,小便浊而有脂液,治宜养血以肃清,分其清浊而自愈。陈无择云:消肾者属肾,盛壮之时不谨而纵欲,年长多服金石,真气始衰,口渴,精液自泄,不饮而利。河间曰:渴而饮水不绝,腿消瘦而小便有脂液者,名曰肾消。东垣曰:下消者,烦躁引饮,耳轮焦干,小便如膏。叔和云:焦烦水易亏,此肾消也,六味地黄丸治之。《袖珍方》云:强中者,虚阳强大,不交而精气自泄。又云:肾实则消而不渴,小便自利,名曰消肾,即内消也。其治宜抑损心火,摄养肾水。按《灵枢·邪气脏腑病形篇》有肾脉微小为消瘅,及肝脉微小为消瘅,则知肾肝俱有消瘅,此正下消之谓。又按《袖珍方》云:人身之有肾,犹木之有根,故肾受病,必先形容憔悴,虽加以滋养,不能润泽,故患消渴者,皆是肾经为病,由壮盛之时不自保养,快情恣欲,饮酒无度,食脯炙丹石等药,遂使肾水枯竭,心火燔盛,三焦狂烈,五脏渴燥,由是渴利生焉。此言三消皆本于肾也。《总录》又谓:未传能食者,必发脑疽背疮,不能食者,必传中满鼓胀,皆为不治之证。洁古老人分而治之,能食而渴者,白虎加人参汤治之;不能食而渴者,钱氏方白术散倍加葛根治之。**三阳者,手太阳小肠经、足太阳膀胱经也。**《阴阳类论》黄帝曰:三阳为经。又曰:所谓三阳者,太阳为经。又曰:三阳为父。**心主血,而小肠与心为表里者,为受盛之官;膀胱为州都之官,津液所藏。今小肠热结则血脉燥,膀胱热结则津液涸,故隔塞而不便。**《至真要大论》论少阴之复有隔肠不便者是也。俗亦谓之干隔。**三阴者,手太阴肺经、足太阴脾经也。肺为邪结,则不能生肾水,而肾水虚弱,泛溢四肢;脾为邪结,则不能胜水气,而水气泛溢,周身浮肿,故水证从是而作焉。**按水之为证,本篇指为肺脾二经,今遍考《内经》,乃肺脾肾三经所致。本篇固名曰水,外此又有风水,有涌水,有石水,种种不同。又有曰肾风,曰肤胀,曰鼓胀,曰肠覃、石瘕之类,似水证而非水证,不可以一概论也。今以《内经》诸篇参之,乃知端的,即如本篇,止有一水字。又《平人气象论》岐伯曰:颈脉动,喘疾欬,曰水;目裹微肿,如卧蚕起之状,曰水。又曰:足胫肿,曰水。又按《灵枢·水胀论》岐伯曰:水始起也,目窠微肿,如新卧起之状,其颈脉动,时欬,阴股间寒,足胫肿,腹乃大,其水已成矣。以手按其腹,随手而起,如裹水之状,此其候也。又按《宣明五气论》《灵枢·九针论》皆曰:下焦溢为水。此皆本篇之所谓水也。又有一等曰风水者,又按《评热论》帝曰:有病肾风者,面胕庞然壅,害于言,可刺否?岐伯曰:虚不当刺,不当刺而刺,后五日其气必至。帝曰:其至何如?岐伯曰:至必少气时热,时热从胸背上至头,出汗手热,口干苦渴,小便黄,目下肿,腹中鸣,身重难以行,月事不来,烦而不能食,不能正偃,正偃则欬,病名曰风水。帝曰:愿闻其说。岐伯曰:邪之所凑,其气必虚。阴虚者阳必凑之,故少气时热而汗出也。小便黄者,小腹中有热也。不能正偃者,胃中不和也。正偃则欬甚,上迫肺也。诸有水气者,微肿先见于目下也。帝曰:何以言?岐伯曰:水者阴也,目下亦阴也,腹者至阴之所居,故水在腹者,必使目下肿也。真气上逆,故口苦舌干,不得卧,卧则惊,惊则欬甚也。腹中鸣者,病本于胃也。薄脾则烦不能食,食不下者,胃脘隔也。身重难以行者,胃脉在足也。月事不来者,胞脉闭也。胞脉者,属心而络于胞中,今气上迫肺,心气不得下通,故月事不来也。又按《水热穴论》黄帝问曰:少阴何以主肾?肾何以主水?岐伯曰:肾者至阴也,至阴者盛水也,肺者太阴也,少阴者冬脉也,故其本在肾,其末在肺,皆积水也。帝曰:肾何以聚水而生病?岐伯曰:肾者胃之关也,关门不利,故聚水而从其类也。上下溢于皮肤,故为胕肿。胕肿者,聚水而生病也。帝曰:诸水皆生于肾乎?岐伯曰:肾者牝脏也,地气上者属于肾,而生水液也,故曰至阴。勇而劳甚则肾汗出,肾汗出逢于风,内不得入于脏腑,外不得越于皮肤,客于玄府,行于皮里,传为胕肿,本之于肾,名曰风水。所谓玄府者,汗孔也。且下文又有诸穴所宜刺处,难以悉载。又按《灵枢·论疾诊尺篇》岐伯曰:视人之目窠上微痈,如新卧起状,其颈脉动,时欬,按其手足上窅而不起者,风水肤胀也。又曰:尺肤滑,其淖泽者,风也。尺肤滑而泽脂者,风也。此皆风水之谓也。又有一等曰肾风者,按《奇病论》帝曰:有病痝然如有水状,切其脉大紧,身无痛者,形不瘦,不能食,食少,名为何病?岐伯曰:病生在肾,名为肾风。肾风而不能食,善惊,惊已心气痿者死。此乃肾风之谓也。又有一等曰肤胀者,按《灵枢·水胀论》岐伯曰:肤胀者,寒气客于皮肤之间,鼕鼕然不坚,腹大,身尽肿,皮厚,按其腹窅而不起,腹色不变,此其候也。又有一等曰鼓胀者,即《灵枢·水胀论》岐伯曰:腹胀,身皆大,大与肤胀等也,色苍黄,腹筋起,此其候也。此则鼓胀之谓也。又有一等曰肠覃者,即《灵枢·水胀论》岐伯曰:寒气客于肠外,与卫气相搏,气不得荣,因有所系,癖而内著,恶气乃起,瘜肉乃生。其始生也,大如鸡卵,稍以益大,至其成,如怀子之状,久者离岁,按之则坚,推之则移,月事以时下,此其候也。又有一等曰石瘕者,即《灵枢·水胀论》岐伯曰:石瘕生于胞中,寒气客于子门,子门闭塞,气不得通,恶血当泻不泻,衃以留止,日以益大,状如怀子,月事不以时下,皆生于女子,可导而下。此则肠覃石瘕,内有积聚,似水胀而非水胀者也。又风与水何以别之?按《平人气象论》岐伯既曰颈脉动,喘疾欬曰水,又曰目裹微肿,如蚕卧起之状曰水,乃又曰面肿曰风,又曰足胫肿曰水,则风水之辨,当于其面肿方知其有风也。即此又与《评热论》《水热穴论》《奇病论》而并究之,则曰风曰水之义明矣。其治水之法,即《汤液醪醴论》开鬼门、洁净府之义尽之矣。《汤液醪醴论》云:其有不从毫毛而生,五脏阳以竭也,津液充郭,其魄独居,孤精于内,气耗于外,形不可与衣相保,此四极急而动中,是气拒于内,而形施于外,治之奈何?岐伯曰:平治于权衡,去宛陈莝,微动四极,温衣,缪刺其处,以复其形。开鬼门,洁净府,精以时服,五阳已布,疏涤五脏,故精自生,形自盛,骨肉相保,巨气乃平。一阴者,手厥阴心包络之脉也;一阳者,手少阳三焦之脉也。二脉并络于喉,气热内结,故为喉痹。此亦王注,今始从之。其一阴当兼肝、一阳当兼胆言。

阴搏阳别谓之有子。阴阳虚,肠辟死。阳加于阴谓之汗。阴虚阳搏谓之崩。别,彼劣切。辟,澼同。

此举尺寸之脉,而为有子、为肠澼、为有汗、为崩诸证也。阴搏者,尺为阴,其脉搏击于手也;阳别者,寸为阳,言尺脉搏击于指而与寸脉不同也。此则有子之脉,即《脉诀》之所谓尺脉不止真胎妇者是也。阴阳虚者,尺寸俱虚也。肠澼者,脾气不化,澼积肠内,气血日耗,所以至于死也。按肠澼之说,见《内经》通评虚实论、脉要精微论、大奇论,皆以脉沉小缓者为易治,身热者为死。今曰虚者为死,盖沉小缓而无神也。阳加于阴者,亦指尺寸而言也。寸主动,尺主静,尺部而见阳脉,乃阳加于阴,则阴虚火盛,其汗自泄。《平人气象论》云尺涩脉滑,谓之多汗者是也。阴虚阳搏者,亦指尺寸而言也。尺脉既虚,阴血已损,寸脉搏击,虚火愈炽,谓之曰崩,盖火逼而血妄行也,此则指女子而言耳。按妇人血崩之证,其血从胞络宫而来,血久下行为熟路,则本宫血乏,十二经之血皆从兹而渗漏。然胞络宫则系于肾,而上通于心,故此证实关于心肾两经,宜有阴虚阳搏之脉。《痿论》云:悲哀太甚则胞络绝,胞络绝则阳气内动,发则心下崩,数溲血也。惟《李东垣试效录》用十二经引经之药,使血归于十二经,然后用黑药以止之,若徒用黑药,而不先服领血归经之药,其病难愈。

三阴俱搏,二十日夜半死。二阴俱搏,十三日夕时死。一阴俱搏,十日死。三阳俱搏且鼓,三日死。三阴三阳俱搏,心腹满,发尽,不得隐曲,五日死。二阳俱搏,其病温,死不治,不过十日死。

此举各经之脉异于常者,而决其死期也。三阴者,手太阴肺经、足太阴脾经也。《阴阳类论》黄帝曰:三阴为母。二脉搏击于手,异于常候,计其死期,当二十日夜半死。二十日者,天五生土,而地以十成之,其成数计十,地四生金,而天以九成之,其成数计九,据二经成数之余,当死于二十日,而夜半死者,阴病死于阴也。二阴者,手少阴心经、足少阴肾经也。《阴阳类论》黄帝曰:二阴为雌。二脉搏击于手,异于常候,计其死期,当十三日夕时死。十三日者,地二生火,而天以七成之,其成数计七,天一生水,而地以六成之,其成数计六,七六十三故也,曰夕时者,少阴之时候也。一阴者,手厥阴心包络经、足厥阴肝经也。《阴阳类论》黄帝曰：一阴为独使。二脉搏击于手，异于常候，计其死期，当十日死。十日者，天三生木，而地以八成之，地二生火，而天以七成之，肝取生数，而心则成数，共十日也。三阳者，手太阳小肠经、足太阳膀胱经也。二脉搏击于手而鼓，异于常候，计其死期，当在三日。三日者，天一生水，地二生火，计三日也。三阴者，手太阴肺经、足太阴脾经；三阳者，手太阳小肠经、足太阳膀胱经。四经之脉俱搏击于手，异于常候，心腹膜满，至于发尽，而不得隐曲，大小便为之不利也。计其死期，当在五日。五日者，土中央之候，病经多而死期速也。此与《阴阳别论》之不得隐曲殊。二阳者，手阳明大肠经、足阳明胃经也。二脉搏击于手，异于常候，其病热温，当死不治，不过十日死。十日者，地四生金，天五生土，止九日，而十则九日之余也。

灵兰秘典论篇第八

末有黄帝乃择吉日良兆，而藏灵兰之室，以传保焉，故名篇。

黄帝问曰：愿闻十二脏之相使，贵贱何如？岐伯曰：悉乎哉问也！请遂言之。心者，君主之官也，神明出焉。肺者，相傅之官，治节出焉。肝者，将军之官，谋虑出焉。胆者，中正之官，决断出焉。膻中者，臣使之官，喜乐出焉。脾胃者，仓廪之官，五味出焉。大肠者，传道之官，变化出焉。小肠者，受盛之官，化物出焉。肾者，作强之官，伎巧出焉。三焦者，决渎之官，水道出焉。膀胱者，州都之官，津液藏焉，气化则能出矣。凡此十二官者，不得相失也。故主明则下安，以此养生则寿，殁世不殆，以为天下则大昌。主不明则十二官危，使道闭塞而不通，形乃大伤，以此养生则殃，以为天下者其宗大

危,戒之戒之! 相,去声。使,去声,下同。乐,入声。道,导同。伎,音技。塞,入声。

此言十二脏相使之贵贱,而遂归重于心也。十二脏者,不分脏腑,而皆谓之脏也。据下文所答,内以心为一脏,而未及心包络一脏,盖以心为主而统之也。其膻中为一脏,以膻中为气之海,乃宗气所积,故亦得以脏称也。帝问诸脏相使之贵贱者,即诸脏而较其轻重耳。伯言心者,君主之官,乃五脏六腑之大主也。此语见《灵枢·邪客篇》。又《灵枢·五癃津液别篇》云:五脏六腑,心为之主。《师传篇》同。至虚至灵,具众理而应万事,神明从此出焉。肺与心皆居膈上,经脉会于太渊,死生决于太阴,故肺为相傅之官,佐君行令,凡为治之节度,从是而出焉。《刺禁论》以父母比心肺,乃曰:膈肓之上,中有父母。而此则以君相比心肺,其尊同矣。《五癃津液别篇》云:五脏六腑,肺为之相。肝属木,木主发生,故为将军之官,而谋虑所出,犹运筹于帷幄之中也。《五癃津液别篇》云:肝为之将。《师传篇》云:肝者主为将。胆为肝之腑,谋虑贵于得中,故为中正之官,而决断所出,犹决胜于千里之外也。宗气会于上焦之膻中穴,主行脉气于诸经,而分部阴阳,为君主之臣使,乐趋君令,喜乐出焉。脾胃属土,纳受运化,乃仓廪之官,而所受之五味从是出焉。《灵枢·师传篇》云:脾者主为卫,使之迎粮。大肠居小肠之下,小肠之受盛者赖以传导,而凡物之变化者从是出焉。小肠居胃之下,脾之运化者赖以受盛,而凡物之所化者从是出焉。五脏在人,惟肾为能作强,而男女构精,人物化生,伎巧从是而出。王注所谓在男则当其作强,在女则当其伎巧者是也。《血气形志论》谓少阳与心主为表里者,言三焦、心包络为表里也,居于右肾之中;谓太阳与少阴为表里者,言膀胱与肾为表里也,居于左肾之中。又

《灵枢·本脏篇》谓肾合三焦膀胱,言右肾合三焦,左肾合膀胱。故三焦在下部之右,为决渎之官,水道所出;膀胱在下部之左,为州都之官,津液所藏。然是三焦、膀胱者,必得气海之气施化,则溲便泄注;气海之气不及,则隐闷不通,故曰气化则能出矣。气海者,上焦之膻中穴,乃宗气所会,而自上而下者也。按《灵枢·本输篇》云:肺合大肠,大肠者,传道之腑。心合小肠,小肠者,受盛之腑。肝合胆,胆者,中精之腑。脾合胃,胃者,五谷之腑。肾合膀胱,膀胱者,津液之腑也。少阳属肾,肾上连肺,故将两脏。三焦者,中渎之腑也,水道出焉,属膀胱,是孤之腑也。是六腑之所与合者。凡此十二官者,上下相使,彼此相济,不得相失也。故十二宫之中,惟心为君主,君主不病,则百体自宁,犹人主明,则下民自安也。以人身而言,用此法以养生,心泰而体宁,必有寿,而终身不殆。以人主而言,用此法以治世,君明而下安,必大昌,而天下盛治。否则,心主不明,则十二官危,凡各经转输之路皆闭塞而不通,其形乃大伤矣。以此养生则受殃,以此治世则宗危,可不知所戒哉!

至道在微,变化无穷,孰知其原?窘乎哉!消者瞿瞿,孰知其要?闵闵之当,孰者为良?恍惚之数,生于毫厘,毫厘之数,起于度量,千之万之,可以益大,推之大之,其形乃制。黄帝曰:善哉!余闻精光之道,大圣之业,而宣明大道,非斋戒择吉日不敢受也。黄帝乃择吉日良兆,而藏灵兰之室,以传保焉。瞿,音履。《礼·檀弓》:瞿瞿如有求而勿得。注云:眼目速瞻之貌。

此言十二官之道,乃至道也。微妙而难测,变化而无穷,孰知其原之所在耶?彼不知此养生之法者,有消而无长,瞿瞿然惊顾,拟而议之,窘迫哉!此消者瞿瞿也,孰知其有要耶?不知其要,所以不知其原也。闵闵者,《说文》以为病与伤痛也。唯不知其要,则闵闵然独当其病,孰知何法为善耶?按《气交变大论》亦云:肖者瞿瞿,莫知其妙,闵闵之当,孰者为良?且是十二官之数,恍惚者无形也,毫厘从此而生,毫厘者至小也,度量从此而起。顾推之而千,又推之而万,可以益大。惟心为君主之官,有以制此形耳。帝乃深赞此书,而藏之灵兰之室,故此篇曰灵兰秘典论者,良有故也。按《灵枢》刺节真邪篇、外揣篇皆藏此室。

六节脏象论第九

篇内首问六六之节,后又问脏象何如,故名篇。

黄帝问曰:余闻天以六六之节,以成一岁,人以九九制会,计人亦有三百六十五节以为天地久矣,不知其所谓也?岐伯对曰:昭乎哉问也!请遂言之。夫六六之节、九九制会者,所以正天之度、气之数也。天度者,所以制日月之行也。气数者,所以纪化生之用也。天为阳,地为阴;日为阳,月为阴。行有分纪,周有道理,日行一度,月行十三度而有奇焉,故大小月三百六十五日而成岁,积气余而盈闰矣。立端于始,表正于中,推余于终,而天度毕矣。帝曰:余已闻天度矣,愿闻气数何以合之?岐伯曰:天以六六为节,地以九九制会,天有十日,日六竟而周甲,甲六复而终岁,三百六十日法也。夫自古通天者,生之本,本于阴阳,其气九州九窍,皆通乎天气。故其生五,其气三,三而成天,三而成地,三而成人,三而三之,合则为九,九分为九野,九野为九脏,故形脏四,神脏五,合为九脏以应之也。首言人以九九制会,后言地以九九制会,盖在人为九脏,在地为九野,则人与地皆可以言九九制会也。

此详言六六、九九之会也。按《六微旨大论》帝曰:愿闻天道六六之节盛衰何也？岐伯曰：上下有位，左右有纪，故少阳之右，阳明治之；阳明之右，太阳治之；太阳之右，厥阴治之；厥阴之右，少阴治之；少阴之右，太阴治之；太阴之右，少阳治之。此所谓气之标，盖南面而待之也。故曰：因天之序，盛衰之时，移光定位，正立而待之，此之谓也。盖言天道六六之节盛衰者，天之三阴三阳，右旋天外，更治岁政，每岁各一盛衰，至六岁周遍，通得盛衰之节六六也。上下有位、左右有纪者，谓每岁阴阳盛衰之位。上下，谓司天在泉二位也。左右，谓司天之左间右间，及在泉之左间右间，为四纪也。凡天右旋之阴阳，临司天之位者，其天之政盛，至三之气始布；临在泉之位者，其地之气盛，至终之气始布，而上下二位，有二节阴阳盛衰也。临司天之左间者，其气至四之气盛，右间者，其气至二之气盛；临在泉之左间者，其气至初之气盛，右间者，其气至五之气盛，而左右四纪，有四节阴阳盛衰也。故此六节阴阳，每岁各一盛衰，而数得六：寅申岁，少阳旋来司天治之，为初六；少阳之右，卯酉岁，阳明旋来司天治之，为六二；阳明之右，辰戌岁，太阳旋来司天治之，为六三；太阳之右，巳亥岁，厥阴旋来司天治之，为六四；厥阴之右，子午岁，少阴旋来司天治之，为六五；少阴之右，丑未岁，太阴旋来司天治之，为六六；太阴之右，周而复始，于少阳治之，故曰六六之节盛衰也。本篇帝问所重在六六之节，不及盛衰与标本之义。其所谓九九制会者，即下文自古通天者，生之本，至合为九脏以应之也。凡此六六之节、九九之会，所以正天之度，而天之有度，正所以制日月之行也，《运气论奥》云：天之杳冥，岂复有度？乃日月行一日之处，指二十八宿为证，而记之曰度。《革象新书》云：天体之运，有常度而无停机，天非有体也，因星之所附丽，拟之为天体耳。亦所以正气之数，而气之有数，正所以纪化生之用也。

何以见天度制日月之行也？天本属阳，地本属阴，日为阳之精，故为阳，月为阴之精，故为阴。其行也各有分纪，其周也各有道理。盖天自西而东转，其日月五星循天从东而西转，日则昼夜行天之一度，月则昼夜行天之十三度有奇者，谓复行一度之中，作十九分分之得七，大率月行疾速，终以二十七日月行一周天，是将十三度及十九分之七数总之，则二十九日，计行天三百八十七度有奇，计月行疾之数，比日行迟之数，则二十九日，日方行天二十九度，月已先行一周天三百六十五度外，又行天之二十二度，反少七度而不及日也。阴阳家说谓日月之行，自有前后迟速不等，固无常准，则有大小月尽之异也。本三百六十五日四分度之一，即二十五刻，当为一岁，自除岁外之异，则有三百六十日，又除小月所少之日六日，止有三百五十四日，而成一岁，通少十一日二十五刻，乃盈闰为十二月之制，则有立之之岁气，乃三候之至，月半示斗建之方，乃十二辰之方也。闰月之纪，则无立气建方，皆他气，但依历以八节见之，推其所余乃成闰，天度毕矣。王注云：日行迟，故昼夜行天之一度，而三百六十五日一周天，而犹有度之奇分矣；月行速，故昼夜行天之十三度余，而二十九日一周天也。言有奇者，谓十三度外，复行十九分度之七，故云月行十三度而有奇也。《礼义》及汉《律历志》云：二十八宿及诸星，皆从东而循天西行；日月及五星，皆从西而循天东行。今《太史说》云：并循天而东行，从东而西转也。诸历家说：月一日至四日，月行最疾，日夜行十四度余；自五日至八日，行次疾，日夜行十三度余；自九日至十九日，其行迟，日夜行十二度余；二十日至二十三日，行又小疾，日夜行十三度余；二十四日至晦日，行又大疾，日夜行十四度余。今《太史说》月行之率不如此矣，月行有十五日前疾，有十五日后迟者；有十五日前迟，有十五日后疾者。大率一月四分之，而皆有迟疾，迟速之度固无常准矣。虽尔，终以二十七日月行一周天，凡行三百六十一度。二十九日日行二十九度，月行三百八十七度，少七度而不及日也。至三十日，日复迁，计率至十三分日之八，月方及日矣，此大尽之月也。大率其计，率至十三分日之半者，亦大尽法也。其计率至十三分日之五之六而及日者，小尽之月也。故云大小月三百六十五日而成岁也。正言之者，三百六十五日四分日之一乃一岁，法以奇不成日，故举大以言之。若通以六小为法，则岁止有三百五十四日，岁少十一日余矣。取月所少之辰，加岁外余之日，故从闰后三十二月而盈闰焉。又按天体至圆，周围三百六十五度四分度之一，绕地左旋，常一日一周而过一度，日丽天而少迟，故日行一日亦绕地一周，而在天为不及一度，积三百六十五日九百四十分日之二百三十五而与天会，是一岁日行之数也。月丽天而尤迟，一日常不及天十三度十九分度之七，积二十九日九百四十分日之四百九十九而与日会，十二会得全日三百四十八，余分之积又五千九百八十八，如日法九百四十，而一得六，不尽三百四十八，通计得日三百五十四、九百四十分日之三百四十八，是一岁月行之数也。岁有十二月，月有三十日，三百六十者，一岁之常数也，故日与天会，而多五日九百四十分日之二百三十五者，为气盈，月与日会，而少五日九百四十分日之五百九十二者，为朔虚，合气盈朔虚而闰生焉。故一岁闰率则十日九百四十分日之八百二十七，三岁一闰，则三十二日九百四十分日之六百单一，五岁再闰，则五十四日九百四十分日之三百七十五，十有九岁七闰，则气朔分齐，是为一章也。故三年而不置闰，则春之一月入于夏，而时渐不定矣；子之一月入于丑，而岁渐不成矣。积之之久，至于三失闰，则春皆入夏，而时全不定矣；十二失闰，子皆入丑，岁全不成矣。其名实乖戾，寒暑反易，农桑庶务皆失其时，故必以此余日置闰于其间，然后四时不差，而岁功得成，以此信治百官，而众功皆广也。**立端于始**，《左传·文元》言：先王之正时也，履端于始。注云：步历者，以冬至之日为岁首。表正于中，《左传》：举正于中。注云：举中气以正月。**推余于终。**《左传》：归余于终。注云：月有余日，则归之于终，积而为闰。王注云：端，首也。始，初也。表，彰示也。正，斗建也。中，月半也。推，退位也。言立首气于初节之日，表斗建于月半之辰，退余闰于相望之后，是以闰之前则气不及月，闰之后则月不及气，故常月之制,建初立中,闰月之纪,无初无中,纵历有之,皆他节气也。按《革象新书》云:历家逆考往古,冬至岁月日时,各纪甲子,两曜交会,五星连珠,必推其聚于子正玄枵之中者,名曰上元,乃履端于始也。从上元而下,至当时测验,与筹策相应,乃取正于中也。又顺推以后,求其余分皆尽,总会如初,乃归余于终也。何以见气数纪化生之用也?盖天以六六为节,地以九九制会,天有十日,谓甲乙丙丁戊己庚辛壬癸之日也。六十日而周甲子之数,甲子六周而复始,则终一岁之日,是三百六十日之岁法,非天度之数也。此则十二月各三十日,若除小月,其日又差矣。故有此天度,则自然有此气数,而日异长短,月移寒暑,生长收藏,无失其宜矣。何以见地之与人皆九九制会也?夫自古通天者,生之本,以人皆本于天地之阴阳而生也,故在地为九州,在人为九窍,皆本之于天气。其所以生者五,金木水火土也;其所以为气者三,天气地气运气也。此数语与《生气通天论》相同。非独人由三气以生,天地之道亦然,故天地人之道,三而三之则为九,以地则有九野,故人则有九脏。曰头角,曰耳目,曰口齿,曰胸中,此形脏计有其四;曰肝,曰心,曰脾,曰肺,曰肾,此神脏计有其五,合为九脏,正所以应九野也。

　　帝曰:余已闻六六九九之会也,夫子言积气盈闰,愿闻何谓气?请夫子发蒙解惑焉。岐伯曰:此上帝所秘,先师传之也。帝曰:请遂闻之。岐伯曰:五日谓之候,三候谓之气,六气谓之时,四时谓之岁,而各从其主治焉。五运相袭,而皆治之,终期之日,周而复始,时立气布,如环无端,候亦同法。故曰:不知年之所加,气之盛衰,虚实之所起,不可以为工矣。

　　此言积气盈闰之法也。五日谓之候,按《礼记·月令》《吕氏春秋》《大明一统历》云:孟春立春节,初五日东风解冻,次五日蛰虫始振,后五日鱼上冰。雨水气,初五日獭祭鱼,次五日鸿雁来(自南而北),后五日草木萌动。仲春惊蛰节,初五日桃始华,次五日仓庚鸣,后五日鹰化为鸠。春分气,初五日玄鸟至,次五日雷乃发生,芍药荣,后五日始电。季春清明节,初五日桐始华,次五日田鼠化为鴽(音如,即鹌鹑属),牡丹华(《月令》缺),后五日虹始见。谷雨气,初五日萍始生,次五日鸣鸠拂其羽,后五日戴胜降于桑(织纴之鸟),孟夏立夏节,初五日蝼蝈鸣,次五日蚯蚓出,后五日王瓜生。小满气,初五日苦菜秀,次五日摩草死(草之枝叶靡细者,阴类,阳盛则死),后五日麦秋至(秋者,百谷成熟之期,此干时虽夏,于麦则秋)。仲夏芒种节,初五日螳螂生(一名蜥父,一名天马,飞捷如马),次五日鵙始鸣(百劳),后五日反舌无声(百舌鸟)。夏至气,初五日鹿角解,次五日蜩始鸣(《月令》言蝉始鸣),后五日半夏生,木堇荣。季夏小暑节,初五日温风至,次五日蟋蟀居壁,后五日鹰乃学习。大暑气,初五日腐草为萤,次五日土润溽暑,后五日大雨时行。孟秋立秋节,初五日凉风至,次五日白露降,后五日寒蝉鸣。处暑气,初五日鹰乃祭鸟,次五日天地始肃,后五日禾乃登。仲秋白露节,初五日凉风至(《月令》作盲风至,疾风也),鸿雁来,次五日玄鸟归,后五日群鸟养羞。秋分气,初五日雷乃收声,次五日蛰虫坏(音培)户,景天华(一名镇火草,越俗栽于土盆,云可弥火),后五日水始涸。季秋寒露节,初五日鸿雁来宾(前言来,而此曰宾,盖先至为主,后至为宾),次五日雀入大水为蛤(《月令》作爵),后五日菊有黄华,霜降气,初五日豺乃祭兽,次五日草木零落,后五日蛰虫咸俯。孟冬立冬节,初五日水始冰,次五日地始冻,后五日雉入大水为蜃(蛟属)。小雪气,初五日虹藏不见,次五日天气上腾,地气下降,后五日闭塞而成冬。仲冬大雪节,初五日冰益壮,地始坼,鹖鸟不鸣(《月令》作鹖旦夜鸣,求旦之鸟),次五日虎始交,后五日芸始生,荔挺出。冬至气,初五日蚯蚓结,次五日麋角解,后五日水泉动。季冬小寒节,初五日雁北乡,次五日鹊始巢,后五日雉雊。大寒气,初五日鸡始乳,次五日征鸟厉疾,后五日水泽腹坚。

三候谓之气,即立春有东风解冻,蛰虫始振,鱼涉负冰,三候而谓之一气也。六气谓之时,则六气计有三月,而谓之春。四时谓之岁,计

春夏秋冬之四时而谓之一岁。各有其时，则五行各从其所主而主治之也。五运相袭，而皆治之，终期之日，周而复始，时立气布，如环无端，其所候者，每年同法。故必知年之加临，气有盛衰，病有虚实，而始可以称上工矣。故曰数语，见《灵枢·寿夭刚柔篇》。其曰加者，即《六元正纪大论》加临之加。

帝曰：五运之始，如环无端，其太过不及何如？岐伯曰：五气更立，各有所胜，盛虚之变，此其常也。帝曰：平气何如？岐伯曰：无过者也。帝曰：太过不及奈何？岐伯曰：在经有也。

此言五运之有平气、有太过、有不及也。按《气交变大论》，帝以五运之化太过为问，而伯以岁木太过、岁火太过、岁土太过、岁金太过、岁水太过，各有天时民病应星为答；又以不及为问，而伯以岁木不及、岁火不及、岁土不及、岁金不及、岁水不及，各有天时民病为答。又按《五常政大论》，帝以平气、不及、太过为问，而伯以木曰敷和、火曰升明、土曰备化、金曰审平、水曰静顺为平气，木曰委和、火曰伏明、土曰卑监、金曰从革、水曰涸流为不及，木曰发生、火曰赫曦、土曰敦阜、金曰坚成、水曰流衍为太过。故谓之曰在经有也。

帝曰：何谓所胜？岐伯曰：春胜长夏，长夏胜冬，冬胜夏，夏胜秋，秋胜春，所谓得五行时之胜，各以气命其脏。帝曰：何以知其胜？岐伯曰：求其至也，皆归始春。未至而至，此谓太过，则薄所不胜而乘所胜也，命曰气淫。不分邪僻内生，工不能禁。至而不至，此谓不及，则所胜妄行，而所生受病，所不胜薄之也，命曰气迫。所谓求其至者，气至之时也。谨候其时，气可与期，失时反候，五治不分，邪僻内生，工不能禁也。气淫已下有不分邪僻内生，工不能禁十字，乃末三句之辞重复入此。《金匮真言论》云：所谓得四时之胜者，春胜长夏，长夏胜冬，冬胜夏,夏胜秋,秋胜春,所谓四时之胜也。《五运行大论》云:帝曰:主岁何如? 岐伯曰:气有余,则制己所胜而侮所不胜;其不及,则己所不胜侮而乘之,己所胜轻而侮之。侮而受邪,寡于畏也。

此明胜之为义,不分太过不及而皆有所胜也。所谓胜者,即五行相克之谓。如春属木,夏属火,长夏属土,秋属金,冬属水。故春胜长夏,木克土也;长夏胜冬,土克水也;冬胜夏,水克火也;夏胜秋,火克金也;秋胜春,金克木也。此乃五行以时相胜,而在人则以气命其脏,肝胜脾,脾胜肾,肾胜心,心胜肺,肺胜肝者是已。然欲知其胜之为候,则在于立春前十五日,乃候之初也。斯时气候未当至而先至者,是气有余,故曰太过,则薄所不胜而乘所胜。假令肝木有余,则肺金不足,金不克木,故木太过,木气有余,则反薄肺金,而乘于脾土矣。故曰太过则薄所不胜而乘所胜也。此皆五脏之气内相淫并为疾,故曰气淫也。气候应至不至,而后期始至,是气不足,故曰不及,则所胜妄行而所生受病,所不胜薄之。又如肝木气少,不能制土,土气无畏而遂妄行,木被土凌,故云所胜妄行,而心亦受病也。肝木之气不平,肺金之气薄之,故曰所不胜薄之。然木气不平,土金交薄,相迫为疾,故曰气迫。何也? 盖我克者为所胜,克我者为所不胜,生我者为所生耳。故必谨候其气至之时,凡候其年则始于立春之日,候其气则始于四气定期,候其日则随于候日,故曰谨候其时,气可与期也。若失时反候,而五行所治主统一岁之气者不能分之,则邪僻内生,医工不能禁之矣。

帝曰:有不袭乎? 岐伯曰:苍天之气,不得无常也。气之不袭,是谓非常,非常则变矣。帝曰:非常而变奈何? 岐伯曰:变至则病,所胜则微,所不胜则甚,因而重感于邪,则死矣。故非其时则微,当

其时则甚也。

此言五运之气有不袭者，乃所以为变，而民病之微甚、生死系之也。按《天元纪大论》云：阴阳之气各有多少，故曰三阴三阳也。形有盛衰，谓五行之治各有太过不及也。故其始也，有余而往，不足随之，不足而往，有余从之，知迎知随，气可与期。若余已复余，少已复少，则天地之气变常，而苛疾至矣。假如木令太过，木克脾土，然肺金足以制之，是因所胜而病微也。若肺金不足以制之，而脾土为肝之所不胜，其病当甚矣。但所不胜者其病既甚，而又重感于邪，则必死耳。故非其所胜之时则病必微，当其所胜之时则病必甚也。

帝曰：善。余闻气合而有形，因变以正名。天地之运，阴阳之化，其于万物，孰少孰多，可得闻乎？岐伯曰：悉哉问也！天至广不可度，地至大不可量，大神灵问，请陈其方。草生五色，五色之变，不可胜视；草生五味，五味之美，不可胜极。嗜欲不同，各有所通。天食人以五气，地食人以五味。五气入鼻，藏于心肺，上使五色修明，音声能彰；五味入口，藏于肠胃，味有所藏，以养五气，气和而生，津液相成，神乃自生。

此帝以万物禀气多少为问，伯乃大其问，而以天地之气味养人者概之也。万物皆有形，必气合而后成之；万物皆有名，必因变而正其名。变者，异也。《礼·祭法篇》云：黄帝正名百物，以明民共财。注云：正名百物者，立定百物之名也。明民者，使民不惑也。共财者，供给公上之赋敛也。是皆天地之所运，阴阳之所化，但万物禀此阴阳之气者必有多少，可尽得而闻之？伯言天地至为广大，难以尽言，其间阴阳所化者，万物有色，而草之五色，有出于天成者，有出于人为者，极之而有不可胜视者也。万物有味，而草之五味，有出于天成者，有出于人为者,极之而有不可胜美者也。惟人之嗜欲无穷,气味皆有以通之。故阳为气,气本于天,而上天之五气,乃天之所以食人者也。故五气入于鼻,以通于五脏,而藏于心肺,遂使五色修明,音声能彰矣。《灵枢·忧恚无言论》云:喉咙者,气之所以上下者也。此乃入于鼻,上下于喉咙,而通于五脏者欤?阴为味,味本于地,而万物之五味,乃地之所以食人者也。故五味入于口,以通于六腑,而藏于肠胃,遂使味有所藏,以养五气,则气和而生,津液相成,神气乃自生矣。《忧恚无言论》云:咽喉者,水谷之道路也。此乃入于口,由于咽喉而通于六腑者欤?孰谓气味不尽万物阴阳之妙,而即人又不可以尽万物禀赋之大耶?吁!非帝不能问,非伯不能答,其一时神圣聚会于一堂,而讲究玄理,以救万古之民命者如此。

帝曰:脏象何如?岐伯曰:心者,生之本,神之变也,其华在面,其充在血脉,为阳中之太阳,通于夏气。肺者,气之本,魄之处也,其华在毛,其充在皮,为阳中之太阴,通于秋气。肾者,主蛰,封藏之本,精之处也,其华在发,其充在骨,为阴中之少阴,通于冬气。肝者,罢极之本,魂之居也,其华在爪,其充在筋,以生血气,其味酸,其色苍,此为阳中之少阳,通于春气。脾胃大肠小肠三焦膀胱者,仓廪之本,营之居也,名曰器,能化糟粕,转味而入出者也,其华在唇四白,其充在肌,其味甘,其色黄,此至阴之类,通于土气。凡十一脏,取决于胆也。罢,音皮。

此明十一脏象,而总其取决于胆也。夫脏在内,而形之于外者可阅,斯之谓脏象也。《灵枢·本神篇》帝问德气生精神魂魄心意志思智虑。伯言天之在我者德也,地之在我者气也,德流气薄而生者也。故生之来谓之精,两精相搏谓之神,随神往来者谓之魂,并精而出入者谓之魄,所以任物者谓之心,心有所忆谓之意,意之所存谓之志,因志而存变谓之思,因思而远慕谓之虑,因虑而处物谓之智。此篇心脏则曰生之本,神之变;肺脏则曰气之本,魄之处;肾脏则曰精之处;肝脏则曰魂之居。正当以彼义而释此义也。试以心脏言之:心者,为君主之官,神明出焉。故吾身与万事万物之所以生,以之为本;神明应用,以之变化。面居上,心则华之,火炎上也。血脉在中,心则充之,心主血脉也。《五脏生成篇》云:诸血者皆属于心。《痿论》云:心主身之血脉。心肺居于膈上,皆属阳,而心则为阳中之阳,当为阳中之太阳也。自时而言,夏主火,心亦属火,其通于夏气乎? 以肺脏言之,《五脏生成篇》云:诸气者皆属于肺。故吾身之气以之为本。肺藏魄,故魄以之为处。肺主身之皮毛,故其华在毛,其充在皮。肺与心居于膈上,皆属阳,而肺为阳中之阴,当为阳中之太阴也。自时而言,秋主金,肺亦属金,其通于秋气乎? 以肾脏言之,肾主冬,冬主闭藏,故肾主蛰,封藏之本也。肾者主水,主受五脏六腑之精而藏之,故为精之处也。肾主骨髓,脑为髓海,故其华在发,其充在骨。肾肝居于膈下,皆属阴,而肾为阴中之阴,当为阴中之少阴也。盖肺为手太阴,故即以太阴名之,而肾为足少阴,故即以少阴名之耳。冬主水,肾亦属水。其通于冬气乎? 以肝脏言之,肝主筋,故劳倦罢极以肝为本。肝藏魂,故为魂所居。《灵枢·本脏篇》云:肝应爪,故其华在爪。肝主筋,故其充在筋。《阴阳应象大论》云:木生酸,酸生肝,肝生筋,筋生心;心生血,血生脾;脾生肉,肉生肺;肺生皮毛。又诸气皆属于肺,则吾身之血气,皆由肝而生也。又曰在味为酸,在色为苍,故其味酸,其色苍也。东方为阳生之始,而肝则为五脏之长,故肝属阳中之少阳也。春主木,肝亦属木,其通于春气乎? 然脾虽属于五脏,而与胃以膜相连,故此脾胃为仓廪之官。大肠为传导之官,小肠为受盛之官,三焦为决渎之官,膀胱为州都之官,然六腑皆所以受物,实而不满者也,故皆可以为仓廪之本耳。《痹论》谓:营气者,水谷之精气也。《灵枢·营卫生会篇》谓:营气出于中焦。故此六腑者,诚为营气之所居,又为营气所居之器也。凡所以化糟粕,转味而或入或出者,皆由此六腑耳。《阴阳应象大论》云:脾主口。故其华在唇四白也。四白者,口唇四际之白色也。又曰:在味为甘,在色为黄。故曰其味甘,其色黄也。脾居中州,为阴中之至阴,故曰至阴之类通土气也。《灵兰秘典论》云:胆者,中正之官,决断出焉。故凡十一脏皆取决于胆耳。盖肝之志为怒,心之志为喜,脾之志为思,肺之志为忧,肾之志为恐,其余六脏,孰非由胆以决断之者乎?

故人迎一盛病在少阳,二盛病在太阳,三盛病在阳明,四盛已上为格阳。寸口一盛病在厥阴,二盛病在少阴,三盛病在太阴,四盛已上为关阴。人迎与寸口俱盛四倍已上为关格,关格之脉赢,不能极于天地之精气,则死矣。

此言关格之脉,而决其为死也。上文言十一脏之脏象矣,然胃胆小肠大肠三焦膀胱之脉,见于左手寸部曰人迎;肝心脾肺肾之脉,见于右手寸部曰气口。故《灵枢》终始、经脉、四时气等篇皆云:人迎一盛,病在足少阳;一盛而躁,病在手少阳。人迎二盛,病在足太阳;二盛而躁,病在手太阳。人迎三盛,病在足阳明;三盛而躁,病在手阳明。人迎四盛,且大且数,名曰溢阳,溢阳为外格。故此篇名之曰格阳,正以拒六阴于内,而使之不得出耳。王注止言手经,而不言足经者,未考诸篇大义故耳。又言:脉口一盛,病在足厥阴;一盛而躁,病在手心主。脉口二盛,病在足少阴;二盛而躁,病在手少阴。脉口三盛,病在足太阴;三盛而躁,病在手太阴。脉口四盛,且大且数者,名曰溢阴,溢阴为内关。故此篇名之曰关阴,正以关六阳在外,而使之不得入耳。王注止引躁脉而不兼手足者非。按《伤寒论》云:寸口脉浮而大,浮为虚,大为实,在尺为关,在寸为格,关则不得小便,格则吐逆。跗阳脉伏而涩,伏则吐逆,水谷不化,涩则食不得入,名曰关格。夫《内经》诸篇,分明以左手人迎脉大,自一盛以至四盛,乃手足六阳经为病,其名曰格,故春夏人迎微大者为无病。今仲景曰在寸为格,又曰格则吐逆,是以格脉误为《内经》之膈证。《此事难知集》李东垣宗之,且曰气口之脉大四倍于人迎,则又同于《难经·三十七难》之误,而不知《内经》诸篇之以人迎大于气口者为格脉也。《内经》诸篇分明以右手气口脉大,自一盛以至四盛,乃手足六阴经为病,其名曰关,故秋冬气口微大者为无病。今仲景曰在尺为关,又曰关则不得小便,是以关脉误为《内经》之闭癃证。《此事难知集》李东垣宗之,且曰人迎之脉大四倍于气口,则又同于《难经·三十七难》之误,而不知《内经》诸篇之以气口大于人迎者为关脉也。朱丹溪《纂要》,竟列关格为病名,亦曰脉两寸俱盛四倍已上,是其病名之误同于仲景,而脉以四倍已上为说,则又欲正东垣之误,而不得《内经》诸篇之精绪也。呜呼痛哉!轩岐之旨乎?秦张王李朱诸贤,后世业医者所宗,尚与《内经》渺然如此,况能使后世下工复知关格为脉体而非病名也哉?又焉能决关格脉之死生,治关格脉之病证,及治膈证、闭癃证而无缪也哉?噫!夭人多矣。

又云人迎与脉口俱盛四倍以上,则是两手寸部兼盛之极也,复曰关格。关格者,与之短期,故此篇曰关格之脉嬴,不能极于天地之精气则死矣。嬴与盈同,即俱盛之谓也。

黄帝内经素问注证发微卷之二

五脏生成篇第十

按篇内以五脏之所主所伤所合，五色之见死见生，五脏所生之外荣，五色当五脏之味，五色当五脏之合，及后半篇能合色脉之义推之，皆本于天地生成。如《易》之所谓天一生水，而地以六成之；地二生火，而天以七成之；天三生木，而地以八成之；地四生金，而天以九成之；天五生土，而地以十成之。故五脏之义有如本篇者如此，即名之曰五脏生成篇。详前后篇文，俱岐伯所言，则此篇断知为岐伯也。

心之合脉也，其荣色也，其主肾也。肺之合皮也，其荣毛也，其主心也。肝之合筋也，其荣爪也，其主肺也。脾之合肉也，其荣唇也，其主肝也。肾之合骨也，其荣发也，其主脾也。

此一节举五脏之所合、所荣、所主者而言之也。吾身有脉，心则合之，吾身有色，心则荣之，然心属火，肾属水，火之所畏者惟水，则心之所主者惟肾也，故曰其主肾也。犹君主乃下人所畏，故即以主名之。下仿此。吾身有皮，肺则合之，吾身有毛，肺则荣之，然肺属金，心属火，金之所畏者惟火，则肺之所主者惟心也，故曰其主心也。吾身有筋，肝则合之，吾身有爪，肝则荣之，然肝属木，肺属金，木之所畏者惟金，则肝之所主者惟肺也，故曰其主肺也。吾身有肉，脾则合之，吾身有唇，脾则荣之，然脾属土，肝属木，土之所畏者惟木，则脾之所主者惟肝也，故曰其主肝也。吾身有骨，肾则合之，吾身有发，肾则荣之,然肾属水,脾属土,水之所畏者惟土,则肾之所主者惟脾也,故曰其主脾也。

是故多食咸,则脉凝泣而变色。多食苦,则皮槁而毛拔。多食辛,则筋急而爪枯。多食酸,则肉胝胎而唇揭。多食甘,则骨痛而发落。此五味之所伤也。泣,涩同。胝,音抵,手足皮厚也。胎,音绉。

此承上文五脏之所主者有相克之义,而此遂以所主之所伤者言之也。心之所主者惟肾,故肾之味主咸者也。多食咸,则心为肾伤,心之合在脉,脉则凝涩而不通,心之荣在色,色则变常而黧黑矣。肺之所主者惟心,故心之味主苦者也。多食苦,则肺为心伤,肺之合在皮,皮则枯槁而不泽,肺之荣在毛,毛则脱落而似拔矣。肝之所主者惟肺,故肺之味主辛者也,多食辛,则肝为肺伤,肝之合在筋,筋则紧急而不柔,肝之荣在爪,爪则干枯而不润矣。脾之所主者惟肝,故肝之味主酸者也。多食酸,则脾为肝伤,脾之合在肉,肉则胝胎而憔瘁,脾之荣在唇,唇则揭举而枯薄矣。肾之所主者惟脾,故脾之味主甘者也。多食甘,则肾为脾伤,肾之合在骨,骨则疼痛而不快,肾之荣在发,发则渐堕而零落矣。此五味之所伤者如此。

故心欲苦,肺欲辛,肝欲酸,脾欲甘,肾欲咸,此五味之所合也,五脏之气。末缺一也字。此与《宣明五气篇》五入相类。

此言五脏有所欲之味,乃其所合者也。合者,犹所谓相宜也。《阴阳应象大论》云:南方生热,热生火,火生苦,苦生心;西方生燥,燥生金,金生辛,辛生肺;东方生风,风生木,木生酸,酸生肝;中央生湿,湿生土,土生甘,甘生脾;北方生寒,寒生水,水生咸,咸生肾。故心之所欲惟苦,肺之所欲惟辛,肝之所欲惟酸,脾之所欲惟甘,肾之所欲惟咸,此乃五脏之气合于五味,故其所以欲之者如此。

故色见青如草兹者死,黄如枳实者死,黑如炲者死,赤如衃血者死,白如枯骨者死,此五色之见死也。青如翠羽者生,赤如鸡冠者生,黄如蟹腹者生,白如豕膏者生,黑如乌羽者生,此五色之见生也。

兹,当作滋。炲,音台。衃,芳杯反。

此历举五脏之五色,而决其为死生之外见也。五色以黄为主,黄以明润为难。青如草之滋汁,其青沉夭;黄如枳实,其色青黄;黑如炲煤,其色纯黑;赤如衃血,其色赤黑;白如枯骨,其色干枯。此皆色不明润者也,故见之则为死者如此。青如翠羽,赤如鸡冠,黄如蟹腹,白如豕膏,黑如鸟羽,此皆色之明润者也,故见之则为生者如此。

生于心,如以缟裹朱;生于肺,如以缟裹红;生于肝,如以缟裹绀;生于脾,如以缟裹栝楼实;生于肾,如以缟裹紫。此五脏所生之外荣也。楼,蒌同,

此举五脏所生之正色,而指其为外荣也。缟,素练也。彼色之生于心者,如以缟裹朱,此赤之明润者也。生于肺者,如以缟裹红,白中有血色,此白之明润者也。生于肝者,如以缟裹绀,绀者,深青扬赤色,此青之明润者也。生于脾者,如以缟裹栝蒌实,此黄之明润者也。生于肾者,如以缟裹紫,此黑之明润者也。此乃五脏所生之外荣者如此。《脉要精微论》曰:赤欲如帛裹朱,不欲如赭;白欲如鹅羽,不欲如盐;青欲如苍璧之泽,不欲如蓝;黄欲如罗裹雄黄,不欲如黄土;黑欲如重漆,不欲如地苍,皆以明润为贵也。

色味当五脏,白当肺辛,赤当心苦,青当肝酸,黄当脾甘,黑当肾咸。故白当皮,赤当脉,青当筋,黄当肉,黑当骨。当,平声。

此以五色五味配五脏也。肺之味在辛,白色当之。心之味在苦,赤色当之。肝之味在酸,青色当之。脾之味在甘,黄色当之。肾

之味在咸,黑色当之。不唯是也,肺之合在皮,白色当之。心之合在脉,赤色当之。肝之合在筋,青色当之。脾之合在肉,黄色当之。肾之合在骨,黑色当之。此所谓色味当五脏也。

诸脉者皆属于目,诸髓者皆属于脑,诸筋者皆属于节,诸血者皆属于心,诸气者皆属于肺,此四支八溪之朝夕也。

吾身诸脉皆属于目。《解精微论》曰:心者,五脏之专精也,目者其窍也。《灵枢·大惑论》岐伯曰:目者,五脏六腑之精也。《灵枢·口问篇》岐伯曰:目者,宗脉之所聚也。《脉要精微论》曰:脉者血之府。《宣明五气论》云:久视伤血。夫心主脉,为五脏之专精,而目为之窍,然脉为血之府,而久视伤血,则伤脉矣。血脉本为同类,此诸脉皆属于目也。吾身有髓,皆属于脑。《灵枢·海论》曰:脑为髓之海,其输上在于其盖,下在风府。盖骨中有髓,非止于脑,而脑为髓海,故诸髓皆脑属之也。吾身诸筋,皆属于节。《灵枢·九针十二原篇》云:所谓节之交三百六十五会。又云:所谓节者,神气之所游行出入也,非皮肉筋骨也。《小针解》云:节之交三百六十五会者,络脉渗灌诸节者也。盖骨节曰节,筋则络于诸节之间。《宣明五气篇》云:久行伤筋。则筋属于节可知矣。吾身诸血,皆属于心。《阴阳应象大论》云:心生血。《痿论》曰:心主身之血脉。则血属于心可知矣。吾身诸气,皆属于肺。《灵枢·本神篇》云:肺藏气。则气属于肺可知矣。此四支八溪朝夕各有所属,而流通无间者也。四支者,手足也。八溪者,手之肘与腕、足之膝与腕也,盖肉之小会为溪也。

故人卧血归于肝,肝受血而能视,足受血而能步,掌受血而能握,指受血而能摄。卧出而风吹之,血凝于肤者为痹,凝于脉者为泣,凝于足者为厥。此三者,血行而不得反其空,故为痹厥也。泣,音涩。空,与孔同。

《灵枢·本脏篇》云:肝藏血。然动则运于诸经,静则归于肝脏。肝既受血,则肝本藏精于目,遂能视矣。《灵枢·师传篇》云:肝者主为将,使之候外,欲知坚固,视目小大。则肝与目通可知矣。下而为足,乃足之三阳三阴经也,足既受血,遂能步矣。上而为掌为指,乃手之三阳三阴经也,掌与指既已受血,遂能握能摄矣。然血虽充足于人身,而风为百病之始,若卧出之际,玄府未闭,魄汗未藏,为风所吹,则血凝于肤,当为痹证。《痹论》云:以风胜者为行痹。血凝于脉,当涩滞不通。血凝于足,当为厥证。《厥论》分厥有寒热,阳经胜则为热厥,阴经胜则为寒厥。今风吹血凝而成厥,又当验阴阳偏胜,而分寒热也。此三者,血行而不得反其空穴,故为痹与厥者如此。不曰涩者,言痹厥皆血凝于脉也。

人有大谷十二分,小溪三百五十四名,少十二俞,此皆卫气之所留止,邪气之所客也,针石缘而去之。诊病之始,五决为纪,欲知其始,先建其母。所谓五决者,五脉也。分,去声。

大经所会,谓之大谷。十二分者,十二经脉之部分也。小络所会,谓之小溪。穴有三百六十五,除十二俞外,止有三百五十三名耳,曰五十四名者,其四字主误也。十二俞者,肺俞、心俞、肝俞、脾俞、肾俞、厥阴俞、胆俞、胃俞、三焦俞、大肠俞、小肠俞、膀胱俞也。此皆卫气之所留止,邪气之所客,宜以针石循其部分而去之。且诊病之始,当决五脏之脉以为之纪,故欲知其始,先建其母。母者,五脏相乘之母也,此正所谓病之始也。其所谓五决者,即五脏之脉以决之也。下文正详言之。

是以头痛巅疾,下虚上实,过在足少阴、巨阳,甚则入肾。徇蒙

招尤,目瞑耳聋,下实上虚,过在足少阳、厥阴,甚则入肝。腹满䐜胀,支鬲胠胁,下厥上冒,过在足太阴、阳明。欬嗽上气,厥在胸中,过在手阳明、太阴。心烦头痛,病在鬲中,过在手巨阳、少阴。

此正所谓五决也。但此节止言证以分其经,而下节则兼色与脉以言之耳。巅,顶也。下,足也。上,头也。过者,病也。凡《内经》以人之有病,如人之有过误,故称之曰过。《脉要精微论》曰:故乃可诊有过之脉。此非过与不及之过,亦非经过之过,乃指病而言也。足少阴者肾也,足太阳者膀胱也。足少阴之脉起于小指之下,斜趋足心,出于然骨之下,循内踝之后,别入跟中,以上腨内,出腘内廉,上股内后廉,贯脊属肾络膀胱;其直者,从肾上贯肝膈,入肺中,循喉咙,挟舌本;其支者,从肺出络心,注胸中。足太阳之脉,起于目内眦,上额交巅;其支者,从巅至耳上角;其直者,从巅入络脑,还出别下项,循肩膊内,挟脊抵腰中,入循膂,络肾属膀胱。然肾之脉属肾络膀胱,膀胱之脉属膀胱络肾,二经相为表里,今头痛而巅顶有疾者,正以下虚上实,其病在于肾与膀胱也。虚者,正气不足也。实者,邪气有余也。且经病不已,当入于脏,故甚则入于肾矣。按此篇与《热论》称膀胱为巨阳,而下文称小肠亦为巨阳,盖二经皆为太阳,而太阳名为三阳,《阴阳类论》曰三阳为父,则三阳正所以为阳之表,宜称之为巨阳也。徇,疾也。蒙,茫昧也。招,谓掉也,摇掉不定也。尤,甚也。足少阳者胆脉也,足厥阴者肝脉也。足厥阴之脉抵小腹,挟胃,属肝络胆,上贯膈,布胁肋,循喉咙之后,上入颃颡,连目系,上出额,与督脉会于巅;其支者,从目系下颊里,环唇内。足少阳之脉,起于目锐眦,上抵头角,下耳后,循头入缺盆;其支者,从耳后入耳中,出走耳前,至目锐眦后;其又支者,别锐眦,抵于頔,加颊车,下颈,合缺盆;以下胸中,贯膈,络肝属胆。然肝之脉属肝络胆,胆之脉属胆络肝,二经相为表里,今目暴疾不明,首掉尤甚,目暗耳聋,皆暴病也,正以下焉肝胆之邪有余,而上部则虚,故为病若是,其病正系于胆与肝也。且经病不已,当入于脏,故甚则入于肝矣。胠,谓胁上也。下厥上冒者,谓气从下逆上,而上则昏冒矣。足太阴者脾也,足阳明者胃也。足太阴之脉自股内前廉入腹,属脾络胃,上膈。足阳明之脉起于鼻之交頞中,下循鼻外,入齿环唇,却循颐,出大迎;其支者,循喉咙入缺盆,属胃络脾;其直者,从缺盆下乳内廉,下挟脐,入气街中;其支者,起胃下口,循腹里,至气街中而合,以下髀关。然脾之脉属脾络胃,胃之脉属胃络脾,二经相为表里,今腹满膜胀,凡支膈胜胁等所,气从下上,而上焦昏冒,其病正在脾胃也。手阳明者大肠也,手太阴者肺也。手阳明之脉出肩髃前廉,上出于柱骨之会上,下入缺盆,络肺下膈属大肠。手太阴之脉起于中焦,下络大肠,还循胃口,上膈属肺,从肺系横出腋下。然肺之脉属肺络大肠,大肠之脉属大肠络肺,今欬嗽上气,厥在胸中,其病正在大肠与肺也。手巨阳者小肠也,手少阴者心也。手巨阳之脉从肩入缺盆,络心,循咽下膈,抵胃属小肠;其支者,从缺盆循颈上颊,至目锐眦。手少阴之脉起于心中,出属心系,下膈络小肠。然心之脉属心络小肠,小肠之脉属小肠络心,二经相为表里,今心烦头痛,膈中有病,其病正在小肠与心也。后三段不言甚则入脾、入肺、入心者,可因肾肝而推之耳。

夫脉之小大滑涩浮沉,可以指别;五脏之象,可以类推;五脏相音,可以意识;五色微诊,可以目察。能合脉色,可以万全。赤,脉之至也,喘而坚,诊曰:有积气在中,时害于食,名曰心痹,得之外疾,思虑而心虚,故邪从之。白,脉之至也,喘而浮,上虚下实,惊,有积气在胸中；喘而虚，名曰肺痹，寒热，得之醉而使内也。青，脉之至也，长而左右弹，有积气在心下支胠，名曰肝痹，得之寒湿，与疝同法，腰痛，足清，头痛。黄，脉之至也，大而虚，有积气在腹中，有厥气，名曰厥疝，女子同法，得之疾使四支汗出当风。黑，脉之至也，上坚而大，有积气在小腹与阴，名曰肾痹，得之沐浴清水而卧。别，彼劣切。相，去声。赤白青黄黑之下俱当读。

此正合色脉以图万全，乃五决之法也。小者细小，大者满大，滑者往来流利，涩者往来艰难，浮者浮于肤上，沉者按之乃得也，脉体有如此者，皆可以指下别之。五脏在内，而气象则见于外，皆五行相生相克之类也，可以类而推之。人有相与音，虽见于外，而五脏主于其中，可以意会而识之。五脏有五色，其诊最微，可以目而察之。夫小大滑涩浮沉者，为脉，在于内；曰象、曰相、曰音、曰五色者，总名曰色，在于外。人能合于色脉，可以万全无失矣。何言之？诊人之色已赤矣，及其脉之至也，涌盛如喘之状，而按之则甚坚，当诊之曰：心脉起于心胸之中，必有积气在中，时害于食，名曰心痹。斯疾也，得之既有外感，而又思虑而心虚，故积气之邪从而成耳。王注曰：喘为心气不足，坚为病气有余。积为病气积聚，痹为脏气不宣行也。按《素问》有痹论，而此亦曰痹，今据此考彼，病全不合，当如王注所谓脏气不行也。又王注曰：脏居高，病则脉如喘状，故于心肺二脏独言之。此最得喘字之义。诊人之色已白矣，及其脉之至也，涌盛如喘之状，而举指则甚浮。肺居上，故曰上虚，病不在下，故曰下实，且有惊，当诊之曰：有积气在胸中。其脉喘，当为虚，名曰肺痹，而外有寒热。斯疾也，得之醉而使内也。盖酒味苦燥，内入于心，醉甚入房，故心气上胜于肺，而为惊、为喘、为虚、为寒热者宜也。诊人之色已青矣，及其脉之至也，脉甚弦长，而鼓击如弹医工左右之指，肝部弦脉有余，则木来乘土，透入右关，故医工左右之指如弹击然，甚至左右三部皆弦者有之。当诊之曰：有积气在心下支肤，名曰肝痹。斯疾也，得之寒湿所致，与疝同法以诊之。盖积于支肤则为肝痹，积于小腹睾丸则为疝，正以肝脉者，起于足之大指，上入颃颡，连目系，上出额，与督脉会于巅，故病必腰痛、足冷、头痛也。诊人之色已黄矣，及其脉之至也，既大且虚，当诊之曰：必有脾经积气在腹中，宜有厥逆之气，名曰厥疝，不特男子，而女子亦皆有之，其法相同。斯疾也，得之速使四肢汗出当风，故风气通肝，而为积气与厥气如此。正以木盛则克土，故脾色之外见者黄也。诊人之色已黑矣，及其脉之至也，尺脉之上坚而且大，当诊之曰：有积气在小腹与阴器之中，名曰肾痹。斯疾也，得之沐浴冷水而卧，盖湿气伤下，必归于肾，而肾既受寒，故为积气在小腹与阴者如此。凡若此者，皆合色脉以图万全，而五决之法尽矣。

凡相五色之奇脉，面黄目青，面黄目赤，面黄目白，面黄目黑者，皆不死也。面青目赤，面赤目白，面青目黑，面黑目白，面赤目青，皆死也。

上文言合色脉以图万全，而此又即五色所重者以决其死生也。人知色脉可以决死生，而相色有诀，亦可以决死生，故谓之曰相五色之奇脉，当知色见于面，而五色以黄为土，故五色皆有黄色来参，是有胃气，不死也。若无黄色相参，是无胃气，必死也。人以胃气为本，信哉！

五脏别论篇第十一

别，如字。此乃五脏之另是一论，故名篇。

黄帝问曰：余闻方士，或以脑髓为脏，或以肠胃为脏，或以为腑，敢问更相反，皆自谓是，不知其道，愿闻其说。岐伯对曰：脑髓骨脉胆女子胞，此六者，地气之所生也，皆藏于阴而象于地，故藏而不泻，名曰奇恒之腑。夫胃大肠小肠三焦膀胱，此五者，天气之所生也，其气象天，故泻而不藏，此受五脏浊气，名曰传化之腑，此不能久留，输泻者也。魄门亦为五脏使，水谷不得久藏。 第一二脏字，去声。第三四五藏字，平声。第六七脏字，仍去声。奇，音稽。使，去声。末藏字，仍平声。

此节因帝有脏腑之疑而明言之也。帝问心肝脾肺肾为五脏，而又有脑髓，或指之以为脏，肠胃为六腑之二，而或者亦指以为脏，又或以为腑，其相反如此，而各自谓其是者何也？伯言方士以脑髓为脏，然脑髓亦可以为腑；方士以肠胃为脏，然肠胃终所以为腑。故脑髓骨脉胆女子胞，此六者属阴，乃地气之所生也，皆所以藏阴而象乎地。盖藏垢纳污者莫如地，六者主藏而不泻，此所以象地也。其脏为奇，无所于偶，而且有恒不变，名曰奇恒之腑。胃大小肠三焦膀胱，此五者属阳，乃天气之所生也。盖天主变化，五者泻而不能藏，此所以象天也。此则受五脏之浊气而传化之，名曰传化立腑，惟其为传化之腑，所以不能久留诸物，有则输泻者也。然魄门者肛门也，肺藏魄，肛门上通于大肠，大肠与肺为表里，故亦可称之曰魄门。此魄门者亦为五脏之使，水谷下此，亦不能藏者也，较之传化之腑何以异哉！按《灵兰秘典论》以肠胃为十二脏相使之类，《六节脏象论》言十一脏取决于胆，则腑亦可称为脏也。

所谓五脏者，藏精气而不泻也，故满而不能实。六腑者，传化物而不藏，故实而不能满也。所以然者，水谷入口，则胃实而肠虚；食下，则肠实而胃虚。故曰实而不满、满而不实也。

此言五脏主于藏精，六腑主于传物，乃脏腑之的义，所以折方士之缪也。夫谓心肺脾肝肾为五脏者，正以五脏各有精，藏精气而不泻，故虽至于满，而不至于有所实，唯不实，则不致于有所泻也。谓胆胃大小肠三焦膀胱为六腑者，正以六腑传化物而不藏，故一至于实，而不能有所满，惟不能满，则不能不有所泻也。所以实而不能满者，方其水谷入口之时，上之为胃者实，而下之为肠者尚虚，及其食下下脘之后，则下之为肠者实，而上之为胃者已虚，故一有所实，则不能有所满而必至于泻也，故曰实而不满者以此。彼五脏无水谷之出入，特其精微之气焉耳，故虽至于满，而不至于有所实，自不必有所泻也，故曰满而不实者以此。

帝曰：气口何以独为五脏主？岐伯曰：胃者，水谷之海，六腑之大源也。五味入口，藏于胃以养五脏气，气口亦太阴也。是以五脏六腑之气味，皆出于胃，变见于气口。故五气入鼻，藏于心肺，心肺有病，而鼻为之不利也。 见，音现。为，去声。

此明气口之脉独为五脏主，遂即五味入口之语，以明五气入鼻之义焉。气口者，右手之寸口脉，即手太阴肺经太渊穴也。此篇与《经脉别论》《灵枢》五色、四时气篇皆名之曰气口，《灵枢·终始篇》名之曰脉口，皆以脉气必会于此也。《六节脏象论》《灵枢·禁服篇》名之曰寸口，以此部即太渊穴，去鱼际仅一寸也。其左手寸部，则《内经》诸篇皆谓之人迎耳。《经脉别论》谓：气口成寸，以决死生。故帝问气口何以独为五脏主，而可以决脉之动静，气之盛衰，人之死生有如是也。伯言脉虽见于气口，而实本之于脾胃也。胃者足阳明也，脾者足太阴也。足阳明为六腑之先，足太阴为五脏之本。胃主纳受，凡水谷以是为市，为六腑之大源。五味入口，藏于胃，而得脾以为之运化，致五脏之气无不藉之以资养，则是脾者足太阴也，肺者手太阴也，其气本相为流通，而气口亦手太阴耳。是以五脏六腑之气味，皆出于胃，变见于气口耳。惟脉出于胃，变见于气口，故凡胃脾有积聚痰物，其气口必大而滑，凡胃脾之虚者，其气口脉必虚。盖谷入于胃，气传于肺，而肺气行于气口，故云变见于气口也。《玉机真脏论》云：五脏者皆禀气于胃，胃者五脏之本也，脏气者，不能自致于手太阴，必因于胃气，乃至于手太阴也。盖言胃而脾可知矣。其与此意互相发欤？然五味入口者如此，彼五气入鼻者何如？《六节脏象论》云：天食人以五气，膻、焦、香、腥、腐。地食人以五味。酸、苦、甘、辛、咸。五气入鼻，藏于心肺，上使五色修明，音声能彰。五味入口，藏于肠胃，味有所藏，以养五气，五脏之气，气和而生，津液相成，神乃自生。故五味入口，入于腑；五气入鼻，入于五脏。五脏惟心肺居于膈上，受此五气，故心肺有病，而鼻为之不利矣。然则脾有病者，安能辨其五味哉！

凡治病必察其下，适其脉，观其志意与其病也。拘于鬼神者，不可与言至德。恶于针石者，不可与言至巧。病不许治者，病不必治，治之无功矣。 下字上，当有上字。

此言凡治病者，当详其法，择其人与病也。察其下者，察其下窍通否也。适其脉者，调其脉之小大滑涩浮沉也。人有志意，则审观之，《灵枢·本脏篇》云：志意者，所以御精神，收魂魄，适寒温，和喜怒者也。然后与其病之可治与否也。彼拘于鬼神者，专事祈祷，惑于渺茫，与言修身养性之至德,必不见信。孔子曰:丘之祷久矣。则以修身养性祷于平日,不惑于鬼神者也。恶于针石者,谓针无益,与言针石之至巧,必不肯从。又有病势危笃,难以轻许者,不必与治,治之有何功哉!

异法方宜论篇第十二

治病各法,始于五方,而圣人则之,杂合以治,各得其宜,故名篇。

黄帝问曰:医之治病也,一病而治各不同,皆愈何也?岐伯对曰:地势使然也。

帝问均一病耳,而或以砭石,或以毒药,或以灸焫,或以九针,或以导引按跷,治各不同,何其病之皆愈也?伯言四方地势不同,故所治亦异,不必拘用一法也。

故东方之域,天地之所始生也,鱼盐之地,海滨傍水,其民食鱼而嗜咸,皆安其处,美其食。鱼者使人热中,盐者胜血,故其民皆黑色疏理,其病皆为痈疡,其治宜砭石。故砭石者,亦从东方来。

此言砭石之所自始也。天地发生之气,始于东方,故东方之域,天地之所始生也。鱼盐最多,海滨近水,其民食鱼而嗜盐,居此土以为安,食土味以为美。然鱼性属火,使人热中,盐味至咸,最能胜血。《宣明五气论》云:咸走血,血病无多食咸。《灵枢·五味论》黄帝曰:咸走血,多食之令人渴,何也?少俞曰:咸入于胃,其气上走中焦,注于脉,则血气走之,血与咸相得则凝,凝则胃中汁注之,汁注之则胃中竭,竭则咽路焦。故舌干而善渴。血脉者,中焦之道也,故咸入而走血矣。故热中则水亏,血胜则阴衰,其民黑色疏理,病为痈疡,故东方用砭石以治之,后世用砭石者,自东方来也。《山海经》云:高氏之山,有石如玉,可以为针。

西方者,金玉之域,沙石之处,天地之所收引也。其民陵居而多

风，水土刚强，其民不衣而褐荐，其民华食而脂肥，故邪不能伤其形体，其病生于内，其治宜毒药。故毒药者，亦从西方来。

此言毒药之所自始也。天地肃杀之气盛于西方，故西方者属金，而金玉生之，沙石产之，天地之所收引也，其民倚高陵以为居，而耐受乎风，水土得金之气，甚为刚强，故斯民衣不用丝绵，而用毛布之褐，细草之荐，食必用鲜华，而体则脂肥，所以外邪不能伤，而内伤之病生，凡七情、饮食皆是也，必宜用毒药以治之。如草木虫鱼鸟兽之类，皆有毒药。《脏气法时论》云：毒药攻邪。《五运行大论》云：大毒治病，十去其六；常毒治病，十去其七；小毒治病，十去其八；无毒治病，十去其九。后世之用毒药者，自西方来也。

北方者，天地所闭藏之域也。其地高陵居，风寒冰冽，其民乐野处而乳食，脏寒生满病，其治宜灸焫。故灸焫者，亦从北方来。乐，音洛。焫，音蒻。

此言灸焫之所自始也。天地严凝之气盛于北方，故北方者，天地闭藏之域也。其地最高，其居如陵，风寒冰冽，民思避之，故乐于野处，多食兽乳，乳性面寒，是以人之脏气亦寒，而中满之病生，故北方之人必用灸焫以暖之。后世之用灸焫者，从北方来也。

南方者，天地所长养，阳之所盛处也。其地下，水土弱，雾露之所聚也，其民嗜酸而食胕，故其民皆致理而赤色，其病挛痹，其治宜微针。故九针者，亦从南方来。胕，腐同。

此言九针之所自始也。天地温厚之气在于南方，故南方者，天地所长养，阳气最盛之处也。地不满东南，故其地最下，而水土弱，雾露由地而升，唯地下则为雾露之所聚。其民嗜酸味而食胕，胕者，气之腐者也。酸味收敛，故肉理致密，阳盛之处，故色赤，湿气内满，热气内薄，故其病为筋挛湿痹也，南方之人乃用九针以治之。后世之用九针者，自南方来也。《灵枢》自有九针论，其义甚详。

中央者，其地平以湿，天地所以生万物也众。其民食杂而不劳，故其病多痿厥寒热，其治宜导引按跷。故导引按跷者，亦从中央出也。

此言导引按跷之所自始也。东方海，南方下，西北方高，故中央者，其地平以湿，土德正王，故天地之所生万物者至众。四方辐辏，万物交归，故民食纷杂而不劳，湿气在下，故民病为痿、为厥、为寒热。《阴阳应象大论》曰：地之湿气，感则害皮肉筋脉。故治之宜导引按跷也。导引者，谓摇筋骨动肢节也。按，谓抑按皮肉也。跷，谓捷举手足也。中央之人用之。后世之用导引按跷者，亦从中央来也。

故圣人杂合以治，各得其所宜，故治所以异而病皆愈者，得病之情，知治之大体也。

上文言各法始于五方，而圣人治病，则互用而且合者，此病之所以皆愈也。

移精变气论篇第十三

篇内有移精变气，故名之。

黄帝问曰：余闻古之治病，唯其移精变气，可祝由而已。今世治病，毒药治其内，针石治其外，或愈或不愈，何也？岐伯对曰：往古人居禽兽之间，动作以避寒，阴居以避暑，内无眷慕之累，外无伸宦之形，此恬憺之世，邪不能深入也。故毒药不能治其内，针石不能治其外，故可移精祝由而已。当今之世不然，忧患缘其内，苦形伤其外，又失四时之从，逆寒暑之宜，贼风数至，虚邪朝夕，内至五脏骨髓，外伤空窍肌肤，所以小病必甚，大病必死，故祝由不能已也。数，音朔。空，上声。郑澹泉《吾学编》述我朝制云：太医院使掌医疗之法，院判为之二，凡医术十三科，医官医士医生，专科习业，曰大方脉，曰小方脉，曰妇人，曰疮疾，曰针灸，曰眼，曰口齿，曰接骨，曰伤寒，曰咽喉，曰金镞，曰按摩，曰祝由。凡圣济殿番直，择术业精通者供事。凡烹调御药，同内官监视，合二服为一，候熟，均二器，其一堂属官继尝之，内官又尝之，其一进御。按摩以消息导引之法，除人八疾，祝由以祝禁袯除邪魅之为厉者，二科今无传。愚今考《巢氏病源》，各病皆有按摩之法。《三国志》孙策时，于吉言知祝由法，今民间亦有之。

此言上古之人，可以祝由已病，而后世则不能也。往古内无眷慕之累，而后世则忧患缘其内；往古外无伸宦之形，而后世则苦形伤其外；往古动作以避寒，身体动作则血脉和畅，故不寒。阴居以避暑，故邪不能入，而后世则失四时之顺，逆寒暑之宜，故贼风数至，虚邪内至五脏骨髓，外伤空窍肌肤，所以病之小者甚，而大者死也。是以往古不必用毒药以治其内，针石以治其外，而祝说病由，遂能移精变气而已病也。后世必得毒药以治其内，针石以治其外，乃可以已病，而非祝由之所能施也。其不同者如此。

帝曰：善。余欲临病人，观死生，决嫌疑，欲知其要，如日月光，可得闻乎？岐伯曰：色脉者，上帝之所贵也，先师之所传也。上古使僦贷季理色脉而通神明，合之金木水火土四时八风六合，不离其常，变化相移，以观其妙，以知其要，欲知其要，则色脉是矣。色以应日，脉以应月，常求其要，则其要也。夫色之变化，以应四时之脉，此上帝之所贵，以合于神明也，所以远死而近生，生道以长，名曰圣王。

此至末节，详言色脉为治病之要法也。上帝者，上古在上之帝王也。先师，僦贷季也。盖色之变化最速，可以应日，脉之变化稍常，可以应月，此正治病之要法也。上帝能然，所以远于死而近于生，称为圣王也宜矣。

中古之治病，至而治之，汤液十日，以去八风五痹之病，十日不已，治以草苏草荄之枝，本末为助，标本已得，邪气乃服。

此言中古以汤液草煎治病也。汤液，据后篇《汤液醪醴论》，则是五谷所制，而非药为之也。言中古治病，方其病之始至，用汤液十日，以去八风五痹之病。八风者，《灵枢·九宫八风篇》有大弱风、谋风、刚风、折风、大刚风、凶风、婴儿风、弱风。五痹者，《痹论》有筋痹、脉痹、皮痹、肉痹、骨痹。及其十日不已，则治以草苏草荄之枝，本末为助，而煎之使服。苏者，叶也。荄者，根也。枝者，茎也。荄为本，枝叶为末。即后世之煎剂也。《汤液醪醴论》曰：病为本，工为标，标本不得，邪气不服。盖有病人而后用医工，故亦以本标名之。今医药合其病情，则标本得，而邪气服矣。此中古治病之得其法者如此。

暮世之治病也则不然，治不本四时，不知日月，不审逆从，病形已成，乃欲微针治其外，汤液治其内，粗工凶凶，以为可攻，故病未已，新病复起。

此言后世治病之失也。言后世治病不本四时，《四时刺逆从》曰：春气在经脉，夏气在孙络，长夏气在肌肉，秋气在皮肤，冬气在骨髓。《诊要经终论》曰：春夏秋冬，各有所刺，法其所在。《水热穴论》云：春取经脉分肉，夏取盛经分腠，秋取经俞，冬取井荣。《灵枢·四时气篇》云：春取经，夏取盛经，秋取经俞，冬取井荣。不知日月，《八正神明论》曰：凡刺之法，必候日月星辰八正之气，气定乃刺之。是故天温日明，则人血淖泽而卫气浮，故血易泻，气易行。天寒日阴，则人血凝涩而卫气沉，月始生，则血气始精，卫气始行。月郭满，则血气盛,肌肉坚;月郭空,则肌肉减,经络虚,卫气去,形独居,是以因天时而调卫气也。是故天寒无刺,天温无凝;月生无泻,月满无补,月郭空无治,是谓得天时而调之。**不审逆从**,有气色之逆从,如《玉版论要篇》曰:色见上下左右,各在其要。上为逆,下为从。女子右为逆,左为从;男子左为逆,右为从。又《灵枢·卫气失常篇》云:美眉者,足太阳之脉气血多;恶眉者,血气少。其肥而泽者,血气有余;肥而不泽者,气有余血不足;瘦而无泽者,血气俱不足。审察其有余不足而调之,可以知逆顺矣。有四时之逆从,《平人气象论》曰:脉有逆从四时,未有脏形,春夏而脉瘦,秋冬而脉浮大,命曰逆四时也。《玉机真脏论》曰:所谓逆四时者,春得肺脉,夏得肾脉,秋得心脉,冬得脾脉,其至皆悬绝沉涩者,命曰逆四时也。**病形已成,乃欲用微针以治其外,汤液以治其内**,此粗工者凶凶然以为可攻,殊不知旧病未已,而新病又起矣。此后世治病之失其法者如此。

帝曰:愿闻要道。岐伯曰:治之要极,无失色脉,用之不惑,治之大则。逆从到行,标本不得,亡神失国。去故就新,乃得真人。帝曰:余闻其要于夫子矣。夫子言不离色脉,此余之所知也。岐伯曰:治之极于一。帝曰:何谓一?岐伯曰:一者因得之。帝曰:奈何?岐伯曰:闭户塞牖,系之病者,数问其情,以从其意,得神者昌,失神者亡。帝曰:善。到,当作倒。塞,入声。数,音朔。《灵枢·天年篇》云:失神者死,得神者生。《师传篇》帝曰:守一勿失。岐伯曰:生神之理。与此义同。

此详言治法以色脉为要之极,而其要之一,唯在于得神而已。神者,病者之神气也。

汤液醪醴论篇第十四

内有汤液醪醴,故名篇。

黄帝问曰:为五谷汤液及醪醴奈何?岐伯对曰:必以稻米,炊之稻薪,稻米者完,稻薪者坚。帝曰:何以然?岐伯曰:此得天地之和,高下之宜,故能至完,伐取得时,故能至坚也。

此言为汤液醪醴者,必有取于稻米稻薪也。盖稻米生于阴月,成于阳月,得天地之和,高下之宜,故其性至完。稻薪采之以冬,故其性至坚,所以制为汤液醪醴也。

帝曰:上古圣人作汤液醪醴,为而不用何也?岐伯曰:自古圣人之作汤液醪醴者,以为备耳。夫上古作汤液,故为而弗服也。中古之世,道德稍衰,邪气时至,服之万全。帝曰:今之世不必已何也?岐伯曰:当今之世,必齐毒药攻其中,镵石针艾治其外也。镵,沮衔反。《脏气法时论》云:毒药攻邪。《灵枢·九针论》第一曰镵针。

此言上古圣人制汤液醪醴以为备,然无邪则不必服。中古则邪气时生,故服之万全。后世则邪气太甚,非毒药针灸以治之不可也。然后世有用醪醴者,入之以药,而上古之醪醴乃以五谷成之,其性颇醇,故不能治后世之邪,所谓世代渐远,而治法渐加也。

帝曰:形弊血尽而功不立者何?岐伯曰:神不使也。帝曰:何谓神不使?岐伯曰:针石,道也。精神不进,志意不治,故病不可愈。今精坏神去,荣卫不可复收,何者?嗜欲无穷而忧患不止,精气弛坏,荣泣卫除,故神去之而病不愈也。泣,涩同。

此承上文而言针法之不能立功者,以病者之不能有神也。盖病者嗜欲无穷,而忧患不止,精神志意、精气营卫皆非其故,故其神已去,而病不能愈,安望针法之能立功哉!

帝曰:夫病之始生也,极微极精,必先入结于皮肤。今良工皆称曰病成,名曰逆,则针石不能治,良药不能及也。今良工皆得其法,守其数,亲戚兄弟远近,音声日闻于耳,五色日见于目,而病不愈者,亦何暇不早乎?岐伯曰:病为本,工为标,标本不得,邪气不服,此之谓也。

上文言病者之神至于去,固不可愈,而此又言始时病工之不得,宜其病至于成也。帝叹凡病始生,虽极精微,难极测识,然必先入于皮肤。当是之时,何弗之察,至今病成,而良工称之曰病成,又名之曰逆,则针石良药不能及已。且此良工者,素能得法守数,与病之至亲,日逐闻声见色,亦何不早治,而使病之至于斯也?伯言病非遽至于成也。盖病者为本,医工为标,始时医工不得病者之情,如本篇嗜欲无穷之谓;病者不得医工之能,如前篇不本四时等义之谓,所以邪气不服而病至于成也。由此观之,则病者不可不预,而医者不可不慎。不虑其始,而徒悔于终,奚益哉?

帝曰:其有不从毫毛而生,五脏阳以竭也,津液充郭,其魄独居,孤精于内,气耗于外,形不可与衣相保,此四极急而动中,是气拒于内,而形施于外,治之奈何?岐伯曰:平治于权衡,去宛陈莝,微动四极,温衣,缪刺其处,以复其形。开鬼门,洁净府,精以时服,五阳已布,疏涤五脏,故精自生,形自盛,骨肉相保,巨气乃平。帝曰:善。

以,已同。莝,音锉。

此帝承上文而举病成一证者问之,伯遂以治法为对也。阳者,卫气也。郭,皮肤也。人以皮肤为郭,犹以外城为郭也。魄,肺神也。四极,四肢也。平治权衡,察脉之轻重浮沉也。宛,积也。陈莝,陈草也,邪气之在人身,犹草莝之陈积也。开鬼门,发汗也。洁净府,利水也。五阳,五脏皆有阳气也。巨气,大气也,即正气也。帝言病有不从毫毛而生,非由于外,而生于内,五脏阳气皆已竭尽,津液充溢皮肤,发为肿胀,《灵枢·胀论》云:卫气逆为脉胀,卫气并脉循分为肤胀。上攻于肺,肺神独居,是孤精在内,而阳气耗散于外,形体软弱,不可与衣相保,四肢胀急,中气喘促,邪气入内,以与正气相拒,肿胀之形施张于外,宜何法治之?伯言当察其脉之浮沉如权衡然,浮则在表宜汗,沉则在里宜泄,如去菀积之陈草。又微动四肢以导引之,温暖其衣以流通之,缪刺其处以复其形体。盖经脉满则络脉溢,络脉溢则缪刺之,以调其经脉,如《缪刺论》之所云也。开鬼门以发其汗,洁净府以利其水,庶使五脏之精渐以时服,五脏之阳渐以宣布,正以疏涤五脏,故邪气去而精自生,形自盛,骨肉相保,巨气乃平也。非由邪气之去,何以致正气之复哉?是证也,其《灵枢》水胀论、五癃津液别篇之所谓水胀欤?

玉版论要篇第十五

篇内有著之玉版及至数之要,其末云:论要毕矣。故名篇。《灵枢经》亦有玉版,必同著之玉版也。

黄帝问曰:余闻《揆度》《奇恒》,所指不同,用之奈何?岐伯对曰:《揆度》者,度病之浅深也。《奇恒》者,言奇病也。请言道之至数。《五色》《脉变》,《揆度》《奇恒》,道在于一。神转不回,回则不转,乃失其机。至数之要,迫近以微,著之玉版,命曰合玉机。度,入声。按《玉机真脏论》云:帝曰:吾得脉之大要,天下至数,《五色》《脉变》,《揆度》《奇恒》,道在于一,神转不迴,迴则不转,乃失其机。至数之要,迫近以微,著之玉版,藏之藏府,每旦读之,名曰玉机。此篇回字,彼从迥义,当参看。

此因帝疑经旨之异,而深明其道之一也。《五色》《脉变》《揆度》《奇恒》,俱古经篇名。《灵枢》第六卷有《五色篇》,《经脉别论》亦有《阴阳》《揆度》等名。《揆度》者,度病之浅深也。《奇恒》者,言奇病也。《病能论篇》云:《揆度》者,切度之也。《奇恒》者,言奇病也。所谓奇者,使奇病不得以四时死也。恒者,得以四时死也。所谓揆者,方切求之也,言切求其脉理。度者,得其病处以四时度之也。试言道之至数。凡《五色》《脉变》《揆度》《奇恒》,其经虽异,而其道则归于一。一者何也?以人之有神也。前篇《移精变气论》有得神者昌。《汤液醪醴论》有神去之而病不愈。《八正神明论》有血气者,人之神,不可不慎养。《上古天真论》有形与神俱,而尽终其天年。则知神者,人之主也。有此神而运转于五脏,必不至于有所回。回者,却行而不能前也。设有所回,必不能运转矣,此乃自失其机也。是可见机在于神,要在于机,故至数之要,至迫至近,至精至微。吾将此数语而著之玉版,命之曰合玉机。盖《玉机真脏论》亦载此数语,故曰合玉机也。

容色见上下左右,各在其要。其色见浅者,汤液主治,十日已。其见深者,必齐主治,二十一日已。其见大深者,醪酒主治,百日已。色夭面脱,不治,百日尽已,脉短气绝死,病温虚甚死。色见上下左右,各在其要。上为逆,下为从。女子右为逆,左为从;男子左为逆,右为从。易,重阳死,重阴死。阴阳反他,治在权衡相夺,奇恒事也,揆度事也。齐,后世作剂。他,《阴阳应象大论》作作。

上文言《五色》《脉变》,合《揆度》《奇恒》,而道在于一矣。此节以五色之变者而极言之。凡人容色见于上下左右部者,各在其要处为宜。其色见浅者,病未深也,用汤液以治之,十日可已。据《汤液醪醴论》，则此汤液者，乃五谷所为，非如后世之汤药也。其见深者，病势深也，必用药剂以治之，二十一日可已。药剂者，如《移精变气论》治以草茎草荄之枝者是也。其见大深者，病势深也，必用醪酒以治之，百日可已。醪酒者，入药于酒中，如《腹中论》有鸡矢醴之谓。其间有颜色沉夭而面肉已脱者，不治。然虽曰不治，期在百日之尽，则其命斯决也。盖脉短气绝者必死，病温虚甚者必死，故知其百日尽而必死也。所谓色见上下左右，各在其要者，正以色见于上，病势方炎，故为逆；色见于下，病势已衰，故为从。《灵枢·五色篇》云：其色上行者病益甚，其色下行如云彻散者病方已。女子色见于右，则女子属阴，而右亦属阴，是为独阴也，故为逆；若在于左，则阳以和阴，岂非从乎？男子色见于左，则男子属阳，而左亦属阳，是为独阳也，故曰逆；若在于右，则阴以和阳，岂非从乎？又何也？男子色见于左，乃重阳也，故曰死。女子色见于右，乃重阴也，故曰死。此阴阳相反而作此病，治法在于察其脉之浮沉，如权衡然以相夺之，正《奇恒》《揆度》二篇之事也。《阴阳应象大论》云：阴阳反作，病之逆从也。正此之谓欤？按色见上下左右男女之分，大义尽备于《灵枢·五色篇》。

搏脉痹躄，寒热之交。脉孤为消气，虚泄为夺血。孤为逆，虚为从。行《奇恒》之法，以太阴始。行所不胜曰逆，逆则死；行所胜曰从，从则活。八风四时之胜，终而复始，逆行一过，不复可数。论要毕矣。

此节又以五脉之变者而极言之。脉之搏击于手者，乃曰痹、曰躄、曰寒热之交，则有此脉来现也。脉之有阴而无阳、有阳而无阴者，孤脉也。有阴而无阳者，为卫气消；有阳而无阴者，为营气消。脉之虚者而有泄证，乃为夺血也。盖血乃阴类，泄虽非血，而血从此虚,故曰夺血。《灵枢·营卫生会篇》云:血之与气,异名同类。然孤者为偏胜,是为逆;虚者犹可补,是为从。凡欲行《奇恒篇》之法,自太阴始,盖气口成寸,以决死生,故当于此部而取之。五行之克我者,为所不胜也,行所不胜者是为逆,逆则死。如木部见金脉,金部见火脉,火部见水脉,水部见土脉,土部见木脉之类。五行之我克者,曰所胜,行所胜者是为从,从则活。如木部见土脉,土部见水脉,水部见火脉,火部见金脉,金部见木脉之类是也。故八风四时之胜,或行所不胜,或行所胜,皆终而复始,若逆行一过,则行所不胜,其病必死,不必复数矣。

诊要经终论篇第十六

前七节论诊脉之要,后六节论十二经之终,故名篇。

黄帝问曰:诊要何如?岐伯对曰:正月二月,天气始方,地气始发,人气在肝。三月四月,天气正方,地气定发,人气在脾。五月六月,天气盛,地气高,人气在头。七月八月,阴气始杀,人气在肺。九月十月,阴气始冰,地气始闭,人气在心。十一月十二月,冰复,地气合,人气在肾。

此举天气、地气、人气而言之,见人气所在,乃诊家之至要也。诊,视验也。诊之为义,所该者广,有自诊脉言者,如《脉要精微论》之谓;有自诊病言者,如《经脉别论》之谓。《阴阳应象大论》有善诊者,察色按脉,则所谓诊者,不止于脉而已。方,正也。杀,肃也。伯言正二月者,寅卯月也,月建属木,木治东方,天气始正,地气始发,人气在肝,以肝属东方木也。三四月者,辰巳月也,月建属土与火,治东南方,天气正方,地气之发者已定,人气在脾,以脾属土,而土又生火也。五六月者,午未月也,月建属火,火治南方,天气已盛,地气已高,人气在头,头属南方火也。七八月者，申酉月也，月建属金，金治西方，天地之阳气已下，阴气已上，始皆肃杀，人气在肺，以肺属西方金也。九十月者，戌亥月也，月建属水，阴气始冰，地气始闭，人气在心，阳气入藏也。十一二月者，子丑月也，月建属水，水治北方，水已复凝，地气已合，人气在肾，以肾属北方水也。善诊者，当以是为法矣。

故春刺散俞及与分理，血出而止，甚者传气，间者环也。夏刺络俞，见血而止，尽气闭环，痛病必下。秋刺皮肤循理，上下同法，神变而止。冬刺俞窍于分理，甚者直下，间者散下。春夏秋冬，各有所刺，法其所在。俞，音庶，间，去声。冬刺俞窍于分理之于字，当作与字。

承上文而言四时所诊既有定脏矣，而此遂言四时当各有所刺也。甚者，病相克为甚，传其所胜也。如心传肺，肺传肝之类。间者，间其所胜之脏，而传于所生之脏也。如心当传肺，今间其所胜之肺，而传其所生之脾之类。《标本病传论》岐伯曰：谨察间甚，以意调之。间者并行，甚者独行。盖并者並也，传其所间而病势并行也。独者特也，特传其所胜也。《难经·五十三难》曰：七传者死，间脏者生。七传者，传其所胜也，即此所谓甚也。间脏者，传其子也，即此所谓间也。春刺散俞及与分理，散俞者，各经分散之穴也。《四时刺逆从论》云：春气在经脉。此散俞者，即经俞也。以义推之，春之经脉当在肝胆经也。分理者，亦肝胆经之分理也。分理者，纹理也。肝之经穴在中封穴，胆之经穴在阳辅穴，候至血出而止针。其病之甚者，则气本传于所胜，而至此不传，间脏而传之者，则环时而病已矣。夏刺络俞，以义推之，当在心与小肠之络穴也。心之络穴在通里，或心包络络穴在间使，小肠络穴在支正也。见血而止针，邪气已尽，周时穴闭，痛病自然下矣。秋刺皮肤，《四时刺逆从论》云：秋气在皮肤。《水热穴论》云：取俞以泻阴邪,取合以虚阳邪。以义推之,肺经之俞在太渊,太阳之合在合谷也。循其皮肤之分理,上下同法,候其神变于未刺之先而止针矣。冬刺俞窍与分理,盖肾与膀胱之俞窍分理也。《四时刺逆从论》云:冬气在骨髓。正以肾主骨也。其病之甚者,当水克火,肾传心也,即直下其针以深取之。其病之间者,当肾传肝也,乃散布其针以浅刺之,则病自愈矣。凡此春夏秋冬,各有所刺,正以法其人气之所在以为刺耳。按此节末云:春夏秋冬,法其所在。则此节当本上节来。

春刺夏分,脉乱气微,入淫骨髓,病不能愈,令人不嗜食,又且少气。春刺秋分,筋挛逆气,环为欬嗽,病不愈,令人时惊,又且哭。春刺冬分,邪气着藏,令人胀病不愈,又且欲言语。

此举春时所刺者,不能法其所在,而反生他病也。春当刺肝胆之散俞分理矣,若刺夏分,则取心与小肠之络俞也。心主脉,故脉乱气微,水受气于夏,肾主骨,故邪气入淫骨髓,而前病不能愈,况心火微,则胃土不足,故不嗜食,不嗜食故少气也。《四时刺逆从论》云:春刺络俞,血气外溢,令人少气。若春刺秋分,则取肺与大肠之皮肤矣。木受气于秋,肝木主筋,故刺秋分则筋挛也。肺主气,故气逆,旋为欬嗽,而前病不能愈。况肝主惊,故时惊,肺在声为哭,故又且哭也。若春刺冬分,则取肾与膀胱之俞窍与分理矣。冬主阳气内藏,故邪气着藏,邪气内入,故令人胀病不愈。火受气于冬,心主言,故欲言语也。《四时刺逆从论》云:春刺筋骨,血气内着,令人腹胀。

夏刺春分,病不愈,令人解堕。夏刺秋分,病不愈,令人心中欲无言,惕惕如人将捕之。夏刺冬分,病不愈,令人少气,时欲怒。解,懈同。堕,情同。

此举夏时所刺者,不能法其所在,而反生他病也。夏当刺心与小肠之络俞矣。若夏刺春分,则取肝胆之经穴也。肝养筋,肝气不足,故筋力懈惰。《四时刺逆从论》云:夏刺经脉,血气乃竭,令人解惰。夏刺秋分,则取肺与大肠之皮肤矣。肺气不足,故病既不愈,又令人心中欲无言,惕惕如人将捕之,盖虚之甚故也。夏刺冬分,则取肾与膀胱之俞窍与分理也。肾水泄而心火炎,病既不愈,元气衰少,火气内炽,来助母气,时欲怒也。《四时刺逆从论》云:夏刺筋骨,血气上逆,令人善怒。

秋刺春分,病不已,令人惕然,欲有所为,起而忘之。秋刺夏分,病不已,令人益嗜卧,又且善梦。秋刺冬分,病不已,令人洒洒时寒。

此举秋时所刺者,不能法其所在,而反生他病也。秋当刺肺与大肠之皮肤矣。若秋刺春分,则取肝胆之经穴也。肝气不足,病不能已,令人惕然,欲有所为,起而忘之。《四时刺逆从论》云:秋刺经脉,血气上逆,令人善忘。若秋刺夏分,则取心与小肠之络俞也。病既不已,心气益少,脾气亦孤,令人嗜卧。心主梦,故又且善梦也。《四时刺逆从论》云:秋刺络脉,气不外行,令人卧不能动。若秋刺冬分,则取肾与膀胱之俞窍与分理也。病既不已,阴气上升,故令人洒洒时寒。《四时刺逆从论》云:秋刺筋骨,血气内散,令人寒栗。

冬刺春分,病不已,令人欲卧,不能眠,眠而有见。冬刺夏分,病不愈,气上,发为诸痹。冬刺秋分,病不已,令人善渴。 眠而有见之而,当作如。

此举冬时所刺者,不能法其所在,而反生他病也。冬当刺肾与膀胱之俞窍与分理矣。若冬刺春分,则刺肝胆之经穴也。病既不愈,肝气衰少,故令人欲卧,而卧时又不能眠,虽至眠时,如有所见也。《四时刺逆从论》云:冬刺经脉,血气皆脱,令人目不明。若冬刺夏分,则取心与小肠之络俞也。病既不愈,而脉气发泄,诸痹当发。《四时刺逆从论》云:冬刺经脉,血气外泄,留为大痹。若冬刺秋分,则取肺与大肠之皮肤也。病既不愈,而肺气不足,令人火燥而善渴也。《四时刺逆从论》云:冬刺肌肉,阳气竭绝,令人善渴。

凡刺胸腹者,必避五脏。中心者环死,中脾者五日死,中肾者七日死,中肺者五日死,中鬲者皆为伤中,其病虽愈,不过一岁必死。刺避五脏者,知逆从也。所谓从者,鬲与脾肾之处,不知者反之。刺胸腹者,必以布憿著之,乃从单布上刺,刺之不愈,复刺。刺针必肃,刺肿摇针,经刺勿摇,此刺之道也。中,去声。憿,当作憿,布巾也。著,着同。

此言刺不避五脏者各有死期,而遂指刺胸腹者之有法也。五脏者,所以藏精神血气魂魄者也。凡刺胸腹者,必当避之。苟不避之,则中心者环死,盖心为君主之官,故其死最速,当周环一日之时而死也。《刺禁论》云:一日死,其动为噫。《四时刺逆从论》与此同。此篇阙刺中肝死日,《刺禁论》云:中肝五日死,其动为语。《四时刺逆从论》亦同。中脾者五日死,盖以五乃土之生数也。《刺禁论》云:中脾十日死。盖十为土之成数也。《四时刺逆从论》同。中肾者七日死,盖六乃水之成数,成数既毕,当至七日也。《刺禁论》云:中肾六日死,其动为嚏。《四时刺逆从论》云:中肾六日死,其动为嚏欠。中肺者五日死,盖四乃金之生数,生数既毕,当至五日而死也。《刺禁论》云:中肺三日死,其动为欬。三字当作五,字之讹也。《四时刺逆从论》同。中鬲者皆为伤中,盖人之有鬲,前齐鸠尾,后齐十一椎,所以遮隔浊气,不使上熏心肺也。心肺居于鬲上,肾肝居于鬲下,而脾则居于鬲中,故五脏之气,同受鬲气,今鬲既受伤,则五脏之气互相克伐,其病虽暂时得愈,犹误伤其中,不过一岁而死矣。

凡刺五脏者,在乎知其顺逆也。所谓顺者,知膈与脾肾有上中下之异处,不知者反之,所以谓之逆耳。且凡刺胸腹者,自有其道,必以布为幐,幐者巾也,着之胸腹之间,乃从单布上刺,盖不欲深入也。刺之愈者可以止针,若刺之不愈则复刺之。况刺针者,其志当肃,即《宝命全形篇》所谓深浅在志,远近如一,如临深渊,手如握虎,神无营于众物者是也。其刺肿者,必摇其针,以出大脓血故也。若非肿而刺经脉者,勿摇其针,以经气不可泄也。此乃刺针之道耳。

帝曰:愿闻十二经脉之终奈何? 岐伯曰:太阳之脉,其终也戴眼,反折瘛疭,其色白,绝汗乃出,出则死矣。此下五节出《灵枢·终始篇》。

此以下,详十二经脉终时之状,而此一节则先以太阳之终者言之也。足太阳之脉,起于目内眦,上额交巅,入络脑,还出别下项,循肩膊内,侠脊抵腰中;其支别者,下循足,至小指外侧。手太阳之脉,起于手小指之端,循臂上肩,入缺盆;其支别者,从缺盆循颈上颊,至目内眦,故太阳之终也戴眼,谓睛不转而仰视也。反折瘛疭,谓手足身体反张,而或急为瘛,或缓为疭。其色则白,足太阳之水主黑,手太阳之火主赤,其二色不见,而色止白也。绝汗乃出,谓汗暴出如珠而不复渗入也,盖至于绝汗出而死矣。观未有十二经之所败一句,故每节当以手足经释之。

少阳终者,耳聋,百节皆纵,目睘绝系,绝系,一日半死。其死也,色先青白,乃死矣。

此举少阳之终者言之也。足少阳之脉,起于目锐眦,上抵头角,下耳后;其支别者,从耳后入耳中,出走耳前。手少阳之脉,其支别者,从耳后入耳中,出走耳前。故终则耳聋。少阳主筋,故终则百节皆纵,其目睘之系则绝。《灵枢·大惑论篇》岐伯曰:五脏六腑之精气,皆上

注于目而为之精。精之窠为眼,骨之精为瞳子,筋之精为黑眼,血之精为络,其
窠气之精为白眼,肌肉之精为约束,裹撷筋骨血气之精而与脉并为系,上属于
脑,后出于项中。今日目眶者,犹俗云眼圈也。其所谓系者,即《大惑论篇》之
所谓系也。盖至于系绝,而一日半则死。且其死也,色必青白,以金木
相薄也。

**阳明终者,口目动作,善惊,妄言,色黄,其上下经盛不仁,则
终矣。**

此举阳明之终者言之也。足阳明之脉,起于鼻,交𬱟中,下循鼻
外,上入齿中,还出侠口,环唇,下交承浆,却循颐后下廉,出大迎,循
颊车,上耳前,过客主人,循发际,至额颅;其支别者,从大迎前下人
迎,循喉咙,入缺盆,下膈。手阳明之脉,起于手次指之端,循臂至肩
上,出于柱骨之会上,下入缺盆,络肺;其支别者,从缺盆上颈贯颊,
下入齿中,还出侠口,交人中,左之右,右之左,上侠鼻孔。故终则口
目动作。胃病,则恶人与火,闻木音则惕然而惊,又骂詈不避亲疏,
故善惊妄言也。黄者,土色也。上谓手脉,下谓足脉。经盛,谓面目
颈颔足跗腕胫,皆躁盛而动也。不仁,谓不知痛痒也。此皆气竭之
征,故终也。

少阴终者,面黑,齿长而垢,腹胀闭,上下不通而终矣。

此举少阴之终者言之也。手少阴气绝则血不流,足少阴气绝则
骨不奭。血渐枯则皮毛死,故面色如漆而不赤;骨不奭则龈上宣,故
齿长而积垢。手少阴之脉,起于心中,出属心系,下膈络小肠;足少
阴之脉,从肾上贯肝膈,入肺中。故其终则腹胀闭,而上下不通也。

**太阴终者,腹胀闭不得息,善噫善呕,呕则逆,逆则面赤,不逆则
上下不通,不通则面黑皮毛焦而终矣。**

此举太阴之终者言之也。足太阴之脉,从股内前廉入腹,属脾络胃,上膈。手太阴之脉,起于中焦,下络大肠,还循胃口,上膈属肺。惟其属脾络胃,还循胃口,故腹胀闭,不得息,而为噫为呕,且其呕则气逆而上行,故面色赤。不呕则不逆,不逆则上不通,而下亦闭,故上下不通。足太阴之脉支别者,从胃别上膈,注心中。故心气外燔,则皮毛焦而终也。

厥阴终者,中热嗌干,善溺,心烦,甚则舌卷,卵上缩而终矣。此十二经之所败也。按《灵枢·经脉篇》有十二经气绝,当参看。

此举厥阴之终者言之也。足厥阴之络,循胫上睾,结于茎,其正经入毛中,过阴器,上抵小腹,侠胃,循喉咙之后,上入颃颡。手厥阴之脉,起于胸中,出属心包。故终则中热嗌干,善溺心烦也。《灵枢·经脉篇》云:肝者筋之合也,筋者聚于阴器而脉络于舌本。故甚则舌卷,卵上缩而终也。若此者,十二经皆至于败,故其死也宜矣。

脉要精微论篇第十七

此篇论诊脉之要,至精至微,故名篇。

黄帝问曰:诊法何如?岐伯对曰:诊法常以平旦,阴气未动,阳气未散,饮食未进,经脉未盛,络脉调匀,气血未乱,故乃可诊有过之脉。

此以诊脉之时候言之也。阴气者,营气也。阳气者,卫气也。经脉者,十二经脉气之行,如手太阴,自中府以至少商之类。络脉者,十五络穴,如手太阴以列缺为络之类。《灵枢·口问篇》岐伯曰:阳气尽,阴气盛,则目瞑;阴气尽,而阳气盛,则寤矣。惟平旦之时,则夜尽方昼,营气随宗气以行经隧者,寤后而未动;阳气之出睛明穴而行阳经者,方寤而未散;饮食犹未进,而胃气尚静;经脉则未盛,以诸经之脉未淖也;络脉则调匀,以络脉未甚旁行也;气血则未乱,以事未甚扰也,故乃可诊有过之脉。盖人之有病,如事之有过误,故曰有过之脉。全经仿此。

切脉动静而视精明,察五色,观五脏有余不足,六腑强弱,形之盛衰,以此参伍,决死生之分。

此以诊脉之要诀言之也。凡切脉者,当视脉之动静矣,而尤当视精明,察五色。盖精明者,指神气也。《移精变气论》有得神者昌。《汤液醪醴论》有神去之而病不愈。《玉版论要》有神转不回。则神气精明,不埃于昏沉者,最为诊法之要耳。按王注以精明为足太阳经之晴明穴,但此穴未足以观人,以此法为观目则可,良曰下文所以视万物,别黑白等语观之,则主目言为的。盖精并主神气言,舍目亦无以见之,况末云则精衰矣,岂精衰之精尚可以穴言乎?孟子曰存乎人者,莫良于眸子,胸中正,则眸子瞭焉者是也。其五色亦所当兼察也。五脏有有余不足,六腑有强弱,形有盛衰,皆当有以观之,以此数者而参伍焉,则死生之分决矣。

夫脉者,血之府也。长则气治,短则气病,数则烦心,大则病进,上盛则气高,下盛则气胀,代则气衰,细则气少,涩则心痛,浑浑革至如涌泉,病进而色弊,绵绵其去如弦绝,死。 数,音朔。

此以诊脉之脉体言之也。府者,聚也。言血之多少,聚于经脉之中,故脉为血之府也。脉长则气治,以气足,故应手而长。脉短则气病,以气滞,故应手而短。脉来六至为数,数则火盛而烦心。脉来洪盛为大,大则邪盛而病进。上者寸也,寸盛者为气居于高。下者寸之下,即关也,下盛者为气胀于中。脉来中止不能自还者为代,代则正气已衰,故不能自还也。犹人负重以至中途,而力乏不前,欲求代于人者耳。脉来细细如丝者曰细，细则正气已少，故脉息细微也。脉来如刀刮竹，而往来甚难者曰涩，涩则心血不足，而有时作痛也。然则气病、气高、气胀之气，邪气也，邪气合内伤外感而皆有之。气衰、气少之气，皆正气之衰也。烦心、病进、心痛者，皆病也。正气治为无病耳。不惟是也，脉之四五至者为平，脉气浑浑而浊乱，其革至如涌泉，出而不返，盖六至已上之脉也，其病当进，其色当弊，与前大为病进者相类也。又有不足，而脉气绵绵至微至细，盖三至已下之脉也，甚则去如弦之断绝，不复再来，此皆死脉之候也。

夫精明五色者，气之华也。赤欲如白裹朱，不欲如赭；白欲如鹅羽，不欲如盐；青欲如苍璧之泽，不欲如蓝；黄欲如罗裹雄黄，不欲如黄土；黑欲如重漆色，不欲如地苍。五色精微象见矣，其寿不久也。夫精明者，所以视万物，别黑白，审短长。以长为短，以白为黑，如是则精衰矣。白，当作帛。赭，音柘。重，平声。

此节复以精明五色之义申之也。夫五色以精明为主，精明由五色见之，故精明五色者，乃吾人之正气精华也。故赤欲如帛裹朱，色赤而明润，不欲如赭，盖赭则赤带焦黑矣。白欲如鹅羽，色白而明润，不欲如盐，盖盐则白带杂暗矣。青欲如苍璧之泽，色青而明润，不欲如蓝，盖蓝则青带沉晦矣。黄欲如罗裹雄黄，色黄而明润，不欲如黄土，盖黄土则黄带沉滞矣。黑欲如重漆色，黑而明润，不欲如地苍，盖地苍则黑带沉滞矣。曰赭、曰盐、曰蓝、曰黄土、曰地苍，皆五色之精微不足气象所见，其寿当不久也。观五色如此，观精明何如？夫人之精明者，其神在目，所以视万物，别黑白，审短长。若以长为短，以白为黑，则人之精气衰矣。故凡观其五色者，必观其精明也。

五脏者，中之守也。中盛脏满，气胜伤恐者，声如从室中言，是

中气之湿也。言而微,终日乃复言者,此夺气也。衣被不敛,言语善恶,不避亲疏者,此神明之乱也。仓廪不藏者,是门户不要也。水泉不止者,是膀胱不藏也。得守者生,失守者死。

此言五脏为身之守,而失守则死也。夫五脏在人,乃为中之守也。今腹中甚盛,脏气胀满,气胜而喘,善伤于恐,其声如从室中所言,混浊难闻,是乃中气之湿所致也。肺脾肾三脏失守。言之所发者,本非终日之久,而声不接续,言而复言者,此乃正气之夺也。肺脏失守。衣被不知敛束,言语善恶,不避亲疏者,此乃神明之乱也。盖心为君主之官,神明出焉,非神明之乱,必不至是矣。心脏失守。脾胃为仓廪之官,而魄门则其所出之门户也。魄门者,肛门也。今仓廪不藏,而竟从下泄,是其门户不能禁要也。脾脏失守。膀胱为州都之官,津液藏焉,气化乃能出矣。今水泉下注而不止,是膀胱不能藏耳。肾脏失守。凡若此者,盖五脏在内而得守,则不至有已前诸证而为生,唯五脏在内而失守,故有已前诸证而至死矣。

夫五脏者,身之强也。头者精明之府,头倾视深,精神将夺矣。背者胸中之府,背曲肩随,府将坏矣。腰者肾之府,转摇不能,肾将惫矣。膝者筋之府,屈伸不能,行则偻俯,筋将惫矣。骨者髓之府,不能久立,行则振掉,骨将惫矣。得强则生,失强则死。惫,败,去声。

此言五脏为身之强,而失强则死也。夫五脏在人,乃为中之强也。故头为诸阳之首,七窍之会,实吾人精明之府也。今头倾视深,精神将夺矣。五脏失强。胸在前,背在后,而背悬五脏,实为胸中之府,今背曲肩随,脊中之腑将坏矣。五脏失强。肾附于腰之十四椎间,两旁相去脊中各一寸半,故腰为肾之府,今腰间转摇不能,正以两肾将惫,病应有如是也。肾脏失强。膝者筋之府,故筋会于阳陵泉,今屈伸不能,行则偻俛,正以筋将惫坏,病应有如是也。肝脏失强。骨者髓之府,而髓为骨中之脂,今不能久立,行则振掉,正以骨将惫坏,病应有如是也。肾脏失强。凡若此者,盖五脏在内而得强,则不至有已前诸证而为生,唯五脏在内而失强,故有以前诸证而至死矣。

岐伯曰:反四时者,有余为精,不足为消。应太过,不足为精;应不足,有余为消。阴阳不相应,病名曰关格。应,平声。

此举关格之脉言之也。《灵枢·禁服篇》言:春夏人迎微大,秋冬寸口微大,名曰平人。若反四时者,如春夏之时,人迎当有余而反不足,气口当不足而反有余。是气口有余为精,六阴经之阴气无有所伤也;人迎不足为消,六阳经之阳气真有所消也。又如秋冬之时,气口当有余而反不足,人迎当不足而反有余。是人迎有余为精,六阳经之阳气无有所伤也;气口不足为消,六阴经之阴气真有所消也。盖春夏人迎应太过也,今春夏而使气口为精;秋冬气口应太过也,今秋冬而使人迎为精,是使不足者反为精也。春夏气口应不足也,今春夏而使人迎为消;秋冬人迎应不足也,今秋冬而使气口为消,是使有余者反为消也,乃阴经阳经各不相应,病名曰关格。《灵枢》终始、经脉、五色、禁服、四时气等篇之论关格,而皆指之为死不治者宜也。大义具见第一卷《六节脏象论》末节中。王注全无所解,并不明此义耳。

帝曰:脉其四时动奈何? 知病之所在奈何? 知病之所变奈何? 知病乍在内奈何? 知病乍在外奈何? 请问此五者可得闻乎? 岐伯曰:请言其与天运转大也。万物之外,六合之内,天地之变,阴阳之应,彼春之暖,为夏之暑,彼秋之忿,为冬之怒,四变之动,脉与之上下。以春应中规,夏应中矩,秋应中衡,冬应中权。是故冬至四十五日,阳气微上,阴气微下;夏至四十五日,阴气微上,阳气微下。阴阳

有时，与脉为期，期而相失，知脉所分，分之有期，故知死时。微妙在脉，不可不察，察之有纪，从阴阳始，始之有经，从五行生，生之有度，四时为宜。补泻勿失，与天地如一，得一之情，以知死生。是故声合五音，色合五行，脉合阴阳。按彼春之暖四句，又见《至真要大论》，张仲景《伤寒论》引之。

　　此帝欲以脉知五者，伯言当法天之四时阴阳五行而已。上文言反四时者为关格，故帝以脉动四时为问，及病在何经，病分内外，皆欲知之。伯言吾人之脉不外乎四时，而四时不外乎五行，五行不外乎阴阳，阴阳不外乎天运而已。彼万物之外，即六合之内也，皆由于天地之变，阴阳之应。故当春而气暖，至夏则不止于暖而为暑矣；当秋而气忿，至冬则不止于忿而为怒矣。盖四时有变，而吾人之脉特随之而上下耳。上下者，浮沉也。正以春时之脉，其应如中乎规，规者所以为员之器也，春脉软弱，轻虚而滑，如规之象，员活而动，故曰春应中规也。夏时之脉，其应如中乎矩，矩者所以为方之器也，夏脉洪大滑数，如矩之象，方正而盛，故曰夏应中矩也。秋时之脉，其应如中乎衡，秋脉浮毛，轻涩而散，如衡之象，其取在平，故曰秋应中衡也。冬时之脉，其应如中乎权，冬脉如石，兼沉而滑，如权之象，其势下垂，故曰冬应中权也。若是者何也？盖以冬至四十五日以后，乃小寒、大寒以至立春也，阳气渐上，阴气渐下。惟阳气渐上，故在春为暖，而渐至于夏则为暑，春脉之所以中规，夏脉之所以中矩者，有由然矣。夏至四十五日以后，乃小暑、大暑以至立秋也，阴气渐上，阳气渐下。惟阳气渐下，故在秋为忿，而渐至于冬则为怒，秋脉之所以中衡，冬脉之所以中权者，有由然矣。阴阳有时，与脉之上下有期，期有不同，知脉有四时之分，分之有期，知脉有死生之时。微妙在脉,不可以不察也。察之有纪,从阴阳之气而始,始之有经,从五行之配而生,生之有度,四时各有所宜。用针者,能补泻随时而勿失,与天地阴阳升降之气合而为一,则得此一者之情,可以知死生矣。惟人身能合天之阴阳也,故声合五音,色合五行,脉合阴阳,何者而非一理以贯之哉?

是知阴盛则梦涉大水恐惧,阳盛则梦大火燔灼,阴阳俱盛则梦相杀毁伤。上盛则梦飞,下盛则梦堕。甚饱则梦与,甚饥则梦取。肝气盛则梦怒,肺气盛则梦哭。短虫多则梦聚众,长虫多则梦相击毁伤。 按此篇与《灵枢·淫邪发梦篇》大同,但彼更详耳。《方盛衰论》亦有诸梦。《周官·六梦》《列子·周穆王篇》有阴气壮等梦,大义俱与此同。

此承上文而言人身之有梦,亦不外乎阴阳而已。是故五脏为阴,而阴之邪气盛,则梦涉大水恐惧;六腑为阳,而阳之邪气盛,则梦大火燔灼;《阴阳应象大论》曰:水为阴,火为阳。故梦必各从其类。若脏腑之邪皆盛,则阴阳相争,其梦主于相杀毁伤。邪气盛于上则梦飞,邪气盛于下则梦堕。甚饱则梦以物与人,以其有所余也;甚饥则梦取人之物,以其有不足也。肝在志为怒,故肝气盛则梦怒;肺在志为哭,故肺气盛则梦哭。虫之短者,势不相争,故短虫多但梦聚众焉耳;虫之长者,力必相角,故长虫多则梦相击毁伤矣。此皆人身之阴阳有合于天地万物之阴阳,而诸梦有如是也。

是故持脉有道,虚静为保。春日浮,如鱼之游在波。夏日在肤,泛泛乎万物有余。秋日下肤,蛰虫将去。冬日在骨,蛰虫周密,君子居室。故曰:知内者按而纪之,知外者终而始之。此六者,持脉之大法。

此一节言持脉之法,正以答脉有四时之动也。是故持脉有道,当虚其心,静其志,保守而无失。春日脉体稍浮,如鱼之游在波,虽出而未全浮也。夏日脉体上透于皮肤,泛泛乎如万物有余,洪大而易取也。秋日脉体入于皮肤之下,如欲蛰之虫有将去之意。冬日脉体在骨,如已蛰之虫深居周密,君子于斯时也,亦当居于室中而无烦扰耳。故曰在内者,人有此脉,吾能按其脉而纪之,有春夏秋冬之殊;在外者,人有五色,吾能观其色而验之,有始终生克之异。此春夏秋冬内外六者,乃持脉之大法也。

心脉搏坚而长,当病舌卷不能言;其耎而散者,当消环自已。

此以下六节,正以答知病所在四句之问,而此一节言心脉有刚柔,而病亦以异也。心脉搏击于手,而且坚且长,乃心经邪盛,当令人舌卷短而不能言也。盖手少阴之脉,从心系,上侠咽喉,故病如是耳。其脉若耎而散,则刚脉渐柔,当完一周日之时而病自已矣。

肺脉搏坚而长,当病唾血;其耎而散者,当病灌汗,至令不复散发也。

此言肺脉有刚柔,而病亦以异也。肺脉搏击于手,而至坚且长,乃肺气火盛,当病唾血。若脉渐耎而散,则病非唾血之甚也。特以汗出之际,寒水灌洗,至使不复发散,一发散之而病可已矣。

肝脉搏坚而长,色不青,当病坠,若搏,因血在胁下,令人喘逆;其耎而散,色泽者,当病溢饮,溢饮者,渴暴多饮,而易入肌皮肠胃之外也。 易,去声。

此言肝脉有刚柔,而病亦以异也。肝脉搏击于手,而且坚且长,其色又不青,当病或坠或搏,因血积于胁下,令人喘逆不止也。正以厥阴之脉布胁肋,循喉咙之后,其支别者,复从肝别贯膈,上注肺,今血在胁下,则血之积气上熏于肺,故令人喘逆也。其脉若耎而散,其色泽者,当病溢饮,盖面色浮泽,是为中湿,血虚中湿,水液不消,故病溢饮。溢饮者,当渴之时,暴多饮水,而水不内消,故易入于肌皮肠胃之外也。按诸脉见本经之气,而色不应者,皆非病从内生,是外病夹胜也。诸脏腑皆言色,而心肺不言色者,以病从内生也。

胃脉搏坚而长,其色赤,当病折髀;其耎而散者,当病食痹。

此言胃脉有刚柔,而病亦以异也。胃脉搏击于指,而至坚且长,是胃气虚极,母气乘之,其色乃赤,若是者,当病折髀。盖足阳明之脉,从气冲下髀,抵伏兔,故病则髀乃如折也。其耎而散者,当病食痹。盖胃阳明之脉,其支别者,从大迎前下人迎,循喉咙,入缺盆,下膈,属胃络脾,故食则痛闷为痹,而气不散耳,若一散之,而病自已矣。

脾脉搏坚而长,其色黄,当病少气;其耎而散,色不泽者,当病足胻肿,若水状也。

此言脾脉有刚柔,而病亦以异也。脾脉搏坚于指,而至坚且长,则脾气虚极,其色之黄者外见,然脾虚则肺无所生,故肺主气者当少气也。若脉耎而散,色不浮泽者,当病足胻浮肿,若水肿之状。盖色浮泽乃水肿之候,今色不润泽,故若水状,而非真水也。足太阴之脉,自上内踝前廉,上腨内,循胻骨后,交出厥阴之前,上循膝股内前廉入腹,故病足胻肿也。

肾脉搏坚而长,其色黄而赤者,当病折腰;其耎而散者,当病少血,至令不复也。

此言肾脉有刚柔,而病亦以异也。肾脉搏坚于指,而至坚且长,其色黄而且赤,是心脾干肾,肾受客伤,故病腰如折也。若脉之耎而散者,当病少血。盖肾主水以生津液,今肾气不化,故当病少血,不能遽复也。

帝曰：诊得心脉而急，此为何病？病形何如？岐伯曰：病名心疝，少腹当有形也。帝曰：何以言之？岐伯曰：心为牡脏，小肠为之使，故曰少腹当有形也。使，去声。

此言脉有心疝之证也。诊得心脉而急，其病名曰心疝，心气有所积也。其病当在少腹，少腹者，小腹也。盖以心与小肠为表里，而心为阳中之少阳，乃牡脏也。小肠为心之使，则小肠既在少腹，故少腹当有形耳。

帝曰：诊得胃脉，病形何如？岐伯曰：胃脉实则胀，虚则泄。帝曰：病成而变何谓？岐伯曰：风成为寒热，瘅成为消中，厥成为巅疾，久风为飧泄，脉风成为疠，病之变化，不可胜数。瘅，徒干反。疠，音赖。数，上声。

此言胃脉之实者为胀，虚者为泄，而病之变化，有为寒热、为消中、为巅疾、为飧泄、为疠风等疾也。盖胃为六腑五脏之海，故脉之有余者为实，其病当为胀；脉之不足者为虚，其病当为泄。及其病成而变化也，胃风而成，则为寒热往来之疾。《生气通天论》曰：因于露风，乃生寒热。胃热而成，则为消中之疾。瘅者热也，多食而瘦，谓之消中。大义见《阴阳别论篇》。气逆而厥，则为上巅之疾，盖气升而上，则顶巅眩晕，或时作痛者有之。胃中久风，以肝气内合而成之，则当食不化而泄利也。《阴阳应象大论》曰：风气通于肝。盖惟肝经为能感风，而木来侮土，故病成于胃者如是也。脉中有风而成，当为疠风之证。《风论》云：风寒客于脉而不去，名曰疠风。又曰：疠风者，有荣气热腐，其气不清，故使其鼻柱坏而色败，皮肤疡溃，风寒客于脉而不去者是也。夫曰寒热、曰消中、曰巅疾、曰飧泄、曰疠风，病之变化，皆由于病成于胃，而至于不可胜数者如此，真与他经有不同也。

帝曰：诸痈肿筋挛骨痛，此皆安生？岐伯曰：此寒气之肿，八风之变也。帝曰：治之奈何？岐伯曰：此四时之病，以其胜治之愈也。

此言痈肿、筋挛、骨痛之三者，有得病之由，治病之法也。《阴阳应象大论》云：寒伤形，形伤肿。故诸痈肿者，寒气之所变也。《灵枢·九宫八风篇》云：风从东方来，名曰婴儿风，其伤人也，外在筋纽。风从北方来，名曰大刚风，其伤人也，外在于骨。故八风之变能使人筋挛骨痛也。然凡此等之疾，各以其所胜治之，如患东方之风，则助金以胜木，患北方之风，则助土以胜水之类，而病得愈矣。

帝曰：有故病，五脏发动，因伤脉色，各何以知其久暴至之病乎？岐伯曰：悉乎哉问也！征其脉小色不夺者，新病也；征其脉不夺其色夺者，此久病也；征其脉与五色俱夺者，此久病也；征其脉与五色俱不夺者，新病也。

此言征之脉色，可以知有故病、暴病之异也。故病者，即下文之所谓久病也。暴病者，即下文之所谓新病也。言欲知病有久新，必合脉与色而参论之。故征其脉小，小者虚也，而色则不夺，神气如故，正以其暂时得病，颜色无改，脉则一时之虚，所以谓之新病也。征其脉不夺，其色夺者，正以脉气不夺，故能久延，而色则以病久而夺，所以谓之久病也。征其脉与五色俱夺者，必其病久所致，此亦谓之久病也。征其脉与五色俱不夺者，正以病日不久，故脉色俱全，此亦谓之新病也。由此观之，则脉小色不夺者，虽曰新病，而脉病形病，未必能易治也。若脉与五色俱不夺者，则新病之易愈者矣。脉与五色俱夺者，既曰久病，则病之难治者也。若形色夺而脉不夺，则久病之易愈者矣。

肝与肾脉并至，其色苍赤，当病毁伤，不见血；已见血，湿若中水也。中，去声。

此举色与脉反者，而详诊其病之不同也。上文言病之新故，必以色脉而参之矣，至有色脉相反者，亦必细诊而详参可也。试以一端言之：假如肝之脉弦，肾之脉沉，则肝与肾脉并至，宜乎肝之色苍，肾之色黑，其二色当并见也。今则见其苍，不见其黑，而见其赤，有心血之义参焉者，何也？须知肝脉而见肝色，必曾有恚怒，当病毁伤之疾，然见肾之沉脉，则色虽见赤，而必不见血也。若赤色不为徒见，而已曾见血，或口有所吐，或伤处亦有所出，则肾脉亦必不徒见，而中水、而湿必有之也，正以沉脉属水故耳。否则，色与脉反，宁无诸经之病互见于其中乎？

尺内两旁，则季胁也。尺外以候肾，尺里以候腹中。附上，左外以候肝，内以候鬲；右外以候胃，内以候脾。上附上，右外以候肺，内以候胸中；左外以候心，内以候膻中。前以候前，后以候后。上竟上者，胸喉中事也；下竟下者，少腹腰股膝胫足中事也。

此言脏腑之脉，见之于各部者如此。尺内者，左右尺部也。尺内与季胁相近，季胁者，肋骨尽处也，其穴名章门。尺之外侧所以候肾，尺之内侧所以候腹中。腹中者，小腹中也。附而上之，乃关脉也。左关之外所以候肝，左关之内所以候鬲；右关之外所以候胃，右关之内所以候脾。又附而上之，即寸部也。右寸之外所以候肺，右寸之内所以候胸中；左寸之外所以候心，左寸之内所以候膻中。大抵人身之脉，左手为春为夏，为东为南，为前为外；右手为秋为冬，为西为北，为后为内。左之寸口，即人迎也，名曰前，前之所候，皆胸之前膺及膻中之事；右之寸口，即气口也，名曰后，后之所候，皆胸之后背及气管之事。凡脉推而升之,谓自尺而寸,乃上竟上也,所以候胸与喉中之事;凡脉推而下之,谓自寸而尺,乃下竟下也,所以候少腹腰股膝胫足中之事。其左右上下之脉各有所属者如此。后世王叔和之脉,其分部与此大同也欤?

粗大者,阴不足,阳有余,为热中也。

凡脉之粗大者,即洪之脉,乃阳脉也。惟阴气不足,阳气有余,故脉如此,其病当为热中也。

来疾去徐,上实下虚,为厥巅疾。

凡脉之来者甚急,其去甚缓,盖在上最实,故来自疾,上必形于表也,在下颇虚,故去自缓,下必形于里也,其病当为厥疾及巅疾焉。正以气逆于上及顶巅有疾,所以来之甚速也。苟非病之在上,则去必不徐矣。

来徐去疾,上虚下实,为恶风也。故中恶风者,阳气受也。

凡脉之来者甚缓,其去甚速,盖在上颇虚,故来自徐,在下最实,故去自速,其病当为恶风证焉。正以人之感风者,阳气受之,阳为表,今上虚则表虚,风必易感,故不得不恶风也。

有脉俱沉细数者,少阴厥也。数,音朔。

沉细者,肾脉也。沉细而带数,则肾经之气厥逆也,故曰少阴厥也。以下文推之,其殆热厥也欤?据《厥论》之义,亦当为热厥。

沉细数散者,寒热也。数,音朔。

上文言沉细数者,为少阴厥矣。然沉细数中而脉有散意者,阴阳相干。故沉细者,阴脉也;数者,阳脉也;而复又见散,此其所以为寒热往来也。

浮而散者,为眴仆。

脉浮为虚,散为无神,气虚而神不足,故为头眩而仆倒也。然浮主有风,则中风眩晕者亦有之也。

诸浮不躁者皆在阳,则为热,其有躁者在手。诸细而沉者皆在阴,则为骨痛,其有静者在足。

此言脉有浮沉,当分阳经阴经,又即其躁静而辨手足也。言诸脉皆浮,而浮中不躁,其病当在足之阳经。盖浮为阳,故属阳经,而不躁为阳中之阴,乃知其在足也。惟浮为阳脉,病当在表有热。若浮而带躁,则为阳中之阳,而火升于上,其病不在足经而在手经矣。诸脉皆沉细,而沉细中不静,其病当在手之阴经。盖沉细为阴,故属阴经,而不静为阴中之阳,乃知其在手也。惟沉细为阴脉,病当在里骨痛。若沉细带静,则为阴中之阴,而寒入于下,其病不在手经而在足经矣。浮沉躁静之间,乃阴阳手足之所由分者如此。

数动一代者,病在阳之脉也,泄及便脓血。

脉以六至为数,数动者为阳脉,故病在阳经。脉代者为有积,故肠胃当泄,其便宜有脓血也。

诸过者切之,涩者阳气有余也,滑者阴气有余也。阳气有余为身热无汗,阴气有余为多汗身寒,阴阳有余则无汗而寒。

此言涩滑之脉,当知阴阳之有盛衰,而其证亦以异也。凡人有病者,如有过误相似,故曰过。本篇上文曰,故乃可诊有过之脉。阳气者,卫气也,阳经之气亦曰阳气。阴气者,营气也,阴经之气亦曰阴气。涩者,如刀刮竹而往来难,阴脉也。涩脉见者,乃阴气之不足,当知其阳气之有余。滑者,指下如珠而往来盛,阳脉也。滑脉见者,乃阳气之不足,当知其阴气之有余。惟涩脉为阳气之有余,则火盛,其身当有热,且阴气不足,故无汗耳。惟滑脉为阴气之有余,则多汗,且阳气不足,故身冷耳。若涩滑兼见而阴阳俱有余,则阳有余为无汗,阴有余为身冷,宜二证皆见也。按此节不分外感内伤皆然。然医工能于有余者泻之,不足者补之,外感则先泻而后补,内伤则先补而后泻,或补泄兼施,则不失《灵枢·经脉篇》实泻虚补之义矣。但须人迎盛者为外感,气口盛者为内伤,不可误诊而妄治耳。

推而外之,内而不外,有心腹积也。推而内之,外而不内,身有热也。

此言脉之偏于表里者,其证异也。举指于皮肤之间,推而外之,宜乎脉之浮也。但沉而不浮,则内而不外,是必心腹有积在内,故内而不外如此。按指于筋骨之间,宜乎脉之沉也。但浮而不沉,则外而不内,是必在表身热,故外而不内者如此。

推而上之,上而不下,腰足清也;推而下之,下而不上,头项痛也。

此言脉之偏于上下者,其证异也。推而上之以按其上部,但脉止见于上部,而下部则无,则气有升而无降,其腰足必不足而清冷也。推而下之以按其下部,但脉止见于下部,而上部则无,则气有降而无升,其头项必不足而痛也。《甲乙经》以上而不下作下而不上,下而不上作上而不下,始于文义尤顺,与上文正相类。但神圣之语与后世不同,不必以是为拘也。

按之至骨,脉气少者,腰脊痛而身有痹也。

此言脉之按而无力者,其病当在下也。痹之为义,详见《痹论》及《灵枢·寿夭刚柔篇》末二节之所谓寒痹也。

平人气象论篇第十八

详论平人病人脉体气象，故名篇。

黄帝问曰：平人何如？岐伯对曰：人一呼脉再动，一吸脉亦再动，呼吸定息脉五动，闰以太息，命曰平人。平人者，不病也。常以不病调病人，医不病，故为病人平息以调之为法。上为去声，人为平声。

此言一息五至之脉为无病也。鼻中出气曰呼，入气曰吸，呼吸定息，总为一息。言医人一呼，而彼脉遂再动，一吸，而彼脉遂再动，呼吸定息，脉遂五动，犹岁之有闰，是闰以太息之脉，乃所谓一息五至也。如此者，名曰平人。平人者，不病也。盖医人一息，则无病之人亦一息，所以知其脉之五动为不病也。当以不病之人调彼有病之人，缘医者自己不病，故因彼病人，乃平自己之息以调候之耳，此所以为诊法也。按人身之脉，总计一十六丈二尺，见《灵枢·脉度篇》。一呼脉行三寸，一吸脉行三寸。一百三十五息，脉行八丈一尺；二百七十息，行十六丈二尺，为一周。一昼一夜计一万三千五百息，脉行八百一十丈，为五十周，即一十六丈二尺之脉而积之也。见《灵枢》脉度、五十营等篇。

人一呼脉一动，一吸脉一动，曰少气。

此言一息二至之脉为少气，自平脉之不及者言之也。一呼脉当再动，而今止一动，一吸亦当再动，而今亦止一动，则一呼一吸总为一息之间，止得二至而已。《脉诀》以二至为败脉，《难经》以为离经脉，由正气衰少，故脉如是也。按人身一呼再动，脉行三寸，今曰一动，则脉行一寸五分；一吸再动，脉行三寸，今曰一动，则脉行一寸五分。由一息三寸推之，一万三千五百息，脉止行四百五丈，比平人减四百五丈，所以为少气也。

人一呼脉三动,一吸脉三动而躁,尺热曰病温,尺不热脉滑曰病风,脉涩曰痹。

此言一息六至之脉为诸病,自平脉之太过者言之也。一呼脉当再动,而今则三动,一吸脉当再动,而今则三动,则一呼一吸总为一息,为六动矣。《脉诀》以为数脉,《难经》亦以为离经脉,是六至而躁,躁者动之甚也。王注以躁为烦躁。按《灵枢》终始、禁服等篇,有一倍而躁、二倍而躁等语,则躁本言脉,不言病也。今尺脉躁动,当尺有热。尺部者,下部也,主肾水不足,其病为温。若有躁动之脉,而尺部不热,其六至之脉带滑,则滑者,即前篇阴气有余,阳气不足也。阳气不足,当为表虚而感风。其六至之脉带涩,则涩者,即前篇阴气不足,阳气有余也。阴气不足,当为里虚而成痹。其脉病相应者如此。

人一呼脉四动以上曰死,脉绝不至曰死,乍疏乍数曰死。平人之常气禀于胃,胃者平人之常气也。人无胃气曰逆,逆者死。

此举三者之脉为必死,以其无胃气为逆也。人一呼脉当再动,而今曰四动,则一吸脉当再动,而亦四动,所谓一息八至脉也。《脉诀》以八至为脱脉,《难经》以为夺精脉。且曰四动已上,则《脉诀》以九至为死脉,十至为归墓脉,十一十二为绝魂脉,故皆谓之曰死脉也。此则自五至以上之太过者言之耳。若脉绝不至,则一呼一吸脉绝不来,正气衰尽,故亦谓之曰死脉也。此则自五至以下之不及者言之耳。又有乍时而疏,脉不应指而来,乍时而数,脉或连指而来,是乃胃气不和,正气无主,亦谓之曰死也。此则非太过非不及,而脉之杂乱者耳。盖以平人常时之脉气,必禀于胃气而生,人无胃气,则已上诸脉见矣,夫是之谓曰逆,逆则知其为死也。

春胃微弦曰平,弦多胃少曰肝病,但弦无胃曰死。胃而有毛曰秋病,毛甚曰今病。脏真散于肝,肝藏筋膜之气也。

此承上文人无胃气曰逆,故此下五节遂言五脏皆以胃气为本,而此一节则自肝脉而言之也。春时肝脉必主于弦,然春有胃气,则脉斯微弦,夫是之谓曰平,微者和也。《灵枢·终始篇》云:邪气来也紧而疾,谷气来也徐而和。若弦脉甚多,而胃气甚少,则弦而不微,是不和也,肝脏当有病矣。幸而曰少,止谓之病,设止有弦脉而全无胃气,则当谓之死耳。夫曰弦多胃少,曰但弦无胃,皆自脉体之太过者言之也;有等有胃气,而毛脉兼见,是肺脉来见也,肺主秋,故病当见于秋。有等胃气少而毛脉甚,是金来克木也,肝主春,故病当见于今,皆自脉体之不及者言之也。何也?肝脏本有真气,惟春则发于肝,肝藏筋膜之气,故肝主木,木主春,肝主筋,筋病见于春。《金匮真言论》曰:是以知病之在筋也。

夏胃微钩曰平,钩多胃少曰心病,但钩无胃曰死,胃而有石曰冬病,石甚曰今病。脏真通于心,心藏血脉之气也。

此以心脉之病言之也。夏时心脉必主于钩,钩者,如木盛下垂,前曲后倨,如操带钩者是也。然夏有胃气,则脉斯微钩,夫是之谓曰平。若钩脉甚多,而胃气甚少,则钩而不微,是不和也,心脏当有病矣。幸而曰少,止谓之病,设止有钩脉而全无胃气,则当谓之死矣。夫曰钩多胃少,曰但钩无胃,皆自脉体之太过者言之也。有等有胃气,而石脉兼见,是肾脉来见也,肾主冬,故病当见于冬;有等胃气少而石脉甚,是水来克火也,心主夏,故病当见于今,皆自脉体之不及者言之也。何也？心脏本有真气，惟夏则通于心，心藏血脉之气，故心主火，火主夏，心主血脉，血脉病见于夏。《金匮真言论》曰：是以知病之在脉也。

长夏胃微柔弱曰平，弱多胃少曰脾病，但代无胃曰死，柔弱有石曰冬病，弱甚曰今病。脏真濡于脾，脾藏肌肉之气也。弱甚之弱当作石。

此举胃脉之病言之也。长夏，六月建未之月也。长夏属土，胃亦属土，故胃脉主土，主于长夏。长夏胃脉柔弱，而又能微和，夫是之谓曰平。若弱脉甚多，而胃气甚少，则弱而不微，是不和也，脾脏当有病矣，以脾与胃为表里也。幸而曰少，止谓之病，设止有代脉，而且无胃气，则当谓之死矣。代者，脉来中止，不能自还，脾气衰弱之甚也。夫曰弱多胃少，曰但代无胃，皆自脉体之太过者言之也。有等脉来柔弱，而至沉如石，以石主冬脉，故病当见于冬；有等脉已如石，而石之又甚，是水来克火，不能生土也，胃主长夏，故病当见于今，皆自脉体之不及者言之也。何也？脾脏本有真气，惟长夏则通于脾，脾藏肌肉之气，故脾主土，土主长夏，脾主肌肉，肌肉病于长夏。《金匮真言论》曰：是以知病之在肉也。

秋胃微毛曰平，毛多胃少曰肺病，但毛无胃曰死，毛而有弦曰春病，弦甚曰今病。脏真高于肺，以行营卫阴阳也。

此举肺脉之病言之也。秋时肺脉，必主于毛，轻虚似浮，谓之毛也。然秋有胃气，则脉斯微毛，夫是之谓曰平。若毛脉甚多，而胃气甚少，则毛而不微，是不和也，肺脏当有病矣。幸而曰少，止谓之病，设止有毛脉而全无胃气，则当谓之死矣。夫曰毛多胃少，曰但毛无胃，皆自脉体之太过者言之也。有等有毛脉而又有弦脉，是肝脉来见也,肝主春,故病当见于春;有等毛脉少而弦脉甚,则金来克木也,肺主秋,故病当见于今,皆自脉体之不及者言之也。何也?肺脏自有真气,惟秋则高于肺,肺行营卫二气阴阳诸经,故肺脉衰,而已前诸证因之也。

冬胃微石曰平,石多胃少曰肾病,但石无胃曰死,石而有钩曰夏病,钩甚曰今病。脏真下于肾,肾藏骨髓之气也。

此举肾脉之病言之也。冬时肾脉必主于石,如石之沉于水也。然冬有胃气,则肾斯微石,夫是之谓曰平。若石脉甚多,而胃气甚少,则石而不微,是不和也,肾脏当有病矣。幸而曰少,止谓之病,设止有石脉而全无胃气,则当谓之死矣。夫曰石多胃少,曰但石无胃,皆自脉体之太过者言之也。有等有石脉而钩脉兼见,是心脉来见也,心主夏,故病当见于夏;有等石脉少而钩脉甚,则火盛生土,水受火土之邪,肾主冬,故病当见于今,皆自脉体之不及者言之也。何也?肾脏本有真气,惟冬则通于肾,肾脏通骨髓之气,故肾主水,水主冬,肾主骨髓,骨髓病于冬。《金匮真言论》曰:是以知病之在骨也。

胃之大络,名曰虚里,贯鬲络肺,出于左乳下,其动应衣,脉宗气也。盛喘数绝者,则病在中,结而横,有积矣,绝不至曰死。乳之下其动应衣,宗气泄也。 数,音朔。

此承上文而言五脏皆以胃气为本,故胃有大络,其脉气不同,而病死亦异也。人但知十二经及督任二经,共十五络穴,以脾有公孙、大包二络故也。然脾以大包为大络,而不知胃络丰隆之外,亦有大络曰虚里者,则不止于十五络,而当谓之十六络矣。此虚里者,贯膈络肺,出于左乳之下,其脉气动时必至应衣,盖以宗气者,即大气也。

《灵枢》邪客篇、刺节真邪篇皆曰宗气，《灵枢·五味篇》谓之大气。大气积于
膻中，而与此相通也。若虚里之脉盛而发喘，或数而兼绝，则病当在
胃之中；其脉结而且横，则内必有积，此脉之太过也；其脉绝而不至，
则胃气已绝，所以谓之曰死，此脉之不及也。大凡左乳之下其动应
衣，正以宗气由此而泄，故衣为之动耳。前曰动衣，不至于动之甚，
可以验宗气之动；而此曰动衣，则动之甚，而宗气之泄也，故谓之曰
死。乳下之动应衣者，予曾见其人，病终不治。

欲知寸口太过与不及，寸口之脉中手短者，曰头痛。寸口脉中
手长者，曰足胫痛。寸口脉中手促上击者，曰肩背痛。寸口脉沉而
坚者，曰病在中。寸口脉浮而盛者，曰病在外。寸口脉沉而弱，曰
寒热及疝瘕少腹痛。寸口脉沉而横，曰胁下有积，腹中有横积痛。
寸口脉沉而喘，曰寒热。脉盛滑坚者，曰病在外。脉小实而坚者，
曰病在内。脉小弱以涩，谓之久病。脉滑浮而疾者，谓之新病。脉
急者，曰疝瘕少腹痛。脉滑曰风，脉涩曰痹。缓而滑曰热中，盛而
紧曰胀。

此言寸口之脉可以验诸病也。寸口者，气口也。《经脉别论》
曰：气口成寸，以决死生。《难经》曰：脉会太渊。故寸口之脉，中医人之
手指而短者，其病止在上，不及于下，名曰头痛。盖寸主上部，惟其
头痛，故按之短而易见也。前篇云：推而下之，下而不上，头项痛也。寸口
之脉，中医人之指而长者，其病当在下，名曰足胫痛。盖长脉举之有
余，过于本位，故其应在足也。寸口之脉，中医人之指而促上来击
者，是肩背在上，故其脉促上也，名曰肩背痛。寸口之脉至沉而且坚
者，病必在里，故曰病在中。寸口之脉至浮而且盛者，病必在表，故

曰病在外。寸口之脉沉而且弱,沉为阴盛,弱为阳虚,阴阳相搏,故为寒热往来也,及疝瘕少腹痛亦有此沉弱之脉,但当与下文脉急者曰疝瘕少腹痛参之。据理,此处及疝瘕少腹痛六字为衍。寸口之脉沉而且横,则胁下当有积,及腹中亦有横积作痛也。寸口之脉沉而弱者,固为寒热,然沉而带喘,则沉为阴脉,喘为阳病,亦当为寒热往来也。寸口之脉浮而盛者,固为在外,然脉之盛而且滑且坚者,阳脉也,亦病之在外也。沉而坚者,固病在内,然脉之小实而坚者,阴脉也,亦病之在内也。脉来小弱而又且涩,是皆阴脉来见,乃血气之虚也,谓之久病。脉来滑浮而且又疾,是皆阳脉来见,乃邪气盛也,谓之新病。脉来甚急者,疝瘕在内而少腹痛,不但上文脉之沉弱者为有此证也。脉来见滑,是滑为阳脉,风者阳先受之,故当病风。脉来见涩,是涩为阴脉,主阴血不足,故当病痹。脉来缓而滑者,缓为脾脉有余,滑为胃火甚盛,故为热中。脉来盛而紧者,盛则邪气有余,紧则中气不舒,故曰胀。

脉从阴阳,病易已;脉逆阴阳,病难已。易,去声。

此言脉当与病而相顺也。人有阳病,或外感,或内伤,皆当见阳脉。人有阴病,外感则阴病当见阳脉,内伤则阴病当见阴脉也。故脉顺阴阳则病易已。有等脉逆阴阳,则病外感者,阳病见阴脉,阴病见阳脉;内伤者,阳病见阴脉,阴病见阳脉,皆病之难已者也。

脉得四时之顺,曰病无他;脉反四时,及不间脏,曰难已。

此言脉当与时而相顺也。春病得弦脉,夏病得钩脉,秋病得毛脉,长夏得缓脉,冬病得石脉,则脉得四时之顺,曰病无他。若脉反四时,则春得涩脉,夏得石脉,长夏得弦脉,秋得钩脉,冬得缓脉,是谓反四时者也。间脏者，如肝病乘土，当传之于脾，乃不传之于脾而传之于心，则间其所胜之脏，而传之于所生之脏矣。《难经·五十三难》所谓间脏者生是也。及无间脏之脉，皆谓之难已耳。

臂多青脉曰脱血。尺脉缓涩，谓之解㑊。安卧脉盛，谓之脱血。尺涩脉滑，谓之多汗。尺寒脉细，谓之后泄。脉尺粗常热者，谓之热中。

此言尺脉亦可以验诸证也。臂多青脉者，大凡筋脉之中皆血也，血多则赤，血少则青，故知脉青为脱血之证耳。尺脉缓涩，缓为热中，涩为血少，热而血少，故曰解㑊。解㑊者，寒不寒，热不热，弱不弱，壮不壮，不可名状，谓之解㑊也。王注释解㑊为寒不寒，热不热者，本《刺疟论》足少阳之疟有令人身体解㑊，寒不甚，热不甚。安卧者不能起也，脉盛者火愈炽也，火热则血妄行，故亦谓之脱血。盖上文脱血有数脱之义，非一时火盛而暴脱，故其脉不盛，其脉当青。此曰脱血者，有火盛而暴脱之义，其脉亦未必不青也。尺脉来涩而又兼滑，涩为阴虚，滑为阳盛，谓之多汗。《阴阳别论》云：阳加于阴谓之汗。尺部见冷而脉又兼细，是寒气在腹，泄利未已，谓之后泄。尺部常热而脉又粗大，是热气在腹，谓之热中也。按《灵枢·论疾诊尺篇》，据尺以验诸病尤详。

肝见庚辛死，心见壬癸死，脾见甲乙死，肺见丙丁死，肾见戊己死，是谓真脏见皆死。

此言真脏脉见者，各有相克之死期也。庚辛者金日也，肝之真脏脉见，而全无胃气，则至庚辛日而死，以金克木也。壬癸者水日也，心之真脏脉见，而全无胃气，则至壬癸日而死，以水克火也。甲乙者木日也，脾之真脏脉见，而全无胃气，则至甲乙日而死，以木克土也。丙丁者火日也，肺之真脏脉见，而全无胃气，则至丙丁日而死,以火克金也。戊己者土日也,肾之真脏脉见,而全无胃气,则至戊己日而死,以土克水也。是谓真脏脉见,故皆死也。

颈脉动喘疾欬,曰水。目裹微肿,如卧蚕起之状,曰水。溺黄赤安卧者,黄疸。已食如饥者,胃疸。面肿曰风。足胫肿曰水。目黄者曰黄疸。

此言即诸证,而可以辨曰水、曰黄疸、曰胃疸、曰风之异也。水气上逆,则颈脉者,人迎、大迎等穴也,其脉则动,其气则喘,其欬则疾,及目裹者目下也,目下微肿,如卧蚕起之状,是皆水之证也。《评热论》曰:水者阴也,目下亦阴也,腹者至阴之所居,故水在腹中者,必使目下肿也。溺色黄赤而又且嗜卧,是之谓黄疸也。已食如饥,是之谓胃疸也。王叔和《脉经》分黄汗、黄疸、酒疸、谷疸、女劳疸五者,大义似《玉机微义》稍详。《灵枢·论疾诊尺篇》云:身痛而色微黄,齿垢黄,爪甲上黄,黄疸也。安卧,小便黄赤,脉小而涩者,不嗜食。此皆黄疸之证。《脉经》之谷疸,即本文之胃疸也。然水证有兼风者,其面发肿,盖面为诸阳之会,风属阳,上先受之,故感于风者面必先肿,不可误以为止于水也。《评热论》《水热穴论》《灵枢·论疾诊尺篇》皆名曰风水。丹溪无风水门,专利其水,而不用风药,其病难愈。王注以为胃风者非。及考《风论》胃风之状,并无面肿之说。惟有足胫之肿,则止谓之水耳。盖足少阴肾经之脉,上循胫,至阴股,故病如是也。且黄疸之目必黄,以热积胸中,上熏于目而然也。

妇人手少阴脉动甚者,妊子也。

此言妇人妊子之脉也。左手寸部属手少阴心经,而手太阳小肠经之脉为之表里。《脉赋》云:太阳大是男娠。故知手少阴之脉动甚者,为妊男子也。《灵枢·论疾诊尺篇》与此同。后世更手为足,盖不考二经皆同故也。由此推之,则右手寸部属手太阴肺经,当为妊女子者可推矣。

脉有逆从四时,未有脏形,春夏而脉瘦,秋冬而脉浮大,命曰逆四时也。

此举脉之与时相逆者言之也。脉有顺四时者,即上文脉得四时之顺曰病无他是也。脉有逆四时者,未有正脏之脉相形,而他脏之脉反见,春夏脉宜浮大,今反沉细而瘦,秋冬脉宜沉细,今反浮大而肥,此即所谓逆四时也。《玉机真脏论》云:未有脏形,于春夏而脉沉涩,秋冬而脉浮大,名曰逆四时。与此义同。

风热而脉静,泄而脱血脉实,病在中脉虚,病在外脉涩坚者,皆难治,命曰反四时也。

此言脉与病反者,是亦脉与时反之意也。病由风热,脉宜浮大,而反沉静,则阳病见阴脉也。泄利脱血二证,脉宜沉细,而反实大,则阴病见阳脉也。病在中者,脉为有力,则中气方盛,今脉反虚;病在外者,脉宜浮虚,则表病易痊,今脉反涩坚,是皆难治之证,犹脉之反四时也。按《玉机真脏论篇》云病热脉静,泄而脉大,脱血而脉实,是与本篇大义相同。病在中脉实坚,病在外脉不实坚者,皆难治,则稍异耳。又王注以命曰反四时也为衍文,殊不知古人以彼形此,则未必非取譬之意,言此等之脉犹反四时之义,故曰难已也。

人以水谷为本,故人绝水谷则死,脉无胃气亦死。所谓无胃气者,但得真脏脉,不得胃气也。所谓脉不得胃气者,肝不弦、肾不石也。

此言五脏以胃气为本,而胃气以水谷为本,是无水谷者无胃气,无胃气者为真脏脉见也,即如肝脉当弦而不弦,肾脉当石而不石之类。石者,沉也,以石主沉也,是无胃气而然也。

太阳脉至,洪大以长;少阳脉至,乍数乍疏,乍短乍长;阳明脉至,浮大而短。

此举三阳之脉而言之,正见脉贵顺四时也。按《难经》之意,以为得第三甲子,太阳旺,岁有闰,月有大小,大约四五六月也。其气大盛,其候大热,故脉之至也,既洪且大,又见其长,盖洪大而长皆阳脉也,而阳之甚盛,故纯见阳脉而无阴脉者如此。得第一甲子少阳旺,大约在十一二正月也,其气尚微,其候当寒,故脉之至也,乍数乍疏,乍短乍长,盖长数为阳,疏短为阴,而阳之初生,故阳脉虽乍至,而犹未离乎阴脉者如此。得第二甲子阳明旺,大约在正二三月也,其气始萌未盛,其候始暄,故脉之至也,既浮且大,又见其短,盖浮大为阳,短则为阴,而阳气方壮,故阳脉盛而阴脉微者如此。此则《难经》之与《内经》相同者。《难经》又云:太阴之至,紧大而长;少阴之至,紧细而微;厥阴之至,沉短而敦。其意以为得第四甲子太阴之气旺,大约在五六七月也,其气承夏余阳,阴气始至,其候暑温,故脉之至也紧大而长,盖紧为阴脉,大者长者为阳脉,而阴之初生,故阴脉微而阳脉盛者如此。得第五甲子少阴旺,大约在七八九月也,阳气衰微,阴气渐盛,其候清凉,故脉之至也紧细而微,盖紧细与微皆阴脉也,而阴之方盛,故阴脉之全见者如此。得第六甲子厥阴旺,大约在十月十一二月也,阴气极盛,其候寒凝,故其脉之来也沉短而敦,盖沉短而敦,阴脉之极也,而阴之正盛,故阴脉之甚重者如此。此则《内经》之所遗,而《难经》之所备,其必有所本也。按王注《扁鹊阴阳脉法》,亦后世假托之言耳。

夫平心脉来,累累如连珠,如循琅玕,曰心平。夏以胃气为本。

病心脉来，喘喘连属，其中微曲，曰心病。死心脉来，前曲后居，如操带钩，曰心死。

上文第五节至第九节，论五脏平脉、病脉、死脉既已悉矣，而此下五节又详喻之，此一节则自心经而言之也。吾谓夏胃微钩为平脉，拟而议之，平心脉来，累累如连珠，如循琅玕，曰心平。盖脉满而盛，来如连珠，按之如循琅玕，乃来盛去衰，有钩而且和之义，所以谓之平也。夏以胃气为本，故取其钩而且和也。吾谓钩多胃少曰心病，拟而议之，病心脉来，喘喘连属，其中微曲，曰心病。盖其来如喘，又喘而连属，且中手而偃曲，则有钩多胃少之义，所以谓之病也。吾谓但钩无胃曰死，拟而议之，死心脉来，前曲后居，如操带钩，曰心死。盖前虽似曲，而后则居然不动，如操执带钩，则全无和意，所以谓之死也。

平肺脉来，厌厌聂聂，如落榆荚，曰肺平。秋以胃气为本。病肺脉来，不上不下，如循鸡羽，曰肺病。死肺脉来，如物之浮，如风吹毛，曰肺死。

此即肺经之平脉、病脉、死脉而喻之也。吾谓秋胃微毛曰平，拟而议之，平肺脉来，厌厌聂聂，如落榆荚，曰肺平。盖厌厌聂聂者，恬静之意，榆荚非甚粗大，而如落榆荚则有轻虚以浮之意，所以谓之平也。秋以胃气为本，故取其毛而且和也。吾谓毛多胃少曰肺病，拟而议之，病肺脉来，不上不下，如循鸡羽，曰肺病。盖鸡羽者，轻虚之物也，不上不下，如循鸡羽，则鸡羽两旁虽虚，而中央颇有坚意，所以谓之病也。吾谓但毛无胃曰死，拟而议之，死肺脉来，如物之浮，如风吹毛，曰肺死。盖如物之浮，而如风吹毛，则毛而全无胃气，所以谓之死也。

平肝脉来，耎弱招招，如揭长竿末稍，曰肝平。春以胃气为本。病肝脉来，盈实而滑，如循长竿，曰肝病。死肝脉来，急益劲，如新张弓弦，曰肝死。<small>耎，软同。招，迢同。</small>

此即肝经之平脉、病脉、死脉而喻之也。吾谓春胃微弦曰平，拟而议之，平肝脉来，耎弱迢迢，如揭长竿末稍，曰肝平。盖招招者，迢迢也。迢迢然长竿末稍，最为软弱，揭之则似弦而甚和，所以谓之平也。春以胃气为本，故取其弦而且和也。吾谓弦多胃少曰肝病，拟而议之，病肝脉来，盈实而滑，如循长竿，曰肝病。盖盈实而滑，似有坚意，而长竿非循末稍，则弦而不和，所以谓之病也。吾谓但弦无胃曰死，拟而议之，死肝脉来，急益劲，如新张弓弦，曰肝死。盖急而益劲，如弓弦新张，是全无胃气而不和，所以谓之死也。

平脾脉来，和柔相离，如鸡践地，曰脾平。长夏以胃气为本。病脾脉来，实而盈数，如鸡举足，曰脾病。死脾脉来，锐坚如鸟之喙，如鸟之距，如屋之漏，如水之流，曰脾死。

此即脾经之平脉、病脉、死脉而喻之也。吾谓长夏胃微耎弱曰平，拟而议之，平脾脉来，和柔相离，如鸡践地，曰脾平。盖鸡之践地，至和而柔，所以谓之平也。正以长夏以胃气为本，故取其弱而且和也。吾谓弱多胃少曰脾病，拟而议之，病脾脉来，实而盈数，如鸡举足，曰脾病。盖如鸡举足，虽为和缓，而实盈且数，则少和意，所以谓之病也。吾谓但弱无胃曰死，拟而议之，死脾脉来，锐而且坚，是弱而不和也；如鸟之喙，其喙不静；如鸟之距，其距必前；如屋之漏，其势必间；如水之流，其势不及，所以谓之死也。

平肾脉来,喘喘累累如钩,按之而坚,曰肾平。冬以胃气为本。病肾脉来,如引葛,按之益坚,曰肾病。死肾脉来,发如夺索,辟辟如弹石,曰肾死。辟,音劈。

此即肾经之平脉、病脉、死脉而喻之也。吾谓冬胃微石曰平,拟而议之,脉沉而滑,喘喘累累如钩,按之而坚,曰肾平。盖石沉于水,静而不动,喘喘累累,按之而坚,所以谓之平也。吾谓石多胃少曰肾病,拟而议之,病肾脉来,如引葛,按之益坚,曰肾病。盖葛根相附而引之不绝,按之太坚,则石而不和,所以谓之病也。吾谓但石无胃曰死,拟而议之,死肾脉来,发如夺索,辟辟如弹石,曰肾死。盖发如夺索,辟如弹石,则全无沉意,是全无胃气,所以谓之死也。

黄帝内经素问注证发微卷之三

玉机真脏论篇第十九

第六节有曰名曰玉机，内又论真脏脉，故名篇。

黄帝问曰：春脉如弦，何如而弦？岐伯对曰：春脉者肝也，东方木也，万物之所以始生也，故其气来，耎弱轻虚而滑，端直以长，故曰弦。反此者病。帝曰：何如而反？岐伯曰：其气来实而强，此谓太过，病在外；其气来不实而微，此谓不及，病在中。帝曰：春脉太过与不及，其病皆何如？岐伯曰：太过则令人善忘，忽忽眩冒而巅疾；其不及则令人胸痛引背，下则两胁胠满。耎，软同。忘，当作怒。令，俱平声，后同。胠，去鱼反。

此言五脏有应时之脉，其有所反者，必有所病，而此一节则先举肝经以言之也。春时东方属木，万物始生，肝亦主木，故脉有始生之义。其脉来耎弱轻虚而滑，端直以长。盖端直以长，其状似弓弦，而轻虚而滑，则弦而和也。若与此相反，则脉气之来实强，此为太过，病当在外。肝主怒，胆亦主怒，故令人善怒，忽忽眩运昏冒而巅顶沉重，盖肝脉自足而上入毛中，上贯膈，布胁肋，循喉咙之后上入颃颡，出额，与督脉会于巅，由在上邪气盛，故为太过之疾有如是也。正以上盛者邪必盛，故曰病在外。其气来不实而微，此为不及，病当在内。盖肝自大敦上行章门、期门，故胸内作痛而引及于背，下则两胁胠中亦皆胀满，由在内正气虚，故为不及之疾有如是也。正以痛与满在内,故曰病在内。吕广以外病属腑,内病属脏,不必分言,后仿此。

帝曰:善。夏脉如钩,何如而钩? 岐伯曰:夏脉者心也,南方火也,万物之所以盛长也,故其气来盛去衰,故曰钩。反此者病。帝曰:何如而反? 岐伯曰:其气来盛去亦盛,此谓太过,病在外;其气来不盛去反盛,此谓不及,病在中。帝曰:夏脉太过与不及,其病皆何如? 岐伯曰:太过则令人身热而肤痛,为浸淫;其不及则令人烦心,上见欬唾,下为气泄。长,上声。令,平声。

此言心经有应时之脉,其有所反者,必有所病也。夏时南方属火,万物盛长,心亦主火,故脉有盛长之义。其脉举指来盛,而去势则似衰,盖脉上而不下,故其去似衰也。若与此相反,则其脉气之来去皆盛者,此为太过,病当在外,令人身热而肤痛,为浸淫。盖心经火热,故身发热,身发热故皮肤痛,为浸淫者,其痛流布于周身也。其脉气之来不盛,而去反盛,此为不及,病当在内,令人烦心,以心气不足故内烦。手少阴脉起于心中,出属心系,下膈络小肠,又从心系却上肺,故上则欬唾,而下则泄气也。

帝曰:善。秋脉如浮,何如而浮? 岐伯曰:秋脉者肺也,西方金也,万物之所以收成也,故其气来轻虚以浮,来急去散,故曰浮。反此者病。帝曰:何如而反? 岐伯曰:其气来毛而中央坚,两傍虚,此谓太过,病在外;其气来毛而微,此谓不及,病在中。帝曰:秋脉太过与不及,其病皆何如? 岐伯曰:太过则令人逆气而背痛,愠愠然;其不及则令人喘,呼吸少气而欬,上气见血,下闻病音。

此言肺经有应时之脉,其有所反者,必有所病也。秋时西方属金,万物收藏,肺亦主金,故脉有收成之义。其脉来轻虚以浮,来虽似急,而去则即散,非前来盛去不盛之比也。若与此相反,则其脉气之来如毛,而中央则坚,两旁如虚,此为太过,病当在外,令人逆气而背痛,及愠愠然。盖手太阴之脉起于中焦,下络大肠,还循胃口,上膈属肺系,横出腋下,故气逆则肩背痛,而愠愠然不舒畅也。其脉气之来如毛,而毛又至微,此谓不及,病当在内,令人作喘,其呼吸之气皆少,而发之为欬,在上则气逆而见血,在下则肺中有喘息之音也。

帝曰:善。冬脉如营,何如而营?岐伯曰:冬脉者肾也,北方水也,万物之所以合藏也,故其气来沉以搏,故曰营。反此者病。帝曰:何如而反?岐伯曰:其气来如弹石者,此谓太过,病在外;其去如数者,此谓不及,病在中。帝曰:冬脉太过与不及,其病皆何如?岐伯曰:太过则令人解㑊,脊脉痛而少气,不欲言;其不及则令人心悬如病饥,眇中清,脊中痛,少腹满,小便变。帝曰:善。数,上声。解,懈同。眇,音渺。

此言肾经有应时之脉,其有所反者,必有所病也。冬时北方属水,万物合藏,肾亦主水,故脉有合藏之义,其气来沉矣,而沉中带搏,所谓沉濡而滑,谓之曰营。营者,如将之守营,内而不出也。若与此相反,则气来如石之弹,此谓太过,病当在外,令人热不热,寒不寒,壮不壮,弱不弱,而病成解㑊。愚释解㑊之义本于王注,然王注本于《刺疟论》,中有令人身体解㑊,寒不甚,热不甚,故王注如此解之。《平人气象论》曰:尺脉缓涩,谓之解㑊。脊脉甚痛,而元气衰少,不欲言语。其脉气之去如数物然,此为不及,病当在内,令人心中虚悬如病饥饿。其季胁之下曰眇中,正两旁空软处也。其甚清冷,脊中则甚痛,少腹则胀满,小便则变色。盖肾少阴之脉,自股内后廉,贯脊属肾,络膀胱;其直行者,从肾上贯肝膈,入肺中,循喉咙,挟舌本;其支别者,从肺出络心,注胸中,故病如是也。

帝曰:四时之序,逆从之变异也,然脾脉独何主? 岐伯曰:脾脉者土也,孤脏以灌四傍者也。帝曰:然则脾善恶可得见之乎? 岐伯曰:善者不可得见,恶者可见。帝曰:恶者何如可见? 岐伯曰:其来如水之流者,此谓太过,病在外;如鸟之喙者,此谓不及,病在中。帝曰:夫子言脾为孤脏,中央土以灌四傍,其太过与不及,其病皆何如? 岐伯曰:太过则令人四肢不举,其不及则令人九窍不痛,名曰重强。重强之重,平声。

此举脾经之脉,灌乎四脏,其有恶与善反者,亦必有所病也。帝言四脏循四时之序,谓之曰从,其有过与不及而为诸病者,谓之曰逆,从逆之变异,故有如上文所言也。然脾脉与四时独何所主? 伯言脾脉属土,以孤脏而灌于四脏之中,方脾之无病,其有功于四脏,日常如是,虽有其善,不可得而见,及脾之有病,则四脏亦随以病,其恶遂可得而见也。故其来如水之流,脾气降而下也,此谓太过,病当在外,令人四肢不举,以脾主四肢也。其来如鸟之喙,脾气涩而伤也,此谓不及,病当在中,令人九窍不通。夫脾不和平,固为强矣,而九窍不通,则病邪方盛,名曰重强。此皆脾之恶者可见也。

帝瞿然而起,再拜而稽首曰:善。吾得脉之大要,天下至数,五色脉变,揆度奇恒,道在于一,神转不迴,迴则不转,乃失其机,至数之要,迫近以微,著之玉版,藏之藏府,每旦读之,名曰《玉机》。按此与《玉版论要篇》大同,但彼则迴作回,当取彼参看。

五脏受气于其所生,传之于其所胜,气舍于其所生,死于其所不胜。病之且死,必先传行,至其所不胜,病乃死。此言气之逆行也,故死。肝受气于心,传之于脾,气舍于肾,至肺而死。心受气于脾,传之于肺,气舍于肝,至肾而死。脾受气于肺,传之于肾,气舍于心,至肝而死。肺受气于肾,传之于肝,气舍于脾,至心而死。肾受气于肝,传之于心,气舍于肺,至脾而死。此皆逆死也。一日一夜五分之,此所以占死生之早暮也。

此言五脏之病气,有所受,有所传,有所舍,有所死,始之于我所生,而终之于克我者也。受气者,受病气也。凡五脏之病,以子病方盛,反乘其母,故母受病气于其所生也,即肝受气于其心之类。自此而病气渐盛,转辗相克,传之于其所胜,乃我之所克者也,即肝来克脾之类。所传者又传之于所胜,则彼不胜者,乃生我者也,病气从兹而益盛,已舍于此脏矣,舍者居也,即脾往克肾,而肾本生肝,故肝之病气舍于其肾之类。又自是而传之于其所胜,即肾来克心,心来克肺,肺又来克肝,则肝至是而死矣。盖凡病之至死,必先传之,至其所不胜而死。此皆五脏相克,乃为气之逆行也,故至于死。按此与《难经·五十三难》七传者死相类。但此受气于其所生,则子来乘母为始,《难经》则从相克而始,有不同耳,犹肝之受病始于肺也,论其大义,还以《内经》为正。其余传之于所胜者,悉为相类。盖病从心始,则心为一脏受伤矣;肝受气于心,则肝为二脏受伤矣;肝又传脾,则脾为三脏受伤矣;脾又克肾,则肾为四脏受伤矣;肾又克心,则心为五脏受伤矣;心又克肺,则肺为六脏受伤矣;又至肝,则为七传。试以肝经言之:心经有病来乘其母,则肝之病气受之于心;肝木克土,则传之于脾;脾土克水,则气舍于肾;肾水克火,则又传之于心;心火克金,则又传之于肺,故曰至肺而死,盖以肝克于肺也。由此推之,则肝之受气在心,心之受气在脾,脾之受气在肺,肺之受气在肾,肾之受气在肝,皆以母而受之于所生之子也。肝之所传在脾,心之所传在肺,脾之所传在肾,肺之所传在肝,肾之所传在心,皆传于己之所胜者也。肝之所舍在肾,心之所舍在肝,脾之所舍在心,肺之所舍在脾,肾之所舍在肺,皆舍于生己者也。肝之所死在肺,心之所死在肾,脾之所死在肝,肺之所死在心,肾之所死在脾,皆死于所不胜者也。此皆气逆而克,必至于死。吾又以一日一夜计五分而分之,岂特以岁而论?如肝死在秋,以日而论,如肝死庚辛之类哉?故朝主甲乙,昼主丙丁,四季主戊己辰戌丑未时,日晡主庚辛,夜主壬癸。今肝至肺而死,则其死在日晡时也;心至肾而死,则其死在壬癸时也;脾至肝而死,则其死在甲乙时也;肺至心而死,则其死在丙丁时也;肾至脾而死,则其死在戊己及辰戌丑未时也。此所以占死生之早暮也。

黄帝曰:五脏相通,移皆有次,五脏有病,则各传其所胜。不治,法三月若六月,若三日若六日,传五脏而当死,是顺传所胜之次。故曰:别于阳者,知病从来;别于阴者,知死生之期。言知至其所困而死。按《阴阳别论》有:别于阳者,知病处也;别于阴者,知死生之期。别于阳者,知病忌时;别于阴者,知死生之期。与此知病从来四字义同语异。

此帝承上文而言逆传者,固至其所胜而死,而有顺传者亦至其所困而死也。逆传者,如上文所言是也。顺传者,如《热论》谓一日巨阳受之,二日阳明受之,三日少阳受之,四日太阴受之,五日少阴受之,六日厥阴受之。又如《阴阳类论》以太阳为三阳,阳明为二阳,少阳为一阳,太阴为三阴,少阴为二阴,厥阴为一阴,而自表至里,故谓之顺传也。然《热论》止论外感,而由下文三月六月、三日六日观之,则月与日同,不但伤寒为然,凡内伤外感皆有顺传之义。帝问由上文而观,则五脏本相通者也,故逆行而移,皆有次第,凡五脏有病，皆各传其所胜者如此。有等顺传所胜之次，亦至于死，非法所能治者，试观前三月病在阳经，则至六月在阴经之尽，前三日病在阳经，则至六日在阴经之尽，传至五脏已周，而其病当死，是乃由三阳、二阳、一阳、三阴、二阴、一阴顺传所胜之次也。故曰别于阳经者，知病从来，从何阳经而至此也；别于阴经者，知死生之期，即《阴阳应象论》所谓其次治六腑者，未必至死，而其次治五脏者，诚半死半生也。故可以知死生之期。是何也？至于阴经则至其所困而死故耳。

是故风者，百病之长也。今风寒客于人，使人毫毛毕直，皮肤闭而为热，当是之时，可汗而发也；或痹不仁肿痛，当是之时，可汤熨及火灸刺而去之。弗治，病入舍于肺，名曰肺痹，发欬上气。弗治，肺即传而行之肝，病名曰肝痹，一名曰厥胁痛，出食，当是之时，可按若刺耳。弗治，肝传之脾，病名曰脾风，发瘅，腹中热，烦心，出黄，当此之时，可按可药可浴。弗治，脾传之肾，病名曰疝瘕，少腹冤热而痛，出白，一名曰蛊，当此之时，可按可药。弗治，肾传之心，病筋脉相引而急，病名曰瘛，当此之时，可灸可药。弗治，满十日，法当死。肾因传之心，心即复反传而行之肺，发寒热，法当三岁死。此病之次也。长，上声。瘛，音异，后世作瘛。

此亦言五脏病传之次，亦自其相克者而言之也。帝言风为百病之长，本经《风论》与此语同。《生气通天论》《骨空论》《灵枢·五色篇》皆云风者百病之始。今风寒客于人，正以邪从外来，如客之至，故不曰感而曰客，使人毫毛尽直，皮肤受之则闭而为热，当是之时，可汗而发，《阴阳应象大论》云：善治者治皮毛。渐至为痛痹，如《痹论》之谓。为不仁，痛痒不知也，为肿为痛。《阴阳应象大论》曰：寒伤形，形伤肿，热伤气，气伤痛。当是之时,可用汤熨、灸刺等法以去之,即上文可汗而发也。乃弗从而治之,则为肺痹之证,盖邪入于阴,则病必为痹,而肺主皮毛,故为肺痹也。《宣明五气论》云:邪入于阳则狂,邪入于阴则痹。然肺在变动为欬,乃发欬而气上耳。又弗从而治之,则金来克木,乃传之肝,名曰肝痹,一名曰厥胁痛,盖肝之经络皆在胁也。食入即出,木来侮土之渐也。当是之时,可按可刺。又弗从而治之,则木来克土,乃传之脾,名曰脾风,发而为瘅,瘅者热也,腹中亦热,心中必烦,表里皆热也。其所出者黄色,黄者土也,亦主热也。当此之时,可按可药可浴。又弗从而治之,则土来克水,乃传之肾,病名曰疝瘕。肾之经络在少腹,故少腹烦冤作热而痛。其所出者白色,溲出白液也,如虫之食物内损,故一名曰蛊。当此之时,可按可药。又弗从而治之,则水来克火,乃传之心,其病筋脉相引而急,病名曰瘛。盖肾不足则水不生,水不生则筋燥急,故相引也;阴气内弱,阳气外燔,筋脉受热而自跳掣,故为瘛也。当此之时,可灸可药。又弗从而治之,则心不宜受病,今既受病,则满十日,法当死也。若肾传于心之时,其心不受病,即复反传而行之于肺,则病不在心,不必以十日为期也。但肺金再伤,宜发寒热,法当延至三岁而死。曰三岁者,肺至肾一岁,肾至肝一岁,肝至心一岁,火又乘肺,故云三岁死也。由第七节至此观之,则病传之次有三:一则如肝受病气于心,传之于脾,病气舍于其肾,传至于肺而死,谓之逆传之次也。一则三月若六月,三日若六日,由三阳以至一阴,自外而内,谓之顺传之次也。一则如此节,始感于风,成为肺痹,而五脏相克渐至于死,亦谓之逆传之次也,特死期有不同耳。

然其卒发者,不必治于传,或其传化有不以次,不以次入者,忧

恐悲喜怒，令不得以其次，故令人有大病矣。因而喜，大虚，则肾气乘矣，怒则肝气乘矣，悲则肺气乘矣，恐则脾气乘矣，忧则心气乘矣，此其道也。故病有五，五五二十五变，及其传化。传，乘之名也。卒，音猝。令，平声。

此言病有猝时暴发而为大病者，不必依次而入，故不必治其相传之次也。上文所言者，乃传化以次，此则不以其次，因一时五志骤伤，使人不得以其次也。喜者心之志也，惟心气大虚，则肾气乘之，心之所以大病也。怒者肝之志也，惟脾气大虚，则肝气乘之，脾之所以大病也。悲者肺之志也，惟肝气大虚，则肺气乘之，肝之所以大病也。恐者肾之志也，惟肾气大虚，则脾气乘之，肾之所以大病也。忧与悲同，《金匮真言论》云：怒伤肝，悲胜怒。则忧与悲同。亦肺之志也，惟肺气大虚，则心气乘之，肺之所以大病也。或以有余而乘彼，或以不足而受乘，皆乘所不胜，此其不以次而入之道也。故每脏之病有五，凡五五二十有五，皆以五脏之互相转化，如上节所云，及五脏之互相传乘，与本节所云，其名目不同有如此者。但上节所云者以外感，而此节所云者以内伤也。按《金匮真言论》：肝志为怒，心志为喜，脾志为思，肺志为忧，肾志为恐。今不言脾志者略耳。

大骨枯槁，大肉陷下，胸中气满，喘息不便，其气动形，期六月死，真脏脉见，乃予之期日。大骨枯槁，大肉陷下，胸中气满，喘息不便，内痛引肩项，期一月死，真脏见，乃予之期日。大骨枯槁，大肉陷下，胸中气满，喘息不便，内痛引肩项，身热脱肉破䐃，真脏见，十月当作日。之内死。大骨枯槁，大肉陷下，肩髓内消，动作益衰，真脏来当作未。见，期一岁死，见其真脏，乃予之期日。大骨枯槁，大肉陷下，胸中气满，腹内痛，心中不便，肩项身热，破䐃脱肉，目匡陷，真脏见，

目不见人,立死。其见人者,至其所不胜之时则死。

此举诸证渐盛者,必以真脏脉见,乃期其所死之日时也。大骨者,即《生气通天论》之所谓高骨也。大肉者,臀肉也。大骨大肉之荣枯肥瘦,可以验诸骨肉也。_{王注无解。愚尝见一人有肾衰之疾,果于腰骨高起寸余,此大骨枯槁故也。}大骨枯槁,肾之衰也。大肉陷下,脾之衰也。胸中气满,喘息不便,其气动形,上盛下虚,肺之衰也。三经渐衰,肝心未及,期半岁之内当死,必其有五脏之真脉来现,_{真脏脉,如下文真肝脉至一节云云。}乃与之期所死之日耳。大骨枯槁,大肉陷下,胸中气满,喘息不便,肾脾肺三经衰矣。心内作痛,而上引肩项亦因以痛,则心经亦衰,期一月之内当死,必其有五脏之真脉来现,乃与之期所死之日耳。大骨枯槁,大肉陷下,胸中气满,喘息不便,内痛引肩项,则肾脾肺心衰矣。身加发热,诸肉皆脱,䐃肉已破,䐃者肉之分理也,则脾经更衰,而又五脏真脉来现,则十日之内当死矣。大骨枯槁,大肉陷下,肾脾已衰,而肩髓内消,动作益衰,则肾脏尤衰,余证尚未尽具,其真脏之脉未见,期一岁之内当死。若五脏之真脉来见,乃予之期所死之日也。大骨枯槁,大肉陷下,胸中气满,腹内作痛,心中不便,肩项与身皆热,其䐃破肉脱,肾脾肺心衰矣。而目匡下陷,真脏脉见,目不见人,是肝经已衰,而五脏俱已竭也,其人立死。幸而目犹见人,至其所不胜者之时则死,如肝死于日晡申酉之时,即前第七节一日一夜五分之之谓也。

急虚,身中卒至,五脏绝闭,脉道不通,气不往来,譬于堕溺,不可为期。其脉绝不来,若人一息_{当作呼}**五六至,其形肉不脱,真脏虽不见,犹死也。**_{中,去声。卒,音猝。}

此承上文,而言有等急虚中邪者易死,不可拘前证与前脉也。

以言其势则急，以言其人则虚，而此身猝然中邪，致使五脏闭绝，脉道不通，诸经之气不能往来，譬之堕溺水中，立时死亡，不可以日期必之也。其脉或绝而不来，或有一呼五六至，则一吸亦五六至，是一息有十二至，皆绝魂脉也。脉之太过不及虽有不同，而皆为死脉，故虽形肉不脱，真脏脉虽不见，其人亦必死也。岂可拘于上文所期之日时哉！

真肝脉至，中外急，如循刀刃责责然，如按琴瑟弦，色青白不泽，毛折乃死。真心脉至，坚而搏，如循薏苡子累累然，色赤黑不泽，毛折乃死。真肺脉至，大而虚，如以毛羽中人肤，色白赤不泽，毛折乃死。真肾脉至，搏而绝，如指弹石辟辟然，色黑黄不泽，毛折乃死。真脾脉至，弱而乍数乍疏，色黄青不泽，毛折乃死。诸真脏脉见者，皆死不治也。 折，音舌。中，去声。辟，音劈。数，音朔。

此即真脏脉而拟之，又当验其气色皮毛而决其死也。真肝脉至，如循刀刃之形，责责然可畏也；又如琴瑟之弦至急，盖脉不微弦，非脉来耎弱轻虚而滑，端直以长之本体也，乃但弦而无胃者也。色虽见青，而白来克之，不复润泽，金克木也。其毛已折，元气败也，故曰死。真心脉至，至坚而搏，如循薏苡子，殊累累然，是脉不微钩，非来盛去衰之本体也，乃但钩而无胃者也。色虽见赤，而黑来克之，不复润泽，水克火也。其毛已折，元气败也，故曰死。真肺脉至，大而虚，过于盛也；如以毛羽中人肤，浮而无着也，盖脉不微浮，非轻虚以浮、来急去散之本体也，乃但浮而无胃者也。色虽见白，而赤来乘之，不复润泽，火克金也。其毛已折，元气败也，故曰死。真肾脉至，搏击而绝，如指弹石，殊辟辟然，是脉不微沉，非沉以搏之本体也，乃但沉而无胃者也。色虽见黑，而黄来克之，不复润泽，土克水也。其毛已折,元气败也,故曰死。真脾脉至,虽云软弱,而乍数乍疏,是如水之流,如鸟之喙,非和柔相离、如鸡践地之本体也,乃但弱而无胃者也。色虽见黄,而青来克之,不复润泽,木克土也。其毛已折,元气败也,故曰死。

黄帝曰:见真脏曰死,何也? 岐伯曰:五脏者皆禀气于胃,胃者五脏之本也。脏气者,不能自致于手太阴,必因于胃气,乃至于手太阴也,故五脏各以其时,自为而至于手太阴也。故邪气胜者,精气衰也,故病甚者,胃气不能与之俱至于手太阴,故真脏之气独见,独见者,病胜脏也,故曰死。帝曰:善。 为,去声。此节大义,与《太阴阳明篇》帝问脾病而四肢不用一段义同,但辞全不同耳。

此承上文,而言无胃气者乃真脏脉也。脉必始于手太阴肺经,而后行之于诸经,又必有胃气,而后五脏之气始会于手太阴肺经,故五脏各以其所属之时,而借胃气以至于手太阴肺经也。彼邪气胜者,正气必衰,安得有胃气以至于手太阴? 但见各脏之真脏脉独见耳。此其病气胜于脏气,所以至于死也。

黄帝曰:凡治病,察其形气色泽,脉之盛衰,病之新故,乃治之,无后其时。形气相得,谓之可治;色泽以浮,谓之易已;脉从四时,谓之可治;脉弱以滑,是有胃气,命曰易治,取之以时。形气相失,谓之难治;色夭不泽,谓之难已;脉实以坚,谓之益甚;脉逆四时,为不可治。必察四难而明告之, 易,俱去声。

此言凡治病者,必察形气色脉而决其生死也。形气色脉四者,其间有气盛形盛、气虚形虚,谓之相得,其病可治。盖气盛形盛之气,主邪气言;而气虚形虚之气,主正气言。其形则形体也。若形盛气虚,气盛形虚,谓之相失,则难治矣。盖形盛气虚之气,主正气言;

而气盛形虚之气，主邪气言，所以曰难治也。色浮而泽，血气相荣，其病易已；若色夭而晦，枯燥不泽，则难已矣。脉之弦钩毛石，顺于四时，其病可治；若沉涩浮大，逆于四时，则为不可治矣。脉弱以滑，是有胃气，又必分时以取之，其病易治；若脉实以坚，是无胃气，则病为益甚矣。此四者，未易明辨，谓之四难，必察此而明告病人可也。

所谓逆四时者，春得肺脉，夏得肾脉，秋得心脉，冬得脾脉，其至皆悬绝沉涩者，命曰逆四时。未有脏形，于春夏而脉沉涩，秋冬而脉浮大，名曰逆四时也。按《平人气象论》云：脉有逆从四时，未有脏形，春夏而脉瘦，秋冬而脉浮大，命曰逆四时也。与此义同。

此举脉逆四时者而申言之也。所谓脉逆四时者，春得肺脉，金克木也；夏得肾脉，水克火也；秋得心脉，火克金也；冬得脾脉，土克水也。四脉之至，皆悬绝沉涩，是无胃气，命曰逆四时也。此皆析而言之耳。又尝统而言之，大凡春夏阳气渐上，脉宜弦洪，而反沉涩；秋冬阳气渐下，脉宜沉涩，而反浮大，此谓逆四时之脉也。

病热脉静，泄而脉大，脱血而脉实，病在中脉实坚，病在外脉〔不〕实坚者，皆难治。新校正云：不字衍文。按《平人气象论》云：风热而脉静，泄而脱血脉实，病在中脉虚，病在外脉涩坚者，皆难治。与此大同。

此举脉与证反者，而决其为难治也。热病宜洪大，而反沉静；后泄脉宜静，而反脉大；脱血宜沉，而反脉实；病在中者，据《平人气象论》脉不当虚，然亦不可太实而坚，今曰实坚，则邪气在内未已也；病在外者，据《平人气象论》脉不宜涩坚，今曰实坚，则邪气在外方盛也，皆谓之难治也。

黄帝曰：余闻虚实以决死生，愿闻其情。岐伯曰：五实死，五虚死。帝曰：愿闻五实五虚。岐伯曰：脉盛，皮热，腹胀，前后不通，闷

瞀,此谓五实。脉细,皮寒,气少,泄利前后,饮食不入,此谓五虚。帝曰:其时有生者何也? 岐伯曰:浆粥入胃,泄注止,则虚者活。身汗得后利,则实者活,此其候也。瞀,音务。

　　此言五实为邪气有余,五虚为正气不足,皆为死;而正气复,则虚者可生,邪气去,则实者亦可生也。《通评虚实论》云:邪气盛则实,正气夺则虚。故实者有五:脉盛者心也,皮热者肺也,腹胀者脾也,前后不通者肾也,闷瞀者肝也。五脏有邪,五邪各实,所以曰死。然使身汗而邪从外散,后利而邪从下行,则五实渐去,实者亦有可活也。此即《热论》所谓未满三日,可汗而已,其满三日者,可泄而已之义。虚者有五:脉细属心,皮寒属肺,气少属肝,泄利前后属肾,饮食不入属脾。五脏各虚,所以曰死。然使浆粥入胃,胃气渐复,泄利渐止,正气不泄,则五虚渐补,虚者亦有可活也。以理推之,五实自外感而言,五虚自内伤而言,然必五实五虚各备,方可曰死,而虚实止见一证,未可以轻决也。按《宝命全形论》亦有五实五虚,但彼虚实二字就针法而言。

三部九候论篇第二十

中有三部九候等法,故名篇。

　　黄帝问曰:余闻九针于夫子,众多博大,不可胜数,余愿闻要道,以属子孙,传之后世,著之骨髓,藏之肝肺,歃血而受,不敢妄泄,令合天道,必有终始,上应天光星辰历纪,下副四时五行,贵贱更互,冬阴夏阳,以人应之奈何? 愿闻其方。岐伯对曰:妙乎哉问也! 此天地之至数。首数字,上声。属,嘱同。著,着同。歃,《孟子》云:束牲载书而不歃血。令,平声。末数字,去声。

此伯承帝问要道,而指其为至极之数也。

帝曰:愿闻天地之至数,合于人形血气,通决死生,为之奈何?岐伯曰:天地之至数,始于一,终于九焉。一者天,二者地,三者人,因而三之,三三者九,以应九野。故人有三部,部有三候,以决死生,以处百病,以调虚实,而除邪疾。

此言有三部九候之法,以启下文之端也。

帝曰:何谓三部?岐伯曰:有下部,有中部,有上部。部各有三候,三候者,有天有地有人也。必指而导之,乃以为真。上部天,两额之动脉;上部地,两颊之动脉;上部人,耳前之动脉。中部天,手太阴也;中部地,手阳明也;中部人,手少阴也。下部天,足厥阴也;下部地,足少阴也;下部人,足太阴也。故下部之天以候肝,地以候肾,人以候脾胃之气。帝曰:中部之候奈何?岐伯曰:亦有天,亦有地,亦有人。天以候肺,地以候胸中之气,人以候心。帝曰:上部以何候之?岐伯曰:亦有天,亦有地,亦有人。天以候头角之气,地以候口齿之气,人以候耳目之气。三部者,各有天,各有地,各有人。三而成天,三而成地,三而成人,三而三之,合则为九,九分为九野,九野为九脏。故神脏五,形脏四,合为九脏。五脏已败,其色必夭,夭必死矣。

此详论人必有三部,各部有三候,而合为九脏,应于九野,所以为天地之至数也。上部有天、有地、有人。天者,两额之动脉,即下文天以候头角之气,此脉在额两旁瞳子髎、听会等处,动应于指,足少阳脉气所行也。地者,两颊之动脉,即下文地以候口齿之气,此脉在鼻孔下两旁,近于巨髎之分,动应于指,足阳明脉气所行也。人者,耳前之动脉,即下文人以候耳目之气,此脉在耳前陷者中,丝竹空、和髎等处,动应于指,手少阳脉气所行也。凡此者,皆所以候之于头面,故谓之上部也。中部有天、有地、有人。天者,手太阴肺经也,即下文天以候肺之谓,脉在掌后寸口中,是谓经渠,动应于指,即手太阴脉气所行。地者,手阳明大肠经也,即下文地以候胸中之气,此脉在手大指次指岐骨间合谷之分,动应于指,手阳明脉气所行也。人者,手少阴心经也,即下文人以候心之谓,此脉在掌后锐骨之端神门之分,动应于指,即手少阴脉气所行也。凡此者,皆所以候之于手,故谓之中部也。下部有天、有地、有人。天者,足厥阴肝经也,即下文下部之天以候肝,此脉在毛际外、羊矢下一寸半五里之分,卧而取之,动应于指,即足厥阴脉气所行也。女子取太冲。在足大指本节后二寸陷中。地者,足少阴肾经也,即下文地以候肾,此脉在足内踝后、跟骨上陷中太溪之分,动应于指,即足少阴脉气所行也。人者,足太阴脾经也,即下文人以候脾胃之气,此脉在鱼腹上越筋间、直五里下箕门之分,动应于指,即足太阴脉气所行也。凡此者,皆所以候之于足,故谓之下部也。头手足,分上中下为三部矣,而三部之中,又各有天地人,合则为九,所以应九野,而九野正合于吾身之九脏。故神脏五,以肝藏魂,心藏神,脾藏意,肺藏魄,肾藏志也。形脏四,即上文头角、耳目、口齿、胸中也。合为九脏。人有九脏,地有九野,乃天地之至数有如此者。五脏已败,则其色必夭,夭者异于常候也,其人死矣。按后世三部法,以手之寸关尺为主,而此篇脉法,以头面为上部,手为中部,足为下部。观下文手足上去踝五寸等语,推之可见矣。要之,古人诊脉不止于手,而凡头面手足之动脉无不诊之,犹《伤寒论》多以趺阳脉言之者同也。其九候法亦以三部中有天地人,与后世之浮中沉者不同也。

帝曰:以候奈何? 岐伯曰:必先度其形之肥瘦,以调其气之虚

实。实则泻之，虚则补之，必先去其血脉，而后调之，无问其病，以平为期。度，音铎。

此承上文而言调病之法也。三部九候，固如上文所言矣。然医工诊候之法，必先度其形之肥，则知其气之实，而实者有余，可以泻之。度其形之瘦，则知其气之虚，而虚者不足，可以补之。凡此病者，皆必有邪，必先去其脉中之结血，以去其邪，而后调其虚实，以行补泻，且无问其病之何如，惟补之泻之，而以平为期可也。此论用针之法，而用药者亦可以类推矣。

帝曰：决死生奈何？岐伯曰：形盛脉细，少气不足，以息者危。形瘦脉大，胸中多气者死。形气相得者生。参伍不调者病。三部九候皆相失者死。上下左右之脉相应如参春者病甚。上下左右相失不可数者死。中部之候虽独调，与众脏相失者死。中部之候相减者死。目内陷者死。数，去声。

此亦承上文而言决死生之法也。形体盛矣，而脉则细，气则少，呼吸之息不足，是谓之危，危者险也。形体瘦矣，而脉则大，胸中多气，或喘或满，是之谓死。凡此者，即前篇形气相失，谓之难治也。若形气相得，即形盛脉大，形瘦脉细，乃前篇形气相得，谓之可治，所以曰生。参之伍之，而众脉相失，乖其常度，其人必病。三部之中而有九候之法，如下文七诊来现，殊为相失，是之谓死。夫不调曰病，而相失曰死，则有轻重之别也。上下部中各有左右，其脉相应如参春者病甚，是谓大数而鼓，如用参春之杵也。上下左右其脉相失不可数者死，盖谓一息十至以上也。夫曰病甚，曰死，亦有别也。上文言三部之不相应者为病为死，故中部之候虽独调和，然与上下二部之脉彼此相失，其死必也。且中部之候亦至相减，不得调和，则其死亦可必矣。不惟是也,足太阳之脉起于目内眦,主诸阳经之气,乃卫气之行从兹而始者,今曰目已内陷,则亦必死之验也。

帝曰:何以知病之所在? 岐伯曰:察九候独小者病,独大者病,独疾者病,独迟者病,独热者病,独寒者病,独陷下者病。

此言九候之中有七诊之法也。言察九候之中,大小偏者病,疾迟偏者病,寒热偏者病,脉独陷下者病,名曰七诊之法,而可以识九候中之病也。按九候有此七诊法,与后世《脉诀》七诊异。

以左手足上,上去踝五寸按之,庶右手足当踝而弹之,其应过五寸以上,蠕蠕然者不病;其应疾,中手浑浑然者病;中手徐徐然者病;其应上不能至五寸,弹之不应者死。是以脱肉身不去者死,中部乍疏乍数者死。其脉代而钩者,病在络脉。九候之相应也,上下若一,不得相失。一候后则病,二候后则病甚,三候后则病危。所谓后者,应不俱也。察其腑脏,以知死生之期。必先知经脉,然后知病脉,真脏脉见者胜死。踝,胡瓦切。蠕,音软。中,去声。数,音朔。

此言诊脉之有定所,正可以施七诊而知诸病也。手踝之上,手太阴肺经脉也,应于中部,去踝五寸,手之踝骨在下,而从内廉至太渊穴计有五寸。足踝之上,足太阴脾经脉也,应于下部,去内踝骨之上五寸,乃三阴交之上、漏谷之下也,盖漏谷去踝六寸也。以其左手上去踝五寸,即太渊穴,左足上去踝五寸,即漏谷之下,两处按其脉,则于右手右足当踝而弹之。若按右手右足之脉,则于左手左足弹之,盖使左右相应也。其应过五寸以上,蠕蠕然者不病。蠕者,乃虫之软也,今脉软而和,故曰不病。其脉应而速,中指浑浑然者病。浑浑当作混混,不清也。中指徐徐然者病。徐徐,缓也,不应手也。其应上不能至五寸,左右手足互相弹之不应者死。盖气绝,故不应也。

凡曰应者,应医工之指下也。足太阴脾经之脉应在肉,是以脱肉不能行去者死。手太阴肺经之脉主乎气,是以中部乍疏乍数者死,气之衰也。其脉代而钩者,病在络脉。钩为夏脉,又夏气在络,故病在络脉,络脉受邪,则经脉自滞,故脉来中止而代也。九候之相应者,上下若一,不得相失,则迟速大小相等,斯为可贵。其有不等者,一候后则病,二候后则病甚,三候后则病危。所谓候后曰病、曰甚、曰危者,脉来应手之际,左右上下不得齐一也。又必察其腑脏,以知死生之期,即《阴阳别论》之所谓别于阳者,知病忌时,别于阴者,知死生之期也。又必先知各经自然之经脉,即《灵枢·经脉篇》十二经之脉。然后知各经适然之病脉,凡真脏脉来见者,至于相胜之日时而死矣。按此节似有错简,姑从正文释之。

足太阳气绝者,其足不可屈伸,死必戴眼。按《诊要经络篇》载三阳三阴脉之证,内言足太阳之脉,其终也戴眼,反折瘛疭,其色白,绝汗乃出,出则死矣,与此略同。此当与后第十三节参看。

此举足太阳经之气绝者,必其证之可验也。足太阳之脉起于目内眦,上额交巅上,从顶入络脑,还出别下项,循肩膊内,侠脊抵腰中;其支者,复从肩膊别下贯臀,过髀枢,下合腘中,贯腨循踵,至足外侧。故太阳气绝,其足不可屈伸,而死必戴眼也。

帝曰:冬阴夏阳奈何? 岐伯曰:九候之脉,皆沉细弦绝者为阴,主冬,故以夜半死。盛躁喘数者为阳,主夏,故以日中死。是故寒热病者,以平旦死。热中及热病者,以日中死。病风者,以日夕死。病水者,以夜半死。其脉乍疏乍数、乍迟乍疾者,日乘四季死。

此详言诸病必有死期也。帝于首节曾以更互冬阴夏阳,以人应之为问,故此又复问之。伯言九候之脉,凡沉细弦绝者皆为阴脉,其脉宜见于冬,然凡病至于死者,必死以夜半,正以脉与时皆阴也。凡盛躁喘数者皆为阳脉,其脉宜见于夏,然凡病至于死者,必死以日中,正以脉与时皆阳也。病发寒热者,本于感风,风为足厥阴肝经所感,其死必以平旦,正以平旦属甲乙木也。《生气通天论》云:因于露风,乃生寒热。则寒热之病,风气所感也。内热及凡热病者,本于有火,火为手少阴心经所属,其死必以日中,正以日中属丙丁火也。又凡病风者,必足厥阴肝经感之,不特死于平旦,其死又以日夕,正以日夕属申酉金,而与木相克也。凡病水者,必足少阴肾经主之,其死必以夜半,正以夜半属壬癸水也。凡脉乍疏乍数、乍迟乍疾者,脾气内绝,其死必以日乘四季死,正以四季之时属辰戌丑未土也。

形肉已脱,九候虽调犹死。七诊虽见,九候皆从者不死。所言不死者,风气之病及经月之病,似七诊之病而非也,故言不死。若有七诊之病,其脉候亦败者死矣,必发哕噫。

此举形肉已脱者为死,七诊见者,唯风气与经月之病为不死,余则九候败,而亦为死也。此节止举二端而言。夫形肉在人,犹堂室之有墙壁也。形肉已脱,则九候之脉虽调犹死,即上文所谓脱肉身不去者死也。上文言七诊为病者详矣。若七诊虽见,九候之脉皆与各经相宜者不死。所谓不死者,以其有风气之病,为有外邪,月经不行之病,为有妊娠,则似有七诊之病,而实非真七诊也,故言不死。若除风气、经病之外,而有七诊之病,其九候亦败者死矣。且胃经既竭,神不守心,故死之时必发哕噫。《宣明五气篇》云:心为噫,胃为哕。

必审问其所始病,与今之所方病,而后各切循其脉,视其经络浮沉,以上下逆从循之,其脉疾者不病,其脉迟者病,脉不往来者死,皮

肤著者死。著,着同。

此亦详诊脉之法也。脉疾者,气犹强盛,故不病。脉迟者,气已不足,故病。脉不往来,精神已去,故死。皮肤著者,骨已干枯,故死。

帝曰:其可治者奈何?岐伯曰:经病者治其经,孙络病者治其孙络血,血病身有痛者治其经络。其病者在奇邪,奇邪之脉则缪刺之。留瘦不移,节而刺之。上实下虚,切而从之,索其结络脉,刺出其血,以见通之。奇邪,见《灵枢》根结、口问、血络等篇。

此详言诸病之刺法也。病有在经者,治其经穴,如肺病治其经渠之谓。病有在孙络者,治其孙络之结血。《灵枢·脉度篇》云:经脉为里,支而横者为络,络之别者为孙,盛而血者疾诛之,盛者泻之,虚者饮药以补之。血病及身有痛者,合经穴络穴而治之。如肺病治经渠、列缺之谓。其有奇邪者,不正之邪,适然所中者,则取络脉以缪刺之,左取右,右取左也。病气淹留,形容减瘦,证不移易,则以时消息而渐刺之,即上文所谓无问其病,以平为期者是也。有等上实下虚,当切而从之,必其有结络之脉,故上下不通,当索其结处而刺出其血,以现通之,即上文刺孙络络脉之谓也。

瞳子高者太阳不足,戴眼者太阳已绝。此决死生之要,不可不察也。此篇为第八节之脱简。

上文言足太阳气绝者,其足不可屈伸,死必戴眼。然须知瞳子高者,乃太阳不足,欲绝而未绝;戴眼者,乃太阳已绝,欲苏而不能。此内有死生之分,不可不察也。

手指及手外踝上五指留针。王注以为错简者是也。愚疑是第七节中手徐徐然下之脱简。

经脉别论篇第二十一

别，彼劣切。内言太阳、阳明、少阳、太阴、少阴、厥阴之脉各有分别，故名篇。

黄帝问曰：人之居处动静勇怯，脉亦为之变乎？岐伯对曰：凡人之惊恐恚劳动静，皆为变也。是以夜行则喘出于肾，淫气病肺。有所堕恐，喘出于肝，淫气害脾。有所惊恐，喘出于肺，淫气伤心。度水跌仆，喘出于肾与骨。当是之时，勇者气行则已，怯者则著而为病也。故曰：诊病之道，观人勇怯骨肉皮肤，能知其情，以为诊法也。首为，去声。恚，音秽，怒也。度，渡同。跌，音迭。仆，音付。著，着同。

此言脉有因五脏受伤而变，而诊病者当据此以为法也。帝问居处或动或静，性情或勇或怯，脉亦为之变乎？伯言凡人或惊或恐，或怒或劳，或动或静，皆为变也。是以肾属少阴，卫气夜行于阴，营气以寐而养，设当夜而行，则喘息内出于肾，而肺为之母者，子气受淫，上干于肺，肺斯病焉。有所堕坠而恐，则筋既受伤，血亦不纳，其喘息内出于肝，而肝气反余，淫气乘土，脾被害焉。有所惊怖而恐，惊则气乱，喘息内出于肺，而心无所依，神无所归，所胜妄行，心反伤焉。渡水跌仆，水通于肾，跌仆伤则喘出于肾与骨，斯时也，勇者气散则无病，怯者气着则为病矣。故诊病之道，既观人之勇怯骨肉皮肤，而又能知病肺害脾伤心着病之详，则诊法备矣。

故饮食饱甚，汗出于胃。惊而夺精，汗出于心。持重远行，汗出于肾。疾走恐惧，汗出于肝。摇体劳苦，汗出于脾。故春夏秋冬，四时阴阳，生病起于过用，此为常也。

此言人之四时脏腑生病皆起于过用，亦诊病者所当知也。饮食入胃,太过于饱,食气蒸迫,故汗出于胃。事有惊怖,致夺精神,心神外越,故汗出于心。所持则重,所行则远,必骨以当之,惟肾主于骨,故汗出于肾。其走过疾,兼之恐惧,必筋以当之,惟肝主于筋,故汗出于肝。摇动其体,劳苦其形,必肉以当之,惟脾主于肉,故汗出于脾。此乃四时之在脏为阴,在腑为阳,其有病皆起于过用,如饮食饱甚等义,人所常犯者也。凡诊病者,不可不知此等之病由欤!

食气入胃,散精于肝,淫气于筋。食气入胃,浊气归心,淫精于脉。脉气流经,经气归于肺,肺朝百脉,输精于皮毛。毛脉合精,行气于府,府精神明,留于四脏,气归于权衡,权衡以平,气口成寸,以决死生。饮入于胃,游溢精气,上输于脾,脾气散精,上归于肺,通调水道,下输膀胱,水精四布,五经并行,合于四时五脏,《阴阳》《揆度》,以为常也。

此言食入于胃者,精气散于肝,归于心,而会于肺;饮入于胃者,输于脾,归于肺,而下行于膀胱,亦诊病者所当知也。食气者,谷气也。谷气入胃,运化于脾,而精微之气散之于肝,则浸淫滋养于筋矣,以肝主筋也。谷气入胃,其已化之气虽曰精气,而生自谷气,故亦可名为浊气也。心居胃上,而浊气归之,则浸淫滋养于脉矣,以心主脉也。心为诸经之君主,主夫血脉,脉气流于诸经,诸经之气归于肺,肺为五脏之华盖,所谓脏真高于肺,以行营卫阴阳,故受百脉之朝会,其精气运之于皮毛矣,以肺主皮毛也。肺曰毛,心曰脉,毛脉合精而精气行于府,府者膻中也。《灵枢·五味篇》谓大气积于胸中。《邪客篇》谓宗气积于胸中。《刺节真邪篇》谓宗气流于海者是也。膻中为府,其精气_{宗气}。最为神明,而司呼吸,行经隧,始行于手太阴肺经,通于心肝脾肾之四脏,而四脏之精皆其所留。是气也,平如权衡,惟其始于手太阴肺经而行之,故气口者,即手太阴经之太渊穴也,与鱼际相去一寸,又成寸口之名,真可以诊吉凶而决死生也。《灵枢·小针解篇》以气口虚为当补,气口盛为当泻,则凡病皆以气口为主。然所食之谷有精气,则所饮之水亦有精气,方其饮入于胃,其精微之气游溢升腾,上输于脾,盖脾附于胃之右,比胃为上,故脾气散精,上归于肺,而肺行百脉,通调水道,下输膀胱,水精分布于四脏,五脏并行乎水精,真有合于四时五脏及古经《阴阳》《揆度》等篇之常义也。诊病者可弗知欤? 按饮入于胃以下,乃言饮而不言食,李东垣《脾胃论》、朱丹溪《纂要书》不考上文为食,乃改为饮食入胃,则于下输膀胱,水精四布之义大背矣。殊不知上文之食含畜饮义,而下文之饮难以兼食也。何诸医书皆宗李朱而不考经旨者,皆缪矣。

太阳脏独至,厥喘虚气逆,是阴不足阳有余也,表里当俱泻,取之下俞。阳明脏独至,是阳气重并也,当泻阳补阴,取之下俞。少阳脏独至,是厥气也,跷前卒大,取之下俞,少阳独至者,一阳之过也。太阴脏搏者,用心省真,五脉气少,胃气不平,三阴也,宜治其下俞,补阳泻阴。一阳独啸,少阳厥也,阳并于上,四脉争张,气归于肾,宜治其经络,泻阳补阴。一阴至,厥阴之治也,真虚㾓心,厥气留薄,发为白汗,调食和药,治在下俞。卒,猝同。一阳独啸之一阳当作二阴。少阳厥也之少阳当作少阴,且与下文气归于肾方有照应。㾓,音狷,瘦也。和,去声。

此言三阳三阴脉证各见者,宜分经而治也。太阳者,足太阳膀胱经也。其脉独至,张仲景以为尺寸脉浮。厥者气逆,喘者难息,虚者不实,诸证上行,是肾经不足,膀胱经有余也。盖膀胱与肾为表里,而里不足,则在表有余之邪乘之,其表里俱当泻,取之下俞。盖下者,足也。俞者,膀胱经之俞穴束骨,足小指外侧本节后赤白肉际陷中,灸三壮,针三分,留三呼。肾经之俞穴太溪。足内踝后、跟骨上动脉陷中,针三分,留七呼,灸三壮。按王注以为足俞者,不明。新校正能校王注之讹,而于本经之穴无着,亦非也。由是三阳入于二阳,则为足阳明胃经矣。《阴阳别论篇》岐伯以太阳为三阳。《阴阳类论》黄帝以阳明为二阳,少阳为一阳。阳明脉气独至,张仲景以为尺寸俱长。是足太阳之邪重并于阳明也。胃属阳,脾属阴,惟阳气重并,当泻足阳明胃经之俞穴陷谷,足大指次指外间陷中,灸三壮,针三分,留七呼。补足太阴脾经之俞穴太白。足大指内侧,内踝前核骨下陷中,针三分,灸三壮。由是二阳入于一阳,则为足少阳胆经矣。少阳脉气独至,张仲景以为尺寸俱弦。是足少阳之气逆也。然足少阳之脉下行抵绝骨之端,当外踝之前,循足跗,故阳跷者,本属足太阳经之申脉,而阳跷之前乃足少阳之脉,今猝然而大,是少阳之气盛也,当泻胆经之俞穴临泣,足次指本节后间陷中,去夹溪一寸五分,针二分,留五呼,灸三壮。盖少阳独至者,正一阳之有过也。过者病也,故即此经治之,而其肝经则无及耳。由是一阳入于三阴,则为足太阴脾经矣。《阴阳类论》黄帝以足太阴为三阴,足少阴为二阴,足厥阴为一阴。太阴脏搏者,下节之所谓浮鼓脉者是也。仲景以为尺寸俱沉细。真者,真脏之脉也,宜用心省之,若真脏脉来则不可治矣。此脏之脉搏者何也?五脏之脉气少,而胃气不平,故言此三阴真脏之脉来现也,当补足阳明胃经之俞穴陷谷,足次指外间本节后陷中,去内庭二寸,针五分,留七呼,灸三壮。泻足太阴脾经之俞穴太白。足大指内侧,内踝前核骨下陷中,针三分,灸三壮。由是三阴入于二阴,则为足少阴肾经矣。啸者,耳中鸣也。《阴阳应象大论》曰:肾在窍为耳。今二阴独啸,是少阴之气逆于上也。足太阳之气并于上而行,而太阳、阳明、少阳、太阴之四脉争张而有余,故邪气归之于肾,宜泻足太阳膀胱经之经穴昆仑,络穴飞扬,昆仑,足外踝后跟骨上陷中,针五分,留十呼,灸三壮。妊妇忌之。飞扬,外踝骨上七寸,针三分,灸三壮。补足少阴肾经之经穴复溜,足内踝上二寸筋骨陷中,针三分,留七呼,灸五壮。络穴大钟。足跟后踵中,大骨上两筋间,灸三壮,针二分,留七呼。由是而二阴入于一阴,则一阴之脉至者,乃足厥阴肝经治事也。至此则虚者真,痏者在心,其逆气留薄,发为白汗。白汗者,肝虚为金所乘也。宜调和药食,并治肝经之俞穴太冲。足大指本节后一寸半,动脉应手陷中,针三分,留十呼,灸三壮。不言补泻者,上文肾经尚补,而此肝经亦宜曰补,况既曰真虚,则岂可再泻乎?按此篇传经次第,惟《热论》一日巨阳受之,二日阳明受之,三日少阳受之,四日太阴受之,五日少阴受之,六日厥阴受之,与此相类。然以诸经证候观之,则与《热论》之证不同,未可以外感论也,学者察之。

帝曰:太阳脏何象?岐伯曰:象三阳而浮也。帝曰:少阳脏何象?岐伯曰:象一阳也。一阳脏者,滑而不实也。帝曰:阳明脏何象?岐伯曰:象大浮也。太阴脏搏,言浮鼓也。二阴搏至,肾沉不浮也。此节末言二阴,则上文一阳独啸,少阳厥也,当为二阴少阴可知,且此尾不言厥阴,信有脱简,而上节之讹益显。

此总承上文而明六经之脉象也。帝言太阳、阳明、少阳俱曰独脏至,而太阴脏则曰脏搏,二阴则曰独啸,一阴则曰至,其脉体果何象耶?伯言太阳之脉主于浮,盖太阳为三阳,阳行于表,故脉宜象三阳而浮也。少阳为阳之里,阴之表,所谓半表半里者是也。其脏为阳之初生,故脉体滑而不实,象一阳之为初阳也。阳明虽为太阳之里,而实为少阳之表,比之滑而不实者,则大而浮矣,仿佛乎太阳之浮也。太阴则入于阴分,脉虽始伏,而实鼓击于手,未全沉也。二阴虽相搏而至,然肾脉沉而不浮也。由是观之,则厥阴为沉之甚,又非二阴比矣。

脏气法时论篇第二十二

五脏之气必应天时,而人之治脏气者当法天时,故名篇。

黄帝问曰:合人形以法四时五行而治,何如而从?何如而逆?得失之意,愿闻其事。岐伯对曰:五行者,金木水火土也。更贵更贱,以知死生,以决成败,而定五脏之气,间甚之时,死生之期也。帝曰:愿卒闻之。间,去声。卒,如字。

此因帝欲法时以治脏气,而伯言以五行为主,可以为治病之准也。下文乃详言之。卒,尽也。按《素问》《灵枢》言愿卒闻之者甚多,其义仿此。

岐伯曰:肝主春,足厥阴少阳主治,其日甲乙,肝苦急,急食甘以缓之。心主夏,手少阴太阳主治,其日丙丁,心苦缓,急食酸以收之。脾主长夏,足太阴阳明主治,其日戊己,脾苦湿,急食苦以燥之。肺主秋,手太阴阳明主治,其日庚辛,肺苦气上逆,急食苦以泻之。肾主冬,足少阴太阳主治,其日壬癸,肾苦燥,急食辛以润之。开腠理,致津液,通气也。

此言五脏应乎四时,而治之者必法时也。春属木,肝亦属木,故肝主春。斯时也,足厥阴肝者乙木也,足少阳胆者甲木也,正治其时,春之日有甲乙,乃肝气之尤旺者,然肝脉主弦,最苦在急,急则肝病也,惟甘性缓,急宜食甘者以缓之。凡饮食药物皆然。夏属火,心亦属火,故心主夏。斯时也,手少阴心者丁火也,手太阳小肠者丙火也,正治其时,夏之日有丙丁,乃心气之尤旺者,然心脉洪,最苦在缓,缓则心虚也,惟酸性收,急宜食酸者以收之。长夏属土,脾亦属土,故脾主长夏。斯时也,足太阴脾者己土也,足阳明胃者戊土也,正治其时,长夏之日有戊己,乃脾气之尤旺者,然脾为太阴湿土,最苦在湿,湿则脾病也,惟苦性燥,急宜食苦者以燥之。秋属金,肺亦属金,故肺主秋。斯时也,手太阴肺者辛金也,手阳明大肠者庚金也,正治其时,秋之日有庚辛,乃肺气之尤旺者,然肺苦气上逆,惟性苦者可以泻逆,急宜食苦者以泻之。冬属水,肾亦属水,故肾主冬。斯时也,足少阴肾者癸水也,足太阳膀胱者壬水也,正治其时,冬之日有壬癸,乃肾气之尤旺者,然肾属水,最苦燥,惟辛性润,急宜食辛者以润之。如黄柏之类。庶乎腠理自开,津液自致,五脏之气自相通也。

病在肝,愈于夏,夏不愈,甚于秋,秋不死,持于冬,起于春,禁当风。肝病者,愈在丙丁,丙丁不愈,加于庚辛,庚辛不死,持于壬癸,起于甲乙。肝病者,平旦慧,下晡甚,夜半静。肝欲散,急食辛以散之,用辛补之,酸泻之。

此以下五节,承上文而言五脏之病,可以于岁于日于时而决之,又当顺其所欲之性以行补泻之法也。试以肝经言之:凡病在肝者,以肝性属木,其病从春始也。至于夏属火,则火能克金,而金不能克木,故肝病当愈于夏,所谓子制其鬼者是也。余愈同。若夏不愈,当甚于秋,盖甚则沦于死矣,乃金来克木,所谓子休鬼复者是也。余甚同。设秋不死,当持于冬,盖冬属水,水为肝之母,母气一旺,肝气有资,故可与病气相支而不甚耳,所谓鬼休而母养,故能相持于父母之乡也。余持同。其冬虽与相持,其病复起于春,盖肝气之病又当至春而起,所谓自得其位而起者是也。余起同。然吾之肝正属厥阴木,而风气必通于肝,故凡有肝病者,必禁当风以犯之也。斯则一岁之中,可以计其所愈、所甚、所持、所起者如此。至于以日而计之者何如?肝病者,愈于丙丁之日,以丙丁火旺,所制者金,而金不克木,木病自愈也。设丙丁不愈,加于庚辛之日,加即甚之谓也,以庚辛金旺,必来克木,而木病必甚也。设庚辛不死,持于壬癸之日,以壬癸水旺,必母来助子,而木病可支也。虽能支于水旺之日,而又必起于甲乙之日,以木病当复于本日也。又至于以时而计之者何如?肝病者,平旦慧,以平旦应甲乙木,故病主慧,慧者爽也,时旺木亦旺也。下晡甚,以下晡者申酉时也,应在庚辛,故病主甚,金来克木也。夜半静,以夜半者亥子时也,应在壬癸,故病主静,水来生木也。况肝既有病,则治之者当顺其性而治之。故肝之所苦在急,则其所欲在散,惟味之辛者主散,宜急食辛以散之。性欲散而辛能散,此补之者所以用辛也。性苦急而酸能收,此泻之者所以用酸也。治肝之法又如此。

病在心,愈在长夏,长夏不愈,甚于冬,冬不死,持于春,起于夏,禁温食热衣。心病者,愈在戊己,戊己不愈,加于壬癸,壬癸不死,持于甲乙,起于丙丁。心病者,日中慧,夜半甚,平旦静。心欲耎,急食咸以耎之,用咸补之,甘泻之。

以心经言之:凡病在心者,以心性属火,其病从夏始也。至于长夏属土,则土能克水,而水不能克火,故心病当愈于长夏。但长夏不愈,当甚于冬,以水能克火也。若冬不死,当持于春,以木能生火也。其病之复起,又当在于夏,以火病当起于火候也。且热则心躁,故食温衣热者皆当禁用之。此乃以岁而计之者如此。至于以日而计之者何如？心病者，愈在戊己日，以土旺则水衰，水衰不能克火也。戊己不愈，加于壬癸，以水旺则火必受克也。壬癸不死，持于甲乙，以木旺则火生也。热心病必起于丙丁，以火病当复于火日也。又至于以时而计之者何如？心病者，日中慧，以日中正属丙丁火也。夜半甚，以夜半正属壬癸水也。平旦静，以平旦正属甲乙木也。然所以治之者，心欲耎，惟咸为能耎坚，急食咸以耎之。惟其所欲在耎，此咸之所以为补也。惟其所苦在缓，此甘之所以为泻也。此乃因其性而治之耳。

病在脾，愈在秋，秋不愈，甚于春，春不死，持于夏，起于长夏，禁温食饱食、湿地濡衣。脾病者，愈在庚辛，庚辛不愈，加于甲乙，甲乙不死，持于丙丁，起于戊己。脾病者，日昳慧，日出甚，下晡静。脾欲缓，急食甘以缓之，用苦泻之，甘补之。 昳，音昊。

以脾经言之：凡病在脾者，以脾性属土，其病从长夏始也。至于秋属金，则金能克木，而木不能克土，故脾病当愈于秋。但秋不愈，当甚于春，以木能克土也。若春不死，当持于夏，以火能生土也。其病之复起，又当在于夏，以土病当复于土月也。且食或温热、过于太饱，或湿地湿衣，皆脾土所恶，俱宜禁之。此乃以岁而计之者如此。至于以日而计之者何如？脾病者，愈在庚辛日，以金旺则木衰，木衰不能克土也。庚辛不愈，加于甲乙，以木旺则土必受克也。甲乙不死，持于丙丁，以火旺则土生也。然脾病必起于戊己，以土病当复于土日也。又至于以时而计之者何如？脾病者，日昳慧，以日昳则未土正旺，土性耐也。日出甚，以日出则木旺也。下晡静，以金旺则木退也。然所以治之者，脾欲缓，惟甘者能缓，急食甘以缓之。惟甘能缓之，此甘之所以为补也。脾苦湿，惟苦性坚燥，此苦之所以为泻也。

病在肺,愈在冬,冬不愈,甚于夏,夏不死,持于长夏,起于秋,禁寒饮食寒衣。肺病者,愈在壬癸,壬癸不愈,加于丙丁,丙丁不死,持于戊己,起于庚辛。肺病者,下晡慧,日中甚,夜半静。肺欲收,急食酸以收之,用酸补之,辛泻之。

以肺经言之:凡病在肺者,以肺经属金,其病从秋始也。至冬属水,则水能克火,而火不能克金,故肺病当愈于冬。但冬不愈,当甚于夏,以火能克金也。若夏不死,当持于长夏,以土能生金也。其病之复起又当在于秋,以金病当起于金候也。且肺恶寒,故衣食之寒者皆禁用之。此乃以岁而计之者如此。至于以日而计之者何如?肺病者,愈在壬癸日,以水旺则火衰,火衰不能克金也。壬癸不愈,加于丙丁,以火旺则金必受克也。丙丁不死,持于戊己,以土旺则金王也。然肺病必起于庚辛,金病常复于金日也。又至于以时而计之者何如?肺病者,下晡慧,以下晡正属庚辛金也。日中甚,以日中正属丙丁火也。夜半静,以夜半正属壬癸水也。然所以治之者,肺欲收,惟酸为能收,急食酸以收之。惟其所欲在收,此酸之所以为补也。所苦在散,此辛之所以为泻也。

病在肾,愈在春,春不愈,甚于长夏,长夏不死,持于秋,起于冬,禁犯焠㶼热食温炙衣。肾病者,愈在甲乙,甲乙不愈,甚于戊己,戊己不死,持于庚辛,起于壬癸。肾病者,夜半慧,四季甚,下晡静。肾欲坚,急食苦以坚之,用苦补之,咸泻之。焠,音猝。㶼,音哀。

以肾经言之:凡病在肾者,以肾经属水,其病从冬始也。至春属木,则木能克土,而土不能克水,故肾病当愈于春。若春不愈,当甚于长夏,以土能克水也。若长夏不死,当持于秋,以金能生水也。其

病能复起，又当在于冬，以水病必在于水候也。且肾性恶燥，故凡焠
煿之热食，温灸之衣，宜弗犯之。此乃以岁而计之者如此。至于以
日而计之者何如？肾病者，愈在甲乙日，以木旺则土衰，土衰不能克
水也。甲乙不愈，甚于戊己，以土旺则水必受克也。戊己不死，持于
庚辛，以金旺则水生也。然肾病必起于壬癸，以水病当复于水日也。
又至于以时而计之者何如？肾病者，夜半慧，以夜半属壬癸水也。
四季甚，以四季属土也。下晡静，以下晡属庚辛金也。然所以治之
者，肾欲坚，惟苦为能坚，急食苦以坚之。惟其所欲在苦，此苦之所
以为补也。所苦在奕，此咸之所以为泻也。

**夫邪气之客于身也，以胜相加，至其所生而愈，至其所不胜而
甚，至于所生而持，自得其位而起，必先定五脏之脉，乃可言间甚之
时、死生之期也。**间，去声。

此总结上文之为病、为愈、为甚、为持、为起者，必当先定五脏之
本脉而始知之也。肝病始于春，心病始于夏，脾病始于长夏，肺病始
于秋，肾病始于冬者，皆由邪气感于吾身，以胜相加，如肝病由肺而
传，心病由肾而传，脾病由肝而传，肺病由心而传，肾病由脾而传之
谓也。至其所生而愈，如肝病愈于夏，心病愈于长夏，脾病愈于秋，
肺病愈于冬，肾病愈于春者，皆我之所生也。至其所不胜而甚，如肝
病甚于秋，心病甚于冬，脾病甚于春，肺病甚于夏，肾病甚于长夏者，
皆我之所不胜而能克我也。至其所生而持，如肝病持于冬，心病持
于春，脾病持于夏，肺病持于长夏，肾病持于秋者，皆彼能生我也。
自得其位而起，如肝病起于春，心病起于夏，脾病起于长夏，肺病起
于秋，肾病起于冬者，皆得其所应之时而病复起也。夫五脏之病由
于相生相胜者如此，至于日时可推矣。又当先定五脏之本脉，如春

脉弦，夏脉钩，长夏脉代，秋脉毛，冬脉石，或有胃气及无胃气，则彼之生我克我，我得而知。故凡为愈者我所生，持者生乎我，其病为间，而为生之期；为甚者克乎我，为起者得本位，其病为甚，而为死之期，可得而言之矣。若不定五脏之脉，则彼于我之相生相克，胡从而知之哉？

肝病者，两胁下痛引少腹，令人善怒；虚则目睕睕无所见，耳无所闻，善恐，如人将捕之。取其经厥阴与少阳，气逆则头痛，耳聋不聪，颊肿。睕，音荒。

上文五节，言五脏之病用五味以补泻，则用药之意寓矣。而此下五节，又言五脏之病复有用针之法也。试以肝经言之：足厥阴之脉，循股阴入毛中，过阴器，抵少腹，又上贯膈，布胁肋，故两胁下痛，以下引少腹，其气实则善怒，《灵枢·本神篇》云：肝气实则怒。此则邪气有余之证也。至于正气之虚，则目睕睕无所见，耳无所闻，盖足厥阴之脉，自胁肋循喉咙，上入颃颡，连目系；足少阳之脉，其支者从耳后入耳中，出走耳前，至目锐眦后，故虚则耳目无所见闻也。惟其虚也，故善于恐惧，如人有将捕之意，正以肝藏魂，魂不安，故其病如此。当取足厥阴之经穴中封，足内踝骨前一寸筋里宛宛中，针四分，留七呼，灸三壮。足少阳之经穴阳辅，足外踝上四寸，辅骨前、绝骨端三分，去丘墟七寸，针三分，留七呼，灸三壮。以肝与胆相为表里也。实则泻其有余，虚则补其不足耳。王注泛言以为经脉之经，不着穴言，然则将用何穴以治病耶？然足厥阴之脉，自目系上出额，与督脉会于巅，故头必痛。足少阳之脉，支别者从耳中出走耳前，又支别者抵于頔，加颊车，又足厥阴之脉，支别者从目系下颊里，故耳聋不聪，而颊又肿也。此则气逆于上，故见之于头耳颊者如此，亦是有余之证也。取其两经以出血而已。此不言穴，意者亦是上文之经穴耳。按此下五节皆言用针，不言用药，然各经证候甚明，惟智者明此经络，识此证候，则凡药属肝胆者，可恁用矣。后仿此。

心病者，胸中痛，胁支满，胁下痛，膺背肩甲间痛，两臂内痛；虚则胸腹大，胁下与腰相引而痛。取其经少阴太阳，舌下血者。其变病，刺郄中血者。 甲，胛同。

以心病言之，手少阴心经之脉，其直者从心系却上肺，下出腋下；手厥阴心包络之脉，其支者循胸中出胁，下腋三寸，上抵腋下，下循臑内，行太阴少阴之间，入肘中，下循臂，行两筋之间；又手太阳小肠经之脉，自臂臑上绕肩胛，交肩上。故胸中必痛，胁支必满，胁下亦痛，膺背肩胛间皆痛，两臂内皆痛，此则邪气有余之证也。至于正气之虚，则胸腹之中大，胁之下与腰相引而痛。盖手厥阴之脉，从胸中出属心包络，下膈，历络三焦，其支者循胸出胁。手少阴之脉，自心系下膈，络小肠。故曰胸曰胁曰腰背主痛也。当取手少阴之经穴灵道，掌后一寸五分，针三分，灸三壮。手太阳之经穴阳谷，手外侧腕中，锐骨下陷中，针三分，留三呼，灸三壮。以心与小肠相为表里也。实则泻其有余，虚则补其不足耳。其舌本下并出其血者，正以手少阴之脉，从心系上侠咽喉，所以出舌下之血也。曰出血，乃治有余之证耳。舌下即廉泉穴，系任脉经颔下结喉上四寸中，针二分，留七呼，灸三壮。及有变病，则又不止前证而已，又当取手少阴之郄曰阴郄穴者，以出其血也。在掌后脉中，去腕半寸，当小指之后，针三分，灸七壮。

脾病者，身重，善肌，肉痿，足不收，行善瘈，脚下痛，虚则腹满肠鸣，飧泄食不化。取其经太阴阳明少阴血者。 肌，当作饥。

以脾病言之，脾象土而主肉，故身重，善饥，肉痿无力也。足太阴脾经之脉,起于足大指之端,循指内侧,上内踝前廉,上腨内;足阳明胃经之脉,自下脾关,抵伏兔,下膝膑中,下循股外廉,下足跗,入中指间。足少阴肾经之脉,起于足小指之下,斜趋足心,上腨内,出腘内廉。脾病故足不收,行善瘛,脚下痛,此则邪气有余之证也。至于正气之虚,则腹中满,肠中鸣,飧泄而食不化。盖足太阴之脉,从股内前廉入腹,属脾络胃;足阳明之脉,入缺盆,下膈,属胃络脾,其支者起胃口,下循股里,故其为病如此。《灵枢·口问篇》曰:中气不足,肠为之苦鸣。当取足太阴之经穴商丘,足内踝骨下微前陷中,针三分,灸三壮。足阳明之经穴解溪,冲阳后一寸半,针五分,留三呼,灸三壮。足少阴之经穴复溜,足内踝上三寸陷中,针三分,留七呼,灸五壮,以出其血耳。夫曰出血,则治前有余之证而已,而虚则补之,又非可以出血治也。

肺病者,喘欬逆气,肩背痛,汗出,尻、阴、股、膝、髀、腨、胻、足皆痛,虚则少气不能报息,耳聋嗌干。取其经太阴、足太阳之外厥阴内血者。尻,苦刀反。腨,时转反。胻,胡郎反。嗌,音益。

以肺病言之,肺藏气而主喘息,在变动为欬,故病则喘欬逆气。肩近于背,而背为胸中之府,故肩背痛也。肺主皮毛,邪盛则心液外泄,故汗出也。足少阴之脉,从足下上循腨内,出腘内廉,上股内后廉,贯脊,属肾络膀胱。今肺病,则肾为之子亦必受邪,故尻、阴、股、膝、髀、腨、胻、足皆痛,此乃邪气有余之证也。至于正气之虚,则少气不能报息,耳聋,嗌干。盖手太阴之络会于耳中,故为耳聋。肾脉从肾上贯肝膈,入肺中,循喉咙,侠舌本,今肺虚,则肾脏不足以上润于嗌,故嗌干。当取手太阴之经穴经渠,寸口陷中,针二分,留三呼,禁灸。足太阳之外,足厥阴之内,即足少阴之脉也,亦取其经穴复溜,以出其血焉可也。复溜见前。《三部九候论》曰:必先度其形之肥瘦,以调其气之虚实，实则泻之，虚则补之。必先去其血脉，而后调其虚实，无问其病，以平为期，则皆于出血之后，又当用补泻以调之耳。余节仿此。

肾病者，腹大胫肿，喘欬身重，寝汗出，憎风，虚则胸中痛，大腹小腹痛，清厥，意不乐，取其经少阴太阳血者。乐，音洛。

以肾经言之，足少阴之脉，起于足心，上循腨内，出腘内廉，上股内后廉，贯脊，属肾络膀胱，其直者从肾上贯肝膈，入肺中，故腹大胫肿喘欬也。肾病则骨不能用，故身重也。肾主五液，在心为汗，肾邪攻肺，心气内微，故寝后即有汗也。大凡有汗之疾多恶风，以腠理不密，故汗出而表虚者必恶风也。此皆邪气有余之证耳。至于正气之虚，则足少阴之脉从肺出络心，注胸中，今肾气既虚，胸中自痛，其大腹小腹亦从而痛，正以肾脉自小腹上行大腹，至俞府而止也。足太阳膀胱经之脉，从项下行而至足，今肾气既虚，而太阳之气不能盛行于足，故足清冷而气逆也。肾之神为志，惟志不足，故意不乐也。当取足少阴之经穴复溜，见前。足太阳之经穴昆仑，足外踝后，跟骨上陷中，针三分，留七呼，灸三壮。以出其血可也。如《三部九候篇》所谓必先去其血脉，而后调之耳。

肝色青，宜食甘，粳米、牛肉、枣、葵皆甘。心色赤，宜食酸，小豆、犬肉、李、韭皆酸。肺色白，宜食苦，麦、羊肉、杏、薤皆苦。脾色黄，宜食咸，大豆、豕肉、栗、藿皆咸。肾色黑，宜食辛，黄黍、鸡肉、桃、葱皆辛。辛散，酸收，甘缓，苦坚，咸耎。毒药攻邪，五谷为养，五果为助，五畜为益，五菜为充，气味合而服之，以补精益气。此五者，有辛酸甘苦咸，各有所利，或散或收，或缓或急，或坚或耎，四时五脏病，随五味所宜也。按此各经所食，与《灵枢·五味篇》不同。

　　此承首节，论五脏肝苦急，急食甘以缓之等义而详言之也。东方甲乙木，其色青，肝属木，故色亦青；肝苦急，惟甘为能缓之，故宜食甘，凡粳米、牛肉、枣、葵皆甘，皆可食也。南方丙丁火，其色赤，心属火，故色亦赤；心苦缓，惟酸为能收之，故宜食酸，凡小豆、犬肉、李、韭皆酸，皆可食也。西方庚辛金，其色白，肺亦属金，故色亦白；肺苦气上逆，惟苦为能泄之，故宜食苦，凡麦、羊肉、杏、薤皆苦，皆可食也。中央戊己土，其色黄，脾亦属土，故色亦黄。上文脾苦湿，急食苦以燥之，故宜食苦，然肾为胃关，脾与肾合，当假咸之柔耎以利其关，关利而胃气乃行，胃行而谷气方化，故脾与各脏不同，宜食味之咸者，乃调利机关之义也，凡大豆、豕肉、果、藿皆咸，皆可食也。北方壬癸水，其色黑，肾亦属水，故其色亦黑，肾苦燥，急食辛以润之，故宜食辛，凡黄黍、鸡肉、桃、葱皆辛，皆可食也。以辛主散，酸主收，甘主缓，苦主坚，咸主耎故耳。彼补正气者，必有取于良药，治邪气者，必有取于毒药，此毒药之所以攻邪也。如金玉、土石、草木、虫鱼、鸟兽之类，皆有攻邪之药。《五运行大论》曰：大毒治病，十去其六；常毒治病，十去其七；小毒治病，十去其八。此皆所谓毒药也。又曰：无毒治病，十去其九。此所谓良药也。且粳米、小豆、麦、大豆、黄黍之五谷，所以养此元气也；桃、李、杏、栗、枣之五果，所以助此元气也；牛、羊、豕、犬、鸡之五畜，所以益此元气也；葵、藿、薤、葱、韭之五菜，所以充此元气也。此皆阳为气者，气归精而精归化；阴为味者，味归形而形归气。故合气味而服之，所以补精益气也。自毒药攻邪以下至此，其间谷果畜菜各有五者，各有五味，各有散收缓急坚耎之宜，在因四时五脏之病，随五味所宜以异用耳。盖至是而脏气法时之义无余蕴矣。按王好古论五脏苦欲补泻药味云：肝苦急，急食甘以缓之（甘草）；欲散，急食辛以散之

（川芎）；以辛补之（细辛）；以酸泻之（芍药）；虚以生姜陈皮之类补之。经曰：虚以补其母。未能生木，肾乃肝之母，肾，水也。苦以补肾，熟地黄、黄柏是也。如无他证，宜钱氏地黄丸主之。实则白芍药泻之，如无他证，钱氏泻青丸主之。实则泻其子，心乃肝之子，以甘草泻心。心苦缓，急食酸以收之（五味子）；欲软，急食咸以软之（芒硝）；以咸补之（泽泻），以甘泻之（人参、黄芪、甘草）；虚则炒盐补之。虚则补其母，木能生火，肝乃心之母，肝，木也。以生姜补肝，如无他证，以安神丸主之。实则甘草泻之，如无他证，钱氏方中重则泻心汤，轻则导赤散。脾苦湿，急食苦以燥之（白术）；欲缓，急食甘以缓之（甘草）；以甘补之（人参），以苦泻之（黄连）。虚则以甘草大枣之类补之，如无他证，钱氏益黄散主之。心乃脾之母，以炒盐补心，实则以枳实泻之，如无他证，以泻黄散泻之。肺乃脾之子，以桑白皮泻肺。肺苦气上逆，急食苦以泻之（诃子皮，一作黄芩）；欲收，急食酸以收之（白芍药）；以辛泻之（桑白皮）；以酸补之（五味子）。虚则五味子补之，如无他证，钱氏阿胶散补之。脾乃肺之母，以甘草补脾，实则桑白皮泻之，如无他证，以泻白散泻之。肾乃肺之子，以泽泻泻肾。肾苦燥，急食辛以润之（知母黄柏）；欲坚，急食苦以坚之（知母）；以苦补之（黄柏）；以咸泻之（泽泻）。虚则熟地黄、黄柏补之。肾本无实，不可泻，钱氏只有补肾地黄丸，无泻肾之药。肺乃肾之母，以五味子补肺。

宣明五气篇第二十三

此篇宣明五脏之气，故名篇。

五味所入：酸入肝，辛入肺，苦入心，咸入肾，甘入脾，是谓五入。

此与《灵枢·九针论》同，但彼多淡入胃一句。

此言五味各入五脏也。《阴阳应象大论》云：木生酸，酸生肝；金生辛，辛生肺；火生苦，苦生心；水生咸，咸生肾；土生甘，甘生脾。此酸之所以入肝，辛之所以入肺，苦之所以入心，咸之所以入肾，甘之所以入脾也，是五味随五脏而入，遂名之曰五入。

五气所病：心为噫，肺为欬，肝为语，脾为吞，肾为欠为嚏，胃为气逆为哕为恐，大肠小肠为泄，下焦溢为水，膀胱不利为癃，不约为遗溺，胆为怒，是谓五病。此节与《灵枢·九针论》同。

此言五脏邪气各有所病也。心有不平，气郁于心，故噫出之，象火炎上而烟焰出也。按《灵枢·口问篇》岐伯曰：寒气客于胃，厥逆从下上散，复出于胃，故为噫。则是噫出于胃。《三部九候论》《灵枢·九针论》皆曰心为噫，与此篇同。然则以为出于胃耶？出于心耶？又尝考《脉解篇》：所谓上走心为噫者，阴盛而上走于阳明，阳明络属心，故曰上走心为噫也。由此观之，则知噫属心。而足阳明胃经之络又属于心，故胃有寒，亦能噫也。经典之旨，岂非二而一者耶？肺为欬，盖肺本属金，扣之当有声，故邪击于肺，则为欬也。按《欬论》一篇论欬甚详，其曰：五脏六腑皆令人欬，非独肺也。又曰：皮毛者肺之合也，皮毛先受邪气，邪气以从其合也。此外感之邪也。又曰：其寒饮食入胃，从肺脉上至于肺则肺寒，肺寒则外内合邪因而客之，则为肺欬。五脏各以其时受病，如下文乘秋则肺先受邪，乘春则肝先受之，乘夏则心先受之，乘至阴则脾先受之，乘冬则肾先受之之谓也。非其时，则皆是肺欬为始，而传以与之。又末云：此皆聚于胃，关于肺。可知五脏六腑俱能为欬，而终不离乎肺也。故此篇曰肺为欬，学者当与《欬论》考之。肝为语，夫答述曰语，象木有枝条而下宣委曲，故出于肝也。脾为吞者，王注云：象土包容，物归于内，故为吞也。肾为欠，为嚏，按《灵枢·口问篇》岐伯曰：卫气昼日行于阳，夜半则行于阴。阴者主夜，夜者主卧，阳者主上，阴者主下，故阴气积于下，阳气未尽，阳引而上，阴引而下，阴阳相引，故数欠。又曰：阳气和利，满于心，出于鼻，故为嚏。今曰为肾之病者，盖肾属乎阴，故欠由之。足太阳之气和利于心，而太阳与肾为表里，故嚏由之。观《口问篇》下文有补足太阳眉上等语，则知阳气为太阳，而嚏出于鼻,故补眉上也。眉上者,攒竹穴也。纵阳气为卫气,亦由膀胱穴而上行之,所谓目张则上行于头,故必刺攒竹穴。胃为气逆,为哕为恐,盖胃为水谷之海,故胃气不和则气逆。按《灵枢·口问篇》岐伯曰:谷入于胃,胃气上注于肺。今有故寒气与新谷气俱还入于胃,新故相乱,真邪相攻,气并相逆,复出于胃,故为哕。又按《阴阳应象大论》曰:肾在志为恐。又按此篇下文有曰:精气并于肾则恐。今以为胃之病者,盖胃寒则哕起,胃热则恐生,何者?胃热则肾气亦热,故为恐也。盖肾者胃之关也。大肠小肠为泄,盖大肠为传道之腑,小肠为受盛之腑,今受盛之气既虚,传道之司不禁,故为泄利之证也。下焦者,即《灵枢·营卫生会篇》上中下之下焦也。按《营卫生会篇》岐伯曰:下焦者,别回肠,注于膀胱而渗入焉。故水谷者,常并居于胃中,成糟粕而俱下于大肠,而成下焦,渗而俱下,济泌别汁,循下焦而渗入膀胱。故《难经·三十一难》曰:下焦者,在脐下,当膀胱上口,主分别渗泄,主出而不纳,以传道也。又《三十五难》曰:膀胱者为黑肠,下焦所治也。今下焦之气窒而不泻,故溢而为水病。水之为义,载《阴阳别论篇》第七节注中。《灵兰秘典论》云:膀胱者,州都之官,津液藏焉,气化则能出矣。今曰不利则为癃,癃者,水道不通之病也。不约则为遗溺,遗溺者,溺不止也。胆者中正之官,决断出焉。惟决断无私,秉正疾邪,故病为怒。《阴阳应象大论》曰:肝在志为怒。而此云然者,以其与肝为表里也。是为五脏之病也。其曰大肠小肠胃胆膀胱者,腑病同脏,脏病腑亦病也。

五精所并:精气并于心则喜,并于肺则悲,并于肝则忧,并于脾则畏,并于肾则恐,是谓五并,虚而相并者也。

此言五脏既虚,故精气并之,则志不能禁也。《阴阳应象大论》

曰：肝在志为怒，心在志为喜，脾在志为思，肺在志为忧，肾在志为恐。今心虚，而余脏之精气皆并之，则善喜。盖喜者同其所志，而太过于喜则为病也。如《难经·十六难》善怒善欠善思善嚏之类。肺虚而余脏精气并之，则善悲。夫《阴阳应象大论》曰忧，而兹曰悲者，盖忧与悲无大相远也。肝虚而余脏精气并之，则善忧。夫《阴阳应象大论》曰怒，而兹曰忧者，以肺气得以乘之也。脾虚而余脏精气并之，则善畏。夫《阴阳应象大论》曰思，而兹曰畏者，盖思过则反畏也。肾虚而余脏精气并之，则善恐。是之为五并者，惟其本脏既虚，而余脏精气并之，则本脏之志不能禁，而失之太过者有之。《调经论》以相并为实，盖实亦为病也。

五脏所恶：心恶热，肺恶寒，肝恶风，脾恶湿，肾恶燥，是谓五恶。恶，俱去声。此与《灵枢·九针论》同。

此言五脏之性有所恶也。心本属火，火之性热，而受热则病，故恶热。肺本属金，金之体寒，而受寒则病，故恶寒。肝属木，其性与风气相通，而感风则伤筋，故恶风。脾属土，土湿则伤肉，故恶湿。肾属水，其性润，而得燥则精涸，故恶燥。是谓五脏之所恶也。

五脏化液：心为汗，肺为涕，肝为泪，脾为涎，肾为唾，是谓五液。此与《灵枢·九针论》同。

此言五脏各有其液也。饮食入胃，其精微之气有所化而为液者，在心为汗，故得热则汗出，心气有余也。在肺为涕，故鼻为肺之窍，涕出于肺也。在肝为泪，故目为肝之窍者，泪注于目也。在脾为涎，故唇口主脾者，涎出于脾也。在肾为唾，故齿为骨类者，唾生于齿也。是谓五脏之液也。

五味所禁：辛走气，气病无多食辛；咸走血，血病无多食咸；苦走

骨,骨病无多食苦;甘走肉,肉病无多食甘;酸走筋,筋病无多食酸。**是谓五禁,无令多食**。令,平声。按《灵枢·九针论》谓之五裁。又详见《五味论》中。

此言五脏之病各有禁食之味也。按《灵枢·五味论》曰:酸走筋,多食之令人癃;咸走血,多食之令人渴;辛走气,多食之令人洞心;苦走骨,多食之令人变呕;甘走肉,多食之令人悗心。其少俞之所答者尤为详悉,宜参看之。

五病所发:阴病发于骨,阳病发于血,阴病发于肉,阳病发于冬,阴病发于夏,是谓五发。此与《灵枢·九针论》同。

此言五脏之病各有所发也。阴经之病,发之在骨与肉,以骨属足少阴,肉属足太阴也。阳经之病,发之于血,以血生于营气,营气属阴,阴不胜阳,故阳经有病而血随以病焉。冬时阴气盛,故阳病发于冬,以阳不能敌阴也。夏时阳气盛,故阴病发于夏,以阴不能敌阳也。

五邪所乱:邪入于阳则狂,邪入于阴则痹,搏阳则为巅疾,搏阴则为瘖,阳入之阴则静,阴出之阳则怒,是谓五乱。此与《灵枢·九针论》同。

此言五脏之邪各有所乱也。邪气不入于阴,而入于阳,则阳邪有余而为狂。《生气通天论》曰:阴不胜其阳,则脉流薄疾,并乃狂。邪气不入于阳,而入于阴,则阴邪有余而为痹,故经脉不通而成痛痹也。《灵枢·九针论》曰:邪入于阳则癫疾。今曰搏阳则为巅疾,则《灵枢》之癫当为巅。盖阳脉搏击,则阳主上升,故顶巅自疾也。《灵枢·九针论》曰:邪入于阴,转则为瘖。今曰搏阴则为瘖。盖阴脉搏击,则阴气为邪所伤,故转则为瘖也。阳脉之邪入于阴经,则其病也静;阴脉之邪出之阳经,则其病也怒,是因气乱而为病也,遂以五乱名之。

五邪所见:春得秋脉,夏得冬脉,长夏得春脉,秋得夏脉,冬得长夏脉,名曰阴出之阳,病善怒不治,是谓五邪皆同,命死不治。阴出之阳病善怒,七字疑衍,乃上节之文而误重之也。

此言五脏之邪有所见之脉也。春得秋脉,金克木也。夏得冬脉,水克火也。长夏得春脉,木克土也。秋得夏脉,火克金也。冬得长夏脉,土克水也。是谓五邪皆同,名曰死不治耳。

五脏所藏:心藏神,肺藏魄,肝藏魂,脾藏意,肾藏志,是谓五脏所藏。此与《灵枢·九针论》同。但彼肾则曰藏精与志,与《难经》同。

此言五脏各有所藏之神也。按《灵枢·本神篇》黄帝曰:何谓德气生精神魂魄心意志思智虑?岐伯曰:天之在我者德也,地之在我者气也,德流气薄而生者也。故生之来谓之精,两精相搏谓之神,随神往来谓之魂,并精而出入者谓之魄,所以任物者谓之心,心之所忆谓之意,意之所存谓之志,因志而存变谓之思,因思而远慕谓之虑,因虑而处物谓之智。神之所藏在心,以神属阳,心为牡脏,故藏之。魄之所藏在肺,以魄属阴,肺为牝脏,故藏之。魂之所藏在肝,以魂属阳,肝为牡脏,故藏之。意之所藏在脾,以脾在志为思,惟意者心之所之,故藏之。志之所藏在肾,以志者心之所立也,志主于坚,肾主作强,故藏之。是谓五脏所藏也。

五脏所主:心主脉,肺主皮,肝主筋,脾主肉,肾主骨,是谓五主。此与《灵枢·九针论》同。

此言五脏之所主也。按《痿论》曰:肺主身之皮毛,心主身之血脉,肝主身之筋膜,脾主身之肌肉,肾主身之骨髓。故脉之所主在心,皮之所主在肺,筋之所主在肝,肉之所主在脾,骨之所主在肾,是谓五脏之所主也。

五劳所伤:久视伤血,久卧伤气,久坐伤肉,久立伤骨,久行伤筋,是谓五劳所伤。此与《灵枢·九针论》同。

此言五脏所劳各有所伤也。久视者必劳心,故伤血。久卧者必劳肺,故伤气。久坐者必劳脾,故伤肉。久立者必劳肾,故伤骨。久行者必劳肝,故伤筋。是谓五劳之所伤也。

五脉应象:肝脉弦,心脉钩,脾脉代,肺脉毛,肾脉石,是谓五脏之脉。

此言五脏之脉象也。大义见《玉机真脏论》中。

血气形志篇第二十四

内有血气多少、形志苦乐等义,故名篇。

夫人之常数,太阳常多血少气,少阳常少血多气,阳明常多气多血,少阴常少血多气,厥阴常多血少气,太阴常多气少血,此天之常数。按《灵枢·五音五味篇》谓:少阴常多血少气,厥阴常多气少血。《九针篇》谓,太阴常多血少气,与此不同。须知《灵枢》多误,当以此节为正,观末节出血气之多少,正与此节照应,岂得为讹?

此即阴阳各经有血气之多少,乃人之常数,即天所生之常数也。夫人有手足阴阳十二经,乃其常数也,其间有气血多少不同。太阳者,手太阳小肠经、足太阳膀胱经,其血多,其气少;少阳者,手少阳三焦经、足少阳胆经,其血少,其气多;阳明者,手阳明大肠经、足阳明胃经,其气血俱多;少阴者,手少阴心经、足少阴肾经,其血少,其气多;厥阴者,手厥阴心包络经、足厥阴肝经,其血多,其气少;太阴者,手太阴肺经、足太阴脾经,其气多,其血少。此虽人之常数,实天有阴阳太少所生,故曰此亦天之常数也。

足太阳与少阴为表里,少阳与厥阴为表里,阳明与太阴为表里,是谓足阴阳也。手太阳与少阴为表里,少阳与心主为表里,阳明与太阴为表里,是谓手之阴阳也。今知手足阴阳所苦,凡治病必先去其血,乃去其所苦,伺之所欲,然后泻有余,补不足。此节自足太阳与少阴为表里至是谓手之阴阳也,与《灵枢·九针论》同,但彼缺今知手足阴阳所苦至末数句。

此言手足各有阴阳两经为之表里也。表里者,内外也。足太阳者,膀胱也;足少阴者,肾也。膀胱之井荥俞原经合始于足小指之外侧,肾之井荥俞经合始于足心,故皆称曰足。膀胱为腑,故曰表;肾为脏,故曰里,是足太阳与足少阴为表里者如此。足少阳者,胆也;足厥阴者,肝也,胆之井荥俞原经合始于足之第四指之端,肝之井荥俞经合始于足大指外侧之端,故皆称曰足。胆为腑,故曰表;肝为脏,故曰里,是足少阳与厥阴为表里者如此。足阳明者,胃也;足太阴者,脾也。胃之井荥俞原经合始于足次指之端,脾之井荥俞经合始于足大指内侧之端,故皆称曰足。胃为腑,故曰表;脾为脏,故曰里,是足阳明与太阴为表里者如此。此乃所以为足之阳经阴经也。手太阳者,小肠也;手少阴者,心也。小肠之井荥俞原经合始于手小指外侧之端,心之井荥俞经合始于手小指内侧之端,故皆称曰手。小肠为腑,故曰表;心为脏,故曰里,是手太阳与少阴为表里者如此。手少阳者,三焦也;手厥阴者,心包络经也。三焦之井荥俞原经合始于手第四指之端,心包络经之井荥俞经合,始于手中指之端,故皆称之曰手。夫曰手心主者,盖包络居心之下,代心主以行事,心不受邪,而治病者亦治手心主,故即称之曰心主。大义见《灵枢·邪客篇》。三焦为腑,故曰表;心主为脏,故曰里。其脉则共见于右手尺部,惜乎后世之人不能如此,但知有命门之说,而不知此部有二经之脉也。是手少阳与心主为表里者如此。手阳明者,大肠经也;手太阴者,肺也。大肠之井荥俞原经合,始于手次指之端,肺之井荥俞经合始于手大指之端,故皆称曰手。大肠为腑,故曰表;肺为脏,故曰里,是手阳明与太阴为表里者如此。此乃所以为手之阳经阴经也。今欲知手足阴经阳经所苦之疾果在何经,乃去其所苦,如肝苦急,心苦酸,脾苦湿,肺苦气上逆,肾苦燥之类。又伺其所欲,如肝欲散,心欲耎,肺欲收,脾欲燥,肾欲坚之类。然后于有余之经而泻之,不足之经而补之,则用针之道尽矣。按《灵枢·经脉篇》言十二经经脉之行,其于肺经则曰属肺络大肠,大肠经则曰属大肠络肺;胃则曰属胃络脾,脾则曰属脾络胃;心则曰属心络小肠,小肠则曰属小肠络心;膀胱则曰属膀胱络肾,肾则曰属肾络膀胱;心包则曰属心包络三焦,三焦则曰属三焦络包络;胆则曰属胆络肝,肝则曰属肝络胆。凡本经则曰属,而与为表里者则曰络,其相须有如此者,宜乎其为表里也。

欲知背俞,先度其两乳间,中折之,更以他草度去半已,即以两隅相拄也。乃举以度其背,令其一隅居上,齐脊大椎,两隅在下,当其下隅者,肺之俞也。复下一度,心之俞也。复下一度,左角肝之俞也,右角脾之俞也。复下一度,肾之俞也。是谓五脏之俞,灸刺之度也。 俞,音庶。先三度字音铎,后四度字如字。令,平声。

此言五脏有俞,而有度之之法也。背俞,即下文五脏俞也,属足太阳膀胱经,以其在背,故总名之曰背俞。度,量也。言欲知背中五脏之俞者,先度其两乳之间,居中相半折之,正膻中也,其中竖起,分为三隅之象,另以他草量其去半之中,即对半折之,乃以两头对竖下之两隅,所谓以两隅相拄也。其两隅当以三寸为阔,则各俞正合去脊一寸五分之度,乃举此草以度量其背,令其一隅居上,齐脊中之大椎穴,又名百劳,系督脉经穴,居于项骨之下,平肩取之。两隅在下,当其下之两隅者,即肺俞也。在三椎之旁,左右各开一寸五分。复下一度,将上隅拄第三椎间,即肺俞之中央,其下两隅之穴,即心俞也。复下一度,将上隅拄第五椎间,其下两隅,左角为肝俞穴,右角为脾俞穴。按两隅左右各开一寸五分,宜为膈俞穴,乃第七椎旁,今云然者误也。复将上隅拄第七椎间,其下两隅,乃肾俞也。按肾俞在第十四椎之旁,各开一寸五分,此宜为肝俞穴,今曰肾俞者亦误也。是谓五脏之俞,欲灸五俞者,可以是法为准矣。

形乐志苦,病生于脉,治之以灸刺。形乐志乐,病生于肉,治之以针石。形苦志乐,病生于筋,治之以熨引。形苦志苦,病生于咽嗌,治之以百药。形数惊恐,经络不通,病生于不仁,治之以按摩醪药。是谓五形志也。 乐,音洛。咽,音烟。嗌,音益。数,音朔。此与《灵枢·九针论》同,但彼曰甘药者是,而此曰百药者误。

此以下五节,言病由有不同,而治之者必异其法也。世有身形快乐,而心志则苦,故病生于脉者,以心主脉也,当灸刺随宜以治之。世有身形快乐,而心志亦然,逸居饱暖,无所运用肉理相比,而卫气怫结,病生于肉,宜以石为针而刺之。按此病生于肉者,深有类于《异法方宜论》中东方之民。世有身形劳苦,勤于事务,而志则无虑,故苦伤筋者,病生于筋,当用药以熨之,导引以疏之可也。世有形体已苦,心志亦苦,故病生于咽嗌,《奇病论》曰:肝者中之将也,取决于胆,咽为之使。又《灵枢·经脉篇》心系挟咽系目。胆为决断者不遂,所以咽喑为病,当治之以甘药。《灵枢·邪气脏腑病形篇》有调以甘药。《灵枢·终始篇》云:将以甘药,不可饮以至剂。世有形体劳苦,数受惊恐,则志亦不乐,其经络不通,而不仁之病生,不仁者,谓痛重而不知寒热痛痒也,当治以按摩,及饮之以酒药,使血气之宣畅耳。按《疏五过论》有云:凡欲诊病者,必问饮食居处,暴乐暴苦,始乐后苦等义,与此意同。

刺阳明出血气,刺太阳出血恶气,刺少阳出气恶血,刺太阴出气恶血,刺少阴出气恶血,刺厥阴出血恶气也。恶,去声。

此承首节而言刺各经者,须知出气出血,不可不慎也。上文言阳明常多气多血,故刺手足阳明经者,并血气而出之无害也。太阳常多血少气,故刺手足太阳经者,当出血而恶气,不可使气之或出也。少阳常少血多气,故刺手足少阳经者,当出气而恶血,不可使血之或出也。太阴常多气少血,故刺手足太阴经者,当出气而恶血,不可使血之或出也。少阴常少血多气,故刺手足少阴经者,当出气而恶血,不可使血之或出也。厥阴常多血少气,故刺手足厥阴经者,当出血而恶气,不可使气之或出也。由此观之,则太阳、厥阴均当出血恶气,少阳、太阴、少阴均当出气恶血,惟阳明则气血皆出也。

宝命全形论篇第二十五

篇内首节有尽欲全形,故名。曰宝命者,以次节有悬命,盖非宝惜天命,其形难以全耳。

黄帝问曰:天覆地载,万物悉备,莫贵于人。人以天地之气生,四时之法成,君王众庶,尽欲全形,形之疾病,莫知其情,留淫日深,著于骨髓,心私虑之。余欲针除其疾病,为之奈何?岐伯对曰:夫盐之味咸者,其气令器津泄;弦绝者,其音嘶败;木敷者,其叶发。病深者,其声哕。人有此三者,是谓坏府,毒药无治,短针无取,此皆绝皮伤肉,血气争黑。著,着同。令,平声。为,去声。

此帝欲用针以除民病,而伯以病有难治者告之也。帝以天地之间,唯人为贵,而使君王众庶尽欲全形,故欲用针以除其病,恩至渥矣。伯言天下之病,有因循日久而至于不可治者,虽针亦不能成功也。试观盐在器中,其味甚咸,而味咸者润,故器外之津泄焉。又观琴瑟之弦,几于绝者,其音嘶败而无足听焉。又观木之已敷者,当秋冬之间,其叶飘发而堕落焉。凡此皆物类之日久伤溃使然也,况于人乎?是以病深者,其声哕。按《灵枢经·口问篇》以哕出于胃,正以胃为五脏六腑之大原,胃既受病,哕斯发焉。今人病至于哕,而有类于三者之势,是谓大府坏矣。当是时也,毒药不能施其力,短针无以庸其巧,其皮粗绝,其肉内伤,血与气争,而血色变黑,虽欲借针以全众庶之形,乌可得哉?按王注以盐味津泄者为喻阴囊,经络绝者为喻肺伤,木散者为指肺病,皆自人身言之,非也。此三者,犹《诗经》之所谓兴也。上三句兴下一句也。惟杨上善之注独合经义,余深取之。

帝曰:余念其痛,心为之乱惑,反甚其病,不可更代,百姓闻之,以为残贼,为之奈何?岐伯曰:夫人生于地,悬命于天,天地合气,命之曰人。人能应四时者,天地为之父母;知万物者,谓之天子。天有阴阳,人有十二节;天有寒暑,人有虚实。能经天地阴阳之化者,不失四时;知十二节之理者,圣智不能欺也;能存八动之变,五胜更立;能达虚实之数者,独出独入,呿吟至微,秋毫在目。二为之为字,俱去声。夫,音扶。

此帝念民病不除,则民怨必深,而伯言能达天人之理者,斯可以与其能也。更代者,病离人身,如更代而去也。伯言人合天地以生,则天之理、吾之理一也。故人能应四时者,天地为之父母,爱之育之,如亲之视子也。知万物之理者谓之天子,天子者,正天之所子也,何也? 天有阴阳,阴阳有寒暑,人有十二经脉之节;十二节有虚实,吾于天而经理其天地阴阳之化,不失乎四时以应之;吾于人而知其十二节之理,有合于天地阴阳四时之妙,则虽圣智不能欺之也。又何也? 正以若人者,即圣智也。八节之风有所变动,彼则存而悟之;五行之运更有所胜,彼则立而排之;十二节虚实之数,彼则通而达之。其气独出独入,何其神也。呿吟至微至细,何其幽也。露齿出气之谓呿。目视秋毫,何其明也。斯则用针以除民病,抑亦有起死回生之功欤?

帝曰:人生有形,不离阴阳,天地合气,别为九野,分为四时,月有小大,日有短长,万物并至,不可胜量,虚实呿吟,敢问其方? 岐伯曰:木得金而伐,火得水而灭,土得木而达,金得火而缺,水得土而绝,万物尽然,不可胜竭。故针有悬布天下者五,黔首共余食,莫知之也。一曰治神,二曰知养身,三曰知毒药为真,四曰制砭石小大,五曰知腑脏血气之诊。五法俱立,各有所先。今末世之刺也,虚者实之,满者泄之,此皆众工所共知也。若夫法天则地,随应而动,和之者若响,随之者若影,道无鬼神,独来独往。

此言欲用针者有五法,而其法为甚神也。伯言用针之法有五,其妙发乎五行,正以五行者,木伐于金,火灭于水,土达于木,金缺于火,水绝于土,万物皆具五行,其胜负之理尽然,非止一物而已。故用针之法亦有五者,悬布于天下之广,特黔首日用饮食,饱则弃余,莫能知其妙耳。五者惟何? 一曰治神,盖人有是形,必有是神,吾当平日豫全此神,《上古天真论》云:积精全神。使神气既充,然后可用针以治人也。二曰知养身，盖人有是身，不可不善养之，吾当平日豫养己身，使吾身却疾，然后可因己以治人也。《阴阳应象大论》曰：以我知彼，用之不殆。三曰知毒药为真，盖毒药攻病，气味异宜，吾当平日皆真知之，然后可用之不谬也。四曰制砭石小大，盖砭石为针可以治疾，吾当平日预制此针小大得宜，庶不至于临时乏用也。五曰知腑脏血气之诊，盖人之脏有虚有实，其血气有多有少，如前篇之谓，吾当平日预知诊法，凡虚补实泻、出血出气、恶血恶气之义，无不知之，庶不至于冥行也。是五法既立，各有所先，即本文谓治神先于养身之谓，则用针之方，正有合于五行之妙矣。今末世补虚泻实，虽众所共知，而法则天地，随应而动，如响随声，如影随形，无鬼无神如有鬼神，如有鬼神独往独来，此乃用针之法，可谓至神，实非众人所能知也。下节乃详言之。

帝曰：愿闻其道。岐伯曰：凡刺之真，必先治神，五脏已定，九候已备，后乃存针，众脉不见，众凶弗闻，外内相得，无以形先，可玩往来，乃施于人。人有虚实，五虚勿近，五实勿远，至其当发，间不容瞋，手动若务，针耀而匀，静意视义，观适之变，是谓冥冥，莫知其形，见其乌乌，见其稷稷，从见其飞，不知其谁，伏如横弩，起如发机。间，去声。瞋，瞬同。

此言用针者，当始终曲尽其妙法也。伯言凡刺家真要之法，必先治己之神气。上曰治神者，平日之功，而此曰治神者，临针之法，盖惟神气既肃，而后可以专心用针也。病人五脏，吾乃定之，或虚或实，无不明也；病人之脉，吾能诊之，九候所在，无不周也。夫然后存心于针而用之，然犹未敢轻用其针也。方其始焉，众脉不见，众凶弗闻之时，必察形气相得之何如，或形盛气衰，或气盛形衰，或形气俱衰俱盛，莫不知之，《玉机真脏论》云：形气相得，谓之易治；形气相失，谓之难治。切不可以吾形之盛衰寒温，而料病人之形气，使之强同于己也。然犹未敢轻用其针也。吾方神气不散，意念精专，当玩其针，一施用则病人之气往来于针下者何如，乃可以施针于人也。然犹未敢轻用其针也。刺虚者必待其实，刺实者必待其虚，此乃末后去针之法，今则亦预玩之。人有五虚，五脏皆当至于既实，而后可以去针；人有五实，五脏皆当至于既虚，而后可以去针。但五虚勿可以近速，恐实邪之尚留；五实勿可以迟远，恐正虚之难复。至其已虚已实，可以发针之际，则所间特止瞬息耳。按《玉机真脏论》亦有五虚五实，但此就针法而言。此法必皆熟玩于心，夫然后可以施针也。及将施针之时，手动用针，若专于事务而不敢二。目耀其针，自有上中下等而极其匀，斯时也，入针浅深，各随经络矣。《灵枢·经水论》岐伯曰：刺足阳明，深六分，留十呼；足太阳，深五分，留七呼；足少阳，深四分，留五呼；足太阴，深三分，留四呼；足少阴，深二分，留三呼；足厥阴，深一分，留二呼。手之阴阳，其受气之道近，其气之来疾，其刺深者皆无过二分，其留皆无过一呼。当入针之时，此法正宜施矣。但针正在穴，吾必静其志意，潜视针下之妙，默观适然之变，是谓至冥。至冥，无形可测。《八正神明论》云：观其冥冥者，言知血气营卫之不形于外，而工独知之，以日之寒温，月之盛虚，四时气之浮沉，参伍相合而调之，工常先见之，然而不形于外，故曰观于冥冥焉。及其气之至也，如鸟之集；其气之盛也，如稷之盛；但见其气有往来，如鸟之飞，并不知谁为之主而然也。若刺虚者而未实，刺实者而未虚，则针犹在穴，伏如横弩，不敢轻发。及刺虚者而已实，刺实者而已虚，则针方去穴，起如发机，不敢复留。用针始终，妙法如此，故曰道无鬼神，独来独往，若有鬼神也。

帝曰：何如而虚？何如而实？岐伯曰：刺虚者须其实，刺实者须其虚，经气已至，慎守勿失，深浅在志，远近如一，如临深渊，手如握虎，神无营于众物。

此言刺虚刺实，以虚与实为候，而余法皆当慎守也。凡刺病人之虚者，必待其实，即《针解论》之所谓阳气隆至，针下热乃去针也。凡刺病人之实者，必待其虚，即《针解论》之所谓留针，阴气隆至，乃去针也。正以待其各经之气已至，或虚或实，然后去针。此乃指守其法而勿失，即《针解论》之所谓勿变更也。不惟是也，病之或浅或深，在吾志以运之，即《针解论》之所谓知病之内外也。气来或远或近，正与病之深浅而若一，即《针解论》之所谓深浅其候等也。用针之际，始终慎守，如临深渊，心不敢坠，如握虎然，手不敢肆，自始时治神以迄于今，其神专一凝静，无敢营营于众物，即《针解论》之所谓静志以观病人，无左右视也。斯则用针之法无有不全，始可乘其已虚已实而出针矣。吁！观伯之所言，其叮咛之意切矣，惜乎万世而下，能知此道者谁欤？

八正神明论篇第二十六

内有八正虚邪之当避，针法神明之当知，此篇大义出自《灵枢·官能篇》，故名篇。

黄帝问曰：用针之服，必有法则焉，今何法何则？岐伯对曰：法天则地，合以天光。帝曰：愿卒闻之。岐伯曰：凡刺之法，必候日月星辰、四时八正之气，气定乃刺之。是故天温日明，则人血淖溢而卫气浮，故血易泻，气易行；天寒日阴，则人血凝泣而卫气沉。月始生，则血气始精，卫气始行；月郭满，则血气实，肌肉坚；月郭空，则肌肉减,经络虚,卫气去,形独居,是以因天时而调血气也。是以天寒无刺,天温无凝,月生无泻,月满无补,月郭空无治,是谓得时而调之。因天之序,盛虚之时,移光定位,正立而待之。故日月生而泻,是谓脏虚;月满而补,血气扬溢,络有留血,命曰重实;月郭空而治,是谓乱经。阴阳相错,真邪不别,沉以留止,外虚内乱,淫邪乃起。卒,如字,尽也。易,去声。泣,音涩。空,平声。重,平声。别,去声。

此言用针者,必法天地天光之妙也。天光者,日月星辰也。伯言凡刺之法,必候日月星辰、四时八正之气,而气定乃刺之。八正者,八节之正气也。四立、二分、二至,日八正。是故天温日明,天之阳气盛矣,而吾人之血淖溢,故血易泻,卫气浮,故气易行。此则可以用针之时,所以天温无凝也。凝者,不使其血气复凝结也。天寒日阴,天之阴气盛矣,而吾人之血凝涩,卫气沉,所以天寒无刺也。刺者,补泻皆不可也。月始生者,上下二弦之时,吾人之血气始精,卫气始行,所以月生无泻也。苟日月生而泻,是谓脏气益虚耳。朔望之日,月郭正满,月之四围为郭,犹城郭之郭。吾人之血气实,肌肉坚,所以月满无补也。苟月满而补,则血气扬溢,络有留血,是谓脏气重实也。《灵枢·岁露论》云:月满则海水西盛,人血既积,肌肉充,皮肤致,毛发坚,腠理郄,烟垢着。两弦之前,月郭正空,吾人之肌肉减,经络虚,卫气去,形独居,所以月郭空无治其病也。苟月郭空而治,是谓乱经。《岁露论》云:月郭空,则海水东盛,人气血虚,其卫气去,形独居,肌肉减,皮肤纵,腠理开,毛发残,膲理薄,烟垢落。故阴阳诸经至于相错,真邪二气无所分别,反致沉以留止,而外虚内乱,淫邪乃起矣。由此观之,则用针以天温日明为主,而欲行泻法,宜于朔望月满之时,欲行补法,宜于两弦初生之际。若天寒日阴,月郭正空,皆不可用针也。后之妄行针法者,祸人多矣。

帝曰：星辰八正何候？岐伯曰：星辰者，所以制日月之行也。八正者，所以候八风之虚邪以时至者也。四时者，所以分春秋冬夏之气所在，以时调之也。八正之虚邪，而避之勿犯也。以身之虚而逢天之虚，两虚相感，其气至骨，入则伤五脏，工候救之，弗能伤也。故曰：天忌不可不知也。按《灵枢·官能篇》云：用针之眼，必有法则，上视天光，下司八正，以辟奇邪，而观百姓，审于虚实，无犯其邪。是得天之露，遇岁之虚，救而不胜，反受其殃，故曰：必知天忌。

此论天忌之当知也。按《灵枢·卫气行篇》岐伯曰：岁有十二月，日有十二辰，子午为经，卯酉为纬，天周二十八宿，而一面四星，四七二十八宿，房昴为纬，虚张为经，是故房至毕为阳，昴至心为阴，阳主昼，阴主夜。故曰星辰者，所以制日月之行也。按《上古天真论》曰：上古圣人之教下也，皆谓之虚邪贼风，避之有时。又《灵枢·九宫八风篇》云：从其所居之乡来为实风，主生长养万物；从其冲后来为虚风，主伤人者。故圣人日避虚邪之道，若避矢石然。又曰：风从南方来，名曰大弱风；从西南方来，名曰谋风；从西方来，名曰刚风；从西北方来，名曰折风；从北方来，名曰大刚风；从东北方来，名曰凶风；从东方来，名曰婴儿风；从东南方来，名曰弱风。又按《灵枢·刺节真邪篇》云：虚邪之中人也。此可见虚邪本指风，而王注以为人虚感邪者非。故曰八正者，所以候八风之虚邪以时至者也。春秋冬夏人气同之，故曰四时者，所以分春秋冬夏之气，当以时而调之也。此八正虚邪，当避之而勿犯，苟以吾身之虚，而遇天之虚邪贼风，是谓两虚相感，其邪气至骨，入则内伤五脏，惟工候预知而勿犯，纵犯之而即救，始弗至于伤耳。凡若此者，乃天道之所当忌，名曰天忌。此天忌之不可不知也。按《九宫八风篇》云：八风从其虚之乡来，乃能病人。三虚相搏，则为暴病；两实一虚，则为淋露寒热。

帝曰：善。其法星辰者，余闻之矣。愿闻法往古者。岐伯曰：法往古者，先知《针经》也。验于来今者，先知日之寒温，月之虚盛，以候气之浮沉，而调之于身，观其立有验也，观其冥冥者，言形气营卫之不形于外，而工独知之，以日之寒温，月之虚盛，四时气之浮沉，参伍相合而调之，工常先见之，然而不形于外，故曰观于冥冥焉。通于无穷者，可以传于后世也，是故工之所以异也，然而不形见于外，故俱不能见也。视之无形，尝之无味，故谓冥冥，若神仿佛。按《灵枢·官能篇》云：乃言针意，法于往古，验于来今，观于窈冥，通于无穷，粗之所不见，良工之所贵，莫知其形，若神仿佛。

此亦历解《针经》之辞也。《针经》者，即《灵枢经》也。第一篇《九针十二原》中，有先立《针经》一语，后世皇甫士安易《灵枢》为《针经》之名，故王冰释《素问》、宋成无己释《伤寒论》宗之，及各医籍皆然。伯言欲法往古者，先知《针经》也。验于来今者，先知日月寒温虚盛，以候气之浮沉，而调之于身，知之则立有验也。其曰观其冥冥者，言形气营卫之不形于外，而工独知之，以日月四时参伍而调之，工常先见之，然而不形于外，故云然。斯乃视之无形，尝之无味，故谓冥冥，如神运仿佛，是以可传后世，大异于人矣。

虚邪者，八正之虚邪气也。正邪者，身形若用力，汗出腠理开，逢虚风，其中人也微，故莫知其情，莫见其形。上工救其萌芽，必先见三部九候之气，尽调不败而救之，故曰上工。下工救其已成，救其已败。救其已成者，言不知三部九候之相失，因病而败之也。《灵枢·官能篇》云：正邪之中人也微，先见于色，不知于其身，若有若无，若亡若存，有形无形,莫知其情。是故上工之取气,乃救其萌芽,下工守其已成,因败其形。此节又与本经《邪气脏腑病形篇》同。

此亦解《针经》之义也。其曰虚邪者,八正之虚邪贼风,从其后来者为虚邪也。正邪者,凡人身形用力,汗出腠理开,逢此虚风,中人也微,其情莫知,其形难见,惟上工救之甚早,下工救其已败也。

知其所在者,知诊三部九候之病脉处而治之,故曰守其门户焉,莫知其情而见邪形也。按《灵枢·官能篇》云:是故工之用针也,知气之所在,而守其门户,明于调气,补泻所在,徐疾之意,所取之处。

此亦解《针经》之辞也。夫曰知其所在者,知诊三部九候之病脉处而治之也,故曰守其门户焉。莫知其情而见其邪形,预为之治也。

帝曰:余闻补泻,未得其意。岐伯曰:泻必用方。方者,以气方盛也,以月方满也,以日方温也,以身方定也,以息方吸而内针,乃复候其方吸而转针,乃复候其方呼而徐引针,故曰泻必用方,其气而行焉。补必用圆,圆者行也,行者移也,刺必中其营,复以吸排针也。故圆与方,非针也。故养神者,必知形之肥瘦,营卫血气之盛衰。血气者,人之神,不可不谨养。内,纳同。中,去声。按《灵枢·官能篇》云:泻必用圆,切而转之,其气乃行,疾而徐出,邪气乃出,伸而迎之,遥大其穴,气出乃疾。补必用方,外引其皮,令当其门,左引其枢,右推其肤,微旋而徐推之,必端以正,安以静,坚心无解,欲微以留,气下而疾出之,推其皮,盖其外门,真气乃存。用针之要,无忘其神。其辞虽不同,大义则两相通,但《灵枢》之圆当为方,方当为圆耳。

此亦解《针经》之义也。伯言《针经》有泻必用方、补必用圆之语,然以意论之,正以当泻之时,以气方盛,月方满,日方温,身方定,以息方吸而纳针,乃复候其方吸而转针,乃复候其方呼而徐徐出针,惟其语中有此方字,故曰泻必用方。《离合真邪论》曰:吸则纳针,无令气忤,静以久留,无令邪布,吸则转针,以得气为故,候呼引针,呼尽乃去,大气皆出,故命曰泻。正与此法相同。其曰补必用圆,圆者,正以物之圆者可行可移,其刺必中其营,复以吸而排针,故名曰补必用圆。《离合真邪论》曰:必先扪而循之,切而散之,推而按之,弹而怒之,抓而下之,通而取之,外引其门,以闭其神,呼尽纳针,静以久留,以气至为故,如待所贵,不知日暮,其气已至,适而自护,候吸引针,气不得出,各在其处,推阖其门,令神气存,大气留止,故命曰补。较此更详,则圆之为义可推。故圆之与方,非言针也,乃言意也。且思人有是形,必有是神,医工能养神者,必知病人形之肥瘦,营卫血气之盛衰而治之,正以血气者人之神,不可不慎养也。

帝曰:妙乎哉论也! 合人形于阴阳四时,虚实之应,冥冥之期,其非夫子孰能通之? 然夫子数言形与神,何谓形? 何谓神? 愿卒闻之。岐伯曰:请言形,形乎形,目冥冥,问其所病,索之于经,慧然在前,按之不得,不知其情,故曰形。帝曰:何谓神? 岐伯曰:请言神,神乎神,耳不闻,目明心开而志先,慧然独悟,口弗能言,俱视独见,适若昏,昭然独明,若风吹云,故曰神。三部九候为之原,九针之论不必存也。

此伯状形与神之义而告之也。帝欲知形之为义,伯言形乎哉此形也,目若冥冥不能见物,问病人之所患者何病,索病之所在者何经,似乎亦爽然在其前矣。然终不能如君子之引而不发,跃如也。故按之而此工者不得其真,问之而此工者不知其情,此则滞于形迹之粗,而非可以言上达之妙,故曰形。形之为义,其下工乎? 又帝欲知神之为义,伯言神乎哉此神也,耳无所闻,病人未及言病情也,彼则目已明,心已开,而志已先病人而知矣。爽然独悟,其妙有不可以言状者;人所俱视,而彼则有独见;适若昏然,而彼则能独明。心能去病,如风吹云。《灵枢·九针十二原》云:刺之要,气至而有效,效之信,若风吹云,明乎若见苍天。盖自针法而言,此则自上工之心而言。此则同于神明之道,而有莫知之妙,故曰神。神之为义,其上工乎?《灵枢》第一、三篇云:粗守形,上守神。正以三部九候之论为之本原,而九针之论涉于形迹,特鱼兔之筌蹄也,乌足存哉?不然,何以若是之神耶?《三部九候论》见本经二十,《九针论》见《灵枢》第七十八。

离合真邪论篇第二十七

内言经脉合于宿度、经水,及末有真气、邪气等义,故名篇。

黄帝问曰:余闻《九针》九篇,夫子乃因而九之,九九八十一篇,余尽通其意矣。经言气之盛衰,左右倾移,以上调下,以左调右,有余不足,补泻于荥输,余知之矣。此皆营卫之倾移,虚实之所生,非邪气从外入于经也。余愿闻邪气之在经也,其病人何如?取之奈何?岐伯对曰:夫圣人之起度数,必应于天地,故天有宿度,地有经水,人有经脉。天地温和,则经水安静;天寒地冻,则经水凝泣;天暑地热,则经水沸溢;卒风暴起,则经水波涌而陇起。夫邪之入于脉也,寒则血凝泣,暑则气淖泽,虚邪因而入客,亦如经水之得风也。经之动脉,其至也亦时陇起,其行于脉中循循然,其至寸口中手也,时大时小,大则邪至,小则平。其行无常处,在阴与阳,不可为度,从而察之,三部九候,卒然逢之,早遏其路。吸则内针,无令气忤,静以久留,无令邪布,吸则转针,以得气为故,候呼引针,呼尽乃去,大气皆出,故命曰泻。泣,音涩。卒,猝同。陇,隆同。内,纳同。令,平声。

　　此言天有宿度,地有经水,人有经脉,三才相应,而邪入人身,当有以泻之也。宿,二十八宿也。度,三百六十五度也。经水者,地之十二经水也。经脉者,人之十二经脉也。按《灵枢·经水篇》云:足太阳外合于清水,内属于膀胱;足少阳外合于渭水,内属于胆;足阳明外合于海水,内属于胃;足太阴外合于湖水,内属于脾;足少阴外合于汝水,内属于肾;足厥阴外合于渑水,内属于肝;手太阳外合于淮水,内属于小肠;手少阳外合于漯水,内属于三焦;手阳明外合于江水,内属于大肠;手太阴外合于河水,内属于肺;手少阴外合于济水,内属于心;手心主外合于漳水,内属于心包。人与天地相通,故温和、寒冷、暑热、卒风暴至,而经水或静、或动、或涌、或起者如此,则是邪者,天地之邪也,入于人身,安得不然?寒则血凝涩,暑则气淖泽,邪因而入,何异经水之得风也。各经动脉,其至也亦时陇起,邪行脉中殆循循然,似有次序之意,不必作辐辐然。其应于脉也时大时小,大则邪至,小则邪平。其行无常处,或在阳经,或在阴经,不可为度。医工当察以三部九候之法,卒然与逢,早绝其路可也。所谓绝其路者,惟泻法耳。故凡泻者,必先使病人口吸其气,而吾方纳针,无令针与气逆。盖泻曰迎之,迎之者,方其气来未盛,乃逆针以夺其气,正谓无令气忤也。针既入矣,当静以久留,无易以出针,而使邪气复布于病经也。又令病人吸气,而吾复转针,必候真气既得,为复其旧,由是复令病人再呼,而吾引出其针,呼尽乃去此针,则大邪之气皆出矣,故命曰泻。按《热论》有云:大气皆去。亦是大邪之气也。《调经论》曰:泻实者,气盛乃纳针,针与气俱纳,以开其门,如利其户,针与气俱出,精气不伤,邪气乃下,外门不闭,以出其疾,摇大其道,如利其路,是谓大泻。必切而出,大气乃屈。又按《九针十二原》曰:刺之而气不至,无问其数;刺之而气至,乃去之,勿复针。

帝曰：不足者，补之奈何？岐伯曰：必先扪而循之，切而散之，推而按之，弹而怒之，抓而下之，通而取之，外引其门，以闭其神，呼尽内针，静以久留，以气至为故，如待所贵，不知日暮，其气以已同。至，适而自护，候吸引针，气不得出，各在其处，推阖其门，令神气存，大气留止，故命曰补。扪，音门。抓，侧交切。

此言补虚之法也。言未用针之时，必先扪而循之，谓以指扪循其穴，使气之舒缓也。切而散之，谓以指切按其穴，使气之布散也。推而按之，谓其指推其穴，即排蹙其皮也。弹而怒之，谓以指屡屡弹之，使病者觉有怒意，使之脉气填满也。抓而下之，谓以左手之爪甲掐其正穴，而右手方下针也。斯时也，针始入矣，必通而取之，谓如用下文全法以取其气也。候气已至，外引其针以至于门，门者穴门也，即推阖以闭其神气，此乃始终用针之法，而其间尤有节要，不可不知也。方其爪而下之之时，使病人呼以出气，而吾纳其针，必静以久留，候正气已至，为复其旧，无慢心，如待所贵，无躁心，不知日暮，真气已至，又必调适而护守之。《宝命全形篇》曰：经气已至，慎守勿失。《针解论》亦云然，解之曰：勿变更也。又候病人吸入其气，而吾方引针，正气不得与针皆出，正气在内而针在外，各在其处，遂推阖穴门，令神气内存，正气之大者，未为留止，故命曰补。《调经论》云：补虚奈何？岐伯曰：持针无置，以定其意，候呼纳针，气出针入，针空四塞，精无从去，方实而疾出针，气入针出，热不得还，闭塞其门，邪气布散，精气乃得存。动气候时，近气不失，远气乃来，是谓追之。

帝曰：候气奈何？岐伯曰：夫邪去络入于经也，舍于血脉之中，其寒温未相得，如涌波之起也，时来时去，故不常在。故曰方其来也，必按而止之，止而取之，无逢其冲而泻之。真气者，经气也。经气太虚,故曰其来不可逢,此之谓也。故曰候邪不审,大气已过,泻之则真气脱,脱则不复,邪气复至,而病益蓄,故曰其往不可追,此之谓也。不可挂以发者,待邪之至时而发针泻矣。若先若后者,血气已尽,其病不可下。故曰知其可取如发机,不知其取如扣椎;故曰知机道者不可挂以发,不知机者扣之不发,此之谓也。帝曰:补泻奈何? 岐伯曰:此攻邪也。疾出以去盛血,而复其真气,此邪新客,溶溶未有定处也。推之则前,引之则止,逆而刺之,温血也。刺出其血,其病立已。

　　此言候邪之妙,在早遏其路,无使盛则泻邪气以害真气也。帝因上文邪入于脉,行无常处,在阴与阳,不可为度,察三部九候,卒然逢遇,当早遏其路,故宜用针以泻之。然所以候此邪者,其法何在?此段之注必须如此,方与本节大义始有源流。王注以为候可取之气者从。伯言邪之客于形也,必先入于皮毛,留而不去,入舍于孙络,留而不去,入舍于络脉,此数语见《缪刺论》,必须入此用之,方为详悉。故邪去络入经也。舍于血脉之中,寒则血凝涩,与血之温尚未相得;暑则气淖泽,与血之寒尚未相得;亦如经水之得风也,脉如涌波之起,行于脉中循循然。至于寸口中手也,时大时小,时来时去,故形无常处,所以不常在也。斯时也,在阴与阳,不可为度,从而察之,三部九候,卒然逢遇,知其邪之来者犹未盛也,故曰方其来也。按而止之,止而泻之,早遏其路,则大邪之气无能为矣。若不早遏其路,而至于邪气甚盛,切无逢其冲而泻之,致使邪气难去,真气反虚。何也? 真气者,经气也。经气因泻邪而太虚,故曰其来不可逢,正邪气盛而不可逢之谓也。是以候气不审,大邪之气过盛,当是之时,泻之则真气脱,脱则不复,邪气复至,而病益蓄,故曰其往不可追,正真气虚而不可追之谓也。故不可挂以发之妙,乃用针者之所当知也。所谓不可挂以发者,不但在丝毫间也,待邪初至,即宜发针泻之,则邪斯泻矣。《灵枢·小针解篇》所谓气之易失者,此也。若在于先,则邪未至;若在于后,则真气虚,所谓血气已尽,而病不可下也。故曰知其可取而取之,正如发弩中之机,万发万中,不知其可取而取之,如扣推然,取之不动也。故曰知发机之道者,妙在至微,不可挂以发;不知发机之道者,虽扣之亦不能发,止如扣椎而已也。按《灵枢·小针解篇》云:其来不可逢者,气盛不可补也。其往不可追者,气虚不可泻也。不可挂以发者,言气有易失也。扣之不发者,言不知补泻之意也,血气已尽而气不下也。但此篇之辞专主泻言,而《灵枢》则兼补泻而言,故其辞同,而意则小异耳。然帝又以邪气当泻,真气当补,则泻者不可以为补,补者不可以为泻,故又以补泻奈何为问。伯言此法正所以攻邪也,疾出其针,以去盛血,而复其真气,则泻中有补矣。何也?此邪新感,溶溶未定,推针补之,则随补而前;引针致之,则随引而留;若不出盛血而反温之,则邪气内胜,反增其害。故必当刺出其血,其病立已,奚必以真邪俱在补泻难施为疑哉?

帝曰:善。然真邪以合,波陇不起,候之奈何?岐伯曰:审扪循三部九候之盛虚而调之,察其左右上下相失及相减者,审其病脏以期之。不知三部者,阴阳不别,天地不分。地以候地,天以候天,人以候人,调之中府,以定三部,故曰刺不知三部九候病脉之处,虽有大过且至,工不能禁也。诛罚无过,命曰大惑,反乱大经,真不可复。用实为虚,以邪为真,用针无义,反为气贼,夺人正气。以从为逆,营卫散乱,真气已失,邪独内著,绝人长命,予人夭殃。不知三部九候,故不能久长。因不知合之四时五行，因加相胜，释邪攻正，绝人长命。邪之新客来也，未有定处，推之则前，引之则止，逢而泻之，其病立已。以，已同。著，着同。予，与同。

此承上文言察三部九候，卒然遇邪，早遏其路，故此节备论三部九候之当知，而丁宁早遏其路之为宜也。

黄帝内经素问注证发微卷之四

通评虚实论篇第二十八

评,论也。内论病有虚实之义,故名篇。

黄帝问曰:何谓虚实? 岐伯对曰:邪气盛则实,精气夺则虚。

此先明虚实二字之义也。言人非无故而实,以邪气盛则实耳。邪气盛者,外感也。非无故而虚,以正气夺则虚耳。正气虚者,内伤也。

帝曰:虚实何如? 岐伯曰:气虚者,肺虚也。气逆者,足寒也。非其时则生,当其时则死。余脏皆如此。

此举肺虚一脏,其生死必随乎时,而可以例诸脏也。肺主气,气虚者,肺虚也。气逆者,气上行而逆,则在下之足以无气而寒。故此肺虚,而非相克之时则生,如春秋冬是也。如遇相克之时则死,如夏时之火是也。余脏虚者,其生死亦如此而已。夫帝问虚实,而伯先以虚为对,未及于实也。

帝曰:何谓重实? 岐伯曰:所谓重实者,言大热病,气热,脉满,是谓重实。重,平声,后同。

此言病有重实之义也。大热为病,邪气甚热,以后文寒气暴上,脉满而实照之,则此气热者,邪气热也,非人之中气也。其脉甚满,是实而又实,谓之重实也。

帝曰:经络俱实何如? 何以治之? 岐伯曰:经络皆实,是寸脉急

而尺缓也,皆当治之。故曰:滑则从,涩则逆也。夫虚实者,皆从其物类始,故五脏骨肉滑利,可以长久也。帝曰:络气不足,经气有余,何如?岐伯曰:络气不足,经气有余者,脉口热而尺寒也。秋冬为逆,春夏为从,治主病者。帝曰:经虚络满何如?岐伯曰:经虚络满者,尺热满,脉口寒涩也,此春夏死,秋冬生也。帝曰:治此者奈何?岐伯曰:络满经虚,灸阴刺阳;经满络虚,刺阴灸阳。

此节即经络俱实、络虚经实、经虚络实者,而拟其脉体,决其死生,分其治法也。经者,十二经也。络者,十五络也。虚者,即前精气夺则虚也。实者,即前邪气盛则实也。经为阳,络为阴。故经中亦有属阴者,而以络并之,则经皆为阳;络中亦有属阳者,而以经并之,则络皆为阴。寸部为阳,尺部为阴;急脉为阳,缓脉为阴;滑脉为阳,涩脉为阴;脉热为阳,脉寒为阴。今寸部急而见阳,是经实也;尺脉缓而见阴,是络亦实也,所谓经络俱实也。必其急缓之脉带滑,则为顺而生,带涩,则为逆而死,何也?大凡物类,皆有虚实,必滑泽则生,枯涩则死,非特脉为然也。故五脏骨肉滑利,所以其脉亦滑,可以长久而生也。若五脏涩滞,则其脉亦涩,必不能长久而死矣。何以异于物类也哉?其有络气不足,经气有余,是络虚经满也。惟经气有余,故脉口热;惟络气不足,故尺部寒。春夏属阳,合经与寸;秋冬属阴,合络与尺。惟脉口热而尺部寒,故时逢秋冬则阴气盛,而脉口不宜热,热为逆而死。时逢春夏则阳气高,而脉口宜热,尺中宜寒,当为顺而生。即主病者而治之,何经有余则泻之,何络不足则补之。其有经气不足,络气有余者,即经虚络满也。满者,实也。惟络脉满,故尺部亦热满。惟经脉虚,故脉口亦寒涩。春夏应经与寸,所以寒涩则死;秋冬应络与尺,所以热满而生。不言治主病者,即上文可以例推也。治主病者何如？络为阴，今满则灸之，虚则刺之；经为阳，今满则灸之，虚则刺之。由此观之，则大抵灸主于泻，而刺则可补也。

帝曰：何谓重虚？岐伯曰：脉气上虚尺虚，是谓重虚。帝曰：何以治之？岐伯曰：所谓气虚者，言无常也。尺虚者，行步恇然。脉虚者，不象阴也。如此者，滑则生，涩则死也。按《甲乙经》作脉虚，脉之下缺一虚字。气虚，气之下多一上字。尺虚，三者并虚为当，故下文以气虚、尺虚、脉虚为答。详上文重实，以气热、脉满为重实，此节脉虚、气虚、尺虚为重虚者甚有理，不但尺寸俱虚为重也。王氏似未当，还以《甲乙经》为的。

此言病有重虚之义也。脉虚、气虚、尺虚，谓之重虚。气虚者，真气不足也，故脉动无常；尺虚者，肾气不足也，故行步恇然；脉虚者，手太阴寸口所见之脉按之不应手也。如此三虚，是谓重虚。若带滑利则生，否则涩滞而死矣。

帝曰：寒气暴上，脉满而实，何如？岐伯曰：实而滑则生，实而逆则死。

此言气寒而脉实者，亦以滑为生，而涩为死也。帝言上文气热脉满，已谓重实，必滑则从，涩则逆。今者寒气暴上，脉亦盛满，与气热脉满者异，其于滑涩逆从生死何如？伯言不问寒热，止论滑涩，虽因寒而实，必其脉滑而为顺则生，脉涩而为逆则死也。

帝曰：脉实满，手足寒，头热，何如？岐伯曰：春秋则生，冬夏则死。

此即脉证杂见阴阳者，而以时决其死生也。脉实满者，是阳脉也，头热者，是阳证也，皆邪气有余也。手足又寒，是阴证也，乃真气又虚也。若此者，真邪不分，阴阳相杂。然春秋者，阴阳来盛之时也,正平和之侯,故生。冬夏者,偏阴偏阳之时也。脉盛头热者,不能支于夏,手足寒者,不能支于冬,故死。

脉浮而涩,涩而身有热者死。

此言证与脉反者死也。脉浮而涩,乃肺脉之应于秋者也,而身有热,则火盛金衰,主死。此前后无问答之语,疑为错简也欤?

帝曰:其形尽满何如?岐伯曰:其形尽满者,脉急大坚,尺涩而不应也。如是者,从则生,逆则死。帝曰:何谓从则生,逆则死?岐伯曰:所谓从者,手足温也;所谓逆者,手足寒也。<small>脉字下当有口字。</small>

此言阳病者,当得阳脉阳证也。身形尽满,乃阳病也。脉口之脉急大而坚,是阳脉也,宜尺部则涩而不相应耳。然必手足温者,是阳证也。故有是脉,有是证,则为从而生,否则脉虽急大坚,而手足反寒,是谓逆而死也。

帝曰:乳子而病热,脉悬小者何如?岐伯曰:手足温则生,寒则死。帝曰:乳子中风热,喘鸣肩息者,脉何如?岐伯曰:喘鸣肩息者,脉实大也,缓则生,急则死。

此言乳子脉与病反者,复有他证可验,病证俱甚者,复有脉体可据,而决其死生也。乳子而病热,阳证也。而脉则悬小,是阳证见阴脉也。然手足温和,正气犹存,脉虽悬小,特未大耳,故可以得生,否则手足寒而死矣。又乳子中风发热,喘鸣肩息者,阳证也,脉当实大,惟实大中而缓,则邪气渐退,可以得生。若实大中而急,则邪气愈增,其病当死矣。

帝曰:肠澼便血何如?岐伯曰:身热则死,寒则生。帝曰:肠澼下白沫何如?岐伯曰:脉沉则生,脉浮则死。帝曰:肠澼下脓血何如?岐伯曰:脉悬绝则死,滑大则生。帝曰:肠澼之属,身不热,脉不

悬绝何如？岐伯曰：滑大者曰生，悬涩者曰死。以脏期之。

此言肠澼之属，有便血者，有下白沫者，有下脓血者，随证随脉而可以决其死生也。肠澼者，大小肠有所辟积而生诸证，故肠澼为总名，而下三者为诸证也。《生气通天论》曰：因而饱食，筋脉横解，肠澼为痔。所以亦用肠澼二字。《太阴阳明论篇》亦云：久为肠澼。便血者，大便中下纯血也。有等俗名肠风下血，有粪前来者为近血，是肾肝有火。粪后来者为远血，是心肺有火。今兹肠澼便血，凡下血皆是。是血为阴，而下血为阴证，若身热则火盛，故主死；身寒则火衰，故主生。其下白沫者，非脓非血，而白沫下行，是肺气受伤也。然亦阴证之类，故脉沉则生，以阴证宜见阴脉；若脉浮则死，以阴证见阳脉也。其下脓血者，赤白相兼，气血俱伤，《灵枢·邪气脏腑病形篇》谓之瘕泄，《难经》谓之大瘕泄，后世曰痢。然脉以悬绝为死，正气不足也；滑大则生，正气有余也。帝问凡肠澼之属，有身不热，则证不死，脉不悬绝，则脉不死。伯言终当以元气为主，故脉必滑大则生，若悬涩则死。其死者，以脏期之，所谓肝见庚辛死，心见壬癸死，肺见丙丁死，肾见戊己死，脾见甲乙死者是也。按《脉诀》云：下痢微小却为生，脉大浮洪无瘥日。今屡治此疾，亦有滑大而生、沉小而死者。其悬涩之谓邪，当以经言为的也。

帝曰：癫疾何如？岐伯曰：脉搏大滑，久自已；脉小坚急，死不治。帝曰：癫疾之脉，虚实何如？岐伯曰：虚则可治，实则死。

此言癫疾之脉，得阳脉、虚脉而生也。癫疾者，阳证也，故搏大滑，则阳证得阳脉，所以病久自已。若脉小坚急，则得阴脉，故死不治。然癫疾之脉，当有取于虚也，必搏大滑中带虚可治，若带实则邪气有余，乃死侯也。《脉诀》云：恍惚之病定癫狂，其脉实牢保安吉。寸关尺部沉细时，如此未闻人救得。正与此大义相合。又按《长刺节论》第十一节，则刺狂癫有法。又以《灵枢·癫狂》篇考之,则义无余蕴矣。

帝曰:消瘅虚实何如？岐伯曰:脉实大,病久可治;脉悬小坚,病久不可治。

此言消瘅之病,得阳脉而生也。消瘅者,热证也,故脉实大,虽病久亦可治。若悬小坚,又至于病久,则益不可治矣。《脉要精微论》云:瘅成为消中。《灵枢·五变》论消瘅可参看。

帝曰:形度、骨度、脉度、筋度,何以知其度也?《方盛衰论》云:诊有十度,脉度,脏度,肉度,筋度,俞度。又按《灵枢》有骨度、脉度篇名,而又有经筋篇名,至于形度则无之。今帝以为问,而下又无答语,乃他篇之错简也。

帝曰:春亟治经络,夏亟治经俞,秋亟治六腑,冬则闭塞。闭塞者,用药而少针石也。所谓少针石者,非痈疽之谓也,痈疽不得顷时回。亟,音棘。塞,入声。

此言主时治病各有所宜,而冬时则用药而不用针也。春时治病,治其各经之络穴,夏则治其各经之俞穴,秋则治其六腑,冬则闭塞,但用药而不用针石。所谓冬时少用针石者,非谓冬时痈疽亦不用针石也。彼痈疽不得顷刻挽回,若不用针石以泻之,则内烂筋骨脏腑,岂得不用针石哉？特谓他病则冬时不用针石耳。

痈不知所,按之不应手,乍来乍已,刺手太阴傍三痏与缨脉各二。掖痈大热,刺足少阳五,刺而热不止,刺手心主三,刺手太阴经络者大骨之会各三。暴痈筋缚,随分而痛,魄汗不尽,胞气不足,治在经俞。痏,音贿。掖,腋同。缚,软同。

此承上文而言治痈之法有此三等也。凡痈疽痛无定所,故按之不应手,亦无定时,故乍来而乍已,当刺手太阴肺经之傍三痏,盖肺经之穴在胸中者曰云门,今曰肺经之旁,则是足阳明胃经气户等穴也。刺疮曰痏，三痏者，三次也。刺三次则有刺疮者三。其曰缨脉各二者，亦以胃经之穴，如人迎水穴，在喉结旁一寸五分，则是结缨之所，故曰缨脉。各二者，左右各二也。有等腋下生痈，其体大热，当刺足少阳胆经之穴五痏，宜是胆经之渊液穴也。腋下三寸宛宛中，举臂得之，针三分，禁灸。若刺之而热不止，当刺手厥阴心包络经，即手心主之穴三痏，宜是天池穴也。腋下三寸，乳后一寸，针二分，灸三壮。又刺手太阴肺经之经穴经渠，寸口陷中，针三分，禁灸。络穴列缺，去腕侧上一寸半，针二分，灸三壮。及大骨之会各三痏，当是手太阳小肠经之肩贞穴也。在曲胛下两骨解间，肩髃后陷中，针三分，灸三壮。有等暴发为痈，随其分肉筋绁而痛，在外之魄汗出之不尽，在内之胞气则不足，而小便不通，当治受患本经之俞穴，如手太阴肺经列缺为俞之类也。按痈疽大义，悉具《灵枢·痈疽篇八十一》。

腹暴满，按之不下，取手太阳经络者，胃之募也，少阴俞去脊椎三寸旁五，用圆利针。

此言治腹暴满之法也。凡腹中暴满，按之不下，取手太阳经之络穴支正，在手腕后五寸，针三分，灸三壮。胃之募曰中脘是也。脐上四寸。又取足少阴曰肾俞穴者，去脊十四椎间，左右各开一寸五分，共为三寸，刺之五痏。此穴本属足太阳膀胱经，然曰足少阴者，以肾为足少阴也。当用圆利针以刺之，即《灵枢·九针论》之第六针也。

霍乱，刺俞傍五，足阳明及上傍三。

此言治霍乱之法也。凡霍乱者，刺上节肾俞之傍，即志室穴也，刺之五痏。十四椎两旁，相去脊中各三寸，共六寸，针五分，灸七壮。又取足阳明曰胃仓穴，十二椎下两旁，相去脊中各三寸，共六寸，针三分，灸七壮。及上有意舍穴，各三痏。十一椎下两旁，相去脊中各三寸，针三分，灸三壮，此二穴亦属足太阳膀胱经,然曰足阳明者,以其为胃穴也。

刺痫惊脉五,针手太阴各五,刺经,太阳五,刺手少阴经络傍者一,足阳明一,上踝五寸,刺三针。

此言刺痫惊之法也。言刺痫惊之脉有五:其一针手太阴肺经穴各五痏,乃刺其经穴经渠也。寸口陷中,针二分,留二呼,禁灸。其一刺手太阳小肠经穴各五痏,当是经穴阳谷也。按《针灸聚英》主癫疾。手外侧腕中,锐骨下陷中,针二分,灸三壮。其一刺手少阴心经络穴通里,然谓之络傍,则是手太阳小肠经支正穴也,按《针灸聚英》主风虚惊恐,悲愁癫狂。针三分,灸三壮。刺之者,一痏而已。其一刺足阳明胃经之解溪。按《针灸聚英》主癫疾。针五分,灸三壮。其一刺足踝上之五寸,即足少阴肾经之筑宾穴也,按《针灸聚英》主癫疾。针三分,留五呼,灸三壮。刺之者,三痏而已。

凡治消瘅、仆击、偏枯、痿、厥、气满、发逆,肥贵人则高梁之疾也。隔塞、闭绝、上下不通,则暴忧之病也。暴厥而聋、偏塞、闭不通,内气暴薄也。不从内,外中风之病,故瘦留著也。蹠跛,寒风湿之病也。高,膏同。塞,入声,下同。著,着同。蹠,音只,跖同。《孟子·鸡鸣而起章》盗跖从庶,《陈仲子·廉士章》从石,义同也。楚人谓跳曰蹠。跛,音波。《易》曰:跛能履。又音避,《国语》云:丘无跛。

此言凡治诸病者,皆当知病所由起也。肥贵人用膏粱之品,肥者令人热中,甘者令人中满,故凡为消瘅、为仆击、为偏枯、为痿、为厥、为气满、为发逆等证,由之而生也。人暴时有忧者,气闭塞而不行,故凡为隔塞、为闭绝、为上下不通等证所由生也。人有内气暴时上薄,故凡为暴时而厥、为聋、为前后一偏而塞、为前后俱闭不通等证,由之而生也。然此皆从内而生,又有外中于风,热极肉消,筋脉不利,故有为瘦、为留着之病也。其有寒、有风、有湿者,则又为躄为跛之病也。

黄帝曰:黄疸、暴痛、癫疾、厥、狂,久逆之所生也。五脏不平,六腑闭塞之所生也。头痛耳鸣,九窍不利,肠胃之所生也。

此帝亦言病有所由生者,皆从内而生也。足之三阳,从头走足;足之三阴,从足走腹。然各经脉气久逆于上而不下行,则拂积于上中二焦,故为黄疸、为暴痛、为癫疾、为厥、为狂诸证所由生也。六腑者,传化物而不藏,故实而不能满;五脏者,藏精气而不泻,故满而不能实。五脏本与六腑相为表里,今饮食失宜,吐利过节,以致六腑不能传其化物,而六腑闭塞,则五脏亦不和平,各病自生也。大肠为传导之腑,小肠为受盛之腑,胃为仓廪之腑,今肠胃否塞,则升降出入脉道阻滞,故为头痛、为耳鸣、为九窍不利诸证所由生也。

太阴阳明论篇第二十九

太阴者,足太阴脾也。阳明者,足阳明胃也。详论脾胃病之所以异名异状等义,故名篇。

黄帝问曰:太阴阳明为表里,脾胃脉也,生病而异者何也?岐伯对曰:阴阳异位,更虚更实,更逆更从,或从内,或从外,所从不同,故病异名也。帝曰:愿闻其异状也。岐伯曰:阳者,天气也,主外;阴者,地气也,主内。故阳道实,阴道虚。故犯贼风虚邪者,阳受之;食饮不节,起居不时者,阴受之。阳受之则入六腑,阴受之则入五脏。入六腑则身热不时卧,上为喘呼;入五脏则膜满闭塞,下为飧泄,久为肠澼。故喉主天气,咽主地气。故阳受风气,阴受湿气。故阴气从足上行至头,而下行循臂至指端;阳气从手上行至头,而下行至足。故曰阳病者,上行极而下;阴病者,下行极而上。故伤于风者,上先受之;伤于湿者,下先受之。更,平声。

此言脾胃虽为表里,而其为病则异名异状也。脾脏为阴,胃腑为阳,是阴阳异位也。春夏阳明为实,太阴为虚,秋冬太阴为实,阳明为虚,是更虚更实也。春夏太阴为逆,阳明为从,秋冬阳明为逆,太阴为从,是更逆更从也。阳脉从外,阴脉从内,是从内从外也。故脾胃虽为表里,而其病异名也。如下文阳病身热不时卧,上为喘呼;阴病䐜满闭塞,下为飧泄,久为肠澼者,皆异名也。下文之所谓异状者,亦以此耳。帝以异状为问,伯言人身本与天地相参,故天在外,主包夫地,地在内,主包于天。人身六阳气犹天气也,主运于外;人身六阴气犹地气也,主运于内。阳运于外者为实,阴运于内者为虚。故大凡贼风虚邪,阳经受之;饮食起居之失,阴经受之。阳经受之则入六腑,而为身热,为寝卧不时,为上为喘呼,皆阳证也。阴经受之则入五脏,而上为䐜满闭塞,下为飧泄,久为肠澼,皆阴证也。不惟是也,喉咙者,气之所以上下者也,主乎天气;咽喉者,水谷之道路也,主乎地气。此二语见《灵枢·忧恚无言篇》。惟通天气,故受风气;惟通地气,故受湿气。且足之三阴,从足上行至腹,以至于头,而手之三阴,从脏以至于手,是以凡阴经受病者,自下之行极而复上行也。手之三阳,从手上行至头,而足之三阳,从头下至于足,是以凡阳经受病者,自上之行极而复下行也。故凡伤于风者,必上先受之,以阳气在上也;伤于湿者,必下先受之,以阴气在下也。故观阳经受病,而胃之受病在其中;观阴经受病,而脾之受病在其中矣。病之异状,有如是夫。王注以阴阳异位、更实更虚强入者非。殊不知此乃总论六阳六阴之理,而脾胃自在其中也。

帝曰：脾病而四支不用何也？岐伯曰：四支皆禀气于胃，而不得至经，必因于脾，乃得禀也。今脾病不能为胃行其津液，四支不得禀水谷气，气日以衰，脉道不利，筋骨肌肉皆无气以生，故不用焉。为，去声。

此言有脾病者四肢之所以不能举也。帝言脾在内，四肢在外，然脾病而四肢不用者何也？《灵枢·经脉篇》有手指足指不用等语，皆言手足之指不能举用也。伯言四肢皆禀气于胃，而胃气不能自至于四肢之各经，必因于脾气之所运，则胃中水谷之气化为精微之气者，乃得至于四肢也。今脾经受病，如上文膜满、闭塞、飧泄、肠澼之类，则不能为胃化其水谷，行其津液，故四肢者不得禀水谷所化之气，而各经之气日以衰微，脉道不利，筋骨肌肉皆无气以生，故四肢安得而举焉？

帝曰：脾不主时何也？岐伯曰：脾者土也，治中央，常以四时长四脏，各十八日寄治，不得独主于时也。脾脏者，常著胃土之精也，土者生万物而法天地，故上下至头足，不得主时也。长，掌同，主也。著，着同。

此言脾之所以不主时也。按历法，辰戌丑未四季之月，每立春、立夏、立秋、立冬之前，各土旺用事十八日，一岁共计七十二日。由此推之，春主正二三月，除十八日，则木亦旺七十二日。夏主四五六月，除十八日，则火亦旺七十二日。秋冬皆然。故五行五七三十五，计三百五十日，二五得十日，共为三百六十，一岁周矣。伯言脾属土，土主中央，常以四季之月旺十八日，则脾主四时之四脏亦各十八日，所以不得独主一时也。然胃亦属土，脾与胃土之精相为依着，唯土生万物而法天地，所以脾主胃土上下至于各经，而不得专主于一时耳。

帝曰：脾与胃以膜相连耳，而能为之行其津液何也？岐伯曰：足太阴者,三阴也,其脉贯胃属脾络嗌,故太阴为之行气于三阴。阳明者,表也,五脏六腑之海也,亦为之行气于三阳。脏腑各因其经而受气于阳明,故为胃行其津液。四支不得禀水谷气,日以益衰,阴道不利,筋骨肌肉无气以生,故不用焉。四为字,俱去声。

　　此承上文而言脾经行气于各阴,胃经行气于各阳,而脾必为胃行其津液,故脾病者,所以四肢不能举也。按《灵枢》,足阳明之脉属胃络脾,足太阴之脉属脾络胃,上膈挟咽。上三阴正指脾也。《阴阳类论》曰:三阴为母。下三阴指手足太阴、少阴、厥阴也。三阳指手足太阳、阳明、少阳也。岂以一膜相连而谓之不能行其津液哉!

阳明脉解篇第三十

详论足阳明胃经脉病之义,故名篇。

　　黄帝问曰:足阳明之脉病,恶人与火,闻木音则惕然而惊,钟鼓不为动。闻木音而惊何也?愿闻其故。岐伯对曰:阳明者,胃脉也。胃者,土也。故闻木音而惊者,土恶木也。帝曰:善。其恶火何也?岐伯曰:阳明主肉,其脉血气盛,邪客之则热,热甚则恶火。帝曰:其恶人何也?岐伯曰:阳明厥则喘而惋,惋则恶人。恶,去声,下俱同。惋,乌贯切。

　　此言胃之所以闻木音而惊,见火与人而皆恶也。阳明属土,木能克之,故闻木音而惊者,土恶木也。钟鼓不为动者,钟鼓属金,金乃土之子也。阳明主肉,其脉多气多血,邪客之则热,热甚故恶火也。阳明气逆则喘而惋热,惋热则烦惋,故恶人烦扰也。

　　帝曰:或喘而死者,或喘而生者,何也?岐伯曰:厥逆连脏则死,连经则生。

此承上文,言阳明厥则喘,而因明其有生死之异也。盖厥逆内连五脏,则邪入已深,所以至死;厥逆外连经脉,则邪尚在外,所以得生,未可以其喘而均疑之也。

帝曰:善。病甚则弃衣而走,登高而歌,或至不食数日,踰垣上屋,所上之处皆非其素所能也,病反能者,何也? 岐伯曰:四支者,诸阳之本也,阳盛则四支实,实则能登高也。帝曰:其弃衣而走者何也? 岐伯曰:热盛于身,故弃衣欲走也。帝曰:其妄言骂詈,不避亲疏而歌者何也? 岐伯曰:阳盛则使人妄言骂詈,不避亲疏,而不欲食,不欲食故妄走也。

此言胃病所以能登高而歌,弃衣而走,妄言而骂者,皆以其邪气之盛也。邪盛故热盛,热盛故阳盛,阳盛则三者之证由于此矣。

热论篇第三十一

首言热病者,皆伤寒之类,故即以热论名篇。

黄帝问曰:今夫热病者,皆伤寒之类也,或愈或死,其死皆以六七日之间,其愈皆以十日以已同。上者何也? 不知其解,愿闻其故。岐伯对曰:巨阳者,诸阳之属也,其脉连于风府,故为诸阳主气也。人之伤于寒也,则为病热,热虽甚不死;其两感于寒而病者,必不免于死。故为之为,去声。则为之为,平声。

此承帝问伤寒之有愈有死者,而先举大略以告之也。帝言人伤于寒,传为热病,故凡有热病者,皆伤寒之类也。《水热穴论》帝问:人伤于寒而传为热,何也? 岐伯曰:夫寒盛则生热也。又此处王注以《伤寒论》中至夏变为热病之热病强解,甚非。盖未有伤于寒而不成热病者,非但至夏之热病为然也。然有愈者,愈必在十日已上;有死者,死必在六七日间。其故何也？伯言三阳者，谓之巨阳，即足太阳膀胱经也。按《五脏生成篇》，则手太阳小肠经亦可称为巨阳，但此篇则主膀胱经而言耳。乃诸阳经之所属，其脉睛明而始，上连于督脉经之风府穴，自头项至背至足，凡一身手足阳经皆属于此，故穴有一百二十六，真为诸阳经主气也。凡五脏六腑之穴，无非此经所属。人之伤于寒也，自足太阳而始，或在本经，或传阳明少阳，或传太阴少阴厥阴，皆成热病。虽曰死皆在六七日间，但热虽已甚，亦有不至于死者，盖就中亦有可汗可泄而已，此皆谓之不死也。惟两感于寒而病者，则一日两经受病，三日六经受病，所以其人必六日而死耳。下文乃详言之。

帝曰：愿闻其状。岐伯曰：伤寒一日，巨阳受之，故头项痛，腰脊强。二日阳明受之，阳明主肉，其脉侠鼻络于目，故身热目疼而鼻乾，不得卧也。三日少阳受之，少阳主胆，其脉循胁络于耳，故胸胁痛而耳聋。三阳经络皆受其病，而未入于脏者，故可汗而已。四日太阴受之，太阴脉布胃中，络于嗌，故腹满而嗌乾。五日少阴受之，少阴脉贯肾，络于肺，系舌本，故口燥舌乾而渴。六日厥阴受之，厥阴脉循阴器而络于肝，故烦满而囊缩。三阴三阳、五脏六腑皆受病，营卫不行，五脏不通，则死矣。其不两感于寒者，七日巨阳病衰，头痛少愈；八日阳明病衰，身热少愈；九日少阳病衰，耳聋微闻；十日太阴病衰，腹减如故，则思饮食；十一日少阴病衰，渴止不满，舌乾已而嚏；十二日厥阴病衰，囊纵，少腹微下，大气皆去，病日已矣。乾，音干。嗌，音益。嚏，音帝。

此承上文而详论伤寒传经之证，除可汗可泄而已者，其死皆以六七日间，其愈皆以十日已上也。人之一身，三阳为表，三阴为里。其巨阳为三阳，最在外；阳明为二阳，在太阳之内；少阳为一阳，在阳明之内。此三阳者为表也。其太阴为三阴,在少阳之内;少阴为二阴,在太阴之内;厥阴为一阴,在二阴之内。此三阴者为里也。皆由内以数至外,故一二三数之次如此。义见《阴阳类论》《阴阳别论》。人之感邪,自表经以入里经,方其始也,先感于皮毛,留而不去,入舍于孙络;留而不去,入舍于络脉;留而不去,入舍于经脉;留而不去,入舍于内腑;留而不去,入舍于内脏。大义见《皮部论》《调经论》《缪刺论》。释此断不可失此义,方有来历。今试以伤寒之邪,行于经脉者言之。足太阳膀胱经之脉,起于目内眦,上额交巅,从巅入络脑,还出别下项,循肩膊内,挟脊抵腰中,故伤寒一日之所受者,乃巨阳也。惟其经脉如此,所以头项痛、腰脊强之证见矣。张仲景云:尺寸俱浮者,太阳受病也,当一二日发。盖《伤寒论》之所伤,定以七日为期,故一日兼言二日,深为有理。自太阳以入阳明,故二日阳明受之。阳明胃经属土,主肉,其脉挟鼻络于目,所以身热目疼鼻干,而不得卧也。诸经经脉之行,莫详于《灵枢·经脉篇》,但此热论乃岐伯所言,其辞约而尽,不必引彼以入之。张仲景云:尺寸俱长者,阳明受病也,当二三日发。自阳明以入少阳,故三日少阳受之。少阳主胆,其脉循胁络于耳,所以胸胁痛而耳聋也。张仲景云:尺寸俱弦者,少阳受病,当三四日发。此则三阳经络皆受其病,而未入于三阴之脏者,可汗而已。已者,病势之止也。此所谓脏者,非内脏也,即后三阴经也,以三阴属五脏,故以脏字言。全元起及《太素》俱更此脏字为腑字者,皆未考此义耳。《此事难知集》李东垣谓非五脏之脏,乃是藏物之藏者,尤强。或失于汗之而已,则自少阳以入太阴,故四日太阴受之。太阴脾经之脉布胃中,络于嗌,所以腹满而嗌干也。张仲景云:尺寸俱沉细者,太阴受病也,当四五日发。自太阴以入少阴,故五日少阴受之。少阴肾经之脉,贯肾络于肺,系舌本,故口燥舌干而渴也。张仲景云:尺寸俱沉者,少阴受病也,当五六日发。自少阴以入厥阴,故六日厥阴受之。厥阴肝经之脉,循阴器而络于肝,所以烦满而囊缩也。张仲景云:尺寸俱微缓者,厥阴受病也,当六七日发。斯时也,皆三日已满之后,可泄而已。若非泄之而已者,则三阳三阴、五脏六腑皆以受病,营卫不行,五脏不通,其人必死。所以其死皆在六七日间者,此也。此由六经而传,原非两感于寒,故七日之际,巨阳病衰,头痛少愈,正以初时所感之邪太甚,既于二日传之阳明矣,而其未尽传者,尚在太阳,则至此而比之一日之证则少愈焉,非厥阴之邪复出而传之足太阳也。后世以再传为说者非。本篇与张仲景《伤寒论》原无此义,乃成无己注释之缪。盖三阳为表,三阴为里,自太阳以至厥阴,犹人入户升堂,以入于室矣。厥阴复出,传于太阳,奈有二阴、三阴、一阳、二阳以隔之,岂有遽出而传之太阳之理?故谓初时所感之邪传之阳明者,尚未尽衰则可,断非厥阴之邪又再出而传之太阳也。至于已后余经,亦非相传,皆初时所传之邪至此方衰也。本篇衰字最妙,愚注《难经正义》,备以此义载于《五十八难》之下。八日阳明病衰,身热少愈;九日少阳病衰,耳聋微闻;十日太阴病衰,腹满已减如故,且思饮食;十一日少阴病衰,渴止不满,其舌干既已,而且有嚏;十二日厥阴病衰,囊纵,其少腹亦微下。斯时也,大邪之气皆去,病日已矣。所以其愈皆在十日已上者,此也。又考各经经脉,皆在足经,与手经无涉。盖足太阳与少阴属水,水得寒而冰;足阳明与太阴属土,土得寒而坼;足少阳与厥阴属木,木得寒而凋。若手之六经,则属金与火,火得寒而愈烈,金得寒而愈刚,所以寒不能伤之也。此议出于刘草窗氏,真足以破万古之疑,彼以手经为说者,盖不考诸经之经脉云。

帝曰:治之奈何? 岐伯曰:治之各通其脏脉,病日衰已矣。其未满三日者,可汗而已;其满三日者,可泄而已。

此言治之之法也。言三日未满之前,邪犹在表,故可发汗。三日已满之后，邪已入里，故可下泄。此乃所以通其腑脏之脉，而病之所以日衰已也。按《正理伤寒论》曰：脉大浮数，病为在表，可发其汗。脉细沉数，病在里，可下之。故虽日数过多，而但有表证，脉大浮数，犹宜发汗；日数虽少，即有里证，脉沉细数，犹宜下之，则汗下之法，又当以脉为凭，不可执一也。

帝曰：热病已愈，时有所遗者何也？岐伯曰：诸遗者，热甚而强食之，故有所遗也。若此者，皆病已衰而热有所藏，因其谷气相薄，两热相合，故有所遗也。帝曰：善。治遗奈何？岐伯曰：视其虚实，调其逆从，可使必已矣。帝曰：病热当何禁之？岐伯曰：病热少愈，食肉则复，多食则遗，此其禁也。强，上声。

此言病之所以遗者，由于强食，而有治之之方，复有禁之之要也。热病已愈，而邪气不得尽衰，若有所遗而在者，以其热甚而强食之，则邪气与谷气相蒸，两热相合，所以病之有所遗也。必视其虚实，调其逆从，则可使必已矣。然与其治之于既遗之后，孰若禁之于未遗之先？病热少愈，胃气尚虚，而强食大肉，则肉本性热而难化，所以热病复生；或多食之，则热病乃遗矣。此其当禁者也。上文言谷，则非肉亦能病于强食，而此止云肉，正以肉较之谷尤所当禁者耳。

帝曰：其病两感于寒者，其脉应与其病形何如？岐伯曰：两感于寒者，病一日则巨阳与少阴俱病，则头痛口干而烦满；二日则阳明与太阴俱病，则腹满身热，不欲食，谵言；三日则少阳与厥阴俱病，则耳聋囊缩而厥，水浆不入，不知人，六日死。帝曰：五脏已伤，六腑不通，营卫不行，如是之后，三日乃死何也？岐伯曰：阳明者，十二经脉之长也，其血气盛，故不知人；三日其气乃尽，故死矣。谵，音占。长，上声。

此言两感于寒者,大约六七日而死,然亦有三日而死者也。两感于寒者,一日则巨阳少阴受之,巨阳病则头痛,而少阴病则口干与烦满也。二日则阳明太阴受之,阳明病则身热谵言,而太阴病则腹满不欲食也。三日则少阳厥阴受之,少阳病则耳聋,而厥阴病则囊缩而厥也。此则自其经脉之行而为病者言之,惟其阴阳两经相感,所以各证互见者如此。至此则水浆不入,且不知人,故六日而死也。其有等三日而死者,正以阳明者,为十二经脉之长也。阳明多气多血,故感邪则热愈盛,病愈甚,而三日之际,元气已尽,所以速于死也。按《此事难知集》,问两感邪从何道而入?谓太阳自背俞而入,少阴自鼻息而入,殊不知邪从风府而入,则自腑而脏,不必传经而腑脏俱感矣。其云从鼻息而入者,非经旨也。

凡病伤寒而成温者,先夏至日者为病温,后夏至日者为病暑。暑当与汗皆出,勿止。

此言温病、暑病各有其时也。伤寒之病,发于冬者为正伤寒,如上文所言是也。其有所谓温病者,则夏至已前者为病温。张仲景云:冬感于寒,至春变为温病。此非温疟、风瘟、瘟毒、瘟疫可同,盖彼乃更感异气变为他病者。杨玄操、庞安常、谢氏俱未知此义,故误释《难经》。况本经温字,本温和之温,正以寒中有热,而不可谓之专寒;热中有寒,而不可谓之专热,所以以温名之。彼更感异气,乃时候使然,非止一人者。后夏至日者为病暑。然人感乎暑,当令暑与汗皆出,而勿止之可也。《生气通天论》曰:体若燔炭,汗出而散。王注云此言有可汗之理者是也。按《经》言暑当发汗,后世用香薷、木通、泽泻利水等药者何也?盖感暑者,手少阴心,以暑属火而入心也。心与小肠为表里,使之渗入膀胱而下行,则暑从小便而去矣。设若发汗,则暑伤气,而汗又亡阳,此利水之所以胜于发汗也。

刺热篇第三十二

详论五脏热病而有刺之之法,故名篇。

肝热病者,小便先黄,腹痛多卧,身热,热争则狂言及惊,胁满痛,手足躁,不得安卧。庚辛甚,甲乙大汗,气逆则庚辛死。刺足厥阴少阳。其逆则头痛员员,脉引冲头也。

此篇备言刺热病之法,而先以肝经言之也。言凡五脏成热病者,未遽热也,各有先见之证。而及其邪正相争,则热病乃加。然其甚其死,必以克我之日,得汗而愈,必以自得其位之日,在各随其腑脏以治之而已。试以肝经言之:肝热病者,其始必先小便黄,先腹痛,先多卧,而此身乃热。盖肝经之脉环阴器,抵少腹而上,故小便先黄,腹痛多卧也。及其邪气与正气相争,则狂言而惊,胁满而痛,手足皆躁,卧不得安。正以肝经之脉从小腹上侠胃贯膈,布胁肋,循喉咙之后,络舌本,故此诸证兼见也。肝之病,发为惊骇,见《金匮真言论》。故病则惊。胃不和则卧不安,今木来乘土,故不得安卧也。然以庚辛而甚,金克木也;以甲乙日而大汗,本经气旺之日也;必以庚辛日而死,以其气甚逆也。惟肝与胆为表里,故刺此二经之穴耳。所谓气逆者,必其头痛员员,脉引冲头也。盖肝经自舌本循喉咙之后上出额,与督脉会于巅,故病气逆,则如是也。员员者,靡定也。

心热病者,先不乐,数日乃热,热争则卒心痛,烦闷善呕,头痛面赤无汗。壬癸甚,丙丁大汗,气逆则壬癸死。刺手少阴太阳。乐,音洛。卒,音猝。

此以心热病者言之也。心热病者,其始先不乐数日,盖邪气入于经络则神不安,故不乐也。然后身乃发热,及其邪与正争,则卒然心痛,烦闷善呕,头亦疼痛,面赤无汗,盖心脉起于心中,其支别者,从心系上侠咽;小肠之脉直行者,循咽下膈抵胃,其支别者,从缺盆循颈上颊,至目外眦,故此诸证兼见也。心在液为汗,今病热,故无汗以出耳。然以壬癸日而甚,水克火也;以丙丁日而大汗,本经气旺之日也;必以壬癸日而死,以其气甚逆也。惟心与小肠为表里,故刺此二经之穴耳。

脾热病者,先头重、颊痛、烦心、颜青、欲呕、身热,热争则腰痛,不可用俛仰,腹满泄,两颔痛。甲乙甚,戊己大汗,气逆则甲乙死。刺足太阴阳明。

此以脾热病者言之也。脾热病者,其始先头重、颊痛、烦心、颜青,而且欲呕,盖胃之脉起于鼻,交頞中,下循鼻外,入上齿中,还出侠口,环唇,下交承浆,却循颐后下廉,出大迎,循颊车,上耳前,过客主人,循发际,至额颅,故先头重、颊痛、颜青也。脾之脉,其支别者,复循胃别上膈,注心中,其直行者,上膈侠咽,故烦心欲呕也。然后身乃发热,及其邪与正争,则腰痛不可以俛仰,腹满而泄,两颔皆痛。盖胃之脉,支别者起胃下口,循腹里,下至气街中而合,以下髀关。气街者,腰之前,故腰痛也。脾之脉入腹属脾络胃,又胃之脉自交承浆,却循颐后下廉,出大迎,循颊车,故腹满泄而两颔痛也。然以甲乙日而甚,木克土也;以戊己日而太汗,以本经气旺之日也;必以甲乙日而死,以其气逆则死也。惟脾与胃为表里,故刺此二经之穴耳。

肺热病者,先淅然厥,起毫毛,恶风寒,舌上黄,身热,热争则喘欬,痛走胸膺背,不得太息,头痛不堪,汗出而寒。丙丁甚,庚辛大汗,气逆则丙丁死。刺手太阴阳明,出血如大豆,立已。

此以肺热病者言之也。肺热病者,其始先淅然而厥,毫毛皆起,恶风与寒,舌上先黄,盖肺主皮毛,故热中之,则先渐然恶风起毫毛也。肺之脉起于中焦,下络大肠,还循胃口,今肺热入胃,胃热上升,故舌上黄也,然后身乃发热。及其邪与正争,则喘欬交作,痛走胸膺背,不得太息,头痛不堪,汗出而寒。盖肺居膈上,气主胸膺,在变动为欬,背为胸中之府,故喘欬而痛走胸膺背,不得太息也。肺之络脉上会耳中,今热气上薰,故头痛不堪,汗出而寒也。然以丙丁日而甚,火克金也;以庚辛日而大汗,以本经气旺之日也;必以丙丁日而死,以其气甚逆也。惟肺与大肠为表里,故刺二经出血如大豆状,其病当立已也。

肾热病者,先腰痛骱痠,苦渴数饮,身热,热争则项痛而强,骱寒且痠,足下热,不欲言,其逆则项痛员员澹澹然。戊己甚,壬癸大汗,气逆则戊己死。刺足少阴太阳。 数,音朔。

此以肾热病者言之也。肾热病者,其始必先腰痛,骱先痠,先苦渴而数饮,盖膀胱之脉,从肩髆内侠脊抵腰中,又腰为肾之府,故腰先痛也。肾之脉自循内踝之后,上腨内,出腘内廉,又直行者从肾上贯肝,入肺中,循喉咙,侠舌本,故骱痠苦渴数饮也,然后身乃发热。及其邪与正争,则项乃强,骱寒又痠,足下又热,不欲言语,盖膀胱之脉从脑出别下项,肾之脉起于小指之下,斜趣足心,出于然骨之下,循内踝之后,别入跟中,以上腨内,又其直行者,从肾上贯肝膈,入肺中,循喉咙,侠舌本,故为诸证如此也。其气之甚逆则头痛,员员然而靡定,澹澹然而无意味也。然以戊己日而甚,土克水也;以壬癸日而大汗,以本经气旺之日也;必以戊己日而死,以气之甚逆也。惟肾与膀胱为表里,故取此二经之穴耳。

诸汗者,至其所胜日汗出也。

此承上文而言汗出之日,必在于所胜之日也。肝以甲乙日而汗,以木胜也;心以丙丁日而汗,以火胜也;脾以戊己日而汗,以土胜也;肺以庚辛日而汗,以金胜也;肾以壬癸日而汗,以水胜也。本脏虽病而脏气未衰,犹能胜邪,故汗出有如此耳。

肝热病者,左颊先赤;心热病者,颜先赤;脾热病者,鼻先赤;肺热病者,右颊先赤;肾热病者,颐先赤。病虽未发,见赤色者刺之,名曰治未病。

此言治五脏之热病,必于其所先见者治之也。肝属木,主东方,左颊应之,故左颊先赤;心属火,主南方,颜应之,故颜先赤。颜,额也。脾属土,主中央,鼻应之,故鼻先赤;肺属金,主西方,右颊应之,故右颊先赤;肾属水,主北方,颐应之,故颐先赤。其热病虽未发,而有此先见之赤色,乃从而先治各部,谓之治未病也。

热病从部所起者,至期而已。

此又即热病而决其病已之期,即上文汗愈之日之义也。凡热病从面部所起者,如肝起于左颊,则甲乙日而已;心起于颜,则丙丁日而已;脾起于鼻,则戊己日而已;肺起于右颊,则庚辛日而已;肾起于颐,则壬癸日而已也。

其刺之反者,三周而已,重逆则死。

此言误刺五脏之热病者,一误则三周而已,再误则必死也。刺之反者,如肝病刺脾,脾病刺肾,肾病刺心,心病刺肺,肺病刺肝,皆刺之相反者是也,当三遇所胜日而病始已。重逆者,初刺之误尚待三周,况可再误乎? 故谓之死也。

诸当汗者,至其所胜日汗大出也。

前言诸汗者,至其所胜日汗出,指各脏自汗之日而言。此言凡用针以发汗者,亦至所胜之日而刺之,则汗亦可大出也。

治诸热病,以饮之寒水乃刺之,必寒衣之,居止寒处,身寒而止也。

此言治诸热病者,必饮之以寒水,衣之以寒衣,居之以寒所也。凡治热病者,必先以寒水饮之,乃用针以刺之,刺之之后,必寒其衣,寒其处,则热退身凉,乃可以止针也。

热病先胸胁痛,手足躁,刺足少阳,补足太阴,病甚者为五十九刺。

此以下皆即热病先见之证,而分经以治之,此则以先胸胁痛者言之也。热病先胸胁痛,手足躁,乃足少阳之病也。泻足少阳之木气,补足太阴之土气,恐木传土也。如病甚者,为五十九刺。按《水热穴论》帝曰:夫子言治热病者五十九俞,愿闻其处。岐伯曰:头上五行、行五者,以越诸阳之热逆也。中行,谓上星、囟会、前顶百会、后顶;次两旁谓五处、承光、通天、络却、玉枕;又次两旁谓临泣、目窗、正营、承灵、脑空也。大杼、膺俞、缺盆、背俞,此八者,以泻胸中之热也;气街、三里、巨虚上下廉,此八者,以泻胃中之热也;云门、髃骨、委中、髓空,此八者,以泻四肢之热也。五脏俞旁五,此十者,以泻五脏之热也。按《灵枢·热病篇》五十九俞,与此同异不一,宜合而详之。

热病始手臂痛者,刺手阳明太阴而汗出止。

此言热病始于手臂痛者,当刺手阳明大肠经、手太阴肺经也。王注以肺经取络穴列缺,大肠经取井穴商阳。

热病始于头首者,刺项太阳而汗出止。

此言热病始于头者,当刺足太阳膀胱经也。王注以为天柱主之。

热病始于足胫者,刺足阳明而汗出止。

此言热病始于足胫者,当刺足阳明胃经也。王注以为三里主之。

热病先身重骨痛,耳聋好瞑,刺足少阴;病甚,为五十九刺。

此言热病始于身重骨痛、耳聋好瞑者,当刺足少阴肾经也。盖肾主骨,故刺之。如病甚,当刺前五十九穴。按《灵枢·热病篇》云:热病身重骨痛,耳聋好瞑,取之骨,以第四针五十九刺。与此节相同。

热病先眩冒而热,胸胁满,刺足少阴少阳。

此言热病始于眩冒而胸胁满者,当刺足少阴肾经、足少阳胆经也。王注以为两经之井荥穴主之。

太阳之脉,色荣颧骨,热病也。荣未交,曰今且得汗,待时而已。与厥阴脉争见者,死期不过三日。其热病内连肾,少阳之脉色也。按少阳之脉色也六字,王氏所增,当作衍。

此举太阳之热病而决其生死也。足太阳膀胱经之病脉,赤色荣于颧骨,乃太阳热病也。盖颧为诸骨之宗,太阳与肾为表里,肾主骨也。然虽荣于颧骨,而犹未交于他部,则当谓病者曰:今且得汗,待其所胜之时而已。谓太阳之病待壬癸日可愈也。若外见太阳之赤色,内应厥阴之弦脉,则厥阴脉争见者,死期不过三日。盖太阳受病,当传入于阳明,今又厥阴之脉来见,是土败而木贼之也。木生数三,死期不过三日何也?其热病内连肾。杨上善云:足太阳水也,厥阴木也,水以生木,木盛水衰,故太阳水色见时,有木气争见者,水死。以其热病内连于肾,肾为热伤,故死也。

少阳之脉,色荣颊前,热病也。荣未交,曰今且得汗,待时而已。与少阴脉争见者,死期不过三日。

此举少阳胆经热病而决其生死也。少阳之脉,赤色荣于颊前,则是颧骨下近鼻两旁,乃少阳之热病也。然虽荣于颊前,而未交于他部,则当谓病者曰:今且得汗,待其所胜之时而已。谓少阳之病待甲乙日可愈也。杨上善云:少阳为木,少阴为水,少阳色见之时,有少阴脉争见者,是母胜子,故木死。

热病气穴:三椎下间主胸中热,四椎下间主鬲中热,五椎下间主肝热,六椎下间主脾热,七椎下间主肾热,荣在骶也。项上三椎,陷者中也。

脊节之谓椎,椎穷之谓骶。按督脉经,三椎下间名身柱,四椎下间无穴,五椎下间名神道,六椎下间名灵台,七椎下间名至阳。然数第一椎者,项骨之上有三椎,乃项骨也,三椎之下陷者中,乃大椎也。由此而下数之,则诸椎得矣。末句举数椎之大法也。

颊下逆颧为大瘕,下牙车为腹满,颧后为胁痛,颊上者鬲上也。
即面部以知病,莫详于《灵枢·五色》第四十九篇。

此总面部之色,而知腹中之病也。色见于颊之下,而又逆颧而上行,乃大瘕泄之疾也。按《灵枢·五色篇》,当以颧下为大小肠之分。《难经》亦有大瘕泄。色见于下牙车者,为腹满之疾。色见于颧之后者,为胁痛之疾。按《灵枢·五色篇》以颧为肩,以颧后为臂,则此曰颧后者,颧之后也,故指为胁。色见于颊之上者,为膈上之疾也。

评热病论篇第三十三

首二节论热病,故名篇。后二节则论劳风、肾风也。

黄帝问曰:有病温者,汗出辄复热,而脉躁疾不为汗衰,狂言不能食,病名为何? 岐伯对曰:病名阴阳交,交者死也。帝曰:愿闻其说。岐伯曰:人所以汗出者,皆生于谷,谷生于精。今邪气交争于骨肉而得汗者,是邪却而精胜也,精胜则当能食而不复热。复热者,邪

气也。汗者,精气也。今汗出而辄复热者,是邪胜也。不能食者,精无俾也。病而留者,其寿可立而倾也。且夫《热论》曰:汗出而脉尚躁盛者死。今脉不与汗相应,此不胜其病也,其死明矣。狂言者是失志,失志者死。今见三死,不见一生,虽愈必死也。按《灵枢》第二十三《热病篇》云:热病已得汗出,而脉尚躁,喘且复热,勿刺肤,喘甚者死。又曰:热病已得汗,而脉尚躁盛,此阴脉之极也,死。

　　此言热病汗后者,为脉躁、为狂言、为身热不食者之必死也。病名曰阴阳交,为阴阳之气不分别也。今夫精气盛而谷气消,谷气消而汗自能出。今邪气交争而得汗,是邪却而精胜也,精胜则当能食而不复热矣。乃复热而不能食,是精气不能使之食也,所以其寿可倾也。邪盛则脉盛,邪退则脉静。彼《热论》有谓汗出而脉尚躁盛者死,今脉尚躁疾,不为汗衰,是亦邪盛而精衰,不能胜其病也。至于志舍于精,精气已衰,志不能藏,今狂言者且失志也,失志者死。由此观之,则身热而不能食者一死也,脉躁盛者二死也,狂言者三死也,有三死而无一生,虽愈为必死也。夫曰虽愈,亦暂似可愈,而终不能有成功矣。

　　帝曰:有病身热,汗出烦满,烦满不为汗解,此为何病?岐伯曰:汗出而身热者风也,汗出而烦满不解者厥也,病名曰风厥。帝曰:愿卒闻之。岐伯曰:巨阳主气,故先受邪,少阴与其为表里也,得热则上从之,从之则厥也。帝曰:治之奈何?岐伯曰:表里刺之,饮之服汤。按《阴阳别论》《灵枢·五变篇》俱有风厥。

　　此言病热汗后而烦满不解者,以其太阳感风,少阴气厥,名为风厥之证,而当行补泻之法也。汗出之后而身有复热,以风气尚在也,汗出之后而烦满不解,以下气上逆也。其病名曰风厥,正以足太阳膀胱经受风,少阴肾经与其为表里也。肾经得膀胱之风热,则气上从之而为厥耳。所以治之者,亦惟泻太阳之风,补少阴之气,而合表里以刺之,又当饮之以汤剂,以止逆上之肾气,则可以治斯疾也。

帝曰:劳风为病何如?岐伯曰:劳风法在肺下,其为病也,使人强上冥视,唾出若涕,恶风而振寒,此为劳风之病。帝曰:治之奈何?岐伯曰:以救俛仰。巨阳引精者三日,中年者五日,不精者七日。欬出青黄涕,其状如脓,大如弹丸,从口中若鼻中出,不出则伤肺,伤肺则死也。

此言劳风之证,当有治之之法也。劳,肾劳也。从劳风生,故曰劳风。肾脉从肾上贯肝膈,入肺中,故肾劳风生,其治法在于肺下,不但当治肾而已。且其为病也,正以膀胱之脉起于目内眦,上额交巅上,入络脑,还出别下项,循肩膊内,侠脊抵腰中,入循膂,络肾,今肾精不足,外吸膀胱,膀胱不能上营,故使人头项强而视不明也。肺被风薄,劳气上熏,故令唾出若鼻涕状。肾气不足,阳气内攻,劳热相合,故恶风而振寒,此为劳风之病。然所以治之者,亦惟救其俛仰而已。盖强上冥视,唾出若涕,不能俛仰,此疾最为苦之,今特救其俛仰,则膀胱引精上肺者计在三日,中年者计在五日,素弱不精明者计七日,可使欬出青黄涕,其状如脓,大如弹丸,从口中或鼻中出,不出则伤肺,伤肺则死也,所以必救其俛仰以使之出耳。愚细玩此节之辞,似为医籍中之劳证,其治之之法,止有以救俛仰一句,当为针法及导引之法,但其法不传,不敢强为之附。

帝曰:有病肾风者,面胕庞然壅,害于言,可刺不?岐伯曰:虚不当刺,不当刺而刺,后五日其气必至。帝曰:其至何如?岐伯曰:至必少气时热,时热从胸背上至头,汗出手热,口干苦渴,小便黄,目下肿,腹中鸣,身重难以行,月事不来,烦而不能食,不能正偃,正偃则欬,病名曰风水,论在《刺法》中。帝曰:愿闻其说。岐伯曰:邪之所凑,其气必虚。阴虚者阳必凑之,故少气时热而汗出也。小便黄者,少腹中有热也。不能正偃者,胃中不和也。正偃则欬甚,上迫肺也。诸有水气者,微肿先见于目下也。帝曰:何以言?岐伯曰:水者阴也,目下亦阴也,腹者至阴之所居,故水在腹者,必使目下肿。真气上逆,故口苦舌干,卧不得正偃,正偃则欬出清水也。诸水病者,故不得卧,卧则惊,惊则欬甚也。腹中鸣者,病本于胃也。薄脾则烦不能食,食不下者,胃脘隔也。身重难以行者,胃脉在足也。月事不来者,胞脉闭也。胞脉者,属心而络于胞中,今气上迫肺,心气不得下通,故月事不来也。帝曰:善。不,否同。按风水之证,又见《水热穴论》《奇病论》《灵枢·论疾诊尺篇》。

　　此节详肾风有风水之名,必有诸证可验也。面者,首面也。胕者,足面也。面胕庞然而肿,《平人气象论》曰面肿曰风,足肿曰水是也。又害于言者,盖肾之脉从肾上贯肝膈,入肺中,循喉咙,侠舌本,故妨于言也。然其肾气既虚,则不当刺,有不当刺而刺,则五日间邪气当复至矣。当邪气复至之时,必少气,必时热,必热从胸背上至头皆汗出,必手热,必口干苦渴,必小便黄,必目下肿,必腹中鸣,必身重难以行,必月事不来,必烦而不能食,必不能正卧,正卧则欬,此固肾风之病,而其名又曰风水也。何也?凡邪之所凑于阳经者,其阳经之气必虚;邪之所凑于阴经者,其阴经之气必虚。今肾虚者阴虚也,阴虚则阳邪凑之,故少气及时当发热而汗出也。小便黄者,以肾脉络于少腹,少腹中有热也。不能正偃者,以肾脉注胸中,胃中不和也。正偃则欬甚者,以肾脉入肺中,今邪气上迫于肺也。诸凡有水气者,微肿先见于目下也。盖水者阴也，目下亦阴也，腹乃至阴之所居，故水在腹者，必使目下肿也。口苦舌干者，以真气上逆也。不得正偃者，以正偃则欬出清水也。诸水病者不得卧，卧则惊，惊则欬甚也。腹中鸣者，以病本于胃，胃中作鸣也。烦而不能食者，以邪气薄脾，则烦而不能食也。其食不下者，以胃脘隔塞。身重难以行者，以胃脉在足也。月事不来者，以胞络宫中之经脉闭也，正以胞脉者属心而络于胞中，今气上迫肺，心气不得下通，故月事不来也。愚观月事不来，似为妇人而论，然男子之肾风诸证俱同，惟此一证则有异耳。

逆调论篇第三十四

内论诸证，或阴阳偏胜，或营卫俱虚，或卧行喘息，皆逆调使然，故名篇。

黄帝问曰：人身非常温也，非常热也，为之热而烦满者何也？岐伯对曰：阴气少而阳气胜，故热而烦满也。为，去声。

此言病有热而烦满者，以其阴气少而阳气多也。阴气者，诸阴经之气及营气也。阳气者，诸阳经之气及卫气也。人身有非常之温，有非常之热，为之极热而烦躁胀满者，是乃阴气衰少，阳气太胜，故然耳。据第三节以并此节，则此节似非外感也，当为内伤耳。

帝曰：人身非衣寒也，中非有寒气也，寒从中生者何？岐伯曰：是人多痹气也。阳气少，阴气多，故身寒如从水中出。

此言病有寒从中生者，以其阳气少而阴气多也。人身非衣服之本寒，非寒气之在中，而身寒从中生者，是人必多痹气也。阳气少而阴气多，故身寒如从水中出也。阴气阳气，与上节同。按此曰痹气者，即《灵枢·寿夭刚柔篇》之所谓寒痹也。

帝曰：人有四支热，逢风寒如炙如火者，何也？岐伯曰：是人者，

阴气虚,阳气盛。四支者阳也,两阳相得而阴气虚少,少水不能灭盛火,而阳独治,独治者不能生长也,独胜而止耳。逢风而如炙如火者,是人当肉烁也。

此言病者有四肢热,遇风寒而愈热者,亦以阴气虚而阳气盛也。四肢者属阳,风亦属阳,一逢风寒,两阳相得,况阴气衰少,则水少不能灭盛火,而一身之阳气独旺,独旺则不能生水,唯阳气独胜而止,是以遇风寒而如炙于火,如火之热。且人有是病者,久则其肉必当消烁也。按此节当为内伤兼外感者欤?

帝曰:人有身寒,汤火不能热,厚衣不能温,然不冻栗,是为何病? 岐伯曰:是人者,素肾气盛,以水为事,太阳气衰,肾脂枯不长,一水不能胜两火,肾者水也,而生于骨,肾不生则髓不能满,故寒甚至骨也。所以不能冻栗者,肝一阳也,心二阳也,肾孤脏也,一水不能胜二火,故不能冻栗,病名曰骨痹,是人当挛节也。长,上声。

此言病有极寒者,固以肾水之至衰,而不知冻栗者,又以肝心之有火也。人有身极寒者,汤火不能热之,厚衣不能温之,而不至冻栗者,何也? 正以是人者,平素肾气颇胜,恃其胜而专以水为事,纵欲忘返,故足太阳膀胱之气衰少,足少阴肾经之脂枯,况肾经止有一水,而肝心共有二火,一水不能胜二火,火盛则水益衰,所以肾水不能生骨,骨不能生髓,而寒甚至骨,自非汤火厚衣之所能热也,其所以极寒者,信由于此。然所以不冻栗者,亦以肝固一阳也,内有足少阳之火,心则二阳也,心有君火,而心包络中又有手少阳三焦经之相火,一水不能胜此肝心之二火,故不至冻栗耳。且此病又曰骨痹,是人当有骨节拘挛之证也,岂特身寒而已哉!

帝曰:人之肉苛者,虽近衣絮,犹尚苛也,是谓何疾? 岐伯曰:营气虚,卫气实也。营气虚则不仁,卫气虚则不用,营卫俱虚,则不仁且不用,肉如故也。人身与志不相有,曰死。

此言人之肉苛者,以其营卫俱虚,身志不应,其死必也。苛,痛重也,即下文不仁不用也。不仁者,不知寒热痛痒也。不用者,不能举也。言有肉苛者,非不近衣絮也,而其苛自若,正以营气者阴气也,运于内,为阳之守,故其气虚;卫气者阳气也,运于外,为阴之使,故其气实。《太阴阳明论》曰:阳者,天气也,主外;阴者,地气也,主内。故阳道实,阴道虚。此即本节虚实二句之义,指大凡营卫二气之义论之,非就肉苛者一人而言也。惟此肉苛者,营气虚则营不能生血,而血无以充其形,故不仁;卫气虚则卫不能温分肉,充皮肤,肥腠理,司开阖,故不用。不仁且不用,肉甚痛重,其肉未必有减于昔也。且其身用而志不内应,志为而身不外随,两者若不相有然,故曰死。

帝曰:人有逆气,不得卧而息有音者,有不得卧而息无音者,有起居如故而息有音者,有得卧行而喘者,有不得卧不能行而喘者,有不得卧,卧而喘者,皆何脏使然?愿闻其故。岐伯曰:不得卧而息有音者,是阳明之逆也。足三阳者下行,今逆而上行,故息有音也。阳明者胃脉也。胃者六腑之海,其气亦下行,阳明逆不得从其道,故不得卧也。《下经》曰:胃不和则卧不安。此之谓也。夫起居如故而息有音者,此肺之络脉逆也。络脉不得随经上下,故留经而不行,络脉之病人也微,故起居如故而息有音也。夫不得卧,卧则喘者,是水气之客也。夫水者,循津液而流也。肾者水脏,主津液,主卧与喘也。帝曰:善。按《病能论》有人有卧而有所不安者之义,可参看,义与此异。

此言人有逆气诸证,有关于胃者,有关于肺者,有关于肾者之不同也。言人有不得卧者,是不能安卧也,而鼻息呼吸喉间有音,此其故何也？乃胃病也。胃者足阳明也，凡足之三阳，其脉自头走足，今足阳明之气逆而上行，故息有音也。阳明者胃脉也，胃者六腑之海，其气亦下行，今阳明逆，不得从其道，故不得卧也，正《下经》所谓胃不和则卧不安也。人有或卧或行，起居如故，而其息有音者何也？乃肺病也，肺之络脉逆也。络脉者，列缺为络穴，其气旁行于手阳明经，今络脉不得随经上下，故留于本经而不能行之别经，然络脉之病人也微，故起居如故而息有音也。人有不得安卧而卧则必喘者何也？是肾病也，乃水气之所客。水循津液而流，故水客则卧不安，纵卧则喘，正以肾者乃水脏也，主津液，今肾经客水，宜乎其卧则喘也。夫帝之所问者六，而伯之所答者三，有脱简耳。愚今以意推之：其所谓不得卧而息无音者，是胃不和，而其气不甚逆也。有得卧得行而喘者，是胃不病而肺肾病也。肺主气，故肺病则喘；肾主骨，故行则骨劳，所以至于喘也。有不得卧不能行而喘者，是胃病肾病肺病也。行卧皆难，喘则甚于有音，此所伤之尤甚者欤？

疟论篇第三十五

疟，凌虐之义，故名篇。当与《灵枢·岁露篇》第七十九参看。

黄帝问曰：夫痎疟皆生于风，其蓄作有时者何也？岐伯对曰：疟之始发也，先起于毫毛，伸欠乃作，寒栗鼓颔，腰脊俱痛，寒去则内外皆热，头痛如破，渴欲冷饮。帝曰：何气使然？愿闻其道。岐伯曰：阴阳上下交争，虚实更作，阴阳相移也。阳并于阴，则阴实而阳虚，阳明虚则寒栗鼓颔也；巨阳虚则腰背头项痛；三阳俱虚则阴气胜，阴气胜则骨寒而痛；寒生于内，故中外皆寒；阳盛则外热，阴虚则内热，外内皆热则喘而渴，故欲冷饮也。此皆得之夏伤于暑，热气盛，藏于皮肤之内，肠胃之外，此营气之所舍也。此令人汗空疏，腠理开，因得秋气，汗出遇风，及得之以浴，水气舍于皮肤之内，与卫气并居。卫气者，昼日行于阳，夜行于阴，此气得阳而外出，得阴而内薄，内外相薄，是以日作。疢，音皆，后世从瘧，误也。蓄，《灵枢·岁露篇》作穑，其义同。盖穑即积之义，故其旁皆从禾。伸，当作呻。欠，越俗谓之呵欠。

此言疟之始发所以寒，继而所以热，然所以成此疾者，以夏伤于暑，秋遇乎风，故随卫气之出入而一日而作也。疢疟者，疟之总称也。王注以为老疟，不必然。《格致余论》朱丹溪亦以为老疟，乃曰隔两日一作，缠绵不已，故有是名。愚思本节有是日作句，则每日一作之疟亦是疢疟，非必隔两日者乃疢疟也。但本节起语曰：疢疟皆生于风，则皆之一字，凡寒疟、温疟、瘅疟，不分每日、间日、三日，皆可称为疢疟也。况第十一节明有间二日或间数日之语，何尝另指为疢疟？不发之谓蓄，发时之谓作，呻为肾之声，欠为肾之病。道，犹路也。据下文有其道远，则此道当以路训之。伯言疟之始发，一身毫毛先起，随即呻欠交至，寒栗鼓颔，腰脊俱痛，可谓寒之极矣。及其寒稍过时，则内外皆热，头痛如破，渴欲冷饮，此乃疟疾始终之大略也。帝以何气使然、何道往来为问，伯言阳病者上行极而下，阴病者下行极而上，是阴阳之上下交争也。阳入之阴则阳虚而阴实，阴出之阳则阳实而阴虚，是阴阳之虚实更作也。或上或下，或出或入，皆阴阳之相移也。何也？疟之始发也，阳入之阴，是阳并于阴也。当是之时，则内之阴气实而外之阳气虚矣。阳虚者，三阳虚也。以言阳明之虚，则寒栗而鼓颔，盖足阳明胃经之脉自交承浆，却分行循颐后下廉，出大迎，下人迎，今胃之经气虚，则恶寒战栗而颐颔振动也。以言巨阳之虚，则腰背头项皆痛，盖足太阳膀胱经之脉，从头别下项，循肩膊内，侠脊抵腰中，故膀胱之经气虚，则腰脊背项痛也,此正下文所谓外无气故寒也。观二阳经,则少阳经亦虚矣。三阳俱虚则气并于内,内之阴气胜,所以骨寒而痛,以寒之生于内也。外焉寒栗鼓颔,而内焉骨寒而痛,故中外皆寒矣。由是阴气逆极,则复出之阳,此乃本篇下文之辞,必于此添出此意,始与下文发热方有来历。阳与阴复并于外,则外之阳气盛,而内之阴气虚,阳盛则外热,阴虚则内热,内外皆热,所以发喘而渴,必欲得冷饮以救之也。由此观之,则疟气者,阳并于阴则阴胜,阴并于阳则阳胜,阴胜则寒,阳胜则热,此数语见第八节,彼此义正相同。此可知其阴阳之气使然,亦可知其内外之气相通也。然所以致此疾者,始于夏之暑,发于秋之风寒,而由卫气以为之出入耳。此皆得之夏伤于暑,热气盛,藏于皮肤之内、肠胃之外,彼营气在内为阳之守者,乃阴气也。此暑伏于阴气之中,特未之发焉耳。至于人之汗空疏,腠理开,因得秋气,汗出遇风,又浴之于水,则此风水之气亦舍于皮肤之内,又与卫气并居,下文所谓秋伤于风则病成者是也。夫暑热伏于营,而风寒居于卫,营专在内,无自而发,卫行于外,二邪随之以出入焉。故卫气者,昼行于足手六阳经二十五度,此邪气者得阳而外出,疟之所以发也;夜行于足手六阴经二十五度,此邪气者得阴而内入,疟之所以蓄也。内外相薄,随卫而行,是以一日一作也。病之始末,盖至是而备矣。然玩下文语意,则此当为先寒而后热之寒疟软?

帝曰:其间日而作者何也? 岐伯曰:其气之舍深,内薄于阴,阳气独发,阴邪内著,阴与阳争不得出,是以间日而作也。间,去声。著,着同。

此言疟之所以间日而作也。言间日而作者,由于邪气之舍深,内薄于营气间,与夫五脏之横连募原,其道远,其气深,其行迟。彼卫气每日独发于外，而此阴邪附着于内，独发者其行速，而内着者其发难，阴邪方与卫气相拒而争，不能与卫气俱行，而不得皆出也，是以间日而作耳。

帝曰：善。其作日晏与其日早者，何气使然？岐伯曰：邪气客于风府，循膂而下，卫气一日一夜大会于风府，其明日日下一节，故其作也晏，此先客于脊背也，每至于风府则腠理开，腠理开则邪气入，邪气入则病作，以此日作稍益晏也。其出于风府，日下一节，二十五日下至骶骨，二十六日入于脊内，注于伏膂之脉，其气上行，九日出于缺盆之中，其气日高，故作日益早也。按此当与《灵枢·岁露论》首节参看。但此曰二十五日者，连风府之项骨三椎而言，彼曰二十一日者，除项骨言，自大椎而始也，故二十六日与二十二日亦不同。

此承第一节言疟发有日迟者，以其邪之入者日下，而其后渐至于早者，以其邪之出者日高也。帝问疟有始发，日迟一日，而后至日早一日者，何气使然？伯言风寒等邪，初客于风府，即督脉经穴也。自项脊循膂下行，脊两旁为膂。卫气一日一夜则五十度已毕，而明旦复出于足太阳膀胱经之睛明穴，上至于顶，转行后项，大会于督脉之风府穴。大凡人之项骨有三椎，而三椎以下乃是大椎，又名百劳。以下至尾骶骨有二十一节，共为二十四节。一云应二十四气。其明日日下一节，故其作也晏矣。盖此邪先客于脊背也。卫气每至于风府，则腠理开而邪气入，邪气入而病成。本作字，但此作字言病成也。不与卫气相逢，则不先卫气而出，以此日作稍迟也。及其出之于风府也，始时入于风府，连下项骨三椎，日下一节，至二十五日下至骶骨，则二十六日乃入于脊内，注于伏膂之脉，即膂筋之间，盖肾脉循腰内后廉，贯脊属肾，其直行者从肾上贯肝膈，入肺中，以其贯脊循膂伏行，故谓之伏膂之脉也。由是循伏膂之脉而上行，约有九日，此邪上行缺盆之中，即阳明胃经穴也。在前颔下横骨陷中。其气日高，故疟之作也，随卫气而出者，较之于前而日早耳。又按本节言邪气日下一节为入深，而至后第十一节言有间日数日发者，为邪气与卫气不相值，何朱丹溪乃以为三日一发者受病一年，间日一发者受病半年，一日一发者受病一月？则一年、半年、一月之义何据而然？

其间日发者，由邪气内薄于五脏，横连募原也。其道远，其气深，其行迟，不能与卫气俱行，不得皆出，故间日乃作也。

此承第二节言疟之间日而作者，而又重明之也。

帝曰：夫子言卫气每至于风府，腠理乃发，发则邪气入，入则病作。今卫气日下一节，其气之发也，不当风汗，其日作者奈何？岐伯曰：此邪气客于头项循膂而下者也，故虚实不同，邪中异所，则不得当其风府也。故邪中于头项者，气至头项而病；中于背者，气至背而病；中于腰脊者，气至腰脊而病；中于手足者，气至手足而病。卫气之所在，与邪气相合则病作。故风无常府，卫气之所发，必开其腠理，邪气之所合，则其府也。 不当风汗之汗字，《灵枢·岁露篇》作府字。中，去声。

此亦承第一节而言疟有日作者，乃邪气因卫气而出，而有等邪中异所，则其所发亦随卫气之所出也。帝言卫气每至于风府，则腠理乃开，开则邪气乃入，入则病作。作者，胚胎之义。下同。夫曰卫气至风府，而邪气反入，此乃卫气之虚者也。今邪气与卫气日下一节，则邪气所发去风府已远，不必尽留于风府，乃因卫气之每日大会于风府，而其疟日作者何也？伯言邪气者，必客于头项之风府，循膂而下，如第三节之所言也。然卫气所行之分肉有虚实不同，故邪之所中者亦随虚而异其处,不必尽当平声。于风府而入也。是以邪中于头项者,邪气至头项而病;中于背者,邪气至于背而病;中于腰脊者,邪气至腰脊而病;中于手足者,邪气至手足而病。卫气所在之分肉,与邪气相合则病发,故风之所感无常所,则无常府。府者,凡物之所聚皆可以言府也,非风府之府也。卫气之所发,必开其腠理,邪气乘虚而合之,或头项,或背,或腰脊,或手足,皆府也。此皆不由风府而入者,则邪气亦不尽出入于风府,故随卫气而发者如此。

帝曰:善。夫风之与疟也,相似同类,而风独常在,疟得有时而休者何也?岐伯曰:风气留其处,故常在;疟气随经络,沉以内薄,故卫气应乃作。按此节曰风,乃本经《风论》之风。

此言风证无时而休,疟证有时而休,皆各有其由也。帝问风证之所感者风也,疟证之所感者,有暑、有寒,亦有风也,本相似同类,而风证常在,无时休止,疟则有作有止,得以有时而休者何也?伯言风气客于其处,则亦常留其处,故常在,而无作止之时。惟疟气则随经络而入,日沉而依薄于内,如上文日下一节、舍于营气、舍于五脏、横连募原之谓,故必因卫气之出而邪气乃作也。

帝曰:疟先寒而后热者何也?岐伯曰:夏伤于大暑,其汗大出,腠理开发,因遇夏气凄沧之水寒,藏于腠理皮肤之中,秋伤于风,则病成矣。夫寒者阴气也,风者阳气也,先伤于寒而后伤于风,故先寒而后热也。病以时作,名曰寒疟。帝曰:先热而后寒者何也?岐伯曰:此先伤于风而后伤于寒,故先热而后寒也。亦以时作,名曰温疟。其但热而不寒者,阴气先绝,阳气独发,则少气烦冤,手足热而欲呕,名曰瘅疟。水寒当作小寒。瘅,从干反。

此言疟有寒疟、温疟、瘅疟之殊也。夏时伤于大暑矣,其汗有大出时,腠理开发,因遇夏气悽怆之小寒,藏于腠理皮肤之中,犹未遽发疟也,至秋伤于风,则疟成矣。但其作时则先寒而后热耳。正以寒气属阴,风气属阳,今小寒重感于夏,而风气又感于秋,则先感阴气,后感阳气,此所以先寒而后热也。然其病虽曰夏伤于暑,而感暑之后,感其小寒又先于感风,则寒气以为之病机,名曰寒疟。有等先伤于风,而后伤于寒,则先感阳气,后感阴气,所以先热而后寒也。此则风气以为之病机,名曰温疟。据后第十三节,以冬中于风而发于春者为温疟,则温疟非夏感于暑而发于秋者比也。故今秋时之疟,惟先寒而后热者最多,要知温疟原非秋时有也。又有但热而不寒者,肺气者阴气也,肺气热盛于身,厥逆上冲,乃阴气阻绝也,因有所用力,腠理开,风寒舍于皮肤分肉之间,则阳气盛而独发,所以但热而不寒也。其证少气者,气虚也;烦冤者,里热也;欲呕者,胃热而不和也。表里俱热。名曰瘅疟。盖凡病热者,皆可名为瘅也。据后第十四节之义,则知阴气为肺气,而阳气为风气。心肺先热,而又有风气之热,所以为瘅疟也。此证也,亦必发之于秋者欤? 按本经分明言疟之由成,有暑、有寒、有风,而朱丹溪乃谓有食、有痰,又谓有气虚、血虚,又谓有气疟。愚思之,皆由风寒暑三气成疟,而疟后有食、痰、虚证,非食、痰、虚证即能成疟也。又闻有疫疟、瘴疟者,独非三气之所成乎? 又闻有鬼疟者,用符咒而愈,非真有鬼也,邪气已衰,用符咒魇之,吾心似有所恃,而疟遂不发耳,否则疟鬼未附人身之先,将存于天地间何所哉?

帝曰:夫经言有余者泻之,不足者补之。今热为有余,寒为不足。夫疟者之寒,汤火不能温也,及其热,冰水不能寒也,此皆有余不足之类。当此之时,良工不能止,必须其自衰乃刺之,其故何也? 愿闻其说。岐伯曰:经言无刺熇熇之热,无刺浑浑之脉,无刺漉漉之汗，故为其病逆未可治也。夫疟之始发也，阳气并于阴，当是之时，阳虚而阴盛，外无气，故先寒栗也。阴气逆极则复出之阳，阳与阴复并于外，则阴虚而阳实，故先热而渴。夫疟气者，并于阳则阳胜，并于阴则阴胜，阴胜则寒，阳胜则热。疟者，风寒之气不常也，病极则复至。病之发也，如火之热，如风雨不可当也。故经言曰：方其盛时必毁，因其衰也，事必大昌。此之谓也。夫疟之未发也，阴未并阳，阳未并阴，因而调之，真气得安，邪气乃亡，故工不能治其已发，为其气逆也。熇，火沃切。漉，音鹿。为其之为，去声，下同。病极则复至，王注复字读，《甲乙经》、全元起以至字连上读者是。亡，无同。按引经言有二，俱出《灵枢·逆顺第五十五篇》。

此详言疟气未发之时，阴阳未并，邪气未盛，故当乘此而治之也。帝问大凡有余者泻之，不足者补之。人之病热，其势似为有余；人之病寒，其势似为不足。殊不知经言有余者，乃邪气之有余；不足者，乃真气之不足。而外感之为热为寒者，皆有余也，非不足也。但帝所以问之意，全在须其自衰而刺之之义，且以有余不足与寒热相类，故借其辞以发之。言疟者之寒也，非汤火之能温，与不足而相类；及其热也，非冰水之能寒，与有余而相类。斯时也，正疟发之际，虽良工不能止，必待其自衰，而后可施以刺之之法者，何也？伯言经谓无刺熇熇之热，熇熇者，热盛如火也；无刺浑浑之脉，脉以邪盛而乱也；无刺漉漉之汗，漉漉者，汗大出也。兹而无刺之者，为其病势正盛，而刺之则逆其病气，所以未可治也。是何也？吾试以疟之始终言之，方其始发也，阳入之阴，则阳气并于阴，斯时也，三阳虚，则内之阴气盛，而外全无气，所以寒栗鼓颔，头项俱痛也。阴气逆极则复出之阳，阴与阳复并于外，则内之阴气虚，而外之阳气实，故随热而渴,欲得冷饮也。由此而观,则疟气继焉并于阳则阳胜,始焉并于阴则阴胜,阴胜则为寒,阳胜则为热如此。此段正与首节相同。正以疟乃风寒不常之气,病极则复至,不特一发而已。方其发时,热如火,速如风雨,谁得而止之? 故经言又曰:方其盛时而刺之,则毁害真气;因其衰时而刺之,则事必昌平。此正无刺热盛、脉乱、汗多者之谓也。又何也? 疟未发时,阴未并阳,阳未并阴,因而调之,真气乃安,邪气乃无,所以必当乘此而治之也。彼良工不能治其已发,谓非以其气逆之故哉? 按后人用药,必当在疟气未发之前方为有效,不但用针为然,若疟发而用药,则寒药助寒,热药助热,反无益而增其病势矣。此义当与《灵枢·逆顺篇》参看。

帝曰:善。攻之奈何? 早晏何如? 岐伯曰:疟之且发也,阴阳之且移也,必从四末始也。阳已伤,阴从之,故先其时,坚束其处,令邪气不得入,阴气不得出,审候见之,在孙络盛坚而血者,皆取之,此真往而未得并者也。

此承上文而言疟气未发之时,当有治之之法也。言疟本可攻,攻之宜早,方疟之将发,阴阳将移,必从四末而始。四末者,手足之指也。四末为十二经井荥俞经合之所行,故阴阳相移必从此始。如手大指属手太阴肺经,次指属手阳明大肠经,肺经行于大肠,一阳一阴为之表里,故阳已为邪所行而伤,阴必从之而行。即肺与大肠以为十二经之例。必先于未移之时,坚束其四肢之处,使邪气在此经者不得入于彼,内之阴气不得出于外,又必细审详候,见其邪在孙络至盛且坚者,皆刺出其血,此则真气自往,而邪未得并,所以坚束刺血之法,皆有可行者如此。

帝曰:疟不发,其应何如? 岐伯曰:疟气者,必更盛更虚,当气之

所在也,病在阳则热而脉躁,在阴则寒而脉静,极则阴阳俱衰,卫气相离,故病得休,卫气集则复病也。

此言疟未发时之所验,以卫气离而病得休也。帝问疟不发时,其应何如? 应者,验也。伯言疟气之发,必更盛更虚,阳入之阴,则阴盛而阳虚,阴出之阳,则阳盛而阴虚,当疟气之所在,在阳经盛则身热而脉躁,在阴经盛则身寒而脉静,极则阴阳俱衰,寒热皆已。始焉随卫气而出者,至此与卫气相离而休矣。其可验者如此。必待卫气再集,则此疟复发耳。视此未发之验,大有不同者矣。

帝曰:时有间二日或至数日发,或渴或不渴,其故何也? 岐伯曰:其间日者,邪气与卫气客于六腑,而有时相失,不能相得,故休数日乃作也。疟者,阴阳更胜也,或甚或不甚,故或渴或不渴。间,去声。

此言疟有间二日而发,有数日而发,有发时必渴,有发时不渴,皆各有其由也。疟之相间而发者,正以邪气之发,必随卫气而出,凡卫在六腑,而邪亦客于六腑,邪气有时不与卫气相值,故邪气不随卫气而出也,所以有间二日、有间数日而发者耳。至于渴之有甚有不甚者,亦以疟之为病,阴出之阳则阳胜而热甚,热甚故渴也;阳入之阴则阴胜而热不甚,故不渴也。按本经分明言疟之间二日、间数日者,以邪气与卫气不相值。《格致余论》朱丹溪谓:三日一发,阴分受病也,作于子午卯酉日为少阴疟,作于寅申巳亥日为厥阴疟,作于辰戌丑未日为太阴疟。夫以子午属少阴者,彼见五运六气之子午年属少阴,君火司天,则当以卯酉阳明燥金为在泉,遂指之曰少阴,厥阴、太阴亦然,牵合附会,殊非经旨。况子午日用少阴药,而卯酉日又可用少阴药乎? 往往用之亦无应,无理甚矣。且丹溪治疟一门,凡经络治法全与《内经》不合,故后世用丹溪之方不能取效者多矣。又《明医杂著》以发于昼者为气虚,用四君子汤;发于夜者为血虚,用四物汤;昼夜俱发者为气血俱虚，用八物汤。是以内伤者而治外感，俗之所谓关门赶贼也，无理太甚矣。

帝曰：论言夏伤于暑，秋必病疟。今疟不必应者何也？岐伯曰：此应四时者也。其病异形者，反四时也。其以秋病者寒甚，以冬病者寒不甚，以春病者恶风，以夏病者多汗。

此言疟有四时发者，其证不同，不止于秋时之病疟也。《生气通天论》《阴阳应象大论》皆言夏伤于暑，秋必病疟，则疟必以秋而发也，而今不必应于秋者何也？伯言四时皆有所应之疟，其病异状，正以四时各相反耳。故秋时为疟者，热在肌肉，热极则寒，故其寒也甚；冬时病疟者，阳气伏藏，不与寒争，故其为寒不甚；春时病疟者，阳气外泄，腠理开发，故恶于风；夏时病疟者，暑热熏蒸，津液外泄，故多汗。其病之异状如此。

帝曰：夫病温疟与寒疟，而皆安舍？舍于何脏？岐伯曰：温疟者，得之冬中于风，寒气藏于骨髓之中，至春则阳气大发，邪气不能自出，因遇大暑，脑髓烁，肌肉消，腠理发泄，或有所用力，邪气与汗皆出。此病藏于肾，其气先从内出之于外也。如是者，阴虚而阳盛，阳盛则热矣；衰则气复反入，入则阳虚，阳虚则寒矣。故先热而后寒，名曰温疟。舍，去声。中，去声。

此详温疟之义也。温疟得之冬中于风，其寒气藏于骨髓之中，正以肾主骨也。至春气大发，邪气不能自出，因遇大暑，脑髓烁，肌肉消，腠理发泄，或有所用力，邪气与汗皆出，盖亦随卫气而出耳。此病始时，何所舍藏？实藏之于肾也。正以肾主于冬，冬时藏邪，由风府下行于伏膂之脉，故曰肾藏之也。又复上行出于缺盆之中，则从内而出之外矣。如是者，始而阴出之阳，则阴虚而阳盛，阳盛则热矣;既而阳气逆极,则气复反入,则阳虚,阳虚则寒矣。故先热而后寒,病名曰温疟也。由此观之,则温疟之所舍者肾耳。若夫寒疟之所舍藏,已见于第一节中矣。

帝曰:瘅疟何如?岐伯曰:瘅疟者,肺素有热,气盛于身,厥逆上冲,中气实而不外泄,因有所用力,腠理开,风寒舍于皮肤之内,分肉之间而发,发则阳气盛,阳气盛而不衰则病矣。其气不及于阴,故但热而不寒,气内藏于心,而外舍于分肉之间,令人消烁肌肉,故命曰瘅疟。帝曰:善。

此详言瘅疟之义也。肺经素有热,气盛于其身,以致气逆上冲,其中气颇实而不能外泄,因有所用力之时,腠理乃开,遂使风寒舍于皮肤之内,分肉之间,而热病乃发,发则阳气盛,阳气盛而不衰,病之所以大热也。与内阴分之气甚不相及,故止热而不寒。此热气者,内藏于心肺而外舍于分肉,令人消烁肌肉,病名曰瘅疟。由此观之,则瘅疟之所舍者肺与心耳。

刺疟篇第三十六

足太阳之疟,令人腰痛头重,寒从背起,先寒后热,熇熇暍暍然,热止汗出,难已。刺郄中出血。

此言膀胱经之疟证,而有刺之之法也。足太阳之脉,从巅入络脑,还出别下项,循肩髆内,侠脊抵腰中。其支别者,从髆内左右,别下贯臀,过髀枢,故令腰痛头重,寒从背起也。其先寒者,固以热极生寒,而后寒者,亦以寒极则热。但先寒之寒,则内热之极耳。熇熇者,甚热状也。暍暍者,亦热状也。<small>张仲景以暑证为暍,而此云暍暍然者,其热似暑证之热也。</small>热生本为真气虚,热止则为真气复,今气复而汗反出，是乃邪气盛而真气不胜，故此疟难已。当刺郄中以出其血。郄中者，即委中穴，系本经也。在腘中央约纹中动脉，刺五分，留七呼，灸三壮。王注又以为金门者，未的。

足少阳之疟，令人身体解㑊，寒不甚，热不甚，恶见人，见人心惕惕然，热多汗出甚。刺足少阳。解，懈同。恶，去声。

此言胆疟之证，而有刺之之法也。足少阳之疟，令人身体解㑊。解㑊者，即谓之曰寒则寒不见甚，谓之曰热则热不见甚是也。王注释解㑊之义本此。唯恶见人，如见人则此心惕惕然而恐惧也。盖胆本属木，木邪盛则胃受之，胃热盛则恶人，但胃气虚，见人则有恐惧意耳。《阳明脉解篇》谓阳明盛则喘而惋，惋则恶人者是也。及其后也，热多汗出甚，正以热盛则热多，而中风则汗出。当刺足少阳本经之穴耳。王注以为侠溪主之，在足小指次指岐骨间，本节前陷中，刺三分，留三呼，灸三壮。

足阳明之疟，令人先寒洒淅，洒淅寒甚，久乃热，热去汗出，喜见日月光火气，乃快然。刺足阳明跗上。

此言胃疟之证，而有刺之之法也。足阳明之疟，令人先寒洒淅，其寒最甚，久乃寒变为热，盖以热盛则外先寒而久，寒久则始变而为热。至于热去则汗出，亦邪气胜而真气不胜故也。喜见日月光，又欲见火气乃快然。《阳明脉解篇》谓阳明之脉病，恶人与火。盖阳明本多气多血，热邪盛则恶人与火，而今反喜之者，乃胃气之虚故也。当刺足阳明跗上之冲阳穴耳。足跗上五寸，去陷谷三寸，刺三分，留十呼，灸三壮。

足太阴之疟，令人不乐，好太息，不嗜食，多寒热汗出，病至则善呕，呕已乃衰，即取之。乐，音洛。好，去声。

此言脾疟之证,而有刺之之法也。足太阴之脉,支别者复从胃上膈,注心中,故心之志为喜。今子既受病,母必忧之,乃不乐,惟不乐,故好太息也。脾主化谷,邪气薄之,故不嗜食。脾之外为三阳经,脾之内为三阴经,正阴阳出入之界,故多寒亦多热也。脾脉入腹,属脾络胃,上膈侠咽,故病气来至则呕,呕已病乃衰也。俟其衰后,即取本经之穴以刺之耳。王注以为公孙主之,在足大指本节后一寸,刺四分,留七呼,灸三壮。

足少阴之疟,令人呕吐甚,多寒热,热多寒少,欲闭户牖而处,其病难已。

此言肾疟之证也。足少阴之脉贯肝膈,入肺中,循喉咙,故呕吐皆甚。其寒热不时,故皆多。但就中论之,肾为阴脏,阴气生寒,今阴气不足,故热多寒少。胃脉欲独闭户牖而处,今土刑其水,胃病反见于肾疟也。其病难已,正以土刑其水也。按《甲乙经》云:其病难已,取之本经之穴耳。按《甲乙经》以为太溪、大钟主之。太溪,足内踝后、跟骨上动脉陷中,刺三分,留七呼,灸三壮。大钟,足跟后踵中,大骨上两筋间,针三分,留七呼,灸三壮。

足厥阴之疟,令人腰痛,少腹满,小便不利如癃状,非癃也,数便意,恐惧,气不足,腹中悒悒,刺足厥阴。 癃,音隆。数,音朔。悒,音邑。

此言肝疟之证,而有治之之法也。足厥阴脉,循股阴入毛中,环阴器,抵小腹,故令人腰痛,少腹满,小便不利而为癃也。然非真癃也,数欲小便之意耳。肾之志为恐,故恐惧者,肾气不足,且腹中悒悒然而不畅也。当刺足厥阴之穴耳。王注以为太冲主之,足大指本节后二寸动脉陷中,针三分,留十呼,灸三壮。《此事难知集》李东垣治足六经疟方:足太阳,用羌活加生地黄汤,柴胡加桂汤;足阳明,桂枝二白虎黄芩芍药加桂汤;

足少阳,小柴胡汤;足太阴,小建中汤,异功散;足少阴,小柴胡半夏汤;足厥阴,四物玄胡苦楝附子汤。虽未必尽中病情,姑备此以俟采择。

肺疟者,令人心寒,寒甚热,热间善惊,如有所见者,刺手太阴阳明。 间,去声。

上文言足之六经已尽矣,而此下五节又以肺心肝脾肾言之。其肝脾肾以为上文足三阴之疟,而后又重言其详耳。此节言肺疟之证而有治之之法也。肺疟令人心寒者,邪盛乘所不胜也。寒甚则热,热间善惊,如有所见者,心气不足、肺邪有余所致也。当刺手太阴肺经与手阳明大肠经耳。王注以肺经之列缺、大肠经之合谷主之。列缺在腕侧上一寸半,针二分,留三呼,泻五吸,灸三壮。合谷在手大指次指岐骨间陷中,针三分,留七呼,灸三壮。

心疟者,令人烦心甚,欲得清水,反寒多,不甚热,刺手少阴。

此言心疟之证,而有治之之法也。烦心者,心热则烦且甚,故欲得水以救之。惟其热甚,则反寒多,盖热极生寒也。寒既久,则火少衰,所以不甚热也。当刺手少阴心经之穴耳。王注以为神门主之,掌后锐骨之端陷中,针三分,留七呼,灸七壮。

肝疟者,令人色苍苍然,太息,其状若死者,刺足厥阴见血。

此又言肝疟之证,而有刺之之法也。上文言足厥阴之疟,令人腰痛,少腹满,小便不利如癃状,恐惧,气不足,腹中悒悒然不止,此在经而不在脏也。肝色苍苍然者,色不明润也;太息者,病气不舒也;其状若死者,厥阴为阴之尽,而邪气入深,身不能动也。当刺足厥阴肝经之穴以出血耳。王注以为中封主之,足内踝前一寸筋里宛宛中,仰足取陷中,伸足乃得之,针四分,留七呼,灸三壮。

脾疟者,令人寒,腹中痛,热则肠中鸣,鸣已汗出,刺足太阴。

此又言脾疟之证,而有刺之之法也。上文言足太阴之疟,令人不乐,好太息,不嗜食,多寒热汗出,病至则善呕,呕已乃衰,然在经而不在脏也。脾脉上股内前廉入腹,属脾络胃,上膈挟咽,故令人腹中痛,热则肠中鸣,水与火相击而成声也。鸣已汗出,热久邪散也。当刺足太阴脾经之穴耳。王注以为商丘主之。

肾疟者,令人洒洒然腰脊痛宛转,大便难,目眴眴然,手足寒,刺足太阳少阴。

此又言肾疟之证,而有刺之之法也。上文言足少阴之疟令人呕吐甚,多寒热,热多寒少,欲闭户牖而处,其病难已,然在经而不在脏也。腰者肾之府,今肾有热,则令人洒洒然腰脊痛也,宛转则难于转身也。大便难,以肾主二便,而肾气不足,故大便难也。目眴眴然,水亏则火盛,故目不明也。当刺足太阳膀胱经与足少阴肾经之穴耳。王注以膀胱经之委中、肾经之大钟主之。按《此事难知集》李东垣治五脏疟方:肺疟用黄芩加芍药汤;心疟用桂枝黄芩汤;肝疟用四逆汤,通脉四逆汤;脾疟用小建中汤,芍药甘草汤;肾疟用桂枝加当归芍药汤;胃疟用理中汤丸。虽未必尽中病情,姑备此以俟采择。

胃疟者,令人且病也,善饥而不能食,食而支满腹大,刺足阳明太阴横脉出血。

此言胃疟之证,而有刺之之法也。上文言足阳明之疟,令人先寒洒淅,洒淅寒甚,久乃热,热去汗出,喜见日月光火气乃快然,然在经而不在腑也。六腑止又以胃疟重言者,盖胃为六腑之长也。且,将也。将病之时,善饥而不能食,纵有所食而支满腹大,以胃热脾虚也。当刺足阳明胃经、足太阴脾经之横脉出血耳。王注以胃经之厉兑、解溪、三里主之,以横脉出血为脾经,谓足内踝前斜过大脉,则太阴之经脉也。

厉兑,足大指次指端去爪甲如韭叶,刺一分,留一呼,灸一壮。解溪,冲阳后一寸半陷中,刺五分,留三呼,灸三壮。三里,在膝下二寸,胻骨外廉两筋间,刺三分,留三呼,灸三壮。

疟发,身方热,刺跗上动脉,开其空,出其血,立寒。

此言疟发将欲热者,当有刺之之法也。凡疟发身方热,则刺跗上之动脉,当足冲阳穴也。盖足阳明胃经者,乃五脏六腑之长也,故取其穴以刺之,足跗上五寸动脉,针三分,留十呼,灸三壮。按《针灸聚英》:即冲阳穴下载《刺禁论》云:刺足跗上大脉,血出不止死。则冲阳无疑也。则开其空,以出其血,其疟立可寒也。

疟方欲寒,刺手阳明太阴、足阳明太阴。

此言疟发将欲寒者,当有刺之之法也。凡疟发身方欲寒,虽未发热,而热盛将寒也。肺为气之主,而胃为六腑之先,脾为五脏之主,肠胃为海,当刺此四经,开其空以出其血,则可以无寒矣。王注以为四经之井荥主之。

疟脉满大急,刺背俞,用中针,傍五胠俞各一,适肥瘦出其血也。

胠,去鱼反。

此言疟脉满大急者,当有刺之之法也。疟脉满大急,当刺背俞曰大杼穴者。项后第一椎下两旁,相去脊中各一寸半,针三分,留七呼,灸三壮。又用中针,刺傍五胠俞曰噫嘻穴者,左右各一。噫嘻,去中行开三寸,自附分、魄户、膏肓、神堂数至噫嘻为第五,故曰五胠俞,去脊中左右各开三寸,正坐取之,以手重按病人,言噫嘻应手。针六分,留三呼,泻五吸,灸二七壮。肥者深刺,多出其血,瘦者浅刺,少出其血,此乃刺法之要也。

疟脉小实急,灸胫少阴,刺指井。

此言脉有小实急者,而有刺之之法也。疟脉小实急者,当灸足少阴肾经之胫曰复溜穴，又刺足太阳膀胱经，即足小指之井穴至阴。盖足少阴之井在足心，名涌泉穴，故不曰指，今曰指井，则是足太阳膀胱之井穴，与肾为表里，故刺之耳。复溜，足内踝上二寸筋骨陷中，针三分，留七呼，灸五壮。至阴，足小指外侧，去爪甲如韭叶，针一分，留三呼，灸三壮。

疟脉满大急，刺背俞，用五胠俞、背俞各一，适行至于血也。

此重言疟脉满大急者之刺法也。背俞即大杼，五胠俞即噫嘻。适行至于血者，即适肥瘦出其血也。

疟脉缓大虚，便宜用药，不宜用针。

此言疟脉缓大虚者，当用药而不用针也。盖疟脉缓大，与前满大急、小实急者异矣，而又兼虚，则便宜用药以调理之，不宜轻用针以出血也，若出血则益虚也。

凡治疟，先发如食顷乃可以治，过之则失时也。

此言治疟贵在未发之前，其时候止如食顷，即可以治之也。前篇曰：无刺熇熇之热，无刺浑浑之脉，无刺漉漉之汗，为其气逆未可治。又曰：自其盛时必毁，因其衰也，事必大昌。又曰：疟之未发也，阳未并阴，阴未并阳，因而调之，真气得安，邪气乃亡，故工不能治其已发，为其气逆也。皆言当治之于未发之先，而不可治之于已发之后耳。此则言治之于未发之先者，其时候止如一食之顷，或用针，或用药，即可以治之矣。若过此食顷而至于已发，则失时不可为矣。

诸疟而脉不见，刺十指间出血，血去必已，先视身之赤如小豆者，尽取之。

此言诸疟之脉不见者，当有刺之之法也。诸疟而脉不见，邪盛故脉沉,当刺手足十指间井穴出血,血去则疟可已。又必先视其身之赤如小豆者,尽取之以出血也。

十二疟者,其发各不同时,察其病形,以知其何脉之病也。先其发时如食顷而刺之,一刺则衰,二刺则知,三刺则已。不已,刺舌下两脉出血。不已,刺郄中盛经出血,又刺项已下侠脊者必已。舌下两脉者,廉泉也。

此言刺十二经之疟者,当曲尽刺之之法也。十二经之疟,其发各不同时,察其病形,以知其何经脉气之病,先其发时如食顷而刺之。一刺则势衰,二刺则知其甚衰,三刺则病已矣。如不已,当刺舌下两脉出血,乃任脉经之廉泉穴也。如不已,当刺足太阳膀胱经之委中盛经以出血,又兼刺项已下侠脊者必已。侠脊者,则大杼、风门穴也。廉泉,颔下结喉上四寸中央,针一分,留七呼,灸三壮。委中,腘中央约文动脉中,针五分,留七呼,灸三壮。大杼,项后第一椎下,两旁相去脊中各一寸半,针三分,留七呼,灸三壮。风门,一名热府,二椎下两旁去脊各一寸半,针三分,留七呼,灸五壮。

刺疟者,必先问其病之所先发者先刺之。先头痛及重者,先刺头上及两额两眉间出血;先项背痛者,先刺之;先腰脊痛者,先刺郄中出血;先手臂痛者,先刺手少阴阳明十指间;先足胫疫痛者,先刺足阳明十指间出血。

此言凡刺疟者,必先问其病之所先发者,以先刺之也。疟发时,先头痛及重者,先刺头上上星、百会穴,及两额之悬颅穴,两眉间之攒竹穴,以出其血;先项背痛者,先刺其项之风池、风府穴,背之大杼、神道穴,以出其血;先腰脊痛者,先刺委中出血;先手臂痛者,先刺手少阴心经、手阳明大肠经及十指,俱出其血,皆井穴也;先足胫疫痛者,先刺足阳明胃经及足十指间之井穴,以出其血。

风疟,疟发则汗出恶风,刺三阳经背俞之血者。

此言刺风疟之法也。风疟之发则汗出恶风,当刺足三阳经背俞之血者,即足太阳膀胱俞、足阳明胃俞、足少阳胆俞是也。膀胱俞,十九椎下两旁,相去脊中各一寸半,针三分,留六呼,灸三壮。胃俞,十二椎下两旁,相去脊中各一寸半,针三分,留七呼,灸七壮。胆俞,十椎下两旁,相去脊中各一寸半,针三分,留七呼,灸五壮。

骺痠痛甚,按之不可,名曰胕髓病,以镵针针绝骨出血,立已。 骺,洪荐反。镵,锄衔反。

此言刺骺痠痛甚之法也。骺痠痛甚不可按者,按之益痛也,名曰胕髓有病,当以《灵枢・九针论》中第一针曰镵针者,针其足少阳胆经之绝骨穴以出其血,则病自已矣。足外踝上三寸动脉中,针二分,留七呼,灸三壮。

身体小痛,刺至阴。

此言刺身体小痛之法也。身体小痛,则邪感太阳经,而其邪未深,当刺足太阳膀胱经之井穴至阴也。足小指外侧,去爪甲如韭叶,针一分,留五呼,灸三壮。

诸阴之井无出血,间日一刺。

此承上文而言刺诸阴经井穴之法也。上文言太阳至阴之穴,乃井穴也。凡刺手足六阴经之井穴,慎无出血,当间日以一刺之,则其邪气自泄,不必至于出血也。

疟不渴,间日而作,刺足太阳;渴而间日作,刺足少阳。

此言疟有间日而作者,即其渴不渴而当分经以刺之也。疟有间日而作,但不渴者,热未甚也,当刺足太阳膀胱经之穴。亦有间日而作而发渴者,热之甚也,当刺足少阳胆经之穴。盖邪有浅深,斯有渴不渴之分也,故刺之者有三阳一阳之异如此。

温疟,汗不出,为五十九刺。

此言刺温疟而汗不出者,当另有刺之之法也。五十九刺,见《刺热篇》第三十一、《灵枢·热病》第二十三。

黄帝内经素问注证发微卷之五

气厥论篇第三十七

末有故得之气厥也，则凡寒热相移，皆气逆使然，故名篇。

黄帝同曰：五脏六腑，寒热相移者何？岐伯对曰：肾移寒于肝，痈肿少气。脾移寒于肝，痈肿筋挛。肝移寒于心，狂隔中。心移寒于肺，肺消，肺消者，饮一溲二，死不治。肺移寒于肾，为涌水，涌水者，按腹不坚，水气客于大肠，疾行则鸣濯濯，如囊裹浆，水之病也。

肾移寒于肝，肝字当作脾，故下文即云脾移肝，肝移心，心移肺，肺移肾，文义为顺。《甲乙经》、全元起皆作脾，王氏误注为肝，未详下文大义也。其下文移热，亦是肾移脾，脾移肝，肝移心，心移肺，肺移肾，不言肾移肝也。

此因帝以脏腑寒热相移为问，而先即五脏之移寒者告之也。肾伤于寒而传于脾，传其所胜己者，其寒盛矣。惟胃主肉，肉得寒则为坚，坚久则化为热，故轻则为肿，重则为痈也。脾病不能运化，故元气亦衰少矣。又脾移寒于肝，亦传其所胜己者，其寒盛矣。肉寒而卫气结聚，故为痈肿；肝脏主筋，肉寒而筋脉拘急，故为筋挛也。又肝移寒于心，传其我所生者，则心为阳脏，神处其中，今寒薄之，而神气乱离，故为狂。且心脉起于心中，出属心系，下膈，故为隔塞不通也。又心移寒于肺，传其所不胜者，则金被火刑，肺精燥烁，故为肺消。肺消者，饮虽止于一分，而溲则倍之，入少出多，精气耗散，主死不治。又肺移寒与肾，传其我所生者，则肺寒入肾，肾邪干母，上奔于肺,故为涌水。大肠为肺之腑,今肺肾俱为寒薄,上下皆无所之,其水气当客于大肠也,方其疾行,则肠中似鸣,濯濯有声,如以囊裹浆,此乃水之病耳。

脾移热于肝,则为惊衄。肝移热于心,则死。心移热于肺,传为鬲消。肺移热于肾,传为柔痓。肾移热于脾,传为虚,肠澼,死不可治。痓,音炽。

此又即五脏之移热者告之也。肝藏血,又主惊,今脾移热于肝,传其所胜己者,其热盛矣,则肝气必虚,故被所胜者乘所不胜,当为惊为衄。衄者,鼻中出血也。心属君火,肝有相火,肝移热于心,传其我所生者,然心不受邪,以母传子,而二火炎炽,病不可支,故死。《阴阳别论》云:生阳之属不过四日而死。肝之心谓之生阳。人有膈膜,前齐鸠尾,后齐十一椎,居心肺之下,而有斜膜上与心肺相连,故心移热于肺,传其我所胜者,则上文心移寒于肺,寒蒸为热而成肺消。今则膈亦被热而成膈消,由此推之,则肺消难免矣。上文曰死不治,而此亦非易治之证也。一说膈证、肺消当为二病。肺主气,肾主骨,肺热有余,传之于肾,传其我所生者,则气与骨而皆热,其骨成痓而难举,柔则痿弱无力也。脾土制水,肾反移热以与之,传其所不胜者,其热盛矣,是脾土不能制水而受病,久则为益虚也。脾气不能运化,而小肠、大肠皆有澼积,如《通评虚实论》所谓或便血,或下白沫,或下脓血者是也。此则土绝水竭,死不可治。

胞移热于膀胱,则癃溺血。膀胱移热于小肠,鬲肠不便,上为口糜。小肠移热于大肠,为虙瘕,为沉。大肠移热于胃,善食而瘦,入谓之食亦。胃移热于胆,亦曰食亦。胆移热于脑,则辛頞鼻渊。鼻渊者,浊涕下不止也,传为衄衊瞑目,故得之气厥也。糜,武悲切。虙,伏同。入谓之食亦之入字,当作又。巇,莫结切。

　　此以六腑之移热者告之也。王安道曰:膀胱固为津液之府,又有胞居膀胱之中。《灵枢·五味篇》曰:膀胱之胞薄以懦。《类纂》曰:膀胱者,胞之室。今胞中热极,乃移热于膀胱,则为癃,为溺血。癃者,小便不通也。《宣明五气论》曰:膀胱不利为癃。盖热极则胞与膀胱皆胀,而溺不得出也。溺血者,血随溺下也。《正理论》曰:热在下焦则溺血。膀胱上口,上连于小肠,今膀胱之热移之,是水能胜火也。故小肠本受盛之官,化物所出,今火热熏蒸,其肠隔塞,而热燥不下,不得二便,且热上出于口,亦为口疮而糜烂。盖七窍在上,口通肠胃,其病如此耳。小肠下口,大肠之上口也。小肠移热于大肠,是传其所胜也。两热相搏,则血积而为伏瘕,其伏瘕则沉于其中也。胃为水谷之海,其气外养肌肉,今大肠之热移之,是传其生我者也,则胃火愈盛,食已如饥,故虽多食,而肌肉瘦瘠,又谓之食易。其亦当作易,盖饮食移易而过,不生肌肤也。胃移热于胆,是传其所胜我者,则胃病如故,而胆木生火,亦当善食而瘦也,亦名曰食易。胆脉起于目锐眦,上抵头角,下耳后。凡脑后之穴,曲折布绕,故胆移热于脑,则辛頞鼻渊。辛頞者,鼻頞辛酸也。鼻渊者,浊涕下不止也。此皆热使之然。及其久而传也,则为衄衊,为瞑目,盖鼻热既久,血从上涌,故鼻中出血,其目亦瞑暗也。凡此五脏六腑寒热相移者如此,皆得之气逆所致也。医者能随各经之气以预治之,则寒热可以不至于相移矣。

欬论篇第三十八

内论五脏六腑之欬,各有形状治法,故名篇。

黄帝问曰:肺之令人欬何也?岐伯对曰:五脏六腑皆令人欬,非独肺也。帝曰:愿闻其状。岐伯曰:皮毛者,肺之合也。皮毛先受邪气,邪气以从其合也。其寒饮食入胃,从肺脉上至于肺则肺寒,肺寒则外内合邪因而客之,则为肺欬。五脏各以其时受病,非其时,各传以与之。人与天地相参,故五脏各以治时感于寒则受病,微则为欬,甚者为泄为痛。乘秋则肺先受邪,乘春则肝先受之,乘夏则心先受之,乘至阴则脾先受之,乘冬则肾先受之。

此言五脏六腑皆能成欬,然必肺先受邪,而传之于各经也。言皮毛为肺之合,《五脏生成篇》云:肺之合皮也。皮毛先受风寒邪气,而邪气遂入于所合,则肺当受此风邪也。但风邪虽受于其后,而肺寒则曰病于其先,其始因用寒冷饮食以入于胃,从肺脉上至于肺,则肺寒矣。肺寒则内寒,因外受风邪则外寒,外内皆寒,所以肺之遂成其欬,而传之他脏腑也。大凡五脏各以其所主之时受病,非所主之时,则由别经传以与之,正以人身与天地相参耳。故五脏各以五时感于寒则受病,感之微者则为欬,感之甚者则为泄为痛。即如肺主于秋,故肺先受邪;肝主于春,故肝先受邪;心主于夏,故心先受邪;脾主于至阴,故脾先受邪;肾主于冬,故肾先受邪,皆因五时而受邪也。唯欬则肺先受邪为欬,而传之别脏,斯五脏六腑皆得以成欬也,岂特肺而已哉!

帝曰:何以异之?岐伯曰:肺欬之状,欬而喘息有音,甚则唾血。心欬之状,欬则心痛,喉中介介如梗状,甚则咽肿喉痹。肝欬之状,欬则两胁下痛，甚则不可以转，转则两胠下满。**脾欬之状，欬则右胠下痛，阴阴引肩背，甚则不可以动，动则欬剧。肾欬之状，欬则腰背相引而痛，甚则欬涎。**

此言五脏之欬，其状有不同也。肺主气，又主息，今肺受邪，则发而为喘息有音，以肺属金，金必有声也。甚则血随唾出，肺气受伤也。肺欬之状如此。手少阴心经之脉起于心中，出属心系，其支别者从心系上挟咽喉；手厥阴心主之脉起于胸中，出属心包络，故心受邪则欬必心痛，喉中介介如有梗状，甚则咽肿喉痹，心欬之状如此。足厥阴肝经之脉上贯膈，布胁肋，循喉咙之后，故肝受邪则两胁下痛，痛甚则胁不可转，如转则两胠下胀满，肝欬之状如此。足太阴脾经之脉上贯膈，挟咽，其支别者复从胃别上膈，故脾受邪则欬必右胠下痛，以脾居于右也，其痛阴阴然引于肩背，盖脾气连肺，故痛引肩背。如痛甚则不可以动，动则欬愈剧，剧者甚也。脾欬之状如此。足少阴肾经之脉上股内后廉，贯脊属肾络膀胱，其直行者从肾上贯肝膈，入肺中，循喉咙，挟舌本。又腰者肾之府，故肾受邪则欬必腰背相引而痛，甚则涎随欬出，以肾主涎也。肾欬之状如此。按《此事难知集》李东垣治五脏欬方：肺欬用麻黄汤，心欬用桔梗汤，肝欬用小柴胡汤，脾欬用升麻汤，肾欬用麻黄附子细辛汤。虽未尽中病情，姑备此以俟采择。

帝曰：六腑之欬奈何？安所受病？岐伯曰：五脏之久欬，乃移于六腑。脾欬不已则胃受之，胃欬之状，欬而呕，呕甚则长虫出。肝欬不已则胆受之，胆欬之状，欬呕胆汁。肺欬不已则大肠受之，大肠欬状，欬而遗失。心欬不已则小肠受之，小肠欬状，欬而失气，气与欬俱失。肾欬不已则膀胱受之，膀胱欬状，欬而遗溺。久欬不已则三焦受之，三焦欬状，欬而腹满，不欲食饮。此皆聚于胃，关于肺，使人

多涕唾而面浮肿气逆也。

此言六腑欬状由五脏所移，而久欬则三焦受之。然合五脏六腑之欬，而未有不聚于胃、关于肺者也。欬必以肺受邪，而后传之于五脏，故五脏欬甚，而后各传于六腑。脾之脉属脾络胃，胃之脉属胃络脾，相为表里，故脾欬不已则胃受之，胃脉循喉咙，入缺盆，下膈属胃，故欬则必呕，呕甚则长虫出。长虫者，蛇虫也。胃欬之状如此。肝之脉属肝络胆，胆之脉属胆络肝，相为表里，故肝欬不已则胆受之，胆脉从缺盆以下胸中，贯膈，故欬则呕出胆汁，其味苦也。胆欬之状如此。肺之脉属肺络大肠，大肠之脉属大肠络肺，相为表里，故肺欬不已则大肠受之，大肠之脉入缺盆，络肺下膈，为传导之腑，故欬则遗失秽物也。大肠欬状如此。心之脉属心络小肠，小肠之脉属小肠络心，相为表里，故心欬不已则小肠受之，小肠之下即大肠也，今欬则下失其气，其气与欬而俱失也。小肠欬状如此。六腑之欬不已则三焦受之，此三焦者，非手少阳三焦之三焦，乃上中下三焦也，见于《灵枢·营卫生会篇》，其曰：宗气出于上焦，营气出于中焦，卫气出于下焦。又曰，上焦如雾，中焦如沤，下焦如渎者是也。上焦在于膻中，中焦在于中脘，下焦在脐下阴交，皆在于腹，故欬则腹满，不欲食饮也。若手少阳之三焦，则为右肾之腑，与腹无与。三焦欬状如此。*或以手少相三焦亦为一腑，何以无欬为疑，殊不知二肾一也。膀胱为肾之腑，三焦不过亦为决渎之官，今膀胱受邪而欬，则手少阳三焦之欬同也，何以复有欬哉？*夫五脏六腑之欬如此，然皆聚之于胃，以胃为五脏六腑之主也；关之于肺，以肺先受邪，而后传之于别脏别腑也。使人多涕唾而面浮肿，皆以气逆于上故耳，此乃脏腑欬疾之总证也。*按李东垣治六腑欬方：胃欬用乌梅丸，胆欬用黄芩加半夏生姜汤，大肠欬用赤石脂禹余粮*

汤、桃仁汤，不止，用猪苓汤分水，小肠欬用芍药甘草汤，膀胱欬用茯苓甘草汤，三焦欬用钱氏异功散。虽未必尽中病情，姑备此以俟采择。

帝曰：治之奈何？岐伯曰：治脏者治其俞，治腑者治其合，浮肿者治其经。帝曰：善。

此言治欬之法，五脏必治其俞穴，六腑必治其合穴，浮肿必治其脏腑之经穴也。五脏俞穴者，肺俞太渊，脾俞太白，心俞神门，肾俞太溪，肝俞太冲是也。六腑合者，大肠合曲池，胃合三里，小肠合小海，膀胱合委中，三焦合天井，胆合阳陵泉是也。若脏腑之欬而面皆浮肿，则随脏腑之经穴而各分治之。肺之经穴经渠，大肠之经穴阳溪，胃之经穴解溪，脾之经穴商丘，心之经穴灵道，小肠之经穴阳谷，膀胱之经穴昆仑，肾之经穴复溜，心包络之经穴间使，三焦之经穴支沟，胆之经穴阳辅，肝之经穴中封是也。

举痛论篇第三十九

首节悉举诸痛以为问，故名篇。

黄帝问曰：余闻善言天者，必有验于人；善言古者，必有合于今；善言人者，必有厌于己。如此则道不惑而要数极，所谓明也。今余问于夫子，令言而可知，视而可见，扪而可得，令验于己而发蒙解惑，可得而闻乎？岐伯再拜稽首对曰：何道之问也？ 令，俱平声。

此因帝欲究言而可知，视而可见，扪而可得者，而伯以何道诘之也。

帝曰：愿闻人之五脏卒痛，何气使然？岐伯对曰：经脉流行不止，环周不休，寒气入经而稽迟，泣而不行，客于脉外则血少，客于脉中则气不通，故卒然而痛。帝曰：其痛或卒然而止者，或痛甚不休

者,或痛甚不可按者,或按之而痛止者,或按之无益者,或喘动应手者,或心与背相引而痛者,或胁肋与少腹相引而痛者,或腹痛引阴股者,或痛宿昔而成积者,或卒然痛死不知人有少间复生者,或痛而呕者,或腹痛而后泄者,或痛而闭不通者,凡此诸痛,各不同形,别之奈何?岐伯曰:寒气客于脉外则脉寒,脉寒则缩踡,缩踡则脉绌急,绌急则外引小络,故卒然而痛,得炅则痛立止,因重中于寒则痛久矣。寒气客于经脉之中,与炅气相薄则脉满,满则痛而不可按也。寒气稽留,炅气从上,则脉充大而血气乱,故痛甚不可按也。寒气客于肠胃之间、膜原之下,血不得散,小络急引故痛,按之则血气散,故按之痛止。寒气客于侠脊之脉则深,按之不能及,故按之无益也。寒气客于冲脉,冲脉起于关元,随腹直上,寒气客则脉不通,脉不通则气因之,故喘动应手矣。寒气客于背俞之脉则脉泣,脉泣则血虚,血虚则痛,其俞注于心,故相引而痛,按之则热气至,热气至则痛止矣。寒气客于厥阴之脉,厥阴之脉者,络阴器,系于肝,寒气客于脉中,则血泣脉急,故胁肋与少腹相引痛矣。厥气客于阴股,寒气上及少腹,血泣在下相引,故腹痛引阴股。寒气客于小肠膜原之间,络血之中,血泣不得注于大经,血气稽留不得行,故宿昔而成积矣。寒气客于五脏,厥逆上泄,阴气竭,阳气未入,故卒然痛死不知人,气复反则生矣。寒气客于肠胃,厥逆上出,故痛而呕也。寒气客于小肠,小肠不得成聚,故后泄腹痛矣。热气留于小肠,肠中痛,瘅热焦渴则坚乾不得出,故痛而闭不通矣。卒,音猝,俱同。泣,音涩,俱同。别,彼劣切。绌,丁骨反。炅,音炯。重、中,俱去声。乾,音干。

　　此言诸痛之异,皆由于寒,唯痛而便闭不通者,则以热气留于小肠故也。人之卒然而痛者,盖以经脉留行不止,环周不休,寒气入于经脉,而脉气稽迟,涩滞不行,或客于经脉之外,则血原少而愈涩,或客于经脉之中,则脉遂涩而不通,皆能卒然而痛也。有等痛能卒然而止者,盖以寒气但客于经脉之外,则经脉亦寒,遂至缩踡绌急,卫气不得流通,外则牵引小络之脉,故卒然而痛,偶得炅气,或火或汤之类,则卫气行于外,故卒然而痛又止也。炅者,热气也。有等痛甚不休者,盖以寒气客于经脉之外,既中于前,而又中于后,则重中于寒,故痛之愈久也。有等痛甚不可按者,盖以寒气客于经脉之中,内有内热之气外出,寒气与热气相薄,则经脉自满,惟其满则脉充大,时血与气乱,故痛甚而不可按也。有等按之而痛止者,盖以寒气客于肠胃之间、膜原之下,膜谓膈间之膜,原谓膈肓之原。内有血,因寒而不散,内有小络,因寒而急引,故痛。按之则血气自散,小络自缓,故按之而痛止也。但按后复痛,当有去寒之法耳。有等按之无益,而痛自若者,盖以寒气客于侠脊之脉,则中为督脉,而两旁为足太阳膀胱经之脉侠脊而行者也。寒气入于风门,则日深一日,虽按之亦不能及,故按之无益也。有等痛至发喘,应手而动者,盖以寒气客于冲脉,冲脉起于关元,在脐下三寸。按《骨空论》云:冲脉起于气冲。今曰关元者,盖任脉当脐中而上行,冲脉侠脐两旁而上行,则本起于气冲,而与任脉并行,故谓之起于关元亦可也。随腹直上,即侠脐上行至胸中而散也。寒气客之,则冲脉不通,气不能上,故发喘,而动则应手而痛也。有等心与背相引而痛者,盖以寒气客于背俞之脉,属足太阳膀胱经,凡五脏六腑之俞穴皆属于此经也。寒客之,则脉自涩,其血虚,虚则痛。其俞内通于心,正以阳病行于阴也,故背与心相引而痛,但按之则腹中之热气至,热气至则痛亦止矣。有等胁肋与少腹相引而痛者,盖以寒气客于足厥阴肝经之脉,此脉循阴股入毛中,环阴器,抵少腹,上贯膈,布胁肋,今寒气客于肝经之脉,则血涩脉急,故胁肋与少腹相引而痛矣。有等腹痛引阴股者,盖肝脉循股而上,寒气客之,上抵少腹,则血涩不行,上下相引,故腹痛引阴股也。有等痛之宿昔而成积者,盖以寒气客于小肠膜原之间,络血之中,其血凝泣,不得外注于大经之脉,血气稽留而不行,故痛至凤昔而成积聚也。有等卒然痛死不知人,少间即复生者,盖以寒气客于五脏,五脏之气厥逆而上泄,不附诸脏,则阴经之气竭,卫气不得入,故寒气壅滞,卒然痛死不能知人,待脏气复反,卫气既入,则生矣。有等痛而呕者,盖以寒气客于肠胃,肠胃之气厥逆而上出,故痛而作呕也。有等腹痛而后泄者,盖以寒气客于小肠,小肠为受盛之腑,寒邪客之,则不得结聚,而传入于大肠,所以后泄而痛也。有等痛而便闭不通者,盖以热气留于小肠,肠中作痛,瘅热焦渴,则且坚而干不得出,故痛而便闭不通也。由此观之,则诸痛皆寒,而惟便闭不通为有热,此皆言之而可知也。

帝曰:所谓言而可知者也,视其可见奈何?岐伯曰:五脏六腑,固尽有部,视其五色,黄赤为热,白为寒,青黑为痛,此所谓视而可见者也。按《灵枢·五色篇》第四节义与此同。

此言视之而可见者,唯辨其面部之色而已。盖五脏六腑虽在于内,而面上分部皆尽有之,视其五色,黄赤为热,非内热则外不黄赤也;白为寒,非内寒则外不白也;青黑为痛,非内痛则外不青黑也。此所谓视之而可见者如此。

帝曰:扪而可得奈何?岐伯曰:视其主病之脉,坚而血及陷下者,皆可扪而得也。

此言扪之而可得者,惟按其主病之脉,坚而不散,及血结脉陷而已。盖脏腑各有主病,必有其脉,而分肉之部,其血必结,其脉必陷,故可扪之而知病也。

帝曰:善。余知百病生于气也,怒则气上,喜则气缓,悲则气消,恐则气下,寒则气收,炅则气泄,惊则气乱,劳则气耗,思则气结,九气不同,何病之生?岐伯曰:怒则气逆,甚则呕血及飧泄,故气上矣。喜则气和志达,营卫通利,故气缓矣。悲则心系急,肺布叶举,而上焦不通,营卫不散,热气在中,故气消矣。恐则精却,却则上焦闭,闭则气还,还则下焦胀,故气不行矣。寒则腠理闭,气不行,故气收矣。炅则腠理开,营卫通,汗大泄,故气泄矣。惊则心无所倚,神无所归,虑无所定,故气乱矣。劳则喘息汗出,外内皆越,故气耗矣。思则心有所存,神有所归,正气留而不行,故气结矣。炅,音炯。

此因帝以九气为问,而伯明言之也。怒则气上行者,正以肝主于怒,怒则厥气上逆,故甚则呕血也。肝木乘脾,则脾为木侮,故下为飧泄,所谓暴注下迫者是也。喜则气缓者,正以喜属于心,喜则气已和,志已达,营行经脉之内,卫行分肉之间,自然通利而无间,大气自觉舒缓也。悲则气消者,正以精气并于肺则悲,见《宣明五气论》。悲则心系必急,《灵枢·口问篇》云:悲哀愁忧则心动。肺与心皆在膈上,惟心系急,故肺随系急而上布,其肺叶皆举,所以上焦不通,营气在内不能行之经脉之中,卫气不得出以行于诸阳之表,营卫不散,而热气相蒸于其中,故上焦之大气自为之渐消也。恐则气下者,正以精气并于肾则恐,肾脉自足心涌泉出内踝,上股内后廉,贯脊属肾络膀胱,其直行者,从肾贯肝膈,入肺中,循喉咙,侠舌本,其支者,从肺出络心,注胸中,今恐则精气却而不能上行,上焦自闭,闭则气复还于下,下焦遂胀,故气不能上行而仍在于下也。按新校正以气不能行作气下行,似于恐则气下,文理觉顺,但肾主恐,其气原在于下,经脉宜从上行,今日下行,要见从何而下行?有背于足之三阴自足走腹之义,盖新校正者不知经脉之行故也。寒则气收者,盖以身寒则腠理闭,卫气不得行于外,故脏腑之气收敛于内也。炅则气泄者,正以炅者热也,热则腠理开,营卫通,汗大泄,故气泄于外也。惊则气乱者,正以心之志为神,惊则心无所倚着,神无所归宿,虑无所定一,故气因之而乱也。劳则气耗者,正以人有劳役,则气动而喘息,其汗必出于外。夫喘则内气越,汗出则外气越,故气以之而耗散也。思则气结者,正以心之官则思,思则心有所存,神有所归,其气留畜而不行,故气结也。

腹中论篇第四十

篇内所论者,皆腹中之病,故名篇。

黄帝问曰:有病心腹满,旦食则不能暮食,此为何病?岐伯对曰:名为鼓胀。帝曰:治之奈何?岐伯曰:治之以鸡矢醴,一剂知,二剂已。帝曰:其时有复发者何也?岐伯曰:此饮食不节,故时有病也。虽然,其病且已时,故当病气聚于腹也。矢,屎同。《灵枢·寿夭刚柔篇》末节有马矢煴中,其矢亦与屎同。

此论鼓胀之病,而有治之之方也。帝问病有心腹胀满,旦食而不能暮食,盖以胀则不能再食耳。伯言名之为鼓胀也。治之者,以鸡屎为醴饮之,服一剂则觉病有退意,服二剂则病自已矣。按鸡矢醴,方见《医学正传》《古今医鉴》《袖珍》等书,及他书甚多。鸡屎用干者八合,炒香,以无灰好酒三碗入之共煎,至干一半许,用布滤出其汁,五更热饮,则腹鸣,辰巳时行后二三次,皆黑水也,次日觉足面渐有皱纹;又饮一次,则渐皱至膝上而病愈矣。但鸡屎用羯鸡者气全,又山间畜之者更效,要知山间多吞毒虫,而有以毒攻毒之意。其愈后有腹胀者，特以饮食不节故耳。正以病将愈时，而饮食复伤，则邪气复聚于腹，所以为之再胀也，慎哉！

帝曰：有病胸胁支满者，妨于食，病至则先闻腥臊臭，出清液，先唾血，四肢清，目眩，时时前后血，病名为何？何以得之？岐伯曰：病名血枯，此得之年少时，有所大脱血，若醉入房，中气竭，肝伤，故月事衰少不来也。帝曰：治之奈何？复以何术？岐伯曰：以四乌鲗骨、一蔍茹，二物并合之，丸以雀卵，大如小豆，以五丸为后饭，饮以鲍鱼汁，利肠中及伤肝也。鲗，贼同。蔍，茴同，《本草》作茴茹。

此论血枯之病，而有治之之方也。帝问病有胸胁支肋俱满者，妨害于食，方病将至之时则先闻腥臊臭，《金匮真言论》论肝其臭臊，论肺其臭腥。先出清液，清涕从鼻而出，皆证之在上者，王注以为从窍漏而下者非。先唾血，先四肢冷，先目瞑眩，及其病至则时时前后皆出血，此为何病？伯言此名为血枯也，是得之年少之时，曾大脱血，凡鼻衄、便血、吐血皆是也。其人不知所慎，醉以入房，致使醉则损伤其中气而竭绝，入房则劳其肝气而受伤，盖司闭藏者肾也，司疏泄者肝也，故入房不惟伤肾，而且伤肝也。在丈夫则精液衰乏，女子则月事衰少不来也。但本节则主女子而言耳。驯至其后，则肾肝肺三经日以益衰，所以先有将病诸证，而时时前后下血也。治之者，惟用乌贼骨四、蔍茹一，二物并合之，以雀卵为丸，大如小豆。每用五丸，先服其药，而饭则后之，且又饮以鲍鱼之汁，利其肠中，及肝气受伤必有积血，所以用此物也。王注云：乌贼骨、蔍茹等，并不治血枯，然经法用之，是攻其所生所起耳。夫醉以入房，则肾中精气耗竭；月事衰少不至，则中有恶血淹留，故用。按《大观本草》：乌贼骨，味咸冷平，无毒，主治女子血闭。蔍茹，味辛酸气寒，有小毒，主散恶血。雀卵，味甘温平，无毒，主治男子阴萎不起，强之令热,多精有子。鲍鱼汁,俗谓之醶鱼卤,味辛臭,温平无毒,主治瘀血、血痹在四肢不散者。

帝曰:病有少腹盛,上下左右皆有根,此为何病?可治不?岐伯曰:病名曰伏梁。帝曰:伏梁何因而得之?岐伯曰:裹大脓血,居肠胃之外,不可治,治之每切按之致死。帝曰:何以然?岐伯曰:此下则因阴,必下脓血,上则迫胃脘,生鬲侠胃脘内痈,此久病也,难治。居齐上为逆,居齐下为从,勿动亟夺,论在《刺法》中。不,否同。齐,脐同。亟,音气。《刺法》,本经篇名,第七十二,今亡。另有熊宗立补遗具此篇,但考之并无此语。

此论伏梁之证,而有亟夺之法也。帝问有病少腹盛满,在上在下、在左在右皆有根相连,此为何病?及可治否?伯言病名曰伏梁。按《灵枢·邪气脏腑病形篇》有心脉微缓为伏梁。《难经·五十八难》有心积曰伏梁。据此,伏梁与心积之伏梁大异,病有名同而实异者,此类是也。盖此伏梁者,裹大脓血,居于肠胃之外,不可轻易以治之,若治之而每每切按则痛闷几死。何也?少腹之中,正冲、带二脉之部分,带脉起于季胁,回身一周,横络于脐下;冲脉与足少阴肾经之脉起于肾下,出于气冲,循阴股,其上行者出脐下关元,侠脊直上,循腹各行,会于咽喉,故病当其分,则少腹盛,上下左右皆有根,且其下与足之三阴而相因,必有时亦下有余之脓血。三阴气升,故上则迫近于胃脘,且生鬲侠胃脘内之痛。盖肠胃之外既有脓血,而胃脘之中亦有脓血也。此岂朝夕所致哉?乃日久所积也,最为难治。使此积日升迫胃,而居于脐上则为逆,若仍如初时而居于脐下则为顺。然所以治之者无他法,断不可轻动之也,如上文切按之谓,必数数泻以夺之,则可以渐减,而不使之上迫耳。

帝曰：人有身体髀股胻皆肿，环齐而痛，是为何病？岐伯曰：病名伏梁，此风根也。其气溢于大肠而著于肓，肓之原在齐下，故环齐而痛也。不可动之，动之为水溺涩之病。齐，脐同。著，着同。本节文见《奇病论四十七》。此节伏梁证与上节绝不相同，可见病有名同而实异者。

此亦论伏梁之证，而戒其不可以轻动也。冲脉与足少阴之络起于肾下，出于气街，循阴股内廉斜入腘中，循胻骨内廉，并足少阴经下入内踝之后，入足下；其上行者，出脐下三寸关元之分，侠脐直上，循腹各行，会于咽喉，故身体髀股胻皆肿，绕脐而痛也。病虽名曰伏梁，亦有风入此以为诸证之根。且冲脉与大肠相附，故其病气溢于大肠而着于肓，肓之原出于属脖胦，此语见《灵枢·本输篇》，一名气海，又名下肓。正在脐下，故环脐而痛者此耳。大凡得此疾者，慎不可轻易动之，若动之，当为水溺难涩之病。正以冲脉起于肾下，出于气街，其上行者起于胞中，上出脐下关元之分，故不可动之者如此。何也？盖用毒药以大下之，则病本在下，又复重下，将使气壅于下，而不复得疏也。由此观之，则日逐升散之法可施矣。

帝曰：夫子数言热中消中，不可服膏粱芳草石药，石药发瘨，芳草发狂。夫热中消中者，皆富贵人也。今禁膏粱，是不合其心，禁芳草石药，是病不愈，愿闻其说。岐伯曰：夫芳草之气美，石药之气悍，二者其气急疾坚劲，故非缓心和人不可以服此二者。帝曰：不可以服此二者，何以然？岐伯曰：夫热气慓悍，药气亦然，二者相遇，恐内伤脾，脾者土也，而恶木，服此药者，至甲乙日更论。数，音朔。高，膏同。瘨，癫同。恶，去声。

此详热中消中者，不可服膏粱芳草石药也。多饮数溲谓之热中，多食数溲谓之消中。犯此二疾者，不可服膏粱之味与芳草石药，正以多喜曰癫,多怒曰狂,彼石药发癫、芳草发狂故耳。然而热中消中,乃富贵人之疾,今禁膏粱则不合其心,禁芳草石药则病又不愈,此帝之所以疑也。《通评虚实论》曰:凡治消瘅,肥贵人则膏粱之疾也。又《奇病论》曰:五味入口,藏于胃,脾为之行其精气,津液在脾,故令人口甘,此肥美之所发也,此人必数食甘美而多肥也。肥者令人热中,甘者令人中满,故其气上溢,转为消渴。伯言芳草气美,石药气悍,皆急疾坚劲,非性缓心和者不可以轻服,何也? 正以热消二证,热气在内者慓悍,而药气急疾坚劲,苟轻服之,则二者相遇,恐伤脾气,至甲乙日诊之,则脾气之伤否见矣。盖脾者土也,土恶木克,凡服此药者,遇甲乙日则木必胜土,药之为害不容掩也。

帝曰:善。有病膺肿颈痛,胸满腹胀,此为何病? 何以得之? 岐伯曰:名厥逆。帝曰:治之奈何? 岐伯曰:灸之则瘖,石之则狂,须其气并,乃可治也。帝曰:何以然? 岐伯曰:阳气重上,有余于上,灸之则阳气入阴,入则瘖;石之则阳气虚,虚则狂。须其气并而治之,可使全也。重,平声。

此论厥逆之证,必待其阴阳气并而后可治之也。膺颈胸腹皆在上中二焦也,今膺肿颈痛,胸满腹胀,则下气逆上,病名曰厥逆。斯时也,阳气重上,而在上为有余,灸之则阳气随火而入阴分,火与阳俱入,阴不能支,故为瘖。石之则阳气在上,而又乘针出,则阳气益虚,虚则狂。必须其阳气从上而降,阴气从下而升,阴阳相并,然后治之,或灸或针,可使全也。所谓阳气者,卫气也。阴气者,营气也。按此乃内伤之证,非由于外感者欤!

帝曰:善。何以知怀子之且生也? 岐伯曰:身有病而无邪脉也。

此言怀子之将生者,身虽经闭而脉则无病也。身有病者,经闭也。无邪脉者,尺中之脉和匀也。大凡妇人怀妊,一月则阴阳之精尚未变化,二月则精气正变,其气熏蒸冲胃而为恶阻,至三四月则恶阻少止,脉甚滑疾,盖男女正成形质,其气未定也,至五六月已后,则形质已定,男女既分,至八九十月,其脉平和,如无娠然,非医工深明脉理,病家肯明言者,难以诊而知也。《脉诀》云:滑疾不散胎三月,但疾而散五月母。至六月已后,则疾速亦无矣。然亦有始终洪数不变者,其气甚盛,不可以一例拘也。故帝问怀子将生者何以知之,正此意耳。伯言身虽有经闭之病,而实无经闭之脉。彼经闭之脉,尺中来而断绝,或按之全无者是也。此则脉体平和匀静,乃无病之脉,盖至于八九十月而然,正怀子将生之候耳。

帝曰:病热而有所痛者何也?岐伯曰:病热者,阳脉也,以三阳之动也,人迎一盛少阳,二盛太阳,三盛阳明,入阴也。夫阳入于阴,故病在头与腹,乃䐜胀而头痛也。帝曰:善。

此言病热而有所痛者,正以外感之疾,阳毕入阴,故外头痛而内腹胀也。盖凡病热者属于阳脉,乃三阳经之脉动也。故左手寸部名曰人迎,正三阳经之脉动,所以候外感也。《六节脏象论》《灵枢》终始、禁服、五色、四时气等篇皆云:人迎一盛,病在足少阳;一盛而躁,病在手少阳。人迎二盛,病在足太阳;二盛而躁,病在手太阳。人迎三盛,病在足阳明;三盛而躁,病在手阳明。三阳既毕,则入之三阴经分矣。阳入于阴,故头主阳,腹主阴,在阴当腹䐜胀,而在阳当头痛也。热病之有所痛者其义如此。

刺腰痛篇第四十一

内刺腰痛，故名。后人不知诸经皆能腰痛，而止曰肾虚者浅矣。

足太阳脉令人腰痛，引项脊尻背如重状，刺其郄中、太阳正经出血。春无见血。尻，枯熬反。

此言膀胱经腰痛之状，而有刺之之法也。足太阳脉别下项，循肩膊内，侠脊抵腰中，别下贯臀，故令人腰痛引项脊尻背，如至重状。刺之者，亦惟即委中以刺之。腘中央约纹中，针五分，留七呼，灸三壮。及太阳正经出血，乃昆仑为经穴也。足外踝后，跟骨上陷中，细脉应手，针三分，灸三壮。但春时木旺则水衰，故春无见血，余时则不拘也。

少阳令人腰痛，如以针刺其皮中，循循然不可以俛仰，不可以顾，刺少阳成骨之端出血。成骨在膝外廉之骨独起者。夏无见血。

此言胆经腰痛之状，而有刺之之法也。足少阳之脉绕毛际，横入髀厌中，故令腰痛，如以针刺其皮中，循循然不可俛仰。又足少阳之脉起于目锐眦，上抵头角，下耳后，循颈行手阳明之前，至肩上，交出手少阳之后。其支别者，目锐眦，下大迎，合手少阳于顑，下加颊车，下颐，合缺盆，故不可以顾。刺之者，亦惟刺其成骨之端出血。按王注云：成骨谓膝外近下，骺骨上端，两起骨相并间陷中容指者也。骺骨所成，柱膝髀骨，故谓之成骨也。然少阳合肝，肝主于春，夏时火旺则木衰，故夏无见血，余时则不拘也。

阳明令人腰痛，不可以顾，顾如有见者，善悲，刺阳明于骺前三痏，上下和之出血。秋无见血。

此言胃经腰痛之状，而有刺之之法也。足阳明脉起于鼻，交頞中，下循鼻外，入上齿中，还出侠口，环唇，下交承浆，却循颐后下廉，出大迎，其支别者，从大迎前下人迎，循喉咙，入缺盆，又其支别者，起胃下口，循腹里，至气冲而合，以下髀，故令人腰痛不可顾，顾如有见。且阳虚故悲也。刺之者，亦惟于骭前三里刺三痏，上下和之出血。膝下三寸，骭骨外廉两筋间，刺一寸，留七呼，灸三壮。但阳明合脾，主长夏，秋时金旺则土衰，故秋无见血，余时则不拘也。

足少阴令人腰痛，痛引脊内廉，刺少阴于内踝上二痏。春无见血，出血太多，不可复也。

上文言足三阳之腰痛者尽矣，而已下二节则言足少阴、厥阴。但足太阴之腰痛，据《缪刺论》则本篇末节所言者是也。此一节言肾经腰痛之状，而有刺之之法也。足少阴脉上股内后廉，贯脊属肾，故令人腰痛，痛引脊之内廉也。刺之者，亦惟于内踝上复溜穴刺之二痏。足内踝上二寸筋骨陷中，针三分，灸五壮。但春时木旺则水衰，故春无见血，与足太阳同。若出血太多，则腰痛如故，肾气不可复也。

厥阴之脉令人腰痛，腰中如张弓弩弦，刺厥阴之脉，在腨踵鱼腹之外，循之累累然，乃刺之。其病令人善言，嘿嘿然不慧。刺之三痏。嘿，默同。

此言肝经腰痛之状，而有刺之之法也。足厥阴脉自阴股环阴器，抵少腹，其支别者，与太阴、少阳结于腰髁下，侠脊第三、第四骨空中，其穴即中髎、下髎，故腰痛则中如张弓弩之弦也。如张弦者，言筋急之甚耳。刺之者，亦惟在腨之下、踵之上、鱼腹之外，盖腨形本如鱼腹，故鱼腹即腨也。循其分肉，有血络累累然，乃刺之，此正当蠡沟穴耳。内踝骨前上五寸，属肝之络穴，针二分，留三呼，灸七壮。且厥阴之脉，循喉咙之后，上入颃颡，故病则善言。然风盛则昏冒，故默默然不爽慧也。曰善者，犹善欠善呻之谓。刺之者，止三痏而已。按

《灵枢·经脉篇》亦云：足厥阴之脉，令人腰痛不可以俛仰。

解脉令人腰痛，痛引肩，目䀮䀮然，时遗溲。刺解脉，在膝筋肉分间、郄外廉之横脉出血，血变而止。解脉令人腰痛如引带，常如折腰状，善恐。刺解脉，在郄中结络如黍米，刺之血射以黑，见赤血而已。

此两言解脉腰痛之状，而刺之亦异其法也。解脉者，膀胱经之脉也。足太阳之脉起于目内眦，上额交巅上，循肩膊，挟脊抵腰中，入循膂，络肾属膀胱，下入腘中。又其支别者，从膊内别下贯胂，循髀外后廉，而下合于腘中，两脉如绳之解腰，故名解脉。解者，散行意也，言不合而别行也。故解脉令人腰痛，痛必引肩，目䀮䀮然不明，时遗溲，皆膀胱之证候也。刺解脉者，在膝后筋肉相分之间，正郄中外廉之横脉，有血络横见，迢然紫黑而盛满者，乃刺之，当见黑血，必候其血色变赤乃止针也。不惟是也，又足太阳之别脉，自肩而别，下循背脊至腰，而横入髀外后廉，下合腘中，故解脉令人腰痛，又如引带、如折腰之状，又且善恐，膀胱与肾为表里，肾虚则多恐也。刺解脉者，在郄中，即委中也。结络如黍米处刺之，其血射必黑，刺之见赤血而止针。上文言郄之外廉横脉，而此曰郄中，此其有不同耳。郄中即委中穴，膝后曲处腘中央约纹中，刺五分，留七呼，灸三壮。按此节虽言解脉，其实是膀胱经腰痛也。

同阴之脉令人腰痛，痛如小锤居其中，怫然肿。刺同阴之脉，在外踝上绝骨之端，为三痏。《太素》小锤作小针。怫，音弗，怒意。

此言同阴之脉有腰痛之状，而有刺之之法也。同阴之脉者，谓胆经之脉同于足厥阴肝经也。足少阳之别，循髀阳，出膝外廉，下辅骨，抵绝骨，下出外踝，循足跗，上小指次指，又其支者，别跗上，入大指岐骨间,故曰同阴之脉也。其腰痛如小针居其中,而怫然发肿。当取外踝上绝骨之端,曰阳辅穴者刺之,为三痏。足外踝上四寸,绝骨端三分,刺五分,留七呼,灸三壮。

阳维之脉令人腰痛,痛上怫然肿。刺阳维之脉,脉与太阳合腨下间,去地一尺所。腨,湍同。

此言阳维之脉有腰痛之状,而有刺之之法也。按《难经·二十八难》云:阳维起于诸阳之会。按阳维所发,别于金门,以阳交为郄,与手足太阳及跷脉会于臑俞,与手少阳会于天髎,及会肩井,与足少阳会于阳白,上本神、临泣、正营、脑空,下至风池,与督脉会于风府、哑门。此阳维之起于诸阳也。然起于金门,则足太阳者乃其脉气之所发也,故其令人腰痛,痛之上如怫然而肿。刺之者,亦以其脉与太阳相合,取腨下间,去地一尺所刺之,则承山穴是也。一名鱼腹,一名肉柱,一名伤山,兑腨肠下分肉间陷中,一云腿肚下分肉间,针七分,得气即泻,速出针,灸不及针。

衡络之脉令人腰痛,不可以俛仰,仰则恐仆,得之举重伤腰,衡络绝,恶血归之,刺之在郄阳筋之间,上郄数寸,衡居为二痏出血。衡,作横。《礼·檀弓》:古者冠缩缝,今也衡缝。

此言衡络之脉有腰痛之状,而有刺之之法也。衡者,横也。太阳之外络,自腰中横入髀外后廉,而下合于腘中。今举重伤腰,则横络之脉阻绝,恶血乃归,故腰痛不可以俛仰,仰则恐仆也。刺之者,在郄中外筋之间,上郄数寸,横居之穴,曰委阳、殷门者,为二痏出血。委阳,承扶下一十六分,针七分,留五呼,灸三壮。殷门,承扶下六寸,针七分。其六寸与六寸六分不甚相远,故总曰数寸。

会阴之脉令人腰痛,痛上漯漯然汗出,汗干令人欲饮,饮已欲走。刺直阳之脉上三痏,在跷上郄下五寸横居,视其盛者出血。

此言会阴之脉有腰痛之状,而有刺之之法也。会阴者,本任脉经之穴名,督脉由会阴而行于背,则会阴之脉自腰下会于后阴,其脉受邪,亦能使人腰痛也。王注以为足太阳之中经,其脉循腰下,会于后阴,故曰会阴之脉。其所痛之上漯漯然汗出,汗液既出,则肾燥阴虚,故汗干即欲饮水以救肾,水既入腹已,阴气复至,故欲走。刺之者,当刺直阳之脉上三痏。直阳之脉者,以足太阳之脉侠脊下行,贯臀,下至腘中,下循腨,过外踝之后,直而行者,故曰直阳之脉也。跷为阳跷,即申脉穴。郄为委中。今穴在跷之上、郄之下,约有五寸,则承筋穴是也,正与上下相半,若横居然,视其血络之盛者出血可也。承筋,一名腨肠,一名直肠,腨肠中央陷中,胫后脚跟上七寸,灸三壮,禁针。

飞阳之脉令人腰痛,痛上怫怫然,甚则悲以恐。刺飞阳之脉,在内踝上五寸,少阴之前与阴维之会。

此言飞阳之脉有腰痛之状,而有刺之之法也。飞阳本足太阳经穴名也,此穴为足太阳之络,别走少阴,其令人腰痛,痛之上怫怫然,言其肿如有怒而然也。惟其别走少阴,少阴之脉从肾上贯膈,入肺中,循喉咙,侠舌本,其支别者从肺出络心,注胸中,故甚则悲以恐也。恐者生于肾,悲者生于心。刺之者,亦惟刺内踝上五寸之筑宾穴,系足少阴肾经也,在少阴之前与阴维为合,正所以治飞阳之腰痛耳。内踝上五寸腨分中,阴维之别,针四分,留五呼,灸三壮。

昌阳之脉令人腰痛,痛引膺,目眤眤然,甚则反折,舌卷不能言。刺内筋为二痏,在内踝上,大筋前,太阴后,上踝二寸所。

此言昌阳之脉有腰痛之状,而有刺之之法也。昌阳,系足少阴肾经穴名,又名复溜。又名伏白。足少阴之脉,其直行者,从肾上贯肝膈,入肺中,循喉咙,侠舌本,其支者,从肺出络心,注胸中,故昌阳之脉令人腰痛,其痛引膺,以膺即胸之旁也。又阴跷为足少阴之别,循股,入胸里,入缺盆,出人迎,入颃内廉,属目内眦,合于太阳,故目䀮䀮然不明也。甚则反折,腰不能伸也。舌卷不能言,以脉循喉咙也。刺之者,亦惟以复溜在内筋中为二痏。其穴在内踝上,大筋之前,太阴经之后,踝上二寸所则其正穴也。复溜,在足内踝上二寸筋骨陷中,针三分,留七呼,灸五壮。肾虚补之。

散脉令人腰痛而热,热甚生烦,腰下如有横木居其中,甚则遗溲。刺散脉,在膝前骨肉分间,络外廉束脉为三痏。

此言散脉有腰痛之状,而有刺之之法也。散脉者,王注以为足太阴之别也。散行而上,故名。其脉循股内,入腹中,与少阴少阳结于腰髁骨空中,故痛则腰下如有横木居其中,其乃遗溲也。刺之者,亦惟在膝前内侧骨肉分间,乃辅骨之下廉,腨肉之两间也。络外廉者,太阴之络,色青而见者也。辅骨之下,后有大筋结,束膝骱之骨,令其连属,取此筋骨系束之处脉,以去其病,是曰地机,三刺而已,故曰束脉为之三痏也。膝下五寸,膝内侧辅骨下陷中,伸足取之,足太阴郄,别走上一寸有空,针五分,灸三壮。愚于此节散脉有疑,何王注便以为足太阴之地机?遍考他处,又无散脉之说,但按地机穴亦治腰痛不可俛仰,故且从王注耳。高明者正之。

肉里之脉令人腰痛,不可以欬,欬则筋缩急。刺肉里之脉为二痏,在太阳之外,少阳绝骨之后。

此言肉里之脉有腰痛之状,而有刺之之法也。足少阳胆经有阳辅穴,又名分肉,故王氏以肉里为分肉。肉里之脉令人腰痛,痛则不可以欬,欬则筋缩急,盖足少阳主筋故也。刺之者,亦惟取分肉之脉为二痏,其穴在足太阳膀胱经之外,本经绝骨穴之后,去足外踝四寸,乃其正穴也。足外踝上四寸,辅骨前、绝骨端三分,去丘墟七寸,针五分,留五呼,灸三壮。按以肉里为分肉亦可疑,但筋缩急乃胆经所主,试观阳陵泉为筋会,则在胆经为有理。况考分肉穴,治腰溶溶若坐水中。

腰痛,侠脊而痛,至头几几然,目睆睆欲僵仆。刺足太阳郄中出血。

此言腰痛之证有关于足太阳者,当即其本经而刺之也。足太阳膀胱经之脉,起于目内眦,上额交巅,其直者从巅入络脑,还出别下项,循肩膊内,侠脊抵腰中,故腰痛之疾有侠脊而痛者,至头几几然,成无己释《伤寒论》以为伸颈之貌也。目睆睆然者,以其起于内眦睛明穴,故目中似有不明也。气并于上,故病在上。刺之者,亦惟取下之郄中穴,即委中也。刺之出血,则气降而疾愈矣。腘中央约纹中,动脉陷中,针五分,留七呼,灸三壮。

腰痛上寒,刺足太阳阳明;上热,刺足厥阴;不可以俛仰,刺足少阳;中热而喘,刺足少阴,刺郄中出血。

此言腰痛而可顾者有此四证,当分经以治之也。即下节观之,则此节乃腰痛而可顾者也。故言腰痛而可顾者,其腰痛之上寒,则刺足太阳膀胱经、足阳明胃经之穴,而使之热焉可也。其所痛之上热,则刺足厥阴肝经之穴,而使之寒焉可也。其痛不可以俛仰,则刺足少阳胆经之穴可也。其痛时中热而喘,则刺足少阴肾经之穴,与足太阳膀胱经之郄中出血可也。据下节,王氏以刺足少阴为涌泉、大钟二穴。郄中分寸见前。

腰痛上寒,不可顾,刺足阳明;上热,刺足太阴;中热而喘,刺足少阴。

此言腰痛不可顾者,有此三证,亦当分经以治之也。又言腰痛不可顾者,其腰痛之上寒,则刺足阳明胃经之穴。王氏以为阴市主之,膝上三寸,伏兔下陷中,拜而取之,针三分,禁灸。其所痛之上热,则刺足太阴脾经之穴。王氏以为地机主之,地机见前。其痛时中热而喘,则刺足少阴肾经之穴。王氏以为涌泉、大钟主之。涌泉,足心陷中,屈足踡指宛宛中,跪取之,针三分,留三呼,无令出血,灸三壮。大钟,足跟后踵中,大骨上两筋间,针二分,留七呼,灸三壮。

大便难,刺足少阴。

此言腰痛而大便难者,当刺足少阴肾经之穴也。王氏以为涌泉主之,见前。

少腹满,刺足厥阴。

此言腰痛而少腹满者,当刺足厥阴肝经之穴也。王氏以为太冲主之,足大指本节后二寸陷中,针三分,留十呼,灸三壮。

如折,不可以俛仰,不可举,刺足太阳。

此言腰痛而有此三证者,当刺足太阳膀胱经之穴也。如折,王氏以为束骨主之;不可以俛仰,京骨、昆仑悉主之;不可举,申脉、仆参悉主之。俱系膀胱经穴。

引脊内廉,刺足少阴。

此言腰痛引脊内廉者,当刺足少阴肾经之穴也。王氏以为复溜主之,见前。

腰痛引少腹控䏚,不可以仰。刺腰尻交者,两髁胛上,以月生死为痏数,发针立已,左取右,右取左。䏚,音秒。本节备见《缪刺论》,仰字下有息字。胛,音申。

此言腰痛而内引少腹,控其䏚处,不可以仰者,当有刺之之法也。控,按也。䏚,季胁之下空软处也。腰尻交者,足太阴、厥阴、少阳三脉左右交结于中，故曰腰尻交也。两髁，即腰骨两旁起骨也。肿，两髁骨下陇起肉也。按此节备见《缪刺论》，彼云邪客于足太阴之络令人腰痛，则知此系脾经腰痛也。足太阴之络从髀合阳明，上贯尻骨，与厥阴、少阳结于下髎，而循尻骨入腹，上络嗌，贯舌中，故腰痛则引小腹而皆痛，按其胗则络脉拘急，不可以仰伸而喘息也。刺之者，亦惟在腰尻之交，两髁肿之上，即八髎中之第四髎下髎穴也。以月生死为痏数者，《缪刺论》云：月生一日一痏，二日二痏，十五日十五痏，十六日十四痏。盖望日以前为月生，渐次加多，望日以后为月死，渐次加少。左痛则取右，右痛则取左，正所谓缪刺也。

风论篇第四十二

内论五脏六腑之风，故名。后世论风，当祖此篇。奈以中风、伤风及疠风、偏枯各立为一门，致使后人视中风为重，伤风为轻，不知此篇曰中曰伤，无以异也。

黄帝问曰：风之伤人也，或为寒热，或为热中，或为寒中，或为疠风，或为偏枯，或为风也。其病各异，其名不同，或内至五脏六腑，不知其解，愿闻其说。疠，音赖。

此帝悉举风病名色为问，而欲解其义也。

岐伯对曰：风气藏于皮肤之间，内不得通，外不得泄。风者善行而数变，腠理开则洒然寒，闭则热而闷，其寒也则衰食饮，其热也则消肌肉，故使人怢栗而不能食，名曰寒热。数，音朔。衰，去声。

此即风证之有寒热，自皮肤而入者也。洒然，寒貌。闷，不爽貌。怢栗，振寒貌。言风气藏于皮肤之间，内不得通之而入，外不得泄之而出。是风者，真善于行动而数能变化者也。方其腠理开时，则风得客之者,洒然而寒;及其闭也,则寒极为热者,蒸然而闷。其寒则寒气入胃,饮食衰少;热则热气内藏,肌肉渐消。寒热交作,使人怢栗而不能食,此所以名之为寒热也。

风气与阳明入胃,循脉而上至目内眦,其人肥则风气不得外泄,则为热中而目黄;人瘦则外泄而寒,则为寒中而泣出。眦,音眥。

此言风证有热中、寒中二证,皆自阳明而入者也。阳明者,即足阳明胃经脉也。胃脉起于鼻,交頞中,下循鼻外,入上齿中,还出侠口,环唇,下交承浆,却循颐后下廉,循喉咙,入缺盆,下膈,属胃,故风气与阳明经入胃,循脉而上至目内眦也。其人肥者则腠理密,故风气不得外泄,所以风气内热,则为热中而目黄;其人瘦者则腠理开疏,风气仍复外泄而寒,所以内无风气,则内无所蒸,乃为寒中而泣出。夫热中、寒中,以人有肥瘦不同,而目有为黄、为泣之可验者如此。

风气与太阳俱入,行诸脉俞,散于分肉之间,与卫气相干,其道不利,故使肌肉愤䐜而有疡,卫气有所凝而不行,故其肉有不仁也。

此言风证之肉有不仁,自太阳而入者也。十一经以足太阳为巨阳,凡五脏六腑之俞穴,皆在于背而属之于太阳经也。风气与太阳俱入,必自风门而感者,行诸脉俞,散于分肉之间。彼卫气天明目开则出自睛明穴,亦行诸脉俞而散之分肉之间。今风气欲入,而卫气欲出,彼此相犯,其所行之道路不利,故风寒凝聚于肌肉,而肌肉愤䐜,疮疡遍体。卫气亦有所凝而不能行,故其肉有不仁,虽冷热痛痒而皆不知也。盖果核中有仁,惟肉无所知,则若有不能如仁有生意矣,遂以不仁名之也。夫帝无此问而伯对之,盖因帝缺此不问耳。

疠者,有营气热胕,其气不清,故使其鼻柱坏而色败,皮肤疡溃。

风寒客于脉而不去,名曰疠风,或名曰寒热。疠,音赖。胕,当作腐。《长
刺节论篇》云:病大风,骨节重,须眉堕,名曰大风,刺肌肉为故,汗出百日,刺骨
髓,汗出百日,凡二百日,发眉生而止针。此与此节相同,故录之。《骨空论》首
二节大风,乃初时所感大风,而此则已成为疠矣。

此言风证之有疠者,自营气受伤而然也。营气者,阴气也。营
气行于经脉之中,今风气感之,则营气热腐,其气不清,惟鼻为呼吸
之所,外焉五气入于鼻,内焉腐气出于鼻,致使鼻柱变坏而色败恶,
皮肤成疮疡而溃烂。其风寒客于脉而终不能去,名曰疠风。然亦有
时而发寒热,故或者亦以寒热名之也。

**以春甲乙伤于风者为肝风,以夏丙丁伤于风者为心风,以季夏
戊己伤于邪者为脾风,以秋庚辛中于邪者为肺风,以冬壬癸中于邪
者为肾风。**观此节曰伤、曰中互言,则伤、中二字无别,后世名中风门为中风,
名伤风门为伤风,视中风为重,伤风为轻,朱丹溪有曰中、曰伤之辨,赘矣。

此以五脏之风告之也。肝主于春,心主于夏,脾主于季夏,肺主
于秋,肾主于冬。然五脏之正气虚,则邪气反胜者感之。故春之甲
乙日肝伤于风而为肝风,夏之丙丁日心伤于风而为心风,季夏之戊
己日脾伤于风而为脾风,秋之庚辛日肺伤于风而为肺风,冬之壬癸
日肾伤于风而为肾风,此五脏之风所由成也。帝虽未及问,而伯告
之者如此。

风中五脏六腑之俞,亦为脏腑之风,各入其门户所中则为偏风。

此言风证之有偏风者,自风各入脏腑而然也。风中五脏六腑之
俞穴,各入其门户,则或左或右,或上或下,偏于一所,是之为偏风
也。此正所以答首节偏枯之问耳。

风气循风府而上,则为脑风;风入系头,则为目风、眼寒;饮酒中

风,则为漏风;入房汗出中风,则为内风;新沐中风,则为首风;久风入中,则为肠风飧泄;外在腠理,则为泄风。故风者,百病之长也,至其变化,乃为他病也,无常方,然致有风气也。

此言风之所感有不同,故病之所成者有为脑风,为目风,为漏风,为内风,为首风,为肠风,为泄风也。风府者,督脉经穴也。在项后入发际一寸大筋内。风气循风府而上,乃脑户穴也,亦督脉经穴。故风入脑而为脑风。目在于前,而其系则在于头之脑,风入系头,则传入于目而为目风,其眼当畏寒也。饮酒中风,则风不得入而在腠理,每遇饮酒则汗出,是之谓漏风也。入房汗出而中风,则内耗其精,外开腠理,因内而风袭之,是之谓内风也。沐首中风,则首为风痛,而遇风则发,是之谓首风也。风久入于其中,则为肠风,其食有时不化而出也。风初感时,外在腠理,内热相拒,不得入内,汗则常泄,是之谓泄风也。故风者,本为百病之长,至其变化则不止于风,而变为他病,如方向之无定所也,此皆为风气所致,养生者其慎之。

帝曰:五脏风之形状不同者何?愿闻其诊及其病能。岐伯曰:肺风之状,多汗恶风,色皏然白,时欬短气,昼日则差,暮则甚,诊在眉上,其色白。心风之状,多汗恶风,焦绝,善怒嚇,赤色,病甚则言不可快,诊在口,其色赤。肝风之状,多汗恶风,善悲,色微苍,嗌干,善怒,时憎女子,诊在目下,其色青。脾风之状,多汗恶风,身体怠堕,四肢不欲动,色薄微黄,不嗜食,诊在鼻上,其色黄。肾风之状,多汗恶风,面庞然浮肿,脊痛不能正立,其色炲,隐曲不利,诊在肌上,其色黑。能,耐同。皏,音骈。差,瘥同。嗌,音益。堕,惰同。炲,音台。

此举五脏之风状而详告之也。凡内多风气则热有余,热则腠理开,故多汗。风薄于内,故恶风。故五脏之感风,无不多汗而恶风也。肺风之状,多汗恶风,惟肺脏感风则色皏然而白,以肺属金之色也,在变动为欬,主藏气,风内迫之,故时作欬嗽,其气短少也。昼则卫气在表,故风病在表者觉瘥,夜则卫气行阴,故风病在内者觉甚。眉上乃阙庭之部,所以外司肺候,《灵枢·五色篇》以为阙中者肺也。其色白者,肺风之色也。心风之状,多汗恶风。心受邪,正在中,故上中下三焦之气升降颇难,而似有阻绝。且心不受邪,今则神乱火盛,善怒嚇人,其色当赤也。及其病甚,则心脉支别者,从心系上侠咽喉而主舌,故言亦不快也。口唇之色赤,以赤为心之色也。肝风之状,多汗恶风。肝病则心脏无养,心气虚,故善悲。肝合木,木色苍,故色微苍也。肝脉循股阴,入毛中,环阴器,抵少腹,侠胃,属肝络胆,上贯膈,布胁肋,循喉咙之后,入颃颡,上出额,与督脉会于巅。其支别者,从目系下颊里,环唇内,故嗌干、善怒,时憎女子,诊在目下,其色当青也。时憎女子者,以女子之性,易与之忤,而彼正值肝病,其憎益甚也。脾风之状,多汗恶风。脾主肉,故身体怠惰。脾主四肢,故四肢不欲动。色薄渐黄,以脾土主黄色也。不嗜食,以脾气虚也。鼻居中,土主中央,故诊在鼻上,其色当黄也。肾风之状,多汗恶风。肾者阴也,目下亦阴也,故肾受风,则面庞然而浮肿。肾脉起于足下,上循腨内,出腘内廉,上股内后廉,贯脊,故脊痛不能正立也。面色如炲之黑者,肾之色黑也。肾藏精,外应交接,今脏被风薄,精气内微,故隐蔽委曲之事不利于所为也。肌肤之上,大约色黑,皆肾气受邪,而色斯外见也。

胃风之状,颈多汗,恶风,食饮不下,鬲塞不通,腹善满;失衣则膩胀,食寒则泄,诊形瘦而腹大。

此以胃风之状告之也。首节帝问五脏六腑之风,故此节以胃风为对,然止言胃风而未及他腑者,意胃为六腑之长也。第四节中有肠风,亦六腑中有二矣。胃脉支别者,从颐后下廉过人迎,循喉咙,入缺盆,下膈,属胃络脾。其直行者,从缺盆下乳内廉,下侠脐,入气街中。其支别者,起胃下口,循腹里,至气街中而合,故颈多汗,食饮不下,膈塞不通,腹善满也。然失衣则外寒而中热,故腹䐜胀;食寒则寒物薄胃,而阳不内消,故泄利。胃合脾而主肉,胃气不足则肉不长,故瘦也。胃中风气畜聚,故腹大也。

首风之状,头面多汗恶风,当先风一日则病甚,头痛不可以出内,至其风日则病少愈。漏风之状,或多汗,常不可单衣,食则汗出,甚则身汗,喘息,恶风,衣常濡,口干善渴,不能劳事。泄风之状,多汗,汗出泄衣上,口中干,上渍,其风不能劳事,身体尽痛则寒。帝曰:善。

此申言第八节首风、漏风、泄风之状也。新沐中风固为首风,首风之状,头面多汗恶风,盖头为诸阳之会,风客之则皮腠疏,故头面多汗也。人之阳气外合于风,故先当风一日则头痛甚,不可以出户内,然病以先风而甚,则痛亦先风而衰,至其当风之日则病已少愈矣。饮酒中风固为漏风,漏风之状,或多汗恶风。脾胃风热,虽单衣亦欲却之。腠理开疏,故食则汗出。甚则风薄于肺,故身汗、喘息,汗多,故衣常濡,口常干,又善渴。形劳则喘息,故不能劳事也。按《病能论篇》帝曰:有病身热解堕,汗出如浴,恶风少气,此为何病? 岐伯曰:病名曰酒风。帝曰:治之奈何? 岐伯曰:以泽泻、白术各十分,麋衔五分,合以三指撮为后饭。外在腠理,则为泄风。泄风之状,多汗,汗出则泄在衣上;汗多故口中干,皮上渍。形劳则汗出,故不能劳事。风在身体,故尽痛。汗多则亡阳,故寒也。

痹论篇第四十三

后世医书止有痛风一门,并无痹门,盖不考《内经》痹为何病,致使痹证不明于后世,惜哉!此篇当与《灵枢·周痹篇》参看。

黄帝问曰:痹之安生?岐伯对曰:风寒湿三气杂至,合而为痹也。其风气胜者为行痹,寒气胜者为痛痹,湿气胜者为著痹也。痹,必至反。著,着同。

此言三气成痹,而痹之证有不同也。痹者,卑也。有病则有日降日深之义,又有不得自如之义,故名曰痹,即下文行、痛、著诸证也。帝以痹从何生为问,伯言风寒湿之三邪气错杂而至,则合之于体而痹生,含本节意。合之于经而痹分,合下节意。故曰合而为痹也。其风气胜者,则风以阳经而受之,故当为行痹之证,如虫行于头面四体也。其寒气胜者,则寒以阴经受之,故当为痛痹之证,寒气伤血,而伤处作痛也。其湿气胜者,则湿以皮肉筋脉而受之,故当为著痹之证,当沉着不去,而举之不痛也。

帝曰:其有五者何也?岐伯曰:以冬遇此者为骨痹,以春遇此者为筋痹,以夏遇此者为脉痹,以至阴遇此者为肌痹,以秋遇此者为皮痹。

此言五痹之证,因五时而成者也。帝问风寒湿三气异胜,则三痹生,其有五痹者,则只有三气,将以何气之胜而名之为五痹耶?伯言五痹之生,不外于风寒湿之三气也,特以时有五者,而遇此三气则异病耳,非复有五气以入五脏也。故冬遇此三者则为骨痹,盖肾主冬,亦主骨,肾气衰则三气入骨,故名之曰骨痹。肝主春,亦主筋,肝气衰则三气入筋,故名之曰筋痹。心主夏,亦主脉,心气衰则三气入脉,故名之曰脉痹。脾主至阴,至阴者六月也。亦主肌肉,脾气衰则三气入肌,故名之曰肌痹。肺主秋,亦主皮,肺气衰则三气入皮,故名之曰皮痹。然犹在皮脉肌筋骨,而未入于脏腑,但痹有在脏在腑者,故帝复于下文而再问之。

帝曰:内舍五脏六腑,何气使然? 岐伯曰:五脏皆有合,病久而不去者,内舍于其合也。故骨痹不已,复感于邪,内舍于肾。筋痹不已,复感于邪,内舍于肝。脉痹不已,复感于邪,内舍于心。肌痹不已,复感于邪,内舍于脾。皮痹不已,复感于邪,内舍于肺。所谓痹者,各以其时重感于风寒湿之气也。舍,俱去声。重,平声。

此言痹之入五脏者,以五痹不去,三气重感,而入之于五脏也。帝问五痹在体,五脏在内,至有内舍于五脏者,何气使之然也? 舍者,藏也。伯言五脏皆有合,即如肾之合在骨,肝之合在筋,心之合在脉,脾之合在肌,肺之合在皮。五痹病久而不去,则内舍于其合矣。故骨痹不已,而又重感于三气,则内舍于肾;筋痹不已,而又重感于三气,则内舍于肝;脉痹不已,而又重感于三气,则内舍于心;肌痹不已,而又重感于三气,则内舍于脾;皮痹不已,而又重感于三气,则内舍于肺。所谓五脏之痹者,各以其所主之时,重感于风寒湿之三气,故使之入于五脏也。

凡痹之客五脏者,肺痹者,烦满喘而呕;心痹者,脉不通,烦则心下鼓,暴上气而喘,嗌干善噫,厥气上则恐;肝痹者,夜卧则惊,多饮数小便,上为引如怀;肾痹者,善胀,尻以代踵,脊以代头;脾痹者,四支解堕,发欬呕汁,上为大塞。鼓字为句,尻,枯熬反。解,懈同。堕,惰同。塞,去声。

此承上文,而遂言五脏之痹各有其证也。夫以五痹重感乎三

气,固五脏各成其痹矣。试以肺痹言之:彼肺脉起于中焦,下络大
肠,还循胃口,上膈属肺,又主息,故其为痹也,烦满喘息而呕。又以
心痹言之:彼心合脉,今受邪则脉不通,邪气内扰,故为烦。手少阴
心脉起于心中,出属心系,下膈络小肠,其支别者从心系上侠咽喉,
其直者复从心系却上肺;手厥阴心包络之脉起于胸中,出属心包,下
膈,故烦则心下鼓战,暴时上气而为喘,又嗌喉干燥也。心主为噫,
以其鼓满,故噫之以出气也。《宣明五气篇》云:心主噫。逆气上乘于
心,神气不足,若惧凌弱,故为恐也。《宣明五气篇》云:精气并于肾则恐。
今心气不足,为水所凌耳。又以肝痹言之:肝主惊骇,故夜卧多惊。肝
脉循股阴,入毛中,环阴器,抵少腹,侠胃,属肝络胆,上贯膈,布胁
肋,循喉咙之后,上入颃颡,故多饮水,数小便,上引少腹而痛,如怀
妊之状也。又以肾痹言之:肾者胃之关,关门不利,则胃气不转,故
善胀。尻,腰尻骨也。踵,足跟也。肾脉起于足小指之下,斜趋足
心,出于然骨之下,循内踝之后,别入跟中,以上腨内,出腘内廉,上
股内后廉,贯脊,属肾络膀胱,其直行者,从肾上贯肝膈,入肺中。气
不足而受邪,故踵本在足,而尻则伏地而不伸,其尻反以代踵也;脊
本在中,而头则俛伏而不上,其脊反以代头也。又以脾痹言之:土主
四季,外主四肢,故四肢懈堕。又以其脉起于足,循腨胻上膝股,然
脾脉入腹,属脾络胃,上膈侠咽,故发欬嗽,呕出清汁也。脾气养肺,
胃复连咽,故上为大塞也。

**肠痹者,数饮而出不得,中气喘争,时发飧泄。胞痹者,少腹膀
胱按之内痛,若沃以汤,涩于小便,上为清涕。**数,音朔。

此言肠痹、胞痹,六腑痹中之二,亦各有其证也。夫五脏各有其
痹,而六腑亦有其痹也。试以肠痹言之:大肠之脉入缺盆,络肺下

膈,属大肠。小肠之脉又入缺盆,络心,循咽下膈,抵胃,属小肠。今
小肠有邪,则脉不下膈,胃气畜热,小肠燥滞,故数饮水而不得下出
也。其小肠与胃邪气奔喘,故中气喘争也。有时小肠邪盛,热飧从
下而降,则大肠火迫,飧即泄出。此乃肠痹之证也。又以胞痹言之:
膀胱在少腹之内,胞在膀胱之内,胞受风寒湿气而为痹,则少腹膀胱
按之内痛,若沃以汤,涩于小便也。膀胱之脉上额交巅上,入络脑,
故邪气上蒸于脑,而为清涕也。此乃胞痹之证也。言胞痹者,大约
是膀胱为病耳。

阴气者,静则神藏,躁则消亡,饮食自倍,肠胃乃伤。王注分脏腑,
看书有法,但不知阴气为营气耳。

此言脏腑所以成痹者,以其内伤为本,而后外邪得以乘之也。
阴气者,营气也。阴气精专,随宗气以行于经脉之中,惟其静,则五
脏之神自藏而不消亡;若躁,则五脏之神消亡而不能藏矣。所以有
五痹者,必重感于邪,而成五脏之痹也。至于六腑之所以成痹者,何
哉?饮食固所以养人,而倍用适所以害人,故饮食自倍,肠胃乃伤
也。肠胃既伤,则邪得以乘俞入之而为痹矣。按《生气通天论》云:阳气
者,精则养神,柔则养筋。论卫气也。此节云云,论营气也。此乃论营卫至精至
妙之义,王注不言者,未之知耳。

淫气喘息,痹聚在肺;淫气忧思,痹聚在心;淫气遗溺,痹聚在
肾;淫气乏竭,痹聚在肝;淫气肌绝,痹聚在脾。诸痹不已,亦益内
也。其风气胜者,其人易已也。

此言因诸证而可验五脏之痹,其间有难愈、易愈之分焉。夫五
脏之痹,其证备见于前矣。见第四节。然又有他证可验,而知其痹之
在五脏者难于去也。是故邪气浸淫,喘息靡宁,正以肺主气,惟痹聚

在肺,故喘息若是。邪气浸淫,忧思不已,正以心主思,惟痹聚在心,故忧思若是。邪气浸淫,膀胱遗溺,正以肾与膀胱为表里,惟痹聚在肾,故遗溺若是。邪气浸淫,阴血乏竭,正以肝主血,惟痹聚在肝,故乏竭若是。邪气浸淫,肌气阻绝,正以脾主肌,惟痹聚在脾,故肌绝若是。凡此诸痹不已,亦以日深一日而不能愈也。^{或云亦益内作入房}说^{,亦通}。故风寒湿三气皆能为病,惟风气胜者,则较之寒湿二气其病易已,盖风胜为行痹,而寒湿则为着痹、痛痹,其势似难愈耳。

帝曰:痹,其时有死者,或疼久者,或易已者,其故何也? 岐伯曰:其入脏者死,其留连筋骨间者疼久,其留皮肤间者易已。

此言痹有死生病久之异,皆各有其由也。痹有死者,正以邪气入于内脏,故脏气已绝,所以死也。有疼久者,正以邪气留连筋骨之间,外不出而内不得入,所以疾久未愈也。有易已者,正以邪气留于皮肤之间,浅而易散,所以易已也。

帝曰:其客于六腑者何也? 岐伯曰:此亦其食饮居处为其病本也。六腑亦各有俞,风寒湿气中其俞,而食饮应之,循俞而入,各舍其腑也。

此言六腑之成痹者,先以内伤为之本,而后外邪得以乘之也。第三节帝问内舍五脏六腑,固合脏腑而并问之矣。第四节虽主肠痹胞痹,而六腑之痹不尽于此,故此节帝以六腑之痹为问。伯言六腑成痹,亦以其饮食失节、居处失宜为之病根也。上文所谓饮食自倍,肠胃乃伤者,正以此耳。盖内无所伤,则外邪无自而乘之也。故六腑之分肉皆各有俞穴,风寒湿之三气外中其俞,而内之饮食失节应之,则邪气循俞而入,各舍于六腑之中,此痹之所以成也。按三百六十五穴皆可以言俞,今曰俞者,凡六腑之穴皆可以入邪,而王注止以足太阳经在背之六俞穴为解，则又理之不然者也。若止以井、荥、俞、原、经、合之俞穴解之，犹未尽通，况背中之六俞乎？

帝曰：以针治之奈何？岐伯曰：五脏有俞，六腑有合，循脉之分，各有所发，各随其过，则病瘳也。

此言治痹者，五脏取其俞，六腑取其合，各分刺之而病愈也。帝以可以针治为问，伯言五脏有俞穴，肝之俞曰太冲，心之俞曰大陵，脾之俞曰太白，肺之俞曰太渊，肾之俞曰太溪。六腑有合，胃之合曰三里，胆之合曰阳陵泉，大肠之合曰曲池，小肠之合曰小海，三焦之合曰委阳，膀胱之合曰委中。循脏腑经脉所行之分，各有所发病之经，乃随其病之所在而刺之，则或俞或合，其病无有于不瘳也。

帝曰：营卫之气亦令人痹乎？岐伯曰：营者，水谷之精气也，和调于五脏，洒陈于六腑，乃能入于脉也，故循脉上下，贯五脏，络六腑也。卫者，水谷之悍气也，其气慓疾滑利，不能入于脉也，故循皮肤之中，分肉之间，熏于肓膜，散于胸腹。逆其气则病，从其气则愈，不与风寒湿气合，故不为痹。

此言营卫二气不与风寒湿三气相合，故不为痹也。营者，阴气也，由水谷入胃而成此精微之气，故谓之水谷之精气也。按《灵枢·营卫生会》等篇，有宗气积于上焦，营气出于中焦，卫气出于下焦。是言宗气者，大气也。大气积于膻中，其中焦之气阳中有阴者，随上焦之气以降于下焦，而生此阴气，故谓之清者为营，又谓之营气出于中焦者也。然阴性精专，必随宗气以行于经隧之中，《灵枢·营卫生会篇》云：精专者行于经隧。《卫气篇》云：精气之行于经者为营气。又《营卫生会篇》云：故独得行于经隧。又曰：营在脉中。由手太阴肺行手阳明大肠、足阳明胃、足太阴脾、手少阴心、手太阳小肠、足太阳膀胱、足少阴肾、手厥阴心包络、手少阳三焦、足少阳胆、足厥阴肝，行于昼二十五度，行于夜二十五度，共五十度周于身，始于手太阴，而复会于手太阴，所谓太阴主内者此也。故此篇曰和调于五脏，言其行于手足六阴经也；洒陈于六腑，言其行于手足六阳经也。乃能入于脉者，言其随宗气以行于经脉之中也。又总之曰：故循脉上下，贯五脏、络六腑也。卫气者，阳气也，亦由水谷入胃而成此精微之气，故谓之水谷之悍气也。其下焦之气阴中有阳者，随中焦之气以升于上焦，而生此阳气，故谓之浊者为卫，又谓之卫气出于下焦者是也。《调经论》云：阳受气于上焦。然阳气慓悍，不随宗气而行，而自行于各经皮肤分肉之间，《灵枢·卫气篇》云：其浮气之不循经者为卫气。《邪客篇》云：卫气者，出其悍气之慓疾，而先行于四末分肉皮肤之间而不休者也。《本脏篇》云：卫气者，所以温分肉，充皮肤，肥腠理，司开阖者也。又《营卫生会篇》有云：卫在脉外。平旦阴尽，阳气出于目，目张则气上行于头，由足太阳行手太阳、足少阳、手少阳、足阳明、手阳明，昼行阳经二十五度；日入则行足少阴、手少阴、手太阴、足厥阴、足太阴，夜行于阴二十五度。亦一昼一夜而共为五十度周于身，所谓太阳主外者此也。故曰其气慓悍滑利，不能入于脉也，故循皮肤之中，分肉之间，熏于肓膜，散于胸腹也。夫营卫之所行者如此。必逆营卫之气则病，而顺营卫之气则愈，则此营卫者，乃气也，非筋骨肌皮脉与五脏六腑之有形者也，不与风寒湿三气相合者也，故营卫在人不为痹也。

帝曰：善。痹或痛，或不痛，或不仁，或寒，或热，或燥，或湿，其故何也？岐伯曰：痛者寒气多也，有寒故痛也。其不痛不仁者，病久入深，营卫之行涩，经络时疏，故不通，皮肤不营，故为不仁。其寒者，阳气少，阴气多，与病相益，故寒也。其热者，阳气多，阴气少，病气胜,阳遭阴,故为痹热。其多汗而濡者,此其逢湿甚也,阳气少,阴气盛,两气相感,故汗出而濡也。不通,作不痛。

此言痹证有痛、有不痛、有不仁、有寒、有热、有燥、有湿者,皆各有其故也。言痹之所以痛者,以其寒气多也,有寒故痛也,故曰其寒气胜者为痛痹也。痹之所以不痛者,以病久则邪气日深,营卫之行涩,经络之脉有时而疏,故亦不为痛也。痹之所以不仁者,以其皮肤之中少气血以为之营运,故皮顽不动而为不仁也。痹之所以体寒者,以卫气少,营气多,惟营气多则与病气相益,故寒冷也。痹之所以体热者,以卫气多,营气少,故邪气胜,则风气为阳,阳与营气相遭,而阴气不能胜之,故为痹热也。痹之所以湿者,以其遇湿甚也,卫气少,营气盛,两阴相感,故汗出而湿也。痹之所以燥者,虽未之言,而即湿者以反观之,则卫气多,营气少,遇热太甚,两阳相感,则可以知其为燥矣。

帝曰:夫痹之为病,不痛何也?岐伯曰:痹在于骨则重,在于脉则血凝而不流,在于筋则屈不伸,在于肉则不仁,在于皮则寒,故具此五者则不痛也。凡痹之类,逢寒则虫,逢热则纵。帝曰:善。虫,《甲乙经》作急,王氏以为如虫行者非,盖风胜为行痹,非逢寒也。

此言痹在五者不为痛,除寒气胜者而言之也。帝意痹之为病,皆当痛也,而今曰以寒气胜者为痛痹,其风湿所感者不为痛,何也?伯言风湿所感者虽不为痛,亦不尽能脱然无累也。在于骨则重,在于脉则血凝而不流,在于筋则不伸,在于肉则不仁,在于皮则体寒,故具此五者则不痛耳。且凡痹病之类,逢天寒则其体急,诸证皆当急也;逢天热则其体纵,诸证皆当缓也。此其大略也。

痿论篇第四十四

内详五脏之痿必始于肺,其本脏自有所合,其成痿各有其由,其验之有色有证,其治之有法有穴,故名篇。

黄帝问曰:五脏使人痿,何也? 岐伯对曰:肺主身之皮毛,心主身之血脉,肝主身之筋膜,脾主身之肌肉,肾主身之骨髓。故肺热叶焦,则皮毛虚弱急薄,著则生痿躄也。心气热,则下脉厥而上,上则下脉虚,虚则生脉痿,枢折挈,胫纵而不任地也。肝气热,则胆泄口苦筋膜干,筋膜干则筋急而挛,发为筋痿。脾气热,则胃干而渴,肌肉不仁,发为肉痿。肾气热,则腰脊不举,骨枯而髓减,发为骨痿。躄,必亦反。

此言五脏各有所合,故五脏热,则其所合者有皮毛焦而为痿躄,有脉痿,有筋痿,有肉痿,有骨痿也。正以五脏皆有合,肺主身之皮毛,心主身之血脉,肝主身之筋膜,脾主身之肌肉,肾主身之骨髓。然五脏之痿皆始于肺,而后四脏之痿所由成。试以肺痿言之:肺痿者,皮毛痿也。正以肺气热,则肺本属金,而火来乘之,肺叶皆焦,凡皮毛皆虚弱急薄矣。着而不去,则肺为母,肾为子,肾受热气,足挛而不得伸,致成痿躄之证矣。又以心痿言之:心痿者,脉痿也。正以心气热,则火独炎上,凡在下之脉皆厥逆而上,上则下脉虚,上下脉虚,则生脉痿。脉痿者,膝腕为枢,如折脱而不相提挈,足胫纵缓而不能任地也。又以肝痿言之:肝痿者,筋痿也。正以肝气热,则胆在肝之短叶间者,其汁泄而口苦,筋膜为火蒸而干燥,筋膜干燥则拘急而挛,发之为筋痿也。又以脾痿言之:脾痿者,肉痿也。正以脾气热,则脾与胃以膜相连,故胃干而渴。脾主肉,今热薄于内,肌肉不仁,不仁者,不知痛痒,故发之为肉痿也。又以肾痿言之:肾痿者,骨痿也。正以肾气热,则腰为肾府,故腰脊不举。肾主骨,则骨枯而髓减,发之为骨痿也。夫凡曰痿者,皆有痿躄之义,而唯肺痿名曰痿躄,其余脉筋肉骨皆成此痿,亦不免于痿躄,则知痿躄为病之同,肺气为病之本矣。下文首节乃详言之。

帝曰:何以得之? 岐伯曰:肺者,脏之长也,为心之盖也,有所失亡,所求不得,则发肺鸣,鸣则肺热叶焦。故曰:五脏因肺热叶焦发为痿躄。此之谓也。悲哀太甚则胞络绝,胞络绝则阳气内动,发则心下崩,数溲血也。故《本病》曰:大经空虚,发为肌痹,传为脉痿。思想无穷,所愿不得,意淫于外,入房太甚,宗筋弛纵,发为筋痿,及为白淫。故《下经》曰:筋痿者,生于肝,使内也。有渐于湿,以水为事,若有所留,居处相湿,肌肉濡渍,痹而不仁,发为肉痿。故《下经》曰:肉痿者,得之湿地也。有所远行劳倦,逢大热而渴,渴则阳气内伐,内伐则热舍于肾,肾者水脏也,今水不胜火,则骨枯而髓虚,故足不任身,发为骨痿。故《下经》曰:骨痿者,生于大热也。 长,上声。按此胞络者,乃胞络宫之胞字,正妇人受胎之所,彼手厥阴心包络之包字,不从肉,王注以胞为包者非。渐,音尖。《诗》云:渐车帷裳。

此承上文而言肺痿为诸痿之由,又详诸痿之所以成也。上文所重在合,故揭皮脉肉筋骨为五脏之痿。此节所重在诸痿之由,故较上节为更详也。言肺痿之所以得者,以肺为五脏之长,为心之盖,其病始于有所失亡,所求不得,则郁火炎极,发为肺鸣,金得火而有声也。时则肺热叶焦,发为痿躄。然五脏之痿皆成痿躄,实由于肺热叶焦而始,古语有之,特以皮毛之痿为肺经本脏之痿耳。脉痿之所以得者,《奇病论》云:胞脉者,系于肾。《评热病论》云:胞脉者,属心而络于胞中。盖妇人有胞络宫，乃受胎之所，惟胞络系于肾而属于心，故悲哀太甚则心系必急，胞之络脉阻绝，卫气不得外出而动于其内，所以心主血脉者从下崩溃，数溲其血。故《本病篇》云血脱过多，大经空虚，发为肌痹，传为脉痿者此也。筋痿之所以得者，肝主身之筋膜，思想既已无穷，所愿又不得遂，其意久淫于外，或至入房太甚，宗筋弛纵，宗筋见下文。发为筋痿，及为白淫。在男子为精滑，在女子为白带。故《下经》曰：筋痿者，生于肝，使内也。盖肝主筋，其使内之际，肾主闭藏，肝主疏泄，二脏相须为用，故筋弛而成筋痿者如此。肉痿之所以得者，此人有渐于湿，业惟事水，湿有所留，其居处又湿，肌肉濡渍，痹而不仁，发为肉痿，彼《下经》言肉痿得之湿地者，此也。《阴阳应象大论》曰：地之湿气，感则害皮肉筋脉。骨痿之所以得者，有所远行劳倦，时逢大热而发之为渴，渴则卫气内伐其阴气，阴气被伐，热舍于肾，肾为水脏，不胜其火，则骨枯髓虚，故足不任身，发为骨痿。彼《下经》言骨痿生于大热者，此也。

帝曰：何以别之？岐伯曰：肺热者，色白而毛败；心热者，色赤而络脉溢；肝热者，色苍而爪枯；脾热者，色黄而肉蠕动；肾热者，色黑而齿槁。别，彼劣切。蠕，音软。

此言别五脏之痿，当验五色五合之证也。

帝曰：如夫子言可矣。论言治痿者独取阳明何也？岐伯曰：阳明者，五脏六腑之海，主闰宗筋，宗筋主束骨而利机关也。冲脉者，经脉之海也，主渗灌溪谷，与阳明合于宗筋，阴阳总宗筋之会，会于气街，而阳明为之长，皆属于带脉，而络于督脉。故阳明虚则宗筋纵，带脉不引，故足痿不用也。闰，润同。

此言治痿独取阳明者，以阳明虚，则宗筋不能引带脉而为痿也。

帝意五脏之痿似当分经以治之，然论言治痿独取足阳明胃经者何也？伯言宗筋在人，乃足之强弱所系也。但阳明实则宗筋润，阳明虚则宗筋纵，所以独有取于阳明也。盖阳明为五脏六腑之海，主润宗筋，宗筋者，谓毫毛中横骨上下之竖筋也。主束骨而利机关者，以腰为一身之大关节，屈伸所司，故曰机关。则宗筋所系之重如此。世疑宗筋即为前阴，按《厥论》有曰：前阴者，宗筋之所聚。则宗筋不可以前阴言。彼冲脉乃奇经之一，为经脉之海，主渗灌溪谷，与阳明合于宗筋，肉之大会曰谷，肉之小会曰溪。凡阳经阴经，总与宗筋而相会，会于阳明经之气冲穴，所以阳明为之长也。带脉亦奇经之一，起于季胁，回身一周。此宗筋者，与带脉而相属，与督脉而为络，正以奇经八脉，任、冲、督三脉，皆起于会阴之穴，而带脉亦相连属也。故阳明虚，则宗筋纵弛，而不能牵引带脉，故足痿而不能举。然则足痿而不能举者，由于阳明之虚，则治痿独取阳明者宜也。

帝曰：治之奈何？岐伯曰：各补其荥而通其俞，调其虚实，和其逆顺，筋脉骨肉各以其时受月，则病已矣。帝曰：善。

此言治痿之有法也。盖筋脉骨肉各以其时而有受病之月，如肝受病于春为筋痿，心受病于夏为脉痿，脾受病于至阴为肉痿，肺受病于秋为皮痿，肾受病于冬为骨痿。今曰独取阳明，又必兼取所受病之经，假如治筋痿者，合胃与肝而治之，补阳明之荥穴内庭，肝之荥穴行间，胃之俞穴陷谷，肝之俞穴太冲。调其虚实，虚则补之，实则泻之；和其逆顺，补则逆取，泻则顺取，则病已矣。他如心之荥穴少府，俞穴神门；脾之荥穴大都，俞穴太白；肺之荥穴鱼际，俞穴太渊；肾之荥穴然谷，俞穴太溪，是皆与胃而兼取者也。

厥论篇第四十五

详论寒厥、热厥之分，及手足十二经之各有其厥，故名篇。

黄帝问曰：厥之寒热者何也？岐伯对曰：阳气衰于下则为寒厥，阴气衰于下则为热厥。

此言厥病之分寒热者，以足之阴阳六经，其气有偏胜也。盖足有三阳经，足太阳膀胱经，足少阳胆经，足阳明胃经也。足有三阴经，足太阴脾经，足少阴肾经，足厥阴肝经也。三阳经气衰于下，则阳气少，阴气盛，而厥之所以为寒。三阴经气衰于下，则阴气衰，阳气盛，而厥之所以为热。下者，足也。

帝曰：热厥之为热也，必起于足下者何也？岐伯曰：阳气起于足五指之表，阴脉者集于足下而聚于足心，故阳气胜则足下热也。

此言热厥之热在阴分者，以其阳胜阴也。帝问热厥之热宜在阳分，而反足下热者何也？正以阳脉起于足五指之表，足太阳出于足小指外侧之端，足少阳出于足四指之端，足阳明出于足次指之端，并循五指之表而上行。彼肝脾肾之为阴脉者，集于足指之下而聚于足心，其所行者皆阴分也。惟阳经气胜，则阴经气衰，阴不能胜其阳，所以热厥之热必起于足下也。

帝曰：寒厥之为寒也，必从五指而上于膝者何也？岐伯曰：阴气起于五指之里，集于膝下而聚于膝上，故阴气胜则从五指至膝上寒。其寒也，不从外，皆从内也。

此言寒厥之厥上于膝，以其阴胜阳也。帝问寒厥之寒宜在足下，反从五指而上于膝者何也？正以阴气起于五指之里，足太阴起于足大指内侧之端，足厥阴起于足大指三毛之中，足少阴起于足小指之下,斜趋足心,并循五指之里而上行,循股阴入腹,其所行者皆膝上膝下之里也。惟阴经气胜,则阳经气衰,阳不能胜其阴,所以寒厥之寒从五指至膝上寒。但内属阴分,故其寒也不从外之所入,而实由于内之所出也。

帝曰:寒厥何失而然也?岐伯曰:前阴者,宗筋之所聚,太阴、阳明之所合也。春夏则阳气多而阴气少,秋冬则阴气盛而阳气衰。此人者质壮,以秋冬夺于所用,下气上争不能复,精气溢下,邪气因从之而上也。气因于中,阳气衰,不能渗营其经络,阳气日损,阴气独在,故手足为之寒也。因,当作困。

此言寒厥之由,以肾经纵欲而然也。前阴者,阴器也,外肾也。宗筋者,阴毛中横骨上下之竖筋也。足太阴脾经起于足大指之端,由内踝上腨内,上膝股内前廉入腹。足阳明胃经,支者起于胃口,下循腹里,下至气冲中而合,以下髀关,抵伏菟,下膝膑中,下循胫外廉,下足跗,入中指内间。前阴者,本宗筋之所聚,而太阴阳明之脉各入于腹,皆与宗筋而相合者也。大凡人处春夏之时,则三阳经之气多,而三阴经之气少;处秋冬之时,则三阴经之气多,而三阳经之气少。此寒厥之人,必恃其质壮,而秋冬多欲,以夺于肾经之用事,是在下之肾气,乃因强力而遂与上焦之气相争,不能复如其旧,其精气为之溢下,故寒邪之气,因从上争之气而齐上也。盖由肾气既因于中,秋冬三阳本衰,而至此益衰,不能渗营其经络,故阳气日损,阴气独在,今寒邪入之,则手足皆为之寒者宜也。按《灵枢·终始篇》第十九节,《寒热病篇》第十三节,有刺寒厥法。

帝曰:热厥何如而然也?岐伯曰:酒入于胃,则络脉满而经脉虚,脾主为胃行其津液者也,阴气虚则阳气入,阳气入则胃不和,胃不和则精气竭,精气竭则不营其四支也。**此人必数醉若饱以入房,气聚于脾中不得散,酒气与谷气相薄,热盛于中,故热遍于身,内热而溺赤也。夫酒气盛而慓悍,肾气日衰,阳气独胜,故手足为之热也。**为,去声。数,音朔。

此言热厥之由,以肾经纵欲、胃经纵酒而然也。盖凡酒入于胃,则络脉满而经脉虚,按《灵枢·经脉篇》云:饮酒者,卫气先行皮肤,先充络脉。以络脉横行,经脉直行,酒性慓悍而溢,故络脉满。惟络脉既满,则经脉必虚。彼脾主为胃行其津液者也,今肾属足少阴者,以欲而虚,胃属足阳明者,以酒而盛,阴气虚则阳气入,阳气入则胃气下陷而不和,胃不和则脾气亦衰,谷气不得化为精微之气,而运之以行于四肢矣。何也?此热厥之人,每为醉饱以入房,下气上争,聚于脾中,脾胃既受谷气,又受酒气,热盛于中,故热遍全身,自内形外也,其内热以溺赤为验。夫酒气本盛而慓悍,惟肾阴既衰,胃阳独胜,手足皆为之热者宜也。按《灵枢·终始篇》第十九节,《寒热病篇》第十三节,有刺热厥法。

帝曰:厥或令人腹满,或令人暴不知人,或至半日,远至一日乃知人者何也?岐伯曰:阴气盛于上则下虚,下虚则腹胀满;阳气盛于上则下气重上而邪气逆,逆则阳气乱,阳气乱则不知人也。令,平声。重,平声。

此言厥有腹满者,以阴气行于上;其不知人者,以阳气盛于上,而阴气又行于上也。阴气者,据上文观之,则是足少阴也。足少阴夺于所用,醉以入房,下气上争而行之于上,则下虚,故气在腹而不在足,所以腹中胀满也。阳气者,由上文观之,则是足阳明也。足阳明酒气盛于上,足少阴肾气又上,彼邪气从之而上,则邪气与阳气为逆,逆则阳气乱,阳气乱则昏晕而不知人也。夫曰阴气盛于上则腹胀满者,乃上文之寒厥;阳气盛于上则不知人者,乃上文之热厥耳。

帝曰:善。愿闻六经脉之厥状病能也。岐伯曰:巨阳之厥,则肿首头重,足不能行,发为眴仆。阳明之厥,则癫疾欲走呼,腹满不得卧,面赤而热,妄见而妄言。少阳之厥,则暴聋,颊肿而热,胁痛,胻不可以运。太阴之厥,则腹满䐜胀,后不利,不欲食,食则呕,不得卧。少阴之厥,则口干溺赤,腹满心痛。厥阴之厥,则少腹肿痛,腹胀,泾溲不利,好卧屈膝,阴缩肿,胻内热。盛则泻之,虚则补之,不盛不虚,以经取之。能,音耐。《礼·运篇》云:圣人耐以天下为一家。则能、耐同用。本经有《病能论篇》,又《阴阳应象大论》曰:病之形能也。

此言足六经之厥状病能也。首肿头重者,以其脉自目内眦,上额交巅,从巅络脑也。其足不能行者,以其脉之循腰脽内,挟脊抵腰中,其支者过髀枢,贯腨内,出外踝也。发为眴仆者,眴眩而仆倒,乃上重下轻之证也。足阳明胃经之厥,胃本多气多血,故邪盛则为癫疾,而欲走且呼也。腹满者,以其脉之从大迎下人迎,循喉咙入缺盆,下膈,属胃络脾也。不得卧者,胃不和则卧不安也。面赤而热者,其脉起于鼻,下循鼻外,上入齿中,还出侠口环唇,循颐下交承浆也。足少阳胆经之厥,猝暴而聋者,以其脉起目锐眦,上抵头角下耳后,其支者从耳后入耳中,出走耳前也。颊肿者,以其脉之下大迎,加颊车,下颈也。胁痛者,以其脉之从缺盆下腋,循胸过季胁,下合髀厌中。胻不可以运者,以其脉之循髀阳,出膝外廉,入于外辅骨之前,直下抵绝骨之端,下出外踝之前也。足太阴脾经之厥,腹满䐜胀者,以其脉起于大指之端,上膝股前廉入腹,属脾络胃也。后不利者,以其脉之入腹,属脾络胃,而厥逆则不利。不欲食,食则呕者,以其脉之上膈侠咽,连舌本,散舌下也。不得卧者,胃不和则卧不安,脾与胃同也。足少阴肾经之厥,溺赤者,以其脉上股内后廉,贯脊,属肾络膀胱也。口干者,以其脉之上贯肝膈,入肺中,循喉咙,侠舌本也。腹满心痛者,以其脉之从肺出络心,注胸中也。足厥阴肝经之厥,少腹肿痛者,以其脉之下环阴器,入少腹也。大腹胀者,以其脉之侠胃属肝络胆,上贯膈也。泾溲不利及下阴缩肿者,以其脉之上腘内内廉,循股阴入毛中,下环阴器也。好卧屈膝者,以胆脉出膝外廉,下循辅骨,抵绝骨,足软欲卧而膝屈也。骱内热者,肝脉行于内骱也。凡此六经之厥,其治法盛则泻之,虚则补之,不盛不虚,以经取之。按《灵枢》经脉、终始等篇,皆言人迎一盛,病在足少阳,则人迎大于气口一倍也,乃足少阳胆经为盛,足厥阴肝经为虚,即补肝而泻胆。气口一盛,病在足厥阴,则气口大于人迎一倍也,乃足厥阴肝经为盛,足少阳胆经为虚,即补胆而泻肝。此所谓盛者泻之,虚者补之。若不盛不虚,则在胆取胆而不取之肝,在肝取肝而不取之胆,所谓自取其经也,即名之曰经治,又曰经刺。余经皆然。《难经·八十九难》以实则泻子,是肝胆病泻心;虚则补母,是肝胆病补肾。此说似通,但求之经旨则不合耳。

太阴厥逆,骱急挛,心痛引腹,治主病者。少阴厥逆,虚满呕变,下泄清,治主病者。厥阴厥逆,挛腰痛,虚满,前闭,谵言,治主病者。三阴俱逆,不得前后,使人手足寒,三日死。太阳厥逆,僵仆,呕血,善衄,治主病者。少阳厥逆,机关不利。机关不利者,腰不可以行,项不可以顾,发肠痈不可治,惊者死。阳明厥逆,喘欬身热,善惊,衄,呕血。

此申足六经厥逆之证,其三阴各厥者,各治本经,三阴俱厥者易死。太阳阳明厥者可治,惟少阳厥者发之为痛而惊,则不可治也。
足太阴厥逆,其骱急且挛者,以其脉之循大指内侧,上内踝前廉,上
腨内,循骱骨后,上膝股内前廉入腹也。心痛引腹者,以其脉之从胃
别上膈,注心中也。此则太阴本经之病,而取本经以治之也。足少
阴厥逆,虚满呕变者,以其脉之上贯肝膈,入肺中,循喉咙也。下泄
清者,以其脉之开窍于二便也。此亦治本经之主病者耳。足厥阴厥
逆,拘挛腰痛,虚而腹满,前阴自闭,谵言不次者,以其脉之循股阴,
入髦中,环阴器,抵少腹,挟胃,上贯膈,布胁肋,循喉咙,络舌本也。
此亦治本经之主病耳。凡此三阴俱厥,前后不通,手足皆寒,主三日
死,以其三阴之气绝也。足太阳之厥逆,僵仆者,以其脉之自项下挟
脊,抵腰中也。呕血善衄者,《灵枢·经脉篇》亦谓其病则鼽衄也。
此则本经之证而治其本经耳。足少阳之厥逆,机关不利,腰不可以
行,项不可以顾者,以其脉之循颈,下绕髦际,横入髀厌中也。但此
足少阳脉,贯膈,络肝属胆,循胁里,出气冲,若发肠痈,则经气绝,故
不可治。肝之病发为惊骇,而胆与之为表里,故惊则死矣。足阳明
之厥逆,喘欬身热,善惊衄呕血者,以阳明多气多血,其脉之循喉咙
入缺盆,下膈,属胃络脾也。

**手太阴厥逆,虚满而欬,善呕沫,治主病者。手心主少阴厥逆,
心痛引喉,身热,死不可治。手太阳厥逆,耳聋泣出,项不可以顾,腰
不可以俛仰,治主病者。手阳明少阳厥逆,发喉痹,嗌肿痓,治主病
者。**按全元起本痓作痉。按痉,音炽,《伤寒论》有刚痉、柔痉。痉,音敬,风强
病也。此肿痓当以痉为是,后世互书者非。《灵枢·热病篇》第二十七节有风
痓证。

此言手六经之厥逆,惟心经则死,余则不言生死也。手太阴肺

经之厥逆,虚满而欬,善呕沫者,以其脉之起于中焦,下络大肠,还循胃口,上膈属肺也。手心主包络经、手少阴心经之厥逆,心痛引喉,身热者,以心主之脉起于胸中,出属心包;手少阴脉其支别者,从心系上侠咽喉也。《灵枢·邪客篇》言:心者,五脏六腑之大主也,精神之所舍也,其脏坚固,邪弗能容也。容之则心伤,心伤则神去,神去则死矣。此所以死不可治。手太阳小肠经之厥逆,耳聋泣出,项不可以顾者,以其脉之从缺盆循颈上颊,至目锐眦,入耳中,出项,又从颊上颇抵鼻,至目内眦也。腰不可以俛仰者,经脉不合,恐是足少阳之证也。此亦治其主病者耳。手阳明大肠经、手少阳三焦经之厥逆,发喉痹及嗌肿痓者,以大肠之脉从缺盆上颈,手少阳之脉从腹中出缺盆上项也。此亦治其主病者耳。

黄帝内经素问注证发微卷之六

病能论篇第四十六

能,音耐。《礼·乐记》:故不耐无乐。其耐作能。《灵枢·阴阳二十五人篇》皆有能字,古盖耐、能通用。《阴阳应象大论》云:病之形能也。盖言病之形状耐受。故此以病能名篇。

黄帝问曰:人病胃脘痛者,诊当何如? 岐伯对曰:诊此者当候胃脉,其脉当沉细,沉细者气逆,逆者人迎甚盛,甚盛则热,人迎者,胃脉也,逆而盛,则热聚于胃口而不行,故胃脘为痛也。

此言诊胃脘有痛之脉,胃脉则沉细,而人迎则甚盛也。盖胃为水谷之海,其经多气多血,脉见右关,本宜洪盛,而今反沉细,则是胃气已逆,故沉细如此。人迎者,胃经穴名。在结喉两旁,亦有动脉应手。其脉见于左寸,今右关沉细,而人迎甚盛,则是热聚胃口而不行耳。按《灵枢·经脉篇》,谓人迎大三倍于寸口,则胃经为实。即此二脉以验之,而知胃脘之有痛矣。

帝曰:善。人有卧而有所不安者何也? 岐伯曰:脏有所伤,及精有所之,寄则安。故人不能悬其病也。精有所之为句。

此言人有卧而不安者,以脏气伤而精气耗也。盖五脏为阴,各藏其精,脏有所伤,及精有所之,偏向之义。则脏伤而精耗者,卧不安也。必精有所寄,各在本脏而无失,则卧斯安矣。寄者,藏也。如肝藏魂,肺藏魄之类。然凡卧有不安则人不卧者,血不归肝,营气以躁而消亡,卫气不能入于阴,此人之所以不能悬其病也。悬者,绝也。
按《逆调论》第六节,有不得卧而息有音者,诸证尤详,但此曰不安,则是不能安寝也,与彼有异。

帝曰:人之不得偃卧者何也? 岐伯曰:**肺者脏之盖也,肺气盛则脉大,脉大则不得偃卧,论在《奇恒》《阴阳》中。**《奇恒》《阴阳》,俱古经篇名。《经脉别论》有《阴阳》《揆度》以为常句,则《阴阳》信古经篇名。其《揆度》之义见本篇末节。

此言人之不得偃卧者,以其肺之邪气盛也。肺气盛满,偃卧则气促喘奔,故不得偃卧也。

帝曰:有病厥者,诊右脉沉而紧,左脉浮而迟,不然病主安在? 岐伯曰:冬诊之,右脉固当沉紧,此应四时;左脉浮而迟,此逆四时。在左当主病在肾,颇关在肺,当腰痛也。帝曰:何以言之? 岐伯曰:少阴脉贯肾络肺,今得肺脉,肾为之病,故肾为腰痛之病也。不然,当作不知。

此言肾有浮迟之脉,当知其有腰痛之病也。据本节大义,所谓右脉沉而紧、左脉浮而迟者,此脉当见于两尺也。春夏脉浮,秋冬脉沉,此四时之脉也。今冬时诊之,右尺之脉,沉而带紧,与冬时相应,所谓应四时也。左尺之脉迟而兼浮,与冬时相反,所谓逆四时也。迟为肾脉,浮为肺脉。左尺浮而迟,当主病在肾,特脉颇关在肺,故肾当腰痛,而肺经则无疾也。何也? 足少阴肾经之脉贯肾络肺,今得肺脉者,岂肺脉来见于此哉? 以左肾不足,而肺不能沉,故得肺脉耳,其实非肺病也,当知其为腰痛之病耳。

帝曰:善。有病颈痈者,或石治之,或针灸治之,而皆已,其真安在? 岐伯曰:**此同名异等者也。夫痈气之息者,宜以针开除去之。**

夫气盛血聚者，宜石而泻之。此所谓同病异治也。

此言有病颈痈者，当同病异治也。颈中有痈者，或以石为针治之，或以小针治之，或以艾灸之，而病皆愈者，岂无真要之法哉？盖病名虽同，而实有微甚之异耳。所谓以小针开除而去病者，正以痈间有气顿息，未至甚也。所谓以石为针而泻之者，正以气盛血聚故也。唯其同名异等，此所以同病异治也。

帝曰：有病怒狂者，此病安生？岐伯曰：生于阳也。帝曰：阳何以使人狂？岐伯曰：阳气者，因暴折而难决，故善怒也，病名曰阳厥。帝曰：何以知之？岐伯曰：阳明者常动，巨阳少阳不动，不动而动大疾，此其候也。帝曰：治之奈何？岐伯曰：夺其食即已。夫食入于阴，长气于阳，故夺其食即已。使之服以生铁洛为饮。夫生铁洛者，下气疾也。 长，上声。洛，落同。

此言有病怒狂者，有病由、有诊法、有治法也。人有病狂者，以其阳气之逆也。阳气者，足三阳经，即下阳明、巨阳、少阳之气也。此人者，因猝暴之顷，有所挫折，而事有难决，志不得伸，故三阳之气厥逆上行，而善怒而狂，病名曰阳气之厥逆。然所以知此疾者，必诊之三阳经之动脉耳。足阳明经常动者，《灵枢·动输篇》言：足阳明独动不休。故凡冲阳、即跗阳。地仓、大迎、下关、人迎、气冲之类，皆有动脉不止，而冲阳为尤甚。彼足太阳膀胱经、足少阳胆经，则不动者也。虽膀胱经有天窗、委中、昆仑，胆经有天容、悬钟、听会，而皆不及胃经之尤动也。今二经不动而至于动之甚速，此其病之怒狂，故诸阳之脉有如此耳。至于所以治之者，亦惟夺其饮食，饮以生铁落焉可也。盖食化于太阴脾经，而气乃长于阳明胃经，故胃本多气多血，而又加多食，则阳愈盛，而狂愈甚，所以必减其食也。生铁落者属金，金能克木，则肝气可下而怒不至甚，以其性之能下气疾，故可为饮以服之也。

帝曰：善。有病身热解堕，汗出如浴，恶风少气，此为何病？岐伯曰：病名曰酒风。帝曰：治之奈何？岐伯曰：以泽泻、术各十分，麋衔五分，合以三指撮为后饭。解，懈同。堕，惰同。恶，去声。

此言酒风之证而有治之之方也。《风论》曰：饮酒中风，则为漏风。漏风之状，或多汗，常不可单衣，食则汗出，甚则身汗，喘息恶风，衣常濡，口干善渴，不能劳事。故凡极饮者，阳气盛而腠理疏，玄府开。惟阳盛则热盛筋痿，故身热懈惰也。腠理开则风内入，玄府开则气外泄，所以多汗如浴也。风气外薄腠理，汗多内虚，热熏于肺，肺气亦虚，故恶风少气也。治之者，用泽泻、术各十分，麋衔五分，合以三指撮煎服。其药后饭而服，谓之后饭也。王注以为先用药者，不知此证在表，先服药则入里，故后饭者，药在饭后也。术，即苍术。《大观本草》：主风寒湿痹、死肌，止汗。麋衔，一名无心草，南人呼为吴风草，主风湿痹、历节、贼风。泽泻主风痹益气。

所谓深之细者，其中手如针也。摩之切之，聚者坚也，博者大也。《上经》者，言气之通天也。《下经》者，言病之变化也。《金匮》者，决死生也。《揆度》者，切度之也。《奇恒》者，言奇病也。所谓奇者，使奇病不得以四时死也。恒者，得以四时死也。所谓揆者，方切求之也，言切求其脉理也。度者，得其病处，以四时度之也。度，俱音铎。《玉版论要篇》云：《揆度》者，度病之浅深也。《奇恒》者，言奇病也。

此历举古经篇名而释其义也。首四句似以针法为解。《上经》《下经》《金匮》《揆度》《奇恒》，俱古经篇名，今皆失之。《上经》者，必以卫气为论，如《生气通天论》之义，故曰言气之通天也。《下经》

者,言病之变化。《金匮》者,疑是藏之金匮,如《金匮真言论》之类,然其义则决死生也。《揆度》,以度病为义。奇病,不必以四时而死,如《奇病论》《大奇论》之类。恒病,得以四时而死,如《脏气法时论》合于四时而死之类。揆以切求其脉理,度以得其病处,遂以四时度之。此皆古经篇之义也。王注置之弗释,盖不考诸义之为篇名,然谓之他篇之错简则是也。

奇病论篇第四十七

内论诸病皆异,故名篇。

黄帝问曰:人有重身,九月而瘖,此为何也? 岐伯对曰:胞之络脉绝也。帝曰:何以言之? 岐伯曰:胞络者系于肾,少阴之脉贯肾系舌本,故不能言。帝曰:治之奈何? 岐伯曰:无治也,当十月复。《刺法》曰:无损不足,益有余,以成其疹。然后调之。所谓无损不足者,身羸瘦,无用镵石也。无益其有余者,腹中有形而泄之,泄之则精出,而病独擅中,故曰疹成也。 重,平声。瘖,音音。

此言重身而瘖者,当产后愈,不必强施以攻补之法也。重身者,谓妇人怀妊,则身中有身,谓之重身也。瘖,哑也。九月而瘖者,医书谓人之受孕者,一月肝经养胎,二月胆经养胎,三月心经养胎,四月小肠经养胎,五月脾经养胎,六月胃经养胎,七月肺经养胎,八月大肠经养胎,九月肾经养胎,十月膀胱经养胎,先阴经而后阳经,始于木而终于水,以五行之相生为次也。然以理推之,则手足十二经之经脉,昼夜流行无间,无日无时而不共养胎气也,必无分经养胎之理。今曰九月而瘖,盖时至九月,则妊胎已久,儿体日长,胞络宫之络脉系于肾经者,阻绝而不通,故间有为之瘖者,非人人然也。此乃阻绝之绝,非断绝之谓。《生气通天论》云:大怒则形气绝,而血菀于上。亦阻绝之绝。是何也? 肾经之脉,下贯于肾而上系舌本,故脉道阻绝者,不能言也。按《灵枢·经脉篇》云:肾足少阴之脉,从肾上贯肝属,入肺中,循喉咙,挟舌本。此所以不必强为施治,当至十月分娩之后而自能复言矣。《刺法篇》有云:《刺法论》之七十二,今已亡,抑亦篇名同而其书异者欤? 无损不足,无益有余,以成痼病。此虽泛论,然胎损则为痼病,其义可推。必其十月之后,然后调理之耳。所谓无损不足者,即如身体羸瘦,无用镵石以针之之谓也。所谓无益有余者,即如腹中有形,而又用针以治之,则反以泄之也。泄之则肾之精气反出,而胎亦随损,胎死腹中,着而不下,是乃病独擅中,故曰疹之已成也。吾故曰无治也,当十月复。愚意古人用针,故曰无治,若今人用药,则当用药治之,但当以补心肾为宜耳。按《大奇论》以胞精不足者善言为死,不言为生,此可以验九月而瘖,非胞精之不足,故十月而复也。

　　帝曰:病胁下满,气逆,二三岁不已,是为何病? 岐伯曰:病名曰息积,此不妨于食,不可灸刺,积为导引服药,药不能独治也。

　　此言息积之病,当兼导引、服药以治之也。盖腹中无形,胁下胀满,气甚喘逆,频岁未愈者,乃气息日积使然也,故名曰息积。此病有关于肝胆肺经,无与于胃,故不妨于食也。但不可灸刺之,盖灸则火热内烁,刺则气泻经虚也。必渐次积为日用导引之功,调和之药,二者并行,斯病可愈;若止用药而不导引,则药不能以独治也。

　　帝曰:人有身体髀股䯒皆肿,环齐而痛,是为何病? 岐伯曰:病名曰伏梁,此风根也。其气溢于大肠而著于肓,肓之原在齐下,故环齐而痛也。不可动之,动之为水溺涩之病也。髀,音皮。䯒,骭同。齐,脐同。肓,音荒。著,着同。

此节大义与《腹中论》第四十，以为奇病，故重出于此。其释义具彼。

帝曰：人有尺脉数甚，筋急而见，此为何病？岐伯曰：此所谓疹筋，是人腹必急，白色黑色见则病甚。数，音朔。

此言尺数筋急者，不必据其肾之热，而当据其腹之寒也。尺脉数甚，则肾经有热，热宜筋缓，而今掌后尺中反见筋急者何也？此所谓病在于筋也。《脉要精微论》曰：尺外以候肾，尺里以候腹中。今尺脉虽数，而筋则肝经主之，于肾无与，尺中筋急，其人腹中当有筋急，所谓尺里以候腹中也。腹中有寒，故自急，不可以其肾之热，而疑其筋之不宜急矣。且其人白黑二色见于面部，则白黑为寒，其病为尤甚也。

帝曰：人有病头痛，以数岁不已，此安得之？名为何病？岐伯曰：当有所犯大寒，内至骨髓。髓者以脑为主，脑逆故令头痛，齿亦痛，病名曰厥逆。帝曰：善。

此言岁久头痛者，以其寒入于脑，气有所逆而然也。人有头痛数岁不已者，其人曾犯于大寒，大寒至于骨髓，脑者为髓之海，故髓以脑为主，今大寒入髓而气逆上行，故令头痛。齿为骨余，亦兼齿痛也。此病气逆而然，故亦名之曰厥逆耳。

帝曰：有病口甘者，病名为何？何以得之？岐伯曰：此五气之溢也，名曰脾瘅。夫五味入口，藏于胃，脾为之行其精气，津液在脾，故令人口甘也。此肥美之所发也，此人必数食甘美而多肥也。肥者令人内热，甘者令人中满，故其气上溢，转为消渴。治之以兰，除陈气也。为，去声。瘅，从干反。数，音朔。

此言有脾瘅之疾者，当转为消渴，而有治之之法也。五气者，五脏之气也。肝主酸,心主苦,脾主甘,肺主辛,肾主咸。人有病口甘者,乃脾气之溢也,名曰脾瘅。脾瘅者,脾气之热也。正以五味入口,藏于胃,脾为胃行其精气津液,今津液在脾,脾热则口甘耳。此病必发之于肥美,以此人必多食肥美也。盖肥者,阳气有余,令人内热;甘者,性缓不散,令人中满;多食肥美,故其气上溢,口为之甘。口甘日久,则热气燥甚,转为消渴之证。治之者,以兰草除其陈郁之气,则辛能发散,病愈矣。按兰草,味辛气平,利水道,辟不祥,胸中痰癖。

帝曰:有病口苦,取阳陵泉。口苦者,病名为何?何以得之?岐伯曰:病名曰胆瘅。夫肝者,中之将也,取决于胆,咽为之使。此人者,数谋虑不决,故胆虚气上溢,而口为之苦。治之以胆募俞,治在《阴阳·十二官相使》中。咽,音烟。使,去声。数,音朔。

此言有胆瘅之疾者,当有治之之法也。病有口苦,取足少阳胆经之阳陵泉以治之者何也?此病乃胆气之热也。《灵兰秘典论》曰:肝者,将军之官,谋虑出焉。胆者,中正之官,决断出焉。夫谋虑在肝,决断在胆,故肝为中之将,而取决于胆也。《灵枢·师传篇》云:肝主为将。《六节脏象论》云:十二脏皆取决于胆也。肝脉上贯膈,布胁肋,循喉咙,又其支者从目系下颊里,环唇内,故咽为之使也。此人者,数谋虑而不决断,故胆气以烦劳而致虚,胆气上溢,口为之苦。治之者,不但在阳陵泉也。凡五脏之募穴在腹,今曰胆之募者,即肝之募也,名曰期门。任脉经有巨阙穴,在鸠尾下一寸,其期门开巨阙旁四寸五分,直乳二肋端,不容旁一寸半,又曰乳直下一寸半。针四分,灸五壮。凡六腑之俞穴在背,今曰胆之俞,即胆俞,十椎下两旁,相去脊中各一寸半,针三分,灸五壮。此所当治者也,大抵治法具《阴阳·十二官相使》中。《阴阳》,古经篇名。《阴阳别论》有《阴阳》《揆度》以为常之句,《十二官相使》之义皆已亡失。

　　帝曰：有癃者，一日数十溲，此不足也。身热如炭，颈膺如格，人迎躁盛，喘息气逆，此有余也。太阴脉微细如发者，此不足也。其病安在？名为何病？岐伯曰：病在太阴，其盛在胃，颇在肺，病名曰厥，死不治，此所谓得五有余、二不足也。帝曰：何谓五有余、二不足？岐伯曰：所谓五有余者，五病之气有余也；二不足者，亦病气之不足也。今外得五有余，内得二不足，此其身不表不里，亦正死明矣。

　　此言表里俱病者，而决其为死也。病有癃者，谓膀胱不利为癃，一日虽数十溲，而小便不得出，此不足也。身热如炭，热如火也，颈膺如格，谓膺之旁为胸，其颈与膺，如相格拒，而不得通畅也。左手寸口人迎之脉三倍而躁，其息为喘，其气甚逆，此有余也。右手气口太阴之脉微细如发，此不足也。病在何经，而亦名为何病？伯言此病在太阴经之不足，观气口微细之脉可知也。其气盛在于胃，观人迎躁盛之脉可知也。《六节脏象论》《灵枢》终始、禁服等篇，皆以人迎三盛为病在阳明，所以谓之其盛在胃也。至于喘息气逆，颇关在肺，然肺虚也，非盛也，特邪气耳。病名曰厥，当至死不治。盖人迎盛于气口者为格，以阳气上逆，而阴气不得运于外也，此正有合于是耳。且曰身热如炭，曰颈膺如格，曰人迎躁盛，曰喘息，曰气逆，此得五有余也。曰病癃一日数十溲，曰太阴脉微细如发，此二不足也。所谓得五有余者，病气有余也。所谓得二不足者，正气不足也。即五有余而欲泻之，则其里甚虚，而不能以当夫泻；即二不足而欲补之，则其表甚盛，而不可以施夫补。此其不表不里，正以必死而无疑也。

　　帝曰：人生而有病巅疾者，病名曰何？安所得之？岐伯曰：病名为胎病，此得之在母腹中时，其母有所大惊，气上而不下，精气并居，故令子发为巅疾也。令，平声。

此言人之初生而有发顶巅之疾者，乃胎中之有病也。顶巅之病，凡病在顶巅者皆是也，非止头痛而已。帝问初生之子，未犯邪气，遽有此疾，必有其由。伯言此病乃得之于胎中者耳。方其在腹之时，其母曾有大惊，气上而不下，精气并居于上，故令子发为巅疾者如此。

帝曰：有病痝然如有水状，切其脉大紧，身无痛者，形不瘦，不能食，食少，名为何病？岐伯曰：病生在肾，名为肾风。肾风而不能食，善惊，惊已，心气痿者死。帝曰：善。按肾风名色，又见《评热病论》《水热穴论》《灵枢·论疾诊尺篇》。

此言肾风之证而至于心痿则死也。肾属水，故肾虚则水稽。肾不宜感风，故风在则体浮，遂形之为外证者痝然而壅，如有水状。其身又无痛处，其形又不至瘦。形之为脉体者，风热则脉大，风与水搏则脉紧。形之为内证者，胀满则薄脾而不能食，虽食亦少。《水热穴论》云：肾者胃之关也，关门不利，故聚水而成其病。则欲其能食也难矣。此病乃生于肾，名为肾风。肾风而不能食，最善惊，以水盛则心火衰，故神丧而必多惊耳。若惊后而心经痿弱无气者，则心本不受邪，今者心伤则神去，神去则死矣。末语见《灵枢·邪客篇》。

大奇论篇第四十八

内论诸病尤异，故以大奇名篇。

肝满、肾满、肺满皆实，即为肿。

此言肝、肾、肺经之满者，其脉必实，其证必肿也。满，胀满也。

肿,浮肿也,其皮部当为肿也。

肺之雍,喘而两胠满。肝雍,两胠满,卧则惊,不得小便。肾雍,脚下至少腹满,胫有大小,髀胻大跛,易偏枯。 按《甲乙经》雍作痈。今愚细思之,肺肝肾三经不宜生痈,若有一经生痈,则气血煎蚀,周身为患,各经证候不止如本节所云而已。此雍断宜作雍,盖言气之雍滞也。惟三经之气雍滞,故其为病如是。此节申上节未尽之证,雍即满之义,但上节三满字主在内之脏气言,此节二满字又主外证言耳。

此承上文而言肺肝肾气之雍者,又必各有其证也。人之脉气雍滞者,以肺藏气而主息,其脉支别者,从肺而横出腋下,故即发喘而两胠亦必满也。肝气雍滞者,肝之脉从股阴入髦中,环阴器,抵少腹,上贯肝膈,布胁肋,故胀满不得小便也。且其卧也多惊,以肝病主惊骇耳。《金匮真言论》曰:肝病发惊骇。肾气雍滞者,肾脉循内踝之后别入跟,上腨内,出腘内廉,上股内后廉,贯脊属肾,络膀胱,其直者从肾上贯肝膈,入肺中,其支者从肺出络心,注胸中,故自脚下上至少腹必胀满也。其左右足胫有大小不同,其自髀至胻大跛为患,当易至有偏枯之疾。夫上节三经之证曰肿,而此则不止于肿而已,故诸证不同又如是也。

心脉满大,痫瘛筋挛。肝脉小急,痫瘛筋挛。 痫,音闲。瘛,音异。挛,音鸾。

此言痫瘛筋挛之证,心肝二经皆能成之,而以其脉之异者验之也。痫证似癫,瘛证体缓,筋挛者,筋脉拘挛也。然心属火,火有余则脉满大,其血干涸,故当发之为痫瘛筋挛也。肝属木,木感寒则脉小急,其血窘急,故亦当发之为痫瘛筋挛也。夫疾一也,心肝二经皆有之,一以内热,一以外寒,故脉证不同有如此。

肝脉骛暴,有所惊骇。脉不至,若瘖,不治自已。骛,音务。

此言肝脉太过者主于惊,而不及者病易已也。《金匮真言论》曰:肝之病发惊骇。故肝脉驰骤暴急,当有所惊骇也。若脉有未至,或口不能言,正以其脉布胁肋,循喉咙,但气滞未通,久之病当自已也。

肾脉小急,肝脉小急,心脉小急,不鼓皆为瘕。

此言心肝肾脉之小急沉者,皆为瘕也。瘕者,假也。块似有形而隐见不常,故曰瘕。脉本急矣,而其急中甚小,又不鼓击于手,则是沉也,必有积瘕在中,故脉不和缓空虚耳。今三部之脉如此,皆可以即其本部而决其为瘕也。

肾肝并沉为石水,并浮为风水,并虚为死,并小弦欲惊。

此历举肾肝之脉相同者,其病亦无异也。肾脉贯脊中,络膀胱;肝脉入阴内,贯小腹。二脉并沉者,肾主水,水在冬为冰,水气凝结,如石之沉,故名为石水也。按《阴阳别论》有阴阳结邪,多阴少阳,名曰石水,小腹肿。《灵枢·邪气脏腑病形篇》有肾脉微大为石水,起脐已下,至小腹腄腄然,上至胃脘,死不治。《灵枢·水胀论》黄帝有石水之问,而岐伯无答,必有脱简。皆是积聚之类。石主有形,水则有水与声也。肾肝脉并浮者,肾主水,肝主风,二部皆见浮脉,是畜水冒风,发为肿胀,名曰风水。按风水之证,见《评热论》《水热穴论》《灵枢·论疾诊尺篇》。又《平人气象论》曰:面肿曰风,足胫肿曰水,及前篇《奇病论》亦有肾风之证。又肾为五脏之根,肝为发生之主,今二脉俱虚,当为死证也。又肾肝脉并弦,而其弦又小者,肝主弦,小为肾肝俱虚,虚则多惊,故谓之欲惊也。

肾脉大急沉,肝脉大急沉,皆为疝。

此言肾肝之脉大急沉者,皆为疝也。上文言肾肝心之三部,其脉小急沉者为瘕矣。兹则言肾肝之二部，其脉大急沉者皆为疝也。特以急沉之脉有大小之辨耳。疝者，寒气结聚之所为也。或结于少腹，或结于睾丸，或结于睾丸之上下两旁，凡二脉经历之所皆是也。

心脉搏滑急为心疝，肺脉沉搏为肺疝。

此言心肺二部皆有疝，即脉可以知之，不特肾肝为然也。心脉搏击于指而且滑且急，是心经有疝也。肺脉搏击于指，而按之则沉，是肺经有疝也。积小以高大者曰山，疝有渐积之义，故名。

三阳急为瘕，三阴急为疝。

此言急脉虽同，而有膀胱与脾之分，当有为疝为瘕之别也。三阳者，足太阳膀胱经也，其脉来急，正以膀胱受寒，凝而为瘕，故其脉如此。三阴者，足太阴脾经也，其脉亦急，正以脾经受寒，聚而为疝，故其脉如此。夫上文言肾肝心肺俱有疝，而此言脾亦有疝，可见五脏皆有疝也。王注分瘕为血、疝为气者，未的。当知二病为气血相兼也。

二阴急为痫厥，二阳急为惊。

此又言急脉虽同，而有心经与胃之分，当有为痫、为厥、为惊之别也。二阴者心也，其脉来急，正以心经受寒，寒与血搏，发而为痫为厥，故其脉如此。二阳者胃也，其脉亦急，正以胃经受寒，寒来侮之，发而为惊，故其脉如此。《阳明脉解篇》谓胃闻木音则惊，以土畏木也。是胃亦有惊，不特肝心而已。

脾脉外鼓沉为肠澼，久自已。肝脉小缓为肠澼，易治。肾脉小搏沉为肠澼下血，血温身热者死。心肝澼亦下血，二脏同病者可治，其脉小沉涩为肠澼，其身热者死，热见七日死。澼，音僻。易，去声。

此言心肝脾肾皆为肠澼，而有死生之分者，以脉与证验之也。

肠澼者,肠有所积而下之也。然有下血者,即今所谓失血。有下白沫者,即今所谓气积。有下脓血者,即今之所谓痢。病在于肠,均谓之肠澼也。故《通评虚实论》曰肠澼之属。但其脉皆宜沉细,其证皆宜体凉,则火退而邪少也。今脾脉之沉者必为肠澼,但沉而外鼓于臂外,则邪气未减,当至久而自已也。肝脉之缓者必为肠澼,但缓而小者则土来乘木,终不能胜,其病即愈,故曰易治。肾脉之沉者必为肠澼,但沉而小有搏击于指,则肠澼之下血者也。其血若温,其身若热,是水不能胜火也,故曰死。心肝二部亦有肠澼,病必下血,正以心生血,肝纳血,故二部肠澼宜其必下血也。然二脏同病,则木火相生,其病可治。至诊其脉本沉矣,而小为不足,涩为血伤,幸身未热,犹有可治,若身已热,则时至七日,乃火之成数也,可以卜死期矣。

胃脉沉鼓涩,胃外鼓大,心脉小坚急,皆鬲偏枯,男子发左,女子发右,不瘖,舌转可治,三十日起;其从者瘖,三岁起;年不满二十者,三岁死。《内经》鬲、膈通用。

此言胃心之脉有为鬲证与偏枯者,其偏枯当有死生之分也。胃脉沉矣,而又鼓指带涩,从外而鼓击于指者甚大,则鼓为不和,涩为有伤,大为热盛;心脉小矣,而按之且坚且急,则小为血虚,坚为不和,急为热盛,皆能成鬲证与偏枯焉。盖膈者,膈膜也,前齐鸠尾,后齐十一椎,遮隔浊气,不使上熏心肺,故谓之膈。今膈有病则饮食不下,若有所隔而然,即膈而谓之膈疾也。《灵枢·上鬲篇》有言食饮入而还出者是也。正以胃为水谷之海,心在膈上,今胃有病脉而不能纳谷,心有病脉而不能生血,此膈无所养而病成也。王氏于鬲字无解,要见此鬲从何着落。至于偏枯者,亦谷气失养,血脉不和所致耳。且此偏枯也,男子当发于左,以左为阳也;女子当发于右,以右为阴也。其声不瘖,其舌可转,是病犹未甚,一月而起。若男子已发于左而不发于右,女子已发于右而不发于左,是之谓从,从者顺也,虽至于瘖,三年可起,不至死也。若年不满二十者而得此疾,不问其在左在右,瘖与不瘖,主三年而死。盖五脏始定,血气方刚,而蚤得此疾,乃脏腑血气皆损之极也,其欲生也难矣。

脉至而搏,血衄身热者死,脉来悬钩浮为常脉。

此言有血衄二证者,脉搏身热为死,若悬钩浮为常脉,则不至于搏之为可虑也。病有血证,凡吐血、下血皆是也。病有衄证,血出于鼻者是也。血属阴,阴宜静,其脉最恶搏,其身最恶热,今犯之,故曰死。若脉之来也,悬虚而钩而浮,则钩为心脉,浮为肺脉,皆不至于搏击指下而不和也。此特血衄者之常脉耳,未必至于死也。

脉至如喘,名曰暴厥,暴厥者,不知与人言。脉至如数,使人暴惊,三四日自已。 数,音朔。

此言病有暴厥暴惊者,有脉与证,当三四日自已也。脉来如喘,喘者气涌而不和,脉体如之,名曰暴厥。暴厥者,猝暴而厥逆,故脉如此也。惟其猝暴厥逆,所以不知与人言也。脉来如数者,六至余也。数为热,热则内动肝心,主于猝暴惊骇。夫暴厥者,气降则愈,暴惊者,热退则安,至三四日间当自已耳,盖木之生数在三也。

脉至浮合,浮合如数,一息十至以上,是经气予不足也。微见九、十日死。 予,与同。数,音朔。

此言经气不足者,有脉象与死期也。经气者,手足十二经脉之气也。十二经经脉之气,脏腑血气尽于是矣。今脉如浮浪之合,数数而来,一息之间,遂有十至已上之脉,是邪气盛极,经气衰极也,其死仅在九日与十日间耳。盖肺主元气,其成数在九,脾主五脏,其成数在十也。

脉至如火薪然，是心精之予夺也，草乾而死。脉至如散叶，是肝气予虚也，木叶落而死。脉至如省客，省客者，脉塞而鼓，是肾气予不足也，悬去枣华而死。乾，音干。

此言心肝肾气之不足者，各有脉象死期，乃五脏中之三也。脉来如火薪之燃，是邪气热极，心精被夺，火旺于夏，犹有可支，至秋尽冬初，心气全衰，故曰草干而死。脉来如叶之散，是肝气太虚，全无收敛，至如金气克极，水气不能复生，木气凋谢，肝木亦死矣。脉至如省客者，暂去暂来也。正以脉本闭塞，而复有鼓击于指之时，是肾气全衰，本源亏极，鼓不常鼓而闭塞自如也。枣华之候，木衰火旺，水安胜之？故曰悬去枣华而死也。悬去者，犹俗云虚度也。戴心宇云：枣华之候，初夏之时也。

脉至如丸泥，是胃精予不足也，榆荚落而死。脉至如横格，是胆气予不足也，禾熟而死。

此言胃胆之气不足者，各有脉象死期，乃六腑中之二也。脉来如似手丸泥，有乖戾而无和平也，是胃土之精气不足，至榆荚落而死矣。榆落之候，秋冬之交也。脉长而坚，如横格之在指下，是胆之精气不足也，至禾熟而死。禾熟在秋冬之交，木被金克故也。

脉至如弦缕，是胞精予不足也。病善言，下霜而死，不言可治。

此言胞气不足者，有脉象证候死期也。脉来如弓弦之缕，犹俗之所谓弦线也，主坚急不和。《奇病论》云：胞脉者系于肾。盖妇人受胎之所，即胞络宫。而肾之脉侠舌本，故胞气不足宜不能言，而反善言者，正虚邪盛也。时至下霜而死，以水衰不能生肾耳。若不能言，则病犹可治。夫自常人观之，言者为强，不言为弱。然自胞气不足而有病者观之，则宁不言，无宁善言也。按膀胱为胞之室，则膀胱之中有胞，男女皆同，但胞之病未必若本节之甚，故愚以胞络官释之。

脉至如交漆，交漆者，左右傍至也，微见三十日死。交，当作绞。

此言脉如绞漆者，一月而死也。漆必有渣，古人亦必绞之。脉来如绞漆之状，是乃左右旁至，有降而无升，有出而无入，大小不匀，前盛后虚也。绞漆者，脏腑俱虚，大体皆弱，当一月而死矣。微之为言。

脉至如涌泉，浮鼓肌中，太阳气予不足也，少气，味韭英而死。

此言太阳气之不足者，有脉象证候死期也。涌泉者，有升而无降，有出而无入，势甚汹涌，莫能遏御也。浮鼓于肌肉之中，是足太阳膀胱之气不足也。盖太阳为三阳，三阳主于外，今精气不足，故浮鼓肌中而欲出于外，其势终不能入于阴也。主少气，正以脉涌则气乏也。当至味韭英之时而死，正以韭有英时，冬尽春初也，水已亏极，安能至于盛春耶？

脉至如颓土之状，按之不得，是肌气予不足也。五色先见黑，白垒发死。垒，当作藟。

此言肌气不足者，有脉象证候死期也。脉来如颓土之状，举指大而虚夬，按之全无，是肌气之不足也。据其面部先见黑色，是血枯色变也，主白垒发时而死。《诗》云：绵绵葛藟。藟亦葛之类。

脉至如悬雍，悬雍者，浮揣切之益大，是十二俞之予不足也，水凝而死。

此言十二俞气之不足者，有脉象与死期也。按《灵枢·忧恚无言篇》有曰：悬雍者，音声之关也。盖悬雍生于上腭之间，脉至如悬雍，则悬雍本浮也。揣切之际，其脉益大而全无沉意，是十二经俞穴之气皆不足也。水凝为冰,乃寒极之时,不能交于春而死矣。

　　脉至如偃刀,偃刀者,浮之小急,按之坚大急,五脏菀热,寒热独并于肾也。如此其人不得坐,立春而死。

　　此言五脏积热而寒热独并于肾者,有脉象证候死期也。脉至如刀之偃,偃刀者,仆而不起,降而不升之象也。故其脉举指而浮之则小急,重指而按之则坚大且急,是乃五脏之积热发而为寒热者,独并于下部之肾经也。由此观之,则偃刀之脉当见于尺部者矣。且其为证也,一于卧而不能坐。惟肾衰不能生木,及至立春则死矣。

　　脉至如丸滑不直手,不直手者,按之不可得也,是大肠气予不足也,枣叶生而死。脉至如华者,令人善恐,不欲坐卧,行立常听,是小肠气予不足也,季秋而死。 直,值同。

　　此言大小肠气之不足者,各有脉象证候死期,亦六腑中之二也。脉至如丸之滑,其实有形,而圆活似于无形,医工指下相违不相直,是乃按之不可得也,正以大肠之不足耳。大肠之脉轻虚以浮,当与肺同。今大肠精气不足,传道失职,脉如丸滑,全非轻虚以浮之体矣,当至枣叶生时而死。枣叶之时,则先枣华之候矣。脉至如华者,是似草木之华,虚弱而按之无本也。其证令人善恐,以心气不足也。不欲坐卧,以心气不宁也。其行立之时常有听物之意,以恐惧之心胜耳,是乃小肠之气不足所致也。盖心与小肠为表里,小肠之病与心同也。小肠属火,火旺犹可生,至季秋则衰极而死矣。

脉解篇第四十九

按此篇论病,大抵出于《灵枢·经脉篇》诸经为病,篇内曰所谓者,正以古有是语,而今述之也,故名篇。

太阳所谓肿腰脽痛者,正月太阳寅,寅太阳也。正月阳气出在上,而阴气盛,阳未得自次也,故肿腰脽痛也。病偏虚为跛者,正月阳气冻解,地气而出也。所谓偏虚者,冬寒颇有不足者,故偏虚为跛也。所谓强上引背者,阳气大上而争,故强上也。所谓耳鸣者,阳气万物盛上而跃,故耳鸣也。所谓甚则狂巅疾者,阳尽在上而阴气从下,下虚上实,故狂巅疾也。所谓浮为聋者,皆在气也。所谓入中为瘖者,阳盛已衰,故为瘖也。内夺而厥,则为瘖俳,此肾虚也。少阴不至者,厥也。脽,音疽。跛,音波,上声。瘖,音音。

此言膀胱经之诸证,其义应时合肾者也。首太阳者,足太阳膀胱经也。二三太阳者,正月为三阳,故曰太阳也。脽,臀肉也。跛,足偏疾也。《易》曰:跛能履。瘖者,口不能言也。夺者,即《通评虚实论》之所谓精气夺则虚也。俳,足废不能行也。足太阳膀胱之病,经有所谓腰脽肿痛者,正以膀胱在人为三阳,属太阳,行于表。《阴阳类论》曰:三阳为父。又曰:三阳为表。正月在时为三阳,亦属太阳,太阳为寅,即太阳也。正月之时,阳气虽出于上,而寒气正行,故阴气尚盛,阳气犹未得其旺时之位次也,是以膀胱之气,名盛而实虚。今膀胱正气又虚,此腰与脽所以为肿为痛也。正以其脉从腰中下挟脊,贯肾,入腘中,过髀枢,故发之为病者如此。有所谓偏虚为跛者,夫正月三阳用事,东风解冻,地气已出,膀胱与正月相合,正以正月寒气未灭,而膀胱之气颇有不足,故为偏虚而在一足为跛也。有所谓强上引背者,正以膀胱之脉起目内眦,上额交巅,其支者从巅至耳上角,又直者从巅入络脑,还出别下项,循肩膊内,挟脊抵腰中,其阳气大上而争,与正月之阳气上升者同,故邪气入之,则为强上引背也。有所谓耳鸣者,正以正月之时,万物随阳气以盛上,而若有跳跃之意,故膀胱之脉从巅至耳上角,其气主与耳应。今正气不足,邪气有余,皆能为耳鸣也。有所谓甚则狂巅疾者,正以阳气者膀胱也,其脉自头至足,阴气者肾气也,其脉自足至胸。正月以后,阳气尽出于上,而阴气在下,其下本虚而上则实。膀胱之脉,上额交巅,上入络脑,还出别下项,其支别者从巅至耳上角,故为狂之病。如《生气通天论》所谓阴不胜其阳,则为狂者是也。又为顶巅之病,如为头痛眩冒沉重者皆是也。有所谓浮为聋者,正以膀胱之脉至耳故也,故脉浮则聋,盖不止于鸣矣。有所谓入中为瘖者,正以膀胱之气已衰,而入于其中,不能有助肾气,故肾之脉侠舌本者,其气不相通,故为瘖也。然此瘖病而又有为俳病者,正以内有所夺,而肾精不藏,则其气厥逆,而上下不通,故在上为瘖,而在下为俳也。此非肾虚之故而何?且是厥者何以验之?若少阴肾经之脉不至,是乃厥之验耳。按此节何以膀胱释之?盖其经络为病,与手太阳无涉,故当以膀胱释之,以下诸经仿此。按膀胱诸证岂尽在正月哉?特论与时相应之义有如此耳。盖虚实在人,随时为病,不必尽在正月也。彼善养者有实无虚,则时亦不能使之病矣。读者于此类经典,不以辞而害意斯可耳。后义仿此。

　　少阳所谓心胁痛者,言少阳盛也。盛者,心之所表也。九月阳气尽而阴气盛,故心胁痛也。所谓不可反侧者,阴气藏物也。物藏则不动,故不可反侧也。所谓甚则跃者,九月万物尽衰,草木毕落而堕,则气去阳而之阴,气盛而阳之下长,故谓跃。按心胁痛不能转侧,见

《灵枢·经脉篇》本经是动则病之下。

此言胆经诸证,其义与时应也。少阳者,足少阳胆经也。胆经之脉入缺盆,以下胸中,循胁里以出气街,今曰心胁痛者,正以少阳邪气之盛耳。盖胆之脉行于胁,而心之脉出于腋,为心之表,故为心胁痛也。且九月之时,天之阳气已尽,而阴气方盛,今胆有相火,心有君火,火墓于戌,则阳不敌阴,故为心胁痛也。有所谓不可反侧者,正以九月阴气方盛,主于藏物,物藏则不动,今阴盛火衰,故不可反侧,不但心胁之痛而已也。有所谓甚则跃者,胆之脉循髀阳,出膝外廉,下入外辅骨之前,直下抵绝骨之端,下出外踝之前,循足跗。今九月万物尽衰,草木毕落而堕,则人身之气去阳而入阴矣,阳气盛于阴分而长于下体,故盛则为跳跃耳。

阳明所谓洒洒振寒者,阳明者午也,五月盛阳之阴也,阳盛而阴气加之,故洒洒振寒也。所谓胫肿而股不收者,是五月盛阳之阴也,阳者衰于五月,而一阴气上,与阳始争,故胫肿而股不收也。所谓上喘而为水者,阴气下而复上,上则邪客于脏腑间,故为水也。所谓胸痛少气者,水气在脏腑也,水者阴气也,阴气在中,故胸痛少气也。所谓甚则厥,恶人与火,闻木音则惕然而惊者,阳气与阴气相薄,水火相恶,故惕然而惊也。所谓欲独闭户牖而处者,阴阳相薄也,阳尽而阴盛,故欲独闭户牖而居。所谓病至则欲乘高而歌,弃衣而走者,阴阳复争,而外并于阳,故使之弃衣而走也。所谓客孙脉则头痛鼻衄腹肿者,阳明并于上,上者则其孙络太阴也,故头痛鼻衄腹肿也。

按诸病见《灵枢·经脉篇》本经是动则病之下。

此言胃经诸证,其义应时合脾者也。胃经之病有所谓洒洒振寒者,正以足阳明胃经者盛阳也,在人为阳明,在时为正午。午者五月

也,然五月虽盛阳,而一阴方生,故谓五月为盛阳之阴也。阳气盛而
阴气加之,故胃经得病者,热中有寒,当洒洒振寒也。有所谓胫肿而
股不收者,亦以五月为盛阳之阴也。胃之脉下髀关,抵伏兔,下入膝
膑中,下循胫外廉,下足跗,入中指内间,又其支别者,下廉三寸而
别,下入中指外间。天之阳气,至五月渐下,而一阴初生,人之阳气
亦至五月而下,而一阴初生,阴气上与阳气相争,故足为阴,其病在
足,所以胫肿而股不收也。有所谓上喘而为水者,正以足太阴脉从
足走腹,足阳明脉从头走足,今阴气微下,而太阴上行,则阴气下而
复上,其所下之阴气不散,而客于脾脏胃腑间,所以化为水肿之病
也。水胜则上干于肺而为喘矣。且所谓胸痛少气者,亦以水气在脏
腑也。水气者,阴气也,阴气在中,邪气闭塞,故在胸为痛,在气为少
也,少气所以喘也。所谓甚则厥气上行,恶人与火,闻木音则惕然而
惊者,《阳明脉解篇》云:阳明主肉,其脉血气皆盛,邪客之则热,热甚
则恶火。又云:阳明厥则喘而悗,悗则恶人。又曰:胃者土也,故闻
木音而惊者,土恶木也。此曰阳气与阴气相薄、水火相恶者,盖言阳
气者胃气也,阴气者水气也,水气在脏腑间,故相恶而惊也。所谓欲
独闭户牖而处者,亦以阴气与阳气相薄,胃之阳气尽,而脾与水气
盛,故阴欲静,静则安,所以欲独闭户牖而处也。所谓病至则欲登高
而歌、弃衣而走者,脾为阴气,往与阳争,而阴气尽并于阳,则阳气盛
而阴气反衰,故热盛于身,所以欲弃衣而走也。所谓客孙脉则在头
为痛,在鼻为鼽,在腹为肿者,以阴气上行而并于阳明之气,是太阴
为阳明并于上也,则阳明之孙络皆足太阴脾经之气,故阳明之经络
及太阴之经络共为前诸证也。

太阴所谓病胀者,太阴子也,十一月万物气皆藏于中,故曰病

胀。所谓上走心为噫者,阴盛而上走于阳明,阳明络属心,故曰上走心为噫也。所谓食则呕者,物盛满而上溢,故呕也。所谓得后与气则快然如衰者,十一月阴气下衰,而阳气且出,故曰得后与气则快然如衰也。按诸病见《灵枢·经脉篇》本经是动则病之下。

此言脾经诸证,其义应时合胃者也。脾经之病有所谓胀者,正以足太阴脾经者盛阴也,在人为太阴,在时为子,子者十一月也。十一月万物气藏于中,脾脏既以应之,则脾脉入腹,属脾络胃,故病当为胀也。所谓上走心为噫者,正以脾脉之支别者,复从胃别上膈,注心中,故脾气为阴,阴气盛而上走于阳明,则阳明络属心,所以上走心而为噫也。《宣明五气论》曰:心为噫。又按《灵枢·口问篇》曰:寒气客于胃,厥逆从下上散,复出于胃,故为噫。夫《素问》言心,而《灵枢》言胃,则此篇兼言阴气走于胃,胃走于心,见三经相须而为噫也。所谓食则呕者,冬时物藏深固,惟物之入胃脾者,盛满太过而为之上溢,故为呕也。所谓得后与气则快然如衰者,时至十一月乃隆寒之候,阴气下衰而阳气将出,故脾气应之,所以得后与气则快然如衰也。后者,圊也。气者,肛门失气也。

少阴所谓腰痛者,少阴者肾也,十月万物阳气皆伤,故腰痛也。所谓呕欬上气喘者,阴气在下,阳气在上,诸阳气浮,无所依从,故呕欬上气喘也。所谓色色不能久立久坐,起则目𥉂𥉂无所见者,万物阴阳不定,未有主也。秋气始至,微霜始下,而方杀万物,阴阳内夺,故目𥉂𥉂无所见也。所谓少气善怒者,阳气不治,阳气不治则阳气不得出,肝气当治而未得,故善怒。善怒者,名曰煎厥。所谓恐如人将捕之者,秋气万物未有毕去,阴气少,阳气入,阴阳相薄,故恐也。所谓恶闻食臭者,胃无气,故恶闻食臭也。所谓面黑如地色者,秋气

内夺，故变于色也。所谓欬则有血者，阳脉伤也。阳气未盛于上而脉满，满则欬，故血见于鼻也。色色，衍文，疑当在眕眕之下。眕，音荒。按诸证亦见《灵枢·经脉篇》各经是动则病之下。

此言肾肝脾肺诸证，其义应于纯阴之候也。足少阴者，肾经也。肾脉上股内后廉，贯脊，又腰者为肾之府，故肾经所谓腰痛者，正以少阴者初阴也，十月为孟冬，是亦少阴也，万物阳气皆以阴气而伤，故肾亦应之，所以为腰痛也。有所谓呕欬上气喘者，正以其脉从肾上贯膈，入肺中，今肾之阴气不能上升，而膀胱之阳气不能下降，大凡诸经阳气皆主于浮，惟膀胱之气上浮，而下无所依从，故其气不降，所以为呕、为欬、为上气喘也。上二证者，自肾经而言之耳。有所谓坐立难久，起则目眕眕然，色色无所见者，正以十月之时，万物之内皆有阴阳，阴尽阳生，尚未有主，秋气始至，微霜始下，而方杀万物，其阴阳内相攻夺，故人之目眕眕然，凡物之色色无所见也。有所谓少气善怒者，时则六阴已生，阳气未治，则少阳之气尚未得出，少阳与肝为表里，所以肝气当治而未治也，故发之为善怒，其名又曰煎厥，正以气逆则怒也。此二证者，又自肝经而言之耳。《生气通天论》亦有煎厥，当参考之。有所谓恐如人将捕之者，秋气在于万物未为尽去，此时阴气渐少，阳气已入，阴阳相薄，故有所击而为恐也。此一证者，又自肾经而言之耳。《宣明五气论》曰：精气并于肾则为恐也。有所谓恶闻食臭者，正以阴气内藏，而胃阳不和，所以胃无气，而恶闻食臭也。此一证者，自脾经而言之耳。有所谓面黑如地色者，正以秋气尽而入于内，阳气出而不能大形于外，所以变之为黑色，黑为冬之色也。此一证者，亦自肾经而言之耳。有所谓欬则有血者，正以阳脉初生，脉当受伤，则阳气未盛于上，而阴气当满于诸脉，故满则欬，欬则见血于鼻也。此一证者，盖自肺经而言之耳。

厥阴所谓癞疝、妇人少腹肿者，厥阴者辰也，三月阳中之阴，邪在中，故曰癞疝、少腹肿也。所谓腰脊痛不可以俛仰者，三月一振，荣华万物，一俛而不仰也。所谓癞癃疝肤胀者，曰阴亦盛而脉胀不通，故曰癞癃疝也。所谓甚则嗌乾热中者，阴阳相薄而热，故嗌乾也。癞，音颓。嗌，音益。乾，音干。按诸证见《灵枢·经脉篇》本经是动则病之下。

此言肝经诸证，其义亦应时也。足厥阴肝经之脉，循股阴，入毛中，环阴器，抵少腹。今肝经有所谓癞疝、妇人少腹肿者，正以厥阴者属木，木为春三月，三月属辰，为五阳。然肝为厥阴，则是阳中之阴也。阴伏阳中，则邪亦在中，故肝属下部，邪为有积，名曰癞疝，其少腹当为肿也。有所谓腰痛不可以俛仰者，正以三月一振，荣华万物，则万物自然生成，凡俛者不可以仰，仰者不可以俛，缺肝应其时，腰痛之病俛仰似难也。有所谓癞癃疝肤胀者，正以厥阴亦盛，脉胀不通，故曰癞、曰癃、曰疝等病，皆阴病也，从此成矣。有所谓甚则嗌干热中者，正以三月为五阳，厥阴为一阴，阴阳相薄，而在内为热中，在上为嗌干也。

刺要论篇第五十

刺要者，刺针之要法，故名篇。自此以后，有《刺齐》《刺禁》《刺志》等篇，其义深，其意远，学者宜深玩之。

黄帝问曰：愿闻刺要。岐伯对曰：病有浮沉，刺有浅深，各至其理，无过其道。过之则内伤，不及则生外壅，壅则邪从之。浅深不得，反为大贼，内动五脏，后生大病。此节与《灵枢·官能篇》首节大义相同。

此戒刺要不可不知,如下五节者,正刺要也。刺要,刺针之要法也。人之病有浮沉,浮则刺当浅,故过于深者则内伤;沉则刺当深,故不及而浅者则外壅留邪,所以反为大害也。若是者,正以内动五脏,后生大病耳。下文正详言之。

故曰:病有在毫毛腠理者,有在皮肤者,有在肌肉者,有在脉者,有在筋者,有在骨者,有在髓者。

此承上文而言病各有在,以见病有浮沉,而刺之当有浅深也。

是故刺毫毛腠理无伤皮,皮伤则内动肺,肺动则秋病温疟,泝泝然寒栗。 泝,音素。

此已下五节正陈针刺之要,而此则言刺毫毛腠理者无伤皮也。盖毫毛腠理在外,皮在内,皮伤则皮为肺之合,当内动于肺,肺动则肺主秋,当至秋病成温疟,泝泝然寒栗也。

刺皮无伤肉,肉伤则内动脾,脾动则七十二日四季之月病腹胀,烦不嗜食。

此言刺皮者无伤肉也。皮在外,肉在内,肉伤则肉为脾之合,当内动脾,脾动则脾主四季之月,各旺一十八日,共七十二日,其每季当病腹胀,烦而不嗜食也。正以脾之脉从股内前廉入腹,属脾络胃,上膈侠咽,连舌本,散舌下,其支别者复从胃别上膈,注心中,故其为病如此。

刺肉无伤脉,脉伤则内动心,心动则夏病心痛。

此言刺肉者无伤脉也。盖肉在外,脉在内,脉伤则脉为心之合,当内动心,心动则心主夏,至夏当病心痛。正以手少阴之脉起于心中,出于心系,手厥阴心包络之脉起于胸中,出属心包络,故其为病如此。

刺脉无伤筋,筋伤则内动肝,肝动则春病热而筋弛。

此言刺脉者无伤筋也。盖脉在外,筋在内,筋伤则筋为肝之合,当内动肝,肝动则肝主春,至春当病热证而筋弛。弛者缓也,正以热则筋缓也。

刺筋无伤骨,骨伤则内动肾,肾动则冬病胀腰痛。

此言刺筋者无伤骨也。盖筋在外,骨在内,骨伤则骨为肾之合,当内动肾,肾动则肾主冬,当病腹胀腰痛也。正以肾脉直行,从肾上贯肝膈,而腰又为肾之府,故其为病如此。

刺骨无伤髓,髓伤则销铄胻酸,体解㑊然不去矣。解,音懈。㑊,音亦。

此言刺骨者无伤髓也。盖骨在外,髓在内,髓伤则髓者骨之充,当骨空之内髓消铄,足胻酸疼,大体解解然㑊㑊然不能行动而去也,所谓强不强,弱不弱,寒不寒,热不热,懈㑊然不可以名状者耳。《灵枢·海论》曰:髓海不足,则脑转耳鸣,胻酸眩冒,目无所见,懈怠安卧者是也。盖《灵枢》虽言脑,而凡髓皆脑统之也。

刺齐论篇第五十一

齐者,后世剂同。刺以为剂,犹以药为剂,故名篇。

黄帝问曰:愿闻刺浅深之分。岐伯对曰:刺骨者无伤筋,刺筋者无伤肉,刺肉者无伤脉,刺脉者无伤皮;刺皮者无伤肉,刺肉者无伤筋,刺筋者无伤骨。分,去声。

此言刺有浅深之分也。前四句之法,自内而之外者言之也。欲治其内,止及其外,则内病治而外无伤矣。后三句之法,自外而之内者言之也。欲治其外，无伤其内，则外病治而内无伤矣。下文正详言之。

帝曰：余未知其所谓，愿闻其解。岐伯曰：刺骨无伤筋者，针至筋而去，不及骨也。刺筋无伤肉者，至肉而去，不及筋也。刺肉无伤脉者，至脉而去，不及肉也。刺脉无伤皮者，至皮而去，不及脉也。

此明言上文前四句之义也。刺骨无伤筋者，针至筋而去，不及于骨，则骨病自治，筋无所伤矣。刺筋无伤肉者，针至肉而去，不及于筋，则筋病自治，肉无所伤矣。刺肉无伤脉者，针至脉而去，不及于肉，则肉病自治，脉无所伤矣。刺脉无伤皮者，针至皮而去，不及于脉，则脉病自治，皮无所伤矣。其治皆以不及为主耳。

所谓刺皮无伤肉者，病在皮中，针入皮中，无伤肉也。刺肉无伤筋者，过肉中筋也。刺筋无伤骨者，过筋中骨也。此之谓反也。

此明言首节末三句之义也。盖刺皮止于皮，则肉不伤；刺肉止于肉，则筋不伤；刺筋止于筋，则骨不伤。若过之则为逆矣。其法以不可太过为主耳。

刺禁论篇第五十二

刺有禁刺之穴，故名篇。

黄帝问曰：愿闻禁数。岐伯对曰：脏有要害，不可不察。肝生于左，肺藏于右，心部于表，肾治于里，脾为之使，胃为之市。鬲肓之上，中有父母；七节之旁，中有小心。从之有福，逆之有咎。

此将陈禁刺之数，乃先以脏腑之有定次者言之也。夫刺脏腑者，皆有要害，不可不察。肝象木，木主东方，故肝生于左。后世以为其脏在右，其脉在左者非。肺象金，金主西方，故肺藏于右，虽其形为五脏之华盖,而其用则在于右也。肝为少阳,阳主于生,故曰生。肺为太阴,阴主于藏,故曰藏。心属阳,居于膈上,故心部在表。肾属阴,居于膈下,故肾治于里。心为五脏部主,故称曰部。肾间动气内治,故称曰治。脾所以运化水谷,以灌五脏,故脾为之使。胃所以纳受水谷,无物不受,故胃为之市。且膈者,膈膜也。心下膈上为肓。心为阳,父也。肺为阴,母也。肺主于气,心主于血,主宰于身,故膈肓之上中有父母者,正此心肺也。心在五椎之下,故背之中行有神道,开一寸五分为心俞,又开一寸五分为神堂,皆主于心藏神之义。然心之下有心包络,其形有黄脂裹心者,属手厥阴经,自五椎之下而推之,则包络当垂至第七节而止,故曰七节之旁中有小心。盖心为君主,为大心,而胞络为臣,为小心也。《灵枢·邪客篇》谓:诸邪之在心者,皆在心之包络。而少阴之脉出入屈折,皆如心主之脉行也,则小心之义晓然矣。杨上善以肾为二七之旁,名曰小心,然以二七为七节,以肾为心,未安。或者以七节之旁为膈,乃以膈为小心。又或者以脊有二十一节,自长强而逆数之,则肾为七节。俱未安。夫脏腑在人之位次隆重如此,故刺之者,顺其所而不伤则有福,逆其所而伤之则有咎,所谓要害之当察者以此。

刺中心,一日死,其动为噫。刺中肝,五日死,其动为语。刺中肾,六日死,其动为嚏。刺中肺,三日死,其动为欬。刺中脾,十日死,其动为吞。

此言误刺五脏者,有死期与死证也。心为五脏六腑之大主,故刺之中心者即日死,其动为噫,噫见则死矣。《宣明五气论》曰:心为噫,肝为语,肾为嚏,肺为欬,脾为吞是也。刺之中肝者五日死,其动为语,语见则死矣。五日疑作三日,乃木生数也。刺之中肾者六日死,以六乃水之成数也,其动为嚏,嚏见则死矣。刺中肺者三日死,其三疑为五,王注释《诊要经终论》,以为金生数四日毕,当至五日而死者是也。其动为欬,欬见则死矣。刺中脾者十日死,以十为土之成数也,其动为吞,吞见则死矣。按《诊要经终论》曰中心者环死,即此一日之谓也;中脾者五日死,即土成数之半也;中肾者七日死,以生成之数共七也。

刺中胆,一日半死,其动为呕。按胆为六腑之一,当别于五脏,故此另为一节。

此言刺中胆者一日半死,以其为生数之半也。其动为呕,呕见则死矣。呕出于胃,而胆证见之,以木为土克也。

刺跗上,中大脉,血出不止死。

此言中跗上而误中大脉者为死也。跗上者,足面也。刺跗上者,刺冲阳脉也。冲阳穴为胃经之原,《伤寒论》以为跌阳之脉。若刺此穴者误中大脉,以致血出不止,则胃为五脏六腑之大海,其气渐衰,必至于死也。前篇言刺肉者无伤脉,则自此以下凡中脉之义皆相同矣。

刺面中溜脉,不幸为盲。溜,流同。

此言刺面部而误中溜脉者为盲也。按《灵枢·本输篇》云:溜于鱼际。则溜与流同。所谓溜脉者,凡脉与目流通者皆是也。又按《灵枢·大惑论》云:五脏六腑之精,皆上注于目而为之精。又按《灵枢·论疾诊尺篇》云:赤脉从上下者太阳病,从下上者阳明病,从外走内者少阳病。此皆溜脉之义也。不知其脉与目通,而刺面部者误中流脉,则不幸而目当为盲也。王注以流脉为手太阳、任脉之交会,手太阳脉自颧而斜行,至目内眦,任脉自鼻骨两旁上行,至瞳子下。故刺面部中流脉者,不幸为盲。愚则以为溜脉不止小肠、任脉两经,故与王注异。

刺头中脑户,入脑立死。

此言刺头而误中脑户者为立死也。脑户者,督脉经穴名也,一名合颅。在枕骨上,强间后一寸半。在枕骨上,通于脑中,然脑为髓海,真气之所聚,针入脑则真气泄,故至死。

刺舌下,中脉太过,血出不止为瘖。

此言刺舌下而失之太过者为瘖也。舌下者,廉泉穴也,属任脉经。任脉者,起于中极之下,以上毛际,循腹里,上关元,至喉咙,属阴脉之海。今刺廉泉,而中其脉气至于太过,则必血出不止而为瘖矣。盖人之音声必发于会厌,以会厌为音声之户。《灵枢·忧恚无言篇》云:会厌之脉上络任脉,取之天突,其厌乃发。今中脉太过,则廉泉与天突相通,天突与会厌相通,宜其为瘖疾也。王注以为脾脉者无义。盖以《灵枢·经脉篇》谓脾脉散舌下,遂以舌下为脾脉,并不考廉泉之名又曰舌本,舌本即舌下也。

刺足下布络中脉,血不出为肿。

此言刺足下布络而误中其脉者,当为肿也。布络者,凡足之六经皆有络脉也。误中其脉而血又不出,则必邪不得散而为肿矣。王注止以为然谷之中者,凿之甚也。

刺郄中大脉,令人仆,脱色。郄中之下有一中字,去声。

郄中者,委中也。足太阳膀胱之脉起于目内眦,下行于足,故误中郄中之大脉,则令人仆倒,而面色如脱去也。

刺气街中脉,血不出,为肿鼠仆。仆,作蹊。

此言刺气街而误中其脉者当为肿也。气街者,一名气冲,系足阳明胃经穴,在脐下横骨端鼠蹊上一寸。刺气冲者,误中其脉,而血又不出,则血气并聚于中,故内结为肿,在鼠蹊之中也。

刺脊间,中髓为伛。

此言刺脊中而误中其脊髓者为伛也。脊间者,督脉经脊中穴。一名神宗,一名脊俞,在十一椎下,针五分,得气即泻,禁灸,灸之令人腰伛偻。伛谓伛偻,身踡屈也。一说凡一刺脊间而中其髓,则精气泄,皆成伛偻,不止脊中一穴而已。

刺乳上,中乳房为肿,根蚀。

此言刺乳上而误中乳房者为肿,其根当自蚀也。乳上之穴,名曰乳中,其内为乳房,其下为乳根穴,皆属足阳明胃经。刺其乳上,内中乳房,则病当为肿,其下为乳根者,当有脓自蚀,化为脓水,而久不愈也。

刺缺盆中内陷,气泄,令人喘欬逆。

此言刺缺盆而误中内陷者,当为喘欬逆气也。五脏者,肺为之盖,缺盆为之道。肺藏气而主息,又在气为欬。刺缺盆中内陷,以缺盆在横骨陷中也,则肺气外泄,故令人喘欬而气逆耳。

刺手鱼腹,内陷为肿。

此言刺手鱼腹而内陷者当为肿也。鱼腹者,鱼际之腹也。刺之太深而内陷,则当为肿之疾也。

无刺大醉,令人气乱。无刺大怒,令人气逆。无刺大劳人,无刺新饱人,无刺大饥人,无刺大渴人,无刺大惊人。按《灵枢·终始篇》云:凡刺之禁,新内勿刺,新刺勿内;已醉勿刺,已刺勿醉;新怒勿刺,已刺勿怒;新劳勿刺,已刺勿劳;已饱勿刺,已刺勿饱;已饥勿刺,已刺勿饥;已渴勿刺,已刺勿渴;大惊大恐,必定其气乃刺之。较此更详。

此历举不可轻刺之人,无非刺禁之大义也。大醉者脉数过度,刺之则脉气愈乱;大怒者气逆,刺之则令人气愈逆;大劳者气乏,刺之则气愈耗；新饱者气满，刺之则气不行；大饥者气虚，刺之则气愈散；大渴者血干，刺之则血愈涸；大惊者气乱，刺之则气愈越也。

刺阴股中大脉，血出不止死。

此言刺阴股而误中大脉者为死也。阴股之中，脾之脉也，脾主中央土，孤脏以灌四旁。今血出不止，脾气将竭，故死。

刺客主人，内陷中脉，为内漏，为聋。

此言刺客主人而内陷中脉者，为内漏、为耳聋也。客主人者，一名上关，足少阳胆经之穴，在耳上廉起骨，开口有空，手足少阳、足阳明三脉之会。内陷者，刺太深也。刺太深以中其脉，则交脉破决，故为耳内之漏，及气不营而为聋也。

刺膝膑，出液为跛。跛，音波。

此言刺膝膑而出液者，当为跛也。犊鼻在膝膑之下，则犊鼻两旁之上为膝膑也。刺之者出液，则液出筋干，当为跛也。

刺臂太阴脉，出血多，立死。

此言刺肺脉而出血过多者，当立死也。臂太阴，即手太阴肺经之脉，按《灵枢·寒热病篇》亦有臂太阴，以其脉行于臂，故既可曰手，又可曰臂也。肺主行营卫阴阳，治节由之，今血出多则营卫绝，故立死也。

刺足少阴脉，重虚出血，为舌难以言。重，平声。

此言刺肾经而使之重虚出血者，当为瘖也。足少阴肾经之脉，从肾上贯肝膈，入肺中，循喉咙，挟舌本，故肾既虚而刺之出血，则为重虚，其舌必难以言也。

刺膺中陷中肺，为喘逆仰息。首中字，平声。次中字，去声。

此言刺膺中而误中其肺者，当为喘逆仰息也。刺膺中之穴，如足阳明胃经气户、库房、屋翳、膺窗,足少阴肾经俞府、彧中之类,及误中肺经云门、中府,则肺气上泄,故为病喘急而逆,仰首而息也。

刺肘中内陷,气归之,为不屈伸。中,平声。

此言刺尺泽而误中陷脉者,为不屈伸也。肘中者,尺泽穴,系手太阴肺经,刺之而内陷,结气归之,则手不能屈伸也。

刺阴股下三寸内陷,令人遗溺。

此言刺肝穴而误使内陷者,当遗溺也。按王注以股下三寸为肾经之络。按足之三阴行于股内,今曰阴股下三寸,则肾经无穴。盖自上推之,脐旁五分有肓俞穴。肓俞下五寸至横骨穴,曰横骨者,阴上横骨中也。又至下阴谷穴,其穴在膝下内辅骨后。股下三寸并无穴名,何王氏以为肾之络也?今按肝经有阴包穴,治遗溺,在膝上四寸,则正当股下三寸之处。又按脾经有箕门穴,亦治遗溺,其穴在鱼腹上越筋间,阴股内动脉应手,则当在肝脾两经,然又以肝经为长也。刺之而内陷其脉,则溺反不止矣。

刺掖下胁间内陷,令人欬。掖,腋同。

此言刺肺脉而误使内陷者,当为欬也。掖下,当为天府穴,在腋下三寸,肺脉也。肺脉从肺系横出腋下,今刺之而内陷其脉,则当为欬也。

刺少腹中膀胱,溺出,令人少腹满。

此言刺少腹而误中膀胱,则溺出而少腹满也。胞气外泄,膀胱虚胀,故溺出而少腹满也。

刺腨肠,内陷为肿。

此言刺腨肠而误使内陷者,当为肿也。腨肠者,足鱼腹中承筋穴,俗云脚肚。系足太阳膀胱经,内陷则气泄,故为肿。按《铜人》《明堂》俱禁针。

刺匡上陷骨中脉,为漏为盲。匡,眶同。中,去声。

此言刺目眶而误中其脉者,当为漏为盲也。匡,目眶也。俗云眼眶。陷骨,谓眶骨也。脉乃目之系也,误中之则眼系绝,故为漏与盲也。漏者,泪下不止也。

刺关节中液出,不得屈伸。中,平声。

此言刺关节中而使之液出者,当不能屈伸也。凡刺手足关节之所,即臂肘股膝之交也,使之液出,则筋膜渐干,故不分手足,皆不得屈伸耳。

刺志论篇第五十三

志者,记也。篇内言虚实之要及泻实补虚之法,当记之不忘,故名篇。

黄帝问曰:愿闻虚实之要。岐伯对曰:气实形实,气虚形虚,此其常也,反此者病。谷盛气盛,谷虚气虚,此其常也,反此者病。脉实血实,脉虚血虚,此其常也,反此者病。

此言虚实之要,凡气与形、谷与气、脉与血,相称者为常,而相反者为病也。气者,人身之气也。如营气、卫气是也。形者,人之形体也。次节岐伯以身字代形字。气实则形实,气虚则形虚,此其相称者为常,而相反则为病矣。然此气之虚实,必于脉而验之,但不可即谓气为脉也,观下文有血脉对举者可知。王注引《阴阳应象大论》之形归气以验其虚实之同,甚有见,至以气为脉气则非矣。谷盛谷虚者,用谷有多少,而谷气斯有盛虚也。故谷多则气盛,谷虚则气虚,此其相称者为常,而相反则为病矣。此曰气者,即上文之所谓气也。《灵枢·营卫生会篇》云,人受气于谷,谷入于胃,以传于肺,五脏六腑,皆以受气,其清者为营,浊者为卫。《脉要精微论》谓脉者血之府,言血之多少必聚于经脉之中也,故脉实则血实,脉虚则血虚,此其相称者为常,而相反则为病矣。

帝曰:如何而反? 岐伯曰:**气盛身寒,此谓反也。气虚身热,此谓反也。谷入多而气少,此谓反也。谷不入而气多,此谓反也。脉盛血少,此谓反也。脉少血多,此谓反也。**气盛身寒八字,愚僭入之,旧本乃脱简也。脉少之少,当作小。

此承上文而言相反为病者之有三也。气盛者身宜温,而今反寒;气虚者身宜清,而今反热;谷多者气宜多,而今反少;谷少者气宜少,而今反多;脉盛者血宜多,而今反少;脉小者血宜少,而今反多,此皆谓之相反也。

气盛身寒,得之伤寒。气虚身热,得之伤暑。谷入多而气少者,得之有所脱血,湿居下也。谷入少而气多者,邪在胃与肺。脉小血多者,饮中热也。脉大血少者,脉有风气,水浆不入,此之谓也。

此承上文而究其所以为相反者,由于邪气之所致也。气本盛矣,而身反寒,盖得之伤寒故也,惟寒伤形,故伤寒则身寒也。此伤寒者,初时所感之寒,至于日久则寒亦为热矣。故《热论》曰:凡热病者,皆伤寒之类也。《水热穴论》帝曰:人得于寒而传于热何也? 岐伯曰:夫寒盛则身热也。气本虚矣,而身反热,盖得之伤暑故也。惟热伤气,故伤暑则身热也。谷入多者,而气则反少,以其有所脱血,血去过多则气少也;又湿居下部,湿胜则筋脉壅滞,而气亦衰也。谷入少者,而气则反多,以其邪在于胃,胃本多气多血,而邪气壅塞,斯气益多也;又邪在于肺,而肺气喘满,斯气益多也。此所谓邪,凡风寒暑湿燥火皆是也。脉体本小,而血则反多,以其当热饮之时而为热中,故血似满溢而为多也。脉体本大,而血则反少,以其外感于风气,而脉之所以为大;水浆不入,而血之所以为少。此皆反者为病之谓也。然细味之,则气盛身寒者，盛为伪实，而寒为真虚；气虚身热者，虚为真虚，而热为伪实；谷多气少者，多为伪实，而少为真虚；谷少气多者，少为真虚，而多为伪实；脉小血多者，小为真虚，而多为伪实；脉大血少者，大为伪实，而少为真虚也。所以为有虚实之要者如此。

夫实者气入也，虚者气出也。气实者热也，气虚者寒也。入实者左手开针空也，入虚者左手闭针空也。

此言泻实补虚之有法也。夫所谓实者，邪气之入而实也，非真实也；所谓虚者，正气之出而虚也，乃真虚也。邪实者其体必热，气虚者其体必寒。寒热之间，虚实括矣。虽有气盛身寒，其寒为邪，然终不能不成热也。大凡用针之法，右手持针，左手掐穴。方其入针泻实之时，则左手掐穴，开针空以泻之；及其去针补虚之时，则左手闭穴，闭针空以补之。先治伪实，而后补真虚，此要法也。然则今之用药者，亦惟泻实补虚如针法耳。孰谓理之不可类推哉！

针解篇第五十四

按《灵枢》有《九针十二原篇》，而《小针解篇》正所以解《九针十二原篇》之针法，此篇与《小针解篇》大同小异，故亦谓之针解篇。愚故以《小针解篇》之词参入而释之。

黄帝问曰：愿闻九针之解，虚实之道。岐伯对曰：刺虚则实之者，针下热也，气实乃热也。满而泄之者，针下寒也，气虚乃寒也。菀陈则除之者，出恶血也。邪胜则虚之者，出针勿按。徐而疾则实者，徐出针而疾按之。疾而徐则虚者，疾出针而徐按之。言实与虚者，寒温气多少也。若无若有者，疾不可知也。察后与先者，知病先后也。为虚与实者，工勿失其法。若得若失者，离其法也。虚实之

要，九针最妙者，为其各有所宜也。补泻之时者，与气开阖相合也。九针之名各不同形者，针穷其所当补泻也。刺实须其虚者，留针阴气隆至，乃去针也。刺虚须其实者，阳气隆至，针下热乃去针也。经气已至，慎守勿失者，勿变更也。深浅在志者，知病之内外也。近远如一者，深浅其候等也。如临深渊者，不敢堕也。手如握虎者，欲其壮也。神无营于众物者，静志观病人，无左右视也。义无邪斜同。下者，欲端以正也。必正其神者，欲瞻病人目，制其神，令气易行也。

菀，音苑，《灵枢》作宛，郁也。为其各有之为，去声。令，平声。

此详解针法之义也。《针经》有所谓刺虚则实之者，言气口虚而当补之也。补之者，即下文刺虚须其实，候其阳气隆至，针下既热乃去针也。盖气实乃热也，此补法。满而泄之者，言气口盛而当泻之也。泻之者，即下文刺实须其虚，候其阴气隆至，针下已寒，乃去针也。盖气虚乃寒也，寒者凉也。菀陈则除之者，正以菀者积也，陈者久也，除者去也。言络脉之中血积而久者，去其血脉以出恶血也。邪盛则虚之者，言诸经邪气之胜者皆泻其邪，出针之时勿按其穴，令邪气之发泄也。此上皆泻法也。徐而疾则实者，言得经气已久，乃徐出之，然针既出穴，则速按之，故人之正气可不泄而实矣。此补法也。《灵枢·小针解》曰：徐而疾则实，言徐纳而疾出也。则以入针为徐，而不以出针为徐，与此解不同。疾而徐则虚者，言针既入穴，已至于经脉，即疾出之，然针既出穴，则徐按之，而人之邪气可泄之而虚矣。此泻法也。《小针解》曰：疾而徐则虚者，言其疾纳而徐出也，亦与此不同。言实与虚者，针下寒而气少者为虚，邪气已去也；针下热而气多者为实，正气已复也。若无若有者，其寒温多少至疾而速，正恍惚于有无之间，真不可易知也。《小针解》曰：言实与虚若有若无者，言实者有气，虚者无气也。察后与先者，言知病之虚实先后，然后施以补泻之法也。此下当有若存若亡之解，《小针解》曰：察后与先，若亡若存者，言气之虚实，补泻之先后也，察其气之已下与常存也。为虚与实者，言医工实则虚之，虚则实之，勿失补泻之法也。若得若失者，言医工自离其法，误施补泻，若有所得，其实若有所失也。《小针解》曰：为虚与实，若得若失者，言补者似然若有得也，泻则怳然若有失也。义与此亦异。虚实之要，九针最妙，为其各有所宜也。热在头身宜镵针，肉分气满宜圆针，脉气虚少宜锃针，泻热出血、发泄固痛宜锋针，破痈肿、出脓血宜铍针，调阴阳、去暴痹宜圆利针，治经络中痛痹宜毫针，痹深居骨解腰脊节腠之间宜长针，虚风舍于骨解皮肤之间宜大针。补泻之时者，言各经脉气之行，自手太阴以至厥阴者，昼夜共行五十度，其针入之后，若针下气来谓之开，可以迎而泻之；气过谓之阖，可以随而补之，针与气开阖相合也。九针之名各不同形者，即其针之异，则当穷其何针为补、何针为泻也。刺实须其虚者，留针候其阴气隆至，针下寒乃去针也。刺虚须其实者，候其阳气隆至，针下热乃去针也。经气已至、慎守勿失者，言得各经之气已至，则当谨慎守之，勿变更以用他法也。深浅在志者，言病深则针深，病浅则针浅，分病之内外也。近远如一者，言或深或浅，虽有近远不同，然其所候者，惟以气至为期，其候则相等无二也。如临深渊者，言候气已毕，补泻之法不敢轻息也。手如握虎者，言持针坚定，欲其壮也。神无营于众物者，医工之神也，静志观病人，无左右视之以惑乱己之神也。义无斜下者，言正指直针，欲端以正，而无偏斜也。必正其神者，病人之神也，欲瞻病人之目，制其神气，使之专一，令病人之气易行也。

所谓三里者，下膝三寸也。所谓跗之者，举膝分易见也。巨虚

者,跷足骱独陷者。**下廉者,陷下者也。**<small>跗之,之字当作上。分,去声。易,去声。</small>

此言取穴之法也。所谓三里,即足阳明胃经之穴,膝下三寸也。所谓跗上者,即足阳明胃经冲阳穴,举膝下三里而重按之,则冲阳动脉止矣,故曰举其膝分则易见矣。巨虚者,有巨虚上廉,又名上巨虚,在三里下三寸;有巨虚下廉,又名下巨虚,在上廉下三寸。跷足骱独陷者取之,跷者,举也。盖大骨之分有陷者,直路可以取此二穴也。故曰下廉者,陷下者也。言下廉则上廉可推矣。

帝曰:余闻九针,上应天地四时阴阳,愿闻其方,令可传于后世以为常也。岐伯曰:夫一天、二地、三人、四时、五音、六律、七星、八风、九野,身形亦应之,针各有所宜,故曰九针。人皮应天,人肉应地,人脉应人,人筋应时,人声应音,人阴阳合气应律,人齿面目应星,人出入气应风,人九窍三百六十五络应野。故一针皮,二针肉,三针脉,四针筋,五针骨,六针调阴阳,七针益精,八针除风,九针通九窍,除三百六十五节气,此之谓各有所主也。人心意应八风,人气应天,人发齿耳目五声应五音六律,人阴阳脉血气应地,人肝目应之九。<small>此节当与《灵枢·九针篇》第一节参看。</small>

此详人与天地相参,无非因九针之义而扩推之也。夫天为一,为阳为奇也;地为二,为阴为偶也;人为三,参天地而为三也。时有四,音有五,律有六,星有七,风有八,野有九,故象之而有九针者此也。不惟是也,人之皮应天,天覆万物,而皮为身之庇也;人之肉应地,地以厚德载物,而肉则柔厚安静者象之也;人之脉应人,人有盛衰变易,而脉则虚实不常者象之也;人之筋应时,时候各有所司,而筋则各有所分束者象之也;人之阴阳合气应六律,律有损益相生,而气则阴阳象之也;人有出入之气应风,风有往来,而气则象之也;人有九窍者,阳窍七,在面部,阴窍二,前阴后阴也,在下部,其九窍为统,而三百六十五络为之相摄者应野,盖野分为九,而野之中万物纷杂,其象相类也。故用九针以刺之者,亦所以合此九数耳。其一针皮,其二针肉,其三针脉,其四针筋,其五针骨,其六针之以调阴阳,其七针之以益精,其八针之以除风,其九针之以通九窍,除三百六十五节之邪气,此之谓各有所主也。不惟是也,人之心意应八风,八风不常,而心意之变化如之。人气应天,天道不息,而人之气如之。人发齿耳目共为六,则应六律。人五声则应五音。人之阴阳十二经及脉血应地,盖地承载万物,而人身无乎不备,与之同象也。人肝目亦应之九,盖木生于三,三而三之,则为九矣。

九窍三百六十五。人一以观动静,天二以候五色,七星应之,以候发毋泽,五音一以候宫商角徵羽,六律有余不足应之,二地一以候高下。有余九野一节俞应之以候闭节三人变一分人候齿泄多血少十分角之变五分以候缓急六分不足三分寒关节第九分四时人寒温燥湿四时一应之以候相反一四方各作解。

按此一百二十三字,蠹简残文,莫可强解,姑缺之如王注云。

中医典籍丛刊

黄帝内经注证发微

〔明〕马　莳　撰

【中】

素　问

中医古籍出版社

黄帝内经素问注证发微卷之七

长刺节论篇第五十五

篇内言刺家节要之法,惟长于此者,则虽不诊脉,而听病者之言亦可以行针也,故名篇。

刺家不诊,听病者言。

此言刺家不能诊脉者,当审病者之言以刺之也。夫病形于脉,脉有虚实则补泻可施。按《灵枢·九针十二原篇》云:凡将用针,必先诊脉,视气之剧易,乃可以治也。但后世之士,既不能诊,又不详审病源,故神圣言此,为不能诊脉者设耳,非谓刺家之不必诊脉也。观前后诸篇之言脉者可知矣。

在头,头疾痛,为藏针之,刺至骨,病已。上无伤骨肉及皮,皮者道也。

此言刺头痛之法也。言头痛者,其病在脑,脑即骨也,乃深入其针,如藏物然,故曰为藏针之,直刺至骨则病自已也。病所在骨,已上无伤骨上之肉及皮,盖皮乃经脉往来之道,不可伤也。

阴刺,入一傍四处,治寒热。深专者,刺大脏,迫脏刺背,背俞也。刺之迫脏,脏会,腹中寒热去而止。与刺之要,发针而浅出血。

按《灵枢·官针篇》云:五曰阳刺,阳刺者,正纳一,傍纳四,而浮之,以治寒气之博大者也。十曰阴刺,阴刺者,左右率刺之,以治寒厥,中寒厥,足踝后少阴也。今本篇阴刺之法,乃是阳刺,则阳误作阴。

　　此言治寒热之法也。凡腹中有寒热病者，则阳刺之，正入一，傍入四。若寒热病气深而且专，则病在五脏，当刺大脏以治之。惟其邪气迫脏，故刺五脏之俞在于背者，即肺俞、心俞、肝俞、脾俞、肾俞也。盖五脏为大脏，而刺五俞即所以刺大脏也。然刺之迫近于脏，以五俞为脏气之所会耳。刺之无问其数，必使腹中寒热去而止针。且刺之要，不宜出血太多，须发针而浅，少出其血耳。

　　治腐肿者刺腐上，视痛小大深浅刺，刺大者多血，小者深之，必端内针为故止。小者深之之深，当作浅。内，纳同。

　　此言刺腐肿之法也。腐肿，谓肿中肉腐败为脓血者。刺其腐上，痛小者则浅其针，大者则深其针。盖刺大者欲其多出血，故深刺之；刺小者不欲其多出血，故浅刺之也。但端纳其针，候病去复故，则止针矣。

　　病在少腹有积，刺皮腘以下，至少腹而止，刺侠脊两傍四椎间，刺两髂髎季胁肋间，导腹中气热下已。按旧本新校正因韵书无髓字，遂欲以骺字易之。按骺，音括，《灵枢·师传篇》有骺骨有余，以候䯑骭。则骺字信可训为骨端也。但以此代髓字未安。愚意《内经》中有应用肉旁者每以骨旁代之，有应用骨旁者每以肉旁代之，故近有《同文录》，膀有髂，胭有䯏，则髓可作腘。《左传·桓公六年》随季良谏追楚师，而公言牲牷肥腯。腯亦肥意，胜似骺字。髂，口亚反。髎，音窌。

　　此言刺少腹有积者之法也。凡病在少腹有积者，**刺皮腘以下，至少腹而止。**皮腘，原非穴名。愚意自少腹之皮肥厚以下，尽其少腹内取穴而止。王注谓皮腘在脐下同身寸之五寸，则是曲骨穴也。夫既曰曲骨，则当言为已上，不宜言已下也。今按曲骨虽治少腹胀满，但王注言已下，则可验其为强解也。全元起作皮髓，亦未为得。又刺四椎两旁间，乃手厥阴心包络之俞也。按《脉要精微论》帝曰：诊得心脉而急，此为何病？病形何如？岐伯曰：病名心疝，少腹当有形。心为牡脏，小肠为之使，故曰少腹当有形也。由此则少腹有积，刺厥阴俞宜矣。王注谓四椎旁无俞，欲以五椎旁心俞易之，盖不考厥阴俞即为心包络之俞也。髋为腰骨，两髋髎者，居髎穴也，系足少阳胆经季胁肋间章门穴也。居髎在章门下八寸三分，果治腰引小腹痛。王注另以季胁肋间为章门穴，亦治小腹痛，亦系肝经，在脐上二寸开两旁各九寸。引腹中之气，至有热气下行，则病已矣，盖热下则积散也。

病在少腹，腹痛不得大小便，病名曰疝，得之寒，刺少腹两股间，刺腰髁骨间，刺而多之，尽炅病已。髁，胡瓦切。炅，炯同。

此言刺寒疝之法也。小腹间痛，而大小便皆难，其病名疝，得之寒气所致也。盖疝成于肝肾二经，肝经环阴器，抵少腹；肾脉上股内后廉，贯脊属肾，其气冲亦肾与冲脉之所经，故即少腹腰股髁骨间而多取其穴，候少腹尽热则病已矣。炅者，热也。

病在筋，筋挛节痛，不可以行，名曰筋痹，刺筋上为故，刺分肉间，不可中骨也。病起筋炅，病已止。中，去声。

此言刺筋痹之法也。筋痹则筋挛节痛，而难以起行，刺筋之痛上，以复其旧，且筋在分肉间，刺筋者，不可刺至骨而伤之也。若病已起，筋已热，则病已，而可止针也。

病在肌肤，肌肤尽痛，名曰肌痹，伤于寒湿，刺大分小分，多发针而深之，以热为故，无伤筋骨，伤筋骨痛发若变，诸分尽热，病已止。《气穴论》云：肉之大会为谷，则合谷、阳谷等为大分；肉之小会为溪，则解溪、侠溪等为小分。

此言刺肌痹之法也。伤于寒湿，肌肤尽痛，故成肌痹。刺大肉小肉之分,多发针于穴所而深刺之,候其气至而热为复其旧,但无至太深以伤筋骨,若伤之,当发痈而有他变也。《灵枢·九针十二原篇》云:针太深,则邪气反沉,病益。又《终始篇》云:病浅针深,内伤良肉,皮肤为痈。必得大小肉分尽热,则病已而可止针矣。

病在骨,骨重不可举,骨髓酸痛,寒气至,名曰骨痹。深者刺,无伤脉肉为故,其道大分小分,骨热,病已止。

此言刺骨痹之法也。骨重难举,髓中痠疼,而寒冷气至,病成骨痹。当深刺之,然无伤脉肉为复其旧,其针路在大小分肉间,候至骨热,则病已而可止针也。

病在诸阳脉,且寒且热,诸分且寒且热,名曰狂,刺之虚脉,视分尽热,病已止。

此言刺狂病之法也。手足诸阳经之脉,及大小肉之分,发为寒热,是气乱为狂刺之者,当乘其脉之盛而泻之使虚,视诸分肉尽热,则病已而可止针也。

病初发,岁一发,不治;月一发,不治。月四五发,名曰癫病,刺诸分诸脉,其无寒者,以针调之,病已止。

此言刺癫病之法也。病有初得之者,或每岁一发,或每月一发,皆不治可愈。至每月四五次发者,名为癫病,先刺各经之分肉与脉,如不至于寒,则可以针补之,候病已可止针也。上文言病在诸阳脉为狂,则此当在诸阴脉为癫。上文言发寒热,是寒亦热极所至也;此曰无寒,则病在阴分,但寒而不热,若至于无寒则为病已之兆。此乃阳经阴经之分,寒热与寒之异,曰狂曰癫之殊也。《难经》谓诸阳为狂、诸阴为癫者以此。

病风且寒且热,炅汗出,一日数过,先刺诸分理络脉,汗出,且寒

且热,三日一刺,百日而已。

此言刺风证之法也。凡病风发为寒热,热时汗出,一日数过,此即《风论》之所谓寒热证也。先刺诸经分肉腠理络脉,其汗随出,仍发寒热,但须三日一刺,至百日而病可已矣。

病大风,骨节重,须眉堕,名曰大风,刺肌肉为故,汗出百日,刺骨髓汗出百日,凡二百日,须眉生而止针。

此言刺大风证之法也。病大风者,即《风论》及《灵枢·四时气篇》皆谓之疠也。其骨节重,须眉堕,当刺其肌肉,以复其旧,但刺肌肉以出其汗者百日,又刺骨髓以出其汗者亦百日,凡二百日,则须眉出而可止针矣。疠,音癞。

皮部论篇第五十六

篇内首语有皮有分部,末亦如之,故名篇。

黄帝问曰:余闻皮有分部,脉有经纪,筋有结络,骨有度量,其所生病各异,别其分部,左右上下,阴阳所在,病之始终,愿闻其道。岐伯对曰:欲知皮部以经脉为纪者,诸经皆然。

此言皮部以经脉为纪,尽各经而皆然也。人身之皮分为各部,如背之中行为督脉,督脉两旁四行属足太阳经,肋后背旁属足少阳经,肋属足厥阴经等义是也。脉有经纪,故《灵枢》有《经脉篇》;筋有结络,故《灵枢》有《经筋篇》;骨有度量,故《灵枢》有《骨度篇》者是也。

阳明之阳,名曰害蜚,上下同法,视其部中有浮络者,皆阳明之络也。其色多青则痛,多黑则痹,黄赤则热,多白则寒,五色皆见则寒热也。络盛则入客于经,阳主外,阴主内。少阳之阳,名曰枢持,

上下同法，视其部中有浮络者，皆少阳之络也。络盛则入客于经，故在阳者主内，在阴者主出，以渗于内，诸经皆然。太阳之阳，名曰关枢，上下同法，视其部中有浮络者，皆太阳之络也。络盛则入客于经。蜚，音飞。

此言手足三阳经之皮部也。阳明之阳，名曰害蜚，蜚者飞也。害蜚者，即后害肩之义推之，则蜚当为轻扬，而肩当为沉重也。即后关蛰之义推之，则蜚当与蛰正相应也。夫阳明而曰害蜚者，阳气自盛，万物阳极则有归阴之义，故曰害蜚，物之飞者尤为属阳也。如《诗经》有四月莠葽，及《本草》至夏则草枯而有夏枯草之类。上者手也，为手阳明大肠经；下者足也，为足阳明胃经。上下同一法耳。视其上下部中有浮络者，皆阳明之络也。大肠经之络曰偏历穴，胃经之络曰丰隆穴，然谓之曰浮络，则孙络、大络皆在其中。其色多青则为痛，多黑则为痹，黄赤则有热，多白则有寒，五色皆见则有寒有热也。络盛则方入客于经脉，盖络自旁行之脉言，而经自直行之脉言也。大肠与胃主外为表，而肺与脾主内为里，由络入经，则由经入里之渐也。少阳之阳之义，名曰枢持。《阴阳离合论》以太阳为开，阳明为阖，少阳为枢，则此少阳者，乃其执持此枢之经也。手少阳为三焦经，足少阳为胆经，故上下同一法耳。视其上下部中有浮络者，皆少阳之络也。三焦之络曰外关穴，胆经之络曰光明穴，然谓之曰浮络，则孙络、大络皆在其中。其色多青则为痛，多黑则为痹，黄赤则有热，多白则有寒，五色皆见则有寒有热也。络盛则方入客于经脉，故在阳者主内，少阳为一阳，而在外阳明为二阳，太阳为三阳，则此少阳真主在内也。其心包络为三焦之里，肝为胆之里，主出以应于少阳，而又渗灌于内，是表里相须之理宜然也。推之诸经皆如此耳。太阳之阳之义，名曰关枢，盖少阳为枢，而此太阳为三阳，最在外，则此太阳为关枢也。《阴阳离合论》以阳明为阖，太阳为开，而此以太阳为关。关者，阖也。盖彼就表之表而言，而此对少阳而言耳。手太阳为小肠经，足太阳为膀胱经，故上下同一法耳。视其上下部中有浮络者，皆太阳之络也。小肠之络曰支正穴，膀胱之络曰飞扬穴，然谓之曰浮络，则孙络、大络皆在其中。其色多青则为痛，多黑则为痹，黄赤则有热，多白则为寒，五色皆见则有寒有热也。络盛则方入客于经脉，阳经主外，而心为小肠之里，肾为膀胱之里者，则在内也。上文言阳明、少阳，皆曰阳主外，阴主内，而又曰诸经皆然，故此太阳不言阳外阴内之义耳，及下节阴经亦不必言也。

少阴之阴，名曰枢儒，上下同法，视其部中有浮络者，皆少阴之络也。络盛则入客于经，其入经也，从阳部注于经，其出者，从阴内注于骨。心主之阴，名曰害肩，上下同法，视其部中有浮络者，皆心主之络也。络盛则入客于经。太阴之阴，名曰关蛰，上下同法，视其部中有浮络者，皆太阴之络也，络盛则入客于经。凡十二经络脉者，皮之部也。按儒，《甲乙经》作襦。考《玉篇》果有襦字，木名，皮可染色，于义无着，不若王注儒字以顺字解之，亦通。王注于心主之阴止言心包，岂得遗失肝经，当曰厥阴之阴。

此言手足三阴经之皮部也。少阴之阴之义，名曰枢儒，《阴阳离合论》以少阴为枢，则此所谓枢儒者，正以少阴为初阴，当有柔顺之义也。手少阴为心经，足少阴为肾经，故上下同一法耳。视其上下部中有浮络者，皆少阴之络也。心经之络曰通里穴，肾经之络曰大钟穴，然谓之曰浮络，则孙络、大络皆在其中。其色多青则为痛，多黑则为痹，黄赤则有热，多白则为寒，五色皆见则有寒有热也。络盛则方入客于经脉;其入经也,从小肠、膀胱部以入于经脉;其自阳经而出也,则从心、肾阴经以内注于骨矣。厥阴之阴之义,名曰害肩,肩者重也,害肩者,万物从阴而沉,而此阴气有以杀之,故曰害肩。手厥阴为心主包络经,足厥阴为肝经,故上下同一法耳。视其上下部中有浮络者,皆厥阴之络也。夫曰心主之阴,而又曰上下同法,则肝在所遗耳。心包络之络曰内关穴,肝经之络曰蠡沟穴,然谓之曰浮络,则孙络、大络皆在其中。其色多青则为痛,多黑则为痹,黄赤则有热,多白则有寒,五色皆见则有寒有热也。络盛则方入客于经脉,其入于经也,从三焦、胆部以入于经脉,其自经而出也,则从心包与肝以内入于血脉矣。太阴之阴之义,名曰关蛰,蛰者藏也。太阳为三阳,既曰关枢,则此太阴为三阴,当为关蛰也。手太阴为肺经,足太阴为脾经,故上下同一法耳。视其上下部中有浮络者,皆太阴之络也。肺经之络曰列缺穴,脾经之络曰公孙穴,然谓之浮络,则孙络、大络皆在其中。其色多青则为痛,多黑则为痹,黄赤则为热,多白则有寒,五色皆见则有寒有热也。络盛则方入客于经脉,其入于经也,从大肠、胃部以入于经;其自经而出也,则从肺、脾以入于肌肉矣。凡此十二经络之脉者,乃皮之部也。能知之,则可以知百病之始终矣。

  是故百病之始生也,必先于皮毛,邪中之则腠理开,开则入客于络脉,留而不去,传入于经,留而不去,传入于腑,廪于肠胃。邪之始入于皮也,泝然起毫毛,开腠理;其入于络也,则络脉盛,色变;其入客于经也,则感虚,乃陷下;其留于筋骨之间,寒多则筋挛骨痛,热多则筋弛骨消,肉烁䐃破,毛直而败。中,去声。䐃,音阃。大义又见《调经论》《缪刺论》。

  此承上文而言百病之渐,始于皮毛,入于络脉,又入于经脉,又入于腑，又入于脏，其寒热异邪，则证候悉分也。由上文观之，故知百病之始生也，必先入于皮毛，邪中皮毛则腠理开，开则客于络脉，留而不去，传入于经脉，又留而不去，传入于六腑，廪积于肠胃，又入于五脏。经文缺入于五脏之义，但由下节有六经脉满则入舍于腑脏也，分明该言五脏，其义始全。方邪之始入皮也，泝然起毫毛，开腠理。其入于络也，则络满色变，如上文有青黑黄赤白等色皆是也；其入于经也，由经之虚，故邪从而陷下矣。乃留于筋骨之间，寒多则有筋挛骨痛之证，热多则有筋弛骨消、肉烁䐃破、毛直而败之证，又由是而传入于腑，传入于脏矣。

帝曰：夫子言皮之十二部，其生病皆何如？岐伯曰：皮者脉之部也。邪客于皮则腠理开，开则邪入客于络脉，络脉满则注于经脉，经脉满则入舍于腑脏也。故皮者有分部，不与而生大病也。帝曰：善。

此因帝复问，而申言上文之义也。不与而生大病者，言皮部邪初感时不能分理，而大病从是生也。

经络论篇第五十七

内论经络所见之色，故名篇。

黄帝问曰：夫络脉之见也，其五色各异，青黄赤白黑不同，其故何也？岐伯对曰：经有常色而络无常变也。帝曰：经之常色何如？岐伯曰：心赤，肺白，肝青，脾黄，肾黑，皆亦应其经脉之色也。帝曰：络之阴阳，亦应其经乎？岐伯曰：阴络之色应其经，阳络之色变无常，随四时而行也。寒多则凝泣，凝泣则青黑；热多则淖泽，淖泽则黄赤。此皆常色，谓之无病。五色具见者，谓之寒热。帝曰：善。此皆常色，谓之无病八字，当在随四时而行也之下。

此言络脉无病之色有常,有病之色无常,皆异于经脉有常之色,而可以验病也。前篇言络脉之色多青则痛,多黑则痹,黄赤则热,多白则寒,五色皆见则为寒热等语,故帝以络脉之见五色所以异者问之。伯言经有常色者,心主赤,肺主白,肝主青,脾主黄,肾主黑,故经脉之色与此相应也。络有不常而为变者,或五色各见,或五色俱见,而无常者也。然而阴络之色与经相应,如太阴肺经之络其色亦白,少阴心经、厥阴心包经之络其色亦赤,太阴脾经之络其色亦黄,厥阴肝经之络其色亦青,少阴肾经之络其色亦黑,故谓阴络之色应其经者是也。至于阳络之色变无常,不与经而相应,乃随四时而行,凡大肠、小肠、胃、胆、膀胱、三焦,在春则皆青,在夏则皆赤,在至阴则皆黄,在秋则皆白,在冬则皆黑,不与阴经之络为一也。此乃阴络阳络之常色,无病之时如此。及其感邪为病之时,寒多则血气凝涩,凝涩则色青黑;热多则血气淖泽,淖泽则色黄赤。五色具见者,谓之寒热相兼也。所谓络有不常而为变者如此。

气穴论篇第五十八

详论周身气穴,故名篇。

黄帝问曰:余闻气穴三百六十五以应一岁,未知其所,愿卒闻之。岐伯稽首再拜对曰:窘乎哉问也!其非圣帝,孰能穷其道焉。因请溢意,尽言其处。帝捧手逡巡而却曰:夫子之开余道也,目未见其处,耳未闻其数,而目以明,耳以聪矣。岐伯曰:此所谓圣人易语,良马易御也。帝曰:余非圣人之易语也。世言真数开人意,今余所访问者真数,发蒙解惑未足以论也。然余愿闻夫子溢志尽言其处,令解其意,请藏之金匮,不敢复出。目以、耳以,俱已同。易,去声。

此帝欲闻气穴之真数，而详问之也。卒，尽也。发蒙解惑，《灵枢·刺节真邪篇》中之针法，言真数一明，则针法当徐论也。

岐伯再拜而起曰：臣请言之。背与心相控而痛，所治天突与十椎及上纪。上纪者，胃脘也；下纪者，关元也。背胸邪系阴阳左右如此。其病前后痛涩，胸胁痛而不得息，不得卧，上气短气偏痛，脉满起，斜出尻脉，络胸胁，支心贯鬲，上肩加天突，斜下肩交十椎下。十椎之十，当作大。邪，斜同。《礼·郊特牲》：兔去尻。其尻，苦刀反。

此言治背心相控而痛之法也。天突者，任脉经穴也。在颈结喉下四寸宛宛中，针五分，留三呼，灸三壮。十椎者，按脊属督脉一经，但十椎下无穴，当是大椎也。盖在胸治天突，则在背治大椎者，甚为相合。王注疑为七椎者，无理。上纪者，胃脘也。在脐上四寸。下纪者，关元也。在脐下三寸。在后为背，在前为胸；在背为阳，在胸为阴。正以背与胸斜系阴阳左右如此，故其前后之病为痛为涩，为胸胁痛，为不得息，为不得卧，为上气，为短气，为偏痛，为脉满起，此正《金匮真言论》之所谓背为阳，腹为阴，阴阳表里内外雌雄相输应也。《难经·六十七难》谓之阴病行阳、阳病行阴者以此。又背之督脉斜出尻脉，络胸胁，支心贯鬲，上肩加天突之上，又斜下肩，交背大椎之下，是以必刺天突、大椎、胃脘、关元耳。

脏俞五十穴。此与《灵枢·本输篇》大同。

此言五脏井、荥、俞、经、合之穴，左右共有五十穴也。肝之井曰**大敦，**足大指端外侧去爪甲如韭叶及三毛之中，刺三分，留十呼，灸三壮。**荥曰行间，**足大指之间动脉应手陷中，刺三分，留十呼，灸三壮。**俞曰太冲，**足大指本节后二寸陷中，刺三分，留十呼，灸二壮。**经曰中封，**足内踝骨前一寸半陷中，仰足而取之，伸足乃得之，刺四分，留七呼，灸三壮，**合曰曲泉。**膝内辅骨下，大筋上，小筋下陷中，屈膝而得之，刺六分，留十呼，灸三壮。**心之井曰少冲**，手小指内廉端去爪甲如韭叶，针一分，灸三壮。**荥曰少府**，小指本节后骨缝陷中，对劳宫，针二分，灸三壮。**俞曰神门**，掌后锐骨端陷中，针三分，留七呼，灸七壮。**经曰灵道**，掌后一寸半，针三分，灸三壮。**合曰少海**。肘内廉，节后大骨外，去肘端五分，针二分，留三呼，不宜灸。**脾之井曰隐白**，在足大指之端内侧，去爪甲角如韭叶，刺一分，留三呼，灸三壮。**荥曰大都**，大指本节后内侧陷中，刺三分，留七呼，灸三壮。**俞曰太白**，足内侧核骨下陷中，刺三分，留七呼，灸三壮。**经曰商丘**，足内踝下微前陷中，刺四分，留七呼，灸三壮。**合曰阴陵泉**。膝下内侧辅骨下陷中，伸足乃得之，刺五分，留七呼，灸三壮。**肺之井曰少商**，手大指端内侧去爪甲如韭叶，刺一分，留一呼，灸二壮。**荥曰鱼际**，手大指本节后内侧，刺一分，留三呼，灸三壮。**俞曰太渊**，掌后陷中，刺二分，留二呼，灸三壮。**经曰经渠**，寸口陷中，刺二分，留三呼，禁针。**合曰尺泽**。肘中约纹动脉，刺三分，留三呼，灸三壮。**肾之井曰涌泉**，足心屈足踡指宛宛中，刺二分，留三呼，灸三壮。**荥曰然谷**，足内踝前起大骨下陷中，刺三分，留三呼，灸三壮。**俞曰太溪**，足内踝后跟骨上动脉陷中，刺三分，留七呼，灸三壮。**经曰复溜**，足内踝上二寸陷中，刺三分，留七呼，灸五壮。**合曰阴谷**。膝下内跗骨之后，大筋之下，小筋之上，按之应手，屈膝而得之，刺四分，灸三壮。

腑俞七十二穴。此与《灵枢·本输篇》大同。

此言六腑井荥俞原经合之穴，左右共有七十二穴也。**胆之井曰窍阴**，足小指次指之端，去爪甲如韭叶，刺一分，留三呼，灸三壮。**荥曰侠溪**，足小指次指岐骨间本节前陷中，刺三分，留三呼，灸三壮。**俞曰临泣**，足小指次指本节后间陷中，去侠溪一寸半，针二分，留五呼，灸二壮。**原曰丘墟**，足外踝如前陷中，去临泣三寸，刺五分，留七呼，灸三壮。**经曰阳辅**，足外踝上四寸,辅骨前绝骨之端,去丘墟七寸,刺五分,留七呼,灸三壮。**合曰阳陵泉**。膝下一寸骱外廉陷中,刺六分,留十呼,灸七壮。**胃之井曰厉兑**,足大指次指之端,去爪甲如韭叶,刺一分,留一呼,灸一壮。**荣曰内庭**,足大指次指外间陷中,刺三分,留十呼,灸三壮。**俞曰陷谷**,足大指次指外间本节后陷中,去内庭二寸,刺七分,留七呼,灸三壮。**原曰冲阳**,在足跗上五寸骨间动脉,去陷谷三寸,刺三分,留十呼,灸三壮。**经曰解溪**,冲阳后二寸半,刺五分,留五呼,灸三壮。**合曰三里**。膝下三寸,骱骨外廉两筋分肉间,刺一寸,留七呼,灸三壮。**大肠之井曰商阳**,手次指内侧去爪甲如韭叶,刺一分,留一呼,灸三壮。**荣曰二间**,手次指本节前内侧陷中,刺三分,留六呼,灸三壮。**俞曰三间**,手次指本节后内侧陷中,刺三分,留三呼,灸三壮。**原曰合谷**,手大指次指岐骨之间,刺三分,留六呼,灸三壮。**经曰阳溪**,腕中上侧两筋间陷中,刺三分,留七呼,灸三壮。**合曰曲池**。肘外辅骨屈肘两骨间,以手拱胸取之,刺五分,留七呼,灸三壮。**小肠之井曰少泽**,手小指外端去爪甲一分陷中,刺一分,留一呼,灸一壮。**荣曰前谷**,手小指外侧本节前陷中,刺一分,留一呼,灸三壮。**俞曰后溪**,手小指外侧本节后陷中,刺一分,留三呼,灸一壮。**原曰腕骨**,手外侧腕前起骨下陷中,刺二分,留三呼,灸三壮。**经曰阳谷**,手外侧腕中锐骨之下陷中,刺三分,留三呼,灸三壮。**合曰少海**。肘内大骨外,去肘端五分陷中,屈肘乃得之,刺三分,留七呼,灸五壮。**三焦之井曰关冲**,手四指之端,去爪甲角如韭叶,刺一分,留三呼,灸三壮。**荣曰液门**,手四指间陷中,刺二分,灸三壮。**俞曰中渚**,手四指本节后陷中,刺二分,留三呼,灸三壮。**原曰阳池**,手表腕上陷中,刺二分,留六呼,灸三壮。**经曰支沟**,腕后三寸两骨间陷中,刺二分,留七呼,灸三壮。**合曰天井**。肘外大骨后一寸,两筋间陷中,屈肘得之,刺一寸,留七呼,灸三壮。**膀胱之井曰至阴**,足小指外侧,去爪甲如韭叶,刺一分,留五呼，灸三壮。**荥曰通谷**，足小指外侧，去本节前陷中，刺二分，留五呼，灸三壮。**俞曰束骨**，足小指外侧本节后赤白肉际陷中，刺三分，留三呼，灸三壮。**原曰京骨**，足外侧大骨下赤白肉际陷中，刺三分，留七呼，灸三壮。**经曰昆仑**，足外踝跟骨上陷中，刺五分，留十呼，灸三壮。**合曰委中**。在腘中央约纹中，刺五分，留五呼，灸三壮。

热俞五十九穴。

此言刺热之俞，共有五十九穴也。《水热穴论》注云：头上五行，每行五穴。中行：上星、囟会、前顶、百会、后顶。次两旁：五处、承光、通天、络却、玉枕。又次两旁：临泣、目窗、正营、承灵、脑空。已上共二十五穴。又大杼、膺俞、缺盆、风门，左右共八穴。又气冲、三里、上巨虚、下巨虚，左右共八穴。又云门、髃骨、委中、腰俞，左右共八穴。已上共三八二十四穴。又五俞之旁：魄户、神堂、魂门、意舍、志室，左右共十穴。通共五十九穴。其分寸刺灸之数，俱见《水热穴论》中。

水俞五十七穴。

此言刺水之俞，共有五十七穴也。《水热穴论》注云：尻上五行行五，乃背脊当中行督脉气所发者，即脊中、悬枢、命门、腰俞、长强，计五穴。次侠督脉两旁，足太阳脉气所发者，即大肠俞、小肠俞、膀胱俞、中膂内俞、白环俞，左右共十穴。又次外侠两旁，亦足太阳脉气所发者，即胃仓、盲门、志室、胞盲、秩边，左右共十穴。伏菟上各二行行五，乃足少阴脉气所发者，即中注、四满、气穴、大赫、横骨，左右共十穴。次侠冲脉，足少阴两旁，乃足阳明脉气所发者，即外陵、大巨、水道、归来、气冲，左右共十穴。踝上各一行行六，乃足少阴、阴跷脉气所发者，即太冲、复溜、阴谷、照海、交信、筑宾，左右共十二穴。通共五十七穴，其分寸针灸之数，见《水热穴论》中。

头上五行，行五，五五二十五穴。行，音杭，下同。

此即刺热俞之穴而重言之也。见前注。重，平声。

中膂两傍各五,凡十穴。

此言五脏之背俞凡十穴也。膂者,脊也。肺俞,第三椎下两旁。心俞,第五椎下两旁。肝俞,第七椎下两旁。脾俞,第十一椎下两旁。肾俞,第十四椎下两旁。各开侠脊一寸五分,皆属足太阳膀胱经。

大椎上两旁各一,凡二穴。

此言大椎上两傍,即大杼穴,左右共二穴也。按大椎乃督脉经穴,至腰俞共二十一椎,其曰二十四椎者,以项骨三椎不算也,至尾骶穴亦不算。今人灸大椎者,俱是项骨高起者,见其骨高而大,误以为大椎而取之。愚今除项骨三节,则大椎又数为第一椎,其两旁即大杼穴,乃足太阳膀胱经穴名也。新校正以为大椎旁无穴,意者亦若今人以项之高骨为大椎耳。

目瞳子、浮白二穴。

此言瞳子髎、浮白,左右共有四穴也。二穴俱属足少阳胆经,其瞳子髎一名太阳,一名前关,目外去眦五分,针三分,灸三壮。浮白,耳后入发际一寸,针三分,灸三壮。

两髀厌分中二穴。

此言有环跳穴,左右共二穴也。属足少阳胆经穴,髀枢中,侧卧伸下足、屈上足,以右手摸穴,左手摇撼取之。所谓髀厌者,即髀枢是也。

犊鼻二穴。

此言有犊鼻穴,左右共二穴也。系足阳明胃经穴。去膝膑下骱骨上侠解大筋陷中,形如牛鼻,故名。《灵枢·本输篇》云:刺犊鼻者,屈不能伸。

耳中多所闻二穴。

此言有多所闻穴,左右共二穴也。一名听宫,手太阳小肠经穴,在耳中珠子,大如赤小豆,刺一分,灸三壮。

眉本二穴。

此言有攒竹穴，左右共二穴也。眉本，即攒竹穴，在眉头陷中，足太阳经脉气所发，刺三分，留六呼，灸三壮。

完骨二穴。

此言有完骨穴，左右共二穴也。属足少阳胆经，在耳后入发际四分，针三分，留七呼，灸三壮。

项中央一穴。

此言有风府穴，止一穴也。一名舌本，系督脉经，项后入发际一寸大筋内宛宛中，疾言其肉立起，言休其肉立下，刺四分，留三呼，禁灸，令人瘖。

枕骨二穴。

此言有枕骨穴，左右共二穴也。一名上窍阴，足少阳胆经穴也，完骨上，枕骨下，动摇有空。

上关二穴。

此言有上关穴，左右共二穴也。一名客主人，足少阳胆经穴，耳前起骨上廉，开口有空，张口取之乃得。《灵枢·本输篇》云：刺上关者，呿不能欠。

大迎二穴。

此言有大迎穴，左右共二穴也。足阳明胃经穴，曲颔前一寸三分骨陷中动脉，刺三分，留七呼，灸三壮。

下关二穴。

此言有下关穴，左右共二穴也。属足阳明胃经穴，在上关下，耳前动脉下廉，合口有空，开口则闭，闭口有穴，针三分，留七呼，灸三壮。《灵枢·本输篇》云：刺下关者，欠不能呿。

天柱二穴。

此言有天柱穴，左右共二穴也。足太阳膀胱经穴，挟项后发际大筋外廉陷中，针二分，留三呼，泻五吸，灸七壮，不及针。

巨虚上下廉四穴。

此言有巨虚上下廉穴,左右共四穴也。巨虚上廉,一名上巨虚,在三里下三寸,举足取之。巨虚下廉,一名下巨虚,在上廉下三寸,蹲地举足举之。俱阳明胃经穴也。其上巨虚,针三分,灸三壮;下巨虚,针八分,灸三壮。

曲牙二穴。

此言有曲牙穴,左右共二穴也。曲牙,一名颊车,一名机关,耳下曲颊端垂前陷中,开口有空,刺四分,灸三壮。

天突一穴。

此重言有天突穴,止一穴也。已前则以背与心相控而痛,为治病而言,此则以气穴另言也。

天府二穴。

此言有天府穴,左右共二穴也。属手太阴肺经穴,腋下三寸,臂臑内动脉陷中,以鼻取之,针四分,留七呼,禁灸。臑,奴到反。

天牖二穴。

此言有天牖穴,左右共二穴也。属手少阳三焦经穴,颈大筋外、缺盆上、天容后、天柱前、完骨下、发际上,针一分,留七呼,禁灸。

扶突二穴。

此言有扶突穴,左右共二穴也。一名水突,手阳明大肠经,气舍后一寸半,在颈当曲颊下一寸,人迎后一寸半,仰而取之,针三分,灸三壮。

天窗二穴。

此言有天窗穴,左右共二穴也。一名窗笼,属手太阳小肠经,颈大筋间前、曲颊下、扶突后,应手陷中,针三分,灸三壮。

肩解二穴。

此言有肩解穴,左右共二穴也。即肩井,又名膊井,属足少阳胆经穴,肩上陷中,缺盆上,大骨前一寸半,以三指按取,当中指下陷中,针四分,不宜灸。

关元一穴。

此重言有关元穴,止一穴也。系任脉经穴,但首为治病言,而此则备气穴之数耳。

委阳二穴。

此言有委阳穴,左右共二穴也。属足太阳膀胱经,承扶下一寸六分,屈伸取之,针七分,留六呼,灸三壮。

肩贞二穴。

此言有肩贞穴,左右共二穴也。属手太阳小肠经,曲胛下两骨解间,肩髃后陷中,针五分,灸三壮。

瘖门一穴。

此言有瘖门穴,止一穴也。一名哑门,又名舌厌,又名舌横。在项后风府后一寸,入发际五分,项中央宛宛中,针三分,留三呼,禁灸,令人哑。

齐一穴。齐,脐同。

此言脐中有神阙穴,止一穴也。一名气舍,当脐中,禁刺,灸三壮。

胸俞十二穴。

此言胸中有六俞穴,左右共十二穴也。谓俞府、或中、神藏、灵墟、神封、步廊,属足少阴肾经。俞府,巨骨下、璇玑旁二寸陷中,仰而取之,针三分,灸五壮。或中,俞府下一寸六分,去中行二寸,仰而取之,针四分,灸五壮。神藏,或中下一寸六分陷中,去中行二寸,针三分,灸五壮。灵墟,神藏下一寸六分陷中,去中行二寸,针四分,灸五壮。步廊,神封下一寸六分陷中,去中行二寸,仰而取之,针四分,灸五壮。

背俞二穴。

此言背中有大杼穴,左右共二穴也。属足太阳膀胱经穴,在大椎旁一寸半,针三分,留七呼,灸三壮。按前云大椎上两旁各一,当是大杼,而此又重言之,故王氏以彼为未详。

膺俞十二穴。

此言膺中有俞,左右共十二穴也。胸之两旁谓之膺。膺俞者,云门、中府、周荣、胸乡、天溪、食窦,左右共十二穴。其云门、中府,属手太阴肺经穴;胸乡、周荣、天溪、食窦,属足太阴脾经穴。云门,巨骨下侠气户旁二寸陷中,去胸中任脉两旁相去各六寸,针三分,灸五壮。中府,云门下一寸,针三分,留五呼,灸五壮。周荣,中府下一寸六分,仰而取之,针四分,灸五壮。胸乡,周荣下一寸六分陷中,仰而取之,针四分,灸五壮。天溪,胸乡下一寸六分陷中,仰而取之,刺四分,灸五壮。食窦,天溪下一寸六分陷中,举臂取之,针四分,灸五壮。

分肉二穴。

此言有分肉穴,左右各二穴也。又名阳辅,足少阳胆经穴,足外踝上四寸,辅骨前,绝骨端三分,去丘墟七分,针三分,留七呼,灸三壮。

踝上横二穴。

此言内外踝骨之上横有二穴,左右共四穴也。内踝上即交信穴,属足少阴肾经,去内踝上二寸,少阴前、太阴后筋骨间,阴跷之郄,刺四分,留五呼,灸三壮。外踝上即附阳穴,属足太阳膀胱经,去外踝上三寸,太阳前、少阳后筋骨间,阳跷之郄,针六分,留七呼,灸三壮。

阴阳跷四穴。

此言阴阳跷共有四穴也。阴跷在足内踝下,是谓照海,阴跷脉所生,属足少阴肾经穴,刺四分,留六呼,灸三壮。阳跷在足外踝下五分,是谓申脉,阳跷脉所生,属足太阳膀胱经穴,刺三分,留七呼,灸三壮。

水俞在诸分,热俞在气穴,寒热俞在两骸。

此重言治水、治热、治寒热之俞各有所在也。言水俞固有五十七穴,其穴在诸经分肉之间。热俞固有五十九穴,其穴皆为气会之穴。寒热俞自有灸寒热之法，其穴皆在两骸之中。灸寒热之法，《骨空论》曰：辅骨上、横骨下为楗，侠髋为机，膝解为骸关，侠膝之骨为连骸，骸下为辅，辅上为腘，腘上为关，头横骨为枕。则骸之为义在膝解也。详见《骨空论》注中。

厌中二穴。

此重言髀厌中之穴，左右共有二也。即前环跳穴。王注以上节骸字连为骸厌，则上节两字可读乎？甚非。

大禁二十五，在天府下五寸。

此言有大禁之穴曰五里者，左右共二穴也。大禁二十五者，即五里穴，肘上三寸行向里，大脉中央，属手阳明大肠经。按《灵枢·本输篇》云：尺动脉在五里，五俞之禁也。《灵枢·玉版论》云：迎之五里，中道而止，五至而已，五往而藏之气尽矣，故五五二十五而竭其俞矣。盖言针之二十五次而俞气尽，其人必死，故大禁刺也，非言穴有二十五也。

凡三百六十五穴，针之所由行也。通共计之有三百五十七穴，其天突、大椎、上脘、关元俱在内，天突、关元、环跳俱重复，想有脱简，故不全耳。

黄帝曰：余已知气穴之处，游针之居，愿闻孙络溪谷亦有所应乎？岐伯曰：孙络三百六十五穴会，亦以应一岁，以溢奇邪，以通营卫，营卫稽留，卫散营溢，气竭血著，外为发热，内为少气，疾泻无怠，以通营卫，见而泻之，无问所会。著，着同。后仿此。

此言孙络亦应一岁之数，其有奇邪为病当泻之也。孙络者，其络尤盛，如子化而为孙，不特十五络而已。言孙络亦会于三百六十五穴，亦以应一岁也。奇邪者，不正之邪也，一值此邪，则渐至外为发热，而内为少气，须当急泻无怠，以通营卫可也，何必问其所会而始治之乎？

帝曰:善。愿闻溪谷之会也。岐伯曰:肉之大会为谷,肉之小会为溪,肉分之间,溪谷之会,以行营卫,以会大气。邪溢气壅,脉热肉败,营卫不行,必将为脓,内销骨髓,外破大䐃,留于节凑,必将为败,积寒留舍,营卫不居,卷肉缩筋,肋肘不得伸,内为骨痹,外为不仁,命曰不足,大寒留于溪谷也。溪谷三百六十五穴会,亦应一岁。其小痹淫溢,循脉往来,微针所及,与法相同。

此言溪谷亦应一岁之数,其有奇邪为病,当调之也。应一岁者,言亦有三百六十五也。肉之大会为谷,故有合谷、阳谷、阴谷、通谷之类;肉之小会为溪,故有解溪、后溪、天溪、侠溪之类。凡溪谷者,所以行营卫而会大气也。即宗气。《灵枢·五味篇》云:大气积于胸中。《刺节真邪篇》云:宗气流于海。神圣命穴,凡气血所会者,必加山陵、泉泽、关门、渊墟之名,是所以象地也。又有上星之类,是所以象天也。皆以人而合天地也。今邪溢益气壅,脉热肉败,渐致为脓,消髓破䐃,必将为败,败则甚于脓矣。消髓破䐃,卷肉缩筋,内为骨痹,外为不仁,命曰不足,大寒留于溪谷故耳。须微针刺之,运以常法,则溪谷之病可却也。

帝乃辟左右而起,再拜曰:今日发蒙解惑,藏之金匮,不敢复出。乃藏之金兰之室,署曰气穴所在。岐伯曰:孙络之脉别经者,其血盛而当泻者,亦三百六十五脉,并注于络,传注十二络脉,非独十四络脉也,内解泻于中者十脉。解,去声。

此言孙络当泻者众,而总括于五脏之十穴也。孙络者,络之最盛,如子化而为孙也。孙络之脉别其正经,其凡血盛而当泻者,亦有三百六十五,然始注于一经之络,而传注于手足十二经之络,故名虽有十五络,其脾之大包,有公孙络在,其阴阳跷二络,又尽于膀胱、肾经,不必以十四脉为说,而始知传注者之遍也。内知当泻者十脉,止将十脉泻之,而孙络之邪尽去矣,又不必取十二络也。盖五脏之腧穴,左右各五,故曰十脉也。

气府论篇第五十九

气府者,各经脉气交会之府也,故有言本经,而他经之穴入其中者,止论脉气所发所会,不以本经别经为拘也。其穴有多少,亦不拘于本经故耳。前篇论穴,故名气穴;而此论脉气所发,故名曰气府也。

足太阳脉气所发者七十八穴:两眉头各一;入发至项三寸半,傍五,相去三寸;其浮气在皮中者凡五行,行五,五五二十五;项中大筋两傍各一;风府两傍各一;侠背以下至尻尾二十一节十五间各一;五脏之俞各五;六腑之俞各六;委中以下至足小指傍各六俞。 五行,行五,其行字俱音杭。

此言足太阳膀胱经脉气所发之穴。凡本经与别经有关于脉气所发者七十八穴,不必尽拘于本经也。两眉头各一,谓攒竹穴也。在两眉头少陷宛宛中,针一分,留三呼,泻三吸,禁灸。入发至项三寸半,旁五,相去三寸,谓大杼、风门二穴也。盖自后项上至入发,则自入发至项而下,计有三寸半许,其数正如二穴所在也。中乃督脉,旁有四行,俱足太阳经穴,故曰旁五,二穴各开中行一寸半,则在左之穴至在右之穴共相去三寸也。大杼,第一椎下,两旁相去脊中一寸半,针三分,留七呼,禁灸。风门,二椎下,两旁相去脊中各一寸半,针五分,留七呼,灸三壮。按王注以为大杼、风门二穴,而解之不明,故有新校正之疑。按入发者,入后发际也。在后曰项,在侧曰颈,在前曰喉。新校正以入发为前发际,故欲以项字更为顶字,且以囟会至百会、百会至后顶俱有三寸之说,又以半字为衍,何其强也。今如愚注,则王注自明,新校正不必赘矣。其浮气在皮中者凡五行,行五,五五二十五。夫浮气者，谓气浮于头上，在头上之皮中者，凡有五行。此五行者，太阳经兼中行督脉经及旁行足少阳经而言也。每行有五，五五计有二十五。其中行督脉所发，则囟会、前顶、百会、后顶、强间穴也。其次行正本经脉气所发，乃五处、承光、通天、络却、玉枕穴也。又旁两行，则足少阳经脉气所发，乃临泣、目窗、正营、承灵、脑空也。除中行外，左右相同，故曰五行。五处，夹中行上星穴一寸半，针三分，留七呼，灸三壮。承光，五处后一寸半，针三分，禁灸。通天，承光后一寸半，针三分，留五呼，灸三壮。络却，通天后一寸半，针三分，留五呼，灸三壮。玉枕，络却后一寸半，针三分，留三呼，灸三壮。**项中大筋两旁各一，谓天柱二穴也。**系足太阳膀胱经穴，在项后发际大筋外廉陷中，针二分，留三呼，泻五呼，灸不及针。**风府两旁各一，当是风池二穴，乃足太阳、少阳脉气所发也。**风府系督脉经，风池系足少阳胆经，乃手足少阳、阳维之会，针三分，灸三壮。**侠背以下至尻尾二十一节十五间各一，言人之项骨有三节，自三节以下至尾骶共有二十一节，盖自大椎以下数之耳。**有言人之脊骨连项骨共有二十四节者，应二十四气，亦有理。凡灸大椎，当以上项骨三节不算，但项骨比大椎更高，今人误取高骨为大椎，则灸项骨，非灸大椎也，往往俱误。十五间各一，谓内有十五椎之间各一穴，则左右计有三十穴。**其五脏之俞各五，六腑之俞各六，皆在于其中矣。**盖指肺俞、厥阴俞、心俞、膈俞、肝俞、胆俞、脾俞、胃俞、三焦俞、肾俞、大肠俞、小肠俞、膀胱俞、中膂内俞、白环俞，共计一十有五也。肺俞，第三椎下，两旁相去各一寸五分，可对乳引绳度之，又搭手左取右，右取左，当中指末是穴，正坐取之，针五分，留七呼，灸至百壮者有之。厥阴俞，一名厥阴，即手厥阴心包络之俞也，四椎下，两旁相去各一寸半，针三分，灸七壮。心俞，五椎下，两旁相去各一寸半，针三分，留七呼，禁灸。膈俞，七椎下，两旁相去一寸半，《难经》曰血会，鬲俞上则心俞，心生血，下则肝俞，肝藏血，故鬲俞为血之会，刺三分，留七呼，灸三壮。肝俞，九椎下，两旁相去各一寸半，针三分，留六呼，灸三壮。胆俞，十椎下，相去各一寸半，针五分，留七呼，灸三壮。脾俞，十一椎下，两旁相去一寸半，针三分，留七呼，灸三壮。胃俞，十二椎下，相去各一寸半，针三分，留七呼，灸七壮。三焦俞，十三椎下，两旁各去一寸半，针五分，留七呼，灸五壮。肾俞，十四椎下，两旁相去各一寸半，针三分，留七呼，灸以年为壮。大肠俞，十六椎下，两旁相去各一寸半，针三分，留六呼，灸三壮。小肠俞，十八椎下，两旁相去各一寸半，针三分，留六呼，灸三壮。膀胱俞，十九椎下，两旁相去各一寸半，针三分，留六呼，灸七壮。中膂内俞，二十椎下，两旁相去各一寸半，针三分，留十呼，灸三壮。白环俞，二十一椎下，两旁相去各一寸半，针五分，得气则先泻，泻即补之，不宜灸。**委中以下至足小指旁各六俞，谓委中、昆仑、京骨、通谷、至阴也。**委中，腘中央约纹动脉陷中，令人面挺伏地卧取之，针五分，留三呼，灸三壮。昆仑，足外踝后起骨上陷中，针三分，留十呼，灸三壮。妊妇刺之落胎。京骨，足外侧大骨下赤白肉际陷中，针三分，留七呼，灸七壮。束骨，足小指外侧本节后赤肉际陷中，针三分，留三呼，灸三壮。至阴，足小指外侧陷中，针二分，留四呼，灸三壮。

足少阳脉气所发者六十二穴：两角上各二，直目上发际内各五，耳前角上各一，耳前角下各一，锐发下各一，客主人各一，耳后陷中各一，下关各一，耳下牙车之后各一，缺盆各一，掖下三寸胁下至胠八间各一，髀枢中傍各一，膝以下至足小指次指各六俞。

此言足少阳胆经脉气所发之穴名。凡本经与别经有关于脉气所发者计六十二穴，不必尽拘于本经也。两角上各二，谓天冲、曲鬓，左右各二也。天冲，耳后发际二寸，针三分，灸三壮。曲鬓，耳上发际曲隅陷中，鼓颔有空，针三分，灸三壮。**直目入发际内各五，**谓临泣、目窗、正营、承灵、脑空也。临泣，直目入发际五分。目窗，临泣后一寸。正营，目窗后一寸。承灵，正营后一寸半。脑空，承灵后一寸半，玉枕下陷中。惟脑空可刺四分，余并刺三分，可灸五壮。**耳前角上各一**，谓颔厌二穴也。在曲角上颞颥之上廉，刺三分，留七呼，灸三壮。**耳后角下各一**，谓悬厘二穴也。在曲角上，颞颥之下廉，刺三分，留七呼，灸三壮。**锐发下各一**，谓和髎二穴也，系手少阳三焦经。在耳前锐发下，横动脉应手，刺三分，灸三壮。**客主人各一**。一名上关，耳前起骨上廉，开口有空，张口得之，禁刺灸。**耳后陷中各一**，谓翳风二穴，系手少阳三焦经穴也。耳后尖角陷中，按之引耳中痛，令人咬钱身二十文取穴，针三分，灸七壮。**下关各一**，系足阳明胃经穴也。客主人下，耳前动脉下廉，合口有空，开口则闭，闭口有穴，针三分，留七呼，灸三壮。**耳下牙车之后各一**，谓颊车穴，系足阳明胃经也。耳下曲颊端近前陷中，开口有空，针三分，灸三壮。**缺盆各一**，系足阳明胃经穴也。在肩下横骨陷者中，针二分，留七呼，灸三壮。**掖下三寸，胁下至胠八间各一**，言掖下者，渊掖、辄筋、天池穴也；胁下至胠者，谓日月、章门、带脉、五枢、维道、居髎穴也；曰八间者，自掖下三寸至季胁间，凡八肋骨间也。渊掖，腋下三寸宛宛中，举臂得之，禁灸，针三分。辄筋，期门下五分陷中，第三肋端横直蔽骨旁二寸半，上直两乳，侧卧屈上足取之，针五分，灸五壮。天池，手厥阴心包络经穴，腋下三寸，乳后一寸，着胁直腋撅肋间，针二分，灸三壮。日月，期门下五分，刺七分，灸五壮。章门，系足厥阴肝经，季胁肋端，脐上二寸，两旁开九寸，侧卧，肘小大尽处是穴，刺八分，留六呼，灸三壮。带脉，季胁下一寸八分陷中，针六分，灸五壮。五枢，带脉下三寸，水道旁一寸半，针一寸，灸五壮。维道，章门下一寸三分，针八分，留六呼，灸三壮。居髎，章门下八寸三分，监骨上陷中，一云四寸三分。**髀枢中旁各一**，谓环跳穴也。盖环跳在髀枢之中旁各一者，言左右各一，非谓环跳在髀枢中旁也。侧卧，伸下足，屈上足，以右手摸穴，左摇撼取之为得。**膝以下至足小指次指**

各六俞,谓阳陵泉、阳辅、丘墟、临泣、侠溪、窍阴六穴也。阳陵泉,膝下一寸䯒外廉陷中,端坐取之。阳辅,足外踝上四寸,辅骨前绝骨端三分,去丘墟七寸,针五分,留七呼,灸三壮。丘墟,足外踝下如前陷中,去临泣三寸,针五分,留七呼,灸三壮。临泣,足小指次指本节后间陷中,去侠溪一寸五分,针二分,留五呼,灸三壮。侠溪,足小指次指岐骨间本节前陷中,针三分,留三呼,灸三壮。窍阴,足小指次指之端去爪甲如韭叶,针一分,留二呼,灸三壮。

足阳明脉气所发者六十八穴:额颅发际傍各三,面鼽骨空各一,大迎之骨空各一,人迎各一,缺盆外骨空各一,膺中骨间各一,侠鸠尾之外、当乳下三寸、侠胃脘各五,侠齐广三寸各三,下齐二寸侠之各三,气街动脉各一,伏兔上各一,三里以下至足中指各八俞,分之所在穴空。鼽,䪼同。齐,脐同。

此言足阳明胃经脉气所发之穴。凡本经与别经有关于脉气所发者计六十八穴,不必尽拘于本经也。额颅发际旁各三,谓悬颅、阳白、头维,左右各三,共六穴也。其悬颅、阳白系足少阳胆经,头维系本经穴也。悬颅,曲角下,颞颥上廉,针二分,留三呼,刺深令人耳无所闻,灸三壮。阳白,眉上一寸,直瞳子,针二分,灸三壮。头维,额角入发际,本神旁二寸半,神庭旁四寸半,针三分,禁灸。面鼽骨空各一,谓四白,系本经穴也。目下一寸,直瞳子,针三分,如针太深令人目乌。大迎之骨空各一,言大迎者,穴名,系本经。曲颔前一寸三分,骨陷中动脉,又以口下当两肩是穴,针三分,留七呼,灸三壮。人迎各一,人迎者,亦穴名,系本经。颈大脉动应手,夹结喉两旁一寸半,禁针。缺盆外骨空各一,谓天髎二穴也,系手少阳三焦经。肩缺盆上骨际陷中,缺盆上起肉是穴,若误针陷中令人卒死。膺中骨间各一,谓膺窗、气户、库房、屋翳、乳中、乳根等穴也。今曰各一者,言凡膺中之骨间,正诸穴所在也。气户,柱骨下俞府两旁各二寸陷中,针三分,留三呼,灸三壮。库房,气户下一寸六分陷中,针三分,灸五壮。屋翳,库房下一寸六分陷中,针二分,灸五壮。膺窗,屋翳下一寸六分陷中,针四分,灸五壮。乳中,当乳中是穴,刺三分,禁灸,灸则不幸生蚀疮。乳根,乳中下一寸六分陷中,针四分,灸三壮。**侠鸠尾之外、当乳下三寸、侠胃脘各五,谓本经不容、承满、梁门、关门、太乙五穴也。**此五穴去中行各三寸。不容,幽门旁相去一寸半,第四肋端下,至下承满、梁门、关门、太乙,上下相去各一寸,其不容针五分,灸五壮;承满针三分,灸五壮;梁门针二分,灸五壮;关门、太乙俱针八分,灸五壮。**侠齐广三寸各三,言与脐相去阔三寸也。**其穴有三,谓滑肉门、天枢、外陵也。滑肉门,太乙下一寸一分,侠脐下至天枢去中行各三寸,针八分,灸五壮。天枢,侠脐两旁各二寸陷中,《千金》云:魂魄之舍,不可针,灸五壮。外陵,天枢下一寸,去中行各二寸,针三分,灸五壮。此寸法出《针灸聚英》,而本篇云去齐三寸,则是各开一寸半,当以二寸为的。**下齐二寸侠之各三,谓大巨、水道、归来也,皆本经穴。**大巨,外陵下一寸,针三分,灸五壮。水道,大巨下二寸,针三分,灸五壮。归来,水道下二寸,针五分,灸五壮。**气街动脉各一,气街者,即气冲也,系本经穴。**在归来下,鼠蹊上一寸,动脉应手,去后断二寸。**伏兔上各一,谓髀关穴也,系本经穴。**在膝上伏兔后交分中,针六分,灸三壮。其伏兔,膝上六寸,刺六分,灸三壮。**三里以下至足中指各八俞,分之所在穴空。**八俞者,谓三里、巨虚上廉、巨虚下廉、解溪、冲阳、陷谷、内庭、厉兑也。三里,膝下三寸,䯒骨外廉大筋内宛宛中,针五分,灸七壮,可至百壮。上廉,一名上巨虚,三里下三寸,针二分,灸七壮。下廉,一名下巨虚,上廉下三寸,针三分,灸七壮。解溪,冲阳后一寸半腕上陷中,足大指次指直上跗上陷中,针三分灸三壮。冲阳,足跗上五寸,去陷谷三寸,针三分,灸三壮。陷谷,足大指次指下本节后陷中,针五分,灸三壮。内庭,足大指次指外间陷中,针三分,灸三壮。厉兑,足大指次指端去爪甲如韭叶,针一分,灸三壮。

手太阳脉气所发者三十六穴:目内眦各一,目外各一,颧骨下各一,耳郭上各一,耳中各一,巨骨穴各一,曲掖上骨穴各一,柱骨上陷者各一,上天窗四寸各一,肩解各一,肩解下三寸各一,肘以下至手小指本各六俞。颧,当作顷。

此言手太阳小肠经脉气所发之穴。凡本经与别经有关于脉气所发者,计有三十六穴,不必尽拘于本经也。目内眦各一,谓睛明二穴也,系足太阳膀胱经。内眦外一分宛宛中,针一分,禁灸。目外各一,谓瞳子髎二穴也,系足少阳胆经。目外去眦五分,针三分,灸三壮。颧骨下各一,谓颧髎二穴也,系本经。面顺骨下廉锐骨端陷中,针三分,禁灸。耳郭上各一,谓角孙二穴也,系手少阳三焦经。耳郭中间上,发际下,开口有空,针七分,灸三壮。耳中各一,谓听宫二穴也,系本经。耳中珠子,大如赤小豆,针一分,灸三壮。巨骨穴各一,谓巨骨二穴也,系手阳明大肠经。肩尖端上行两叉骨罅间,禁针,灸一壮。曲掖上骨穴各一,谓臑俞二穴也,系本经。挟肩臑后大骨下胛上廉陷中,举臂取之,针八分,灸三壮。柱骨上陷者各一,谓肩井二穴也,系足少阳胆经。肩上陷中,缺盆上大骨前一寸半,禁灸,刺亦慎之。上天窗四寸各一,谓天窗、窍阴四穴也,系本经。天窗,颈大筋间前曲颊下,扶突后动脉应手,针三分,灸三壮。窍阴,完骨上,枕骨下,动摇有空,针三分,灸三壮。肩解各一,谓秉风二穴也,系本经。天髎外,肩上小髃后,举臂有空,针五分,灸五壮。肩解下三寸各一,谓天宗二穴也,系本经。秉风后大骨下陷中,针五分,留六呼,灸三壮。肘以下至手小指本各六俞,谓小海、阳谷、腕骨、后溪、前谷、少泽六穴也,系本经。小海,肘内大骨外,去肘端五分陷中,针三分,留七呼,灸五壮。阳谷,手外侧腕中锐骨下,针二分,留三呼,灸三壮。腕骨,手外侧腕前起骨下陷中,针二分,留三呼,灸三壮。后溪,手小指外侧本节后陷中,捏拳取之,针一分,留二呼,灸一壮。前谷,手小指外侧本节前陷中,针一分,留三呼,灸三壮。少泽,手小指端外侧去爪甲角下一分陷中,针一分,留二呼,灸一壮。

手阳明脉气所发者二十二穴:鼻空外廉项上各二,大迎骨空各一,柱骨之会各一,髃骨之会各一,肘以下至手大指次指本各六俞。

此言手阳明大肠经脉气所发之穴。凡本经与别经有关于脉气所发者计二十二穴,不必尽拘于本经也。鼻空外廉,项上各二,谓迎香、扶突各二穴也,系本经。迎香,鼻下空旁五分,针三分,留三呼,不宜灸。扶突,在颈当曲颊下一寸,人迎后一寸半,针三分,灸三壮。大迎骨空各一,大迎,穴名也,系足阳明胃经。曲颊前一寸半,针三分,留七呼,灸三壮。柱骨之会各一,谓天鼎穴也,系本经。颈缺盆上扶突后一寸,针三分,灸七壮。髃骨之会各一,谓肩髃二穴也,系本经。髆骨头肩端上两旁,罅间陷者腕腕中,举臂取之,针六分,留七呼,灸七壮。肘以下至手大指次指本各六俞,谓三里、阳溪、合谷、三间、二间、商阳六穴也,系本经。三里,一名手三里,曲池下二寸,针二分,灸三壮。阳溪,腕中上侧两筋间陷中,针三分,留七呼,灸三壮。合谷,手大指次指岐骨间陷中,针三分,留六呼,灸三壮。三间,食指本节后内侧陷中,针三分,留三呼,灸三壮。二间,食指本节前内侧陷间,针三分,留六呼,灸三壮。商阳,手大指次指内侧去爪甲角如韭叶,针一分,留一呼,灸一壮。

手少阳脉气所发者三十二穴:魱骨下各一,眉后各一,角上各一,下完骨后各一,项中足太阳之前各一,侠扶突各一,肩贞各一,肩贞下三寸分间各一,肘以下至手小指次指本各六俞。

此言手少阳三焦经脉气所发之穴。凡本经与别经有关于脉气所发者计三十二穴,不必尽拘于本经也。魱骨下各一,谓颧髎二穴也，系本经。两颊骨下廉，锐骨端陷中，针三分。眉后各一，谓丝竹空二穴也，系本经。眉后陷中，针三分，留六呼，禁灸。角上各一，谓悬厘二穴也，系足少阳胆经。曲角上，脑空下廉，针三分，留七呼，灸三壮。下完骨后各一，谓天牖二穴也，系足少阳胆经。耳后入发际四分，针二分，灸七壮。项中足太阳之前各一，谓风池二穴也，系足少阳胆经。耳后脑空下发际陷中，针七分，留三呼，灸三壮。侠扶突各一，谓天窗二穴也，系本经。颈大筋间前，曲颊下，扶突后，动脉应手陷中，针三分，灸三壮。肩贞各一，系本经穴名也。曲胛两骨解间，肩髃后陷中，针五分，灸三壮。肩贞下三寸分间各一，谓肩髎、臑俞、消烁三穴也，系本经。肩髎，当缺盆上突起肉，灸三壮，针宜慎。臑俞，挟肩髎后大骨下，胛上廉陷中，针八分，灸三壮。消烁，肩下臂外间，腋斜肋分下，针一分，灸三壮。肘以下至手小指次指本各六俞，谓天井、支沟、阳池、中渚、液门、关冲六穴也。天井，肘外大骨后，肘上一寸，辅骨上两筋叉罅中，针三分，灸五壮。支沟，腕后臂外三寸两骨间陷中，针二分，留七呼，灸三壮。外关，腕后二寸两筋间，阳池上一寸，针三分，留七呼，灸二壮。阳池，手表腕上陷中，从指本节直摸下至腕中心，针二分，留六呼，禁灸。中渚，手小指次指本节后间陷中，针二分，留三呼，灸三壮。液门，手小指次指间陷中，捏拳取之，针二分，留三呼。关冲，手小指次指端去爪甲如韭叶，针一分，留三呼，灸一壮。

　　督脉气所发者二十八穴：项中央二，发际后中八，面中三，大椎以下至尻尾及傍十五穴，至骶下凡二十一节，脊椎法也。

　　此言督脉经脉气所发之穴。凡本经与别经有关于脉气所发者计二十八穴，不必尽拘于本经也。项中央二，谓风府、哑门二穴也，系本经。风府，项后入发际一寸，大筋内宛宛中，疾言其肉立起，言休立下，针三分，禁灸，使人失音。瘖门，一名哑门，在项风府后一寸，入发际五分，项中央宛宛中,入系舌本,针三分,禁灸,令人哑。**发际后中八,**谓神庭、上星、囟会、前顶、百会、后顶、强间、脑户八穴也。神庭,在鼻上入发际五分,灸二七壮,禁针。上星,神庭后入发际后一寸陷中,针三分,留六呼,灸五壮。囟会,上星后一寸陷中,针二分,留三呼,得气即泻,人八岁已下不宜针,灸二七壮至七七壮,初灸不痛,病去即痛。前顶,囟会后一寸半陷中,针一分,灸三壮。百会,前顶后一寸半,顶中央略退些子,犹天之极星居北,针二分,灸三壮。后顶,百会后一寸半,针二分,灸五壮。强间,后顶后一寸半,针二分,灸五壮。脑户,强间后一寸半,针三分,禁灸,令人哑。**面中三,**谓素髎、水沟、龈交三穴也,系本经。素髎,一名面正,鼻柱上端准头,针一分,禁灸。水沟,一名人中,鼻柱下近鼻孔陷中,针二分,留六呼,灸三壮。龈交,唇内齿上龈缝中,针三分,灸三壮。**大椎以下至尻尾及旁十五穴,至骶下凡二十一节,**谓自大椎以下而下于尻尾计有十五穴,乃大椎、陶道、身柱、神道、灵台、至阳、筋缩、中枢、脊中、悬枢、命门、阳关、腰俞、长强、会阳也。大椎,一椎上陷中,针五分,留三呼,泻五吸,灸以年为壮。陶道,大椎节下间,针五分,灸五壮,俛而取之。身柱,三椎节下间,针五分,灸五壮。神通,五椎节下间,针五分,灸五壮。灵台,六椎节下间,针五分,灸三壮。至阳,七椎节下间,针五分,灸三壮。筋缩,八椎节下间,针灸同上。中枢,十椎节下间,按此穴王注有之,而《针灸聚英》则无,未知果有此穴,而《聚英》失之,抑亦王注自加此穴而凑成十五穴也。脊中,十一椎下间,针五分,禁灸。悬枢,十三椎下,伏取之,针三分,灸三壮。命门,十四椎节间,针五分,灸三壮。阳关,十六椎下间,针五分,灸三壮。腰俞,二十一椎节下间,针五分,灸三壮。长强,在脊骶端,针三分,可灸三十壮。会阳,在阴尻骨两旁,止有此穴属足太阳膀胱经,左右有二穴,针八分,灸五壮。**脊椎法者,**谓自大椎以下至尻尾共二十一节,此乃取脊中各椎之法也。然大椎之上有项骨三节,则总计为二十四节也。人言应二十四气者以此。

任脉之气所发者二十八穴:喉中央二,膺中骨陷中各一,鸠尾下

三寸、胃脘五寸、胃脘以下至横骨六寸半一，腹脉法也。下阴别一，目下各一，下唇一，龈交一。

此言任脉气所发之穴也。喉中央二者，谓廉泉、天突二穴也。廉泉，颔下结喉上四寸中央，仰面取之，刺三分，留三呼，灸三壮。天突，结喉下四寸宛宛中，针五分，留三呼，灸三壮。膺中骨陷中各一，谓璇玑、华盖、紫宫、玉堂、膻中、中庭六穴也。璇玑，天突下一寸，针三分，灸五壮。华盖，璇玑下一寸陷中，针三分，灸五壮。紫宫，华盖下一寸六分陷中，针三分，灸七壮。玉堂，紫宫下一寸六分陷中，针三分，灸五壮。膻中，玉堂下一寸六分两乳间陷中，禁针，灸七壮。中庭，膻中下一寸六分陷中，针三分，灸三壮。鸠尾下三寸、胃脘五寸，言鸠尾下一寸曰巨阙，又下一寸半曰上脘，今曰三寸者，正以鸠尾上之蔽骨数起也。鸠尾下三寸半为胃之中脘，今五寸者，字之讹也。以下至横骨，言自中脘以下有建里、下脘、水分、神阙、阴交、气海、石门、关元、中极、曲骨等穴，共计一十三寸，今曰六寸半一者，疑一当为二，六寸半者二，则为十三寸也，此乃腹部中行之脉法耳。鸠尾，在臆前蔽骨下五分，刺灸宜慎。巨阙，鸠尾下一寸，针六分，留七呼，灸七壮。上脘，巨阙下一寸五分，去蔽骨二寸，针八分，灸二七壮。中脘，上脘下一寸，脐上四寸，针八分，灸七壮。建里，在中脘下一寸，脐上三寸，针五分，灸五壮。下脘，建里下一寸，脐上二寸，针八分，留三呼，灸二七壮。水分，下脘下一寸，脐上一寸，针五分，留三呼，灸七壮。神阙，当脐中，禁针，灸三壮。阴交，脐下一寸，针八分，灸三七壮。气海，脐下一寸半，针八分，灸七壮。石门，一名丹田，脐下二寸，针五分，灸七壮，妇人禁针灸，犯之无子。关元，脐下三寸，针八分，留三呼，泻五吸，灸百壮，妊妇禁针。中极，关元下一寸，脐下四寸，针八分，留十呼，灸三七壮。曲骨，中极下一寸，横骨之上毛际中，针六分，灸七壮至七七壮。下阴别一，谓会阴一穴，在曲骨之下，两阴之间则此穴耳。禁针，灸三壮。目下各一，谓承泣二穴也，系足阳明胃经。目下七分，上直瞳子，禁针，灸三壮，乃任脉、阳跷、胃经脉气之会也。下唇一，谓承浆一穴也，系本经。在唇棱下陷中，开口取之，针二分，留五呼，灸三壮。龈交一穴，此穴乃督、任、足阳明之会也。唇内齿上缝中，针三分，灸三壮。

冲脉气所发者二十二穴：侠鸠尾外各半寸至齐寸一，侠脐下旁各五分至横骨寸一，腹脉法也。齐，脐同。

此言冲脉经脉气所发之穴也。侠鸠尾外各半寸至脐寸一，谓足少阴肾经之穴，乃幽门、通谷、阴都、石关、商曲、肓俞等穴，即冲脉所会也。幽门，巨阙旁五分，针一寸，灸五壮。通谷，幽门下一寸，夹上脘五分，针五分，灸五壮。阴都，通谷下一寸，中脘旁五分，针三分，灸三壮。石关，阴都下一寸，去中行五分，针一寸，灸三壮。商曲，石关下一寸，去中行五分，针一寸，灸五壮。肓俞，商曲下一寸，去脐五分，针一寸，灸五壮。至脐寸一，言已上之穴至脐上下相去各一寸也。侠脐下旁各五分至横骨寸一，谓中注、四满、气穴、大赫、横骨也。中注，肓俞下一寸，去中行一寸半，针一分，灸五壮。四满，一名髓中，中注下一寸，去中行一寸半，针三分，灸三壮。气穴，一名胞门，又名子户，四满下一寸，去中行一寸半，针三分，灸三壮。大赫，一名阴关，又名阴维，气穴下一寸，去中行一寸半。横骨，大赫下一寸，肓俞下五寸，去中行一寸半，针一寸，灸五壮。其曰旁五分者，当云一寸五分也。至横骨寸一者，言至横骨每穴各一寸也。此乃腹中二行之脉法耳。

足少阴舌下。

此言肾经有脉气所发之穴也。按《刺疟篇》第二十一节，有刺舌下出血，又云舌下两脉者，廉泉也。此虽系任脉经，而实为肾经脉气所发，故言之。颔下结喉上四寸中央，针一分，留七呼，灸三壮。

厥阴毛中急脉各一。

　　此言肝经有脉气所发之穴也。言肝经有急脉在阴毛之中，上引小腹，下引阴丸，寒则为痛，其脉甚急，故曰急脉，乃睾丸之系也。可灸而不可刺。按灸书中亦无穴名，当在睾丸直冲于上，即归来等穴之所。今偏坠吊疼者，果有急脉引痛，此之验也。

　　手少阴各一。

　　此言手少阴心经，有脉气所发之穴也。王注以为手少阴之郄穴，当是阴郄穴也。掌后五分，刺三分，灸七壮。

　　阴阳跷各一。

　　此言阴跷、阳跷有脉气所发之穴也。阴跷脉气所发乃足少阴肾经照海穴，阳跷脉气所发乃足太阳膀胱经申脉穴。照海，内踝下，针二分，灸三壮。申脉，外踝下五分，针三分，灸三壮。按王氏以照海为交信，申脉为附阳，余书不同，故愚改之。

　　手足诸鱼际脉气所发者。

　　此言手足及诸鱼际有脉气之所发也。无穴名。

　　凡三百六十五穴也。总结全文。

骨空论篇第六十

骨必有空，空即穴也，故名篇。

　　黄帝问曰：余闻风者百病之始也，以针治之奈何？岐伯对曰：风从外入，令人振寒，汗出头痛，身重恶寒，治在风府，调其阴阳，不足则补，有余则泻。大风颈项痛，刺风府，风府在上椎。

　　此言感风及有大风疾者，皆可以取风府穴也。人之感风者，有振寒、汗出、头痛、身重、恶寒之证，则当取风府穴治之，调其阴阳表里之经，以虚实为补泻耳。及有大风病者，致颈项皆痛，则亦治在此穴也。按《长刺节论》有曰：病大风，骨节重，须眉堕，名曰大风。此其病名也。风府在项后入发际一寸，大筋内宛宛中，此曰上椎者，大椎之上也，禁灸，针三分。

大风汗出，灸噫嘻，噫嘻在背下侠脊傍三寸所，厌之令病者呼噫嘻，噫嘻应手。厌，读作压。

此言感大风而欲汗出者，当灸噫嘻穴也。噫嘻，系足太阳膀胱经，在背下侠脊第六椎下，两旁各开一寸五分，共计有三寸所，医工以手指压之，令病者呼噫嘻，噫嘻则其脉应手者是也。针六分，留三呼，泻五吸，灸二七壮。

从风憎风，刺眉头。

此言感风恶风者，当刺攒竹穴也。系足太阳膀胱经，在眉头，故云。针一分，留三呼，泻五吸，禁灸。

失枕，在肩上横骨间。

此言失枕者，有当刺之穴也。肩上横骨间，乃肩尖端上行两叉骨罅间陷中，名巨骨穴，系手阳明、阳跷之会。针一寸半，灸三壮至七壮，治肩臂不得屈伸。王注以为缺盆穴者，恐缺盆难治失枕，盖因横骨间，遂以为缺盆也。

折，使揄臂齐肘，正灸脊中。折，音舌。《礼·杂记》：大夫不揄绞。《玉藻》夫人揄狄。其揄俱读为摇。

此言折臂者，当有灸之之法也。凡人折臂者，使人自摇其臂而曲之，上与肘齐，即臂脊之中而灸之，以疏通其肘臂之气。盖细详之，乃三阳络之所也。系手少阳三焦经，腕后臂外四寸，灸七壮，禁针。按督脉十一椎下有脊中，此穴与折臂无义，故当为臂脊之中。王注以为此节治上节失枕者尤非。

䏚络季胁，引少腹而痛胀，刺噫嘻。 䏚，音眇。

此言䏚络及季胁引少腹而痛胀者，当刺噫嘻也。䏚络者，䏚间之络。季胁者，章门之所。噫嘻穴所见前。

腰痛不可以转摇，急引阴卵，刺八髎与痛上，八髎在腰尻分间。

此言腰痛不可以转摇者，当刺八髎穴也。八髎者，上髎、次髎、中髎、下髎也。左右相同，故曰八，系足太阳膀胱经。上髎第一空，腰髁第一寸夹脊陷中，次髎在第二空，中髎在第三空，下髎在第四空，俱夹脊陷中。针三分，灸三壮。

鼠瘘寒热，还刺寒府，寒府在附膝外解营。取膝上外者使之拜，取足心者使之跪。 此与《灵枢》寒热第七十、论疾诊尺第七十四参论。

此言刺鼠瘘病者之有穴，而示以取穴之法也。凡生鼠瘘而发为寒热者，还须刺寒府穴，其穴在附膝外骨解之营也。然凡取膝上外穴者，使之拜，则膝穴空开，而骨解之间可按而取之。至于取足心穴者，使之跪，则宛宛深处即穴之所在，亦可按而取之矣。按针灸书并无寒府穴，今细推之，足少阳胆经有阳关穴，在阳陵泉上三寸犊鼻外陷中，疑是此穴。盖鼠瘘在颈腋之间，正属足少阳胆经也。其曰寒府者，大凡人之膝上片骨最寒，故命名如此耶！又曰阳关者，以足三阳以此为关耶！足太阳膀胱经风门穴又曰热府，其古人命穴必有取义，犹手有曲池，足有曲泉，手有三阳络，足有三阴交，膝外有阳陵泉，膝内有阴陵泉之类，故风门为热府，而阳关为寒府也。

任脉者，起于中极之下，以上毛际，循腹里，上关元，至咽喉，上颐循面入目。

此言任脉之所起所止也。任脉，奇经八脉之一也。中极者，脐下四寸。起于中极之下，则始于会阴穴也。两阴间，任由会阴而行腹，督由会阴而行背。从会阴以上曲骨之毛际，横骨上中极下一寸陷中，动脉应手,针一寸,灸七壮。**复循腹里之中极**,脐下四寸,针八分,灸五壮。**上关元**,脐下三寸,针一寸二分,灸七壮。又上石门、气海、阴交、神阙、水分、下脘、建里、中脘、上脘、巨阙、鸠尾、中庭、膻中、玉堂、紫宫、华盖、璇玑、天突,至廉泉、承浆,以上咽喉中,其脉至上颐循面,以入于目也。

按《难经》《甲乙经》无上颐循面入目之句。

冲脉者,起于气街,并少阴之经,侠齐上行,至胸中而散。

此言冲脉之所起所止也。冲脉,亦奇经八脉之一也。气街,即气冲,在鼠鼷上一寸,系足阳明胃经穴也。任脉当脐中而上行,冲脉侠脐两旁而上行,起于气街,并足少阴肾经,侠脐上行,至胸中而散也。按《灵枢·动输篇》云:冲脉者,十二经之海也,与少阴之大络起于肾下,出于气街。又《灵枢·五音五味篇》云:冲脉、任脉皆起于胞中,上循脊里,为经脉之海,其浮而外者,循腹各行,会于咽喉,别而络唇口。

任脉为病,男子内结七疝,女子带下瘕聚。

此言任脉之为病也。内者,腹也。腹之中行,乃任脉所行之脉路,则宜其为病若是。《难经·二十九难》云:其内若结,男子为七疝,女子为瘕聚。七疝者,按《内经·刺逆从篇》,有狐疝风、肺风疝,《大奇论》有肺疝。脾风疝、心风疝;《脉要精微论》《大奇论》《灵枢·邪气脏腑病形篇》俱有心疝、肾风疝、肝风疝;《脉解篇》有妇人癀疝;《至真要大论》有男子癀疝;《阴阳别论》亦有癀疝;《五脏生成篇》有厥疝;《灵枢·邪气脏腑病形篇》有肝脉急甚为癀疝,脾脉微大为疝气。今疑厥疝者,乃诸疝总名也。疝气者,自脾脉而言即脾疝也;癀疝者,当是癀疝也。且尝总计其数,共有七疝,乃五脏疝及狐疝、癀疝也。其大义俱见各篇注释之下。后世丹溪七疝:寒、水、筋、血、气、狐、癀。《袖珍方》七疝:厥、癀、寒、气、盘、附、狼。似丹溪合于经旨。虽其名色各异,岂出《内经》之范围耶？然后世但知病在下部者为疝,岂知五脏皆有疝？又但知男子有疝,岂知妇人亦有疝？盖皆不考《内经》故耳。瘕聚者,即积聚也。《大奇论》曰:三阳急为瘕。按后世有八瘕者,亦因七疝之名而遂有八瘕名色,即蛇瘕、脂瘕、青瘕、黄瘕、燥瘕、血瘕、狐瘕、鳖瘕是也。《内经》无之。

冲脉为病,逆气里急。

此言冲脉之为病也。言冲脉起于气冲,并足少阴夹脐上行,至胸中而散,则里者其所行之脉络也。故其为病,气逆而不能上,何以至胸中而散也？气聚腹中而不能散,何以免在里之急也？

督脉为病,脊强反折。

此言督脉之为病也。言督脉行于脊中,故其为病,脊强反折而不能屈伸也。

督脉者,起于少腹以下骨中央,女子入系庭孔,其孔,溺孔之端也。其络循阴器,合篡间,绕篡后,别绕臀,至少阴,与巨阳中络者合少阴,上股内后廉,贯脊属肾,与太阳起于目内眦,上额交巅上,入络脑,还出别下项,循肩髆内,侠脊抵腰中,入循膂,络肾。其男子循茎,下至篡,与女子等。其少腹直上者,贯齐中央,上贯心,入喉,上颐环唇,上系两目之下中央。此生病,从少腹上冲心而痛,不得前后,为冲疝;其女子不孕,癃痔,遗溺,嗌干。督脉生病治督脉,治在骨上,甚者在齐下营。 溺,音鸟,去声。篡,音屯。眦,音赀。髆,音博。齐,俱作脐。

此复言督脉所起所止,而又指其病名与治法也。任、冲、督三脉一源而三歧,督由会阴而行背,任由会阴而行腹,冲由气冲而行足少阴。惟督脉由会阴而起,而会阴在于少腹之下,横骨之中央。女子入系廷孔,即窈漏之所,乃前阴也。以其阴廷系属于中,故名之为系廷孔也。其孔即溺孔之端,盖窈漏之中有溺孔,其端正在阴廷,乃溺孔之端也。督脉有别脉,盖自溺孔之端分而各行:循阴器,合篡间,正在前阴后阴之两间也。又自两间之后已复分而行,绕篡之后。又别络者,分而行之,绕其臀肉内廉,贯脊属肾。彼足太阳膀胱经之络从外行者,循髀枢,络股阳而下,其中行者,下贯臀,至腘中,与外行络合足少阴肾经,自股内后廉贯脊属肾。督脉之别绕臀者,至此则与二经相合而行也。又与足太阳起于目内眦,上额交巅上,入络脑,还出别下项,循肩膊内,侠脊抵腰中,入循膂,络肾,一如足太阳经脉之所行也。若男子,始于会阴之时,即循茎下至篡,与女子同。然而督脉、任脉名色虽异,而气脉不殊,其督脉所行者,一如任脉之行,故自少腹直上者,贯脐中央,上贯心,入喉,上颐环唇,上系两目之中央。其督脉为病者,又如任脉之病,从少腹上冲心而痛,不得前后,为冲疝。其女子所生之病,一如任、冲之病,为不孕,为癃,为痔,为遗溺,为嗌干也。究而言之,所以谓之任脉者,以女子赖此任养也,故曰女子不孕也。所以谓之冲脉者,以其气上冲也,故自其生病,少腹上冲心而痛也。所以谓之督脉者,以其督领经脉之海也。由此三用,故其脉相交引,病亦互名耳。且此督脉为病而欲治之者,治在横骨之上,毛际之中,名曲骨穴者是也。在横骨上,中极下二寸,毛际陷中,脐下五寸,针八分,灸七壮。病之甚者,则在脐下之营,乃阴交穴耳。脐下一寸,针八分,灸三七壮。

其上气有音者,治其喉中央在缺盆中者。其病上冲喉者,治其渐,渐者上侠颐也。

此言上息有音者当治天突,而上冲喉者当治大迎也。天突,系任脉经,在颈结喉下四寸之中央,即缺盆之中,盖左右两旁为缺盆,则天突在其中也。<small>针可五分,灸可五壮。</small>渐者,即大迎穴,系足阳阴胃经,以其脉渐上颐而环唇,故名侠颐为渐也。<small>在曲颔前一寸三分骨陷中动脉,又以口下当两肩是穴,针三分,留七呼,灸三壮。</small>

蹇膝伸不屈,治其楗。坐而膝痛,治其机。立而暑解,治其骸关。膝痛,痛及拇指,治其腘。坐而膝痛如物隐者,治其关。膝痛不可屈伸,治其背内。连骱若折,治阳明中俞髎;若别,治巨阳、少阴荥。淫泺胫痠,不能久立,治少阳之维,在外上五寸。辅骨上、横骨下为楗,侠髋为机,膝解为骸关,侠膝之骨为连骸,骸下为辅,辅上为腘,腘上为关,头横骨为枕。<small>楗,音健。髋,音宽。治少阳之维,维字当作络。</small>

此言膝痛诸证,各有当治之所也。蹇膝,谓伸而不能屈,即膝之艰难也。下文曰辅骨上、横骨下为楗,盖言股外之中,辅骨之上,横骨之下,即髀枢中也。膝痛能伸不能屈者,当取此穴治之。坐而膝痛者治其机,下文曰侠髋为机,谓髋骨两旁相接处也。立而暑解者治其骸关,下文曰膝解为骸关,言膝骨之分解处也。若膝痛而立,其骨解中热者,则取骸关以治之,即膝解处也。膝痛,痛及拇指者,治其腘,下文曰侠膝之下为连骸,骸下为辅骨,辅骨之上为腘,盖膝下解骨既为骸关,则侠膝之骨当为连骸也。连骸之上为辅骨,辅骨之上为腘中,腘中者,即委中也,系足太阳膀胱经穴。<small>腘中央约文动脉应手,针五分,灸三壮。</small>坐而膝痛如物隐者治其关,下文曰腘上为关,盖关在腘上,当楗之后,今坐而膝痛,如膝中有物隐于内者,当治其关,疑是承扶穴也,系足太阳膀胱经。<small>尻臀下阴纹中,针七分,灸三壮。</small>膝痛不可屈伸者,治其背内,谓大杼穴也,系足太阳膀胱经。<small>项后第一椎下两旁,相去脊中各一寸半,针三分,禁灸。</small>连骱若折,治阳明中俞髎,谓膝痛不可屈伸,连骱骨痛如折者,则治足阳明胃经之俞髎耳,盖指三里穴也。膝下三寸,骱骨外廉大筋内宛宛中,针三分,灸七壮。若别,治巨阳、少阴荥,谓舍三里穴而欲取别穴,则取足太阳膀胱经之荥穴通谷、足少阴肾经之荥穴然谷也。通谷,在足小指外侧本节前陷者中,刺二分,留五呼,灸三壮。然谷,在足内踝前起大骨下陷中,刺三分,留三呼,灸三壮。淫泺者,谓似酸痛而无力也。胫酸难立,治少阳之络光明穴,在外踝上五寸者是也。由是言之,则髋骨上为腰,髋骨下为楗,膝上为机,膝外为骸关,楗后为关,关下为腘,腘下为辅骨,辅骨上为连骸,连骸者,是骸骨相连接处也,及头上之横骨为枕骨,此皆不可不知者也。

水俞五十七穴者,尻上五行,行五;伏兔上两行,行五。左右各一行,行五。踝上各一行,行六穴。

此言治水之俞,计有五十七穴也。尻上五行,每行五穴,谓背脊当中行督脉经脉气所发者,乃脊中、悬枢、命门、腰俞、长强是也。次夹督脉两旁足太阳脉气所发者,乃大肠俞、小肠俞、膀胱俞、中膂内俞、白环俞是也。又次外夹两旁亦足太阳脉气所发,乃胃仓、肓门、志室、胞肓、秩边是也。伏兔上两行,行五者,中行任脉两旁,乃中注、四满、气穴、大赫、横骨是也。次夹足少阴两旁,足阳明脉气所发,乃外陵、大巨、水道、归来、气冲是也。已上在背在腹者,俱左右之穴相同,每穴在左在右各有一行,故在背在腹数之各有五行也。每行六者,谓足内踝之上,足少阴脉,即太冲、复溜、阴谷三穴,阴跷脉有照海、交信、筑宾等三穴,共为六穴也。大意又见《水热穴论》。

髓空,在脑后三分,在颅际锐骨之下,一在龈基下,一在项后中复骨下,一在脊骨上空,在风府上,脊骨下空,在尻骨下空。数髓空

在面侠鼻,或骨空在口下,当两肩。两髆骨空在髆中之阳;臂骨空在臂阳去踝四寸,两骨空之间;股骨上空在股阳,出上膝四寸;骱骨空在辅骨之上端;股际骨空在毛中动下;尻骨空在髀骨之后相去四寸。扁骨有渗理凑,无髓孔,易髓无空。龈,音银。

此举周身之骨空而极言之,正明凡有骨空之义,故无病名与治法也。髓必有空,在脑后三分,颅际锐骨之下,即项后入发际一寸,乃风府穴也,系督脉经。有一骨空在龈基之下,盖龈交在唇内上齿缝中,则下齿之下乃龈基也。今居龈基之下者,当颐下骨陷中有穴,夫是之谓龈基之下也,系任脉经。有一骨空在项后之中复有骨之下,即瘖门穴也,系督脉经。有一骨空在脊骨之上,其空在风府之上,即脑户穴也,系督脉经。有一骨空在脊骨之下,其空在尻骨之侠间有空,即长强穴也,系督脉经。有数处髓空在面鼻处,乃颧髎等穴也,系足阳明胃经。或有骨空在口之下当两肩处,即大迎穴也,系足阳明胃经。其两膊间骨有空,在膊中之表,后凡言阳者仿此。即近肩髎穴之处也,系手阳明大肠经。其臂间之骨亦有空,在臂之表,去踝四寸,两骨空之间,即手少阳三焦经之三阳络穴也。其股骨之上亦有空,在股阳出上膝四寸,即伏兔穴也,系足阳明胃经。其骱骨亦有空,在辅骨之上端,即犊鼻穴也,系足阳明胃经。其股际亦有空,在毛中动脉之下。疑是任脉经曲骨穴。其尻骨下亦有空,在髀骨之后相去四寸,即上、次、中、下八髎穴也。其尻间扁骨有渗灌文理归凑,则无髓孔,盖凡有骨者必有髓,今以渗灌文理者易之,则无髓亦无空也。

灸寒热之法,先灸项大椎,以年为壮数;次灸橛骨,以年为壮数。

视背俞陷者灸之,举臂肩上陷者灸之,两季胁之间灸之,外踝上绝骨之端灸之,足小指次指间灸之,腨下陷脉灸之,外踝后灸之,缺盆骨上切之坚痛如筋者灸之,膺中陷骨间灸之,掌束骨下灸之,齐下关元三寸灸之,毛际动脉灸之,膝下三寸分间灸之,足阳明跗上动脉灸之,巅上一灸之,犬所啮之处灸之三壮,即以犬伤病法灸之,凡当灸二十九处。伤食灸之,不已者,必视其经之过于阳者,数刺其俞而药之。啮,古结反。末数字,音朔。

　　此举灸寒热之穴而悉言之也。凡灸寒热之法,先灸项下大椎穴,系督脉经,以年为壮数,如十岁灸十壮之谓。谓之壮者,盖唯年壮则灸艾易加,故即以壮名之耳。次灸橛骨者,即尾穷之穴,亦以年为壮数。视背胛间有陷者灸之。举臂肩上陷者灸之,谓肩髃穴也,系手阳明大肠经。两季胁间灸之,谓京门穴也,系足少阳胆经。外踝上绝骨之端灸之,谓阳辅穴也,系足少阳胆经。足小指次指间灸之,谓侠溪穴也,系足少阳胆经。腨下陷脉灸之,谓承筋穴也,在腨中央陷者中,系足太阳膀胱经。外踝后灸之,谓昆仑穴也,系足太阳膀胱经。缺盆骨上切之坚痛如筋者灸之。《经》阙其名,当随其所在而灸之。膺中陷骨间灸之,谓天突穴也。系任脉经。掌束骨下灸之,谓之阳池穴也,系手少阳三焦经。脐下三寸灸之,即关元穴也,系任脉经。毛际动脉灸之,谓气冲穴也,系足阳明胃经。膝下三寸分间灸之,谓三里穴也,系足阳明胃经。足阳明跗上动脉灸之,谓冲阳穴也,系足阳明胃经。巅上一穴灸之,谓百会穴也,系督脉经。有为犬所啮而发寒热者,即以犬伤病法灸之三壮,盖灸其所伤处。凡当灸者有二十九处。人有伤食而发寒热者灸之,如灸之而寒热不止,必视其各部阳经有病者,数刺其俞,而用药以调治之,则寒热少却矣。所谓过者,病也。俞者,如手阳明大肠之俞穴三间是也。

水热穴论篇第六十一

内论治水治热之穴,故名篇。

黄帝问曰:少阴何以主肾,肾何以主水?岐伯对曰:肾者至阴也,至阴者盛水也。肺者太阴也,少阴者冬脉也。故其本在肾,其末在肺,皆积水也。帝曰:肾何以能聚水而生病?岐伯曰:肾者胃之关也,关门不利,故聚水而从其类也。上下溢于皮肤,故为胕肿。胕肿者,聚水而生病也。帝曰:诸水皆生于肾乎?岐伯曰:肾者牝脏也,地气上者属于肾,而生水液也,故曰至阴。勇而劳甚则肾汗出。肾汗出逢于风,内不得入于脏腑,外不得越于皮肤,客于玄府,行于皮里,传为胕肿,本之于肾,名曰风水。所谓玄府者,汗空也。按风水之证又见《评热病论》《奇病论》《灵枢·论疾诊尺篇》。

此言风水之病,本之于肾而传之于肺也。帝言人有病水证者,皆曰属之于肾,但不知足少阴何以属肾?而肾何以主水?伯言肾居下焦,为阴中之阴,乃至阴也。水为阴,肾亦为阴,今肾为至阴,则水病乃盛水也。彼肺为手太阴经,肾为足少阴经,少阴者,主于冬,水之脉也。其脉从肾上贯膈,入肺中,故其病本在肾,其病末在肺。本者病之根也,末者病之标也。肾气上逆,则水气客于肺中,此所以皆为积水也。且肾何以聚水而成病?正以肾为胃之关,关者,有出入所司之义也。肾主下焦,膀胱为腑,开窍于二阴,故肾气化则二阴通,肾气不化则二阴闭,闭则胃填满,故曰肾者胃之关也。关闭则气停,气停则水积,水积则水盛,水盛则气溢,故曰关门不利,当聚水而从其类也。由是上者为肺，下者为肾，肺肾俱溢，溢于皮肤，其胕必肿，此乃聚水而生病之验也。况肾为牝脏，地为阴象，地气上者为水，故感之而生水液耳。惟地与肾皆属阴，此肾之所以为至阴也。方其病始之际，强力入房，勇而劳甚，则肾汗出，肾汗出逢于风，内不得入于脏腑，外不得越于皮肤，风乃客于玄府之内，行于皮肉之中，传为胕肿之证，其实本之于肾也，故有风复有水，其名曰风水。然所谓玄府者，即皮肤上之汗空也。汗空虽细微，最为玄远，故曰玄。后世止知水肿，不知有风水之义，但知利水而并不用风药，此朱丹溪治水肿法诚有未全，后世循法用之，致人夭枉者不知几千万人也。如果审得周身浮肿，色黑或白，不黄，目下肿亮，肤如脂泽，信为风水证也。用羌活以入膀胱，独活以入肾，防风行四肢，苍术发表胜湿，干葛、白芷入阳明，柴胡和解表里，甚则用十二经引经药，无不应手而愈。但止腹中坚胀者，则又以鼓胀治之，不在此例，当用《腹中论》治以鸡屎醴之类是也。

帝曰：水俞五十七处者，是何主也？岐伯曰：肾俞五十七穴，积阴之所聚也，水所从出入也。尻上五行行五者，此肾俞。故水病下为胕肿大腹，上为喘呼不得卧者，标本俱病。故肺为喘呼，肾为水肿，肺为逆不得卧。分为相输，俱受者，水气之所留也。伏兔上各二行行五者，此肾之街也，三阴之所交结于脚也。踝上各一行行六者，此肾脉之下行也，名曰太冲。凡五十七穴者，皆脏之阴络，水之所客也。

此言治水之腧有五十七所也。肾属水，治肾水之腧有五十七穴者，积阴之所聚也，其腧皆水所从出入之处。尻上计有五行，每行计有五穴，此肾之腧也。夫尻上之腧果有五行，其中行系督脉一经，旁四行系足太阳膀胱经，而今曰肾之腧者，以肾与膀胱为表里，故不曰膀胱而曰肾腧也。其脊中五穴，即脊中、悬枢、命门、腰俞、长强是也。次两旁，即大肠俞、小肠俞、膀胱俞、中膂内俞、白环俞是也。又次两旁，即胃仓、肓门、志室、胞肓、秩边是也。刺灸治法见《针灸聚英》，下仿此。故水病者，下为胕肿腹大之证，上为喘呼不得卧之证。下病为本，上病为标，是乃标本俱病也。故在肺则为喘呼，在肾则为水肿。后世称为水肿者本此。肺为逆所以不得卧也。此二经之分本为相输相应，俱受其病者，以水气之所留也。伏兔上各二行，每行有五穴者，此肾脉所通之街，谓夹中行任脉两旁，有中注、四满、气穴、大赫、横骨是也；次夹两旁，有外陵、大巨、水道、归来、气冲是也。且足经三阴之所交者，必结于脚。内踝上三寸有穴名三阴交，以肾、肝、脾三经之所交也。其踝上各一行，每行六穴者，此肾脉之所行，名曰太冲，以肾与冲脉并皆下行于足，合而盛大，故曰太冲，其穴在内踝之上，即太冲后复溜、阴谷、照海、交信、筑宾是也。凡此五十七穴者，皆阴脏之阴络，水之所客处也，故治水者，治此诸穴耳。

帝曰：春取络脉分肉何也？岐伯曰：春者，木始治，肝气始生，肝气急，其风疾，经脉常深，其气少，不能深入，故取络脉分肉间。此下四节当与《灵枢·本输篇》第十八节参看。

此言春时行刺法者，所以必取络脉分肉之义也。盖以春属木，木始治时，肝属木，脏气始生，斯时肝气虽急，天之风亦疾，然人之经脉常深，而风木之气常少，不能深入于经脉之内，仅在络脉分肉之间，故刺之者必取此所也。如列缺为肺之络脉，其手腕侧后为列缺分肉也。

帝曰：夏取盛经分腠何也？岐伯曰：夏者火始治，心气始长，脉瘦气弱，阳气留溢，热熏分腠，内至于经，故取盛经分腠。绝肤而病去者,邪居浅也。所谓盛经者,阳脉也。长,上声。

此言夏时行刺法者,所以必取盛经分腠之义也。盖以夏属火,火始治时,心属火,脏气始长,其脉尚瘦,其气尚弱,火者阳气也,阳气留溢于人身,热气熏蒸于分腠,内而遂至于盛经,故盛经者,人身阳经之脉也。用刺法者,必取此盛经分腠以治之,先以左手按绝其皮肤,而右手刺之即病去者,邪尚浅也。然所谓盛经者,乃阳经之脉也。按《灵枢·官能篇》有绝脉、绝皮之义。

帝曰:秋取经俞何也? 岐伯曰:秋者金始治,肺将收杀,金将胜火,阳气在合,阴气初胜,湿气及体,阴气未盛,未能深入,故取俞以泻阴邪,取合以虚阳邪。阳气始衰,故取于合。

此言秋时行刺法者,所以必有取于经俞之义也。经俞者,据下节井荥推之,则是各经之经穴、俞穴也。盖以秋属金,金始治时,肺亦属金,脏气将收将杀,金气旺,反欲胜火,正以金旺火衰故也。然而火气方在阳经之合穴,斯时阴气初胜,湿气及体,阴气未盛,未得深入,故取阴经之俞穴,以泻阴经之火邪,取阳经之合穴,以泻阳经之火邪,则阳气始衰矣。阳气者火气也,所以有取于合穴耳。按此节帝分明以经穴、俞穴为问,而伯乃对言所取在合,其阴经则取俞,要知伯之所答者为是,而帝之所问者误也。

帝曰:冬取井荥何也? 岐伯曰:冬者水始治,肾方闭,阳气衰少,阴气坚盛,巨阳伏沉,阳脉乃去,故取井以下阴逆,取荥以实阳气。故曰:冬取井荥,春不鼽衄。此之谓也。

此言冬时行刺法者,所以必有取于井荥之义也。盖以冬属水,水始治时,肾亦属水,其脏方闭,阳经之气始衰,少阴肾经之气坚盛,故巨阳者太阳也,与肾为表里,其脉亦伏沉,而阳脉乃下去矣。故取阴经之井穴,以阴邪之欲下逆故也;取阳经之荥穴,以实其阳气,而不使阴邪之下逆故也。经有之曰:冬取井荥,春不鼽衄。此之谓也。

按此篇秋日治合,则阳气尚在合而治之。冬日井荥,以阴邪欲下逆而出之。其春必刺络脉分肉处,夏必刺盛经分腠矣。《难经》以春为刺井,夏为刺荥,秋为刺经,冬为刺合,则与此大反,要知经之所言者是,而《难经》则非也。

帝曰:夫子言治热病五十九俞,余论其意,未能领别其处,愿闻其处,因闻其意。岐伯曰:头上五行行五者,以越诸阳之热逆也。大杼、膺俞、缺盆、背俞,此八者,以泻胸中之热也。气街、三里、巨虚上下廉,此八者,以泻胃中之热也。云门、髃骨、委中、髓空,此八者,以泻四支之热也。五脏俞傍五,此十者,以泻五脏之热也。凡此五十九穴者,皆热之左右也。帝曰:人伤于寒而传为热何也?岐伯曰:夫寒盛则生热也。行,音杭。髃,音耦,

此详言刺热病者有五十九穴,复明感寒生热之义也。头上五行,每行有五穴者,中行属督脉经,有上星、囟会、前顶、百会、后顶五穴也;次两旁属足太阳膀胱经,有五处、承光、通天、络却、玉枕五穴也;又次两旁属足少阳胆经,有临泣、目窗、正营、承灵、脑空也。中行每穴止一,而旁二行左右相同,故共有五行也。此乃所以泻诸阳之热逆于上者,谓手足六阳经也。刺灸治法见《针灸聚英》,下仿此。其大杼穴系足太阳膀胱经,膺俞穴即中府,系手太阴肺经,缺盆穴系足阳明胃经,背俞穴即风门,系足太阳膀胱经,左右相同,故计八穴,此皆所以泻胸中之热也。气街一名气冲,三里、上巨虚、下巨虚,皆系足阳明胃经,左右相同,计有八穴,此皆所以泻胃中之热也。云门穴系手太阴肺经,髃骨穴即肩髃,系手阳明大肠经,委中系足太阳膀胱经,髓空穴即腰俞,系督脉经,左右相同,故计有八穴,此皆所以泻四

肢之热也。但腰俞在中行,止有一穴耳。五脏俞旁五,谓五脏之俞旁有五穴,即肺俞之旁有魄户,以肺藏魄也;心俞之旁有神堂,以心藏神也;肝俞之旁有魂门,以肝藏魂也;脾俞之旁有意舍,以脾藏意也;肾俞之旁有志室,以肾藏志也。俱系足太阳膀胱经,左右相同,故计有十穴,此皆所以泻五脏之热也。凡此五十九穴者,皆治热之左右穴也。夫热必始于寒,人伤于寒而传为热者,正以寒盛则生热,乃寒极生热、阴胜则为阳之义耳。

调经论篇第六十二

内言病有虚实,宜善调其经脉,如末节之谓,故名篇。

黄帝问曰:余闻刺法,言有余泻之,不足补之,何谓有余? 何谓不足? 岐伯对曰:有余有五,不足亦有五,帝欲何问? 帝曰:愿尽闻之。岐伯曰:神有余有不足,气有余有不足,血有余有不足,形有余有不足,志有余有不足,凡此十者,其气不等也。

此言神气血形志,各有有余不足也。

帝曰:人有精气津液,四支九窍,五脏十六部,三百六十五节,乃生百病,百病之生,皆有虚实。今夫子乃言有余有五,不足亦有五,何以生乎? 岐伯曰:皆生于五脏也。夫心藏神,肺藏气,肝藏血,脾藏肉,肾藏志,而此成形,志意通,内连骨髓,而成身形五脏。五脏之道,皆出于经隧,以行血气。血气不和,百病乃变化而生,是故守经隧焉。成形五脏之五脏二字,衍文。

此言人有虚实,而生百病者,以血气之不和也。《灵枢·决气篇》云:两神相搏,合而成形,常先身生,是谓精。上焦开发,宣五谷味,熏肤、充身、泽毛,若雾露之溉,是谓气。腠理发泄,汗出溱溱,是谓津。谷入气满,淖泽注于骨,骨属屈伸泄泽,补益脑髓,皮肤润泽,是谓液。其四肢者,手足也,手足各二。九窍者,阳窍七,在面部,阴窍二,前阴后阴也,在下部。五脏者,心肝脾肺肾也。共为十六部,及有三百六十五节,《灵枢·九针十二原篇》有曰:所谓节之交,三百六十五会。又云:所言节者,神气之所游行出入也,非皮肉筋骨也。是皆能生百病者也。百病之生,各有虚有实,是虚者即所谓不足也,实者即所谓有余也。今约有余不足,而分之则为五,统之则为十,果何以生此不足有余也? 伯言皆生于五脏也。夫所谓神气血肉志者,皆藏之于五脏,而人之形始成焉。惟志意通畅,内连骨髓,而身形五脏始无百病,正以五脏之道皆出于经隧,经隧者,经脉潜行之路也。经脉伏行而不见,故谓之经隧。即如《灵枢·经脉篇》论各经脉气之流行,所以行血气者也。血气不和,则为有余不足,而百病乃生。是故善治生者,必守此经隧焉,真可以决死生,处百病,调虚实也。

帝曰:神有余不足何如? 岐伯曰:神有余则笑不休,神不足则悲。血气未并,五脏安定,邪客于形,洒淅起于毫毛,未入于经络也,故命曰神之微。帝曰:补泻奈何? 岐伯曰:神有余,则泻其小络之脉出血,勿之深斥,无中其大经,神气乃平。神不足者,视其虚络,按而致之,刺而利之,无出其血,无泄其气,以通其经,神气乃平。帝曰:刺微奈何? 岐伯曰:按摩勿释,著针勿斥,移气于不足,神气乃得复。著,着同。

此言神有虚实为病者,皆当刺之,而复有刺邪之法也。神者,心之所藏也。《灵枢·本神篇》言:心藏脉,脉舍神,心气虚则悲,实则笑不休。然则有余不足者,正虚实之谓也。观此则知有余不足皆能为病者矣。盖心在声为笑,在志为喜,故实则笑不休。肺在志为忧,在声为哭,故心气衰而不能胜肺,则不足而悲。此乃气血已并,所以为虚实而成病也。故感于邪,或感邪而甚者有之。然方其血未并于气,气未并于血,而五脏安定之时,邪或客之,则邪在小络,起于毫毛,有洒淅恶寒之貌,尚未入于大经与大络也,故命曰神之微病耳。帝复疑神为有余不足,而病有为笑为悲,则不可无补泻法也。伯言神有余者病也,过犹不及也,当泻小络之脉出血,勿深推其针,斥者推也,恐针深则伤肉也。又无中其大经,恐因小络而兼伤大经也。盖以经脉为里,支而横者为络,络之别者为孙络,孙络者,小络也。神本无形,宜其善针之若此,必使神气既平,不至于有余,而为笑不休斯已矣。神不足者,其络必虚,当治其心经之络,为虚者治之,按而致其气之来,刺而令其气之和,利者和也,无出血泄气,以通其经脉,使神气乃平,不至于不足,而为悲斯已矣。且其邪客于形,而初起于毫毛,未入于经络,则乘其微,而刺之者,当按摩其病处,勿释其手,著针其病处,勿推其针,使移邪气于不足而为衰,复其真气之如故而无亏,则神气自全矣。愚按此节当分为四段,其曰神有余则笑不休,神不足则悲,言有余,不足皆能为病也,是乃本体之病。自血气未并至故曰神之微,言始时皆能感邪,其病必微,是乃外感之病。其曰神有余者至神气乃平,言刺其有余之法,非刺其邪也。其曰神不足至神气乃平,言刺其不足之法,亦非刺其邪也。至于刺微奈何至末,方与第二段相应,此微字正是命曰神之微之微也,乃所以刺其邪也。若以第二段为三,第三段为二,则文理自无不明。王注以第三、四段皆为有邪,则末段又何为有刺微之问?又奚必另有刺法?反有不明者矣。又按按摩勿释四句,似为空虚,未着何经,愚意即第七节志有虚实为病,乃肾经也,故刺然谷、复溜本经之穴,则刺神者当在心包络经,刺气者当在肺经,刺血者当在肝经,刺形者当在脾经,否则周身之内,何以知其为神之病或气之病?

又何以知其为何经之病？高明者其详之。

帝曰：善。气有余不足奈何？岐伯曰：气有余则喘欬上气，不足则息利少气。血气未并，五脏安定，皮肤微病，命曰白气微泄。帝曰：补泻奈何？岐伯曰：气有余，则泻其经隧，无伤其经，无出其血，无泄其气。不足，则补其经隧，无出其气。帝曰：刺微奈何？岐伯曰：按摩勿释，出针视之，曰：我将深之。适人必革，精气自伏，邪气散乱，无所休息，气泄腠理，真气乃相得。

此言气有虚实为病者，皆当刺之，而复有刺邪之法也。气者，肺之所藏也。《灵枢·本脏篇》言：肺藏气，气舍魄，肺虚则鼻塞不利，少气。即本文之少气也。实则喘喝，胸盈仰息，即本文之喘欬上气也。此乃气血已并，所以为虚实而成病也。故或感于邪，或感于邪而甚者有之，然方其血未并于气，气未并于血，而五脏安定之时，邪来客之，则肺主皮肤，皮肤微病，命曰白气微泄。盖肺属金，为色之白也。然而气有余者，则审其有余之在肺经，而泻其经隧，无得伤经出血，及泄其营气也。气不足者，则审其不足之在肺经，而补其经隧，虽卫气亦不泄之斯可也。且其邪客于形，当按摩其病处，勿释其手，出针视之，仍骇此病人曰：我将深此针以刺之，适致此人革其常度，不能自宁，则精气必敛伏，邪气必散乱，此邪且无所安息，外泄腠理，真气乃相得矣。

帝曰：善。血有余不足奈何？岐伯曰：血有余则怒，不足则恐。血气未并，五脏安定，孙络水溢，则经有留血。帝曰：补泻奈何？岐伯曰：血有余，则泻其盛经，出其血。不足，则视其虚经，内针其脉中，久留而视，脉大疾，出其针，无令血泄。帝曰：刺留血奈何？岐伯曰：视其血络，刺出其血，无令恶血得入于经，以成其疾。

此言血有虚实为病者,皆当刺之,而复有刺邪之法也。血者,肝所藏也。《灵枢·本神篇》言:肝藏血,血舍魂,肝气虚则恐,实则怒。正与此同。盖以肝在志为怒,肾在志为恐,不足则母气虚而为恐也。此血气已并,所以有虚实而为病耳。故或感于邪,或感于邪而甚者有之,然方其血未并于气,气未并于血,而五脏安定之时,孙络为湿所胜,其水泛溢,则入于经而有留血,此乃邪之为病也。然而血有余者,则审其在肝经之盛而泻之,以出其血。血不足者,则视其在肝经之虚而补之,针其脉中,久留而视,所谓如待贵人,不知日暮者是也。候脉已大疾,则气已至矣,乃出其针,无令出血可也。且邪之所感,致有留血,则当视其血在络时,即刺出其血,无令恶血入经,以成他疾可也。

帝曰:善。形有余不足奈何?岐伯曰:形有余则腹胀,泾溲不利,不足则四支不用。血气未并,五脏安定,肌肉蠕动,命曰微风。帝曰:补泻奈何?岐伯曰:形有余则泻其阳经,不足则补其阳络。帝曰:刺微奈何?岐伯曰:取分肉间,无中其经,无伤其络,卫气得复,邪气乃索。溲,音叟。蠕,音软。

此言形有虚实为病者,皆当刺之,而复有刺邪之法也。形者脾所藏也,盖形成于肉,脾主肌肉故也。《灵枢·本神篇》言:脾藏营,营舍意,脾气虚则四支不用,五脏不安;实则腹胀,泾溲不利。正与此同。此气血已并,所以为虚实而成病耳。故或感于邪,或感邪而甚者有之。然方其血未并于气,气未并于血,而五脏安定之时,则风或客之,肌肉如蠕虫之动,然而风气尚微,命曰微风。故形之有余,则当泻足阳明胃经;形之不足,则当补足阳明胃络。正以脾胃为土,土主肌肉,而今曰阳经,非胃而何?且也微风所客,必当刺之,取其感风之分肉间，无中其经，无伤其络，使卫气得复，而邪气乃散尽矣。

　　帝曰：善。志有余不足奈何？岐伯曰：志有余则腹胀飧泄，不足则厥。血气未并，五脏安定，骨节有动。帝曰：补泻奈何？岐伯曰：志有余，则泻然〔筋〕血者；不足，则补其复溜。帝曰：刺未并奈何？岐伯曰：即取之，无中其经，邪所乃能立虚。然筋，当作然谷。

　　此言志有虚实为病者，皆当刺之，而复有刺邪之法也。《灵枢·本神篇》言：肾藏精，精舍志，肾气虚则厥，实则胀，五脏不安。正与此同。盖以肾脉上行于腹、下行于足故也。此乃血气已并，所以为虚实而成病耳。故或感于邪，或感邪而甚者有之，然方其血未并于气，气未并于血，而五脏安定之时，肾主骨，骨感于邪，则骨节有动，此乃邪之为病也。然而志有余者，则泻肾经之荥穴名然谷者，其筋有血，乃刺出之；志不足者，则补肾经之经穴名复溜者，无出血泄气可也。帝问：血气未并之时，感邪而骨中有动，则所以刺未并者必有法也。伯言：即取之邪所以刺之，无中其大经，则邪所自能立去而虚矣。夫上文或曰刺微，或曰刺血，此曰刺未并者，文变而义不变也。

　　帝曰：善。余已闻虚实之形，不知其何以生？岐伯曰：气血以并，阴阳相倾，气乱于卫，血逆于经，血气离居，一实一虚。血并于阴，气并于阳，故为惊狂。血并于阳，气并于阴，乃为炅中。血并于上，气并于下，心烦惋善怒。血并于下，气并于上，乱而喜忘。以，已同。炅，炯同。惋，宜作悗，《灵枢经》俱用此悗字，读为闷。

　　此言血气之所以偏胜，而皆有其病也。帝问：已闻虚实之病形，如笑不休与悲之类，然所以生此虚实者，必有故也。伯言：虚实之生，在乎阴阳相并之间耳。故气并于血，血并于气，是气血之已并也。营为阴气，血则从生；卫为阳气，悍于营气。相并，是阴阳之相并也。阴血并于阳气,则气乱于卫,而血之离居者为实,其虚则在气也。阳气并于阴血,则血逆于经,而气之离居者为实,其虚则在血也。虚实之所以生者如此。然气血固不可以专并,亦不可以不并,专并者为偏胜,不并者为不和。试以不并者言之:血属阴,今血并于阴,而无与于气;气属阳,今气并于阳,而无与于血,则论血气之大分,血当以气为主,故血并于阴者其病徐,而气并于阳者其病刚,当为惊狂之证。又以专并者言之:血专并于阳,气专并于阴,是血必以气为主,故血并于气者其病缓,而气并于血者其病速,当为热中之证。且是血气者,不但表里为病,抑且上下为病,正以上与表同,下与里一也。故血并于膈之上,而气并于膈之下,其病在膈下,心气不下通,故为烦心,肝气乃上逆,故为善怒也。血并于膈之下,而气并于膈之上,其病在膈上,心在膈上者,神以气盛而乱,又以神失而善忘也。按《灵枢·大惑论》论善忘之义与此异。

帝曰:血并于阴,气并于阳,如是血气离居,何者为实?何者为虚?岐伯曰:血气者,喜温而恶寒,寒则泣不能流,温则消而去之,是故气之所并为血虚,血之所并为气虚。帝曰:人之所有者,血与气耳。今夫子乃言血并为虚,气并为虚,是无实乎?岐伯曰:有者为实,无者为虚。故气并则无血,血并则无气,今血与气相失,故为虚焉。络之与孙脉俱输于经,血与气并则为实焉。血之与气并走于上,则为大厥,厥则暴死,气复反则生,不反则死。

此详论血气之虚实,有以不并言者,有以专并言者。帝承上文而言血并于气,气并于血,固宜其有虚实矣。若血属阴,理当归于阴;气属阳,理当归于阳。今曰血并于阴,气并于阳,此正血气不相为并,而各离所并之居,此离居与上不同。上言血离其所居而并之于气,气离其所居而并之于血。而此则血不并气,是离其并气之所居也;气不并血,是离其并血之所居也。是无实无虚也,当以何者而定其为虚实邪? 伯言血气虽不同,其性则同也,皆喜温而恶寒,寒则涩滞而不通,温则消释而易行,故不并固不可,而专并亦不可。盖不并则为寒,寒则涩滞而不通;专并则为热,热则太温而病胜。是以气之所并者在于阳,则气分无血也,是为血虚矣;血之所并者在于阴,则血分无气也,是为气虚矣。此不并之并亦有虚实在也。然而既曰血虚,又曰气虚,是血气皆无实也? 帝之所以又疑而问也。殊不知气并于阳,气为有而血为无,乃气实而血虚也;血并于阴,血为有而气为无,乃血实而气虚也。故曰有者为实,无者为虚也。不惟是也,彼气血相并者,气并于血,则气盛而血少,是无血也;血并于气,则血盛而气少,是无气也。惟气血相失,故名之曰虚。大络与孙络,俱运于经脉之中,气并于血,其实在气;血并于气,其实在血,故名之曰实。且是气血也,专并于上,则气上而不下,当为大厥之证,厥则暴死者有之,幸而气复于下则生,不复则死矣。

帝曰:实者何道从来? 虚者何道从去? 虚实之要,愿闻其故。岐伯曰:夫阴与阳皆有俞会,阳注于阴,阴满之外,阴阳匀平,以充其形,九候若一,命曰平人。

此言气血之虚实,必有道以为之往来也。道,犹路也。阴阳者,阴经阳经也。帝问气血相并则为虚实,然何道以为之往来? 此乃虚实之要也。伯言手足有六阳经,有六阴经,皆有腧穴所会,阳经注而之内,阴经注而之外,如《灵枢·经脉篇》始于手太阴肺经,遂行于手阳明大肠经、足阳明胃经,遂行于足太阴脾经者是也。阴阳和平,以充其形,九候不偏,命之曰无病之人。若气血相并,则不能匀平,而为虚实矣。此阳经阴经之经隧,乃道之所以往来也。

夫邪之生也,或生于阴,或生于阳。其生于阳者,得之风雨寒暑;其生于阴者,得之饮食居处,阴阳喜怒。

此言阳经之邪得之外感,而阴经之邪得之内伤也。何也? 阳经主表,阴经主里故也。

帝曰:风雨之伤人奈何? 岐伯曰:风雨之伤人也,先客于皮肤,传入于孙脉,孙脉满则传入于络脉,络脉满则输于大经脉,血气与邪并客于分腠之间,其脉坚大,故曰实。实者外坚充满,不可按之,按之则痛。帝曰:寒湿之伤人奈何? 岐伯曰:寒湿之中人也,皮肤不收,肌肉坚紧,营血泣,卫气去,故曰虚。虚者聂辟气不足,按之则气足以温之,故快然而不痛。按《皮部论》云:邪客于皮则腠理开,开则邪入客于络脉,络脉满则注于经脉,经脉满则入舍于腑脏也。《缪刺论》云:邪之客于形也,必先舍于皮毛,留而不去,入舍于孙脉,留而不去,入舍于络脉,留而不去,入舍于经脉。义同。

此言阳经病有虚实,皆得之外感,而以痛否为验也。上文神气血形志,以血气相并而为虚实,乃血气之虚实,不必外感于邪也。此言感邪而有虚实,乃病之虚实也。是必有血气之虚实,而后有病之虚实,其实有不同也。试以阳经之生实者言之:风雨之伤人也,先客于皮肤,传入于孙络,又传入于络脉,又传入于经脉,血气与邪并客于分腠之间,其脉坚大,故曰实。实者,按之则痛者是也。又以阳经之生虚者言之:寒暑之中人也,皮肤不仁,肌肉坚紧,营血涩而卫气散,故曰虚。虚者聂辟,乃肌肉僻积之意,按之则气足以温之,而不痛者是也。此乃阳经之病生虚生实者如此。《灵枢·根结篇》有肠胃聂辟,是主肠胃而言。

帝曰:善。阴之生实奈何?岐伯曰:喜怒不节,则阴气上逆,上逆则下虚,下虚则阳气走之,故曰实矣。帝曰:阴之生虚奈何?岐伯曰:喜则气下,悲则气消,消则脉虚空,因寒饮食,寒气熏满,则血泣气去,故曰虚矣。喜怒不节,多一喜字,盖喜怒相连而多言之也。

此言阴经病有虚实,皆得之于内伤也。试以阴经之生实者言之:怒气不节,则肝为阴经,阴气上逆,上逆则下虚,下虚则阳气专走而上行,故曰实。又以阴经之生虚者言之;正以喜则气下,悲则气消,则脉气虚空,《举痛论》云:喜则气缓,悲则气消,恐则气下。又因用寒冷饮食,而寒气熏满,则血涩气去,故曰虚。

帝曰:经言阳虚则外寒,阴虚则内热,阳盛则外热,阴盛则内寒,余已闻之矣,不知其所由然也。岐伯曰:阳受气于上焦,以温皮肤分肉之间,今寒气在外,则上焦不通,上焦不通,则寒气独留于外,故寒栗。帝曰:阴虚生内热奈何?岐伯曰:有所劳倦,形气衰少,谷气不盛,上焦不行,下脘不通,胃气热,热气熏胸中,故内热。帝曰:阳盛生外热奈何?岐伯曰:上焦不通利,则皮肤致密,腠理闭塞,玄府不通,卫气不得泄越,故外热。帝曰:阴盛生内寒奈何?岐伯曰:厥气上逆,寒气积于胸中而不泻,不泻则温气去,寒独留,则血凝泣,凝则脉不通,其脉盛大以涩,故中寒。

此言阴阳之有虚实,而寒热之在内外者不同也。阳者卫气也,阴者营气也。经言阳虚则外寒,阳盛则外热,阴虚则内热,阴盛则内寒,是虚实殊而内外分,何寒热之难拘也?伯言阳虚则外寒者,正以卫气者,自下焦之阴中有阳者,随中焦之气以升于上焦,而生此卫气,故谓之卫气出于下焦,浊者为卫是也。此卫气者即阳气也,阳气受气于上焦而生,故出而温于皮肤分肉之间,所以卫行脉外,肥腠理而司开阖也。今寒气在于外体,则上焦不通,卫气不得入,而寒气独留于外,故寒而且栗也。此外感之证也。所谓阴虚生内热者,正以有所劳倦,致形衰气少,而饮食随减,所以谷气不盛也。夫上焦之宗气,生于谷气之精微,今饮食倦劳如此,故上焦之气不能行,而下脘之气亦不通,则胃气虚而为热,热气熏于胸中,故内热也。此内伤之证也。所谓阳盛生外热者,正以卫气本于上焦,今外伤寒毒,阳邪反盛,上焦不通,皮肤腠理皆致密而闭塞,玄府不得通利,卫气不得外越,故外体菀热也。此外感之证也。所谓阴盛生内寒者,正以下气大逆而为厥,寒气积于胸中而不泻,此寒气者,宜作寒物之气言。热气渐去,寒气独留,血亦凝涩,脉亦不通,经脉在内者盛大而胀,并皆涩滞,故内寒也。此亦内伤之证也。按此四段,其首段阳虚生外寒,后人以为阳虚畏外寒,盖言阳气既虚,外无所卫,虽不感邪,亦必畏寒。次段阴虚生内热,后人以为肾水既灭,火能胜阴,烦躁眩晕,内热自盛。此亦有理,但与正文不同。其曰阳盛则外热、阴盛生内寒者,断如肝解云云也。但阴盛生内寒,或欲作外感之邪说,则是传经之邪也。传经之邪内当热且结,脉当沉,今何为反寒?须知欲作外感,乃是暂时寒气入中,或为寒物所伤耳,非传经之邪也。此节脉若作外诊之脉,理宜沉涩,今曰盛大而涩,恐是在中之脉,非外见者。

帝曰:阴与阳并,血气以并,病形以成,刺之奈何?岐伯曰:刺此者,取之经隧,取血于营,取气于卫,用形哉,因四时多少高下。帝曰:血气以并,病形以成,阴阳相倾,补泻奈何?岐伯曰:泻实者,气盛乃内针,针与气俱内,以开其门,如利其户,针与气俱出,精气不伤,邪气乃下,外门不闭,以出其疾,摇大其道,如利其路,是谓大泻,必切而出,大气乃屈。帝曰:补虚奈何?岐伯曰:持针勿置,以定其

意,候呼内针,气出针入,针空四塞,精无从去,方实而疾出针,气入针出,热不得还,闭塞其门,邪气布散,精气乃得存,动气候时,近气不失,远气乃来,是谓追之。内,纳同。按此节当与《离合真邪论》《灵枢·官能篇》参看。

此言刺病取乎营卫,而补泻又有其法也。阴并于阳,是血并于气,阳并于阴,是气并于血,血气病形所以各有虚实也。刺之何如?盖十二经中皆有经隧,血有虚实,而营气属阴,血生于营,故刺血者取之营气而已。气有虚实,而卫气属阳,气亦属阳,故刺气者取之卫气而已。且人之形体有长短肥瘦大小不同,天之四时有寒热温凉不一,必用人之形,因天之时,以为针之多少高下耳。是以欲泻实者,候其邪气方盛之时,乃令病人吸气以纳针,针与气俱纳,然后开其门,利其户,无令气忤,静以久留,无令邪布,吸则转针,以得气为故,候呼引针,呼尽乃去,针与气俱出,精气不伤,邪气乃下,外门不闭,以出其疾,摇大其道,如利其路,是谓大泻,必切而出,大气乃屈,故命曰泻。大气者,大邪之气也。见《热论》中。欲补其虚者,持针勿置,以定其意,必先扪而循之,切而散之,推而按之,弹而怒之,抓而下之,通而取之,候呼纳针,呼尽纳针,气出针入,针空四塞,精无从去,静以久留,以气至为故,如待所贵,不知日暮,其气已至,适而自护,候呼引针,方实而疾出针,气入针出,气不得出,热不得还,各在其处,推阖其门,闭塞其户,邪气布散,令神气存,精气乃得存,动气候时,近气不失,大气留止,远气乃来,是谓追之,故命曰补。大气者,正气也。愚思每篇针法,言首则遗尾,言尾则遗首,所以后人不能明针法之义。今将《离合真邪论》与此篇所论补泻之法联属成文,庶几学者熟读熟玩,又与《灵枢·官能篇》第六节参看,必有得心应手之妙也。其讲解之辞已见《八正神明论》，后世巧立名色，不合经旨，误人多矣。

帝曰：夫子言虚实者有十，生于五脏，五脏五脉耳。夫十二经脉皆生其病，今夫子独言五脏。夫十二经脉者皆络三百六十五节，节有病必被经脉，经脉之病皆有虚实，何以合之？岐伯曰：五脏者，故得六腑与为表里，经络支节各生虚实，其病所居，随而调之。病在脉，调之血；病在血，调之络；病在气，调之卫；病在肉，调之分肉；病在筋，调之筋；病在骨，调之骨。燔针劫刺其下及与急者，病在骨，焠针药熨；病不知所痛，两跷为上；身形有痛，九候莫病，则缪刺之；痛在于左，而右脉病者，巨刺之。必谨察其九候，针道备矣。

此言脏腑虚实之病相为表里，随病而当施以治法也。神气血肉志各有虚实，是计之有十也。生于五脏，则似于十二经脉有所遗也，故帝疑而问之。殊不知五脏六腑相为表里，所生诸病各有虚实，其病所在，随处可以调之。在脉则调之血，以脉者血之府，脉实则血实，脉虚则血虚也。在血则调之络，以血病则络脉结也。在气则调之卫，以卫为阳气也。在肉则调之分肉，以分肉为肉之部也。在筋则调之筋，下文用燔针以劫刺其下及其所急处是也。燔针劫刺，见《灵枢·经筋篇》。在骨则调之骨，下文用焠针及药熨者是也。焠刺，见《灵枢·官针篇》第二节，《灵枢·终始篇》云：在筋守筋，在骨守骨。病有不知所痛者，刺两跷之上，谓申脉、照海二穴也。身形有痛，九候莫病，则用缪刺法以刺其络穴，左痛刺右，右痛刺左也。痛在于左而右脉病者，则用巨刺法以刺其经穴，左痛刺右，右痛刺左者是也。缪刺、巨刺，特有经、络之不同耳。必谨察其九候之脉而刺之，针道备矣。

缪刺论篇第六十三

邪客于各经之络,则左痛取右,右痛取左,与经病异处,故以缪刺名篇。据《灵枢·官针篇》第三节,则巨刺亦左取右,右取左,特有经穴、络穴不同耳。

黄帝问曰:余闻缪刺,未得其意,何谓缪刺? 岐伯对曰:夫邪之客于形也,必先舍于皮毛,留而不去,入舍于孙脉,留而不去,入舍于络脉,留而不去,入舍于经脉,内连五脏,散于肠胃,阴阳俱感,五脏乃伤,此邪之从皮毛而入,极于五脏之次也,如此则治其经焉。今邪客于皮毛,入舍于孙络,留而不去,闭塞不通,不得入于经,流溢于大络,而生奇病也。夫邪客大络者,左注右,右注左,上下左右与经相干,而布于四末,其气无常处,不入于经俞,命曰缪刺。帝曰:愿闻缪刺,以左取右、以右取左奈何? 其与巨刺何以别之? 岐伯曰:邪客于经,左盛则右病,右盛则左病,亦有移易者,左痛未已而右脉先病,如此者必巨刺之,必中其经,非络脉也。故络病者,其痛与经脉缪处,故命曰缪刺。自皮毛而渐传经脉之义,又见《皮部论》《调经论》中。

此言缪刺之所以异于巨刺也。缪刺者,以邪客于络,而左痛取右,右痛取左也。巨刺者,以邪客于经,而必刺其经也。盖邪之始客于形也,必先舍于皮毛,留而不去,入舍于孙络,留而不去,入舍于十五络脉,留而不去,入舍于十二经脉,内连五脏,散于肠胃,阴阳诸经相感于邪,五脏皆已被伤,此邪之从皮毛而入,极于五脏之次也。若此者,必治其经穴焉,夫是之谓正刺也。今邪客于皮毛,入舍于孙络,留而不去,其孙络闭而不通,不得内入于经,流溢于十五大络之中,而生奇邪之病,惟其邪客大络,左注于右,右注于左,上下左右与经虽相干,其实不得入于经,而止布于四末,其气无常处,当以左病者而取其右络,右病者而取其左络,是缪刺之法也。若邪客于经,左病盛而右亦痛,右病盛而左亦痛,亦有互相移易者,如左痛未已而右脉先病,如此者,必巨刺之,以中其经脉,而不取其络脉,是巨刺之法也。然则络病者,其痛与经脉缪处,故命之曰缪刺也。缪者,异也。王注以所刺之穴如纰缪纲纪者非。岐伯自有明旨。

帝曰:愿闻缪刺奈何? 取之何如? 岐伯曰:邪客于足少阴之络,令人卒心痛,暴胀,胸胁支满。无积者,刺然骨之前出血,如食顷而已。不已,左取右,右取左,病新发者,取五日已。卒,猝同。

此以下至末,承上文而言缪刺之实,此则指肾络为病当有缪刺之法也。肾经之络穴,即大钟也。在足跟后踵中,大骨上两筋间。肾脉支别者,并正经从肾上贯肝膈,走于心包,故邪客之令人病如是也。内无积者,刺然骨之前曰然谷者出血,然谷,内踝前大骨下陷中,别于太阴、跷脉之郄,针三分,灸三壮。食顷而病自已。如痛不已,左痛者当取之右然谷,右痛者当取之左然谷,此乃素无此病而新发者,刺之五日病自已矣。

邪客于手少阳之络,令人喉痹舌卷,口干心烦,臂外廉痛,手不及头,刺手中指次指爪甲上去端如韭叶各一痏,壮者立已,老者有顷已。左取右,右取左,此新病,数日已。

此言三焦络为病,当有缪刺之法也。三焦经之络穴,即外关也。在腕后二寸两筋间,阳池上一寸。三焦经之脉,循手表,出臂外,上肩,入缺盆,布膻中,散络心包。其支者,从膻中上出缺盆,上项,又心主有邪客之,病当如是也。刺手中指之次指,即第四指也。去爪甲上如韭叶者,即关冲穴也。左右指各一痏。痏者,刺之疮也。壮者其病立已,老者食顷已。左病则取右之关冲,右病则取左之关冲,此乃新病,刺之数日当自已。

邪客于足厥阴之络,令人卒疝暴痛,刺足大指爪甲上与肉交者各一痏,男子立已,女子有顷已。左取右,右取左。

此言肝络为病,而有缪刺之法也。肝经络穴,即蠡沟也。内踝肉前上五寸。其支别者,循胫上睾,结于茎,故令人卒暴疝痛也。睾,阴丸也。当刺足大指爪甲上,与肉交者大敦穴,左右各一痏,男子立已,女子少顷亦已。左痛者取右足之大敦,右痛者取左足之大敦。在足大指端去爪甲如韭叶,刺三分,留七呼,灸三壮。

邪客于足太阳之络,令人头项肩痛,刺足小指爪甲上与肉交者各一痏,立已。不已,刺外踝下三痏。左取右,右取左,如食顷已。

此言膀胱络脉为病,当有缪刺之法也。膀胱经之络穴,即飞扬也。在外踝骨上七寸。其支别者,从膊内左右别下,又其络自足上行,循背上头,故其病如是也。刺足小指爪甲上与肉交者,名至阴穴,左右各一痏,立已。如不已,刺外踝下金门穴,即足太阳之郄三痏,左痛取右金门,右痛取左金门,如食顷则病自已。

邪客于手阳明之络,令人气满胸中,喘息而支胠,胸中热,刺手大指次指爪甲上去端如韭叶各一痏,左取右,右取左,如食顷已。

此言大肠经络脉为病,当有缪刺之法也。大肠经之络穴,即偏历也。腕中后三寸,手阳明经之络穴。其支别者,从缺盆中直而上颈,故病如是也。刺手大指之次指爪甲上,去端如韭叶者,名商阳也,左右各一痏。如不已,左病取右商阳,右病取左商阳,如食顷则病自已。

邪客于臂掌之间,不可得屈,刺其踝后,先以指按之,痛乃刺之,以月死生为数。月生一日一痏,二日二痏,十五日十五痏,十六日十四痏。

此言心包络经客邪为病,当刺心经之通里穴也。在腕后一寸陷中,手少阴心脉之络。邪客于臂掌之间，不可得屈，乃手厥阴心包络受邪也，刺通里穴。先以手按之，痛则乃刺通里，以月死生为数。自初一以至十五，月生数也，故一日一痏。一痏者，即一刺也。至十五日当增至十五刺矣。自十六日至三十日，月死数也，故十六日十四刺，至三十日当减至一刺矣。皆言每日一刺也。夫以心包络之邪而刺心经之络，正以心为五脏六腑之大主，与别经不同，故其所以刺者，非左右互取之谓也。

邪客于足阳跷之脉，令人目痛从内眦始，刺外踝之下半寸所各二痏，左刺右，右刺左，如行十里顷而已。

此申言阳跷客邪为病，当有缪刺之法也。阳跷者，起于足太阳膀胱经之申脉穴也。其脉起于足，上行至头而属目内眦，故病如是也。刺外踝之下半寸所，即申脉穴，左右各二痏。二痏者，二次也。外踝下陷中，刺三分，留六呼，灸三壮。如不已，左刺右申脉，右刺左申脉，如人行十里顷而病自已。

人有所堕坠，恶血留内，腹中满胀，不得前后，先饮利药，此上伤厥阴之脉，下伤少阴之络，刺足内踝之下、然骨之前血脉出血，刺足跗上动脉。不已，刺三毛上各一痏，见血立已，左刺右，右刺左。善悲惊不乐，刺如右方。 乐，音洛。

此言恶血为病，当有缪刺之法也。人以堕坠而恶血积内，腹中满胀，前后不通，先曾用通利药，上伤厥阴肝经之脉，下伤少阴肾经之络，当刺内踝之下、然骨之前曰然谷者出血，此乃少阴之络也，及足跗上动脉，即冲阳穴，乃胃经之原也。以腹胀满，故取之。如不已，刺三毛上大敦穴，左右各一痏，见血立已。如不已，左刺右大敦，右取左大敦也。如病善悲善惊而不乐，则亦刺如右方之然谷与冲阳耳。

邪客于手阳明之络，令人耳聋，时不闻音，刺手大指次指爪甲上去端如韭叶各一痏，立闻。不已，刺中指爪甲上与肉交者，立闻。其不时闻者，不可刺也。耳中生风者，亦刺之如此数，左刺右，右刺左。

此言大肠经络脉为病，当有缪刺之法也。大肠经之络，即偏历穴。其经支者，从缺盆上颈贯颊，又其络支别者，入目会于宗脉，故病如是也。手大指次指爪甲上去端如韭叶，名商阳穴，左右各一痏，当立闻。如不已，刺中指爪甲上与肉交者，即中冲穴也，当立闻。其不闻者，络气已绝，不可复刺也。有等耳中生风者，亦刺商阳一痏，左耳病者刺右商阳，右耳病者刺左商阳也。

凡痹往来，行无常处者，在分肉间痛而刺之，以月死生为数。用针者，随气盛衰以为痏数，针过其日数则脱气，不及日数则气不泻。左刺右，右刺左，病已止。不已，复刺之如法。月生一日一痏，二日二痏，渐多之；十五日十五痏，十六日十四痏，渐少之。

此言痹病无常，当有缪刺之法也。凡痹痛往来，行无常处者，即其所痛在何经之络，分肉之间刺之。以月之死生为数，正以人之用针，当随气盛衰以为痏数，月之死生乃气之盛衰所系也。若针数过其日数则脱气，针数不及日数则邪气不泻，此所以必如月之死生为数也。左痛者刺右之分肉，右痛者刺左之分肉，痛已则止针。若不已，则复刺之如前法耳。夫所谓以月生数为针数者，初一日一痏，一痏者一刺也。刺有痏疮，故不曰刺而曰痏也。初二日二痏，日渐多之，至十五日则十五痏矣。以月死数为针数者，十六日十四痏，十七日十三痏，日渐少之，至三十日则止一痏，如初一日矣。

邪客于足阳明之络，令人鼽衄，上齿寒，刺足中指次指爪甲上与肉交者各一痏，左刺右，右刺左。

此言胃络为病，当有缪刺之法也。胃脉起于鼻，交頞中，下循鼻外，入上齿中，还出侠口，环唇，下交承浆，却循颐后下廉，出大迎，循颊车，上耳前，故病如是也。当刺足大指之次指上与肉交者，即厉兑穴也，左右各一痏。<small>阳明之井，刺一分，留一呼，灸一壮。</small>如不已，左病刺右厉兑，右病刺左厉兑也。

邪客于足少阳之络，令人胁痛不得息，欬而汗出，刺足小指次指爪甲上与肉交者各一痏，不得息立已，汗出立止，欬者温衣饮食，一日已。左刺右，右刺左，病立已。不已，复刺如法。

此言胆络为病，当有缪刺之法也。足少阳经之络，光明穴也。其支别者，别目锐眦，下大迎，合手少阳于頔，下加颊车，下颈，合缺盆，以下胸中，贯膈，络肝属胆，循胁，故病如是也。当刺足小指之次指爪甲上与肉交者，即窍阴穴也。<small>少阳之井，刺一分，留一呼，灸二壮。</small>左右各一痏，其不得息之证立已，其汗出之证立止。其欬之证当温衣暖食，一日则欬遂已。如不已，左病刺右窍阴，右病刺左窍阴，亦当立已。又不已，当复刺如前法耳。

邪客于足少阴之络，令人嗌痛，不可内食，无故善怒，气上走贲上，刺足下中央之脉各三痏，凡六刺，立已，左刺右，右刺左。嗌中肿不能内唾，时不能出唾者，刺然骨之前，出血立已，左刺右，右刺左。<small>内，即纳，下同。贲，奔同。</small>

此又言肾络为病当有缪刺之法也。肾经之络，大钟穴也。其支别者，从肺出络心，注胸中，又正经从肾上贯肝膈，入肺中，循喉咙，侠舌本，故病如是也。当刺足心下中央之脉，即涌泉也，左右各三痛,其病立已。如不已,左痛则刺右足涌泉,右痛则刺左足涌泉。有等嗌中作痛,不但不能纳食,虽唾亦不能出纳者,当刺本经然骨之前曰然谷者,以出其血,病自立已。如不已,则左病而刺其右之然谷,右病而刺其左之然谷也。

邪客于足太阴之络,令人腰痛,引少腹控䏚,不可以仰息,刺腰尻之解、两胛之上,是腰俞,以月死生为痏数,发针立已,左刺右,右刺左。

此言脾络为病,当有缪刺之法也。脾经络脉,公孙穴也。足大指本节后一寸,内踝前,针四分,灸三壮。脾之络脉,从髀合阳明,上贯尻骨中,与厥阴、少阳结于下髎,而循尻骨内入腹,上络嗌,贯胸中,故腰痛则引少腹控于䏚中也。䏚者,季胁下之空软处也。受邪气则络拘急,故不可以仰伸而喘息也。腰尻之解、两胛之上,是腰俞也,系督脉经。在二十一椎下间宛宛中,针三分,留七呼,灸七壮。以月死生为痏数,所谓一日以至十五日渐多之,自一痏至十五痏也。十六日至三十日渐少之,自十四痏至一痏也。发针之时,其病立已。如不已,左病刺腰俞之右曰白环俞,右病刺腰俞之左曰白环俞。开中行一寸半,针五分,禁灸。何以知左右为白环俞?盖腰俞在中行二十一椎之下,则腰俞无左右,断是白环俞也。

邪客于足太阳之络,令人拘挛背急,引胁而痛,刺之从项始数脊椎,侠脊疾按之,应手如痛刺之,傍三痏,立已。

此言膀胱络脉为病,当有缪刺之法也。膀胱之络,飞扬穴也。其脉经髆内左右,别下项,贯髀,合腘中,故病如是也。刺之者,当从项之大椎为始,数其脊椎,各开一寸五分,侠脊之处急按之,应手而痛,即刺其痛处。痛处者,乃脊之傍也,左右各三痏,病当自已。

邪客于足少阳之络,令人留于枢中痛,髀不可举,刺枢中以毫针,寒则久留针,以月死生为数,立已。

此言胆络为病,当有刺之之法也。胆经之络,光明穴也。其脉出气街,绕毛际,入髀厌中,故令人痛留于髀枢之中,其髀不可举也。当刺髀枢中之环跳穴,以毫针刺之。若寒者,则久留其针,以月死生为数,其病立已。

治诸经,刺之所过者,不病,则缪刺之。

此言各经有病者当巨刺之,而邪在于络则当缪刺之也。凡治诸经,当刺之有过者,盖经旨以病为有过也。经不病,则邪在络,乃缪刺之耳。

耳聋,刺手阳明。不已,刺其通脉出耳前者。

此言耳聋者,当刺大肠经之商阳穴,而不已,则刺其听宫穴也。<small>商阳在手大指次指之端去爪甲如韭叶,针一分,留一呼,灸三壮。听宫,手太阳小肠经穴,针三分,灸三壮。</small>

齿龋,刺手阳明。不已,刺其脉入齿中,立已。<small>龋,丘禹反。</small>

此言齿病者,当刺大肠经之商阳穴,而不已,则刺其脉之入齿中也。手阳明脉贯颊,入下齿中,故不已,则刺之也。

邪客于五脏之间,其病也,脉引而痛,时来时止,视其病,缪刺之于手足爪甲上。视其脉,出其血。间日一刺,一刺不已,五刺已。

此言五脏客邪为病,当有缪刺之法也。邪客于五脏之间,脉引而痛,来止不常,当视其病,而缪刺其手足爪甲之上,即井穴是也。夫曰缪刺,则亦左取右,右取左也。视其井穴,以出其血,间日一刺,一刺不已,则五刺之,而病必已矣。此亦自其络脉为病者而言之耳。

缪传引上齿,齿唇寒痛,视其手背脉血者去之,足阳明中指爪甲

上一痏，手大指次指爪甲上各一痏，立已，左取右，右取左。

此言齿唇寒痛者，当刺其手阳明之络穴、手足阳明之井穴也。病有缪传，而脉引上齿，齿唇寒痛者，视其手背脉之有血者去之，盖指手阳明之络穴偏历也。腕中后三寸，针三分，留七呼，灸三壮。足阳明胃经在足次指去爪甲上之厉兑穴及手次指爪甲上之商阳穴，各一痏，其病立已，左病而取右之厉兑、商阳，右病而取左之厉兑、商阳也。此亦自络脉为病而言之耳。

邪客于手足少阴、太阴、足阳明之络，此五络皆会于耳中，上络左角，五络俱竭，令人身脉皆动而形无知也。其状若尸，或曰尸厥。刺其足大指内侧爪甲上去端如韭叶，后刺足心，后刺足中指爪甲上，各一痏；后刺手大指内侧去端如韭叶，后刺手心主、少阴锐骨之端，各一痏，立已。不已，以竹管吹其两耳，鬄其左角之发方一寸燔治，饮以美酒一杯，不能饮者灌之，立已。鬄，音替。

此言五络为病，当有刺治之法也。邪客于手少阴心经、足少阴肾经、手太阴肺经、足太阴脾经、足阳明胃经，则合心肾肺脾胃之五络而皆有邪矣。此五络者，皆会于耳中，上络于左耳之额角，惟五络俱竭，则足经之肾脾胃者，其脉逆于上而不得下，手经之心肺者，其脉逆于上而不得通，令人身脉虽动而昏晕迷心，其形任人推呼而无有知觉，状类于尸，名曰尸厥。刺之者，亦惟取五井及神门而已。脾经之井在足大指内侧爪甲上去端如韭叶，名曰隐白。刺一分，留三呼，灸三壮。肾经之井在足心，名曰涌泉。刺法同上。胃经之井在足次指爪甲上，名曰厉兑。刺法同上。左右各一痏。肺经之井在手大指去爪甲如韭叶，名曰少商。刺三分，留三呼，灸三壮。心包络之井在中指端，

名曰中冲。刺一分,留三呼,灸一壮。少阴心经取掌后锐骨之端,名曰
神门。刺三分,留二呼,灸三壮。左右各一痏,其病立已。夫自脾以至
于心,其刺皆有先后,故皆指之曰后也。如不已,以两竹管纳入两
耳,以手密压之,勿令气泄,左右吹之。陶隐君以左右耳各及三度,恐不止
此数。令气入耳内助五络,令气可复通也。又鬐其左角之发内与五
络相通者方一寸许,燔而治之以为末,用美酒一杯以送之,如不能饮
则灌之。盖发为血余,而以左发治左络,酒行药势,且入于心,此病
之所以立已也。

**凡刺之数,先视其经脉,切而从之,审其虚实而调之。不调者,
经刺之。有痛而经不病者,缪刺之。因视其皮部有血络者尽取之。
此缪刺之数也。**

此言缪刺之有术数也。凡刺之术数,先视其何经之脉,从而切
之,审其虚实而调之。调之者,如汤药、按摩百计调治之谓。但调之
而不调,则刺其经脉,所谓巨刺者是也。其有痛处而经脉不病者,其
病在络,当缪刺之,左痛取右穴,右痛取左穴,且视其各经皮部有血
络者尽取之。此乃缪刺之术数也。

黄帝内经素问注证发微卷之八

四时刺逆从论篇第六十四

厥阴有余病阴痹，不足病生热痹，滑则病狐疝风，涩则病少腹积气。少阴有余病皮痹隐轸，不足病肺痹，滑则病肺风疝，涩则病积溲血。太阴有余病肉痹寒中，不足病脾痹，滑则病脾风疝，涩则病积，心腹时满。隐轸，当作瘾疹。

此言足之三阴经，其经有虚有实，其脉有滑有涩，而病有寒有热、有内有外也。厥阴者，足厥阴肝经也。有余者，以其气血相并而为实也。不足者，以其气血皆衰而为虚也。如《调经论》之谓。痹，病名也。义见《痹论》。疝，有如山积之义，五脏及男妇皆有之。后世论疝，止以下部，不及五脏，又不及妇女者，盖不考《内经》诸篇耳。其有余则阴重，故病痹当为寒；不足则阳胜，故病痹当为热。其脉若滑，则必病狐疝风，外感之邪也；狐夜不得尿，日出方得。人疝有昼形夜隐者相似。其脉若涩，则必小腹有积气，内伤之邪也。正以肝脉循阴股，入髦中，环阴器，抵少腹，其支别者，循胫上睾结于茎，故其病为狐疝风及小腹积气也。少阴者，足少阴肾经也。肾脉从肾上贯肝膈，入肺中，肾为肺之子，其水上逆于肺母，故皮为肺之合。今肾有余，当病皮痹瘾疹，其病在表也；不足当为肺痹，其病在里也。其脉若滑，则当病肺风疝，外感之邪也；其脉若涩，则当病有积及溲血，内伤之邪也。正以肾脉入肺，贯肾络膀胱，故为肺疝，及有积与溲血耳。太阴者,足太阴脾经也。其有余,则脾主肉,故为肉痹,其中则冷,阴气胜也;其不足则病脾痹,阳气亏也,其脉若滑,则病脾风疝,外感之邪也;其脉若涩,则病当有积及心腹时满,内伤之邪也。正以脾脉入腹,属脾络胃,其支别者,复从胃别上膈,注心中,故为脾疝,心腹时满也。

阳明有余病脉痹,身时热,不足病心痹,滑则病心风疝,涩则病积,时善惊。太阳有余病骨痹身重,不足病肾痹,滑则病肾风疝,涩则病积,时善巅疾。少阳有余病筋痹胁满,不足病肝痹,滑则病肝风疝,涩则病积,时筋急目痛。

此言足之三阳经,其经有虚有实,其脉有滑有涩,而病有寒有热、有内有外也。阳明者,足阳明胃经也。胃乃心之子,有余则病脉痹,以心主脉,脉在半表也;不足则病心痹,心主里也。其脉若滑,则病心风疝,外感之邪也;其脉若涩,则病积,时善惊,内伤之邪也。正以心主之脉,起于胸中,出属心包,下膈,历络三焦,故为心疝,时善惊也。太阳者,足太阳膀胱经也。膀胱与肾为表里,有余则病骨痹身重,以肾主骨也;不足则病肾痹,以肾在内也。其脉若滑,则病肾风疝,外感之邪也;其脉若涩,则病积,时巅疾,内伤之邪也。正以太阳之脉,交于巅上,入络脑,下循脊络肾,故为肾风及顶巅有病也。少阳者,足少阳胆经也。胆与肝为表里,有余则病筋痹,以肝主筋也;不足则病肝痹,以肝在内也。其脉若滑,则病肝风疝,外感之邪也;其脉若涩,则病积,时筋急目痛,内伤之邪也。正以肝脉上出额,与督脉会于巅,其支别者,从目系下颊里,故为筋急目痛也。

是故春气在经脉,夏气在孙络,长夏气在肌肉,秋气在皮肤,冬

气在骨髓中。帝曰：余愿闻其故。岐伯曰：春者，天气始开，地气始泄，冻解冰释，水行经通，故人气在脉。夏者，经满气溢，入孙络受血，皮肤充实。长夏者，经络皆盛，内溢肌中。秋者，天气始收，腠理闭塞，皮肤引急。冬者盖藏，血气在中，内著骨髓，通于五脏。是故邪气者，常随四时之气血而入客也，至其变化不可为度，然必从其经气，辟除其邪，除其邪则乱气不生。著，着同。塞，入声。辟，闢同。

此言四时之气合于人身，当随时以刺其邪也。春气在经脉者，正以春时天气始开，地气始泄，冻解冰释，故地之水行，而人之经脉通，所以人气在于脉也。夏气在孙络者，正以夏时经脉甚满，其气溢入孙络，孙络受血，而外之皮肤皆以充实，所以人气在孙络也。长夏者，六月建未之月，其气在肌肉者，正以长夏经脉络脉皆盛，内溢于肌中，所以人气在肌肉也。秋气在皮肤者，正以秋时天气始收，人之腠理闭塞，皮肤引急，所以人气在皮肤也。冬气在骨髓中者，正以冬主盖藏，血气在中，著于骨髓之内，通于五脏之间，所以人气在骨髓中也。是故风寒暑湿燥火之邪气者，常随四时之气血而入客于人身，至其变化不可为度，然必顺四时之经气以刺之，合经络皮肉骨而总言之，皆可以经气言，正合于诸经之气也。辟除其邪，则乱气不生矣。

帝曰：逆四时而生乱气奈何？岐伯曰：春刺络脉，血气外溢，令人少气；春刺肌肉，血气环逆，令人上气；春刺筋骨，血气内著，令人腹胀。夏刺经脉，血气乃竭，令人解㑊；夏刺肌肉，血气内却，令人善恐；夏刺筋骨，血气上逆，令人善怒。秋刺经脉，血气上逆，令人善忘；秋刺络脉，气不外行，令人卧不欲动；秋刺筋骨，血气内散，令人寒栗。冬刺经脉，血气皆脱，令人目不明；冬刺络脉，内气外泄，留为

大痹;冬刺肌肉,阳气竭绝,令人善忘。凡此四时刺者,大逆之病,不可不从也,反之则生乱气相淫病焉。故刺不知四时之经,病之所生,以从为逆,正气内乱,与精相薄,必审九候,正气不乱,精气不转。令,平声。著,着同。

此承上文,言刺逆四时者,必生乱气而为病也。春时当刺经脉。若刺络脉,是以夏时之所刺者而刺之于春,则血气溢于外,大气少于中矣;若刺肌肉,是以长夏之所刺者而刺之于春,则血气旋逆,令人气上逆矣;若刺筋骨,是以冬时之所刺者而刺之于春,则血气著于内,腹必有所胀矣。夏时当刺孙络。若刺经脉,是以春时之所刺者而刺之于夏,则血气至于竭,令人常解㑊矣;解㑊者,寒不似寒,热不似热,壮不似壮,弱不似弱,故解㑊而不可以状之也。若刺肌肉,是以长夏之所刺者而刺之于夏,则血气却于内,恐惧之心生矣;若刺筋骨,是以冬时之所刺者而刺之于夏,血气当上逆,令人当善怒矣。秋时当刺皮肤。若刺经脉,是以春时之所刺者而刺之于秋,其气当上逆,心乱而善忘矣;若刺络脉,是以夏时之所刺者而刺之于秋,则气不外行,令人甚虚而卧不欲动矣;若刺筋骨,是以冬时之所刺者而刺之于秋,则血气当内散,中气虚而寒栗生矣。冬时当刺骨髓。若刺经脉,是以春时之所刺者而刺之于冬,则血气皆脱,令人目不明矣;若刺络脉,是以夏时之所刺者而刺之于冬,则内气当外泄,留而为大痹矣;若刺肌肉,是以长夏之所刺者而刺之于冬,阳气当竭绝,令人当善忘矣。凡此四时刺者,大逆为病,不可不顺,否则乱气生而浸淫为病,正气乱而精薄不通,此所以当审九候而顺四时也。按此与《诊要经终论》大义相同,《水热穴论》则不司。但彼分四时,此分五时,以此有长夏刺肌肉之分也。且此逐时各阙刺秋分皮肤之义,想是各时之刺,焉能舍皮肤以为刺,止

秋时则专刺此耳。《刺齐论》曰:刺脉者无伤皮,刺皮者无伤肉。特善刺之际,
不可伤皮肤耳,非比秋时之必刺皮肤也。

**帝曰:善。刺五脏,中心一日死,其动为噫。中肝五日死,其动
为语。中肺三日死,其动为欬。中肾六日死,其动为嚏欠。中脾十
日死,其动为吞。刺伤人五脏必死,其动,则依其脏之所变候知其
死也。**

此言误刺五脏之死期,其变动之候,随各脏而见之也。凡刺胸
腹者,必避五脏。中心者一日死,其动为噫。《诊要经终论》曰:中心者
环死。《刺禁论》曰:一日死,其动为噫。中肝者五日死,其动为语。《诊要
经终论》缺而不论。《刺禁论》曰:中肝五日死,其动为语。中肺者三日死,其
动为欬。《诊要经终论》曰:中肺五日死。《刺禁论》曰:中肺三日死,其动为
欬。中肾者六日死,其动为嚏欠。《诊要经终论》曰:中肾七日死。《刺禁
论》曰:中肾六日死,其动为嚏。中脾者十日死,其动为吞。《诊要经终论》
曰:中脾五日死。《刺禁论》曰:中脾十日死,其动为吞。盖以刺者伤人之五
脏,故为必死也。其各脏变动,则依其脏之所变以候知其死耳。按所
论死日动变,皆岐伯之言,而有不同者,非以生则以成之,又不同者,则传写之
误也。

标本病传论篇第六十五

本篇前二节论标本,后八节论病传,故名篇。《灵枢》以《病本篇》论标本,
以《病传篇》论病之所传,分为二篇,其义全同。

**黄帝问曰:病有标本,刺有逆从奈何?岐伯对曰:凡刺之方,必
别阴阳,前后相应,逆从得施,标本相移。故曰有其在标而求之于
标,有其在本而求之于本,有其在本而求之于标,有其在标而求之于**

本。故治有取标而得者，有取本而得者，有逆取而得者，有从取而得者。故知逆与从，正行无问，知标本者，万举万当，不知标本，是谓妄行。

此言病有标本，刺有逆从也。标者，病之后生；本者，病之先成。此乃病体之不同也。逆者，如病在本而求之于标，病在标而求之于本；从者，如在本求本，在标求标。此乃治法之不同也。盖凡刺之方，必别病在阴经阳经，或前或后。前后者，背腹也。其经络互相为应，于是而施逆从之法，以移标本之病。故病有在后来而为标者，乃止治其标，而不治其本；然亦有不求之于标，而必求之于本者。病有先成而为本者，乃止治其本，而不治其标；然亦有不求之于本，而必求之于标者。故治有取标而愈，有取本而愈，有逆取而愈，有顺取而愈。故知刺法之逆从者，乃正行之法，而不必问之于人也。若问之于人，人知此法者鲜，而反惑矣。知病体之标本者，必万举万当，而不妄行刺法也。若不知标本，则病体未明，而不免妄行耳。凡治病者，不分刺灸用药，皆当分其标本，以取其经，后之学者懵然，惜哉！

夫阴阳逆从，标本之为道也。小而大，言一而知百病之害；少而多，浅而博，可以言一而知百也。以浅而知深，察近而知远，言标与本，易而勿及。治反为逆，治得为从。先病而后逆者治其本，先逆而后病者治其本，先寒而后生病者治其本，先病而后生寒者治其本，先热而后生病者治其本，先热而后生中满者治其标，先病而后泄者治其本，先泄而后生他病者治其本，必且调之，乃治其他病。先病而后生中满者治其标，先中满而后烦心者治其本。人有客气有同气。小大不利治其标，小大利治其本。病发而有余，本而标之，先治其本，

后治其标。病发而不足，标而本之，先治其标，后治其本。谨察间甚，以意调之，间者并行，甚者独行。先小大不利而后生病者治其本。此节与《灵枢·病本篇二十五》大同。间，去声。

　　此言凡病皆当先治其本，惟中满及大小便不利者，则不分为标为本而必先治之也。夫经分阴阳，刺分逆从，病分标本，其为道真妙矣哉！至小而有至大者存，至少而有至多者存，至浅而有至博者存，言一病而遂知百病之害，真可以因浅而知深，察近而知远也。故言本与标，特至易者，而人自弗及耳。且反其病而治之者为逆，顺其病而治之者为从，此亦所可及者。试以标本逆从而详言之：凡先生病而后病势逆者，必先治其初病之为本；若先病势之逆而后生他病者，则又以病势逆之为本，而先治之也。凡先病寒证而后生他病者，必先治其寒证之为本；若先生别病而后生寒证者，则又以别病之为本，而先治之也。凡先生热病而后生别病者，必先治其热病之为本；若先生热病而后生中满者，则又以中满虽为标，而必先治之也。凡先生别病而后生泄泻者，必先治其别病之为本；若先生泄泻而后生别病者，则又以泄泻之为本，而先治之也。此则先治之者，正以必且调之，而后治别病耳。不惟是也，凡先生别病而后生中满者，必先治其中满之为标；若先生中满而后烦心者，则又以中满之为本，而先治之也。盖以人之病气有二，病本不同，而彼此相传者，谓之客气；有二病之气本相同类，而彼此相传者，谓之同气。即如先中满而后二便不利者，必先治小大便不利之为标；若中满而小大便利者，则又以中满之为本，而先治之也。何也？以中满与小大便不利二者为同气之病也。大凡病发而大势有余者，则先治其初病之为本，而后治其后病之为标，盖先治其本，则有余之势一泻，而后诸病可去矣,正本而标之之谓也。病发而大势不足者,则先治其后病之为标,而后治其先病之为本,盖先治其标,则不足之势一补,而后本病自培矣,正标而本之之谓也。然而病之生也,有五脏相克而病势日甚者,如肝克脾,脾克肾之类是也。有五脏间传而病势有生者,如肝生心,心生脾之类是也。间者,病证并行而势轻;甚者,病证独行而势重。即如中满与大小便不利,是亦并行之类也。且先小大便不利而后生别病者,则又以小大便不利之为本,而先治之也。上文小大便不利者,对先有中满而言,此小大便不利者,对后有别病而言。由此观之,则百病不同,皆必先治其本。惟中满之与百病,先以治中满为主;若中满而有小大便不利,则又以治小大便为先。其小大便不利之与百病,则亦治小大便不利为先,盖不必分其为本为标,而先治此二病也。

夫病传者,心病先心痛,一日而欬,三日胁支痛,五日闭塞不通,身痛体重,三日不已死,冬夜半,夏日中。《灵枢·病传篇》黄帝曰:大气入脏奈何? 岐伯曰:病先发于心,一日而之肺,三日而之肝,五日而之脾,三日不已死,冬夜半,夏日中。

此承上文甚者独行,而言五脏相克之死期,此以心病言之也。夫传其所胜谓之甚,故病传者,五脏皆然。试以心言之:心病者,脏真通于心,故先心痛;火来乘金,一日传之于肺,即发而为欬,以肺之变动为欬也;又三日,则四日矣,肺邪胜木,故胁支痛,以肝脉循胁肋也;又五日,则九日矣,肝邪胜土,故闭塞不通,身痛体重,以脾不运化,及脾主肉而肉病也;又三日,则十二日矣,其病不已则死,但冬则死于半夜,夏则死于日中耳。盖夜半为水,而冬之夜半其水尤甚,以水来克火,故死;日中为火,而夏之日中其火尤甚,以心火已绝,火不能持,故亦死。

肺病喘欬,三日而胁支满痛,一日身重体痛,五日而胀,十日不已死,冬日入,夏日出。《灵枢·病传篇》云:病先发于肺,三日而之肝,一日而之脾,五日而之胃,十日不已死,冬日入,夏日出。

此言肺病相传之死期也。肺病者,脏真高于肺,而主息,故喘欬;三日则肺传于肝,胁支满而痛;又一日,则四日矣,肝传于脾,身重体痛;又五日,则九日矣,脾传于胃腑,腹中作胀;又十日,则十九日矣,其痛不已则死,但冬死于日入,夏死于日出耳。盖冬之日入在申,申虽属金,金衰不能扶也;夏之日出在寅,木旺火将生,肺气已绝,不待火之生也。

肝病头目眩,胁支满,三日体重身痛,五日而胀,三日腰脊少腹痛,胫痠,三日不已死,冬日入,夏早食。《灵枢·病传篇》云:病先发于肝,三日而之脾,五日而之胃,三日而之肾,三日不已死,冬日入,夏蚤食。蚤与早同。

此言肝病相传之死期也。肝病者,脏真散于肝,其脉内连目胁,故头目眩,胁支满;三日则肝传于脾,体重身痛;又五日,则八日矣,脾传于胃腑,腹内为胀;又三日,则十一日矣,脾传于肾,腰脊少腹皆痛,胫中觉痠,正以肾脉起于足,循腨内,出腘内廉,上股内后廉,贯脊属肾络膀胱,又腰为肾之府,故病如是也;又三日,则十四日矣,其病不已则死,但冬以日入,夏以早食耳。盖冬之日入在申,以金旺木衰也;夏之早食在卯,以木旺气反绝也。

脾病身痛体重,一日而胀,二日少腹腰脊痛,胫痠,三日背䏚筋痛,小便闭,十日不已死,冬人定,夏晏食。䏚,膋同。《灵枢·病传篇》云:病先发于脾,一日而之胃,二日而之肾,三日而之脊膀胱,十日不已死,冬人定,夏晏食。

此言脾病相传之死期也。脾病者,脏真濡于脾,主肌肉,故身痛体重;一日而胀,自传于胃腑也;又二日,则三日矣,乃传于肾,故少腹腰脊皆痛,其胫觉痠也;又三日,则六日矣,肾自传于膀胱腑,故背胠筋痛,小便自闭也;又十日,则十六日矣,其病不已则死,但冬以人定,夏以晏食耳。盖冬之人定在亥,以土不胜水也;夏之晏食在寅,以木来克土也。

肾病少腹腰脊痛,骺痠,三日背胠筋痛,小便闭,三日腹胀,三日两胁支痛,三日不已死,冬大晨,夏晏晡。《灵枢·病传篇》云:病先发于肾,三日而之脊膀胱,三日而上之心,三日而之小肠,三日不已死,冬大晨,夏晏晡。

此言肾病相传之死期也。肾病者,脏真下于肾,其经脉之行在于少腹腰脊骺骨,故其痛痠有如是也;三日则自传于膀胱腑,背胠之筋痛,小便亦闭;又三日,则六日矣,膀胱传于小肠,故腹胀;又三日,则九日矣,小肠传于心脏,故两胁支痛;又三日,则十二日矣,其病不已则死,但冬以大晨,夏以晏晡耳。盖冬之大明在寅末,木旺水衰也;夏之晏晡以向昏,土能克水也。

胃病胀满,五日少腹腰脊痛,骺痠,三日背胠筋痛,小便闭,五日身体重,六日不已死,冬夜半后,夏日昳。《灵枢·病传篇》云:病先发于胃,五日而之肾,三日而之脊膀胱,五日而上之心,二日不已死,冬夜半,夏日昳。

此言胃病相传之死期也。胃病者,其脉循腹,故为胀满;五日则胃传于肾,少腹腰脊痛,骺痠;又三日,则八日矣,肾病传膀胱腑,则背胠之筋痛,小便自闭也;又五日,则十三日矣,膀胱水传于脾,身体自重也；据理当以《灵枢》五日而上之心者为正，乃水克火也。又六日，则十九日矣，其病不已则死，但冬以夜半，夏以日昳耳。盖冬之夜半在子，土不胜水也；夏之日昳在未，土正衰也。日昳者，日昃也。

膀胱病，小便闭，五日少腹胀，腰脊痛，骱痠，一日腹胀，一日身体痛，二日不已死，冬鸡鸣，夏下晡。《灵枢·病传篇》云：病先发于膀胱，五日而之肾，一日而之小肠，一日而上之心，二日不已死，冬鸡鸣，夏下晡。

此言膀胱病相传之死期也。膀胱为州都之官，津液所藏，必气化乃能得出，今有病，故小便闭；五日少腹胀，腰痛骱痠，自传于肾脏也；又一日，则六日矣，肾复传于小肠，故为腹胀；又一日，则七日矣，小肠传于脾，故身体痛；《灵枢》一日而上之心，乃脐传于脏，其理为正。又二日，则九日矣，其病不已死，但冬以鸡鸣，夏以下晡耳。盖冬之鸡鸣在丑，丑土克水也；夏之下晡在申，金衰不能生水也。

诸病以次，是相传如是者，皆有死期，不可刺。间一脏止，及至三四脏者，乃可刺也。以次为读。

此结言相传而为甚者死，不必刺；间脏而为生者，可刺之也。诸经之病，皆有相克之次，是相传者为病之甚，甚者独行，故有死期，不可刺。若间病而为相生，则间一脏为始，及三四脏，是乃相生之次，所谓间者并行，乃可刺以治之也。

天元纪大论篇第六十六

自此篇及后《五运行大论》《六微旨大论》《气交变大论》《六元正纪大论》《刺法论》《本病论》《至真要大论》诸篇,皆论五运六气南北政,凡天时民病人事等义,至详至备,为医籍中至宝,其《刺法》《本病》二篇则遗亡矣。学者熟究,明其大义,则每年每月气候病证治法,无有不应。按《运气类注》云:五运属阴,守于地内;六气属阳,周于天外。其化生于人也,五运化生五脏,属内;六气化生六腑十二经,属外。其变疾于人也,五运内变,病于五脏,甚则兼外;六气外变,病于六腑十二经,甚则入内。内外变极,然后死也。五运有平气太过不及之殊,六气有常化淫胜反胜相胜之异。五运平气者,其岁化生皆当本位,如平木气敷和之纪,其色苍、其味酸之类是也。其变病皆在本脏,如木平气之病在肝也。太过者,岁变平气为太过,其化生皆兼非位,如太过发生之纪,其色青黄白,其味酸甘辛,如兼非位之上金是也。其变病皆在己所胜之脏,如木太过,则木胜脾土而脾病也。其胜乃本气有余而胜,故不为他气报复,间有复者,是不务其德,暴虐失常也。不及者,岁变平气为不及,其化生亦兼非位,如木不及委和之纪,其果枣李,其味酸辛,亦兼非位之土金是也。其变病皆己所不胜者,乘虚胜之,而本脏病胜极,则己所生者报复其胜,而胜者之脏亦病,如木不及则金胜之而肝病,胜则火复金仇,而肺亦病也。其胜乃乘我之虚而胜,胜之根本不固,故为他气报复。凡此五运之气,皆有定纪者也。六气常化者,天地六位之化,各守常位,生病各当本处。其天地之常化,如厥阴司天、少阳在泉之岁,风化居上,火化居下,风病行于上,热病行于下之类,而不出他位也。其六位之常化,如厥阴司天之岁,初之气化风燥,民病寒于右之下;二之气化寒热,民病热于中之类,而不杂他气也。凡此六气之常化,皆有定纪,犹五运平气也。淫胜者,天地之气变常,内淫而胜也。天地内淫而上胜于下,则己所胜之脏经受邪而病甚,如厥阴司天风淫所胜,其病在足太阴脾经也。地气内淫而外胜于内,其病在足阳明胃经也。凡此六气之淫胜,犹五运太过,皆有胜无复,其胜之盛虽有定纪,其胜之动否则无定纪，而不可必也。反胜相胜者，六位之左右变常乘虚而胜也，其乘天地之虚而胜者为反胜，左右自有相胜，乘虚而胜者为相胜，皆视所虚之气侮不胜己者胜之，胜极则仍为虚者之子复之。如所虚之气属太阴，则所胜之气属厥阴，而病在脾胃经；所复之气属阳明，而病在肝胆经。盖天地岁气犹王也，左右步气犹诸侯，左右胜天地犹诸侯僭乱，故曰反胜；左右自相胜犹诸侯自相攻伐，故曰相胜。凡此六气之反胜相胜，五运不及，故皆有胜有复，其气其动皆无定纪，但随虚而胜，随胜而复也。诸五运皆有定纪者，阴静有常也。六气少有定纪者，阳动多变也。五运之平气之常化为常，其化生为常之常，变病为常之变。五运之太过不及与六气之淫胜反胜相胜为变，其化生为变之常，变病为变之变，太过淫胜为变之盛，不及反胜相胜为变之虚。察其常变，以定生死。详其虚实，以断补泻。王注不得经旨，不分常变，释六气胜复无定纪之变为有定纪之常；不分盛虚，释左右乘虚之相胜为司天之淫胜，是则运气之义不明自此始矣。后虽有林氏校正，孙氏考误，与夫托名所著《玄珠密语》《天元玉册》，及诸家运气图说之类，然皆不能出王氏之右面救其失，反使运气之义愈晦而书愈繁。至于河间所注病机，其形容病化之情状，推究火热之众多，真有发前人未发之妙。奈何又以运气之所属皆为盛，而不察其所属各有盛虚，以盛虚所兼非位之化皆为似，而不察其所兼之盛者、似虚者，是为重失矣。夫王氏释变气为常气，相胜为淫胜，则人不识变，而占运气不应年辰；河间释运气之所属皆为盛，所兼非位之化皆为似，则人不识虚，而施治法不对病证，遂使世俗皆愀然不信而弃之也。其不知变者，曰某气司天属阴寒，今反炎热；某运合太过，今反不及，此乃上古之天道，非可占之于今世也。其不知虚者曰某病属热，投寒剂不瘥；某证当泻，施泻法反剧，此乃北方之治法，非可用之于南人也。惟戴人云病如不是当年气，看与何年气运同，便向某年求活法，方知都在至真中之歌，似破世之惑，又引而不发。呜呼！有定纪之年辰与无定纪之胜复相错常变，今独求年辰之常，不求胜复之变，岂得运气之真哉！六气之盛寒盛热与虚寒虚热同其所属，今独求寒热之所属，不求寒热之盛虚，岂得寒热之情哉？苟以常变盛虚观运气寒热，则古今南北皆可一以贯之，而所谓参天地、赞化育可知已。本篇末有署曰天元纪，故名篇。

黄帝问曰：天有五行御五位，以生寒暑燥湿风，人有五脏化五气，以生喜怒思忧恐。《阴阳应象大论》云：天有四时五行，以生长收藏，以生寒暑燥湿风，人有五脏化五气，以生喜怒悲忧恐。论言五运相袭而皆治之，终期之日，周而复始，余已知之矣。《六节脏象论》云：五日谓之候，三候谓之气，六气谓之时，四时谓之岁，而各从其主治焉，五运相袭，而皆治之，终期之日，周而复始。愿闻其与三阴三阳之候奈何合之？鬼臾区稽首再拜对曰：昭乎哉问也！夫五运阴阳者，天地之道也，万物之纲纪，变化之父母，生杀之本始，神明之府也，可不通乎？《阴阳应象大论》曰：阴阳者，天地道也，万物之纲纪，变化之父母，生杀之本始，神明之府也。始无五运二字，终缺可不通乎一句。故物生谓之化，物极谓之变，阴阳不测谓之神，神用无方谓之圣。夫变化之为用也，在天为玄，在人为道，在地为化，化生五味，道生智，玄生神。神在天为风，在地为木；在天为热，在地为火；在天为湿，在地为土；在天为燥，在地为金；在天为寒，在地为水。故在天为气，在地成形，形气相感而化生万物矣。此一段又见《阴阳应象大论》《五运行大论》二篇，但彼分属四方，为尤备。然天地者，万物之上下也；左右者，阴阳之道路也；水火者，阴阳之征兆也；金木者，生成之终始也。《阴阳应象大论》曰：天地者，万物之上下也；阴阳者，血气之男女也；左右者，阴阳之道路也；水火者，阴阳之征兆也；阴阳者，万物之能始也。与此大同小异。后《五运行大论》六十七，帝有天地者，万物之上下；左右者，阴阳之道路之问，而伯备答之，有图可览。气有多少，形有盛衰，上下相召而损益彰矣。帝曰：愿闻五运之主时也何如？鬼臾区曰：五气运行，各终期日，非独主时也。帝曰：请闻其所谓也。鬼臾区曰：臣积考《太始天元册》文曰：太虚廖廓，肇基化元，万物资始，五运

终天,布气真灵,总统坤元,九星悬朗,七曜周旋,曰阴曰阳,曰柔曰刚,幽显既位,寒暑弛张,生生化化,品物咸章。臣斯十世,此之谓也。区,《外纪》作叐。夫,音扶。

此言五运治政令于内,合于六气之治政令于外者也。五行者,金木水火土也。在天则为天干之五行,如甲乙属木之类;然在运则为气化之五行,如甲己化土之类;在中运则为甲己太宫少官之类。在地则为地支之五行,如子丑寅卯之类;然在岁气则为子午属少阴君火之类。故天有五行生六气,天之六气又生在地有形之五行,无非五行之妙也。五位者,东西南北中央也。寒暑燥湿风火者,即六气也。五脏者,心肝脾肺肾也。五气者,五脏之气也。喜怒思忧恐者,五志也。论者,即第九《六节脏象论》也。三阴者,少阴太阴厥阴也。三阳者,少阳太阳阳明也。帝问天地初分之时,天分五气,地列五行,五行定位,布政于四方,五气分流,散支于十干。当是时,黄气横于甲己,白气横于乙庚,黑气横于丙辛,青气横于丁壬,赤气横于戊癸。故甲己应土运,乙庚应金运,丙辛应水运,丁壬应木运,戊癸应火运。天有此五行之气,以御于东西南北中央之五位,而寒暑燥湿风火所由以生。不言火者,暑该之也。后《五运行大论》有东方生风、南方生热等语,及在天为风、在天为热等语,皆是也,正谓之六气也。在人则有心肝脾肺肾之五脏,以化五脏之气,而喜怒思忧恐之五志所由以生也。《六节脏象论》有云五日谓之候,言五日即有一候,如立春初五日东风解冻之类。三候谓之气,言半月有三候,则为一气,如立春正月节为一气之类。六气谓之时,言六气则有三月而为一时,如自立春、雨水、惊蛰、春分、清明、谷雨而为春,自立夏、小满、芒种、夏至、小暑、大暑而为夏之类。四时则合春夏秋冬而为一岁,皆各从其所旺之时而主治之,木而火,火而土,土而金,金而水,水而木,五运之气相为承袭而皆治之,每终一岁之日,周而复始。今岁之候如此,明岁之候亦然,故曰不知年之所加,气之盛衰,虚实之所起,不可以为工矣。帝言已知五运相袭而皆治之,终期之日,周而复始。但五运者,地之木火土金水治政令于内者也;三阴三阳者,天之风热湿燥寒治政令于外者也。故五运相袭而治者,其于三阴三阳外治之候如何合之?区言太极分为阴阳,阴阳分为五行,故五行一阴阳,阴阳一太极,彼五运乃天地初分之气而列之于五方者也。阴阳者虽有三阴三阳之分,而天气运气地气举不能外之也。天干主于降,地支主于升,而五运则主于升降,而行于天地之间,乃谓之中运也,是之谓天地之道。万物以之而为纲纪,其变化以之而为父母,其生杀以之而为本始,真有神明以为之府也,可不通此理乎?盖万物之初生谓之化,生化。物之已极谓之变,散易。其阴阳莫测谓之神,神用无方谓之圣。总承变化。由化与变,故万物无能逃五运阴阳,由圣与神,故众妙无能出幽玄之理。《六微旨大论》云:物之生从于化,物之极由乎变,变化之相薄,成败之所由也。又《五常政大论》云:气始而生化,气散而有形,气布而蕃育,气终而象变,其致一也。愚意变化以天地终始万物言,神圣赞天地言。其变化神圣之为用也,合天地人之理而一之者也。在天为玄,其理玄远,而玄之所生者为神;在人为道,其性咸备,而道之所生者为智;在地为化,孕育万物,而化之所生者为五味。惟玄生神,而为风、为热、为湿、为燥、为寒,此乃三阴三阳之气也。故风之气为木,热之气为火,湿之气为土,燥之气为金,寒之气为水,而成五运之形。由是在天之气与在地之形相感,而化生万物也。然天地者,万物之上下。《五运行大论》曰:所谓上下者,岁上下见阴阳之所在也。左右者,阴阳之道路。《五运行大论》曰:左右者,诸上见厥阴,左少阴右太阳;见少阴,左太阴右厥阴;见太阴,左少阳右少阴;见少阳,左阳明右太阴;见阳明,左太阳右少阳;见太阳,左厥阴右阳明。所谓面北而命其位,言其见也。帝曰:何谓下? 岐伯曰:厥阴在上,则少阳在下,左阳明右太阴;少阴在上,则阳明在下,左太阳右少阳;太阴在上,则太阳在下,左厥阴右阳明;少阳在上,则厥阴在下,左少阴右太阳;阳明在上,则少阴在下,左太阴右厥阴;太阳在上,则太阴在下,左少阳右少阴。所谓面南而命其位,言其见也。王注云:面北者,面向北而言之也。上,南也。下,北也。左,西也。右,东也。又云:主岁者位在南,故面北而言其左右。在下者位在北,故面南而言其左右也。上,天位也。下,地位也。面南,左东也,右西也,上下异而左右殊也。此在天三阴三阳之气,右旋于外以加地也。水火者,阴阳之征兆。征,信也,验也。兆,先也。以水火之寒热,彰信阴阳之先兆。金木者,生成之终始。木主发散应春,春为生化之始。金主收敛应秋,秋为成实之终。此在地五运之形,左转于内以临天也。天上之气有多少,地下之形有盛衰,故天上多少之气与地下盛衰之形相召而损益彰,以为物极之变也。其气之多与形之盛相召者益,益为变之盛也;气之少与形之衰相召者损,损为变之虚。盖物生之化者,天地之常气,在五运曰平气,在六气曰常化也。物极之变者,天地之变气,在五运曰太过不及,在六气曰淫胜反胜相胜也。其变之盛者,则五运之太过,六气之淫胜也;其变之虚者,则五运之不及,六气之反胜相胜也。凡此五运六气,所谓变化盛虚,本经后篇千言万语,皆所以发明此四者,学者当潜心以究之也。五运气行,各终期日,非独主时者,言木火土金水治政,各终一岁之期日,不独治岁内六步之时令也。《六节脏象论》但论五运,不及六气,但论主时,不及治岁。今始于此篇,论五运六气相感相召而治,不独五运也;次论五运各治一岁，不独主时也。帝复问其所谓，区乃以《太始天元册》文征之。王注谓：《天元册》所以记天真元气运行之纪，自神农之世，鬼臾区十世祖始诵而行之。**太虚廖廓，肇基化元**，太虚者，即周濂溪所谓无极。张横渠云：由太虚有天之名，盖天惟太极为主，而太极又无极也。廖廓者，无有边际之义。肇，开也。基，始也，如建屋者必自基始也。化元者，生化万物之根元也。**万物资始，五运终天**。资始者，《易》之乾曰：大哉乾元，万物资始。五运者，木火土金水运也。承上文言太虚肇基万物之化元，而万物得之以成其始，五运流行，与天终始而不变。**布气真灵，总统坤元**。真灵者，即太虚之精也。《易》之坤曰：至哉坤元，万物资生。天以六气布其真灵，右旋于外，以加于地；地以五运左旋于内，以临于天。然天包地，而地随天，则乾元之资始，实所以总统坤元之资生也。故于乾元资始，而曰乃统天；坤元资生，而曰乃顺承天。正本节大旨。**九星悬朗，七曜周旋**。九星，按《天元玉册》曰：天蓬一，水正之宫也；天芮二，土神之应宫也；天冲三，木正之宫也；天辅四，木神之应宫也；天禽五，土正之宫也；天心六，金神之应宫也；天柱七，金正之宫也；天任八，火神之应宫也；天英九，火正之宫也。七曜，谓日月金木水火土星也。书云：在璇玑玉衡，以齐七政。蔡注云：七政，日月五星也。七者运行于天，有迟有速，有顺有逆，犹人君之有政事也。曰悬朗周旋者，互文也。**曰阴曰阳，曰柔曰刚**。《易·系辞》曰：立天之道，曰阴与阳；立地之道，曰柔与刚。邵子《皇极经世》云：天之大，阴阳尽之；地之大，刚柔尽之。故天道资始，阴阳而已；地道资生，刚柔而已。**幽显既位，寒暑弛张**。《至真要大论》帝曰：幽明何如？岐伯曰：两阴交尽故曰幽，两阳合明故曰明。幽明之配，寒暑之异也。言在左为北，在右为西，两阴之交尽于此，故曰幽；在左为东，在右为南，两阳于此合明，故曰明。**生生化化，品物咸章**。《易》之乾曰：云行雨施，品物流形。又曰：天地絪缊，万物化醇。故生生不绝，化化无穷。**臣斯十世，此之谓也**。区言传习此义十世于兹，不敢废坠。

帝曰：善。何谓气有多少，形有盛衰？鬼臾区曰：阴阳之气各有多少，故曰三阴三阳也。形有盛衰，谓五行之治，各有太过不及也。故其始也，有余而往，不足随之，不足而往，有余从之，知迎知随，气可与期。应天为天符，承岁为岁直，三合为治。

此承上文而明气有多少、形有盛衰之义，不外乎天气地气运气而已。阴阳之气各有多少者，谓三阴三阳之气各分多少，阴多者为太阴，次少者为少阴，而又次者为厥阴也。阳多者为太阳，次少者为阳明，而又次者为少阳也。形有盛衰，谓五行之治各有太过不及者。地五运之形，各有盛衰，土有太少宫，金有太少商，水有太少羽，木有太少角，火有太少徵，而太者太过，少者不及也。始，谓甲子岁也。《六微旨大论》曰：天气始于甲，地气始于子，子甲相合，命曰岁立。《运气全书》曰：运有盛衰，气有虚实，更相迎随，以司岁也。阳盛阴衰，如土运甲阳而己阴。阴虚阳实，如六气子实而丑虚。迎随，如六十甲子，一阳一阴，盛衰虚实，递相接送，以司岁次而推之，以终六甲，故有余已则不足随，不足已则有余从。亦有岁运非有余非不足者，盖以同天地之化也。若余已复余，少已复少，则天地之道变常，而灾害苛疾至矣。知其来而迎之，知其往而随之，则岁气自可与期也。应天为天符者，《六微旨大论》曰：木运之岁，上见厥阴；丁巳、丁亥。火运之岁，上见少阳、戊寅、戊申。少阴；戊子、戊午。土运之岁，上见太阴；己丑、己未。金运之岁，上见阳明；乙卯、乙酉。水运之岁，上见太阳。丙辰、丙戌。盖司天与运气相符，故曰应天为天符也。又《六元正纪大论》曰：戊子戊午，太徵上临少阴；戊寅戊申，太徵上临少阳；丙辰丙戌，太羽上临太阳。如是者三。丁巳丁亥，少角上临厥阴；乙卯乙酉，少商上临阳明；己丑己未，少宫上临太阴。如是者三。上者，司天也。帝曰：临者何谓？岐伯曰：太过不及，皆曰天符。计十二年。《运气全书》云：如木运上见厥阴，运与司天相合，故曰天符也。承岁为岁直者，当年十干建运，与年辰十二律、五行相会，故又曰岁会，气之平也，不分阴年阳年，乃自取四时正中之月，为四直承岁，子午卯酉是也。其土无定位，各寄旺于四季之末一十八日有奇，则通论承岁，辰戌丑未是也。计有八年。谓木运之岁，岁当寅卯；火运之岁，岁当巳午；土运之岁，岁当辰戌丑未；金运之岁，岁当申酉；水运之岁，岁当亥子。《六微旨大论》曰：非其位则邪，当其位则正，邪则变甚，正则微。帝曰：何谓当位？岐伯曰：木运临卯，火运临午，土运临四季，金运临酉，水运临子，所谓岁会，气之平也。《运气全书》云：何谓岁会？如木运临寅卯，火运临巳午，运与年辰合也。然岁直亦曰岁会，则直为值之义耳。王注云：木运临卯，丁卯岁也；火运临午，戊午岁也；土运临四季，甲辰、甲戌、己丑、己未岁也；金运临酉，乙酉岁也；水运临子，丙子岁也。内戊午、己丑、己未、乙酉，又为太一天符，即下三合为治之谓。三合者，谓火运之岁，上见少阴，年辰临午，即戊午岁也；土运之岁，上见太阴，年辰临丑未，即己丑、己未岁也；金运之岁，上见阳明，年辰临酉，即乙酉岁也。此三者，天气运气与年辰俱会，故曰三合为治也。三合亦为天符，《六微旨大论》曰：太一天符，谓天运与岁俱会也。《运气全书》云：何谓太一天符？火运上见少阴，年辰临午之类。按应天为天符三句，止论天符、岁会、太一天符，不论及同天符、同岁会之义，盖天符主司天而言，岁会主年辰而言，同天符、同岁会主在泉而言之矣。大义见《六元正纪大论》中。

天符之图

附:太一天符

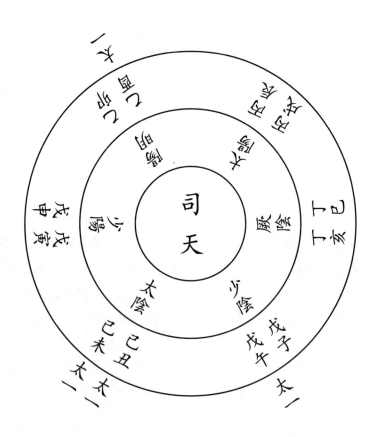

岁会之图

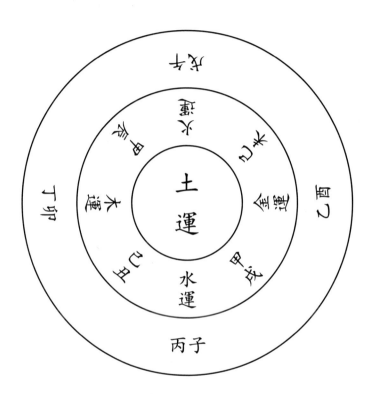

按八年之外，有四年壬寅皆木，庚申皆金，是二阳年；癸巳皆火，辛亥皆水，是二阴年，亦是运与年辰相会，而不为岁会者，谓不当四年正中之会故也。除二阳年，则癸巳、辛亥二阴年虽不名岁会，亦上下五行相佐，皆为平气之岁，物在脉应，皆必合期，无先后也。

同天符同岁会之图

本篇原无同天符、同岁会之义,然不图此则不备及上临下加之义,当与后《六元正纪大论》参看。

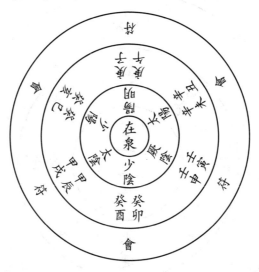

《六元正纪大论》云:甲辰、甲戌,太宫下加太阴;壬寅、壬申,太角下加厥阴;庚子、庚午,太商下加阳明。如是者三。癸巳、癸亥,少徵下加少阳;辛丑、辛未,少羽下加太阳;癸卯、癸酉,少徵下加少阴。如是者三。帝曰:加者何谓?岐伯曰:太过而加同天符,不及而加同岁会也。下者,即在泉也。运气与在泉合其气化,阳年日同天符,阴年日同岁会,故六十年中,太一天符四年,天符十二年,岁会八年,同天符六年,同岁会六年。五者分而言之,共三十六年,合而言之,止有三十二年。经言二十四岁者,不言岁会也,不可不审。

帝曰:上下相召奈何? 鬼臾区曰:寒暑燥湿风火,天之阴阳也,

三阴三阳上奉之。木火土金水火，地之阴阳也，生长化收藏下应之。天以阳生阴长，地以阳杀阴藏。《阴阳应象大论》云：积阳为天，积阴为地，阴静阳躁，阳生阴长，阳杀阴藏。天有阴阳，地亦有阴阳。木火土金水火，地之阴阳也，生长化收藏。故阳中有阴，阴中有阳。所以欲知天地之阴阳者，应天之气，动而不息，故五岁而右迁；应地之气，静而守位，故六期而环会。动静相召，上下相临，阴阳相错，而变由生也。帝曰：上下周纪，其有数乎？鬼臾区曰：天以六为节，地以五为制。周天气者，六期为一备；终地纪者，五岁为一周。君火以明，当作名。相火以位。五六相合，而七百二十气为一纪，凡三十岁；千四百四十气，凡六十岁，而为一周，不及太过，斯皆见矣。下节正明地五岁一周，天六期一备，大义连看。

此承上文论上下相召之义，而合之以周纪之数也。上文言气有多少，形有盛衰，上下相召而损益彰。故帝以上下相召之义问之。区言：上者，天也。下者，地也。上下相召者，天右旋之阴阳加于地下，地左转之阴阳临于天上，而相召以治岁治步也。天之阴阳，风热燥湿寒，又增火为六数者，在天之热，分为暑火二气，故三阴三阳各上奉之也。地之阴阳，木火土金水，亦增火为六数者，在地之火分为君相二形，故生长化收藏各下应之也。生长者天之道，藏杀者地之道。天阳主生，阳中有阴，故以阳生阴长；地阴主杀，阴中有阳，故以阳杀阴藏。天地虽高下不同，而各有阴阳之运用。天惟有阴，故能下降，地惟有阳，故能上升，是以谓之各有阴阳也。即如木火土金水火，地之阴阳也，生长化收藏。故阳中有阴，阴中有阳。所以欲知天地之阴阳者，天之阴阳，下加地气，共治岁也，则应天之气，动而不息。盖地之治岁，君火不主运，惟五运循环，故天之六气加之，常五岁右余一气,与地迁移一位而动不息也。地之阴阳,上临天气,共治步也,则应地之气,静而守位。盖地之治步,其木君相土金水无殊,皆各主一步以终期,故其上临天之六气共治也,常六期齐周,复于始治之步环会,而静守位也。故治岁动者与治步静者相召,外旋上者与内运下者相临,则阴阳相错,而损益盛虚之变所由生也。天以六为节,地以五为制者,上下相召之数也。盖天之六气,各治一岁,故六期一备;地之六位,其君火以明,相火以位,故五岁一周。五六相合,凡三十岁为一纪,六十岁为一周。其间相错之阴阳,或气类同多而益,为太过之盛者,或气类异少而损,为不及之虚者,斯皆可见其变也。

帝曰:夫子之言,上终天气,下毕地纪,可谓悉矣。余愿闻而藏之,上以治民,下以治身,使百姓昭著,上下和亲,德泽下流,子孙无忧,传之后世,无有终时,可得闻乎? 鬼臾区曰:至数之机,迫迮以微,其来可见,其往可追,敬之者昌,慢之者亡,无道行私,必得夭殃,谨奉天道,请言真要。帝曰:善言始者,必会于终,善言近者,必知其远,是则至数极而道不惑,所谓明矣。愿夫子推而次之,令有条理,简而不匮,久而不绝,易用难忘,为之纲纪,至数之要,愿尽闻之。鬼臾区曰:昭乎哉问! 明乎哉道! 如鼓之应桴,响之应声也。臣闻之,甲己之岁,土运统之;乙庚之岁,金运统之;丙辛之岁,水运统之;丁壬之岁,木运统之;戊癸之岁,火运统之。《五运行大论》云:土主甲己,金主乙庚,水主丙辛,木主丁壬,火主戊癸。帝曰:其于三阴三阳,合之奈何? 鬼臾区曰:子午之岁,上见少阴;丑未之岁,上见太阴;寅申之岁,上见少阳;卯酉之岁,上见阳明;辰戌之岁,上见太阳;巳亥之岁,上见厥阴。少阴所谓标也,厥阴所谓终也。后《五运行大论》云:子午之上,少阴主之;丑未之上,太阴主之;寅申之上,少阳主之;卯酉之上,阳明主之;辰戌之上,太阳主之;巳亥之上,厥阴主之。**厥阴之上,风气主之;少阴之上,热气主之;太阴之上,湿气主之;少阳之上,相火主之;阳明之上,燥气主之;太阳之上,寒气主之。所谓本也,是谓六元。帝曰:光乎哉道!明乎哉论!请著之玉版,藏之金匮,署曰《天元纪》。**迳,音窄。

此承上文而明五运所统,三阴三阳所合,合者为标,而主之者为本也。言天地初分之时,黄气横于甲己,故甲己应土运,而甲己之岁,土运统之;白气横于乙庚,故乙庚应金运,而乙庚之岁,金运统之;黑气横于丙辛,故丙辛应水运,而丙辛之岁,水运统之;青气横于丁壬,故丁壬应木运,而丁壬之岁,木运统之;赤气横于戊癸,故戊癸应火运,而戊癸之岁,火运统之。然子午之岁,上见少阴热气;丑未之岁,上见太阴湿气;寅申之岁,上见少阳相火;卯酉之岁,上见阳明燥气;辰戌之岁,上见太阳寒气;巳亥之岁,上见厥阴木气。则上见少阴、太阴、少阳、阳明、太阳、厥阴者,不过谓之标耳。标者,犹所谓上首也。自少阴子午而数至厥阴巳亥,故曰厥阴为三甲、六甲之终也。实由天有风气,以为厥阴之主;天有热气,以为少阴之主;天有湿气,以为太阴之主;天有相火,以为少阳之主;天有燥气,以为阳明之主;天有寒气,以为太阳之主。则有此天之六元以为之本也。何也?天真元气,分为六化,以统坤元生成之用,征其应用,止是真元之一气,故曰六元也。须知天地之数五,而火热居三,可见天地间热多于寒,火倍于水,而人之病化又可推也。惟运分为五,则上文地五岁一周之数,从兹始也。惟标分为六,则上文天六期一备之数,从兹始也。

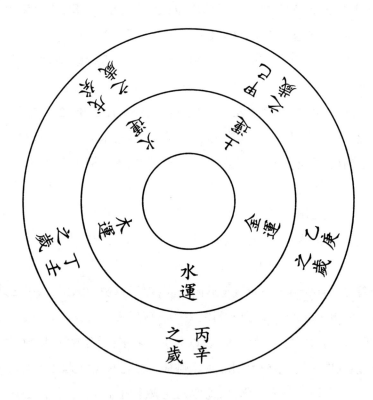

本篇云:甲己之岁,土运统之;乙庚之岁,金运统之;丙辛之岁,水运统之;丁壬之岁,木运统之;戊癸之岁,火运统之。

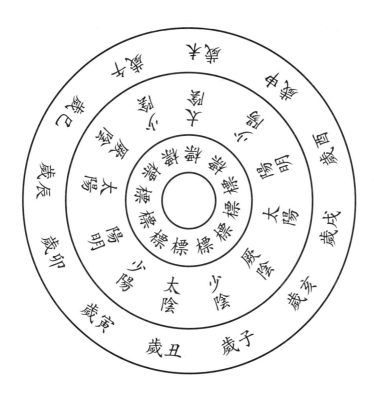

本篇云：子午之岁，上见少阴；丑未之岁，上见太阴；寅申之岁，上见少阳；卯酉之岁，上见阳明；辰戌之岁，上见太阳；巳亥之岁，上见厥阴。少阴所谓标也，厥阴所谓终也。

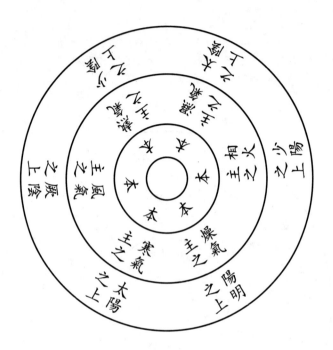

本篇云：厥阴之上，风气主之；少阴之上，热气主之；太阴之上，湿气主之；少阳之上，相火主之；阳明之上，燥气主之；太阳之上，寒气主之。所谓本也，是谓六元。

五运行大论篇第六十七

内论司天、在泉、左右间、南北政等义，皆五运以为运行，故名篇。

黄帝坐明堂，始正天纲，临观八极，考建五常，请天师而问之曰：论言天地之动静，神明为之纪，阴阳之升降，寒暑彰其兆。 又见《阴阳应象大论》《气交变大论》。**余闻五运之数于夫子，夫子之所言，正五气之各主岁耳，首甲定运，余因论之。鬼臾区曰：土主甲己，金主乙庚，水主丙辛，木主丁壬，火主戊癸。** 前《天元纪大论》曰：甲己之岁，土运统之;乙庚之岁,金运统之;丙辛之岁,水运统之;丁壬之岁,木运统之;戊癸之岁,火运统之。**子午之上,少阴主之;丑未之上,太阴主之;寅申之上,少阳主之;卯酉之上,阳明主之;辰戌之上,太阳主之;巳亥之上,厥阴主之。**前《天元纪大论》曰:子午之岁,上见少阴;丑未之岁,上见太阴;寅申之岁,上见少阳;卯酉之岁,上见阳明;辰戌之岁,上见太阳;巳亥之岁,上见厥阴。**不合阴阳,其故何也?岐伯曰:是明道也,此天地之阴阳也。夫数**上声。**之可数**上声。**者,人中之阴阳也,然所合,数**去声。**之可得者也。夫阴阳者,数**上声。**之可十,推之可百,数**上声。**之可千,推之可万。天地阴阳者,不以数**去声。**推以象之谓也。帝曰:愿闻其所始也。岐伯曰:昭乎哉问也!臣览《太始天元册》文,丹天之气经于牛女戊分,黅**居吟切,黄色。天之气经于心尾己分,苍天之气经于危室柳鬼,素天之气经于亢氐昴毕,玄天之气经于张翼娄胃。所谓戊己分者,奎璧角轸,则天地之门户也。夫候之所始,道之所生,不可不通也。**

此复论前文五运六气所化阴阳之义也。五天之象所经星宿,为运气之化,皆干与支同属者及连位者齐化也。彼土主甲己,及丑未之上,太阴主之者,正由黅天之气经于心尾己分之象,而心尾者甲地,己分者中宫,故甲与丑连位,己与未同属,而齐化湿土也。金主乙庚,及卯酉之上,阳明主之者,正由素天之气经于亢氐昴毕之象,而氐亢者乙地,昴毕者庚地,故乙与卯同属,庚与酉连位,而齐化燥金也。水主丙辛,及辰戌之上,太阳主之者,正由玄天之气经于张翼娄胃之象,而张翼者丙地,娄胃者辛地,故丙与辰连位,辛与戌同属,而齐化寒水也。木主丁壬,及巳亥之上,厥阴主之者,正由苍天之气经于危室柳鬼之象,而危室者壬地,柳鬼者丁地,故壬与亥同属,丁与巳连位,而齐化风木也。火主戊癸,及子午之上,少阴主之,寅申之上,少阳主之者,正由丹天之气经于牛女戊分之象,而牛女者癸地,戊分者中宫,故癸与子同属,戊与午连位,而齐化火热也。干之甲乙属木,位东;丙丁属火,位南;庚辛属金,位西;壬癸属水,位北;戊己属土,位中宫。支之寅卯配甲乙,巳午配丙丁,申酉配庚辛,亥子配壬癸。辰位东南,未位西南,戌位西北,丑位东北,为四维,属戊己。故乙卯同属木,丁巳同属火,己未同属土,庚酉同属金,壬癸亥子同属水也。甲寅位东之首,癸丑位北方尾,而甲丑连位,癸寅连位也。丙位南之首,辰位东之尾,而丙辰连位也。戊己位木火金水中间,在天地为门户,在四时为长夏,南连午,西连申,而戊己午申连位,故戊己无方位,而经独表戊分己分也。辛戌皆位酉之尾,而辛戌连位也,独戊火连申夹未土于中,癸火连寅夹丑土于中者,盖湿土在中,火游行其间,在天居土前,在地居土后,而土火常相混也,故土旺长夏火热之内。丹溪发明湿热相火为病十居八九,及有湿郁生热、热久生湿之论,良以此也。其五天之象,所经星宿分野,独当五运之干位,不及六气之支位者,盖干之与支,即根本之与枝叶,经言干,则支在其中矣。故其化,皆干与支之同属者,连位齐化者,是根本与枝叶同化者也。夫五气之至,各有五色经于分野,气太过则先天而至,气不及则后天而至,尝以寅卯前候之,自然可见。故曰:候之所始,道之所生,不可不通也。

五天五运之图

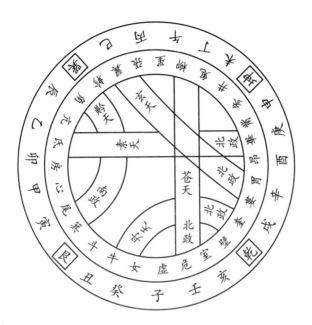

　　帝曰:善。论言天地者,万物之上下;左右者,阴阳之道路,未知其所谓也。岐伯曰:所谓上下者,岁上下见阴阳之所在也。左右者,诸上见厥阴,左少阴右太阳;见少阴,左太阴右厥阴;见太阴,左少阳右少阴;见少阳,左阳明右太阴;见阳明,左太阳右少阳;见太阳,左厥阴右阳明。所谓面北而命其位,言其见也。帝曰:何谓下? 岐伯曰:厥阴在上,则少阳在下,左阳明右太阴;少阴在上,则阳明在下,左太阳右少阳;太阴在上,则太阳在下,左厥阴右阳明;少阳在上,则厥阴在下,左少阴右太阳;阳明在上,则少阴在下,左太阴右厥阴;太阳在上,则太阴在下,左少阳右少阴。所谓面南而命其位,言其见也。上下相遘,寒暑相临,气相得则和,不相得则病。帝曰:气相得而病者何也? 岐伯曰:以下临上,不当位也。帝曰:动静何如? 岐伯曰:上者右行,下者左行,左右周天,余而复会也。帝曰:余闻鬼臾区曰:应地者静。今夫子乃言下者左行,不知其所谓也,愿闻何以生之乎? 岐伯曰:天地动静,五行迁复,虽鬼臾区其上候而已,犹不能遍明。夫变化之用,天垂象,地成形,七曜纬虚,五行丽地。地者,所以载生成之形类也。虚者,所以列应天之精气也。形精之动,犹根本之与枝叶也,仰观其象,虽远可知也。帝曰:地之为下否乎? 岐伯曰:地为人之下,太虚之中者也。帝曰:冯凭同。乎? 岐伯曰:大气举之也。燥以干之,暑以蒸之,风以动之,湿以润之,寒以坚之,火以温之。故风寒在下,燥热在上,湿气在中,火游行其间,寒暑六入,故令虚而生化也。故燥胜则地干,暑胜则地热,风胜则地动,湿胜则地泥,寒胜则地裂,火胜则地固矣。《阴阳应象大论》云:天地者,万物之上下;阴阳者,血气之男女;左右者,阴阳之道路也;水火者,阴阳之征兆也;阴阳者,万物之能始也。帝首以论言为问,即《阴阳应象大论》也。

　　此言天右旋于外,而寒暑六入以举其地,地受天六入以为五行,左转化生人物于天之中也。天地万物之上下,左右阴阳之道路者,天右旋六节之位也。上下,谓在上者司天之位,在下者在泉之位。左右,谓在上之左右,即司天左间右间之位,在下之左右,即在泉左间右间之位也。故天之三阴三阳,于其六位右旋,如巳亥岁,上见厥阴,而左间少阴,右间太阳;至子午岁,厥阴右旋下降,则上见少阴,而左间太阴,右间厥阴。常如此逐岁自上旋降于右也。面北命其位,言其见者,谓司天之位在南,而面北命其左右,则西南为左间之位,东南为右间之位,而言其所见之阴阳也。厥阴在上,则少阳在下,而左间阳明,右间太阴;至厥阴右旋下降,而少阴在上,则阳明在下,而左间太阳,右间少阳。常如此随司天旋转也。面南命其位,言其见者,谓地之位在北,而面南命其左右,则东北为左间之位,西北为右间之位,而言其所见之阴阳也。自天地万物之上下至此,独论天右旋之气也。上下相遘,寒暑相临,气相得则和,不相得则病者,言天之右旋,绕地方位,而其气与地方位气相遘相临,其遘同类相生之气则和,不同类相制之气则病也。或气虽同类相得亦病者,惟相火临于君火,为不当位故也。后《六微旨大论》篇云:君位臣则顺,臣位君则逆,逆则病近害速者是也。动静何如者,帝谓天动能临于地,地静不能临天,而难上下相遘,寒暑相临之语。伯言上者右行,下者左行,则知天常于上自右降东南,而旋回以临地;地常于下自左升东北,而循显明木君相土金水之位,循环临天而皆动也。故左右临动,各皆周天,过则复相会也。应地者静,帝复难下者,左行之言也。伯言天地之体,动静虽殊,而其用之变化,在地则五行丽地,而载生成之形类运于内;在天则七曜纬虚,而列应天之精气运于外。其形类与精气之相随运动,犹根本之与枝叶,同乎一气而不殊,故但仰观七曜之象,周旋虽远,可知其动也。自上下相遘至此,通论天右旋、地左转之气也。地之为下否者,帝谓天象周旋,皆转于地下,而地居其上,今曰下者左行,则地之左行为下,得非否乎?伯言地为人之下,太虚之中者,则上下之义始明矣。盖以其所属言之,则司天在泉之气属天者为上,五行之属地者为下;以其所在言之,则司天者为上,在泉者为下,而地之五行居中。伯以所属言之,故曰下者左行;帝以所在言之,故难地之左行非下也。冯者,附也。地居太虚之中,何所凭附而不坠也?大气举之,谓风寒暑湿燥火六节大气旋转于外,任持其地,而干蒸动润坚温以入其体也。故其入也,风寒在下,而风居东,寒居北;燥热在上,而燥居西,热居南;湿气在中,而居中央;火于未入之前在湿上,已入之后在湿下,而游行上下之间也。自地之为下至此,原地气一皆本于天也。

厥阴司天少阳在泉左右间之图

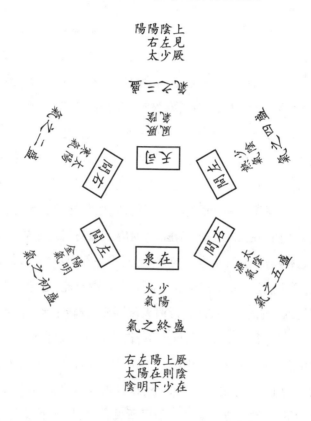

少阴司天阳明在泉左右间之图

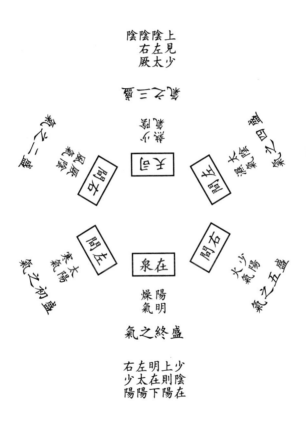

太阴司天太阳在泉左右间之图

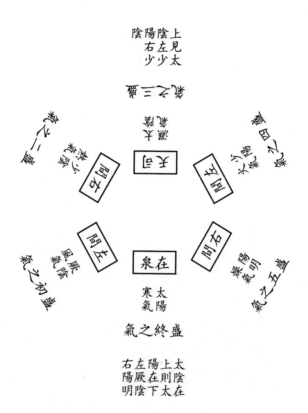

少阳司天厥阴在泉左右间之图

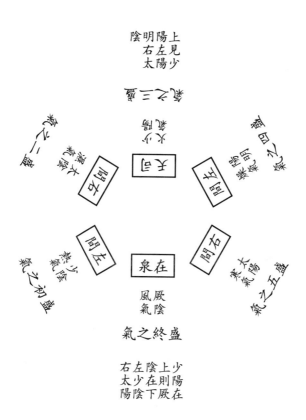

阳明司天少阴在泉左右间之图

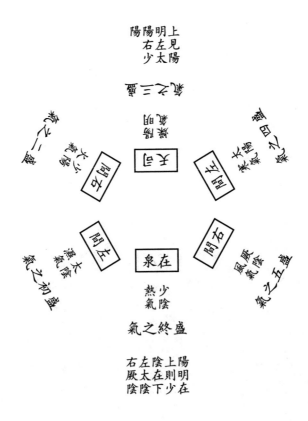

太阳司天太阴在泉左右间之图

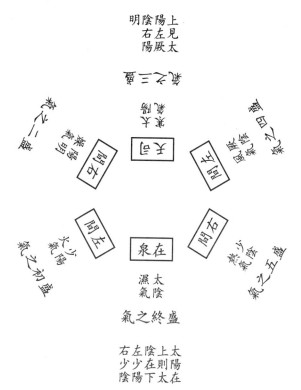

帝曰：天地之气，何以候之？岐伯曰：天地之气，胜复之作，不形于诊也。《脉法》曰：天地之变，无以脉诊。此之谓也。帝曰：间气何如？岐伯曰：随气所在，期于左右。帝曰：期之奈何？岐伯曰：从其气则和，违其气则病，不当其位者病，迭移其位者病，失守其位者危，尺寸反者死，阴阳交者死。先立其年，以知其气，左右应见，然后乃可以言死生之逆顺。

此言天地之气及胜复之作，统贯六位，难以诊候，惟间气偏治一位,故可随其所在,期之于尺寸左右也。候,诊候也。盖五运以甲己土运为尊,六气以少阴君火为尊。故以甲己土运为南政,乃南面而行令,其余四运为北政,以臣事之,则面北而受令者也。又以少阴为君主,凡脉之司天在泉而尺寸不应者,皆以少阴而论之,其脉主于沉也,是以期之之法,阳之所在其脉应,不沉。阴之所在其脉不应。沉。北政之岁,人气面北,而寸北尺南,地左间之气在右寸,右间之气在左寸;天左间之气在左尺,右间之气在右尺。所以少阴在泉,则左间太阴,右间厥阴,而两寸之脉俱不应;《至真要大论》曰:北政之岁,少阴在泉,则寸口不应。厥阴在泉,则左间少阴,右间太阳,而少阴在左,其右寸之脉不应;《至真要大论》曰:厥阴在泉,则右不应。太阴在泉,则左间少阳,右间少阴,而少阴在右,其左寸之脉不应。《至真要大论》曰:太阴在泉,则左不应。故《至真要大论》曰北政之岁,三阴在下,则寸不应者此也。少阴司天,则左间太阴,右间厥阴,而两尺之脉俱不应;厥阴司天,则左间少阴,右间太阳,而少阴在左,其左尺之脉不应;太阴司天,则左间少阳,右间少阴,而少阴在右,其右尺之脉不应也。故《至真要大论》曰北政之岁,三阴在上,则尺不应者此也。南政之岁,人气面南,而寸南尺北,天左间之气在右寸,右间之气在左寸;地左间之气在左尺,右间之气在右尺。所以少阴司天,则左间太阴,右间厥阴,而两寸之脉俱不应;厥阴司天,则左间少阴,右间太阳,而少阴在左,其右寸之脉不应;太阴司天,则左间少阳,右间少阴,而少阴在右,其左寸之脉不应。故《至真要大论》曰南政之岁,三阴在天,则寸不应者此也。少阴在泉,则左间太阴,右间厥阴,而两尺之脉俱不应;厥阴在泉,则左间少阴,右间太阳,而少阴在左,其左尺之脉不应;太阴在泉,则左间少阳,右间少阴,而少阴在右,其右尺之脉不应也。故《至真要大论》曰南政之岁,三阴在泉,则尺不应者此也。从其气

则和者,阴阳各当尺寸本位也。违其气则病者,即下文阴阳或不当其位,
或迭移其位,或失守其位,或尺寸反,或阴阳交也。所谓不当其位者,乃
阴阳之见不当尺寸本位也。所谓迭移其位者,乃阴阳迭皆移转一位也。
仍如南政少阴司天,阴皆在寸,阳皆在尺。迭相左转者,则阴皆移左,而
左不应;阳皆移右,而右应。迭皆右转者,则阴皆移右,而右不应;阳皆移
左,而左应之类也。所谓失守其位者,谓本位他位皆失守不见也。如阴
失守则尺寸皆无阴,阳失守则尺寸皆无阳,非如迭移,而相反相交见于他
位也。所谓尺寸反者,假如北政少阴司天,阳在寸,阴在尺,而阳反见尺、
阴反见寸之类也。所谓阴阳交者,假如北政太阴司天,阳在左,阴在右,
而阳反见右,阴反见左之类也。

南北政图

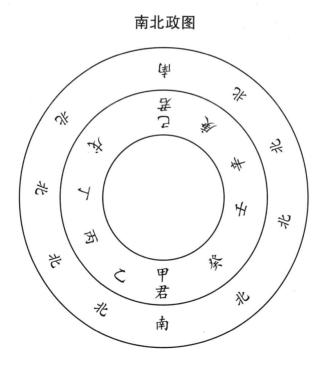

本篇云:上见少阴,左太阴,右厥阴。	本篇云:上见厥阴,左少阴,右太阳。
脉 司 少 南 天 阴 政	脉 司 厥 南 天 阴 政
右 厥 少 太 左 间 阴 阴 阴 间 甲　　　甲 午　　　子 俱 　 土 　 两 不 　 运 　 手 应 　 　 　 寸	右 太 厥 少 左 间 阳 阴 阴 间 己　　　己 亥　　　巳 口 　 土 　 右 不 　 运 　 手 应 　 　 　 寸
诀云:两手沉寸口,北政少阴在泉同。	诀云:右寸脉潜形,北政厥阴在泉同。
少阴司天,则左间太阴,右间厥阴,而两寸俱不应。《至真要大论》曰:南政之岁,三阴在天,则寸不应。	厥阴司天,则左间少阴,右间太阳,而右寸不应。《至真要大论》曰:南政之岁,三阴在天,则寸不应。
本篇云:上见太阴,左少阳,右少阴。	本篇云:阳明在上,则少阴在下,左太阴,右厥阴。
脉 司 太 南 天 阴 政	脉 司 少 南 泉 阴 政
右 少 太 少 左 间 阴 阴 阳 间 己　　　己 未　　　丑 口 　 土 　 左 不 　 运 　 手 应 　 　 　 寸	俱 　 土 　 两 不 　 运 　 手 应 　 　 　 尺 己　　　己 酉　　　卯 左 太 少 厥 右 间 阴 阴 阴 间
诀云:左手寸不出,北政太阴在泉同。	诀云:两手尺欠有,北政少阴司天同。
太阴司天,则左间少阳,右间少阴,而左寸不应。《至真要大论》曰:三阴在天,则寸不应。	少阴在泉,则左间太阴,右间厥阴,而两尺俱不应。《至真要大论》曰:南政之岁,三阴在泉,则尺不应。

本篇云：少阳在上，则厥阴在下，左少阴，右太阳。	本篇云：太阳在上，则太阴在下，左少阳，右少阴。

南政厥阴在泉脉

部不应	土运	左手尺
	甲申　甲寅	
左间　少阴　厥阴　太阳　右间		

南政太阴在泉脉

部不应	土运	右手尺
	甲戌　甲辰	
左间　少阳　太阴　少阴　右间		

诀云：左尺定无根，北政厥阴司天同。	诀云：右尺脉无力，北政太阴司天同。
厥阴在泉，则左间少阴，右间太阳，而左尺不应。《至真要大论》曰：南政之岁，三部在泉，则尺不应。	太阴在泉，则左间少阴，右间少阳，而右尺不应。《至真要大论》曰：南政之岁，三阴在泉，则尺不应。
本篇云：上见少阴，左太阴，右厥阴。	本篇云：上见厥阴，左少阴，右太阳。

北政少阴司天脉

右间　厥阴　少阴　太阴　左间		
	庚子丙　壬午戊	
俱不应	金运	两手尺

北政厥阴在天脉

右间　太阳　厥阴　少阴　左间		
	辛巳乙　癸亥丁	
部不应	火运	左手尺

诀云：两手尺欠有，南政少阴在泉同。	诀云：左尺定无根，南政厥阴在泉同。
少阴司天，则左间太阴，右间厥阴，而两尺俱不应。《至真要大论》曰：北政之岁，三阴在上，则尺不应。	厥阴司天，则左间少阴，右间太阳，而左尺不应。《至真要大论》曰：北政之岁，三阴在上，则尺不应。

本篇云:上见太阴,左少阳,右少阴。

脉司太北
天阴政

右少太少左
间阴阴阳间

辛　丑　乙
癸　未　丁

部　水　右
不　运　手
应　　　尺

诀云:右尺脉无力,南政太阴在泉同。

太阴司天,则左间少阳,右间少阴,而右尺不应。

本篇云:阳明在上,则少阴在下,左太阴,右厥阴。

图在少北
泉阴政

俱　火　两
不　运　手
应　　　寸

辛　卯　乙
癸　酉　丁

左　太　少　厥　右
间　阴　阴　阴　间

诀云:两手沉寸口,南政少阴司天同。

少阴在泉,则左间太阴,右间厥阴,而两寸俱不应。《至真要大论》曰:北政之岁,少阴在泉,则寸口不应。

本篇云:少阳在上,则厥阴在下,左少阴,右太阳。

脉在厥北
泉阴政

口　木　右
不　运　手
应　　　寸

庚　寅　丙
壬　申　戊

左　少　厥　太　右
间　阴　阴　阳　间

诀云:右寸脉潜形,南政厥阴司天同。

厥阴在泉,则左间少阴,右间太阳,而右寸不应。《至真要大论》曰:厥阴在泉,则右不应。

本篇云:太阳在上,则太阴在下,左少阳,右少阴。

脉在太北
泉阴政

口　金　左
不　运　手
应　　　寸

庚　辰　丙
壬　戌　戊

左　少　太　少　右
间　阳　阴　阴　间

诀云:左手寸不出,南政太阴司天同。

太阴在泉,则右间少阴,左间少阳,而左寸不应。《至真要大论》曰:太阴在泉,则左不应。

上本篇云：不当其位者病，迭移其位者病，止南政少阴司天在泉，北政少阴司天在泉。本篇云：失守其位者危。论南北二政内行运法，甲己为南政，余四运为北政。南政司天在泉皆行土运，其余北政皆以在泉行运。如北政巳亥厥阴司天，则行在泉少阳火运。又如寅申少阳司天，则行在泉厥阴木运。余仿此。惟有北政辰戌年太阳司天，当行在泉太阴土运，缘北政以臣不敢行君之令，故行金运，是土之子，以足木火金水四运焉。

南政司天脉歌<small>北政在泉同</small>

南政司天北在泉，厥阴右寸不应言，太阴左寸休能应，少阴两寸尽沉潜。

北政司天脉歌<small>南政在泉同</small>

北政司天南在泉，厥阴左尺却空闲，太阴右尺不相应，少阴两尺尽皆残。

南北二政司天在泉脉宜应否歌诀

子午南少北卯酉，两手沉寸口。<small>子午年南政少阴司天，卯酉年北政少阴在泉。</small>

南政甲子、甲午，北政乙卯、乙酉、丁卯、丁酉、辛卯、辛酉、癸卯、癸酉，是少阴司天在泉，主两手寸口脉俱不应。

子午北少南卯酉，两手尺欠有。<small>子午年北政少阴司天，卯酉年南政少阴在泉。</small>

北政丙子、丙午、戊子、戊午、庚子、庚午、壬子、壬午，南政己卯、己酉，亦少阴司天在泉，两手尺俱不应。

丑未南太北辰戌，左手寸不出。丑未年南政太阴司天，辰戌年北政太阴在泉。

南政己丑、己未，北政丙辰、丙戌、戊辰、戊戌、庚辰、庚戌、壬辰、壬戌，太阴司天在泉，左手寸不应。

丑未北太南辰戌，右尺脉无力。丑未年北政太阴司天，辰戌年南政太阴在泉。

北政乙丑、乙未、丁丑、丁未、辛丑、辛未、癸丑、癸未，南政甲辰、甲戌，亦太阴司天在泉，右手尺不应。

巳亥南厥北寅申，右寸脉潜形。巳亥年南政厥阴司天，寅申年北政厥阴在泉。

南政己巳、己亥，北政丙寅、丙申、戊寅、戊申、庚寅、庚申、壬寅、壬申，厥阴司天在泉，右手寸不应。

巳亥北厥南寅申，左尺定无根。巳亥年北政厥阴司天，寅申年南政厥阴在泉。

北政乙巳、乙亥、辛巳、辛亥、癸巳、癸亥、丁巳、丁亥，南政甲寅、甲申，亦厥阴司天在泉，左手尺不应。

南政少阴司天尺寸反者死

右间厥阴	少阴司天	左间太阴
甲午		甲子

今两寸反应，两尺反不应。

诀云：两手沉寸口。

南政少阴在泉尺寸反者死

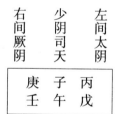

今两尺反应,两寸反不应。

己酉　　己卯

右间厥阴　少阴在泉　左间太阴

诀云:两手尺欠有。

北政少阴司天尺寸反者死

右间厥阴　少阴司天　左间太阴

庚子丙　壬午戊

今尺脉反应,两寸反不应。

诀云,两手尺欠有。

北政少阴在泉尺寸反者死

辛卯乙　癸酉丁

左间太阴　少阴在泉　右间厥阴

今两寸反应,两尺反不应。

诀云:两手沉寸口。

本篇云:尺寸反者死,止以南北二政少阴司天在泉论。盖少阴司天,则司天之左右皆阴;在泉,则在泉之左右皆阴。阴脉主沉,以君为主,故南政少阴司天在泉、北政少阴司天在泉诀云:子午南少北卯酉,两手沉寸口;子午北少南卯酉,两手尺欠有。今寸该沉而不沉,则反应;尺该应而不应,则反沉,是谓尺寸反者死。

南政厥阴司天阴阳交者死

今右寸反应,左寸反不应,是少阴太阳互交也。

右间太阳	厥阴司天	左间少阴
己亥		己巳

诀云:右寸脉潜形。

南政厥阴在泉阴阳交者死

今右尺反不应,左尺反应,是少阴太阳互交也。

甲申		甲寅
左间少阴	厥阴在泉	右间太阳

诀云:左尺定无根。

南政太阴司天阴阳交者死

今右寸反不应,左寸反应,是少阳少阴互交也。

右间少阴	太阴司天	左间少阳
己未		己丑

诀云:左手寸不出。

南政太阴在泉阴阳交者死

今右尺反应，左尺反不应，是少阳少阴互交也。

甲戌		甲辰
左间少阳	太阴在泉	右间少阴

诀云：右尺脉无力。

北政厥阴司天阴阳交者死

今左尺反应，右尺反不应，是少阴太阳互交也。

右间太阳	厥阴司天	左间少阴
辛癸	巳亥	乙丁

诀云：左尺定无根。

北政厥阴在泉阴阳交者死

今右寸反应，左寸反不应，是少阴太阳互交也。

庚壬	寅申	丙戊
左间少阴	厥阴在泉	右间太阳

诀云：右寸脉潜形。

北政太阴司天阴阳交者死

右间少阴	太阴司天	左间少阳
辛	丑	乙
癸	未	丁

今右尺反应,左尺反不应,是少阳少阴互交也。

诀云:右尺脉无力。

北政太阴在泉阴阳交者死

庚	辰	丙
壬	戌	戌
左间少阳	太阴在泉	右间少阴

今左寸反应,右寸反不应,是少阳少阴互交也。

诀云:左手寸不出。

上本篇云:阴阳交者死,除少阴司天在泉,止以厥阴太阴司天在泉论。则厥阴司天,左少阴而右太阳;在泉,亦左少阴而右太阳。太阴司天,则左少阳而右少阴;在泉,则左太阳而右少阴。若其脉阳见阴而阴见阳,是谓阴阳交者死也。详按后世诸书之图,悉宗张仲景《伤寒论》为始,奈俱差讹,不合经旨,未知出自仲景的笔,抑亦后人续增。他书不根经典,俱未的确,有图无说,其义亦晦。愚今一以经旨为主,学者当以前图为正。

帝曰:寒暑燥湿风火,在人合之奈何? 其于万物何以生化? 岐伯曰:东方生风,风生木,木生酸,酸生肝,肝生筋,筋生心。其在天为玄,在人为道,在地为化。化生五味,道生智,玄生神,化生气。神在天为风,在地为木,在体为筋,在气为柔,在脏为肝。其性为暄,其德为和,其用为动,其色为苍,其化为荣,其虫毛,其政为散,其令宣发,其变摧拉,其眚为陨,其味为酸,其志为怒。怒伤肝,悲胜怒;风伤肝,燥胜风;酸伤筋,辛胜酸。南方生热,热生火,火生苦,苦生心,心生血,血生脾。其在天为热,在地为火,在体为脉,在气为息,在脏为心。其性为暑,其德为显,其用为躁,其色为赤,其化为茂,其虫羽,其政为明,其令郁蒸,其变炎烁,其眚所景切。燔焫,其味为苦,其志为喜。喜伤心,恐胜喜;热伤气,寒胜热;苦伤气,咸胜苦。中央生湿,湿生土,土生甘,甘生脾,脾生肉,肉生肺。其在天为湿,在地为土,在体为肉,在气为充,在脏为脾。其性静兼,其德为濡,其用为化,其色为黄,其化为盈,其虫倮,其政为谧,其令云雨,其变动注,其眚淫溃,其味为甘,其志为思。思伤脾,怒胜思;湿伤肉,风胜湿;甘伤脾,酸胜甘。西方生燥,燥生金,金生辛,辛生肺,肺生皮毛,皮毛生肾。其在天为燥,在地为金,在体为皮毛,在气为成,在脏为肺,其性为凉,其德为清,其用为固,其色为白,其化为敛,其虫介,其政为劲,其令雾露,其变肃杀,其眚苍落,其味为辛,其志为忧。忧伤肺,喜胜忧;热伤皮毛,寒胜热;辛伤皮毛,苦胜辛。北方生寒,寒生水,水生咸,咸生肾,肾生骨髓,髓生肝。其在天为寒,在地为水,在体为骨,在气为坚,在脏为肾。其性为凛,其德为寒,其用为,当为藏,原本阙。其色为黑,其化为肃,其虫鳞,其政为静,其令为,当为寒,原本阙。其变凝冽,其眚冰雹,其味为咸,其志为恐。恐伤肾,思胜恐;寒伤血,燥胜寒;咸伤血,甘胜咸。五气更立,各有所先,非其位则邪,当其位则正。帝曰:病之生变何如? 岐伯曰:气相得则微,不相得则甚。帝曰:主岁何如? 岐伯曰:气有余,则制己所胜而侮所不胜;其

不及,则己所不胜侮而乘之,己所胜轻而侮之。侮反受邪,侮而受邪,寡于畏也。帝曰:善。

此言天外旋转,大气六入地中,生化人物,其在人脏腑形体则合,其在万物则有以生化之也。东方生风者,天六入之风,居东方地体中,为生生之始也,自风而生木、酸、肝、筋、心矣。凡东方性用德化政令之类,皆本乎风,而内合人之肝气者也。故肝居左,象风之生于东;筋为屈伸,象风之动也。南方生热者,天六入之热,居南方地体中,为生长之始也,自热而生火、苦、心、血、脾矣。凡南方性用德化政令之类,皆本乎热,而内合人之心气者也。故心居前,象热之生于南;血为人之神,象火之明曜也。中央生湿者,天六入之湿,居中央地体中,为生化之始也,自湿而生土、甘、脾、肉、肺矣。凡中央性用德化政令之类,皆本乎湿,而内合人之脾气者也。故脾居腹,象湿之生于中央;肉充一身,象土之充实大地也。西方生燥者,天六入之燥,居西方地体中,为生收之始也,自燥而生金、辛、肺、皮毛、肾矣。凡西方性用德化政令之类,皆本乎燥,而内合人之肺气者也。故肺居右,象燥之生于西;皮毛干于身表,象气之燥也。北方生寒者,天六入之寒,居北方地体中,为生藏之始也,自寒而生水、咸、肾、骨、肝矣。凡北方性用德化政令之类,皆本乎寒,而内合人之肾气者也。故肾居后,象寒之生于北;骨为百骸,象寒之坚也。五气更立,各有所先,其所先非其位则邪,当其位则正者,谓前五方之气,各治一部之令者也。五气更立治令,皆各有所先,其所先者,风之立非春令,热之立非夏令,湿之立非长夏令,燥之立非秋令,寒之立非冬令,是皆非其位之立,为胜复之邪也。风当春令立,热当夏令立,湿当长夏令立,燥当秋令立,寒当冬令立,是皆当其位之立,为本气之正也。

盖必先立其运，然后知非位与当位也。气相得则微，不相得则甚者，言非位所立之邪生变之病，其邪与治令之气相得则病微，不相得则病甚也。王注云：木居火位，火居土位，土居金位，金居水位，水居木位，木居君位，如是者为相得。又木居水位，水居金位，金居土位，土居火位，火居木位，如是者虽为相得。终以子僭居父母之位，下陵上，犹为小逆也。木居金土位，火居金水位，土居水木位，金居火木位，水居火土位，如是者为不相得，故病甚也。皆先立运气与司天之气，则气之所在，相得与不相得可知矣。主岁者，亦谓前五方之气各治一岁之政者也。岁气有余，则制所胜而侮所不胜，如岁木治政之气有余，则制土气而湿化减少，侮金气而风化大行也。其不及，则己所不胜侮而乘之，己所胜轻而侮之，如岁木治政之气不及，则金气胜侮而乘之，燥化乃行，土气轻而侮之，湿气反布也。侮反受邪，侮而受邪，寡于畏者，金侮木不及，从而乘之，则木之子火，报复其胜而侮金，反受邪也。侮金受邪，则其不及之木，寡于畏而气复疏伸也。《六节脏象论》曰：未至而至，此谓太过，则薄所不胜，而乘所胜也，命曰气淫。不分邪僻内生，工不能禁。至而不至，此谓不及，则所胜妄行，而所生受病，所不胜薄之也，命曰气迫。自上节天地之气何以候之至此，原人气一皆本于天也。愚于此节不敢于东方生风以下句解之者，正以各句文义俱见《金匮真言论》《阴阳应象大论》中，若句解之，则前后文义不能贯穿，而反支离矣。

六微旨大论篇第六十八

内言天道六六之节，地理应六节等义，故名篇。

黄帝问曰：呜乎远哉！天之道也，如迎浮云，若视深渊，视深渊尚可测，迎浮云莫知其极。夫子数言谨奉天道，余闻而藏之，心私异之，不知其所谓也。愿夫子溢志尽言其事，令终不灭，久而不绝，天之道可得闻乎？岐伯稽首再拜对曰：明乎哉问天之道也！此因天之序盛衰之时也。一句读。帝曰：愿闻天道六六之节盛衰何也？岐伯曰：上下有位，左右有纪。故少阳之右，阳明治之；阳明之右，太阳治之；太阳之右，厥阴治之；厥阴之右，少阴治之；少阴之右，太阴治之；太阴之右，少阳治之。此所谓气之标，盖南面而待也。故曰：因天之序，盛衰之时，移光定位，正立而待之。此之谓也。少阳之上，火气治之，中见厥阴；阳明之上，燥气治之，中见太阴；太阳之上，寒气治之，中见少阴；厥阴之上，风气治之，中见少阳；少阴之上，热气治之，中见太阳；太阴之上，湿气治之，中见阳明。所谓本也，本之下，中之见也，见之下，气之标也，本标不同，气应异象。帝曰：其有至而至，有至而不至，有至而太过，何也？岐伯曰：至而至者和；至而不至，来气不及也；未至而至，来气有余也。帝曰：至而不至，未至而至何如？岐伯曰：应则顺，否则逆，逆则变生，变生则病。帝曰：善。请言其应。岐伯曰：物生其应也，气脉其应也。

此言天道右转有六节之盛衰者，乃天道之常，正所谓上者右行。又因所见而命标本中气之所在，又因气应而察病变之所生也。天道六六之节盛衰者，天之三阴三阳右旋天外，更治岁政，每岁各一盛衰，至六岁周遍，通得盛衰之节六六也。上下有位，左右有纪者，谓每岁阴阳盛衰之位。上下，谓司天在泉二位也；左右，谓司天之左间右间及在泉之左间右间，为四纪也。凡天右旋之阴阳，临司天之位者，其天之气盛至三之气始布；临在泉之位者，其地之气盛至终之气始布。而上下二位，有二节阴阳盛衰也。临司天之左间者，其气至四之气盛；右间者，其气至二之气盛。临在泉之左间者，其气至初之气盛;右间者,其气至五之气盛。而左右四纪,有四节阴阳盛衰也。故此六节阴阳,每岁各一盛衰,而数得六。寅申岁,少阳旋来司天治之,为初六;少阳之右,卯酉岁,阳明旋来司天治之,为六二;阳明之右,辰戌岁,太阳旋来司天治之,为六三;太阳之右,巳亥岁,厥阴旋来司天治之,为六四;厥阴之右,子午岁,少阴旋来司天治之,为六五;少阴之右,丑未岁,太阴旋来司天治之,为六六。太阴之右,周而复始,始于少阳治,故曰六六之节盛衰也。凡此三阴三阳为治之气,皆所谓六气之标也。南面待之者,明前少阳之右云云者,皆南面立而待之,乃右居西,而从西旋过东也。少阳之上,火气治之,中见厥阴;阳明之上,燥气治之,中见太阴;太阳之上,寒气治之,中见少阴;厥阴之上,风气治之,中见少阳;少阴之上,热气治之,中见太阳;太阴之上,湿气治之,中见阳明者,其火燥风寒热湿为治之气,皆所谓六气之本也。其中见之气,乃六气之中气也。通前六气之标言之,则本居上,标居下,中气居本标之中。故曰本之下,中之见也,见之下,气之标也。中气者,三阴三阳各犹夫妇之配合相守,而人之脏腑经脉皆应之也。故少阳本标之中见厥阴,厥阴本标之中见少阳,而互为中气相守,则人之胆、三焦少阳经亦络肝、心包,肝、心包厥阴经亦络胆、三焦,而互交也。阳明本标之中见太阴,太阴本标之中见阳明,而互为中气相守,则人之胃、大肠阳明经亦络脾、肺,脾、肺太阴经亦络胃、大肠,而互交也。太阳本标之中见少阴,少阴本标之中见太阳,而互为中气相守,则人之膀胱、小肠太阳经亦络肾、心,肾、心少阴经亦络膀胱、小肠,而互交也。本标不同,气应异象者,谓太阳少阴二气也。太阳之上,寒气治之,是标阳本寒不同,其气应,则太阳所至为寒生,中为温,而寒温异象也;少阴之上,热气治之,是标阴本热不同，其气应，则少阴所至为热生，中为寒，而热寒异象也。至于脉从病反，如瓜甜蒂苦，葱白叶青，参补芦泻，麻黄发汗根节止汗之类，皆太阳少阴本标不同之气异象也。其有至而至，有至而不至，有至而太过者，言阴阳旋来治岁之候至，而其气化亦应候至者，为至而至者，和也。候至而其气化不至者，为至而不至，旋来之气不及也。候未至而气化先至者，为未至而至，旋来之气有余也。故气化应候至者为顺，未至而至、至而不至者为逆，逆则胜复之变生，变生则病作矣。物生其应，气脉其应者，复说应则顺之义也。即《六元正纪大论》所谓厥阴所至为风生之类，是物生之应；厥阴之至其肝弦之类，是气脉之应也。

天道六六之节盛衰图

少阳治寅申岁六节盛衰

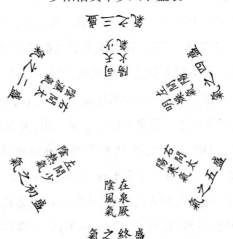

其法从西转东、自上而下而数之，所谓上者右行，其初气至终气，乃所谓客气也。

阳明治卯酉岁六节盛衰

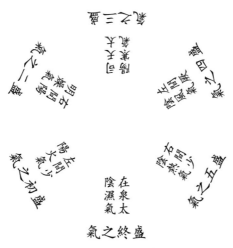

少阳之右,阳明治之,故阳明之图次少阳。

太阳治辰戌岁六节盛衰

阳明之右,太阳治之,故太阳之图次阳明。

厥阴治巳亥岁六节盛衰

阳
火　在泉少
气

气之终盛

太阳之右,厥阴治之,故厥阴之图次太阳。

少阴治子午岁六节盛衰

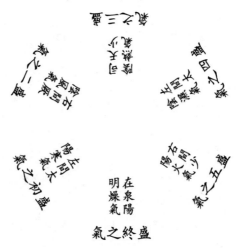

明　在泉阳
燥
气

气之终盛

厥阴之右,少阴治之,故少阴之图次厥阴。

太阴治丑未岁六节盛衰

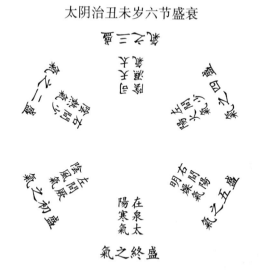

少阴之右,太阴治之,故太阴之图次少阴。太阴之右,少阳治之,则少阳第一图又当次于太阴。

上六图,为后地理应六节气位图之范围。所谓上者右行,应天之气动而不息,故其图六。

本篇云少阳之右,阳明治之云云,此所谓气之标。又云少阳之上,火气治之云云,所谓本也。本之下,中之见也,见之下,气之标也。

火燥寒風熱濕爲本　本標之中見者爲中氣　三陰三陽爲標

本之下　中之見也　見之下　氣之標也

陽明之上燥氣

治之中見太陰

太陰之上濕氣

治之中見陽明

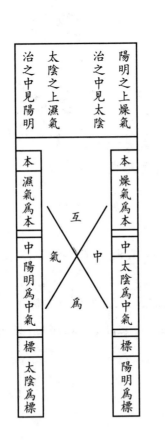

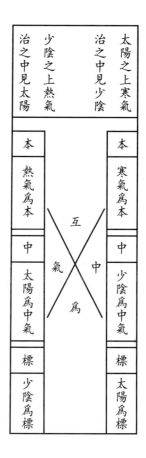

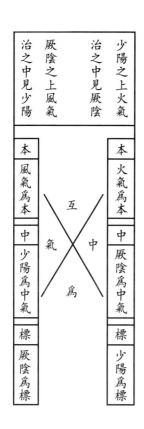

人藏腑經脉應天六氣各有標本圖

五藏六腑爲本　本標之間所絡者爲中氣　十二經絡爲標

藏腑爲本居裏　中氣居表裏之間　經絡爲標爲表

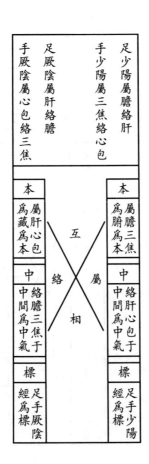

足少陽屬膽絡肝

手少陽屬三焦絡心包

足厥陰屬肝絡膽

手厥陰屬心包絡三焦

本　屬膽三焦爲腑爲本

中　絡肝心包于中間爲中氣

標　足手少陽經爲標

本　屬肝心包爲藏爲本

中　絡膽三焦于中間爲中氣

標　足手厥陰經爲標

互絡相　屬

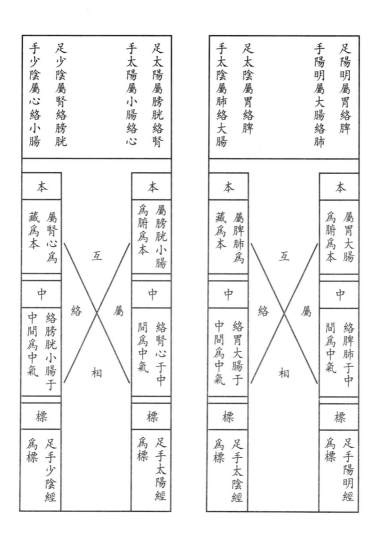

　　帝曰:善。愿闻地理之应六节气位何如? 岐伯曰:显明之右,君火之位也;君火之右,退行一步,相火治之;复行一步,土气治之;复行一步,金气治之;复行一步,水气治之;复行一步,木气治之;复行一步,君火治之。相火之下,水气承之;水位之下,土气承之;土位之下,风气承之;风位之下,金气承之;金位之下,火气承之;君火之下,阴精承之。帝曰:何也? 岐伯曰:亢则害,承乃制,制则生化,外列盛衰,害则败乱,生化大病。帝曰:盛衰何如? 岐伯曰:非其位则邪,当其位则正,邪则变甚,正则微。帝曰:何谓当位? 岐伯曰:木运临卯,火运临午,土运临四季,金运临酉,水运临子,所谓岁会,气之平也。帝曰:非位何如? 岐伯曰:岁不与会也。帝曰:土运之岁,上见太阴;火运之岁,上见少阳、少阴;金运之岁,上见阳明;木运之岁,上见厥阴;水运之岁,上见太阳,奈何? 岐伯曰:天之与会也。故《天元册》曰天符。帝曰:天符岁会何如? 岐伯曰:太一天符之会也。帝曰:其贵贱何如? 岐伯曰:天符为执法,岁会为行令,太一天符为贵人。帝曰:邪之中也奈何? 岐伯曰:中执法者,其病速而危;中行令者,其病徐而持;中贵人者,其病暴而死。帝曰:位之易也何如? 岐伯曰:君位臣则顺,臣位君则逆。逆则其病近,其害速,顺则其病远,其害微,所谓二火也。中,俱去声。帝曰:善。愿闻其步何如? 岐伯曰:所谓步者,六十度而有奇,故二十四步积盈百刻而成日也。

　　此论地道左迁,以外列为盛衰,正所谓下者左行,而有当位非位之正变,又因邪之所在,而命其有微甚也。地理应六节气位者,地之四方,分为六步,更治时令,以应天外六节气位之治也。显明之右,君火之位者,日出显明,卯地之右,在方属东南,在时属春分,卯中之后，为君火之位也。君火之右，退行一步，相火治之者，地气至南方，相火位行令，治夏至前后三之气，以应司天之政布，其运主戊癸岁，以应司天之政治岁也。复行一步，土气治之者，地气至西南，土位行令，治秋分前四之气，以应司天左间之气盛，其运主甲己岁，以应司天之政治岁也。复行一步，金气治之者，地气至西北，金位行令，治秋分后五之气，以应在泉右间之气，其运主乙庚岁，以应司天之政治岁也。复行一步，水气治之者，地气至北方，水位行令，治冬至前后终之气，以应在泉之气布，其运主丙辛岁，以应司天之政治岁也。复行一步，木气治之者，地气至东北，木位行令，治春分前初之气，以应在泉左间之气盛，其运主丁壬岁，以应司天之政治岁也。复行一步，君火治之者，地气至东南，君火位行令，治春分后二之气，以应司天右间之气盛，其运周岁，相火代之，不主岁也。故余皆曰复行，惟相火曰退行。六步各行本方之气，入于中国，故木于东方治令时，春气西行，而中国皆东方温气，与泉左间所居之气也。君相于南方治令时，夏气北行，而中国皆南方热气，与天右间所居之气也。金于西方治令时，秋气东行，而中国皆西方凉气，与天左间所居之气也。水于北方治令时，冬气南行，而中国皆北方寒气，与泉右间所居之气也。六气之下，各有所制之气承之者，盖五行之气，一极则一生，而循环相承，无一息间断也。相火之下，木气承之者，夏相火极，水生承之，从微渐化，至冬著也。水位之下，土气承之者，冬水极，土生承之，从微渐化，至长夏著也。土位之下，水气承之者，长夏土极，木生承之，从微渐化，至春著也。木位之下，金气承之者，春木极，金生承之，从微渐化，至秋著也。金位之下，火气承之者，秋金极，火生承之，从微渐化,至夏著也。君火之下,阴精承之者,夏君火极,阴精承之,从微渐化,至冬著也。其义与阴阳家水胎于午、金胎于卯等说大同小异,而皆循环相承以为胎也。亢,过极也。亢则害,承乃制,制则生化,外列盛衰,害则败乱,生化大病者,言六位之气过极则必害作,承气乃生于下制之,使不过也。故制则从微化著,承者自外列盛,极者自外列衰,而生化循环,害作则败坏扰乱,而生化大病也。外列者,谓天之六气运列于外者,非即谓下承之气也。故下文帝复问盛衰何如,而答以当其位则正,非其位则邪,所谓同者盛之,异者衰之也。下文又以天符岁会言之,则当其位者可知矣。岂有盛者当承之本位,衰者当承之正位之理耶?盛衰非其位则邪,当其位则正者,复明上文制则生化,外列盛衰之盛衰也。盖制亢下承生化之盛衰,惟岁气和平,则其所化循序渐进,从微至著,而皆当六位之正。其岁气有太过不及,则其所化无序,或躐等陵节,或乘危往胜,故变或兼化,而为半非其位之邪,变或复胜,而为全非其位之邪也。木运临卯,即丁卯岁。火运临午,即戊午岁。土运临四季,即甲辰、甲戌、己丑、己未岁。金运临酉,即乙酉岁。水运临子,即丙子岁。所谓岁会气之平者,言此八岁,皆岁与五运相会而气和平又为太一天符,其盛衰皆能循序当六位之正,此正所谓岁会之义也。《天元纪大论》曰:承岁为岁直。如余岁不与运会,则气有太过不及,其盛衰皆无序而非其位也。至于土运之岁,上见太阴,即己丑、己未岁。火运之岁,上见少阳,即戊寅、戊申岁。上见少阴,即戊子、戊午岁。金运之岁,上见阳明,即乙卯、乙酉岁。木运之岁,上见厥阴,即丁巳、丁亥岁。水运之岁,上见太阳,即丙辰、丙戌。内己丑、己未、戊午、乙酉,以为太一天符。按《六元正纪大论》云:太过而同天化者三,不及而同天化者亦三。戊子、戊午,太徵上临少阴;戊寅、戊申,太徵上临少阳;丙辰、丙戌,太羽上临太阳。如是者三。

丁巳、丁亥,少角上临厥阴;乙卯、乙酉,少商上临阳明;己丑、己未,少宫上临太阴。如是者三。帝曰:临者何谓? 岐伯曰:太过不及,皆曰天符。**此乃司天与运气相会,故《天元册》名曰天符。《天元纪大论》曰:应天为天符。然天符中之己丑、己未、戊午、乙酉,岁会中之戊午、己丑、己未、乙酉,乃天符岁会相同,又名曰太一天符也。太一者,至尊无二之称也。《天元纪大论》曰:三合为治。一者天会,二者岁会,三者运会。帝遂以此三者分之,所拟贵贱何如为问,伯言天符之岁,犹之执法之臣,法不可假,故邪中执法,其病速而危。**《运气全书》云:假如戊子日,戊为火运,子为火气,亦是天符。此日得病者困半。**岁会之岁,犹之行令之臣,当有主之者在,故邪中行令,其病徐而持。**《运气全书》云:假如甲辰,甲为土运,辰为土支,乃岁会也,年月日时同。**太一天符之岁,犹之君主之贵人也,故邪中贵人者,其病暴而死。**《运气全书》云:假如戊午日,戊为火运,午为火支,又为火气,即太一天符。此日病者死。**帝又以位之易者为问,伯言以少阴君火而位于少阳相火之位,则为顺,顺则其病远,而害微也。以少阳相火而位于少阴君火之位,则为逆,逆则其病近,而害速也。惟二火以易位言耳。步者,帝复问地之六步也。六十度有奇者,地之六步,绕天一周,凡三百六十五度,以为一岁之日数,而每步各得六十度有奇也。故一日为一度,六十日八十七刻半为一步,而不盈日,积二十四步,凡四岁,则其余奇积盈百刻,而成日于岁终,以为一纪也。**或曰:王氏注文释水承火下者,热甚则润溢,象水也;土承水下者,寒甚则冰坚,象土也;风承土下者,雨为疾风吹零也;金承风下者,风动气清,万物皆燥也;火承金下者,火烬金流也。林氏校正又引木发而毁折,及厥阴所至为飘怒大凉等语证之,河间又以亢则害,承乃制六字之义著书,伸二家之说,其说皆指六位下承之气,为旦夕之暴作。今吾子独谓为四时之循环,必将有说通知之,而证其得失是非乎？曰：经下文制则生化，外列盛衰，盛衰当其位则正，非其位则邪数句，论下承之义，亲切详备，足可证其得失是非矣。今经云：君火之右，退行一步，相火治之，水气承之；复行一步，土气治之，木气承之；复行一步，金气治之，火气承之；复行一步，水气治之，土气承之；复行一步，木气治之，金气承之；复行一步，君火治之，阴精承之一节，乃下承生化之盛衰，当其位则正者也。盖其盛衰循序不乱，盛者当治之正位，衰者当承之正位，而各当本位之正，故温当春，热当夏，凉当秋，寒当冬，而气候和平，以为生长收藏焉。此经之本旨，论四时循环当位正化也。王氏注文所释下承之义，又引林氏所引木发毁折、厥阴所至为飘怒大凉之证，乃下承生化之盛衰，非其位则邪者也。盖其盛衰无序而乱，故木发毁折者，暴亢极之木，飘半兼暴，承下之金杀同化，而盛衰半非其位，为兼化之邪也。厥阴所至为飘怒大凉者，暴亢极之木，飘怒为暴，承下之金凉报复，而盛衰全非其位，为胜复之邪也。故温非春，热非夏，凉非秋，寒非冬，而或和或乖，以为人之自病焉。此则王氏、林氏误用旦夕暴作非位之邪，释经当位之正化也。然其非位之兼化胜复，又有太过不及之殊，今河间所伸王氏、林氏之说，以亢则害，承乃制六字释变气之义，有曰木极似金，金极似火，火极似水，水极似土，土极似木，皆以亢过极，则反似胜己之化者。有曰制甚则兼化，乃虚象者；有曰治兼化，但当泻其亢甚之气为病本，不可反误治其兼化者。诸儒此言，皆谓五气变盛之兼化，若夫不及者，则未之及也。谨按《五常政大论》云：木不及曰委和，委和之纪，其动緛戾拘缓，其味酸辛，其色白苍，其声角商。火不及曰伏明，伏明之纪，其动彰伏变易，其味苦咸，其色玄丹，其声徵羽。土不及曰卑监，卑监之纪，其动疡涌分溃痈肿，其味酸甘，其色苍黄，其声宫角。金不及曰从革，从革之纪，其动铿禁瞀厥，其味苦辛，其色白丹，其声商徵。水不及曰涸流，涸流之纪，其动坚止，其味甘咸，其色黔玄，其声羽宫。委和所谓緛戾拘缓者，緛，王注谓缩短也。盖木之条达不及而极，则金兼化缩短承于非位以胜之也。戾，肢体曲戾也；拘，筋脉拘强也；木为金之缩短牵引而曲戾拘强也。缓，筋脉缓纵也。金胜木则土寡于畏，故土兼化缓纵于其空隙，而拘者自拘，缓者自缓也。酸辛、白苍、角商，皆木不及而天极，金于非位承之兼化也。伏明所谓彰伏变易者，彰，火化彰明也。伏，水化隐伏也。变易，火不及水兼之，而或彰或伏变异不常也。苦咸、玄丹、徵羽者，皆火不及而天极，水于非位承之兼化也。卑监所谓疡涌分溃痈肿者，疡，痈肿，土化壅塞也。涌，分溃，木化启折也。土化壅塞而为疡痈肿，木兼化启折而为腾涌，分溃其壅塞也。酸甘、苍黄、宫角者，土不及而天极，木干非位承之兼化也。从革所谓铿禁瞀厥者，铿，谓金化铿声而为欬也。禁，谓闭气抑喉而禁忍其欬也。盖金肺太过，则欲气伸而喘喝，胸凭仰息；金肺不及，则欲气蓄而禁忍铿欬也。瞀，昏也。厥，逆也。金化铿禁而不及，则火兼化昏瞀厥逆之气，升于禁忍之处也。苦辛、白丹、商徵者，皆金不及而天极，火于非位承之兼化也。涸流所谓坚止者，坚，坚干。止，定止也。水少坚干而土兼之，定止也。甘咸、黅玄、羽宫者，皆水不及而天极，土于非位承之兼化也。凡此皆气虚所变之兼化，其治法当补本气之虚，非如气盛兼化之法当泻。今河间例言治兼化，但当泻其亢甚之本气者，可乎？其所兼之化，皆本气不足，所承者得以胜之而然，不治则本气愈衰，承气愈胜，今例言兼化为相似之虚象，不可反治之者，可乎？此则河间误释太过不及所变之兼化皆为太过也。曰王氏、林氏、河间氏失经旨意，已闻命矣。然六位下承之气，其所以为正化之常者，为兼化胜复之变者，为和者，为乖者之详，犹有可得而闻之，而一证之以经旨乎？曰：至诚无息者，道体也。阴阳五行在天地间流行，一极一生，而更互相承，循环无端者，与道为体也。故其相承以阴阳言，则冬至阴极，阳生承之；夏至阳极，阴生承之也。以五行言之，则五行即阴阳之相承，特有盛稚之分耳。故火盛阳，水盛阴，木稚阳，金稚阴，土负阴抱阳为冲气。其在阴阳相承，则冬至阴极，阳生承之，始于长夏，土之冲气极，木稚阳生承之；次于秋，金之稚阴极，火盛阳生承之；终于冬，水之盛阴极，土冲气生承之也。夏至阳极，阴生承之，始于春，木之稚阳极，金稚阴生承之；次于夏，君火之盛阳极，阴精生承之；终于夏，相火之盛阳极，阴生承之，而一岁一周也。其在五行自相承,则君火相火之下,阴精水气承之。水位之下,土气承之者,初岁也;土位之下,木气承之者,二岁也;木位之下,金气承之,金位之下,火气承之者,凡三岁,周而复始也。故混而阴阳,分而五行,常如是更互相承,循环无端者,实由相承之体至诚无息而然。圣人在川上所谓逝者如斯夫,不舍昼夜,正谓此至诚无息之体也。然以其相承之体言之,则至诚无息,随极而承,无常变和乖之殊。以其流行之用言之,则极于平气之纪,而当其位承之者,为正化之常而为和;极于太过不及之纪,而非其位承之者,为兼化胜复之变而为乖也。其常者,则循序渐进,以为四时之周流;其变者,则或肆威太过而甚极于非位,或势位不及而夭极于非位。故所承者,皆随其极制于下,而躐等陵节,变其本气以为旦夕之暴化。是故半变者,本气半衰,下承半盛,而为半非位之兼化;全变者,本气全衰,下承全盛,而为全非位之胜复;和而变者,为德化政令;乖而变者,为灾害眚伤也。《经》所谓发生之纪,其变振拉摧拔之类,乃太过之兼化;木不胜德,则收气复之类,乃太过之胜复;委和之纪,其动缏戾拘缓之类,乃不及之兼化;肃杀炎赫沸腾之类,乃德化政令之胜复;水发而雹雪,木发而毁折之类,乃灾害眚伤之兼化;厥阴所至为飘怒大凉,少阴所至为大暄寒之类,乃灾害眚伤之胜复也。故均是至诚无息之体。但其所极、所承者,自常变和乖之不齐,则其应见者有正化、兼化、胜复及微甚、灾祥之各异。王氏、林氏不分变化,释变化为变气,河间不分虚实,释兼化为盛,皆不思之过也。

地理应天六节气位左转图

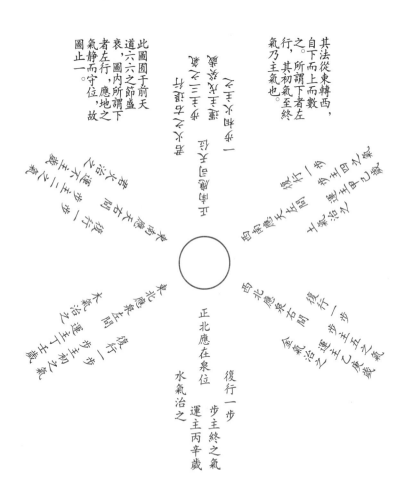

六位之下各有承气制亢图

当其位则正

混则阴阳当位	冬至阴盛极,阳生承之。	阴盛亢则害,阳承乃制之,制生则化,至春夏著盛,春即稚阳木,夏即老阳火,长夏即冲气土也。
	夏至阳盛极,阴生承之。	阳盛亢则害,阴承乃制之,制生则化,至秋冬著盛,秋即稚阴金,冬即老阴水也。

分则五行当位	相火之下,水气承之。	夏火亢则害,水承乃制之,制生则化,至冬著盛。
	水位之下,土气承之。	冬水亢则害,土承乃制之,制生则化,至长夏著盛。
	土位之下,木气承之。	长夏土亢则害,木承乃制之,制生则化,至春著盛。
	木位之下,金气承之。	春木亢则害,金承乃制之,制生则化,至秋著盛。
	金位之下,火气承之。	秋金亢则害,火承乃制之,制生则化,至夏著盛。
	君火之下,阴精承之。	

亢则害,承乃制,制生则化,外列盛衰,盛衰当其位则正,非其位则邪。

半非位为兼化	木发而毁折	风木之飘半兼，金承之，故毁折。
	火发而曛昧	火热之明半兼，水承之，故曛昧。
	土发而飘骤	土湿之雨半兼，风承之，故飘骤。
	金发而清明	金燥之清半兼，火承之，故清明。
	水发而雹雪	寒水之零半兼，土承之，故雹雪。

全非位为胜复	厥阴所至为飘怒大凉	风飘之胜，全变非位承之，金凉复。
	少阴所至为大暄寒	君火之胜，全变非位承之，寒雾复。
	太阴所至为雷霆骤注烈风	骤雨之胜，全变非位承之，烈风复。
	少阳所至为飘风燔燎霜凝	相火之胜，全变非位承之，霜凝复。
	阳明所至为散落温	金凉之胜，全变非位承之，温热复。
	太阳所至寒雪冰雹白埃	寒雾之胜，全变非位承之，温埃复。

帝曰：六气应五行之变何如？岐伯曰：位有终始，气有初中，上下不同，求之亦异也。帝曰：求之奈何？岐伯曰：天气始于甲，地气始于子，子甲相合，命曰岁立，谨候其时，气可与期。帝曰：愿闻其岁，六气始终，早晏何如？岐伯曰：明乎哉问也！甲子之岁，初之气，天数始于水下一刻，终于八十七刻半；二之气，始于八十七刻六分，终于七十五刻；三之气，始于七十六刻，终于六十二刻半；四之气，始于六十二刻六分，终于五十刻；五之气，始于五十一刻，终于三十七刻半；六之气，始于三十七刻六分，终于二十五刻。所谓初六，天之数也。乙丑岁，初之

气,天数始于二十六刻,终于一十二刻半;二之气,始于一十二刻六分,终于水下百刻;三之气,始于一刻,终于八十七刻半;四之气,始于八十七刻六分,终于七十五刻;五之气,始于七十六刻,终于六十二刻半;六之气,始于六十二刻六分,终于五十刻。所谓六二,天之数也。丙寅岁,初之气,天数始于五十一刻,终于三十七刻半;二之气,始于三十七刻六分,终于二十五刻;三之气,始于二十六刻,终于一十二刻半;四之气,始于一十二刻六分,终于水下百刻;五之气,始于一刻,终于八十七刻半;六之气,始于八十七刻六分,终于七十五刻。所谓六三,天之数也。丁卯岁,初之气,天数始于七十六刻,终于六十二刻半;二之气,始于六十二刻六分,终于五十刻;三之气,始于五十一刻,终于三十七刻半;四之气,始于三十七刻六分,终于二十五刻;五之气,始于二十六刻,终于一十二刻半;六之气,始于一十二刻六分,终于水下百刻。所谓六四,天之数也。次戊辰岁,初之气,复始于一刻,常如是无已,周而复始。帝曰:愿闻其岁候何如? 岐伯曰:悉乎哉问也! 日行一周,天气始于一刻,日行再周,天气始于二十六刻,日行三周,天气始于五十一刻,日行四周,天气始于七十六刻,日行五周,天气复始于一刻,所谓一纪也。是故寅午戌岁气会同,卯未亥岁气会同,辰申子岁气会同,巳酉丑岁气会同,终而复始。帝曰:愿闻其用也。岐伯曰:言天者求之本,言地者求之位,言人者求之气交。帝曰:何谓气交? 岐伯曰:上下之位,气交之中,人之居也。故曰:天枢之上,天气主之;天枢之下,地气主之;气交之分,人气从之,万物由之,此之谓也。帝曰:何谓初中? 岐伯曰:初凡三十度而有奇,中气同法。帝曰:初中何也? 岐伯曰:所以分天地也。帝曰:愿卒闻之。岐伯曰:初者地气也,中者天气也。帝曰:其升降何如? 岐伯曰:气之升降,天地之更用也。帝曰:愿闻其用

何如？岐伯曰：升已而降，降者谓天；降已而升，升者谓地。天气下降，气流于地；地气上升，气腾于天。故高下相召，升降相因，而变作矣。

此论天之阴阳与地之阴阳相错而变生，所谓动静相召，上下相临，阴阳相错者也。六气应五行之变者，帝复取上文天道六六之节及地理应六节气位二节之义，合而问之也。言天六气风热湿火燥寒之盛衰，相应地五行木君火相火土金水之治令者，同一岁步，而其气错之变何如求之也。位，即步也。位有终始者，即天六气之盛者，应地五行之治令者，同在一步，而其候有终始也。气有初中者，即每步始终之盛，而治令之气分为前后，前半步为初气，主地气升，后半步为终气，主天气降也。天上地下之气相错于位之终始，气之初中不同，而求之之法亦异也。天气始于甲，地气始于子者，求位有终始之法也。言天地之气皆自甲子岁始，求之者，谨按其始终之时，则其气候之至可与之期也。岁六气始终早晏者，盖天地二气之始终，有步候之分，其在步候，则一岁六步，每步天地之气始终各治六十日八十七刻半；其在岁候，则每岁天地之气始终各治三百六十五日二十五刻。今帝先问一岁六步之气始终之候早晏也。甲子之岁，始于水下一刻，终于八十七刻半者，甲子岁六步，其天之气，少阴司天，而左间太阴右间厥阴，阳明在泉，而左间太阳右间少阳，皆各于所在之步，更盛而相应地气，同治其令。今初之气，则在泉左间太阳寒气盛，相应地东北木气治令，而同主春分前六十日八十七刻半，始终之候早晏也。二之气，始于八十七刻六分，终于七十五刻者，司天右间厥阴风气盛，相应地东南君火治令，而同主春分后六十日八十七刻半，始终之候早晏也。三之气，始于七十六刻，终于六十二刻半者，司天少阴热政布，相应地南方相火治令，而同主夏至前后六十日八十七刻半,始终之候早晏也。四之气,始于六十二刻六分,终于五十刻者,司天左间湿气盛,相应地西南土气治令,而同主秋分前六十日八十七刻半,始终之候早晏也。五之气,始于五十一刻,终于三十七刻半者,在泉右间火气盛,相应地西北金气治令,而同主秋分后六十日八十七刻半,始终之候早晏也。终之气,始于三十七刻六分,终于二十五刻者,在泉阳明燥气盛,相应地北方水气治令,而同主冬至前后六十日八十七刻半,始终之候早晏也。天地之气,在甲子岁六步始终之候早晏,余岁同例推之也。岁候者,帝因步候而问及岁候也。盖天地于一岁之政,天气之司天在上者,共主一岁,地气之主运者居中配之,凡二气之候同其始终于一岁也。日行一岁,日行一周天也。气始于一刻者,甲子岁,司天少阴热气,在泉阳明燥气,中运太宫土气之候,始同治其岁也。日行二周,天气始于二十六刻者,乙丑岁,司天太阴湿气,在泉太阳寒气,中运少商金气之候,始同治其岁也。日行三周,天气始于五十一刻者,丙寅岁,司天少阳火气,在泉厥阴风气,中运太羽水气之候,始同治其岁也。日行四周,天气始于七十六刻者,丁卯岁,司天阳明燥气,在泉少阴热气,中运少角木气之候,始同治其岁也。此天地之气在初纪四岁始终之候,余纪同例推之也。用者,用前岁步始终之候,求天地之气也。言天者求之本,言地者求之用,言人者求之气交者,言用前岁步始终之候也。言求天气者,则求风寒暑湿燥火之本气,其标与中气不必求之也。言求地气者,则求木火土金水火之位气,其下承之气不必求之也。言求人气者,则求气交中所应见之气,其不应见者不必求之也。就甲子岁初之气言之,则言求天气者,求司天之热,在泉之燥,泉左间之寒也。言求地气者,求中运之土,本部之木也。言求人气者,则求气交所应见者,或热,或燥,或寒,或土,或木,五者之气为常,非是五者皆胜复之邪变也。气交者,天地二气之交接,以人之身半天枢为界。天枢,系足阳明胃经穴名,在脐旁二寸。天枢之上,至司天之位,属天气主之;天枢之下,至在泉之位,属地气主之。天地二气于天枢交接之界分属,人气之所从,万物之所由,故曰气交也。凡此天地始终之候,亘古不易之体也。初凡三十度有奇,中气同法者,求气有初中之法也。言每步六十日八十七刻半,其前三十日有奇,则为初气,而月属阳,主天枢已下之气皆升;后三十日有奇,则为中气,而月属阴,主天枢已上之气皆降。就甲子岁初之气言之,天枢已下者,谓在泉燥气,泉左间寒气,中运土气,本部木气,皆上升也。天枢已上者,谓司天热气下降也。升已而降,降者流地,降已而升,升者腾天,故高下相召,升降相随,而氤氲错杂,胜侮相乘,由是变常化于气交,而作胜复也。盖天地之气,各皆均平,则于升降之间各守界分,而应岁步本位始终之常化。其有盈虚多少,则盈而同类多者胜,胜则越出岁步之本位;虚而同类少者侮,侮则为非岁步本位之气,气乘来胜,故常化变而胜复作矣。皆天地升降之气,随时变化之用也。或曰:天之阴阳六节,惟司天在泉二节统盛一岁,余四节独盛一步者何也?曰:司天在泉二节,正当天地之中,其升降常在中国相持,故统盛一岁。余四节各居四方,其升降不在中国,惟治令一方所居之气,随春令西行,夏令北行,秋令东行,冬令南行,入归中国盛之,故此四节各随四时之令,独盛一步也。若夫胜复作而出位变常者,虽不居治令之方,亦入中国往复也。曰:天气以风暑湿火燥寒为序,而湿居火前,地气以木火土金水为序,而土居火后,夫湿土一气,其位不同何也?曰:在天为气,故天以三阴三阳之气多少为序;在地成形,故地以五行之形相生为序。其以气之多少为序者,从少渐多,则阴之序始厥阴,厥阴者一阴也;次少阴,少阴者二阴也;

终太阴,太阴者三阴也。阳之序始少阳,少阳者一阳也;次阳明,阳明者二阳也;终太阳,太阳者三阳也。此则天气以阴阳之多少为序,而湿居火前也。其以形之相生为序者,生生不已,则其气始于木,初之气;木生火,故君火为二之气,相火为三之气;火生土,故土为四之气;土生金,故金为五之气;金生水,故水为终之气,而复生木。此则地气以五行之相生为序,而土居火后也。王太仆以少阳次太阳,陈无择以湿土生相火,皆昧经旨也。

天道六气与地理五行相错图

甲子岁

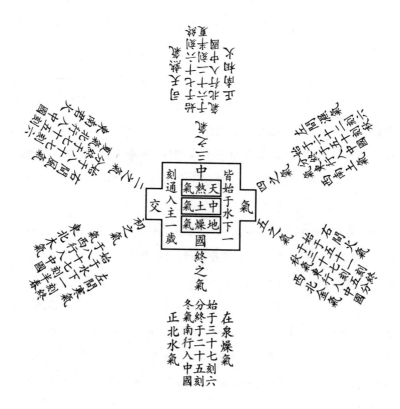

丙寅岁

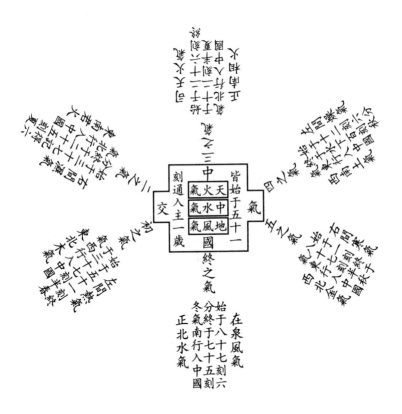

乙丑岁

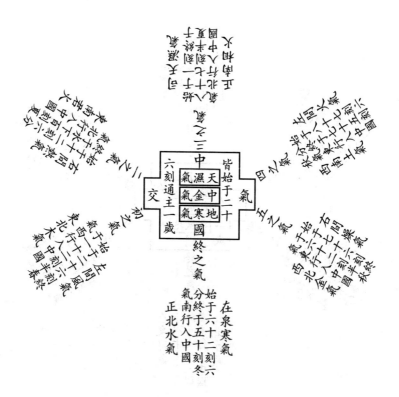

戊辰岁

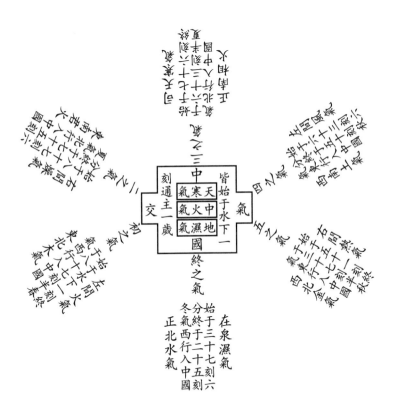

丁卯岁

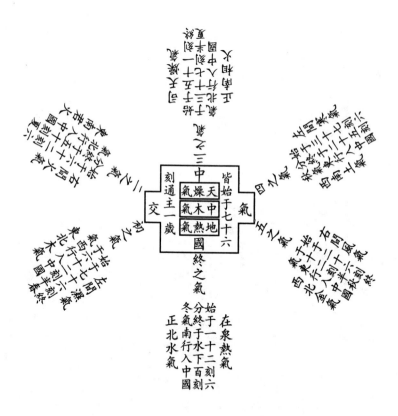

己巳岁

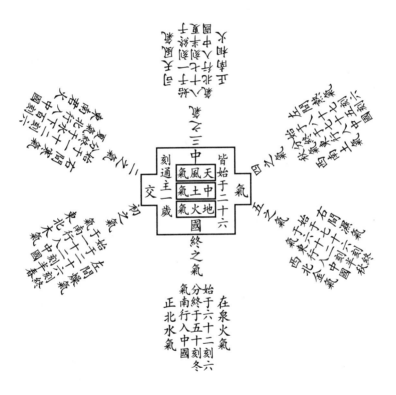

帝曰:善。寒湿相遘,燥热相临,风火相值,其有间乎? 岐伯曰:气有胜复,胜复之作,有德有化,有用有变,变则邪气居之。帝曰:何谓邪乎? 岐伯曰:夫物之生从于化,物之极由乎变,变化之相薄,成败之所由也。故气有往复,用有迟速,四者之有,而化而变,风之来也。帝曰:迟速往复,风所由生,而化而变,故因盛衰之变耳。成败倚伏游乎中何也? 岐伯曰:成败倚伏生乎动,动而不已,则变作矣。帝曰:有期乎? 岐伯曰:不生不化,静之期也。帝曰:不生化乎? 岐伯曰:出入废则神机化灭,升降息则气立孤危。故非出入,则无以生长壮老已;非升降,则无以生长化收藏,是以升降出入,无器不有。故器者,生化之宇,器散则分之,生化息矣。故无不出入,无不升降。化有小大,期有近远,四者之有,而贵常守,反常则灾害至矣。故曰:无形无患。此之谓也。帝曰:善。有不生不化乎? 岐伯曰:悉乎哉问也! 与道合同,惟真人也。帝曰:善。间,去声。

此论天地阴阳之变,寒暑相遘,燥湿相临,风火相值也。其有间乎者,帝承上文天地初中升降之义,而问寒暑燥热风火等气,其于升降相遘相临相值之交接处,有空隙之间乎否也? 伯言气有胜复者,言天地相遘相临相值者,凡五气有盈虚多少,常于升降之交接处强弱侵陵,乘势胜复,无空隙之间也。故其胜复之作于升降交接处,有为敷和、彰显、溽蒸、清洁、凄沧之德者,有为生荣、蕃茂、丰备、紧敛、清谧之化者,有为曲直、燔烁、高下、散落、沃衍之用者,有为摧拉、炎燥、淫溃、肃杀、凝冽之变者,惟变则邪气居之,于人为病死也。帝问何为邪乎? 言何故谓变为邪也? 伯言物之生从于化,物之极由乎变者,言变化二气,犹阴阳昼夜之相反,而物之生从化,极由变,故变之

于化,更相薄物。则化者,成之所由,而为正气;变者,败之所由,而
为邪气。是故谓变为邪也。气有往复,用有迅速者,言变化之气,皆
有往复,其往复之用,皆有迟速也。如后篇《气交变大论》所谓春有
鸣条律畅之化,则秋有雾露清凉之政者,是其化气往复之类是也;春
有惨悽残贼之胜,则夏有炎暑燔烁之复者,是变化往复之类,又皆其
往复之用迟者也。所谓少阴所至为大暄寒,阳明所至为散落温者,
是其往复之用速者也。凡变化必有此往复迟速四者播扇,然后化之
正风,变之邪风,始来薄人也。成败倚伏游乎中,即冬伤于寒,春必
病温,春伤于风,夏必飧泄,及仲景所谓伏气伏寒之类是也。帝问迟
速往复播扇,风所由生,而化而变,故因运气盛衰之变,而常然生风
者耳。人感其风以为成败者,则倚伏游行于中,不于当时随感而发
作者,何也? 伯言成败倚伏生于动,动而不已则变作者,倚伏之义始
明矣。所谓伤寒属内伤十居八九者,盖言成败倚伏游于中者,皆生
于人之所动,人动有节而自养,则其气和,而所感者亦化气之和来
居,以为成身之生气,倚伏游于中焉。人动无节而烦劳,则其气乖,
而所感者亦化气之乖来居,以为败身之病根,倚伏游于中焉。至于
动而不已,烦劳无休,而重感变气以启之,然后旧之倚伏者始发而变
作矣。有期乎者,兼动静而问,但生化以动为期,不生化以静为期,
上已言成败倚伏生于动,故下但言静之为期而死耳。期者,变作之
期也,言变动而不以之动作也。不生不化,静之为期而死矣。故曰
不生不化,静之期也。故动物静,则以口鼻出入之息废而神机化灭
为期;植物静,则以根柯升降之化已而气立孤危为期也。王注云:出
入,谓喘息也。升降,谓化气也。夫毛羽倮鳞介及飞走蚑行,皆生气根于身中,

以神为动静之主,故曰神机也。然金玉土石,熔埏草木,皆生气根于外,假气以成立主持,故曰气立也。故无是四者,则神机与气立者生死皆绝。《五常政大论》曰:根于中者,命曰神机,神去则机息;根于外者,命曰气立,气止则化绝。又新校正云:《易》云:本乎天者亲上,本乎地者亲下。《周礼·大宗伯》有天产、地产,《大司徒》云:动物、植物。即此神机、气立之谓也。故动物非息出入,则无以生长壮老已,死。植物非化升降,则无以生长化收藏。是以升降出入,无器不有。故动植之器,乃化生之宅宇,气散则出入升降各相离分,而生化息矣。器,谓天地及诸身也。宇,谓屋宇也。以其身形包腑脏,脏与天地同,故皆名器也。诸身者,小生化之气宇。太虚者,广生化之气宇也。故无不出入,无不升降。化有小大,自蠢动之微,至天地之广。期有远近,自蜉蝣之朝生暮灭,至聃彭之寿年千百。凡此出入升降,四者何物不有?而贵常守,否则灾害至矣。故曰无形无患者,盖言动而不已则变作,人能忘形而常守出入升降之气,不至烦劳,则自无化灭之患。正此四者之有而贵常守,反常则灾害至之谓也。老子曰:吾所以有大患者,为吾有身。及吾无身,吾有何患?帝又问人之阴阳免生化,而不生不化者乎?伯言真人与道为一,生化与天地同久,而不假于生化也。

气交变大论篇第六十九

此篇专明气交之变,乃五运太过不及、德化政令、灾变胜复为病之事,末有名曰气交变,故名篇。

黄帝问曰:五运更治,上应天期,阴阳往复,寒暑迎随,真邪相薄,内外分离,六经波荡,五气倾移,太过不及,专胜兼并,愿言其始,而有常名,可得闻乎?岐伯稽首再拜对曰:昭乎哉问也!是明道也。

此上帝所贵,先师传之,臣虽不敏,往闻其旨。帝曰:余闻得其人不教,是谓失道,传非其人,慢泄天宝。余诚菲德,未足以受至道,然而众子哀其不终,愿夫子保于无穷,流于无极,余司其事,则而行之奈何? 岐伯曰:请遂言之也。《上经》曰:夫道者,上知天文,下知地理,中知人事,可以长久。此之谓也。帝曰:何谓也? 岐伯曰:本气位也。位天者,天文也。位地者,地理也。通于人气之变化者,人事也。故太过者先天,不及者后天,所谓治化而人应之也。夫道者,上知天文四句,又见《著至教论》。

　　此帝欲闻道,而伯以运气即道告之也。五运更治,上应天期者,即《六节脏象论》《天元纪大论》皆云:五运相袭,而皆治之,终期之日,周而复始也。《天元册》文曰:万物资始,五运终天。即五行更治,上应天期之义。阴阳往复,寒暑迎随,即《天元纪大论》云:有余而往,不足随之;不足而往,有余从之。知迎知随,气可与期也。真邪者,真气邪气也。内外者,表里也。六经者,手足各有六经也。专胜,谓五运主岁太过也。兼并,谓主岁不及也。位天位地者,谓三阴三阳司天司地也。五运居中,司人气之变化,故曰通于人气也。先天后天,谓生化气之变化所主时也。太过岁化,先时而至;不及岁化,后时而至也。义见下文。

　　帝曰:五运之化,太过何如? 岐伯曰:岁木太过,风气流行,脾土受邪,民病飧泄食减,体重烦冤,肠鸣腹支满,上应岁星。甚则忽忽善怒,眩冒巅疾。化气不政,生气独治,云物飞动,草木不宁,甚而摇落,反胁痛而吐甚,冲阳绝者死不治,上应太白星。岁火太过,炎暑流行,金肺受邪,民病疟,少气欬喘,血溢血泄注下,嗌燥耳聋,中热,肩背热,上应荧惑星。甚则胸中痛,胁支满,胁痛,膺背肩胛间痛,两臂内痛,身热骨痛而为浸淫。收气不行,长气独明,雨水霜寒,上应辰星。上临少阴少阳,火燔焫,水泉涸,物焦槁,病反谵妄狂越,欬喘息鸣,下甚血溢泄不已,太渊绝者死不治,上应荧惑星。岁土太过,雨湿流行,肾水受邪,民病腹痛,清厥,意不乐,体重烦冤,上应镇星。甚则肌肉萎,足痿不收,行善瘛,脚下痛,饮发中满食减,四支不举。变生得位,藏气伏,化气独治之,泉涌河衍,涸泽生鱼,风雨大至,土崩溃,鳞见于陆,病腹满溏泄,肠鸣反下,甚而太溪绝者死不治,上应岁星。岁金太过,燥气流行,肝木受邪,民病两胁下少腹痛,目赤痛眦疡,耳无所闻。肃杀而甚,则体重烦冤,胸痛引背,两胁满且痛引少腹,上应太白星。甚则喘欬逆气,肩背痛,尻阴股膝髀腨胻足皆病,上应荧惑星。收气峻,生气下,草木敛,苍干凋陨,病反暴痛,胠胁不可反侧,欬逆甚而血溢,太冲绝者死不治,上应太白星。岁水太过,寒气流行,邪害心火,民病身热烦心,躁悸阴厥,上下中寒,谵妄心痛,寒气早至,上应辰星。甚则腹大胫肿,喘欬,寝汗出,憎风,大雨至,埃雾朦郁,上应镇星。上临太阳,雨冰雪霜不时降,湿气变物,病反腹满肠鸣,溏泄食不化,渴而妄冒,神门绝者死不治,上应荧惑、辰星。

此即五运之岁气太过者,而各详其民病、物变、星应之异也。太过者,岁气有余也。惟岁之木气太过,则风气流行,而木来克土,脾受木邪,故民病有为飧泄,脾虚不能化食。为食减,脾虚不能进食。为体重,脾主肉,脾不运水故体重。为烦冤,脾脉从胃别上膈,注心中。为肠鸣,《灵枢·口问篇》曰:中气不足,肠为之苦鸣。为腹支满。《脏气法时论》曰:

脾虚则腹满肠鸣,飧泄食不化。木之精气上为岁星,故上与岁星而相应也。岁星光明逆守,星属分皆灾也。甚则木邪有余,肝气太过,忽忽然不时多怒,眩冒而顶巅沉重,正以肝脉随督脉会于巅也。《玉机真脏论》云:肝脉太过,令人善怒,忽忽眩冒而巅疾。化气者,土气也。生气者,木气也。木余土抑,故化气不能布政于万物,而木气太过,故生气独治而生化,风不务德,非分而动,则太虚之中,云物飞动,草木不宁。动而不止,金则胜之,故甚则草木摇落也。为民病者,在胁则痛,盖肝脉贯膈布胁肋也。在胃则吐,木来侮土,而胃气不足也。冲阳者,系足阳明胃经穴,足跗上五寸,去陷谷上三寸骨间动脉,《伤寒论》谓之跌阳脉。其脉绝者,胃气绝也,故死不治。金星为太白,而来复之,则肝受灾矣,故亦上应于太白星也。太白逆守,属星者危也。新校正云:详此太过五化,言星之例有三:木与土运,先言岁、镇,后言胜己之星;火与金运,先言荧惑、太白,次言胜己之星,后再言荧惑、太白;水运,先言辰星,次言镇星,后再言辰星兼见己胜之星也。岁之火气太过,则炎暑流行,而火来克金,肺受火邪,故民病有为疟,《刺疟篇》云:肺疟者,令人心寒,寒甚热,热间善惊,如有所见者。为少气,为欬喘,为血溢,血上出于七窍。为血泄,血下泄。为注下,谓水下泄。为嗌燥,为耳聋,为中热,为肩背热,以背为胸中之府,而肩接近之也。《脏气法时论》云:肺病者,喘欬逆气,肩背痛。虚则少气,不能报息,耳聋嗌干。火之精气为荧惑星,故上应荧惑星也。甚则火邪有余,心气太过,为胸中痛,胁支满,其胁痛,凡膺背肩胛间两臂皆痛,正以手少阴心经之脉,支别者循胸中出胁,直行者从心系却上肺,上出腋下,下循臑内后廉,下肘内,循臂内后廉,抵掌后锐骨之端,故诸病有如是也。《脏气法时论》云:心病者,胸中痛,胁支满,胁下痛,膺背肩甲间痛，两臂内痛。又为身热骨痛，又为浸淫，盖火有余则身热，水不胜火故骨痛，其痛流布于周身，故为浸淫也。《玉机真脏论》云：心脉太过，令人身热而肤痛，为浸淫。收气者，金气也。长气者，火气也。火盛金衰，所以收气不行，而长气独明，然火气独行，而金之子水乃往折之，故有雨水霜寒也。《五常政大论》作雨冰霜雹。水精之气，上为辰星，故上应辰星也。火气独行，水气折之，辰星迎陵，乃寒灾于物也。占辰星者，常在日之前后三十度。其灾之发，当至南方。在人之应，则内先伤肺，后反伤心。且戊为太过之火，而上临少阴为戊子、戊午，或临少阳为戊寅、戊申，名曰天符。其火当燔焫，其水泉当涸，其物当焦槁。《五常政大论》云：赫曦之纪，上徵而收气后。其在民病，上而火盛，则为谵妄狂越，为欬喘，为息鸣，下而火盛，则血之溢泄不已，皆火盛金衰之病耳。太渊者，系手太阴肺经穴。掌后陷中，脉会于此。其脉绝者，肺气绝也，故死不治。其星仍应在荧惑也。新校正云：详戊辰戊戌岁，上见太阳，是谓天刑运，故当盛而不得盛，则火化减半，非太过又非不及也。岁之土气太过，则湿气流行，而土来克水，肾水受邪，故民病有为大小腹痛，为清厥，足逆冷。为意不乐，为体重，为烦冤。《脏气法时论》云：肾病者，身重；肾虚者，大腹小腹痛，清厥，意不乐。土之精上为镇星，故上应于镇星也。甚则土邪有余，脾经为病，为肌肉萎，为足萎不收，为行善瘈，为脚下痛，为水饮发，为中满，为饮食减少，为四肢不举，正以足太阴脾经之脉，起于足大指之端内侧，上内踝前廉，上腨内，从股内前廉入腹，属脾络胃，故诸病有如是也。《脏气法时论》云：脾病者，身重，善肌肉萎，足不收行，善瘈，脚下痛。又《玉机真脏论》云：脾太过，令人四肢不举。此皆变之生于得位者耳，谓土旺时月也。藏气者，水气也。化气者，土气也。土盛水衰，所以藏气隐伏，而化气独治。然土气独行，而水之子为木者，风气折之，故风雨大至，泉涌河衍，涸泽生鱼，土随崩溃，鳞见于陆也。其在民病，又为腹满，为溏泄，为肠鸣反下，皆脾病耳。甚而至于太溪者，系足少阴肾经穴，足内踝后骨上，动脉陷中。其脉绝者，肾气绝也，故死不治。岁星属木，岁星来现，则脾必受刑，其应在岁星也。以土不务德，木来折之耳。岁之金气太过，则燥气流行，而金来克木，肝木受邪，故民病有为两胁下少腹痛，为目赤痛，为目眦生其疮疡，为耳无所闻。至于肃杀而甚，则为体重，为烦冤，为胸痛引背，为两胁满，为痛引少腹，正以肝脉起于大指丛毛上，循足跗上廉，上内踝，上腘内廉，入毛中，过阴器，抵小腹，上贯膈，布胁肋，循喉咙，入颃颡，连目系，上出额，与督脉会于巅。足少阳胆经之脉，其支者从耳后入耳中，出走耳前，至目锐眦，故诸病有如是。其应当在太白星也。《脏气法时论》云：肝病者，两胁下痛引少腹；肝虚则目䀮䀮无所见，耳无所闻。又《玉机真脏论》云：肝脉不及，则令人胸痛引背，下则两胁胠满。甚则金邪有余，肺气太过，为喘欬逆气，为肩背痛，为尻阴股膝髀腨胻足皆痛，正以金虚不能生水，遂使肾经亦病，宜有尻阴股膝髀腨胻足之皆病耳。盖足少阴肾经之脉，起于小指之下，斜趋足心，循内踝，上腨内，出腘内廉，上股内，故凡尻阴等所之病有如是也。《脏气法时论》曰：肺病者，喘欬逆气，肩背痛，尻阴股膝髀腨胻足皆痛。惟金气太过，而火气折之，其应当在荧惑星也。收气者，金气也。生气者，木气也。金气太过，故收气峻，而金来克木，故生气下，凡草木之类皆敛之，而为苍干凋陨也。至于民病，有为暴痛，为胠胁不可反侧者，肝病也；有为欬逆太甚而血溢者，肺病也。太冲者，系足厥阴肝经穴，足大指本节后二寸,动脉应手。其脉绝者,肝气绝也,故死不治。惟金盛木衰,其应当在太白星也。新校正云:按庚子、庚午、庚寅、庚申岁,上见少阴、少阳司天,是谓之天刑运,金化减半,故当盛而不得盛,非太过又非不及也。岁之水气太过,则寒气流行,而水来克火,心受水邪,故民病有为身热,为烦心,为躁,为悸,为阴厥,为上下中之皆寒,为谵妄,为心痛者,皆心病也。其寒气当早至。水精之气上为辰星,其应在于辰星也。甚则水邪有余,肾经为病,为腹大,为胫肿,为喘欬,为寝汗出,为憎风,正以肾脉从足下上行入腹,从肾上贯肝膈,入肺中,循喉咙,故病如是。肾为阴,故寝则汗出而憎风也。《脏气法时论》云:肾病者,腹大胫肿,喘欬身重,寝汗出,憎风。然岁水太过,则藏气乃盛,长气失政,故大雨时至,而水气洪盛也。水盛不已,为土所乘,故为埃雾朦郁者,土之气也。惟土气折水之强,其上应者当在镇星,水胜土复也。新校正云:详太过五化,木言化气不政,生气独治;火言收气不行,长气独明;土言藏气伏,长气独治;金言收气峻,生气下;水当言藏气乃盛,长气失政,今独亡者,阙文也。且丙为太过之水,而丙辰、丙戌、太羽上临太阳,名曰天符,其雨水雪霜不时下降,其水湿之气变乎物类。《五常政大论》云:流衍之纪,上羽而长气不化。及为民病者,当为腹满,为肠鸣,为溏泄而食不化也。此皆长夏之候,脾气之虚故耳。《脏气法时论》云:脾虚则腹满,肠鸣飧泄,食不化。水来克火,故心失其职,当为渴而妄冒。神门者,系手少阴心经穴,掌后锐骨端陷中。其脉绝者,心气绝也,故死不治。其上应之星,当为荧惑与辰星也。辰戌天符之岁,水胜而火绝,荧惑减曜,辰星明莹,逆守宿属,知有灾也。火为水克,故荧惑见。土来复水,故辰星见。新校正云:独记水火之上临者,火临火,水临水,为天符故也。火临水为逆,水临木为顺;火临土为顺,水临土为运胜天；火临金为天刑运，水临金为逆，更不详出也。

帝曰：善。其不及何如？岐伯曰：悉乎哉问也！岁木不及，燥乃大行，生气失应，草木晚荣，肃杀而甚，则刚木辟著，着同。柔萎苍干，上应太白星，民病中清，胠胁痛，少腹痛，肠鸣溏泄。凉雨时至，上应太白星，其谷苍。上临阳明，生气失政，草木再荣，化气乃急，上应太白、镇星，其主苍早。复则炎暑流火，湿性燥，柔脆草木焦槁，下体再生，华实齐化，病寒热疮疡痈痤胗同。痛痤，上应荧惑、太白，其谷白坚。白露早降，收杀气行，寒雨害物，虫食甘黄，脾受土邪，赤气后化，心气晚治，上胜肺金，白气乃屈，其谷不成，欬而鼽，上应荧惑、太白星。岁火不及，寒乃大行，长政不用，物荣而下，凝惨而甚，则阳气不化，乃折荣美，上应辰星，民病胸中痛，胁支满，两胁痛，膺背肩胛间及两臂内痛，郁冒朦昧，心痛暴瘖，胸腹大，胁下与腰背相引而痛，甚则屈不能伸，髋髀如别，上应荧惑、辰星，其谷丹。复则埃郁，大雨且至，黑气乃辱，病鹜溏腹满，食饮不下，寒中肠鸣，泄注腹痛，暴挛痿痹，足不任身，上应镇星、辰星，玄谷不成。岁土不及，风乃大行，化气不令，草木茂荣，飘扬而甚，秀而不实，上应岁星，民病飧泄霍乱，体重腹痛，筋骨繇音摇。复，肌肉瞤酸，善怒，藏气举事，蛰虫早附，咸病寒中，上应岁星、镇星，其谷黅。复则收政严峻，名木苍凋，胸胁暴痛，下引少腹，善太息，虫食甘黄，气客于脾，黅谷乃减，民食少失味，苍谷乃损，上应太白、岁星。上临厥阴，流水不冰，蛰虫来见，藏气不用，白乃不复，上应岁星，民乃康。岁金不及，炎火乃行，生气乃用，长气专胜，庶物以茂，燥烁以行，上应荧惑星，民病肩背瞀重，鼽嚏，血便注下，收气乃后，上应太白星，其谷坚芒。复则寒雨暴至,乃零冰雹霜雪杀物,阴厥且格,阳反上行,头脑户痛,延及脑顶发热,上应辰星,丹谷不成,民病口疮,甚则心痛。岁水不及,湿乃大行,长气反用,其化乃速,暑雨数至,上应镇星,民病腹满身重,濡泄,寒疡流水,腰股痛发,腘腨股膝不便,烦冤,足痿清厥,脚下痛,甚则胕肿,藏气不政,肾气不衡,上应辰星,其谷秬。上临太阴,则大寒数举,蛰虫早藏,地积坚冰,阳光不治,民病寒疾于下,甚则腹满浮肿,上应镇星,其主黅谷。复则大风暴发,草偃木零,生长不鲜,面色时变,筋骨并辟,肉𥆧瘛,目视𥆉𥆉,物疎璺,璺音问。肌肉胗发,气并鬲中,痛于心腹,黄气乃损,其谷不登,上应岁星。

　　此即五运之岁气不及者,而各详其民病、物变、星应之异也。岁之木气不及,则金之燥气大行,而木之生气失应,草木失时而晚荣。至于肃杀而甚,则木之刚者,枝茎辟着,干而不落也;木之柔者,萎而苍干。其应在太白星,光芒而照,金侮木之不胜也。为民病者,其中清冷,其胠胁少腹皆痛,乃肝病也。其肠鸣,其溏泄,以木少则脾土无畏,侮反受邪也。凉雨者,金气也,惟木衰金盛,故凉雨时至,其应亦在太白星也。新校正云:按不及五化,民病证中,上应之星,皆言运星失色,畏星加临,宿属为灾。此独言畏星,不言运星者,经文阙也,当云上应太白星、岁星。其谷则苍色之谷,金胜而火不复,谷不成实也。岁木不及,而上临阳明,是丁卯、丁酉,即天刑运也。金岁承天,下胜于木,故生气失政,草木再荣,言后时始荣也。木气既少,土气无制,故化气生长急速也。其上之所应者,太白、镇星润而明化,凡苍色之物又早凋落。按不及五化,木上临阳明,土上临厥阴,水上临太阴,不纪木上临厥阴,土上临太阴,金上临阳明者,经之旨各纪其甚也。故于太过运中,只言火临火,水临水,此不及运中,只言木临金,土临木,水临土,不言厥阴临木,太阴临土,阳明临金也。

至于火气复金,则炎暑流火,凡湿性之物反燥,柔脆之草木上体焦槁,下体再生,其间先开先结者,齐承化而成熟。为民病者,当为寒热,为疮疡,为痱疹,为痈,为痤,皆火证也。其在上所应之星,当在荧惑与太白星,火复其金,荧惑光芒,太白减曜也。其谷色白而坚,秀而不实也。然阳明上临,金自用事,故白露早降,寒凉大至,则收杀气行,寒雨害物,少于成实。凡甘物黄物虫皆食之,以甘黄皆属土,而在人则为脾土受邪也。盖金行伐木,假途于土,子居母内,虫之象也,故甘黄之物,虫蠹食之。清气先胜,热气后复,复已乃胜,故赤气后时而生化,凡草木赤华赤实,皆后时而再荣秀也。在人则心气晚旺,方能胜于肺金,则金之白气乃屈而退也。其金之谷则不成。其民病为欬,为鼽,皆肺病也。其在上所应之星,则荧惑与太白星,其荧惑则益明,而太白则芒减也。岁之火气不及,则水来克火,而寒乃大行。长政者,火气也。此则长政不行,而物之荣者,特荣于下而不发于上,至于凝惨已甚,则荣美乃折,其辰星之上应当益明也。为民病者,为胸中痛,为胁支满,为两胁痛,为膺背肩胛间及两臂内痛,为郁冒朦昧,为心痛,为暴瘖,为胸腹大,胁下与腰背相引而痛,《脏气法时论》云:心虚则胸腹大,胁下与腰背相引而痛。甚则腰背屈不能伸,凡为髋髀之所与大体似别,此皆心受水抑,故诸病有如是也。其上应者,当荧惑芒减,辰星益明,水盛火衰也。其丹谷不成,亦水胜火也。至于复寒之气,则土来胜水,埃郁大雨,皆土之用也。黑气者,水气也。水气乃屈,土湿流行,亦成民病,为鹜溏,鸭曰鹜,鹜之后必溏。为腹满,为饮食不下,为寒中,为肠鸣,为泄注,为腹痛,为暴挛,为痿,为痹，为足不任身，此皆湿之为病也。其上应者，当为镇星明润，辰星减芒。至于玄色之谷，当不成耳。岁土之不及者，则风乃大行，而木来乘土，化气不令。盖化气者，土气也。惟化气不令，生气独擅，草木虽得茂荣，然风乃飘扬而甚，秀而不实，正以土气薄少也。其上应者，当岁星之明见耳。凡为民病，为飧泄，为霍乱，为体重，为腹痛，为筋骨繇复，《灵枢·根结篇》有骨繇者，摇故也。其繇为摇。为肌肉瞤酸，目跳曰瞤，肉痛曰酸。皆脾气不足之病也。为善怒，肝气有余也。藏气者，水气也。土不胜水，水与齐化，故藏气举事，在物为蛰虫早附于阳气之所，在人咸病中寒之疾。其上应者，岁星与镇星，木星显而土星微也。其谷则齡，土气早成也。及夫金气复木，则收气乃行，遂为收敛严峻，名木苍凋。为民病者，为胸胁暴病，下引少腹，为善于太息，皆肝胆病也。虫之所食，味甘色黄，邪之所客，尚在于脾，谷之黄者，皆以减去，民病少食失味，皆土气不足之故也。彼苍谷者属木，亦以金复而损。其上之所应者，当太白芒盛，岁星减明也。己为土气之不及，而上临厥阴，则为己巳、己亥，其岁少阳在泉，火司于地，故流水不冰，蛰虫来见。其藏气者水气也，不能举用，而火司于地，金不得复，其上应者，当为岁星如常也。夫火宜克于水，而在泉有火，则火未全克，斯民亦幸而康宁。岁之金气不及，则火来克金，而炎火乃行。生气者木气也，长气者火气也。金不胜木，则生气乃用，而火来乘金，则长气专胜，惟生气乃用，故庶物以茂；惟长气专胜。故燥烁以行，犹所谓烁石流金。其上应者，当在荧惑星之明也。为民病者，为肩背瞀音茂重，为鼽为嚏，为血便注下，皆肺金之为病也。收气者金气也，火先胜，故收气乃后。其上应者，当在太白星之微也。其谷坚者,止见其芒,以金气不足,而坚芒早露也。至于水气来复,则寒雨暴至,乃零落冰雹霜雪杀物。为民物者,阴气治事,故足三阴之厥且格,而足三阳之厥上行,头脑户痛,延及脑顶发热,皆火气不能胜阴耳。其上应者,当在辰星之明也。惟水来侮火,故在物为丹谷不成,而在人为口生疮,甚则心痛,皆心气不足所致耳。岁之水气不及,则土来克水,而湿乃大行。长气者,火气也。水气不及,故火气反用。惟长气反用,故其化乃速。惟湿乃大行,故暑雨数至。其上应者,当在镇星明也。为民病者,为腹满,为身重,为濡泄,为寒疡,即冷疮流水,为腰股痛发,为腘腨股膝不便,为烦冤,为足痿,为清厥冷厥,为脚下痛,甚则为胕跗肿,此皆病之在肾水不足者,正以藏气不政,肾气不平故耳。其上应者,当为辰星之微也。其谷之所生者秬。《诗·大雅·生民篇》:维秬维秠。朱注云:秬,黑黍也。夫辛为水气之不及,而上临太阴,则为辛丑、辛未,其岁为太阳在泉,故大寒数举,在物则蛰虫早藏,在地则积有坚冰,在天则阳光不治,在人则下有寒疾,甚则为腹满浮肿,此皆水气不足所致耳。其上应者,当为镇星之明,而土气终有余也,惟土气有余,故谷主于黄,至于木复其土,则风气大行,而大风暴发,草仆木落,凡生长二气皆不鲜明。在人则为面色时变,为筋骨并辟,为肉之瞤瘛,为目视䀮䀮,在物有为风所裂而为疏莹,物裂曰莹也。在肌肉则为风疹所发,为肝气并于膈中而痛及心腹。凡物受木侮,故黄气乃损,其谷不登。上之所应者,当在岁星之明耳。

帝曰:善。愿闻其时也。岐伯曰:悉乎哉问也!木不及,春有鸣条律畅之化,则秋有雾露清凉之政;春有惨悽残贼之胜,则夏有炎暑燔烁之复。其眚东,其脏肝,其病内舍胠胁,外在关节。火不及,夏有炳明光显之化,则冬有严肃霜寒之政;夏有惨悽凝冽之胜,则不时有埃昏大雨之复。其眚南,其脏心,其病内舍膺胁,外在经络。土不及,四维有埃云润泽之化,则春有鸣条鼓拆之政;四维发振拉飘腾之变,则秋有肃杀霖霪之复。其眚四维,其脏脾,其病内舍心腹,外在肌肉四肢。金不及,夏有光显郁蒸之令,则冬有严凝整肃之应;夏有炎烁燔燎之变,则秋有冰雹霜雪之复。其眚西,其脏肺,其病内舍膺胁肩背,外在皮毛。水不及,四维有湍润埃云之化,则不时有和风生发之应;四维发埃昏骤注之变,则不时有飘荡振拉之复。其眚北,其脏肾,其病内舍腰脊骨髓,外在溪谷踹膝。夫五运之政,犹权衡也。高者抑之,下者举之,化者应之,变者复之,此生长化成收藏之理,气之常也,失常则天地四塞矣。故曰:天地之动静,神明为之纪,阴阳之往复,寒暑彰其兆。此之谓也。

　　此承上文而言岁气不及,其胜必随复,亦有不胜则不复也。岁木不及,金当来克,如金不克之,而春有鸣条律畅之化,<small>春分前为条风,后为明庶风。</small>《性理通书》有云:圣王作乐,以宣八风之气。则至秋之时,金无所复,而有雾露清凉之政,各不相悖也。如金来克之,而春有惨悽残贼之胜,则木生火,火克金,而夏有炎暑燔烁之复。惟木被金凌,则木生于东,其灾眚当见于东方也。在人之脏属于肝,肝之分部,内在胠胁,外在关节,故病见于此耳。岁火不及,水当来克,如水不克之,而夏有炳明光显之化,则至冬之时,水无所复,而有严肃霜寒之政,各不相悖也。如水来克之,而夏有惨悽凝冽之胜,则火生土,土来克水,而不时有埃昏大雨之复。曰不时者,土主四季也。惟火被水凌,则火主于南,其灾眚当见于南方也。在人之脏属于心,心之分部,内在膺胁,外在经络,故病见于此耳。岁土不及,木当来克,如木不克之,而日在四隅之月,四维有埃云润泽之化,_{东南、东北、西南、西北}_{为四维}。则至春之时,木无所复,而有鸣条鼓拆之政,各不相悖也。如木来克之,而四维发振拉飘腾之变,则土生金,金克木,而秋有肃杀霖霪之复。惟土主四维,其灾眚当见于四维也。在人之脏属于脾,脾之分部,内在心腹,外在肌肉四肢,故病见于此耳。岁金不及,火当来克,如火不克之,而夏有光显郁蒸之令,_{六月建未,属土,当兼郁}_{蒸而言}。则至冬之时,水无所复,而有严凝整肃之应,各不相悖也。如火来克之,而夏有炎烁燔燎之变,则金生水,水克火,而秋有冰雹霜雪之复。惟金主于西,其灾眚当见于西方也。在人之脏属于肺,肺之分部,内在膺胁肩背,外在皮毛,故病见于此耳。岁水不及,土当克水,如土不克之,而四维有湍润埃云之化,则四维之日,二无所复,而不时有和风生发之应,各不相悖也。如土来克之,而四维发埃昏骤注之变,则水生木,木克土,而不时有飘荡振拉之复。惟水主于北,其眚当见于北方也。在人之脏属于肾,肾之分部,内在腰脊骨髓,外在溪谷腨膝,故病见于此耳。夫五运之政,犹权衡然,高则亢,故当抑之,此太过之岁也;下则卑,故当举之,此不及之岁也。化则顺,故当应之;变则极,故当复之。此合太过不及之岁而皆然也。然皆生长化收藏之理,气随时运,不失其常,否则天地四塞矣。故《阴阳应象大论》《五运行大论》皆曰:天地之动静,神明为之纲纪。_{《阴阳}_{应象大论》曰:天地之动静,神明为之纲纪,故能以生长收藏,终而复始。此下二}_{句,与本篇尤切。}其《五运行大论》又曰:阴阳之升降,寒暑彰其兆。今曰往复者,即升降之义,正此五运犹权衡数语之谓也。

帝曰:夫子之言五气之变,四时之应,可谓悉矣。夫气之动乱,触遇而发,作无常会,卒然灾合,何以期之?岐伯曰:夫气之动变,固不常在,而德化政令灾变不同其候也。帝曰:何谓也?岐伯曰:东方生风,风生木,其德敷和,其化生荣,其政舒启,其令风,其变振发,其灾散落。南方生热,热生火,其德彰显,其化蕃茂,其政明曜,其令热,其变销烁,其灾燔焫。中央生湿,湿生土,其德溽蒸,其化丰备,其政安静,其令湿,其变骤注,其灾霖溃。西方生燥,燥生金,其德清洁,其化紧敛,其政劲切,其令燥,其变肃杀,其灾苍陨。北方生寒,寒生水,其德凄沧,其化清谧,其政凝肃,其令寒,其变栗冽,其灾冰雪霜雹。是以察其动也,有德有化,有政有令,有变有灾,而物由之,而人应之也。

此详四时之德化政令灾变,人物之所不能外也。帝问五运太过不及之气,发作无常,卒然生灾,何以期而知之?伯言四时之德化政令灾变,各有所属,物必由之,人必应之,观其所动属于何时,则可以期之矣。敷,布也。和,和气也。荣,滋荣也。舒,展也。启,开也。振,怒也,发,出也。散落,谓物飘零而散落也。《五运行大论》云:其德为和,其化为荣,其政为散,其令宣发,其变摧拉,其眚为陨。焫,火灼也。《五运行大论》云:其德为显,其化为茂,其政为明,其令郁蒸,其变炎烁,其眚燔焫。溽,湿也。蒸,热也。骤注,急雨也。霖,久雨也。溃,土溃也。《五行运大论》云:其德为濡,其化为盈,其政为谧,其令云雨,其变动注,其眚淫溃。谧,音密。紧,缩也。敛,收也。劲,锐也。切,急也。燥,于也。肃杀,气肃而杀也。《五运行大论》云:其德为清,其化为敛,其政为劲,其令雾露,其变肃杀,其眚苍落。凄沧,薄寒也。谧,静也。肃,中外肃整也。溧冽,即《诗·七月篇》之栗烈也。朱注:栗烈,气寒也。冰雪霜雹,寒气凝结,水复火,则非时而有也。《五运行大论》云:其德为寒,其化为肃,其政为静,其变凝冽,其眚冰雹。

帝曰:夫子之言岁候,不及其_{其字当在不及之上。}太过,而上应五星。今夫德化政令,灾眚变易,非常而有也,卒然而动,其亦为之变乎?岐伯曰:承天而行之,故无妄动,无不应也。卒然而动者,气之交变也,其不应焉。故曰:应常不应卒,此之谓也。帝曰:其应奈何?岐伯曰:各从其气化也。帝曰:其行之徐疾逆顺何如?岐伯曰:以道留久,逆守而小,是谓省下。以道而去,去而速来,曲而过之,是谓省遗过也。久留而环,或离或附,是谓议灾与其德也。应近则小,应远则大。芒而大,倍常之一,其化甚;大常之二,其眚即也。小常之一,其化减;小常之二,是谓临视,省下之过与其德也。德者福之,过者伐之。是以象之见也,高而远则小,下而近则大,故大则喜怒迩,小则祸福远。岁运太过,则运星北越,运气相得,则各行以道。故岁运太过,畏星失色而兼其母,不及,则色兼其所不胜。肖者瞿瞿,莫知其妙,闵闵之当,孰者为良,妄行无征,示畏侯王。帝曰:其灾应何如?岐伯曰:亦各从其化也。故时至有盛衰,凌犯有逆顺,留守有多少,形见有善恶,宿属有胜负,征应有吉凶矣。帝曰:其善恶何谓也?岐伯曰:有喜有怒,有忧有丧,有泽有燥,此象之常也。必谨察之。帝曰:六者高下异乎?岐伯曰:象见高下,其应一也,故人亦应之。_{前后应字俱去声,惟应近应远二应字作平声。卒,音猝。伐,罚同。见,现同。}

此详言岁气上应五星，其所应者从岁气之化，其行之徐疾逆顺者，合人君之德过，且有星色之可验，有灾应之可据，有善恶之可辨也。善恶即于星色见之。上文言岁候有太过不及，而上与岁星、荧惑、镇星、太白、辰星相应，但岁候之德化政令而有灾眚变易，皆非常而有者，若卒然而动，则五星亦卒然而变乎？伯言岁候承天而行，故无妄动，五星无不与之相应。其卒然而动，乃气之交变也，五星未必卒然应之，故曰应常不应卒也。夫上文之胜复皆上应之，而此言应常不应卒者，盖无大变易则不应，但其胜复则当色有燥泽之异，无分小大以应之也。所谓应之常者，亦惟岁星之化以风应之，荧惑之化以热应之，镇星之化以湿应之，太白之化以燥应之，辰星之化以寒应之。气变则应，故各从其气化也。星之所行，有徐有速，有逆有顺者，有省下之义，有省遗过之义，有议灾与德之义，有省下过与德之义。故道者，五星运行之路也。或留久而过于应留之日数，或逆守非其所行之路而逆守。而小于本然之星体，是谓省下之为人君者，其有德有过何如也。始以道而去，非留守，非逆守，然去而速来，或委曲而过其日数，是谓省人君之过始虽少改，继有所遗，故见象如此也。有久留不去，环绕盘回，或离或附，是谓无所常时议其过而欲灾之，又议其有德而欲免之，故见象又如此也。王注云：火议罪，金议杀，土木水议德。汉董仲舒曰：天人相与之际，甚可畏也。国家将有失道之败，而天先出灾害以谴告之；不知自省，又出怪异以警惧；尚不知变，而伤败乃至。此见天心仁爱，人君而欲止其乱也。凡应之近者，则其象必大，即下文所谓下而近则大，大则喜怒迩也。今应近则星应大，反高远而小。凡应之远者，则其象必小，即下文所谓高而远则小，小则祸福远也。今应远则星应小,反下而大。其大何如?较常大者一倍,则政化甚大,盖得令而适中者也。若大者二倍,则太过矣,其灾眚即至。小者何如?较常小者一倍,则政化减小,盖失令而非中者也。若小者二倍,则太不及矣,其眚亦即至。是皆临视人君,省其有过与德。故有德则锡之以福,有过则罚之以祸。是以象之见也,凡高而远者其象则小,小则祸福之应亦远;凡下而近者其象必大,大则喜怒之至必迩。试观岁运太过,则壬岁岁星、戊岁荧惑、甲岁镇星、庚岁太白、丙岁辰星,皆运星也,从北而越行。盖极星在北,顾人君有德有过,自有凌犯退避之象。若运气相得,而非太过不及,则运星各行缠度,而无北越。且其太过之岁,木能克土,镇星为畏,当失其黄色而兼赤;火能克金,太白为畏,当失其白色而兼黄;土能克水,辰星为畏,当失其玄色而兼白;金能克木,岁星为畏,当失其苍色而兼玄;水能克火,荧惑为畏,当失其赤色而兼苍也。至于不及之岁,则木不胜金,其色兼白;火不胜水,其色兼玄;土不胜木,其色兼苍;金不胜火,其色兼赤;水不胜土,其色兼黄。由此推之,则运气相得之岁,五星固各行以道,而又各如其本色也。凡此诸星之色,其肖象甚为可畏,瞿瞿然宜惊顾也,《诗·东方未明篇》:狂夫瞿瞿,朱注:瞿瞿,惊顾貌。莫知其妙有如此者。闵闵者,《说文》以为病,又以为伤痛也。如有过无德,则独当其病,尚知何星之为善耶?《灵兰秘典论》有消者瞿瞿,孰知其要;闵闵之当,孰者为良。义与此异,亦古人断章取义之意。彼有不知天象,妄行无征之说,以示畏于侯王,而卒无所验,致使侯王懈修德之心,此又得罪于主上者也。帝问星象既异,灾应何如?伯言各从其岁气之所化也。故岁有太过不及,则时之至也有盛有衰,其凌犯有逆有顺,其留守之日有多有少,其形见有善有恶,其宿属有胜有负,其征应有吉有凶,灾应安得而同耶?王注云:五星之至,相王为时盛,囚死为衰。东行凌犯为顺,灾轻;西行凌犯为逆,灾重。留守日多则灾深,留守日少则灾浅。星喜润则为见善,星怒燥忧丧则为见恶。宿属,谓所生月之属二十八宿及十二辰相分所属之位也。命胜星,不灾不害;不胜星,为灾小重;命与星相得,虽灾无害。灾者,狱讼疾病之谓也。虽五星凌犯之事,时遇星之囚死时月,虽灾不成。然而火犯留守逆临,则有诬谮狱讼之忧;金犯,则有刑杀气郁之忧;木犯,则有震惊风鼓之忧;土犯,则有中满下利跗肿之忧;水犯,则有寒气冲稽之忧。故曰征应有吉凶也。帝又以星之善恶为问,犹俗云好歹也。伯言星有喜怒忧丧泽燥之反,乃天象之常,必谨察之可也。从夜深,人见之喜,星之喜也;见之畏,星之怒也。光色微曜,乍明乍暗,星之忧也;光色迥然,而不彰不莹,星之丧也;光色圆明,不盈不缩,怡然莹然,星之喜也;光色勃然临人,芒彩满溢,其象凛然,星之怒也。泽,洪润也。燥,干枯也。然帝又以六者之高下为问,盖以何者宜高,何者为下也。伯言象之所见者,不分高下,其为应一也。故人之应于下者,亦各有以致之耳。

帝曰:善。其德化政令之动静损益皆何如?岐伯曰:夫德化政令灾变,不能相加也。胜复盛衰,不能相多也。往来小大,不能相过也。用之升降,不能相无也。各从其动而复之耳。

此言岁气之德化政令、灾变胜复、往来升降,各从其动而复之,皆自有相称之妙。上文有德化政令,故帝以动静损益问之。伯言天地动静,阴阳往复,以德报德,以化报化,政令灾眚及动复亦然,故曰不能相加也。胜盛则复盛,胜微则复微,不应以盛报微,以化报变,故曰不能相多也。胜复之日数往来,多少相同,故曰不能相过也。木之胜,金必报,火土金水皆然,未有胜而无报者,故其用之升降,不能相无也。此皆各从其所动而复之耳。

帝曰：其病生何如？岐伯曰：德化者气之祥，政令者气之章，变易者复之纪，灾眚者伤之始，气相胜者和，不相胜者病，重感于邪则甚也。

此言民病之生，亦存乎人之所感也。上文言民病，故帝以病何从生问之。伯言岁候有德化，乃气之祥瑞者也。岁候有政令，乃气之彰著者也。岁候有变易，乃报复之纪也。岁候有灾眚，乃伤物之始也。人之气与岁气相胜，则病不生而为和，否则病生，又否则重感于邪而病更甚矣。

帝曰：善。所谓精光之论，大圣之业，宣明大道，通于无穷，究于无极也。余闻之，善言天者，必应于人；善言古者，必验于今；善言气者，必彰于物；善言应者，同天地之化；善言化言变者，通神明之理，非夫子孰能言至道欤！乃择良兆而藏之灵室，每旦读之，命曰《气交变》，非斋戒不敢发，慎传也。

此帝极赞天师之明至道，而珍藏此篇之书也。

五常政大论篇第七十

新校正云：详此篇统论五运有平气不及太过之事，次言地理有四方高下阴阳之异，又言岁有不病而脏气不应，为天气制之而气有所从之说，仍言六气五类相制胜而岁有胎孕不育之理，而后明在泉六化五味有薄厚之异，而以治法终之。此篇之大概如此，而专名《五常政大论》者，举其所先者言也。

黄帝问曰：太虚寥廓，五运回薄，衰盛不同，损益相从，愿闻平气何如而名？何如而纪也？岐伯对曰：昭乎哉问也！木曰敷和，火曰升明,土曰备化,金曰审平,水曰静顺。帝曰:其不及奈何? 岐伯曰:木曰委和,火曰伏明,土曰卑监,金曰从革,水曰涸流。帝曰:太过何谓? 岐伯曰:木曰发生,火曰赫曦,土曰敦阜,金曰坚成,水曰流衍。

此言岁分平气太过不及,而有三气之纪名也。太虚者,张横渠所谓由太虚有天之名也。回薄者,回绕而依薄也。气盛则损,气衰则益,故气之平必有名以纪之。伯言木岁平气名曰敷和,敷布其和气也。火岁平气名曰升明,火升而显明也。土岁平气名曰备化,土以化物为德,其化及群品而周备也。金岁平气名曰审平,气至金而平定,而其气详审也。水岁平气名曰静顺,水性本顺而其气又沉静也。至于木岁不及名曰委和,盖气以敷和为平,而不及则和气委屈也。火岁不及名曰伏明,盖气以升明为平,而不及则明显有所伏也。土岁不及名曰卑监,土于五运为尊,而不及则气之卑者得以制之也。金岁不及名曰从革,金性至刚,而不及则从彼气以变革也。水岁不及名曰涸流,水以流衍为性,而不及则水少而流涸也。至于岁木太过名曰发生,木主生气,而木盛则发生也。岁火太过名曰赫曦,曦乃日光,而其气尤烜赫也。岁土太过名曰敦阜,土本高厚,而其气尤敦厚也。岁金太过名曰坚成,金以成物为德,而气盛则甚坚也。岁水太过名曰流衍,水盛则泮衍洋溢也。

帝曰:三气之纪,愿闻其候。岐伯曰:悉乎哉问也! 敷和之纪,木德周行,阳舒阴布,五化宣平,其气端,其性随,其用曲直,其化生荣,其类草木,其政发散,其候温和,其令风,其脏肝,肝其畏清,其主目,其谷麻,其果李,其实核,其应春,其虫毛,其畜犬,其色苍,其养筋,其病里急支满,其味酸,其音角,其物中坚,其数八。升明之纪,正阳而治,德施周普,五化均衡,其气高,其性速,其用燔灼,其化蕃茂,其类火,其政明曜,其候炎暑,其令热,其脏心,心其畏寒,其主舌,其谷麦,其果杏,其实络,其应夏,其虫羽,其畜马,其色赤,其养血,其病瞤如白切。瘲,其味苦,其音徵,其物脉,其数七。备化之纪,气协天休,德流四政,五化齐修,其气平,其性顺,其用高下,其化丰满,其类土,其政安静,其候溽蒸,其令湿,其脏脾,脾其畏风,其主口,其谷稷,其果枣,其实肉,其应长夏,其虫倮,其畜牛,其色黄,其养肉,其病否,其味甘,其音宫,其物肤,其数五。审平之纪,收而不争,杀而无犯,五化宣明,其气洁,其性刚,其用散落,其化坚敛,其类金,其政劲肃,其候清切,其令燥,其脏肺,肺其畏热,其主鼻,其谷稻,其果桃,其实壳,其应秋,其虫介,其畜鸡,其色白,其养皮毛,其病欬,其味辛,其音商,其物外坚,其数九。静顺之纪,藏而勿害,治而善下,五化咸整,其气明,其性下,其用沃衍,其化凝坚,其类水,其政流演,其候凝肃,其令寒,其脏肾,肾其畏湿,其主二阴,其谷豆,其果栗,其实濡,其应冬,其虫鳞,其畜彘,其色黑,其养骨髓,其病厥,其味咸,其音羽,其物濡,其数六。故生而勿杀,长而勿罚,化而勿制,收而勿害,藏而勿抑,是谓平气。否,后世作痞。

　　此详言岁运平气之纪也。木气之平,为敷和之纪,故木德周行,阳气舒而阴气布,凡生长化收藏之五化无不宣平。新校正云:按王注太过不及各纪年辰,此平木运注不纪年辰者,平气之岁不可以定纪也。或者欲补注云:谓丁巳、丁亥、壬寅、壬申岁者,是未达也。木之气端正,木之性顺从,木之用曲直咸宜,木之化生发荣美,五行之木类同草木,木之政主于发散,木之候主于温和,在天之令为风,在人之脏为肝,肝之性暄,故畏金令之清冷，肝之外候为目，在五谷为麻，在五果为李，凡果必有核，其实核当坚，在五时为春，在虫为毛，在五畜为犬，在五色为苍。肝主筋，故人之当养者在筋，不养则病，病则为里急支满也。在五味为酸，在五音为角，凡物得木气者其中必坚。天以三生木，而地以八成之，故其数八。火气之平，为升明之纪，故火主南方，为正阳，乃正阳而治，德之所施者周普，凡生长化收藏之五化无不均衡。火之气甚高，火之性最速，火之用燔灼，火之化蕃茂，五行之火类与火同，火之政明曜，火之候炎暑，火之令热，在人之脏为心，心属火，火畏水，水性寒，故心畏寒。舌为心窍，故其主在舌。在五谷为麦，在五果为杏，其实中当有络，在五时为夏，在五虫为羽，在五畜为马，在五色为赤。心主血脉，故所养在血脉，血脉不养，则病形于目为瞤，形于体为瘛。在五味为苦，在五音为徵，凡物得火气者其物多脉。<small>上文在果之实为络，此云其物为脉，脉与络同。</small><small>主凡物而言，不止于果之实也。</small>地以二生火，而天以七成之，故其数七。土气之平，为备化之纪，以土为化气也。天主生，土为地主成，天主覆，土为地主载，其化气协于上天之休德。土旺于四时，故德流于四政，凡生长化收藏之五化无不齐修。土之气平正，土之性柔顺，土之用可高可下，土之化为丰为满，五行之土类同于土，土之政主于安静，土之候溽湿蒸热，土之令以湿，在人之脏为脾，脾主土，木主风，故木能克土，则脾之所畏者惟风。口为脾窍，故其主在口。在五谷为稷，在五果为枣，土主肉，故果之实多肉。在五时为长夏，在五虫为倮，在五畜为牛，在五色为黄。脾主土，又主肉，故所养在肉，脾不养，则其病为否塞。在五味为甘，在五音为宫，凡物得土气者则其肤必厚。天以五生土，而地以十成之，故其数五，土常以生也。金气之平，为审平之纪。收气者，金气也；杀气者，亦金气也。惟气得其平，故收而不争，杀而无犯，凡生长化收藏之五化无不宣明。金之气洁，金之性刚，金之用则散落，金之化为坚敛，五行之金类同于金。金之政劲肃，金之候清切，金之令为燥，在人之脏属于肺，肺属金，金畏火，火主热，故畏热。鼻为肺窍，故其主鼻。在五谷为稻，在五果为桃，金性坚，其果实之壳当坚。在五时为秋，在五虫为介，在五畜为鸡，在五色为白。肺主皮毛，故所养者当在皮毛，皮毛不养则伤肺，故其病欬。在五味为辛，在五音为商，凡外得金之气者其外必坚。即上文实壳之义，主凡物言。地以四为金，而天以九成之，故其数九。水气之平，为静顺之纪。藏气者，水气也。惟气之平，故藏而勿害，水性下，故治而善下，凡生长化收藏之五化咸各整齐。水之气明，水之性下，水之用沃衍，水之化凝坚，五行之水类同于水。水之政流演，水之候凝肃，水之令寒。在人之脏为肾，肾属水，土性湿，故肾畏湿。肾开窍于二阴，故其主在二阴。在五谷为豆，在五果为栗，水以濡之，故其实必濡。在五时为冬，在五虫为鳞，在五畜为彘，在五色为黑。肾主骨髓，故所养在于骨髓。肾为足经，故其气逆则病为厥。在五味为咸，在五音为羽，凡物得水气者皆濡而润。天以一生水，而地以六成之，故其数六。凡此平气之岁，惟生气主岁则木气平，金为收气者，不能纵其杀；长气主岁则火气平，水为藏气者，不能纵其罚；化气主岁则土气平，木为生气者，不能纵其制；收气主岁则金气平，火为长气者，不能纵其害；藏气主岁则水气平，土为化气者，不能纵其抑。是谓天气平，地气正，五化之气不以胜克为用，故曰平气也。

委和之纪,是谓胜生,生气不政,化气乃扬,长气自平,收令乃早,凉雨时降,风云并兴,草木晚荣,苍干凋落,物秀而实,肤肉内充,其气敛,其用聚,其动缅戾拘缓,其发惊骇,其脏肝,其果枣李,其实核壳,其谷稷稻,其味酸辛,其色白苍,其畜犬鸡,其虫毛介,其主雾露凄沧,其声角商,其病摇动注恐,从金化也。少角与判商同,上角与正角同,上商与正商同。其病支废痈肿疮疡,其甘虫,邪伤肝也。上宫与正宫同。萧飋肃杀,则炎赫沸腾,眚于三,所谓复也。其主飞蠹蛆雉,乃为雷霆。伏明之纪,是谓胜长,长气不宣,藏气反布,收气自政,化令乃衡,寒清数举,暑令乃薄,承化物生,生而不长,成实而稚,遇化已老,阳气屈伏,蛰虫早藏,其气郁,其用暴,其动彰伏变易,其发痛,其脏心,其果栗桃,其实络濡,其谷豆稻,其味苦咸,其色玄丹,其畜马彘,其虫羽鳞,其主冰雪霜寒,其声徵羽,其病昏惑悲忘,从水化也。少徵与少羽同,上商与正商同,邪伤心也。凝惨凛冽,则暴雨霖霆,眚于七。其主骤注雷霆震惊,沉𩅾_{阴同}。淫雨。卑监之纪,是谓减化,化气不令,生政独彰,长气整,雨乃愆,收气平,风寒并兴,草木荣美,秀而不实,成而粃也,其气散,其用静定,其动疡涌,分溃痈肿,其发濡滞,其脏脾,其果李栗,其实濡核,其谷豆麻,其味酸甘,其色苍黄,其畜牛犬,其虫倮毛,其主飘怒振发,其声宫角,其病留满否塞,从木化也。少宫与少角同,上宫与正宫同,上角与正角同。其病飧泄,邪伤脾也。振拉飘扬,则苍干散落,其眚四维。其主败折虎狼,清气乃用,生政乃辱。从革之纪,是谓折收,收气乃后,生气乃扬,长化合德,火政乃宣,庶类以蕃,其气扬,其用躁切,其动铿禁瞀_{音冒}。厥,其发欬喘,其脏肺,其果李杏,其实壳络,其谷麻麦,其味苦辛,其色白丹,其畜鸡羊,其虫介羽,其主明曜炎烁,其声商徵,其病嚏欬鼽衄,从火化也。少商与少徵同,上商与正商同,上角与正角同,邪伤肺也。炎光赫烈,则冰雪霜雹,眚于九。其主鳞伏彘鼠,岁气早至,乃生大寒。涸流之纪,是谓反阳,藏令不举,化气乃昌,长气宣布,蛰虫不藏,土润水泉减,草木条茂,荣秀满盛。其气滞,其用渗泄,其动坚止,其发燥槁,其脏肾,其果枣杏,其实濡肉,其谷黍稷,其味甘咸,其色黅玄,其畜彘牛,其虫鳞倮,其主埃郁昏翳,其声羽宫,其病痿厥坚下,从土化也。少羽与少宫同,上宫与正宫同。其病癃閟,邪伤肾也。埃昏骤雨,则振拉摧拔,眚于一,其主毛显狐貉,变化不藏。故乘危而行,不速而至,暴虐无德,灾反及之,微者复微,甚者复甚,气之常也。

此详言岁运不及之纪也。岁木不及,为委和之纪。生气者,木气也。化气者,土气也。长气者,火气也。收气者,金气也。木气不及,金能胜之,是谓胜生,乃丁卯、丁酉、丁巳、丁亥、丁丑、丁未之岁也。盖丁壬为木运,而丁乃木之不及,故金得以胜之。其生气不政者,失其政也。化气乃扬,木不胜土,故土宽则化气扬也。木衰则火不盛,故长气自平;木衰则金盛,故收令乃早。凉为金化,云雨为湿气,风为木令,三气并行,故凉雨时降,风云并兴也。草木为木之类,金克之,而其荣最晚,苍干凋落者多。凡物之秀者,必有成实,其肤肉内充,以土气扬而金气坚也。其气收敛,其用翕聚,兼金气也。其动缥戾拘缓,王注云:缥,缩短也。戾,缭戾也。拘,急也。缓,不收也。其发惊骇,《金匮真言论》曰:其病发惊骇。木象屈伸,金又胜之,病宜若是。其脏之病者在肝。凡五果、五谷、五味、五色、五畜、五虫、五音之类,皆木从金化,故各兼见也。在天为雾露凄沧,在病为摇动注恐,盖雾露属木,而凄沧则金化也;摇动属木,而注恐则金化也。此则不及之木为少角,而半与商金化同。判,半也。新校正云:按火土金水之文,判作少,则此当云少角与少商同,不云少商者,盖少角之运共有六年,而丁巳、丁亥,上角与正角同;丁卯、丁酉,上商与正商同;丁未、丁丑,上宫与正宫同。是六年者,各有所同,与火土金水之少运不同,故不云同少商,只大约而言半从商化也。故丁巳、丁亥上见厥阴,是上之所见者属角,而与敷和之岁化相同,谓之与正角同也。丁卯、丁酉上见阳明,是上之所见者属商,而与审平之岁化同,谓之与正商同也。金来刑木,故病为支废痈肿疮疡。木不胜土,故所生之虫惟甘,此皆邪气伤肝故也。至于丁丑、丁未上见太阴,是上之所见者属宫,而与备化之岁化相同,谓之与正宫同也。萧瑟肃杀,金无德也;炎赫沸腾,火为木来复也。大约木被金刑,火来复金,其眚必见于三,三者东方也,正以天三生木也,此其所以谓之复也。及物象有飞虫、蠹虫、蛆虫、雉鸟,天象有雷、有霆,皆火之炎赫沸腾者然耳。岁火不及,为伏明之纪。长气属火,藏气属水,收气属金。火气不及,水能胜之,是谓胜长。乃癸卯、癸酉、癸丑、癸未、癸巳、癸亥之岁也。盖戊癸为火运,而癸乃火之不及,故水得以胜之。其长气不宣者,失其政也;藏气反布者,水气盛也。水不犯金,故收气自行其政;水不犯土,故化令自得其平。寒清数举,暑令乃薄,火为水乘也。化令乃衡,物生承之,虽由木气而生,而火之长气不宣,故物有生而不长也。惟其生而不长,故有成实而犹有稚者;正以遇土化之候,而物已老矣。是以阳气屈伏,蛰虫早藏。王注云:若临癸卯、癸酉、癸巳、癸亥,则蛰虫不藏。其气郁,火不显明也。其用暴,火性不灭也。其动或彰或伏,变易不常,水火相见也。其发为痛,痛由心生,心由水伤也。凡五脏、五果、五谷、五味、五色、五畜、五虫、五音之类,皆火从水化,故兼见也。在天为冰雪霜寒,水之气也。在病为昏惑悲忘,盖阴冒阳火,故昏惑;而心气不足,故喜悲喜忘也。此则不及之火为少徵,而火从水化,当与少羽同。新校正云:少徵运六年内,癸酉、癸卯同正商,癸巳、癸亥同岁会外,癸未、癸丑,少徵与少羽同,故不言判羽也。癸卯、癸酉上见阳明,是上之所见者属商,而与审平之岁化相同,谓之与正商同也。新校正云:不言上宫、上角者,盖宫角于火无大克伐,故经不备言之也。此皆邪气伤心,人之所以受病耳。凝惨凛冽,水无德也。暴雨霖霆,土来复也。大约火被水刑,土来复水,其眚必见于七,七者南方也,以五气成火也。其天象为骤注雷霆震惊,沉吟淫雨,皆湿变之所生也。岁土不及,为卑监之纪。化气属土,生气属木,长气属火,收气属金。土气不及,木能胜之,是谓减化,乃己巳、己亥、己卯、己酉、己丑、己未之岁也。盖甲己为土运,而己乃土之不及,故木得以胜之。其化气不令者,火失其令也。生政独彰者,木政独行也。木与火金无犯,故长气整而收气平。化气减,故雨愆期也。风为木,寒为水,土少则木能胜土,土不胜水,而风寒并兴,其草木亦荣美,但化气不令,虽秀而不能成实,纵成而亦粃也。其气散,风使然也。其用静定,土德然也。其动为疮疡,为呕涌,为裂溃,为痈肿,肉被风动也。其发濡湿而凝滞,亦土性也。其脏之病皆在脾,凡五脏、五果、五谷、五味、五色、五畜、五虫、五音之类,皆土从木化,故兼见也。在天为飘怒振发,木之气也。在病为留注否塞,土之病也。皆从木化故耳。此则不及之土为少宫,而土从木化,当与少角同。新校正云:少宫之运六年内,除己丑、己未与正宫同,己巳、己亥与正角同外,有己卯、己酉,则少宫与少角同。故己丑、己未上见太阴,是上之所见者属宫,而与备化之岁化相同,谓之上宫与正宫同也。己巳、己亥上见厥阴,是上之所见者属角,而与敷和之岁化相同,谓之上角与正角同也。其病为飧泄,邪伤脾也。新校正云:详此不言上商者,土与金无克伐,故经不言之也。又王注云:纵诸气金病自伤脾也,非。至于振拉飘扬,木无德也;苍干散落,金来复也。土为木克,金来复木,其眚见于四维,四维者,四隅也。虎狼之类,四足之兽也。主于败折簻盛及生命者,金气杀也。万物以清气乃用,所以生政独被挫辱,此其复之为害者如此。岁金不及,为从革之纪。收气属金,生气属木,长气属火,化气属土。金气不及,火能折之,是谓折收,乃乙丑、乙未、乙巳、乙亥、乙卯、乙酉之岁也。盖乙为金之不及,故火得以胜之。其收气乃后者,失其政也。生气乃扬者,金不能制也。火不犯土,故长化合德,火政乃宣。惟长化合德,故庶类以蕃。火之气扬,金随火用则躁切。火之动而为病,则铿然而欬,为禁止而二阴不通,为瞀闷,为气逆而厥,其发欬喘,其病在肺。凡五果、五谷、五味、五色、五畜、五虫、五音皆金从火化,故兼见也。在天则明曜炎烁,在病则嚏欬鼽衄,皆从火化也。此则不及之金为少商,而金从火化,当与少徵相同。新校正云:少商运六年内,除乙卯、乙酉同正商,乙巳、乙亥同正角外,乙丑、乙未二年,为少商同少徵,故不云判徵也。故乙卯、乙酉上见阳明,是上之所见者属商,而与审平之岁化相同,谓之上商与正商同也。乙巳、乙亥上见厥阴,是上之所见者属角,而与敷和之岁化相同,谓之上角与正角同也。皆邪气伤肺也。至于炎光赫烈,火无德也;冰雪霜雹,水来复也。地以四生金,而天以九成之,其眚当见于九,九者西方也。凡物之为鳞为伏,如蟲鼠之类,皆纵之以伤赤实及羽物之类。其藏气则早至,而乃生大寒也。岁水不及,为涸流之纪。藏令属水,化气属土,长气属火。水气不及,是阴气不及也,而阳气反来代之,是反阳也,乃辛未、辛丑、辛卯、辛酉、辛巳、辛亥之岁也。盖辛为水之不及,故土得以胜之。其藏令不举者,水失其令也;化气乃昌者,土气盛也。土不犯火,故长气宣布。藏气失令,故蛰虫不藏。土主湿,故土润;土胜水,故水泉减。惟化气乃昌,而长气宣布,故草木条茂,荣秀满盛。其气凝滞,从土化也。其用渗泄,不能流也。其动而为病则为坚止,盖以水少不濡,则便干而且止也。其发燥而枯槁,亦水少也。在人之脏为肾,故病在肾也。凡五果、五谷、五味、五色、五畜、五虫、五音之类,皆水从土化,故各兼见也。主于埃郁昏翳,土气胜也。此则不及之水为少羽,而水从土化,当与少宫相同。新校正云:少羽之运六年,除辛丑、辛未与正宫同外,辛卯、辛酉、辛巳、辛亥四年为同少宫,故不言判宫也。故辛丑、辛未上见太阴,是上之所见者属宫,而与备化之岁化同,谓之上宫与正宫同也。新校正云:详此不言上角、上商者,盖水与金木无相克伐故也。肾属水,其病为癃闷,以邪气伤肾也。至于埃昏骤雨,土之疟也;振拉摧拔,木来复也。天以一生水,故其眚见于一,一者北方也。毛虫属木,凡物之有毛者不隐,以伤黄实及伤倮虫之类。其狐貉变化不藏,以害粢盛,以藏气衰也。大凡胜气乘彼孤危而行,恃其强盛不速而至,暴虐无德,至于子来复仇,灾反及之。其胜微则复微,胜甚则复甚,乃五气之常也,即如木弱金胜,暴虐仓卒,是无德也;木被金害,火必仇之,金受火燔,则灾及也。微甚相复,其自然之理,迭相贞胜者乎？

　　发生之纪，是谓启𢾭，古陈字。土疎泄，苍气达，阳和布化，阴气乃随，生气淳化，万物以荣。其化生，其气美，其政散，其令条舒，其动掉眩巅疾，其德鸣靡启拆，其变振拉摧拔。其谷麻稻，其畜鸡犬，其果李桃，其色青黄白，其味酸甘辛，其象春，其经足厥阴少阳，其脏肝脾，其虫毛介，其物中坚外坚，其病怒。太角与上商同。上徵则其气逆，其病吐利，不务其德则收气复，秋气劲切，甚则肃杀，清气大至，草木凋零，邪乃伤肝。赫曦之纪，是谓蕃茂，阴气内化，阳气外荣，炎暑施化，物得以昌。其化长，其气高，其政动，其令鸣显，其动炎灼妄扰，其德暄暑郁蒸，其变炎烈沸腾，其谷麦豆，其畜羊彘，其果杏栗，其色赤白玄，其味苦辛咸，其象夏，其经手少阴太阳、手厥阴少阳，其脏心肺，其虫羽鳞，其物脉濡，其病笑疟，疮疡血流，狂妄目赤。上羽与正徵同。其收齐，其病痉，上徵而收气后也。暴烈其政，藏气乃复，时见凝惨，甚则雨水霜雹切寒，邪伤心也。敦阜之纪，是谓广化，厚德清静，顺长以盈，至阴内实，物化充成，烟埃蒙郁，见于厚土，大雨时行，湿气乃用，燥政乃辟，其化圆，其气丰，其政静，其令周备，其动濡积并稸，其德柔润重淖，其变震惊飘骤崩溃，其谷稷麻，其畜牛犬，其果枣李，其色黔玄苍，其味甘咸酸，其象长夏，其经足太阴阳明，其脏脾肾，其虫倮毛，其物肌核，其病腹满四肢不举。大风迅至，邪伤脾也。坚成之纪，是谓收引，天气洁，地气明，阳气随，阴治化，燥行其政，物以司成，收气繁布，化洽不终。其化成，其气削，其政肃，其令锐切，其动暴折疡疰，其德雾露萧飔，其变肃杀凋零，其谷稻黍，其畜鸡马，其果桃杏，其色白青丹，其味辛酸苦，其象秋，其经手太阴阳明,其脏肺肝,其虫介羽,其物壳络,其病喘喝胸凭仰息。上徵与正商同。其生齐,其病欬,政暴变则名木不荣,柔脆焦首,长气斯救,大火流,炎烁且至,蔓将槁,邪伤肺也。流衍之纪,是谓封藏,寒司物化,天地严凝,藏政以布,长令不扬。其化凛,其气坚,其政谧,其令流注,其动漂泄沃涌,其德凝惨寒雾,其变冰雪霜雹,其谷豆稷,其畜彘牛,其果栗枣,其色黑丹黅,其味咸苦甘,其象冬,其经足少阴太阳,其脏肾心,其虫鳞倮,其物濡满,其病胀,上羽而长气不化也。政过则化气大举,而埃昏气交,大雨时降,邪伤肾也。故曰:不恒其德,则所胜来复,政恒其理,则所胜同化。此之谓也。

　　此详言岁运太过之纪也。岁木太过,为发生之纪,乃壬寅、壬申、壬子、壬午、壬辰、壬戌之岁也。启,开也。陈,布也。《四气调神论》曰:春三月,此谓发陈。则此篇曰启陈,皆就其发生之气象而形容之也。生气上达,故土体疏泄。木之色曰苍,木专其政,故苍气上达。少阳之气发生于万物之表,厥阴之气营运于万物之中,故阳和布化,而阴气乃随也。木为生气,淳化万物,以荣其化,土生其气,生气自美,其政发散,其令舒畅,其动掉眩巅疾。《至真要大论》曰:诸风掉眩,皆属肝木。《玉机真脏论》曰:肝脉太过,令人善怒,忽忽眩冒而巅疾。王注云:掉,摇动也。眩,旋转也。巅疾,巅顶有疾也。其德鸣靡启拆,风有声为鸣,物从风而靡,能启开万物,能拆散万物。《六元正纪大论》云:其化鸣紊启拆。其变振拉摧拔。振谓振动,拉谓中折,摧谓仆落,拔谓出本。《六元正纪大论》同。凡五谷、五畜、五果、五虫皆木齐金化,故各见其二也。其色青黄白,其味酸甘辛,木能胜土,而木盛齐金,故三者并见也。其气象为春,万物乐育也。其经属足厥阴肝经、足少阳胆经,皆主木也。

其脏肝脾,木胜土也。其物中坚主核,外坚主壳,金木同也,其病怒,木气余也。此则太过之木为太角,而金不能胜木,故与金化齐等,谓之与上商同也。故壬子、壬午上见少阴,壬寅、壬申上见少阳,木余遇火,则为上徵,而气上逆,其病为吐利也。新校正云:《五运行大论》云:气相得而病者,以下临上,不当位也。不云上羽者,水临木为相得故也。惟木不务其德,则金来复之,收气当胜生气也,故秋气劲切,甚则肃杀。清气者,秋气也。清气大至,草木凋零,邪乃伤肝矣。岁火太过,为赫曦之纪,乃戊辰、戊戌、戊子、戊午、戊寅、戊申之岁也。蕃茂,万物蕃盛而茂,盖自其气象而言也。《四气调神论》曰:夏三月,此谓蕃秀。与此义同。少阴之气从内而化,太阳之气从外而荣,炎暑施其化气,而物得以昌。其化气即长气也,其长气甚高远也。其政动者,变易不常。其令鸣而有声,显而无隐。其动炎灼妄扰,其德暄暑郁蒸,其变炎烈沸腾。凡五谷、五畜、五果、五虫皆火齐水化,故各见其二也。其色赤白玄,其味苦辛咸,火能胜金,而火盛齐水,故三者并见也。其气象为夏,万物薰育也。其经属手少阴心经、手太阳小肠经、手厥阴心包络经、手少阳三焦经,皆主火也。其脏心肺,火兼金也。其物脉濡,盖火主脉,故物有脉以络之;水主濡,故物有液以濡之也。其民病为笑为疟,为疮疡,为血流,为狂妄,为目赤,皆火盛也。故戊辰、戊戌上见太阳,则天气且制,故太过之火反与平火运生化相同,是谓上羽与正徵同也。若平火运同,则五常之气无相凌犯,金之收气生化同等,所谓其收齐也。故民病有为痉证者,火盛金刚也。至于戊子、戊午上见少阴,戊寅、戊申上见少阳,是谓上徵,而收气当后也。《气交变大论》云:岁火太过,上临少阴少阳。火燔焫,水泉涸,物焦槁者,正谓此耳。惟火不务其德,而暴烈其政,则藏气属水,水乃复之,时见凝惨,甚则雨水霜雹切寒,乃寒邪伤心也。岁土太过,为敦阜之纪,乃甲子、甲午、甲辰、甲戌、甲寅、甲申之岁也。广布其化,亦自气象而言也。土德至厚至清至静,故万物随长气以盈满也。土之精至阴,故至阴内实,物化充成也。厚土者,土山也。烟埃朦郁者,土气也。大雨者,湿气也。惟湿气用,故燥政辟,自然之理也。土之化圆,土之气丰,土之政静,土之令周备,土之动濡渍并稸,土之德柔顺重淖,土之变震惊飘骤崩溃。凡五谷、五畜、五果、五虫皆土齐木化,故各见其二也。其色黅玄苍,其味甘咸酸,土能胜水,而土盛齐木,故三者并见也。其气象为长夏,六月之气也。其经属足太阴脾经、足阳明胃经。其脏脾肾,土胜水也。其物肌核,土主肌而木主核也。至于木来复土,则土必为病。其病腹满者,土居中也;四肢不举者,脾主四肢也。大风属木,迅然而至,则邪伤脾矣。岁金太过,为坚成之纪,乃庚子、庚午、庚寅、庚申、庚辰、庚戌之岁也。收引者,阳气收敛而阴气引用也。自金之政令而言。《四气调神论》谓之容平,亦自气象而言。天地之气明洁,秋气清也。阳气随而阴气以治化,阴旺阳微也。燥气专行其政,物至此而有成也。收气属金,化气属土,收代其化,故收气繁布,而化治不终也。其化主成,其气主削,其政主肃,其令锐切。其动而为病,则为暴折,为疡疰,盖暴折主金气有余,而疡疰则金主皮肤也。其德主无声之雾露,有声之萧瑟,燥之化也。其变主肃杀凋零,金气盛也。凡五谷、五畜、五果、五虫皆金齐火化,故各见其二也。其色白青丹,其味酸辛苦,金能克木,而金盛齐火,故三者兼见也。其气象为秋,金气盛也。其经手太阴肺经、手阳明大肠经。其脏肺肝,金木兼也。其物壳络,金主壳而火主络,以金齐火化也。其病喘喝,胸凭仰息,金气余也。故庚子、庚午上见少阴,庚寅、庚申上见少阳,上火制金,故生气与之齐化,上与平金之岁化相同,是谓上徵与正商同也。新校正云:此不言上羽者,水与金非相胜克故也。火乘肺金,故病为欬也。方其金政暴变,则名木不荣。《四气调神论》有名木多死。凡柔脆之木,俱已焦首,至长气属火,木之子也,乃来救之,故大火西流,乃七月也。《诗·七月流火》注云:大火,心星也。七月时下而西流。正肺金司令,时则炎烁且至,草蔓将槁,火邪乃伤肺也。岁水太过,为流衍之纪,乃丙子、丙午、丙寅、丙申、丙辰、丙戌之岁也。封藏者,阴气已上,阳气已下,天地之化,至此而藏。《四气调神论》曰:冬三月,此谓闭藏。凡物气之化,寒气司之,天地间皆严凝之气。《礼·乡饮酒礼》云:天地严凝之气,始于东南而盛于西北。藏政属水,长令属火,故藏政已布,长令不扬也。其化凛然,其气至坚,其政静谧,其令流注,其动漂泄沃涌,水性之动也。其德凝惨寒雰,《诗·信彼南山篇》云:雨雪雰雰。水性之寒也。其变冰雪霜雹,四者皆水,非时而有也。凡五谷、五畜、五果、五虫之类皆水齐土化,故物兼见也。其色黑丹黅,其味咸苦甘,水能克火,而水盛齐土,故三者兼见也。其气象为冬,水之盛也。其经足少阴肾经、足太阳膀胱经。其脏肾心,水火兼也。其物濡满,濡主水,而满主土也。其病胀,水气有余也。故丙辰、丙戌上见太阳,乃天符水运也。则太阳属水,长气属火,天气不能布化以长养,是谓上羽而长气不化也。及其暴政已过,土来复仇,则化气大举,而埃昏气交,大雨时降,土邪乃伤肾也。故曰:凡五气恃己有余,凌犯不胜,是谓不恒其德,则所胜来复,如不肆威刑,政有恒德,则所胜同化,如木盛而与金土同化之义也。正此岁气之谓欤？新校正云:详五运太过之说,具《气交变大论》中。

按《体仁汇编》《伤寒备览》等书,凡平气、太过、不及岁,诸病皆有汤方,虽未必尽中病情,姑备此以俟采择。发生之纪,用苍术汤。治脾胃感风飧泄注下,肠鸣腹满,四肢重滞,忽忽善怒,眩冒眩晕,或左胁偏疼。赫曦之纪,用麦门冬汤。治肺经受热,上气喘欬,吐血痰壅,嗌干耳聋,泄泻,胸胁满痛连肩背,两臂膊痛,息高。敦阜之纪,用附子山茱萸汤。治肾经受湿,胸痛,寒厥足痿不收,腰腿痛,行步艰难,甚则中满不下,或肠鸣溏泄。坚成之纪,用牛膝木瓜汤。治肝虚遇岁气燥湿,更胁连小腹拘急疼痛,耳聋目赤,欬逆,肩背连尻阴股膝骨腨骺背痛,悉主之。流衍之纪,用川连茯苓汤。治心虚为寒冷所中,心热,手足反寒,心腹肿痛,喘欬自汗,甚至于大肠便血。委和之纪,用苁蓉牛膝汤。治肝虚为燥热所伤,胜胁并小腹痛,肠鸣溏泄,或发热遍体疮疡,欬嗽,肢满,鼻衄。伏明之纪,用黄芪茯苓汤。治心虚挟寒,心胸中痛,两胁连肩背支满,噎塞,郁冒昧,髋髀挛痛不能屈伸,或不能利,溏泄,饮食不进,腹痛,手足痿痹,不能任身。卑坚之纪,用白术厚朴汤。治脾虚风冷所伤,心腹胀满疼痛,四肢筋骨重弱,肌内瞤动酸厥,善怒,霍乱吐泻,或胸胁暴痛下引小腹,善太息,食少短气。从革之纪,用紫苑汤。治肺虚感,欬嗽喘满,自汗,衄血,肩背瞀重,血便注下,或脑户连囟顶痛,发热,口疮,心痛。涸流之纪,用五味子汤。治肾气虚,坐卧湿地,腰膝重着疼痛,腹胀满,濡泄无度,行步艰难,足痿清厥,甚则浮肿,面色不常,或筋骨并臂瞤,目视晄晄,膈中及咽痛。辰戌之岁,六气主客加临,治法用甘温以平之,酸苦以补火,抑其运气,扶其不胜,用静顺汤。治身热头痛呕吐,气郁中满,瞀闷少气,足痿,注下赤白,肌腠疮疡,发为痈疽。卯酉之岁,六气主客加临,治法宜咸寒以抑火，辛甘以助金，汗之、清之、散之，安其运气，用审平汤。<small>治病者中热面浮，鼽，小便赤黄，甚则淋，或厉气行，善暴仆振栗，谵妄寒疟，痈肿便血。</small>寅申之岁，六气主客加临，治法宜咸寒平其外，辛温治其内，宜酸渗之、泄之、清之、发之，用升明汤。<small>治病者气郁热，血溢目赤，欬逆头痛，胁满呕吐，胸臆不利，聋瞑渴，身重心痛，阳气不藏，疮疡烦躁。</small>丑未之岁，六气主客加临，治法用酸以平其上，甘温治其下，以苦燥之、温之，甚则发之、泄之，赞其阳火，令御其寒，用备化汤。<small>治病者关节不利，筋脉拘急，身重痿弱，或温厉盛行，远近咸若，或胸腹满闷，甚则浮肿寒疟，血溢，腰脽痛。</small>子午之岁，六气主客加临，治法宜咸以平其上，苦热以治其内，咸以耎之，苦以发之，酸以收之，用正阳汤。<small>治病者关节禁固，腰痛，气郁热，小便淋，目赤心痛，寒热更作，喘欬，或鼻鼽溢，咽吐，饮发黄瘅，喘甚则连小腹而作寒，中恶。</small>已亥之岁，六气主客加临，治法宜用辛凉以平其上，咸寒以调其下，畏火之气，无妄犯之，用敷和汤。<small>治病者中热而反右胁下寒，耳鸣泪出掉眩，燥湿相搏，民病黄瘅浮肿，时作温疠。</small>凡六气数起于上，而终于下。岁半之前，自大寒后天气主之；岁半之后，自大暑后地气主之；上下交互，气交主之。司气以热，用热无犯；司气以寒，用寒无犯；司气以凉，用凉无犯；司气以温，用温无犯。司气同其主亦无犯，异主则少犯之，是谓四畏。若天气及时，可依时；及胜其主，则可犯，以平为期，不可过也。

帝曰：天不足西北，左寒而右凉，地不满东南，右热而左温，其故何也？岐伯曰：阴阳之气，高下之理，太少之异也。东南方，阳也，阳者其精降于下，故右热而左温。西北方，阴也，阴者其精奉于上，故左寒而右凉。是以地有高下，气有温凉，高者气寒，下者气热，故适寒凉者胀之，温热者疮，下之则胀已，汗之则疮已，此凑理开闭之常，太少之异耳。帝曰：其于寿夭何如？岐伯曰：阴精所奉其人寿，阳精所降其人夭。帝曰：善。其病也，治之奈何？岐伯曰：西北之气散而寒之，东南之气收而温之，所谓同病异治也。故曰：气寒气凉，治以寒凉，行水渍之。气温气热，治以温热，强其内守。必同其气，可使平也，假者反之。帝曰：善。一州之气，生化寿夭不同，其故何也？岐伯曰：高下之理，地势使然也。崇高则阴气治之，污下则阳气治之，阳胜者先天，阴胜者后天，此地理之常，生化之道也。帝曰：其有寿夭乎？岐伯曰：高者其气寿，下者其气夭，地之小大异也，小者小异，大者大异。故治病者，必明天道地理，阴阳更胜，气之先后，人之寿夭，生化之期，乃可以知人之形气矣。

　　此论天下之地势病体、治法寿夭，有自四方而合言之者，有自一方而分言之者。天之不满者西北，其在正北则为左，而其气乃寒；正西则为右，而其气乃凉。地之不满者东南，其在正东则为左，而其气常温；正南则为右，而其气常热。左右皆自人坐西北面东南而言。伯言天气为阳，西北方高，东南方下，而阳精下降，故南热而东温。《革象新书》云：星有极星，北极高出于地三十六度，常见不隐。《乡饮酒礼》云：天地温厚之气，始于西北而盛于东南。地气为阴，东南方下，西北方高，而阴精上升，故北寒而西凉。《革象新书》云：南极下入于地三十六度，常隐不见。《乡饮酒礼》云，天地严凝之气，始于东南而盛于西北，故高寒下热。故地之高者，得阴气以为凉，而其气常寒。《六元正纪大论》云：至高之地，冬气常在。寒凉之地，腠理开少而闭多，阴气凝滞，腹必成胀，下之则胀已。地之下者，得阳气以为温，而其气常热。《六元正纪大论》云：至下之地,春气常在。温热之地,腠理开多而闭少,邪气易感,体必生疮,汗之则邪散,故疮已。此虽不能尽然,而特有大小之异耳。故地之高者,阴精所奉,则阳不妄泄,寒气外持,邪不数中,而正气监守,其人必寿。地之下者,阳精所降,则阳气耗散,发泄无度,风湿数中,真气倾竭,其人必夭。故凡有病者,西北二方,皮肤闭,腠理密,人皆食热,宜散之寒之;东南二方,皮肤疏,腠理开,人皆食冷,宜收之温之。故曰西北寒凉者,其气寒凉,而人多用热,当治之以寒凉,及行水以渍之;东南温热者,其气温热,而人多用寒,当治之以温热。皆当内守强固,必同其四气以治之,则可使病之平复也。若西北二方有冷病者,借东南温热之法以治之;东南二方有热病者,借西北寒凉之法以治之,是反其正法以治之耳。彼一州之地,有生化寿夭不同者,亦以一州之内地势有高下耳。高则阴气升之而治,阴胜者则阴性迟,而凡土地之人物荣枯皆后天而至,所以其人多后天而寿也;下则阳气降之而治,阳胜者则阳性速,而凡土地之人物荣枯皆先天而至,所以其人多先天而夭也。且其地有小大,小则寿夭小异,大则寿夭大异。故治病者,必上明天道,下明地理,西北阴胜而气厚,东南阳胜而气先,及寿夭生化之期,则人之形气可识,而治法可施矣。

帝曰:善。其岁有不病,而脏气不应不用者何也?岐伯曰:天气制之,气有所从也。帝曰:愿卒闻之。岐伯曰:少阳司天,火气下临,肺气上从,白起金用,草木眚,火见燔焫,革金且耗,大暑以行,欬嚏鼽衄鼻窒,口疡,寒热胕肿。风行于地,尘沙飞扬,心痛胃脘痛,厥逆鬲不通,其主暴速。阳明司天,燥气下临,肝气上从,苍起木用而立,土乃眚,凄沧数至,木伐草萎,胁痛目赤,掉振鼓栗,筋痿不能久立。

暴热至，土乃暑，阳气郁发，小便变，寒热如疟，甚则心痛，火行子槁，流水不冰，蛰虫乃见。太阳司天，寒气下临，心气上从，而火且明，丹起金乃眚，寒清时举，胜则水冰，火气高明，心热烦，嗌干善渴，鼽嚏，喜悲数欠，热气妄行，寒乃复，霜不时降，善忘，甚则心痛，土乃润，水丰衍，寒客至，沉阴化，湿气变物，水饮内稽，中满不食，皮痛肉苛，筋脉不利，甚则胕肿，身后痈。厥阴司天，风气下临，脾气上从，而土且隆，黄起水乃眚，土用革，体重，肌肉萎，食减口爽，风行太虚，云物摇动，目转耳鸣，火纵其暴，地乃暑，大热消烁，赤沃下，蛰虫数见，流水不冰，其发机速。少阴司天，热气下临，肺气上从，白起金用，草木眚，喘呕寒热，嚏鼽衄鼻窒，大暑流行，甚则疮疡燔灼，金烁石流。地乃燥，凄沧数至，胁痛善太息，肃杀行，草木变。太阴司天，湿气下临，肾气上从，黑起水变，埃冒云雨，胸中不利，阴痿，气大衰而不起不用，当其时反腰脽痛，动转不便也，厥逆，地乃藏阴，大寒且至，蛰虫早附，心下否痛，地裂冰坚，少腹痛，时害于食，乘金则止水增，味乃咸，行水减也。

　　此承上文而言地虽相同，然以司天之气制之，则岁有不病也。帝问西北有成胀而下，及宜散而寒之；东南有成疮而汗，及宜收而温之。则地既相同，人宜同病，但一岁之内而人有不病，其脏气有不应不用者何也？伯言司天之气，有以制之，则人气相从而岁有不病耳。故凡寅申之岁，少阳相火司天也，火气下临，克彼肺金，而肺气上从，白色被克而见金动，则草木受眚，火盛则变金为耗，革谓变易，王注谓皮革者非。下土用革，岂亦皮乎？大暑行，而肺病多为欬，为嚏，为鼽，为衄，为鼻窒，为口疡，为寒热，为胕肿。然少阳司天，则厥阴风木在泉也,故风行于地,尘沙飞扬,为心与胃脘皆痛,为厥逆,为鬲塞不通,则是木能克土之证也。且风之为象甚迅,宜病之来也主于暴速耳。

新校正云:详厥阴与少阳在泉,言其主暴速,其发机速,故不言甚则某病也。凡卯酉之岁,阳明燥金司天也,燥气下临,克彼肝木,而肝气上从,苍色被克而见,然卯酉为不及之岁,则木反侮之,土乃受眚,金盛则时常凄沧,木伐草萎。胁为肝之分部,目为肝之外候,筋为肝之所合,故为胁痛,为目赤,为振掉鼓栗,为筋痿不能久立,皆肝病也。然阳明燥金司天,则少阴君火在泉也,故暴热至,土乃热,阳气郁,人之受病者,为小便变,为寒热如疟,为甚则心痛。水为肺子,火盛则水亦稿,时则流水不冰,而蛰虫乃见也。凡辰戌之岁,太阳寒水司天也,寒气下临,克彼心火,而心气上从,丹色被克而明,丹色起,金乃受眚,水盛则火乃受病,为心热烦,为嗌干,为善渴,为鼽,为嚏,为喜悲,为数欠,皆心肺病也。热气虽时妄行,而寒气即复,霜不时降,则又为善忘,为甚则心痛,则又心病之至也。然太阳司天,则太阴湿土在泉,故土乃润、水丰衍者,湿之盛也。寒气客至者,湿盛则寒生也。沉阴化者,湿之象也。湿气变物者,物受湿变也。在人则有水饮内稿,为中满不食,为皮痛肉苛,为筋脉不利,为甚则胕肿,为身后痈,新校正云:后痈,当作后难。皆土水之病也。凡巳亥之岁,厥阴风木司天也,风气下临,克彼脾土,而脾气上从,黄色被克而起,然巳亥为不及之岁,则土反侮之,故土用则水乃受眚,木盛则土必受革,为体重,为肌肉萎,为食减口爽,皆脾病也。且风行于太虚,而云物摇动,风之象也。则民病又有为目转,为耳鸣,皆肝胆之木受病也。然厥阴司天,则少阳相火在泉也。火纵其暴,地乃热,大热燥烁,万物之赤沃下,及蛰虫数见,流水不冰,皆热盛故耳。凡子午之岁,少阴君火司天也,热气下临,克彼肺金,而肺气上从,白色被克而起,金动则草木受眚,火盛则肺必多病,为喘呕,为寒热,为嚏,为鼽,为衄,为鼻窒,且大暑流行,甚则为疮疡燔灼,金燥石流之气也。然少阴司天,则阳明燥金在泉也,故地乃燥清,凄沧数至,则民病有为胁痛,为善太息,皆肝受金克之病耳。当是时,肃杀行,则草木变矣。凡丑未之岁,太阴湿土司天也,湿气下临,克彼肾水,而肾气上从,黑气被克而起,水受其变,然丑未为不及之岁,则木反侮之,故埃冒云雨,民病有为胸中不利,为阴痿,其肾气大衰而不起不用,时则腰脽皆痛,动转不便,及为厥逆,皆肾之为病也。然太阴司天,则太阳寒水在泉也,故地乃藏阴,大寒且至,蛰虫早附,民病为心下否痛,水克火也。地裂冰坚,少腹亦痛,时害于食。且水往乘金,则金气来助,止水乃增,其味必咸,咸为水味。但行水则不能增耳。由此观之,则司天主岁有不病之气,故西北东南有不病之岁,所以岁有不病,而脏气不与相应也。

帝曰:岁有胎孕不育,治之不全,何气使然？岐伯曰:六气五类,有相胜制也,同者盛之,异者衰之,此天地之道,生化之常也。故厥阴司天,毛虫静,羽虫育,介虫不成;在泉,毛虫育,倮虫耗,羽虫不育。少阴司天,羽虫静,介虫育,毛虫不成;在泉,羽虫育,介虫耗不育。太阴司天,倮虫静,鳞虫育,羽虫不成;在泉,倮虫育,鳞虫不成。少阳司天,羽虫静,毛虫育,倮虫不成;在泉,羽虫育,介虫耗,毛虫不育。阳明司天,介虫静,羽虫育,介虫不成;在泉,介虫育,毛虫耗,羽虫不成。太阳司天,鳞虫静,倮虫育;在泉鳞虫耗,倮虫不育。诸乘所不成之运,则甚也。故气主有所制,岁立有所生,地气制己胜,天气制胜己,天制色,地制形,五类衰盛,各随其气之所宜也。故有胎孕不育,治之不全,此气之常也,所谓中根也。根于外者亦五,故生化之别,有五气、五味、五色、五类、五宜也。帝曰:何谓也? 岐伯曰:根于中者,命曰神机,神去则机息。根于外者,命曰气立,气止则化绝。故各有制,各有胜,各有生,各有成。故曰:不知年之所加,气之同异,不足以言生化。此之谓也。

　　此言岁有胎孕、不育、不全者,以六气五类之气相胜制也。六气,司天在泉之气有六也。五类,毛羽倮介鳞也。毛虫三百六十,麟为之长;羽虫三百六十,凤为之长;倮虫三百六十,人为之长;介虫三百六十,龟为之长;鳞虫三百六十,龙为之长。帝问一岁之内,凡胎孕有不育者,而岁气所治有不能全。伯言六气五类,有相胜相制,气之同者,则其胎孕盛,气之异者,则其胎孕衰,此乃天地之道,生化之常耳。故五巳、五亥之岁,乃厥阴风木司天也。毛虫属水,羽虫属火,介虫属金。惟厥阴风木司天,则少阳相火在泉,故毛虫静者,木用事,而毛虫无恙也;羽虫育者,木同地化也;介虫不成者,火制金化也。若五寅、五申之岁,主厥阴风木在泉,则少阳相火司天矣。其毛虫育者,木旺也;倮虫耗者,木胜土也;羽虫不育者,少阳之火自抑也。凡称不育不成者,非悉无也,皆谓少耳。五子、五午之岁,乃少阴君火司天也,则阳明燥金在泉矣。故羽虫静者,火用事,而羽虫无恙也;介虫育者,地金旺也;毛虫不成者,地金胜木也。若五卯、五酉之岁,主少阴君火在泉,则阳明燥金司天矣。其羽虫育者,火气旺也;介虫耗而不育者,火胜金也。五丑、五未之岁,乃太阴湿土司天也,则太阳寒水在泉矣。故倮虫静者,土用事,而倮虫无恙也;鳞虫育者,地水旺也;羽虫不成者,水胜火也。若五辰、五戌之岁,主太阴湿土在泉,则太阳寒水司天矣。其倮虫育者,土气旺也;鳞虫不成者,土胜水也。五寅、五申之岁,乃少阳相火司天也,则厥阴风木在泉矣。故羽虫静者,火用事,而羽虫无恙也;毛虫育者,木同地化也;倮虫不成者,地木胜土也。若五巳、五亥之岁,主少阳相火在泉,则厥阴风木司天矣。其羽虫育者,火气旺也;介虫耗者,火胜金也;毛虫不育者,木同火化也。五卯、五酉之岁,乃阳明燥金司天也,则少阴君火在泉矣。介虫静者,金用事,而介虫无恙也;羽虫育者,地火旺也;介虫不成者,火胜金也。若阳明燥金在泉,则少阴君火司天矣。介虫育者,金气旺也;毛虫耗者,金胜木也;羽虫不成者,水为火复也。五辰、五戌之岁,乃太阳寒水司天也,则太阴湿土在泉矣。鳞虫静者,水用事,而鳞虫无恙也;倮虫育者,地气同。若五丑、五未之岁,主太阳寒水在泉,则太阴湿土司天矣。其鳞虫耗者,土胜水也;倮虫不育者,木为水复也。凡乘木之运,则倮虫不成;乘火之运,则介虫不成;乘土之运,则鳞虫不成;乘金之运,则毛虫不成;乘水之运,则羽虫不成。此则乘所不成之运者,则悉少孕育也。故六气主有所制,岁立主有所生,在泉之地气则制己所胜,如厥阴在泉而木能胜土之类,但其所制者则在五类之形,如倮虫不育之类。司天之气则制其胜己,如厥阴司天,而金能克木,但其所制者则在五类之色,如介虫不白之类。所以五类盛衰各随其气之所宜,气盛则盛,气衰则衰。至有胎孕不育,治之不全者,乃气之常也。此其生气之根本,发自身形之中,外无根,而根在于内,所谓中根也。至于根生于外者,凡金玉土石草木之类,则假外气以生,亦以五行而分者有五。故凡生化有别,其气味色类宜各有五者,不以动植而殊也。何也?盖根于中者,以生气根于身中,而神气为静动之主,命曰神机,若神去则机息。《六微旨大论》云:出入废则神机化灭。故非出入,则无以生长壮老已者是也。根于外者,以生气根于身外,而假气以成立主持,命曰气立,若气止则化绝。《六微旨大论》云:升降息则气立孤危。故非升降,则无以生长化收藏者是也。故凡制胜生成皆各有之,苟不知年之所加,气之同异,不足以言生化者,正此之谓也。《六节脏象论》曰:不知年之所加,气之盛衰,虚实之所起,不可以为工矣。此则就治病者而言,义与此异,原出《灵枢·官针第七篇》末节。

帝曰:气始而生化,气散而有形,气布而蕃育,气终而象变,其致一也。然而五味所资,生化有薄厚,成熟有少多,终始不同,其故何也?岐伯曰:地气制之也,非天不生而地不长也。帝曰:愿闻其道。岐伯曰:寒热燥湿,不同其化也。故少阳在泉,寒毒不生,其味辛,其治苦酸,其谷苍丹。阳明在泉,湿毒不生,其味酸,其气湿,其治辛苦甘,其谷丹素。太阳在泉,热毒不生,其味苦,其治淡咸,其谷黔秬。厥阴在泉,清毒不生,其味甘,其治酸苦,其谷苍赤,其气专,其味正。少阴在泉,寒毒不生,其味辛,其治辛苦甘,其谷白丹。太阴在泉,燥毒不生,其味咸,其气热,其治甘咸,其谷黔秬。化淳则咸守,气专则辛化而俱治。故曰:补上下者从之,治上下者逆之,以所在寒热盛衰而调之。故曰:上取下取,内取外取,以求其过。能耐同毒者以厚药,不胜毒者以薄药。此之谓也。气反者,病在上,取之下;病在下,取之上;病在中,傍取之。治热以寒,温而行之;治寒以热,凉而行之;治温以清,冷而行之;治清以温,热而行之。故消之削之,吐之下

之,补之泻之,久新同法。

此言五味所资者,有生化成熟不同,正以地气制之,而详推其用药之法也。帝问万物之生化者,气之始发也;既而气流散于物,则为有形;又既而气布化于结成之形,则为蕃育;及至于物象之变,如生则柔弱而死则坚强之类者,气之终也,始终不外乎一气而已。然而五味所资以养人者,《六节脏象论》云:天食人以五气,地食人以五味。其生化有厚薄,成熟有多少,终始不同,其故何也?伯言此乃在泉之气有以制之也,非天之不生而地之不长也。王注云:天地虽无情于生化,而生化之气自有异同尔。何者?以地体之中有六入故也。气有同异,故有生有化,有不生有不化,有少生少化,有广生广化矣。故天地之间,无必生必化,必不生必不化,必少生少化,必广生广化也,各随其气分所好所恶所异所同也。何也?以寒热燥湿清温不同其化故耳。故巳亥之岁,少阳相火在泉也,火在地中,故寒毒之物不生,所谓毒者,五行暴烈之气所成也。火制金气,故味辛者不化。少阳之气,上奉厥阴,故其岁化所治者苦之与酸,苦属火而酸属木。其谷之所生者苍之与丹,苍属木而丹属火。苦丹为地气所化,酸苍为天气所生。然六气主岁,惟此岁通和,木火相承,故无间气,余所生化悉有上下胜克,则皆有间气矣。子午之岁,阳明燥金在泉也,燥在地中,故湿毒之物不生。金制木气,故味酸者不化。燥气胜湿,故气之湿者不行。新校正详在泉六,惟阳明与太阴在泉之岁,云其气湿、其气热,盖以湿燥未见寒温之气,故再云其气也。阳明之气,上奉少阴,故其岁化所治者辛苦甘,辛属金而苦属火。其谷之所生者丹素,丹属火而素属金。辛素为地气所生,苦丹为天气所生,甘为间气所生,所以间金火之胜克,故兼治甘也。丑未之岁,太阳寒水在泉也,寒在地中,故热毒之物不生,水胜火味,故味苦者不化。太阳之气上奉太阴,故其岁化所治者淡咸,淡属土而咸属水,以淡为甘之薄味也。王注云:土气上主于天,气远而高,故甘之化薄而为淡也。其谷之所生者黅秬,黅属土而秬属水。淡黅为天气所生,咸秬为地气所生也。寅申之岁,厥阴风木在泉也,风气与火气相合,则温在地中,故清毒之物不生。木胜其土,故味甘者少化也。厥阴之气上合少阳,气无乖忤,故其岁化所治者酸苦,酸属木而苦属火。其谷之所生者苍赤,苍属木而赤属火。酸苍为地气所生,苦赤为天气所生也。气无胜克,故不间气以甘化耳。惟此厥阴在泉之岁,少阳司天,木火相合,气化专一,味亦纯正,故曰其气专,其味正。余岁则有上下相克之气,皆有间气与间味矣。卯酉之岁,少阴君火在泉也,热在地中,故寒毒之物不生。火胜其金,故味之辛者不化。少阴之火上奉阳明,故其岁化所治者辛苦甘,辛属金,苦属火,而甘则间气所生也。其谷之所生者白丹,白属金而丹属火。苦丹为地气所育,辛白为天气所生也。辰戌之岁,太阴湿土在泉也,湿在地中,故燥毒之物不生。土胜其水,故味之咸者少化也。寒湿不为大忤,故间气同而气热者应之。太阴之气上奉太阳,故其岁化所治者甘咸,甘属土而咸属水。其谷黅秬,黅属土而秬属水。甘黅为地气所化,咸秬为天气所化也。凡此诸气在泉,惟少阳在泉之岁火来居泉,而反能化育,是水咸自守,不与火争化,乃化之至淳者也。厥阴在泉之岁,木居于水而复下化,金不受害,故辛复生化,与咸俱旺,是气之至专者也。上文厥阴在泉而曰其气专,其味正,正谓此耳。盖此两岁,上下之气无克伐之嫌,故辛得与咸同应,旺而生化,余岁则上下有胜克之变,故其中间甘味兼化，以缓其制抑。余苦咸酸三味不同其生化也。是以天地之间，药物辛甘者居多耳。故司天地者，上下也。其司天地之气不及而补之，则当顺其味以和之；司天地之气太过而泻之，则当逆其味以治之。皆以所在之或寒或热或盛或衰而善调之。故曰：凡治病者，或取之上而吐之，或取之下而下之，或取之内而内消之，或取之外而熨解之，此上下内外皆就人身言。皆求人身之有病者何在。其耐毒药者，以气味之厚者治之；不耐毒药者，则止以气味之薄者治之耳。《灵枢经·论痛第五十三篇》少俞曰：胃厚色黑大骨及肥者，皆胜毒。故其瘦而薄皮者，皆不胜毒也。上文上下内外，皆正治也。然有反气而治者，则病在上取之下，盖气壅于上，而宜降之也；病在下取之上，盖气滞于下，而宜升之也；病在中者则旁取之，盖病在于中，而经脉行于左右，则或灸或刺，或熨或按，皆当取之于旁也。不惟是也，病之热者，当以寒药，然性寒则与病逆，必温而行之可也；病之寒者，当以热药，然性热则与病逆，必凉而行之可也；病之温者，当以清药，然性清则与病逆，必冷而行之可也；病之清者，当以温药，然性温则与病逆，必热而行之可也。不惟是也，凡消之削之，吐之下之，补之泻之，皆量其顺逆而行之，不以病之久新而异其法也。

帝曰：病在中而不实不坚，且聚且散，奈何？岐伯曰：悉乎哉问也！无积者求其脏，虚则补之，药以祛之，食以随之，行水渍之，和其中外，可使毕已。

此言病有在中而聚散不常者，当审虚实，兼药食和中外以治之也。帝问病有在中者，而按之不实不坚，且聚且散，是果何法以治之？伯言审其有积无积，如无积者，则求其病之在于何脏，其脏虚者，宜有以补之，故药以袪其病，食以随其欲，不专于用药可也。所谓食，有如下节谷肉果菜是也。又必用药之汤水以渍之，则药食调其中，而汤水治其外，庶几中外和而病可已矣。

帝曰：有毒无毒，服有约乎？岐伯曰：病有久新，方有大小，有毒无毒，固宜常制矣。大毒治病，十去其六；常毒治病，十去其七；小毒治病，十去其八；无毒治病，十去其九。谷肉果菜，食养尽之。无使过之，伤其正也。不尽，行复如法。必先岁气，无伐天和，无盛盛，无虚虚，而遗人夭殃，无致邪，无失正，绝人长命。

此言约方有法，而药食皆先之岁气也。帝问凡药有毒无毒，服之者有所约乎？《灵枢·禁服篇》云：约方者，犹约囊也，囊满而弗约则输泄，方成而弗约则神与弗俱。伯言病有久者则方必大，病有新者则方必小，故药有大毒、常毒、小毒、无毒之分，则去病以六分、七分、八分、九分而止，当量其病之新故，而制方大小以用之。至于谷肉果菜，以食为养，但尽其所宜，无使过之以伤其正耳。夫药食兼行如此，如病有未尽，又行之复如前法也。王注云：大毒之性烈，其为伤也多，小毒之性和，其为伤也少，常毒减大毒之性一等，加小毒之性一等，所伤可知也。故至约必止之，以待来证尔。然无毒之药，性虽平和，久而多之，则气有偏胜，则有偏绝，久攻之，则脏气偏弱，既弱且困，不可长也，故十去其九而止。服至约已，则以五谷、五肉、五果、五菜随五脏宜者食之，已尽其余病，药食兼行亦通也。《脏气法时论》云：毒药攻邪，五谷为养，五果为助，五畜为益，五菜为充。然岁有六气分主，有南面北面之政，必先知六气所在，人脉至尺寸应之。太阴所在其脉沉，少阴所在其脉钩，厥阴所在其脉弦，太阳所在其脉大而长，阳明所在其脉短而清，少阳所在其脉大而浮。如是六脉，则为天和。不知之者,呼为寒热,攻寒令热,脉不变而热疾已生;制热令寒,脉如故而寒疾已起。故凡用药以治病者,必先岁气,无伐天和可也。又当知病有虚实,如邪气实者而又补之,是之谓盛盛也,又谓之致邪也;正气虚者而又泻之,是之谓虚虚也,又谓之失正也。斯则遗人以夭殃,而绝其长命耳。

帝曰:其久病者,有气从不康,病去而瘠,奈何?岐伯曰:昭乎哉圣人之问也!化不可代,时不可违。夫经络以已同。通,血气以从,复其不足,与众齐同,养之和之,静以待时,谨守其气,无使倾移,其形乃彰,生气以长,命曰圣王。故《大要》曰:无代化,无违时,必养必和,待其来复。此之谓也。帝曰:善。

此言人病而瘠者,当顺化奉时以待之也。帝问岁气有久病者,气乃不康,及病去而瘠。伯言天地有自然之化,不可以人力代,故无代化也;人物有成败之时,不可以私智违,故无违时也。今久病而不康,及病去而瘠者,其经络已通,血气已顺,当复其不足之脏而与足者同,必养之和之而静以待时,则形自彰而不瘠矣。

六元正纪大论篇第七十一

前《天元纪大论》第四节,以厥阴之上,风气主之等云为六元,彼乃名篇曰《天元纪大论》。此末有署曰六元正纪,故遂名篇,其义发彼之所未尽也。

黄帝问曰:六化六变,胜复淫治,甘苦辛咸酸淡先后,余知之矣。夫五运之化,或从天气,或逆天气,或从天气而逆地气,或从地气而逆天气,或相得,或不相得,余未能明其事。欲通天之纪,从地之理,和其运,调其化,使上下合德,无相夺伦,天地升降,不失其宜,五运宣行,勿乖其政,调之正味,从逆奈何?岐伯稽首再拜对曰:昭乎哉问也!此天地之纲纪,变化之渊源,非圣帝孰能穷其至理欤?臣虽不敏,请陈其道,令终不灭,久而不易。帝曰:愿夫子推而次之,从其类序,分其部主,别其宗司,昭其气数,明其正化,可得闻乎?岐伯曰:先立其年,以明其气,金木水火土运行之数,寒暑燥湿风火临御之化,则天道可见,民气可调,阴阳卷舒,近而无惑,数之可数者,请遂言之。令,平声。别,彼劣切。卷,上声。数之可数,二数字俱上声。

此帝欲推六元之纪,而伯先启其端也。或从天气、逆天气者,运气与司天之气有异同也。或从地气、逆地气者,运气与在泉之气有异同也。同为从,异为逆。从为相得,逆为不相得。通天纪、从地理者,明司天在泉之义也。和其运、调其化者,和调五运及六化之气也。上下合德、无相夺伦者,司天在泉之德不相凌夺也。自通天之纪至勿乖其政,即下文折其郁气,资其化源,抑其运气,扶其不胜,无使暴过而生其疾等义也。调其正味从逆者,即下文食岁谷以全其真,及用寒远寒等谓也。从其类序者,如自甲子以至乙卯、初气以至终气皆是也。分其部主者,凡天地左右,初气终气,分为主客,皆有部主也。先立其年者,如下文某年为壬辰,某年为壬戌也。以明其气者,何者为运气,壬为太角是也;何者为司天之气,太阳寒水司天是也;何者为在泉之气,太阴湿土是也。明金木水火土运行之数、寒暑燥湿风火临御之化者,明司天在泉,五行六气之化也。

帝曰:太阳之政奈何?岐伯曰:辰戌之纪也。辰戌属太阳寒水,故以五辰、五戌之年为属太阳之政。

太阳寒水司天。司之为言直也,主行天之令,上之位也。余仿此。太角壬为阳木,为太角。岁运者,运之为言动也。主天地之间人物化生之气,中之位也。余仿此。**太阴**湿土在泉。在泉者,主地之化,行乎地中,下之位也。余仿此。**壬辰　壬戌　其运风,**壬为木运,主风。**其化鸣紊启拆,**风之化。《五常政大论》云:其德鸣靡启拆。**其变振拉摧拔,**风之变。凡曰运、曰化、曰变,皆从太角运起。**其病眩掉目瞑。**风之病,主于肝。新校正云:详此病证,以运加司天地为言。

太角初正。从壬为太角上起。**少徵　太宫　少商　太羽**终。太生少、少生太者,老变为少,少变为老之义。后仿此。

太阳寒水司天。**太徵**戊为阳火,为太徵。**太阴**湿土在泉。**戊辰　戊戌**同正徵。《五常政大论》云:赫曦之纪,上羽与正徵同。**其运热,**戊为火运,主热。**其化暄暑郁燠,**《五常政大论》云燠作蒸也。**其变炎烈沸腾,**火之变。**其病热郁。**

太徵戊为太徵。**少宫　太商　少羽**终。**少角**初。

太阳寒水司天。**太宫**甲为阳土,为太宫。**太阴**湿土在泉。**甲辰岁会**同天符。**甲戌岁会**同天符。新校正云:按《天元纪大论》云:承岁为岁直。又《六微旨大论》云:木运临卯,火运临午,土运临四季,金运临酉,水运临子,所谓岁会,气之平也。王注云:岁直亦曰岁会。此甲为太宫,辰戌为四季,故曰岁会。又曰同天符者,按本论下文云:太过而加同天符。是此岁一为岁会,又为同天符也。**其运阴埃,**新校正云:详太宫有三运,皆曰阴雨,独此曰阴埃,埃疑作雨。**其化柔润重泽,**《五常政大论》泽作淖。土之化。**其变震惊飘骤,**土之变。**其病湿下重。**土之病。

太宫甲为太宫。**少商　太羽**终。**太角**初。**少徵**

太阳寒水司天。**太商**庚为太商。**太阴**湿土在泉。**庚辰　庚戌　其运凉,**金之运。**其化雾露萧飔,**金之化。**其变肃杀凋零,**金之变。**其病燥背瞀胸满。**金土为病。

太商_{庚为太商。}　少羽_{终。}　少角_{初。}　太徵　少宫

太阳_{寒水司天。}　太羽_{丙为阳水，为太羽。}《五常政大论》云：上羽而长气不化。太阴_{湿土在泉。}丙辰_{天符}　丙戌_{天符。}按《天元纪大论》云：应天为天符。又《六微旨大论》云：土运之岁，上见太阴；火运之岁，上见少阳、少阴；金运之岁，上见阳明；木运之岁，上见厥阴；水运之岁，上见太阳。皆天与之会，故曰天符。又本篇下文云：五运行同天化者，命曰天符。又云：临者，太过不及皆曰天符。其运寒，_{水之运。}新校正云：详太羽三运，此为上羽，少阳、少阴司天为太徵。而少阳司天，运言寒肃，此与少阴司天，运言其运寒者，疑此太阳司天，运合太羽，当言其运寒肃。少阳、少阴司天，运当云其运寒。其化凝惨溧冽，_{水之化。}《五常政大论》云：凝惨寒雾。其变冰雪霜雹，_{水之变。}其病大寒留于溪谷。_{肉之大会为谷，肉之小会为溪，皆寒之病。}

太羽_{丙为太羽。终。}　太角_{初。}　少徵　太宫　少商

凡此太阳司天之政，气化运行先天，天气肃，地气静，寒临太虚，阳气不令，水土合德，上应辰星、镇星。其谷玄黅，其政肃，其令徐。寒政大举，泽无阳焰，则火发待时。少阳中治，时雨乃涯，止极雨散，还于太阴，云朝北极，湿化乃布，泽流万物，寒敷于上，雷动于下，寒湿之气，持于气交，民病寒湿，发肌肉萎，足痿不收，濡泻血溢。初之气，地乃迁，气乃大温，草乃早荣，民乃厉，温病乃作，身热头痛呕吐，肌腠疮疡。二之气，大凉反至，民乃惨，草乃遇寒，火气遂抑，民病气郁中满，寒乃始。三之气，天政布，寒气行，雨乃降，民病寒，反热中，痈疽注下，心热瞀闷，不治者死。四之气，风湿交争，风化为雨，乃长乃化乃成，民病大热少气，肌肉萎，足痿，注下赤白。五之气，阳复化，草乃长，乃化乃成，民乃舒。终之气，地气正，湿令行，阴凝太虚，埃昏效野，民乃惨凄，寒风以至，反者孕乃死。故岁宜苦以燥之温

之，必折其郁气，先资其化源，抑其运气，扶其不胜，无使暴过而生其疾，食岁谷以全其真，避虚邪以安其正，适气同异，多少制之。同寒湿者燥热化，异寒湿者燥湿化。故同者多之，异者少之，用寒远寒，用凉远凉，用温远温，用热远热，食宜同法。有假者反常，反是者病，所谓时也。黅，居吟切。

此言太阳司天之政，有主气，又加以客气，而天时民病治法因之也。凡此太阳司天之政，则辰戌之纪，曰壬辰、壬戌、戊辰、戊戌、甲辰、甲戌、庚辰、庚戌、丙辰、丙戌，皆主太过之岁，其气化运行先天。盖太过者为先天，而六步之气生长化收藏，皆先天时而至耳。后云：运有余，其至先。余岁先天同此。寒水司天，故天气肃。湿土在泉，故地气静。寒临太虚，故阳气不令。水土合德，故辰星、镇星应之。其谷玄黅者，水土二色也。肃者水之政，徐者土之令。惟寒政大举，故川泽无有阳焰。寒甚则火郁，故火发必待其时。至少阳为三之气，乃中治也。又太阳寒水加之，时雨乃涯。止极雨散，则雨归于土，所谓还于太阴也。云朝北极，湿化乃布，泽流万物，则北极为雨府，而雨湿相持也。寒水之气敷于上，少阳雷火动于下，而寒湿之气持于天地之交者如此。斯时民病为寒湿，发为肌肉萎，为足痿不收，为濡泻，为血溢，此皆火发之病也。方其初之主气，本厥阴风木也。自斗建丑正至卯之中，则是大寒至惊蛰之末，六十日有奇，奇者谓八十七刻半也。厥阴木为风化用事，风气流行，阳气发动，万物发生以应春，此初气主也。后仿此。而少阳相火客气加之，则往岁卯酉少阴在泉，终之主气本太阳寒水，而客气乃少阴君火，今之客气又少阳相火，故地气迁，气乃大温，草木早荣，民病乃为厉，为温病，为身热，为头痛，为呕吐，为肌腠疮疡也。二之主气，本少阴君火也。自斗建卯正至巳之中，则自春分至立夏之末，六十日有奇。少阴君火为热化用事，暄淑乃行君德之象，不司炎暑以应夏，此二气主也。后仿此。而阳明燥金客气加之，大凉反至，民乃惨，草乃遇寒，火气遂抑矣。民病为气郁，为中满，寒气从兹始矣。三之主气，本少阳相火也。自斗建已正至未之中，则自小满至小暑之末，六十日有奇。少阳相火暑化用事，此司天之位，炎暑乃行，以应长夏，此三气主也。后仿此。而太阳寒水客气加之，故天政布，寒气行，雨乃降，民病寒，然相火为主，故民病反为热中，为痈疽，为注下，为心热瞀闷，若不治之则死也。四之气，本太阴湿土也。自斗建未正至酉之中，则自大暑至白露之末，六十日有奇。太阴土湿化用事，云雨乃行，此四气主也。后仿此。而厥阴风木客气加之，故风湿交争，风化为雨，在气候为长为化为成，民病为大热，为少气，为肌肉痿，为足痿，为注下赤白。五之主气，本阳明燥金也。自斗建酉正至亥之中，则自秋分至立冬之末，六十日有奇。阳明金燥化用事，清凉乃行，此五气主也。余仿此。而少阴君火客气加之，阳气复化，草乃长乃化乃成，民气乃舒。其病为血热妄行，为肺气壅也。终之主气，本太阳寒水也。自斗建亥正至丑之中，则自小雪至小寒之末，六十日有奇。太阳水寒化用事，严凝乃行，终气主也。余仿此。而太阴湿土客气加之，故地气正，湿令行，阴凝太虚，埃昏郊野，民病惨凄，及寒风已至，则脾受湿，肾衰，其病反者孕乃死。然则治法当何如？故辰戌之岁宜用苦味以燥其湿土，温其寒水可也。折其郁气者，折其来胜之气，以散其被胜之郁也。后《本病篇》云：辰戌之岁，木气升之，主逢天柱，胜而不前。又遇庚辰、庚戌，金运先天，中运胜之，忽然不前。又云：辰戌之岁，少阳降地，主窒天玄，胜之不入。又遇丙辰、丙戌，水运太过，先天降而不下。故《刺法论》于木气不能升者，刺足厥阴肝经之井穴大敦；火欲降而不能入地者，刺足少阴肾经之井穴涌泉、足太阳膀胱经之合穴委中,皆以折其郁气也。资其化源者,取其化源而泻之也。小字太过年则泻,不及年则补。又按《刺法论》云:当取其化源。是故太过取之,不及资之。太过取之,次抑其郁,取其运之化源,令折郁气。不及扶资,以扶运气,以避虚邪也。资取之法,令出《密语》。小字《玄珠密语》。由是观之,则太过之年当名曰取,不及之年当名曰资。今按本篇辰戌之纪当曰取而乃曰资,丑未之纪当曰资而乃曰取,此皆互言而不拘耳。若阳明、厥阴之纪皆名曰资,少阳、少阴之纪皆名曰取,则正合于《刺法篇》之义矣。至于本篇本节之义,则新校正云:先于九月迎取化源,先泻肾之源。盖以水王十月,故先于九月迎而取之,泻水所以补火也。抑其运气,扶其不胜者,盖太角岁则脾不胜,太徵岁则肺不胜,太宫岁则肾不胜,太商岁则肝不胜,太羽岁则心不胜。今辰戌之年,则心不胜,故当抑其运气之有余,而扶其心之不胜可也。盖此太阳司天五岁之气,通宜先助其心,后扶其肾气耳。又木过则脾病生,火过则肺病生,土过则肾病生,金过则肝病生,水过则心病生,无使暴过而生其疾。其谷玄黄者,岁谷也,宜食之以全其真。虚邪者,八风之虚邪贼风从后来冲人者也,宜避之以安其正。即如甲辰、甲戌为太宫,庚辰、庚戌为太商,丙辰、丙戌为太羽,乃岁气之同寒湿也,宜治以燥热之化。壬辰、壬戌为太角,戊辰、戊戌为太徵,乃岁气之异寒湿也,宜治以燥温之化。以同异而多少其制。且司气有寒热温凉,而人之药食亦有寒热温凉,故用药食者,当远司气之寒热温凉而无犯之。小字本篇下文有云:司气已热,用热无犯;司气已寒,用寒无犯;司气已凉,用凉无犯;司气已温,用温无犯。则其无犯者,以司气之寒热温凉不可轻犯之也。彼有假借而用之者,特以邪胜其主,则可反常以少犯之,如夏寒甚,则可以热犯热,若寒不甚,则不可犯也。小字按本篇后云:帝曰:假者何如?岐伯曰:有假其气,则无禁也。所谓主气不足,客气胜也。言用寒热温凉,而无犯司气之寒热温凉者,此治病之正法也。内有假借反常之法者,正以主气不足,而客气胜之,则借其寒热温凉之气以扶正气,而应客气,故虽犯之而无所禁耳。下文云:间气同其主无犯,异其主则小犯之。又云:天气反时,则可依时,及胜其主则可犯。又云:有假其气则无禁也。所谓主气不足,客气胜也。王注云:正气不足,临气胜之,假寒热温凉以资四正之气,则可以热犯热,以寒犯寒,以温犯温,以凉犯凉也。**若非假反之法,则与时相违,病从生矣。**

五音建运之图

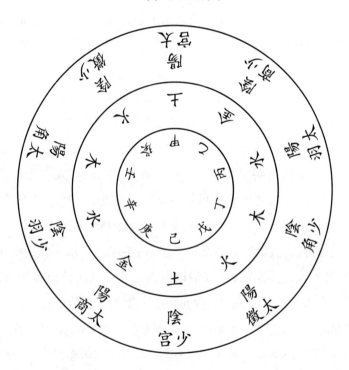

《运气全书》云：五音者，五行之音声也。土曰宫，金曰商，木曰角，火曰徵，水曰羽。在阳年则曰太，在阴年则曰少。《晋书》曰：角，触也。象诸阳气触动而生，其位丁壬岁也。徵，正也。言物盛则止，其位戊癸岁也。商，强也，谓金性之坚强，其位乙庚岁也。羽，舒也。阳气将复，万物孳育而舒生，其位丙辛之岁也。宫，中也。中和之道，无往而不理。又总堂室奠祚而谓之宫，所围不一，盖土亦以通贯于金木水火，旺于四季，荣于四脏，皆总之之意也。其位甲己岁也。故五运从十干起，甲为土也，土生金，故乙次之，金生水，故丙次之，如此五行相生而转，甲为阳，乙为阴，亦相间而数，如环之无端。详其五音五运之由，莫不上下相召，小大相乘，同归于治而已。是故因刻以成日，因日以成月，因月以成岁，递相因以制用。虽太古占天望气，定位之始，见黔天之气横于甲己为土运，素天之气横于乙庚为金运，玄天之气横于丙辛为水运，苍天之气横于丁壬为木运，丹天之气横于戊癸为火运，则莫不有从焉。若以月建之法论之，则立运之因又可见也。何哉？丙者火之阳，建于甲己岁之首，正月建丙寅，丙火生土，故甲己为土运。戊者土之阳，建于乙庚岁之首，正月建戊寅，戊土生金，故乙庚为金运。庚者金之阳，建于丙辛岁之首，正月建庚寅，庚金生水，故丙辛为水运。甲者木之阳，建于戊癸岁之首，正月得甲寅，甲木生火，故戊癸为火运。壬者水之阳，建于丁壬岁之首，正月得壬寅，壬水生木，故丁壬为木运。是五运皆生于正月建寅，岂非日月岁时相因而制用哉！

岁中五运之图

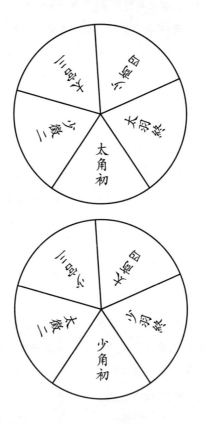

《运气全书》云:地之六位,则分主于四时,天之五运,亦相生而终岁度,每十岁一司天。本篇云:初终王而已,此则一岁主运也。每运各主七十三日零五刻,总五运之数,则三百六十五日二十五刻,共成一岁。盖将当年年干起,一岁中通得三百六十五日。大运为主,将岁之主运上下因之,而名太少五音也。若当年是木,合自太角而下生之,故曰初正。太角木生少徵火,少徵火生太宫土,太宫土生少商金,少商金生太羽水,则为终,亦以太过不及随之也。若当年少宫为大运,则上下因之,少宫土上乃见火,故曰太徵,太徵火上乃见木,故曰少角,则主运自少角起,故初而至少羽水为终矣。木为初之运,大寒日交;火为二之运,春分后十三日交;土为三之运,小满后二十五日交;金为四之运,大暑后三十七日交;水为五之运,秋分后四十六日交。此乃一岁之主运有太少之异也。按《天元玉册》截法中,又有岁之客运行于主运之上,与六气主客之法同。故《玉册》曰:岁中客运者,常以应干,前二干为初运。申子辰岁,大寒日寅初交;亥卯未岁,大寒日亥初交;寅午戌岁,大寒日申初交;巳酉丑岁,大寒日巳初交。此五运相生而终岁度也,然于经未见其用。以六气言之,则运亦当有主客以行天令,盖五行之运,一主其气,岂四而无用,不行生化者乎?然当年大运乃通主一岁,如司天通主上半年之法。《玄珠》指此以谓六元还周,言《素问》隐一音也。按《天元玉册》截法言:五运之客,互主一岁。则经所载者,乃逐年之主运也。明当以《玉册》为法,则其义通。《玄珠》之说,补注亦不取之。

寒水司天	辰戌岁气寒化之图				湿土在泉
初气厥阴风木	二气少阴君火	三气少阳相火	四气太阴湿土	五气阳明燥金	终气太阳寒水
少阳相火加	阳明燥金加	太阳寒水加	厥阴风木加	少阴君火加	太阴湿土加
天时	天时	天时	天时	天时	天时
地气迁,气乃大温,草乃早荣。	大凉反至,民乃惨,草乃遇寒,火气遂抑。	天政布,寒气行,雨乃降。	风湿交争,风化为雨,乃长乃化乃成。	阳复化,草乃长化乃成。	地气正,湿令行,阴凝太虚,埃昏郊野。
民病	民病	民病	民病	民病	民病
民乃厉,温病乃作,身热头痛呕吐,肌腠疮疡。	气郁中满,寒乃始。	寒病寒中,痛疝注下,心热瞀闷,不治者死。	大热少气,肌肉痿,足痿,注下赤白。	民乃舒。	民乃惨凄,寒风已至,反者孕乃死。

交六气时日图

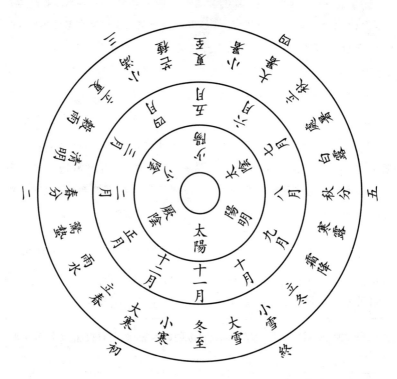

《运气全书》云:阴阳相遘,分六位而寒暑弛张;日月推移,运四时而气令更变。故经曰:显明之右,君火之位。显明谓之日,即卯位也。君火之右,退行一步,相火治之;复行一步,土气治之;复行一步,金气治之;复行一步,水气治之;复行一步,木气治之者,乃六气之主位也。自十二月中气大寒日交木之初气,次至二月中气春分日交君火之二气,次至四月中气小满日交相火之三气,次至六月中气大暑日交土之四气,次至八月中气秋分日交金之五气,次至十月中气小雪日交水之六气。每气各主六十日八十七刻半,总之乃三百六十五日二十五刻,共周一岁也。若岁外之余及小月之日,则不及也。但推之历日,依节令交气,此乃地之阴阳,所谓静而守位者也,常为每岁之主气。寒暑燥湿风火者,乃六气之常纪。气应之不同者,又有天之阴阳,所谓动而不息,自司天在泉,左右四间是也。轮行而居其上,名之曰客气,客气乃行岁中之天命,天命所至,则又有寒暑燥湿风火之化。主气则当只奉客之天命,客胜则从,主胜则逆,二者有胜而无复矣。

逐年主气之图

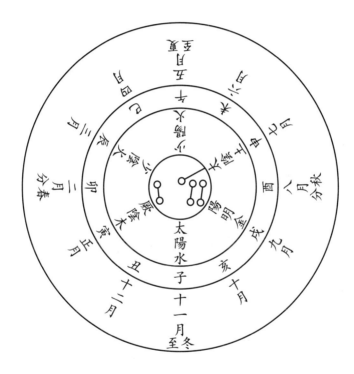

《运气全书》云:地气静而守位,则春温、夏暑、秋凉、冬寒为岁。岁之常令,四时为六气之所主也。厥阴木为初气者,方春气之始也。木生火,故少阴君火、少阳相火次之。火生土,故太阴土次之。土生金,故阳明金次之。金生水,故太阳水次之。皆相生而布其令,莫不成有绪焉。木为初气,主春分前六十日有奇,自斗建丑正至卯之中,天度至此,风气乃行也。君火为二气,主春分后六十日有奇,自斗建卯正至巳之中,天度至此,暄淑乃行也。相火为三气,主夏至前后各三十日有奇,自斗建巳正至未之中,天度至此,炎热乃行也。土为四气,主秋分前六十日有奇,自斗建未正至酉之中,天度至此,云雨乃行,湿蒸乃作也。金为五气,主秋分后六十日有奇,自斗建酉正至亥之中,天度至此,清气乃行,万物皆燥也。水为六气,主冬至前后各三十日有奇,自斗建亥正至丑之中,天度至此,寒气乃行也。六位旋相主气,以成一岁,则天之六气每岁转居于其上,以行天令者也。其交日时前已具载矣。逐年主气歌:初气逐年木主先,二君三相火排连,四来是土常为主,五气金星六水全。

逐年客气之图

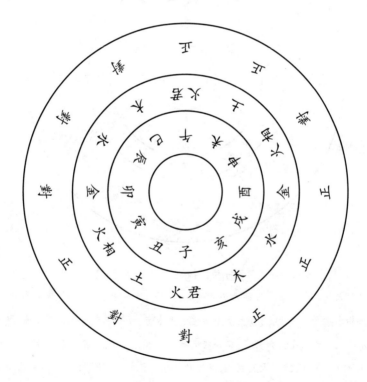

《运气全书》云：六气分上下左右而行天令，十二支分节令时日而司地化，上下相召，而寒暑燥湿风火与四时之气不同者，盖相临不一而使然也。六气司于十二支者，有正对之化也。然厥阴所以司于巳亥者何也？谓厥阴木也，木生于亥，故正化于亥，对化于巳也。虽有卯为正木之分，乃阳明金对化也，所以从生而顺于巳也。少阴所以司于子午者何也？谓少阴为君火尊位，所以正得南面离位，故正化于午，对化于子也。太阴所以司于丑未者何也？谓太阴属土，土属中宫，寄于坤位西南，居未分也，故正化于未，对化于丑也。少阳所以司于寅申者何也？谓少阳相火，位卑于君火也。虽明午位，君火居之，火生于寅，故正化于寅，对化于申也。阳明所以司于卯酉者何也？谓阳明为金，酉为西方，西方属金，故正化于酉，对化于卯也。太阳所以司于辰戌者何也？谓太阳为水，虽有子位，以居君火对化，辰戌属土，水虽土用，《孟子》曰：水由地中行。斯可见矣。水乃伏土中，即六戊天门戌是也，六己地户辰是也。故水虽土用，正化于戌，对化于辰也。此《玄珠》之说已详矣，莫不各有因焉。此天之阴阳合地之十二支动而不息者也。但将年律起当年司天数至者为司天，相对一气为在泉，余气为左右间用。在泉后一气为初之气，主六十日余八十七刻半。至司天为三之气，主上半年，自大寒日后通主上半年也。至在泉为六气，主下半年，自大暑日后通主下半年也。少阴子为首顺行，又常为太过。司天太过不及亦间数，则与十干起运图上下相合也。故经曰岁半已前，天气主之，岁半已后，地气主之者，此也。天之六气，客也。将此客气布于地之六气步位之上，则有气化之异矣。经曰上下有位，左右有纪者，谓司天曰上，位在南方，则面北立左右，乃左西右东也。在泉曰下，位在北方，则面南立左右，乃左东右西也。故上下异而左右殊。《六微旨大论》曰少阳之右，阳明治之之绪者，乃南面而立，以阅气之至，非论上下左右之位，而与显明之左，君火治之之意同，谓面南视之，指位而言也。逐年客气歌：每年退二是客乡，上临实数下临方，初终六气排轮取，主客兴衰定弱强。假如子年司天，后三辰戌是也，太阳寒水为初之气客也，亥为二气，子为三气，丑为四气，寅为五气，卯为六气。假如丑年司天，后三位是亥，厥阴风木为初气，少阴君火为二气，太阴湿土为三气，少阳相火为四气，阳明燥金为五气，太阳寒水为终气。

帝曰：善。阳明之政奈何？岐伯曰：卯酉之纪也。卯酉属阳明燥金，故以五卯五酉之年为属阳明之政。

阳明燥金司天。**少角**丁为阴木，为少角。**少阴**君火在泉。**清热胜复同**，清胜少角，热复清气。余少运皆同。**同正商**。上见阳明，上商与正商同，言岁木不及也。余仿此。《五常政大论》云：委和之纪，上商与正商同。**丁卯岁会　丁酉　其运风清热**。不及之运，常兼胜复之气言之。风，运气也。清，胜气也。热，复气也。余少运悉同。

少角初正。**太徵　少宫　太商　少羽**终。义见前。

阳明燥金司天。**少徵**癸为阴火，为少徵。**少阴**君火在泉。**寒雨胜复同**，寒胜雨复。**同正商**。上见阳明，同正商。伏明之纪，上商与正商同。**癸卯**同岁会。**癸酉**同岁会。按本论下文云：不及而加，同岁会也。今此运少徵为不及，下加少阴君火，故曰同岁会。所谓下者，在泉也。**其运热寒雨**。运气为热，胜气为寒，复气为雨。

少徵　太宫　少商　太羽终。**太角**初。

阳明燥金司天。**少宫**己为少宫。**少阴**君火在泉。**风凉胜复同**。木胜土为风，金复木为凉。**己卯　己酉　其运雨风凉**。雨，运气也。风，胜气也。凉，复气也。

少宫　太商　少羽终。**少角**初。**太徵**

阳明燥金司天。**少商**乙为阴金，为少商。**少阴**君火在泉。**热寒胜复同**，热胜寒复。**同正商**。从革之纪，上商与正商同。**乙卯**天符。**乙酉**岁会，太乙天符。新校正云：按《天元纪大论》云：三合为治。又《六微旨大论》云：天符岁会曰太乙天符。王注云：是为三合，一者天会，二者岁会，三者运会。或曰：

此岁三合,曰太乙天符,不当更曰岁会者,甚不然也。乙酉本为岁会,又为太乙天符,岁会之名不可去也。或云:己丑、己未、戊午,何以不连言岁会,而单言太乙天符?曰:举一隅则三者可知,去之则是太乙天符,不为岁会也,故不可去也。

其运凉热寒。司天为凉,在泉为热,复为寒。

    少商　太羽终。**太角**初。**少徵　太宫**

    阳明燥金司天。**少羽**辛为阴水,为少羽。**少阴**君火在泉。**雨风胜复同**,雨胜风复。**辛卯同少宫。**新校正云:按《五常政大论》云:五运不及,除同正角、正商、正宫外,癸丑、癸未,当云少徵与少羽同;己卯、己酉,少宫与少角同;乙丑、乙未,少商与少徵同;辛卯、辛酉、辛巳、辛亥,少羽与少宫同。合有十年,今此论独于此言同少宫者,盖以癸丑、癸未,丑未为土,故不更同少羽。己卯、己酉为金,故不更同少角。辛巳、辛亥为木,故不更同少宫。乙丑、乙未,下见太阳为水,故不更同少徵。又除此八年外,只有辛卯、辛酉二年为少羽同少宫也。

辛酉　辛卯　其运寒雨风。寒,运气也。雨,胜气也。风,复气也,

    少羽终。**少角**初。**太徵　少宫　太商**

    凡此阳明司天之政,气化运行后天,天气急,地气明,阳专其令,炎暑大行,物燥以坚,淳风乃治,风燥横逆,流于气交,多阳少阴,云趋雨府,湿化乃敷。燥极而泽,其谷白丹,间谷命太者,其耗白甲品羽,金火合德,上应太白、荧惑。其政切,其令暴,蛰虫乃见,流水不冰,民病欬,嗌塞,寒热发暴,振栗癃闭。清先而劲,毛虫乃死,热后而暴,介虫乃殃。其发暴胜复之作,扰而大乱,清热之气,持于气交。初之气,地气迁,阴始凝,气始肃,水乃冰,寒雨化。其病中热胀,面目浮肿,善眠,鼽衄,嚏欠呕,小便黄赤,甚则淋。二之气,阳乃布,民乃舒,物乃生荣,厉大至,民善暴死。三之气,天政布,凉乃行,燥热交合,燥极而泽,民病寒热。四之气,寒雨降,病暴仆,振栗,谵妄,少

气,嗌干引饮,及为心痛,痈肿疮疡,疟寒之疾,骨痿,血便。五之气,春令反行,草乃生荣,民气和。终之气,阳气布,候反温,蛰虫来见,流水不冰,民乃康平,其病温。故食岁谷以安其气,食间谷以去其邪,岁宜以咸以苦以辛,汗之清之散之,安其运气,无使受邪,折其郁气,资其化源,以寒热轻重少多其制,同热者多天化,同清者多地化,用凉远凉,用热远热,用寒远寒,用温远温,食宜同法。有假者反之,此其道也。反是者,乱天地之经,扰阴阳之纪也。

此言阳明司天之政,有主气,又加以客气,而天时、民病、治法因之也。凡此阳明司天之政,则卯酉之纪,曰乙卯、丁卯、己卯、辛卯、癸卯、乙酉、丁酉、己酉、辛酉、癸酉,皆主不及之岁。其气化运行后天,盖六步之气生长化收藏皆后天时而至耳。余岁后天仿此。本篇后云:不及者,其至后。天气急,燥金司天也;地气明,君火在泉也。金为不及,故阳专其令,炎暑大行。及金得其时,物燥以坚,淳风乃治,故风燥横逆,流于气交,多阳少阴,云趋雨府,湿化乃敷。燥极而泽,是为三气之分也。其谷白丹,白为金而丹为火,金为天而火为地,乃正气所化生也。若间谷,则以太者之间气命之。按:太年则言其谷某色,并不言间谷;少年则言其谷某色,即所谓岁谷也。又云:其间谷则以太者命之。细详王注及新校正俱不明,今按司天为少,则在泉必为太,宜以在泉间气之色命之也。即如此篇阳明司天,则少阴在泉,司天为少,在泉为太。然在泉左为太阴,其色黄,右为厥阴,其色苍,当是苍黄之色也。后凡少年仿此。其耗竭物类,则有白甲品羽等虫为患也。按此与厥阴有耗虫,余无,未详。金火合德,上之所应者,太白与荧惑也。金之政切,火之令暴,蛰虫乃见,流水不冰,民病为欬,为嗌塞,为寒热发暴,为振栗,为癃闭。先清而劲,则金先胜木,木已承害,故毛虫乃死。后热而暴,则金不胜,故介虫乃殃。其发暴胜复之作，扰而大乱，清热之气持于气交，正三四气相交之际也。方其初之主气，本厥阴风木也，而太阴湿土客气加之，地气迁，阴始凝，气始肃，水乃冰，寒雨化，民病为中热，为胀，为面目浮肿，为善眠，为衄，为蚵，为嚏，为欠，为呕，为小便黄赤，甚则为淋也。二之主气，本少阴君火也，而少阳相火客气加之，阳乃布，民乃舒，物乃生荣，民病则厉大至，善暴死也，以其臣位于君故耳。三之主气，本少阳相火也，而阳明燥金客气加之，天政布，凉乃行，燥热交合，以致燥极而泽，民病为寒热也。四之主气，本太阴湿土也，而太阳寒水客气加之，寒雨降，民病为暴仆，为振栗，为谵妄，为少气，为嗌干引饮，及为心痛，为痈肿，为疮疡，为寒疟，为骨痿，为便血也。五之主气，本阳明燥金也，而厥阴风木客气加之，春令反行，草乃生荣，民气则和也。终之主气，本太阳寒水也，而少阴君火客气加之，阳气布，其候反温，蛰虫来见，流水不冰，民乃康平，其有病者亦为温病耳，乃君之化也。然则治之者当何如？宜食岁谷以安其正气，食间谷以去其邪气，必宜以咸以苦以辛，汗之清之散之，安其运气，无使受邪。折其郁气者，后《本病篇》云：卯酉之年，太阳升天，主窒天芮，胜之不前。盖太阳在地三年，此年升天作阳明左间，遇天芮土司窒之不能升天，又遇己酉、己卯，水欲升天，土运抑之，升之不前，则阳明未迁正者，即太阳未升天也。故《刺法论》于水欲升，而天芮窒抑之者，刺足少阴之合穴涌泉。又《本病篇》云：卯酉之岁，太阴降地，主窒地苍，胜之不入。又少阳未退位，即太阴未得降也。又遇丁酉、丁卯木运承之，降而不下。故《刺法篇》云：土欲降，而地苍窒抑之，当刺足厥阴之井穴大敦、足少阳之合穴阳陵泉。资其化源，盖金旺七月，故于六月迎而取之，以泻金气。凡寒热以轻重而多少其制，即如丁卯、

丁酉为少角,癸卯、癸酉为少徵,乃岁气之同为热也,用方多以天清
之化治之;己卯、己酉为少宫,乙卯、乙酉为少商,辛卯、辛酉为少羽,
乃岁气之同为清也,用方多以地热之化治之。司气有寒热温凉,而
人之药食亦有寒热温凉,故用寒热温凉者,宜用远司气之寒热温凉
而无犯之。彼有假借而用之者,正以主气不足,客气胜之而行之耳。
若非假借之法,则乱天地之经,扰阴阳之纪者也。

阳明司天	卯酉岁气燥化之图				少阴在泉
初气厥阴风木	二气少阴君火	三气少阳相火	四气太阴湿土	五气阳明燥金	终气太阳寒水
太阴湿土加	少阳相火加	阳明燥金加	太阳寒水加	厥阴风木加	少阴君火加
天时	天时	天时	天时	天时	天时
地气迁,阴气乃凝,气始肃,水乃冰,寒雨化。	阳乃布,民乃舒,物乃生荣,厉大至。	天政布,凉乃行,燥热交合,燥极而泽。	寒雨降。	春令反行,草乃生荣。	阳气布,候反温,蛰虫来见,流水不冰。
民病	民病	民病	民病	民病	民病
中热,胀,面目浮肿,善眠,鼽衄,嚏欠,呕,小便黄赤,甚则淋。	民善暴死。	病寒热。	暴病仆,振栗,谵妄,少气,嗌干引饮,心痛,痈肿疮疡,寒疟,骨痿,便血。	民气和。	民乃康平,其病温。

帝曰：善。少阳之政奈何？岐伯曰：寅申之纪也。寅申属少阳相火，故以五寅五申为属少阳之政。

少阳相火司天。《五常政大论》云：上徵则其气逆。即《五运行大论》之所谓以下临上，不当位也。**太角**壬为阳木，为太角。**厥阴**风木在泉。**壬寅**同天符。**壬申**同天符。本论后云：壬寅、壬申，太角下加厥阴。谓在泉是厥阴，乃同天符也。**其运风鼓，**风火合势，故其运风鼓。少阴司天，太角运亦同。**其化鸣紊启坼，**按《五常政大论》云：其德鸣靡启坼。**其变振拉摧拔，其病掉眩支胁惊骇。**皆风火合势。

太角初正。**少徵　太宫　少商　太羽**终。

少阳相火司天。**太徵**戊为阳火，为太徵。《五常政大论》云：上徵而收气后。**厥阴**风木在泉。**戊寅**天符。**戊申**天符。**其运暑，**运与司天皆热。**其化暄嚣郁燠，**《五常政大论》作暄暑郁燠。此变暑为嚣者，以上临少阳故也。**其变炎烈沸腾，其病上热郁，血溢血泄，心痛。**

太徵　少宫　太商　少羽终。**少角**初。

少阳相火司天。**太宫**甲为阳土，为太宫。**厥阴**风木在泉。**甲寅　甲申　其运阴雨，**甲为湿土。**其化柔润重泽，其变震惊飘骤，其病体重胕肿痞饮。**

太宫　少商　太羽终。**太角**初。**少徵**

少阳相火司天。**太商**庚为阳金，为太商。**厥阴**风木在泉。**庚寅　庚申　同正商**《五常政大论》云：坚成之纪，上徵与正商同。**其运凉，**太商之气凉。**其化雾露清切，**《五常政大论》云：雾露萧飋。又太商三运，两萧飋，独此言清切。此下加厥阴，当此萧飋言。**其变肃杀凋零，其病肩背胸中。**

太商　少羽终。**少角**初。**太徵　少宫**

少阳相火司天。**太羽**丙为阳水，为太羽。**厥阴**风木在泉。**丙寅　丙**

申 **其运寒肃,**太羽为寒水。新校正云:详此运不当言寒肃,已注太阳司天太羽运中。**其化凝惨栗冽,**《五常政大论》作凝惨寒雾。**其变冰雪霜雹,其病寒浮肿。**

太羽终。太角初。少徵　太宫　少商

凡此少阳司天之政,气化运行先天,天气正,地气扰,风乃暴举,木偃沙飞,炎火乃流,阴行阳化,雨乃时应,火木同德,上应荧惑、岁星。其谷丹苍,其政严,其令扰,故风热参布,云物沸腾,太阴横流,寒乃时至,凉雨并起。民病寒中,外发疮疡,内为泄满。故圣人遇之,和而不争。往复之作,民病寒热疟泄,聋瞑呕吐,上怫肿,色变。初之气,地气迁,风胜乃摇,寒乃去,候乃大温,草木早荣,寒来不杀,温病乃起。其病气怫于上,血溢目赤,欬逆头痛,血崩胁满,肤腠中疮。二之气,火反郁,白埃四起,云趋雨府,风不胜湿,雨乃零,民乃康。其病热郁于上,欬逆呕吐,疮发于中,胸嗌不利,头痛身热,昏愦脓疮。三之气,天政布,炎暑至,少阳临上,雨乃涯。民病热中聋瞑,血溢脓疮,欬呕鼽衄,渴嚏欠,喉痹目赤,善暴死。四之气,凉乃至,炎暑间化,白露降,民气和平,其病满身重。五之气,阳乃去,寒乃来,雨乃降,气门乃闭,刚木早凋,民避寒邪,君子周密。终之气,地气正,风乃至,万物反生,霜雾以行,其病关闭不禁,心痛,阳气不藏而欬。抑其运气,赞所不胜,必折其郁气,先取化源,暴过不生,苛疾不起。故岁宜咸宜辛宜酸,渗之泄之,渍之发之,观气寒温以调其过。同风热者多寒化,异风热者少寒化。用热远热,用温远温,用寒远寒,用凉远凉,食宜同法,此其道也。有假者反之,反是者病之阶也。

此言少阳司天之政,有主气又加以客气,而天时民病治法因之也。凡此少阳司天之政,岁运太过,其气化运行先天而至。少阳司天,故天气正。风木在泉,故地气扰。惟风木在泉,故风乃举,木偃沙飞。惟相火司天,故炎火乃流,阴行阳化,雨乃时应。火木同德,上之所应者荧惑、岁星也。新校正云:六气惟少阳、厥阴司天司地为上下通和,无相胜克,故言木火同德。余气皆有胜克,故言合德。其谷丹苍,丹为火,而苍为木也。火之政严,木之令扰,故风热参布,云物沸腾,太阴横流,寒乃时至,凉雨并起,民病为寒中,为外发疮疡,为内为泄满。圣人遇之,和而不争。往复之作,民病则为寒热,为疟,为泄,为聋,为瞑,为呕吐,为上怫肿色变也。初之主气,本厥阴风木也,而少阴君火客气加之,则地气迁,风胜乃摇,寒乃去,候乃大温,草木早荣,寒来不杀,温病乃起。其病气怫于上,为血溢,为目赤,为欬逆,为头痛,为血崩,为胁满,为肤腠中疮也。二之主气,本少阴君火也,而太阴湿土客气加之,则火反郁,白埃四起,云趋雨府,风不能胜湿,雨乃零,落也。《诗》:灵雨既零。民乃康。其有病者,热郁于上,为欬逆,为呕吐,为疮发于中,为胸嗌不利,为头痛,为身热,为昏愦,为脓疮也。三之主气,本少阳相火也,而又少阳相火客气加之,则天政布,炎暑至,少阳临上,雨乃涯,民病有为热中,为聋,为瞑,为血溢,为脓疮,为欬,为呕,为衄,为衊,为渴,为嚏,为欠,为喉痹,为目赤,为善暴死也。四之主气,本太阴湿土也,而阳明燥金客气加之,则凉乃至,炎暑间化,白露降,民气和平,其有病者,为满,为身重也。五之主气,本阳明燥金也,而太阳寒水客气加之,则阳乃去,寒乃来,雨乃降,气门乃闭。气门者,玄府也。俗名汗空,所以发泄经脉荣卫之气,故谓之气门。刚木早凋,民避寒邪,君子则能周密也。终之主气,本太阳寒水也,而厥阴风木客气加之,则地气正,风乃至,万物反生,霜雾已行,其病为关闭不禁,为心痛,为阳气不藏而欬。然则治之者当何如?

必抑其运气之太过，赞其所直之不胜。折其郁气者，后《本病篇》云：寅申之年，阳明升天，主窒天英，胜之不前。盖言阳明在地三年，至此年升天作少阳左间，遇天英火司窒之，故不能升。又遇戊寅、戊申火运先天而至，则金欲升天，火运抑之。故《刺法论》云：金欲升，而天英窒抑之，当刺手太阴之经穴经渠。后《本病篇》云：寅申之岁，少阴降地，主窒地玄，胜之不入。又或遇丙申、丙寅水运太过，先天而至，君火欲降，水运承之，降而不下。故《刺法论》云：火欲降，而地玄窒抑之，降而不入，当刺足少阴之井穴涌泉、足太阳之合穴委中。先取化源，王注以为年前之十二月，迎而取之。新校正云：详王注资化取源，俱注云取，其意有四等：太阳司天取九月，阳明司天取六月，是二者先取在天之气也；少阳司天取年前十二月，太阴司天取九月，是二者乃先时取在地之气也；少阴司天取年前十二月，厥阴司天取四月，义不可解。按《玄珠》之说则不然，太阳、阳明之月与王注合，少阳、少阴俱取三月，太阴取五月，厥阴取年前十二月。《玄珠》之义可解，王注之月疑有误也。愚按王注与新校正皆名曰取，盖未考《刺法论》中太过取之，不及资之之义耳。暴病不生，重疾不起。新校正云：详此不言食岁谷、间谷者，盖此岁天地气正，上下通和，故不言也。故岁宜咸宜辛宜酸，以渗之泄之，渍之发之，观其气有寒温者而调其病。司天为热，在泉为风，即如壬寅、壬申为太角，戊寅、戊申为太徵，乃同风热者，宜多用寒化。甲寅、甲申为太宫，庚寅、庚申为太商，丙寅、丙申为太羽，乃异风热者，宜少用寒化。天时有寒热温凉，而人用药食亦有寒热温凉，凡用寒热温凉者，宜用远天时之寒热温凉，而不可轻犯之也。彼有假借而用之，以主气不足，临气胜之，特假寒热温凉以资四正之气，则可以偶犯之耳。若非假反之法，则与时相违，病必生矣。

少阳司天	寅申岁气火化之图				厥阴在泉
初气厥阴风木	二气少阴君火	三气少阳相火	四气太阴湿土	五气阳明燥金	终气太阳寒水
少阴君火加	太阴湿土加	少阳相火加	阳明燥金加	太阳寒水加	厥阴风木加
天时	天时	天时	天时	天时	天时
地气迁,风胜火反郁,白埃乃摇,寒乃去,候乃大温,草木早荣,寒来不杀。	天政布,炎暑四起,云趋雨至,风不胜湿,雨乃零,民乃康。	炎暑乃至,少阳临上,雨乃涯。	凉乃至,炎暑间化,白露降,民气和平。	阳乃去,寒乃来,雨乃降,气门乃闭,刚木早凋。	地气正,风乃至,万物反生,霜雾以行。
民病	民病	民病	民病	民病	民病
温病气怫于上,血溢目赤,欬逆头痛,崩胁满,肤腠中疮。	热郁于上,欬热中,逆呕吐,疮发溢,血于中,胸嗌不呕,头痛身热,昏愦脓疮。	聋瞑,血溢,脓疮,欬逆,衄衊,渴嚏欠,喉痹目赤,善暴死。	病满,身重。	民避寒邪,君子周密。	关闭不禁,心痛,阳气不藏而欬。

帝曰:善。太阴之政奈何? 岐伯曰:丑未之纪也。丑未属太阴湿土,故以五丑、五未为太阴之政也。

太阴湿土司天。**少角**丁为阴木,为少角。**太阳**寒水在泉。**清热胜复同**,清胜热复。**同正宫**,委和之纪,上宫与正宫同。盖言上见太阴与正宫同者也。**丁丑 丁未 其运风清热**。运风胜清复热。

少角初正。**太徵 少宫 太商 少羽**终。

太阴湿土司天。**少徵**癸为阴火,为少徵。**太阳**寒水在泉。**寒雨胜复同**。寒胜雨复。**癸丑 癸未 其运热寒雨**。运热,胜寒,复雨。

少徵 太宫 少商 太羽终。**太角**初。

太阴湿土司天。**少宫**己为阴土,为少宫。**太阳**寒水在泉。**风清胜复**

同，胜风，清复。**同正宫**。《五常政大论》云：卑监之纪，上宫与正宫同。盖上见太阴，当与正宫同也。**己丑**太乙天符。**己未**太乙天符。己为土，丑未亦为土，司天之气与当年十二律五行相同，又是岁会，名曰太乙天符。**其运雨风清**。运雨，风胜，清复。

少宫　太商　少羽终。**少角**初。**太徵**

太阴湿土司天。**少商**乙为阴金，为少商。**太阳**寒水在泉。**热寒胜复同**。热胜，寒复。**乙丑　乙未　其运凉热寒**。运凉，热胜，寒复。

少商　太羽终。**太角**初。**少徵　太宫**

太阴湿土司天。**少羽**辛为阴水，为少羽。**太阳**寒水在泉。**风雨胜复同**，风胜，寒复。此曰雨者，疑误。**同正宫**。《五常政大论》云：涸流之纪，上宫与正宫同。或以此二岁为同岁会，为平水运，欲去同正宫三字，非也。盖此岁有二义，而辄去其一，甚不可也。**辛丑**同岁会。**辛未**同岁会。运气与在泉合，其气化阴年日同岁会。**其运寒雨风**。运寒，风胜，凉复。

少羽终。**少角**初。**太徵　少宫　太商**

凡此太阴司天之政，气化运行后天，阴专其政，阳气退辟，避。**大风时起，天气下降，地气上腾，原野昏霜，白埃四起，云奔南极，寒雨数至，物成于差夏。民病寒湿腹满，身膜愤胕肿，痞逆寒厥拘急。湿寒合德，黄黑埃昏，流行气交，上应镇星、辰星。其政肃，其令寂，其谷黔玄。故阴凝于上，寒积于下，寒水胜火，则为冰雹，阳光不治，杀气乃行。故有余宜高，不及宜下；有余宜晚，不及宜早。土之利，气之化也，民气亦从之，间谷命其太也**。阳明司天之政下间谷命太，说见前。新校正与王注异。**初之气，地气迁，寒乃去，春气至，风乃来，生布万物以荣，民气条舒。风湿相薄，雨乃后。民病血溢，筋络拘强，关节不利，身重筋痿。二之气，大火正，物承化，民乃和，其病温厉大行，远近减若。湿蒸相薄，雨乃时降。三之气，天政布，湿气降，地气腾，雨**

乃时降,寒乃随之。感于寒湿,则民病身重胕肿,胸腹满。四之气,
畏火临,溽蒸化,地气腾,天气否隔,寒风晓暮,蒸热相薄,草木凝烟,
湿化不流,则白露阴布,以成秋令。民病腠理热,血暴溢,疟,心腹满
热胪胀,甚则胕肿。五之气,惨令已行,寒露下,霜乃早降,草木黄
落,寒气及体,君子周密,民病皮腠。终之气,寒大举,湿大化,霜乃
积,阴乃凝,水坚冰,阳光不治。感于寒,则病人关节禁固,腰脽痛,
寒湿持于气交而为疾也。必折其郁气,而取化源,益其岁气,无使邪
胜,食岁谷以全其真,食间谷以保其精。故岁宜以苦燥之温之,甚者
发之泄之。不发不泄,则湿气外溢,肉溃皮拆而水血交流。必赞其
阳火,令御甚寒,从气异同,少多其判也。同寒者以热化,同湿者以
燥化,异者少之,同者多之,用凉远凉,用寒远寒,用温远温,用热远
热,食宜同法。假者反之,此其道也,反是者病也。

　　此言太阴司天之气,有主气,又加以客气,而天时民病治法因之
也。气化运行后天者,以太阴司天之岁皆不及也。司天以湿,在泉
以寒,故阴专其政,阳气退避。土不及则风胜之,故大风时起。湿气
下降,寒气上腾,故原野昏霿,白埃四起,云奔南极,寒雨数至。物承
于差夏,谓立秋后十日也。民病为寒湿,为腹满,为身䐜愤,为胕肿,
为痞逆,为寒厥,为拘急也。惟湿寒合德,故黄黑埃昏流行于气交之
际,上之所应者镇星、辰星耳。寒之政肃,湿之令寂,其谷玄黅,寒为
玄而湿为黅也。故阴凝于上,寒积于下,寒水胜火,则为冰雹,而阳
光不治,杀气乃行。凡种谷者,有余之岁其土宜高,不及之岁其土宜
下,高者宜晚,下者宜早,虽土之利,实气之化也。民气高下亦从之。
至于间谷,则以在泉为太者之间气命之,盖太阴为少,寒水为太,左
间厥阴之色苍,右间阳明之色白也。初之主气,本厥阴风木也,而厥
阴风木客气加之,则地气迁,寒乃去,春气至,风乃来,生气布,万物

以荣,民气条舒。风湿相薄,雨气乃后,民病有为血溢,为筋络拘强,为关节不利,为身重,为筋痿也。二之主气,本少阴君火也,而少阴君火客气加之,则大火正,盖以少阴居君火之位,故大火正也。物承化,民乃和,其病温厉大行,远近皆然,时则湿蒸相薄,时雨乃降也。三之主气,本少阳相火也,而太阴湿土客气加之,则天政下布,湿气乃降,地气上腾,时雨乃降,寒亦随之。故感于寒湿,则民病为身重,为胕肿,为胸腹满也。四之主气,本太阴湿土也,而少阳相火客气加之,则畏火临,溽蒸化,地气上腾,天气否隔,寒风晓暮,蒸热相薄,草木凝烟,湿化不流,则白露阴布,以成秋令。民病为腠理热,为血暴溢,为疟,为心腹满热,为胪胀,甚则为胕肿也。五之主气,本阳明燥金也,而阳明燥金客气加之,则惨令已行,霜露下降,草木黄落,寒气及体,而君子当周密,民病则在皮腠中也。终之主气,本太阳寒水也,而太阳寒水客气加之,则寒大举,湿大化,霜积阴凝,水冰阳隐。民病感寒,为关节禁固,为腰脽痛,盖以寒湿持于气交而为病也。然治之者当何如?必折其郁气者,后《本病篇》云:丑未之岁,少阳升天,主窒天蓬,胜之不前。又或遇太阴未迁正者,即少阴未升天。辛丑、辛未水运抑之,故《刺法论》云:火欲升,而天蓬窒抑之。凡君火相火同刺包络之荣穴劳宫。按《本病篇》云:丑未之岁,厥阴降地,主窒地晶,胜而不前。又或遇少阴未退位,即厥阴未降下。遇乙丑、乙未金运抑之,降之未下。故《刺法论》云:木欲降,而地晶窒抑之,降而不入,当刺手太阴之井穴少商、手阳明之合穴曲池。取其化源者,即于九月补之,益其岁气,无使邪胜,食岁谷、间谷以全真保精,宜以苦者燥之温之,甚者发之泄之。若不发不泄,则湿气外溢,肉溃皮拆而水血交流也。又必赞其阳火,以令御其盛寒之气,从其气之异同,以少多而判治之。如己丑、己未之岁为少宫,乙丑、乙未之岁为少商,辛丑、辛未之岁为少羽,是同为寒,宜以热化治之。己丑、己未之岁为少宫,又同为湿,宜以燥化治之。丁丑、丁未之岁为少角,癸丑、癸未之岁为少徵,皆平和之岁也,宜以平和处之。其异者则少用,其同者则多用。天有寒热温凉,而人之药食亦有寒热温凉,凡用寒热温凉者,宜远寒热温凉而无犯之。或有假借而用之者,特以主气不足,临气胜之,假其寒热温凉以资四正之气,则可以偶犯之耳。若非假反之法,则与时相违,病必生矣。

太阴司天		丑未岁气湿化之图			太阳在泉
初气厥阴风木	二气少阴君火	三气少阳相火	四气太阴湿土	五气阳明燥金	终气太阳寒水
厥阴风木加	少阴君火加	太阴湿土加	少阳相火加	阳明燥金加	太阳寒水加
天时	天时	天时	天时	天时	天时
地气迁,寒乃去,春气至,风乃来,万物以荣,民气条畅,风湿相薄,雨乃后。	大火正,物承化,民乃和。	天政布,湿气降,地气腾,雨乃时降,寒乃随之。	畏火临,溽蒸惨令已行,地气腾,天露下,寒风降,草木黄落,蒸热相薄,草木凝烟,湿化不流,则白露阴布,以成秋令。	寒大举,湿大化,霜乃早化,霜乃积,阴乃凝,水坚冰,寒气及体,君阳光不治。	子周密。
民病	民病	民病	民病	民病	民病
血溢,筋络拘强,关节不利,身重筋痿。	温疫大行,远咸若,湿蒸相薄,雨乃时降。	感于寒湿,民病身重胕肿,胸腹满。	腠理热,血暴溢,疟,心腹满热,胪胀,甚则胕肿。	病在肤腠。	感寒则病,关节禁固,腰脽痛。

帝曰:善。少阴之政奈何?岐伯曰:子午之纪也。子午属少阴火,故以五子、五午为少阴之政也。

少阴君火司天。**太角**壬为阳木,为太角。《五常政大论》云:上徵则其气逆。**阳明**燥金在泉。**壬子 壬午 其运风鼓,**壬为风,火以鼓之。**其化鸣紊启拆,**《五常政大论》云:其德鸣靡启拆。**其变振拉摧拔,**风火之变。**其病支满。**

太角初正。**少徵 太宫 少商 太羽**终。

少阴君火司天。**太徵**戊为阳火,为太徵。《五常政大论》云:上徵而收气后。**阳明**燥金在泉。**戊子**天符。**戊午**太乙天符。**其运炎暑,**新校正云:详太徵运,太阳司天曰热,少阳司天曰暑,少阴司天曰炎暑,兼司天之气而言运也。**其化暄曜郁燠,**《五常政大论》作暄暑郁燠,此变暑为曜者,以上临少阴故也。**其变炎烈沸腾,其病上热血溢。**

太徵 少宫 太商 少羽终。**少角**初。

少阴君火司天。**太宫**甲为阳土,为太宫。**阳明**燥金在泉。**甲子 甲午 其运阴雨,**甲土。**其化柔润时雨,**《五常政大论》云:柔润重淖。又太宫三运,两作柔润重泽,此时雨二字疑误。**其变震惊飘骤,其病中满身重。**

太宫 少商 太羽终。**太角**初。**少徵**

少阴君火司天。**太商**庚为阳金,为太商。**阳明**燥金在泉。**庚子**同天符。**庚午**同天符。**同正商**《五常政大论》云:坚成之纪,上徵与正商同。**其运凉劲,**以运合在泉,故云凉劲。**其化雾露萧飀,其变肃杀凋零,其病下清。**运与在泉皆金。

太商 少羽终。**少角**初。**太徵 少宫**

少阴君火司天。**太羽**丙为阳水,为太羽。**阳明**燥金在泉。**丙子**岁会。

丙子皆水。**丙午　其运寒，**丙水。**其化凝惨栗冽，**《五常政大论》作凝惨寒雾。**其变冰雪霜雹，其病寒下。**

太羽终。**太角**初。**少徵　太宫　少商**

凡此少阴司天之政，气化运行先天，地气肃，天气明，寒交暑，热加燥，云驰雨府，湿化乃行，时雨乃降，金火合德，上应荧惑、太白。其政明，其令切，其谷丹白，水火寒热持于气交而为病始也。热病生于上，清病生于下，寒热凌犯而争于中，民病欬喘，血溢血泄，鼽嚏，目赤眦疡，寒厥入胃，心痛腰痛，腹大，嗌干肿上。初之气，地气迁，燥将去，寒乃始，蛰复藏，水乃冰，霜复降，风乃至，阳气郁，民反周密，关节禁固，腰脽痛，炎暑将起，中外疮疡。二之气，阳气布，风乃行，春气以正，万物应荣，寒气时至，民乃和，其病淋，目瞑目赤，气郁于上而热。三之气，天政布，大火行，庶类蕃鲜，热气时至。民病气厥心痛，寒热更作，欬喘目赤。四之气，溽暑至，大雨时行，寒热互至，民病寒热，嗌干黄瘅，鼽衄饮发。五之气，畏火临，暑反至，阳乃化，万物乃生乃长荣，民乃康，其病温。终之气，燥令行，余火内格，肿于上，欬喘，甚则血溢。寒气数举，则霜雾翳，病生皮腠，内舍于胁下，连少腹而作寒中，地将易也。必抑其运气，资其岁胜，折其郁发，先取化源，无使暴过而生其病也。食岁谷以全真气，食间谷以避虚邪。岁宜咸以耎之，而调其上，甚则以苦发之；以酸收之，而安其下，甚则以苦泄之。适气同异而多少之，同天气者以寒清化，同地气者以温热化，用热远热，用凉远凉，用温远温，用寒远寒，食宜同法。有假则反，此其道也，反是者病作矣。

此言少阴司天之政，有主气，又加以客气，而天时民病治法因之也。少阴司天之政,岁运太过,其气化运行皆先天而至。金气在泉,故地气肃;火气司天,故天气明。往岁巳亥,终之客气少阳;今岁子午,初之客气太阳。太阳寒交往岁少阳之暑,故曰寒交暑。今岁少阴在上,而阳明在下,故曰热加燥。其云驰雨府,则湿化乃行,时雨乃降。惟金火合德,上之所应者荧惑与太白也。火之政明,金之令切,其谷丹白,火为丹而金为白,火在天而金在泉也。及水火寒热持于气交,而病所由始,热病生于上者,火在上也;清病生于下者,金本下也。寒凌火,热凌金,故寒热凌犯而争于中,民病为欬喘,为血溢,为血泄,为鼽,为嚏,为目赤,为眦疡,为寒厥入胃,为心痛,为腰痛,为腹大,为嗌干上肿也。初之主气,本厥阴风木也,而太阳寒水客气加之,则地气迁,燥将去,盖往年为巳亥,巳亥之在泉为少阳,则暑往而阳明在地,故燥将至也。去当作至。初之客气为太阳,故寒乃始,惟寒又始,故蛰藏水冰,霜复风至也。其阳气既郁,民反周密,民病有为关节禁固,为腰脽痛,至炎暑将起,又当为中外疮疡也。二之主气,本少阴君火也,而厥阴风木客气加之,则阳布风行,春气已正,万物以荣,或寒气时至,民病乃和,其病当为淋,为目瞑,为目赤,为气郁于上而热也。三之主气,本少阳相火也,而少阴君火客气加之,则天政布,大火行,庶类蕃鲜,热气时至,民病当为气厥,为心痛,为寒热更作,为欬喘,为目赤也。四之主气,本太阴湿土也,而太阴湿土客气加之,则溽暑至,大雨时行,寒热互至。民病为寒热,为嗌干,为黄瘅,为鼽,为衄,为饮发也。五之主气,本阳明燥金也,而少阳相火客气加之,则火乃金之所畏,故谓之畏火临,暑反至,阳乃化,万物乃生长荣茂,民乃康,其有病则为温也。终之主气,本太阳寒水也,而

阳明燥金客气加之，则燥令行，余火内格，为肿于上，为欬为喘，甚则
为血溢也。且寒气数举，则霜雾成翳，外则病生皮腠，内则病舍胁
下，连小腹而作寒中，以其地气之将易也。然则治之者将何如？必
抑其运气之有余，资其岁气之所胜。折其郁发者，后《本病篇》云：子
午之岁，太阴升天，主窒天冲，胜之不前。盖言太阴在地三年，此年
升天作少阴左间，遇天冲窒之不前。又或遇壬子木运先天而至，升
天不前。故《刺法论》云：土欲升而天冲窒抑之，当刺足太阴之俞穴
太白。又后《本病篇》云：太阳降地，主窒地阜，胜之不入。又或遇甲
子、甲午土运太过，先天而至，土运承之，降而不入。故《刺法论》云：
水欲降而地阜窒抑之，当刺足太阴之井穴隐白、足阳明之合穴三里。
又先于年前之十二月，以迎取其化源，无使暴过而生其病也。食岁
谷以全其真，间谷以避虚邪。宜咸以耎之，而调其上，甚则以苦发
之；以酸收之，而安其下，甚则以苦泄之。又必适其气之同异而多少
其制，如壬子、壬午之为太角，戊子、戊午之为太徵，岁同天气之热，
当以寒清之化治之；甲子、甲午之为太宫，庚子、庚午之为太商，丙
子、丙午之为太羽，岁同地气之寒，当以温热之化治之。化者，治也。
天有寒热温凉，而人之药食亦有寒热温凉，故凡用寒热温凉者，当远
天时之寒热温凉而无犯之。或有假借而用之者，特以主气不足，临
气胜之，借其寒热温凉以资四正之气，则可以偶犯之耳。若非假借
之法，则与时相违，病由是而作矣。

少阴司天		子午岁气热化之图			阳明在泉
初气厥阴风木	二气少阴君火	三气少阳相火	四气太阴湿土	五气阳明燥金	终气太阳寒水
太阳寒水加	厥阴风木加	少阴君火加	太阴湿土加	少阳相火加	阳明燥金加
天时	天时	天时	天时	天时	天时
地气迁,燥将去,寒乃始,蛰复藏,水乃冰,霜复降,风气时至,阳气郁,反周密。	阳气布,风乃行,春气以正,万物应荣,寒寒气时至,民和。	天政布,大火溽暑至,庶物蕃鲜,寒气时至,民乃至。	大火畏火临,暑反溽暑至,寒热互至。	畏火临,暑反燥令行。至,阳乃化,万物乃生乃长荣,民乃康。	燥令行。
民病	民病	民病	民病	民病	民病
关节禁固,腰雎痛,炎暑将起,中外疮疡。	其病淋,目暝目赤,气郁于上而热。	民病气厥心痛,寒热更作,欬喘目赤。	民病寒热,嗌干,黄瘅,鼽衄,饮发。	其病温。	余火内格,肿于上,欬喘,甚则血溢,寒气数举,则霜雾翳,病生皮腠,内舍于胁,下连少腹而作寒中。

帝曰:善。厥阴之政奈何？岐伯曰:巳亥之纪也。巳亥属厥阴风木,故以五巳、五亥为厥阴之政。

厥阴风木司天。少角丁为阴木,为少角。少阳相火在泉。清热胜复同,清胜,热复。同正角。委和之纪,上见厥阴,上角与正角同。丁巳天符。丁亥天符。运气司天皆木。其运风清热。运为风,胜为清,复为热。

少角初正。太徵　少宫　太商　少羽终。

厥阴风木司天。少徵癸为阴火，为少徵。少阳相火在泉。寒雨胜复同。寒胜，雨复。癸巳同岁会。癸亥同岁会。运气与在泉合，其气化阴年日同岁会。其运热寒雨。运为热，胜为寒，复为雨。

少徵　太宫　少商　太羽终。太角初。

厥阴风木司天。少宫巳为阴土，为少宫。少阳相火在泉。风清胜复同，风胜，清复。同正角。《五常政大论》云：卑监之纪，上见厥阴，上角与正角同。己巳　己亥　其运雨风清。运为雨，胜为风，复为清。

少宫　太商　少羽终。少角初。太徵

厥阴风木司天。少商乙为阴金，为少商。少阳相火在泉。热寒胜复同，热胜，寒复。同正角。《五常政大论》云：从革之纪，上见厥阴，上角与正角同。乙巳　乙亥　其运凉热寒。运为凉，胜为热，复为寒。

少商　太羽终。太角初。少徵　太宫

厥阴风木司天。少羽辛为阴水，为少羽。少阳相火在泉。雨风胜复同。雨胜，风复。辛巳　辛亥　其运寒雨风。运为寒，胜为雨，复为风。

少羽终。少角初。太徵　少宫　太商

凡此厥阴司天之政，气化运行后天。诸同正岁，气化运行同天。天气扰，地气正，风生高远，炎热从之，云趋雨府，湿化乃行，风火同德，上应岁星、荧惑。其政挠，其令速，其谷苍丹。间谷言太者，其耗文角品羽。风燥火热，胜复更作，蛰虫来见，流水不冰，热病行于下，风病行于上，风燥胜复形于中。初之气，寒始肃，杀气方至，民病寒于右之下。二之气，寒不去，华雪水冰，杀气施化，霜乃降，名草上焦，寒雨数至，阳复化，民病热于中。三之气，天政布，风乃时举，民病泣出，耳鸣掉眩。四之气，溽暑湿热相薄，争于左之上，民病黄瘅而为胕肿。五之气，燥湿更胜，沉阴乃布，寒气及体，风雨乃行。终之气，畏火司令，阳乃大化，蛰虫出见，流水不冰，地气大发，草乃生，人乃舒，其病温厉。必折其郁气，资其化源，赞其运气，无使邪胜。岁宜以辛调上，以咸调下，畏火之气，无妄犯之。用温远温，用热远热，用凉远凉，用寒远寒，食宜同法。有假反常，此之道也，反是者病。

此言厥阴司天之政，有主气，又加以客气，而天时民病治法因之也。凡此厥阴司天之政，乃不及岁，气化运行之生化，成当后天也。又凡诸同正岁者，则气化运行生化，成者当与天同，盖与天之二十四气同之无先后也。本篇后云：运非有余，非不足，是谓正岁，其至当其时也。厥阴司天，故天气扰。相火在泉，故地气正。惟天气扰，故风生高远。惟地气正，故炎热从之，至于云趋雨府，湿化乃行。然风火合德，上之所应者，岁星与荧惑也。木之政挠，火之令速，其谷苍丹，苍为木而丹为火，木司天而火司地，乃天地正气所化也。若间谷，则以在泉为太者之间色命之，盖厥阴为少，寅申为太，左间阳明之色白，右间太阴之色黄也。其耗竭类物，则有文角品羽虫为患耳。燥胜风，热复燥，胜复更作，蛰虫来见，流水不冰。相火在泉，故热病行于下，风木司天，故风病行于上，其风燥胜复形之于中也。初之主气，本厥阴风木也，而阳明燥金客气加之，则寒气始肃，杀气方至，民病寒于右之下，金主西方也。二之主气，本少阴君火也，而太阳寒水客气加之，则寒不去，华雪水冰，杀气施化，霜降草焦，寒雨数至，至于阳气复化，则民病当为热中也。三之主气，本少阳相火也，而厥阴风木客气加之，则天政布，风乃时举，民病为泣出，为耳鸣，为掉眩，皆风之为病也。四之主气，本太阴湿土也，而少阴君火客气加之，则溽暑湿热相薄，争于左之上，盖厥阴司天之左间亦少阴热气，故争于左之上,民病当为黄瘅而胕肿也。五之主气,本阳明燥金也,而太阴湿土客气加之,则燥湿更胜,沉阴乃布,寒气及体,风雨乃行。一云:民病肺受风,脾受湿,发为疟也。终之主气,本太阳寒水也,而少阳相火客气加之,则畏火司令,阳乃大行,蛰虫出见,流水不冰,地气乃发,草乃生,人乃舒,其病为温厉也。然则治之者当何如? 必折其郁气者,后《本病篇》云:巳亥之岁,君火升天,主室天蓬,胜之不前。盖言君火在地三年,至巳亥之岁升天作左间,遇天蓬司水室之,不能上升。又厥阴未迁正,即少阴未得升天。又辛巳、辛亥水运抑之,升之不前。故《刺法论》云:火欲升,而天蓬窒抑之,当刺包络之荣穴劳宫。又《本病篇》云:巳亥之岁,阳明降地,主室地彤,胜而不入。盖言阳明在天三年,至此年下降入地作少阳左间,又遇地彤火司胜之,不能入地。又或遇太阴未退位,即少阳未得降。又癸巳、癸亥火运抑之不下。故《刺法论》云:金欲降,而地彤窒抑之,当刺心包络之井穴中冲、手少阳之合穴天井。乃于四月即迎而取之,以资其化源。厥阴为不及,宜赞其运气,无使邪胜。司天为木,以辛调之。在泉为火,以咸调之。盖畏火之气,无妄犯之也。新校正云:详厥阴何以不言适气同异少多之制者,盖厥阴之政与少阳之政同,六气分政,惟厥阴之政与少阳之政上下无克伐之异,治化惟一,故不再言同风热者多寒化,异风热者少寒化也。天有寒热温凉,而人之药食亦有寒热温凉,故用寒热温凉者,必远于天之寒热温凉而无犯之。有假其法而用之者,特以主气不足,临气胜之,借其寒热温凉以资四正之气,故可以偶犯之耳。若非假借之法,则病从兹生矣。

风木司天	巳亥岁气风化之图				少阳在泉
初气厥阴风木	二气少阴君火	三气少阳相火	四气太阴湿土	五气阳明燥金	六气太阳寒水
阳明燥金加	太阳寒水加	厥阴风木加	少阴君火加	太阴湿土加	少阳相火加
天时	天时	天时	天时	天时	天时
寒始肃,杀气方至。	寒不去,华雪水冰,杀气施化,霜乃降,名草上焦,寒雨数至,阳复化。	天政布,风乃时举。	溽暑湿热相薄,争于左之上。	燥湿更胜,沉阴乃布,寒气及体,风雨乃行。	畏火司令,阳乃大化,蛰虫出见,流水不冰,地气大发,草乃生,人乃舒。
民病	民病	民病	民病	民病	民病
民病寒于右之下。	民病热于中。	泣出,耳鸣,掉眩。	黄瘅,胕肿。	肺受风,脾受湿,发为疟。	温厉。

帝曰:善。夫子之言可谓悉矣,然何以明其应乎?岐伯曰:昭乎哉问也!夫六气者,行有次,止有位,故常以正月朔日平旦视之,睹其位而知其所在矣。运有余,其至先,运不及,其至后,此天之道,气之常也。运非有余,非不足,是谓正岁,其至当其时也。

此言验六气之应有其法也。帝问六气各有所应,何以明之?伯言六气为主、为客者,每岁行有其次,止有其位,常以正月朔日平旦视之,睹其分布之位,而知其应之所在。凡运气有余之岁,当至于寅时之先,凡运气不及之岁,当至于寅时之后,若非有余不足之岁,则正当寅时之正,即此验之,凡阴之所在,天应以云,阳之所在,天应以清净,自然象见不差也。

帝曰:胜复之气,其常在也,灾眚时至,候也奈何? 岐伯曰:非气化者,是谓灾也。

此言候灾眚之应有其法也。帝问胜复之气,固有定在,可得而知,至于灾眚之至,何以候之? 伯言非有关于气化而至者,如天时星变,物类民病,即上文十二变之类,皆谓之灾眚也。

帝曰:天地之数,终始奈何? 岐伯曰:悉乎哉问也! 是明道也。数之始,起于上而终于下,岁半之前,天气主之,岁半之后,地气主之,上下交互,气交主之,岁纪毕矣。故曰:位明气月可知乎,所谓气也。

此言明天地始终之数有其纪也。帝以天地之数终始为疑,盖欲知司天在泉之始终也。伯言数之所始,起于司天而终于在泉,半岁之前,即大寒至小暑,天气之所主也。半岁之后,即大暑至小寒,地气之所主也。上下交互,则三四气之际,即天地之气交主之。此则一岁之纪毕矣。故曰:凡六气之位明,则六十日余八十七刻半而为每气,有节气中气而为每月,皆可知矣。此正天气、地气、气交之谓也。

帝曰:余司其事,则而行之,不合其数何也? 岐伯曰:气用有多少,化治有盛衰,衰盛多少,同其化也。帝曰:愿闻同化何如? 岐伯曰:风温春化同,热曛昏火夏化同,胜与复同,燥清烟露秋化同,云雨昏瞑埃长夏化同,寒气霜雪冰冬化同。此天地五运六气之化,更用盛衰之常也。

此言五运六气之化,虽有多少盛衰,而皆同于四时之化也。帝以上文所言气化,其数有不合为问,伯言气化之用有多少,气化之治有盛衰,然皆同天地之化也。盖凡气化有风温,则与春之化同;气化有热曛昏火,则与夏之化同。其所胜所复者,亦不过此。气化有燥清烟露,与秋化同;云雨昏暝埃,与长夏化同;寒气霜雪冰,与冬化同。此乃天地五运六气之化,更用盛衰之常如此。

帝曰:五运行同天化者,命曰天符,余知之矣。愿闻同地化者何谓也?岐伯曰:太过而同天化者三,不及而同天化者亦三,太过而同地化者三,不及而同地化者亦三,此凡二十四岁也。帝曰:愿闻其所谓也。岐伯曰:甲辰甲戌太宫下加太阴,壬寅壬申太角下加厥阴,庚子庚午太商下加阳明,如是者三。癸巳癸亥少徵下加少阳,辛丑辛未少羽下加太阳,癸卯癸酉少徵下加少阴,如是者三。戊子戊午太徵上临少阴,戊寅戊申太徵上临少阳,丙辰丙戌太羽上临太阳,如是者三。丁巳丁亥少角上临厥阴,乙卯乙酉少商上临阳明,己丑己未少宫上临太阴,如是者三。除此二十四岁,则不加不临也。

此明同天符、同岁会、天符之义,正以其下加上临,而余岁则不然也。帝以五运之气同乎天化者,命曰天符,余已知之,而五运之行同乎地化者,尚有未知为疑。伯乃总括其目而对之,言太过之年而同天化者三,不及之年而同天化者亦三,皆谓之天符。太过而同地化者三,谓之同天符,不及而同地化者亦三,谓之同岁会,此凡有二十四岁也。故甲辰甲戌之岁,乃土运太过为太宫,上见太阳司天,而下则加以太阴湿土在泉。壬寅壬申之岁,乃木运太过为太角,上见少阳司天,而下则加以厥阴风木在泉。庚子庚午之岁,乃金运太过为太商,上见少阴司天,而下则加以阳明燥金在泉。此即上文以太过之年而地化与运气相同者三,所以谓之同天符也。《运气全书》云:如水运太过,在泉之气下加厥阴者,曰同天符。癸巳癸亥之岁,乃火运不及为少徵，上见厥阴司天，而下则加以少阳相火在泉。辛丑辛未之岁，乃水运不及为少羽，上见湿土司天，而下则加以太阳寒水在泉。癸卯癸酉之岁，乃火运不及为少徵，上见阳明司天，而下则加以少阴君火在泉。此即上文以不及之年而地化与运气相同者三，所以谓之同岁会也。《运气全书》云：火运不及，下加少阴、少阳之类，曰同岁会。然此同天符、同岁会之六者，皆自在泉而论之耳，即所谓同地化也。下文曰太过而加曰同天符，不及而加曰同岁会者，此也。戊子戊午之岁，乃火运太过为太徵，而上则临以少阴君火。戊寅戊申之岁，乃火运太过为太徵，而上则临以少阳相火。丙辰丙戌之岁，乃水运太过为太羽，而上则临以太阳寒水。此即上文以太过之年而司天之气与运气相同者三，所以谓之天符也。丁巳丁亥之岁，乃木运不及为少角，而上则临以厥阴风木。乙卯乙酉之岁，乃金运不及为少商，而上则临以阳明燥金。己丑己未之岁，乃土运不及为少宫，而上则临以太阴湿土。此即上文以不及之年而司天之气与运气相同者三，亦谓之天符也。此六者，皆自司天而论之耳，即所谓同天化也。下文曰太过不及皆曰天符者此也。《运气全书》曰：何谓天符？如木运上见厥阴，运与司天合也。但内有己丑、己未、戊午、乙酉，又为太一天符耳。《运气全书》云：何谓太一天符？如火运上见少阴，年辰临午之类。此二十四岁，上临下加，故有三者之分。除此之外，则不加不临也。按六十年中，太一天符四年，天符十二年，岁会八年，同天符六年，同岁会六年，五者分而言之共三十六年，合而言之止三十二年。经言二十四岁，除岁会八年，上天符、岁会、同天符、同岁会俱有图，具前《天元纪大论》中。

　　帝曰：加者何谓？岐伯曰：太过而加同天符，不及而加同岁会也。帝曰:临者何谓? 岐伯曰:太过不及,皆曰天符,而变行有多少,病形有微甚,生死有早晏耳。

此承上文而明下加上临之义也。夫所以谓之加者,正以太过之年,而在泉者与运气相合,犹运气与司天相合,故谓之同天符也。不及之年,而在泉者与岁辰相合,犹运气与岁辰相合,故谓之同岁会也。此亦下加之义也。至于所谓临者,太过不及之年,而运气与司天相合,皆谓之天符。其太一天符,则戊午为太过,己丑、己未、乙酉为不及,此四年者皆是也。经文止曰天符,而不曰太一天符,以其均谓之天符也。但见变行有多少,病形有微甚,生死有早晏。《六微旨大论》曰:天符为执法,岁会为行令,太一天符为贵人。邪中执法,其病速而危,中行令者,其病徐而持,中贵人者,其病暴而死者是也。

帝曰:夫子言用寒远寒,用热远热,余未知其然也,愿闻何谓远? 岐伯曰:热无犯热,寒无犯寒,从者和,逆者病,不可不敬畏而远之,所谓时与六位也。帝曰:温凉何如? 岐伯曰:司气以热,用热无犯;司气以寒,用寒无犯;司气以凉,用凉无犯;司气以温,用温无犯。间气同其主无犯,异其主则小犯之,是谓四畏,必谨察之。帝曰:善。其犯者何如? 岐伯曰:天气反时,则可依时,及胜其主则可犯,以平为期,而不可过,是谓邪气反胜者。故曰:无失天信,无逆气宜,无翼其胜,无赞其复,是谓至治。

此言寒热温凉,有不可犯者,以司气为本;有小可犯者,以间气所加之客气与主气异也。司气,司天司地之气也。司气之寒热温凉,如辰戌太阳寒水司天,太阴湿土在泉之类,则不可轻犯之。间气者,天地左右二间之气也。《至真要大论》谓:司天地者主岁,主岁者纪岁;司左右者为间气,间气者纪步。故天地左右二间之气,客气与主气同,则无犯之,若客气与主气异,则小犯之。此四畏所在,不可不察。且小犯者,正以天气虽反,仅可依时,及客胜其主,如夏寒甚,则可以热犯热,若寒不甚,则不可犯之,但以平为期,过则病生,故不可过也。何也?邪客胜主,不可不御故耳。王注云:六步之气,于六位中应寒反热,应热反寒,应温反凉,应凉反温,是谓六步之邪胜也。若冬反温,若夏反冷,若秋反热,若春反凉,是谓四时之邪胜也。胜则反其气以平之。此乃无失天信,无逆气宜,无翼胜赞复,而为治法之至也。

帝曰:善。五运气行主岁之纪,其有常数乎? 岐伯曰:臣请次之。

甲子　甲午岁

上少阴火子午少阴君火司天。中太宫土运甲为土运,为太宫。下阳明金阳明燥金在泉。热化二,此言司天。少阴主热,正化从本生数,对化从标成数,则甲子之年属对化成数,主热化七,其在泉亦主成数,主燥化九。甲午之年属正化生数,主热化二,其在泉亦主燥化四,雨化五,此言主运。土为雨,故雨化五。按本论后文云:太过者其数成,不及者其数生,土常以生也。今甲年土运太过,故言雨化五,五,土数。燥化四,此言在泉。义见上。所谓正化日也。详后文有邪气化日,则凡正化日者,皆正气所化也。按太过之年止有正化日者,即如火主热,土主雨,金主燥,无胜无复,谓之正气所化之日。后凡不及之年,有邪化日,又有正化日者,以有胜有复谓之邪化之日,其正化日,即如下节之乙丑年,丑为湿,乙为清,乃正化之日也。此句结上热雨燥化三句,后仿此。其化上咸寒,此言司天宜用之药食也。盖太过之土胜水,故用咸寒以扶水,即所谓热淫所胜,平以咸寒也。中苦热,此言土运宜用之药食也。下酸热,此言在泉宜用之药食也。即所谓燥淫于内,治以苦温。此误言酸热。所谓药食宜也。此

句结上三句,后仿此,

乙丑　乙未岁

上太阴土丑未太阴湿土司天。**中少商金运**乙为金运,为少商。**下太阳水**太阳寒水在泉。**热化寒化胜复同**,热胜寒复。**所谓邪气化日也**。因胜而复,乃邪气所化之日。**灾七宫**。详七宫,西室兑位,天柱司也。灾之方,以运之当方言。**湿化五,**此言司天。太阴正化于未,对化于丑,其化者五,以生数也。后文云:土常以生也。不必分太过不及,而皆曰五也。**清化四,**此言运也。金之气清,故言清化。不及者其数生,乙为不及,故言生数四。**寒化六,**此言在泉,乙丑为对化,从标成数,当为寒化六。乙未为正化,从本生数,当为寒化一。**所谓正化日也**。此皆正气所化之日也。**其化上苦热**,此言司天宜用之药食也。《至真要大论》云:湿淫所胜,平以苦热。**中酸和**,此言金运宜用之药食也。《玄珠》云:上酸平。**下甘热**,此言在泉宜用之药食也。《至真要大论》云:寒淫于内,治以甘热。《玄珠》云:下甘温。**所谓药食宜也**。

丙寅　丙申岁新校正云:详丙申之岁,申金生水,水化之令转盛,司天相火为病减半。

上少阳相火寅申少阳相火司天。**中太羽水运**丙为水运,为太羽。**下厥阴**厥阴风木在泉。**火化二,**此言司天。丙寅为正化,从本生数,当为火化二。丙申为对化,从标成数,当为火化七。**寒化六,**此言水运,太过主成数,故寒化六。**风化三,**此言在泉。丙寅为正化,从本生数,当云风化三;丙申为对化,从标成数,当云风化八。旧误。**所谓正化日也**。非胜非复,正气所化之日。**其化上咸寒**,此言司天宜用之药食。《至真要大论》云:火淫所胜,平以咸冷。**中咸温**,此言水运宜用之药食。**下辛温**,此言在泉宜用之药食。《至真要大论》云:风淫于内,治以辛凉。《玄珠》云:下辛凉。**所谓药食宜也**。

丁卯岁会。丁为木运，卯之年辰亦为木运临加，故曰岁会。**丁酉岁**新校正云：详丁年正月壬寅为干德符，便为平气，胜复不至，运同正角，金不胜木，木亦不灾土。又丁卯年得卯木佐之，即上阳明不能灾之。

上阳明金卯酉阳明燥金司天。**中少角木运**丁为木运，为少角。**下少阴火**少阴君火在泉。**清化热化胜复同**，清胜，热复。**所谓邪化日也**。因胜而复，乃邪气所化之日。**灾三宫**。新校正云：详三宫，东室震位，天冲司。灾之方，以运之当方言。**燥化九**，此言司天。卯酉主燥，正化从本生数，对化从标成数，则丁卯之年属对化成数，主燥化九；丁酉之年属正化生数，主燥化四。**风化三**，此言木运。不及主生数，故风化三。**热化七**，此言在泉。丁卯对化，当云热化七；丁酉正化，当云热化二。**所谓正化日也**。乃正气所化之日。**其化上苦小温**，此言司天宜用之药食，即《至真要大论》：燥淫所胜，平以苦温。《玄珠》云：上苦热。**中辛和**，此言木运宜用之药食。**下咸寒**，此言在泉宜用之药食。《至真要大论》云：热淫于内，治以咸寒。**所谓药食宜也**。

戊辰　戊戌岁

上太阳水辰戌太阳寒水司天。**中太徵火运**戊为火运，为太徵。**下太阴湿土**太阴湿土在泉。**寒化六**，此言司天。戊辰对化，从标成数，当云寒化六；戊戌正化，从本生数，当云寒化一。**热化七**，此言火运。戊辰对化七，戊戌正化二。**湿化五**，此言在泉之化，所谓土常以生也。**所谓正化日也**。正气所化。**其化上苦温**，此言司天宜用之药食，《至真要大论》：寒淫所胜，平以辛热。**中甘和**，此言火运宜用之药食。**下甘温**，此言在泉宜用之药食。《至真要大论》云：湿淫于内，治以苦热。**所谓药食宜也**。

己巳　己亥岁

上厥阴木巳亥为厥阴风木司天。**中少宫土运**己为阴土，为少宫。新校正云：详至九月甲戌月，已得甲戌，方还正宫。**下少阳相火**少阳相火在泉。**风化清化胜复同**，风胜，清复。**所谓邪气化日也**。因胜而复，邪气所化之日。**灾五宫**。新校正云：按《五常政大论》云：其眚四维。按《天元玉册》云：中室，天禽司，非离宫，同正宫，寄位二官坤位。**风化三**，此言司天。己巳对化，从标成数，当云风化八；己亥正化，从本生数，当云风化三。**湿化五**，此言土运。**火化七**，此言在泉。己巳属对化，从标成数，主热化七；己亥属正化，从本生数，主热化二。**所谓正化日也**。正气所化。**其化上辛凉**，此言司天宜用之药食。《至真要大论》云：风淫所胜，平以辛凉。**中甘和**，此言土运宜用之药食。**下咸寒**，此言在泉宜用之药食。《至真要大论》云：火淫于内，治以咸冷。**所谓药食宜也**。

庚午同天符。**庚子岁**同天符。

上少阴火子午为少阴君火司天。**中太商金运**庚为阳金，为太商，新校正云：详庚午年，金令减半，以上见少阴君火，年午亦为火故也。庚子年，子是水，金气相得，与庚午年又异。**下阳明金**阳明燥金在泉。**热化七**，此言司天。庚午年属正化，从本生数，主热化二；庚子年属对化，从标成数，主热化七。**清化九**，此言金运。庚午年亦从正化生数，主清化四；庚子年亦从对化成数，主清化九。**燥化九**，此言在泉。庚午年燥化四，庚子年燥化九，义同上。**所谓正化日也**。正气所化。**其化上咸寒**，此言司天宜用之药食，《至真要大论》云：热淫所胜，平以咸寒。**中辛温**，此言金运宜用之药食。**下酸温**，此言在泉宜用之药食。《至真要大论》云：燥淫于内，治以苦温。**所谓药食宜也**。

辛未同岁会。**辛丑岁**同岁会。

上太阴土丑未太阴湿土司天。**中少羽水运**辛为水运，为少羽。新校正云：详此至七月丙申月，水还正羽。**下太阳水**太阳寒水在泉。**雨化风化胜**

复同,风胜,雨复。**所谓邪气化日也。**因胜而复,乃邪气所化之日。**灾一宫。**新校正云:详一宫,北室坎位,天玄司。**雨化五,**此言司天之化。土常以生,故辛未、辛丑年皆主雨化五。**寒化一,**此言在泉。新校正云:详此以运与在泉俱水,故只言寒化一。寒化一者,少羽之化气也。若太阳在泉之化,则辛未寒化一,辛丑寒化六。**所谓正化日也。**正气所化。**其化上苦热,**此言司天宜用之药食。《至真要大论》云:湿淫所胜,平以苦热。**中苦和,**此言运气宜用之药食。**下苦热,**此言在泉宜用之药食。《至真要大论》云:寒淫于内,治以甘热。**所谓药食宜也。**

壬申同天符。**壬寅岁**同天符。盖木运太过,下加厥阴,即厥阴为在泉也,故曰同天符。

上少阳相火寅申为相火司天。**中太角木运**壬为阳木,为太角。**下厥阴木**厥阴风木在泉。**火化二,**壬申为对化,从标成数,当云火化七;壬寅为正化,从本生数,当云火化二。**风化八,**新校正云:详此以运与在泉俱木,故只言风化八。风化八,乃太角之运化也。若厥阴在泉之化,则壬申风化三,壬寅风化八。**所谓正化日也。**正气所化。**其化上咸寒,**此言司天宜用之药食。**中酸和,**此言木运宜用之药食。**下辛凉,**此言在泉宜用之药食。**所谓药食宜也。**

癸酉同岁会。**癸卯岁**同岁会。火运不及,下加少阴,以在泉为火,故曰同岁会。

上阳明金阳明燥金司天。**中少徵火运**癸为阴火,为少徵。**下少阴火**少阴君火在泉。**寒化雨化胜复同,**寒胜,雨复。**所谓邪气化日也。**灾九宫。新校正云:详九宫,离位南室,天英司。**燥化九,**新校正云:详癸酉燥化四,癸卯燥化九。**热化二,**新校正云:详此以运与在泉俱火,故只言热化二。

热化二者,少徵之运化也。若少阴在泉之化,则癸酉热化七,癸卯热化二。**所谓正化日也**。正气所化。**其化上苦小温**,此言司天宜用之药食。**中咸温**,此言火运宜用之药食。**下咸寒**,此言在泉宜用之药食。**所谓药食宜也**。

甲戌岁会,同天符。**甲辰岁**岁会,同天符。运与年辰皆土,曰岁会;又土运太过,下加厥阴在泉,曰同天符。

上太阳水辰戌为太阳寒水司天。**中太宫土运**甲为阳土,为太宫。**下太阴土**湿土在泉。**寒化六**,详甲戌正化,从本生数,当云寒化一;甲辰对化,从标成数,当云寒化六。**湿化五**,新校正云:详此以运与在泉俱土,故只言湿化五。**正化日也**。**其化上苦热**,此言司天宜用之药食。《至真要大论》云:寒淫所胜,平以辛热。**中苦温**,此言土运宜用之药食。**下苦温**,此言在泉宜用之药食,《至真要大论》云:湿淫于内,治以苦热。**所谓药食宜也**。

乙亥　乙巳岁

上厥阴木巳亥为厥阴风木司天。**中少商金运**乙为阴金,为少商。新校正云:详乙亥年三月得庚辰月,早见干德符,即气还正商,火未得王而先平,火不胜则水不复,又亥是水得力年,故火不胜也。乙巳岁火来小胜,巳为火,佐于胜也。即于二月中气,君火时化日,火来行胜,不待水复,遇三月庚辰月,乙见庚而气自全,金还正商。**下少阳相火**相火在泉。**热化寒化胜复同**,热胜,寒复。**邪气化日也**。**灾七宫**。七为金方。**风化八**,此言司天。详乙亥正化,从本生数,当云风化三;乙巳对化,从标成数,当云风化八。**清化四**,此言金运。乙亥清化四,乙巳清化九。**火化二**,此言在泉。乙亥热化二,乙巳热化七。**正化度也**。度,谓日也。**其化上辛凉**,此言司天宜用之药食。**中酸和**,此言金运宜用之药食。**下咸寒**,此言在泉宜用之药食。**所谓药食宜也**。

丙子岁会。丙为水运,子为年辰,又为水,故曰岁会。**丙午岁**

上少阴火子午为少阴君火司天。**中太羽水运**丙为阳水，为太羽。**下阳明金**燥金在泉。**热化二，**此言司天。新校正云：详丙子岁热化七，金之灾得其半，以运水太过，胜于天令，天令减半，丙午热化二，午为火，少阴君火司天，运虽水，一水不能胜二火，故异于丙子岁。**寒化六，**此言水运太过者其数成，故寒化六。**清化四，**此言在泉，丙子燥化九，丙午燥化四。**正化度也。其化上咸寒，**此言司天宜用之药食。**中咸热，**此言水运宜用之药食。**下酸温，**此言在泉宜用之药食。《至真要大论》云：燥淫于内，治以酸温。**所谓药食宜也。**

丁丑　丁未岁

上太阴土丑未为太阴湿土司天。新校正云：详此木运平气上刑，天令减半。**中少角木运**丁为阴木，为少角。新校正云：详丁年正月壬寅为干德符，为正角。**下太阳水**太阳寒水在泉。**清化热化胜复同，**清胜，热复。**邪气化度也。灾三宫。**三宫木方。**雨化五，**此言司天，雨为湿土，五为土数。**风化三，**此言木运。不及者其数生，故风化三。**寒化一，**此言在泉，丁丑寒化六，丁未寒化一。**正化度也。其化上苦温，**此言司天宜用之药食。《至真要大论》云：湿淫所胜，平以苦热。**中辛温，**此言木运宜用之药食。**下甘热，**此言在泉宜用之药食。《至真要大论》云：寒淫于内，治以甘热。**所谓药食宜也。**

戊寅天符。**戊申岁**天符。火运上见少阳火，与司天相合，故曰天符。又详戊申年与戊寅年小异，申为金，佐于肺，肺受火刑，其气稍实，民病得半。

上少阳火寅申为相火司天。**中太徵火运**戊为阳火，为太徵。**下厥阴木**厥阴风木在泉。**火化七，**此言司天。详天符司天与运合，故只言火化七。火化七者，太徵之运气也。若少阳司天之气，则戊寅火化二，戊申火化七。**风化三，**此言在泉。戊寅风化八，戊申风化三。**正化度也。其化上咸寒，**此言司天宜用之药食。**中甘和，**此言火运宜用之药食。**下辛凉，**此言在泉宜用之药食。**所谓药食宜也。**

己卯详己卯，金与运土相得，子临父位为逆。**己酉岁**

上阳明金阳明燥金司天。**中少宫土运**己为阴土，为少宫。新校正云：详复罢土气未正，后九月甲戌月，土还正宫。己酉之年，木胜火微。**下少阴火**少阴君火在泉。**风化清化胜复同**，木胜，金复。**邪气化度也。灾五宫。**五为中土。**清化九**，此言司天，己卯燥化九，己酉燥化四。**雨化五**，此言土运。**热化七**，此言在泉。详己卯热化二，己酉热化七。**正化度也。其化上苦小温**，此言司天宜用之药食。**中甘和**，此言土运宜用之药食。**下咸寒**，此言在泉宜用之药食。**所谓药食宜也。**

庚辰　庚戌岁

上太阳水辰戌为太阳寒水司天。**中太商金运**庚为阳金，为太商。**下太阴土**湿土在泉。**寒化一**，此言司天。详庚辰寒化六，庚戌寒化一。**清化九**，此言金运。太过者其数成。**雨化五**，此言在泉。五为土数。**正化度也。其化上苦热**，此言司天宜用之药食。**中辛温**，此言金运宜用之药食。**下甘热**，此言在泉宜用之药食。**所谓药食宜也。**

辛巳　辛亥岁

上厥阴木巳亥为厥阴风木司天。**中少羽水运**辛为阴水，为少羽。详辛巳年，木复土罢，至七月丙申月，水还正羽。辛亥年为水平气，以亥为水相佐，为正羽，与辛巳年小异。**下少阳相火**相火在泉。**雨化风化胜复同**，雨胜，风复。**邪气化度也。**义见前。**灾一宫。**一为水之方。**风化三**，此言司天。详辛巳风化八，辛亥风化三。**寒化一**，此言水运。不及者其数生。**火化七**，此言在泉。辛巳热化七，辛亥热化二。**正化度也。其化上辛凉**，此言司天宜用之药食。**中苦和**，此言水运宜用之药食。**下咸寒**，此言在泉宜用之药食。**所谓药食宜也。**

壬午 壬子岁

上少阴火子午为少阴君火司天。**中太角木运**壬为阳木，为太角。**下阳明金**燥金在泉。**热化二**，此言司天。壬午热化二，壬子热化七。**风化八**，此言木运。太过者其数成。**清化四**，此言在泉。壬午燥化四，壬子燥化九。**正化度也。其化上咸寒**，此言司天宜用之药食。**中酸凉**，此言木运宜用之药食。**下酸温**，此言在泉宜用之药食。**所谓药食宜也。**

癸未 癸丑岁

上太阴土丑未为太阴湿土司天。**中少徵火运**癸为阴火，为少徵。详癸未、癸丑，左右二火为间相佐，又五月戊午干德符，癸见戊而气全，水来行胜，为正徵。**下太阳水**寒水在泉。**寒化雨化胜复同**，寒胜，雨复。**邪气化度也。灾九宫。**九为火之方。**雨化五**，此言司天，土之数五。**火化二**，此言火运。不及者其数生。**寒化一**，癸未寒化一，癸丑寒化六。**正气化度也。其化上苦温**，此言司天宜用之药食。《至真要大论》云：湿淫所胜，平以苦热。**中咸温**，此言火运宜用之药食。**下甘热**，此言在泉宜用之药食。《至真要大论》云：寒淫于内，治以甘热。**所谓药食宜也。**

甲申 甲寅岁

上少阳相火寅申为少阳相火司天。**中太宫土运**甲为阳土，为太宫。新校正云：详甲寅之岁，小异于甲申，以寅木可刑土，气之平也。**下厥阴木**风木在泉。**火化二**，此言司天。详甲申火化七，甲寅火化二。**雨化五**，此言土运，土常以生。**风化八**，此言在泉，详甲申风化三，甲寅风化八。**正化度也。其化上咸寒**，此言司天宜用之药食。**中咸和**，此言土运宜用之药食。**下辛凉**，此言在泉宜用之药食。**所谓药食宜也。**

乙酉太乙天符。**乙卯岁**天符。

上阳明金卯酉为阳明燥金司天。**中少商金运**乙为阴金，为少商。新校正云：按乙酉为正商，以酉金相佐，故得平气。乙卯之年，二之气君火分中，火来行胜，水来行复，其气未平，以三月庚辰乙得庚合，金运正商，其气乃平。**下少阴火**少阴君火在泉。**热化寒化胜复同**，热胜，寒复，**邪气化度也**。**灾七宫**。金之方。**燥化四**，此言司天。详乙酉燥化四，乙卯燥化九。**清化四**，此言金运，不及者其数生。**热化二**，此言在泉。详乙酉热化七，乙卯热化二。**正化度也**。**其化上苦小温**，此言司天宜用之药食。**中苦和**，此言金运宜用之药食。**下咸寒**，此言在泉宜用之药食。**所谓药食宜也**。

丙戌天符。**丙辰岁**天符。

上太阳水辰戌为太阳寒水司天。**中太羽水运**丙为阳水，为太羽。**下太阴土**湿土在泉。**寒化六**，此言司天与运。新校正云：详此以运与司天俱水运，故只言寒化六。寒化六者，太羽之运化，若太阳司天之化，则丙戌寒化一，丙辰寒化六。**雨化五**，此言在泉，土生数。**正化度也**。**其化上苦热**，此言司天宜用之药食。《至真要大论》云：寒淫所胜，平以辛热。**中咸温**，此言水运宜用之药食。**下甘热**，此言在泉宜用之药食。《至真要大论》云：湿淫于内，治以苦热。**所谓药食宜也**。

丁亥天符。　**丁巳岁**天符。

上厥阴木巳亥为厥阴风木司天。**中少角木运**丁为阴木，为少角。新校正云：详丁年正月壬寅，丁得壬合，为干德符，为正角平气。**下少阳相火**相火在泉。**清化热化胜复同**，清胜，热复。**邪气化度也**。**灾三宫**。木之方三。**风化三**，此言司天与运，新校正云：详此运与司天俱木，故只言风化三。风化三者，少角之运化也。若厥阴司天之化，则丁亥风化三，丁巳风化八。**火化七**，此言在泉。详丁亥热化二,丁巳热化七。**正化度也**。**其化上辛凉**,此言司天宜用之药食。**中辛和**,此言木运宜用之药食。**下咸寒**,此言在泉宜用之药食。**所谓药食宜也**。

戊子天符。**戊午岁**太一天符。

上少阴火子午为少阴君火司天。**中太徵火运**戊为阳火,为太徵。**下阳明金**燥金在泉。**热化七**,此言司天与运,新校正云:详此运与司天俱火,故只言热化七。热化七者,太徵之运化也。若少阴司天之化,则戊子热化七,戊午热化二。**清化九**,此言在泉。详戊子清化九,戊午清化四。**正化度也**。**其化上咸寒**,此言司天宜用之药食。**中甘寒**,此言火运宜用之药食。**下酸温**,此言在泉宜用之药食。《至真要大论》云:燥淫于内,治以苦温。**所谓药食宜也**。

己丑太一天符。**己未岁**太乙天符。

上太阴土丑未为太阴湿土司天。**中少宫土运**己为阴土,为少宫。新校正云:详是岁木得初气而来胜,脾乃病久,土至危,金乃来复,至九月甲戌月,己得甲合,土还正宫,**下太阳水**寒水在泉。**风化清化胜复同**,风胜,清复。**邪气化度也**。**灾五宫**。土之方生数。**雨化五**,此言司天与运。新校正云:详此运与司天俱土,故只言雨化五。**寒化一**,此言在泉。详己丑寒化六,己未寒化一。**正化度也**。**其化上苦热**,此言司天宜用之药食。《至真要大论》云:湿淫所胜,平以苦热。**中甘和**,此言土运宜用之药食。**下甘热**,此言在泉宜用之药食。**所谓药食宜也**。

庚寅 庚申岁

上少阳相火寅申为少阳相火司天。**中太商金运**庚为阳,金为太商。新校正云:详庚寅岁为正商,得平气,以上见少阳相火,下克于金运,不能太过。庚申之岁，申金佐之，乃为太商。**下厥阴木**风木在泉。**火化七**，此言司天。新校正云：详庚寅热化二，庚申热化七。**清化九**，此言金运。太过以成数。**风化三**，此言在泉。详庚辰风化八，庚申风化三。**正化度也**。**其化上咸寒**，此言司天宜用之药食。**中辛温**，此言金运宜用之药食。**下辛凉**，此言在泉宜用之药食。**所谓药食宜也**。

辛卯　辛酉岁

上阳明金卯酉为阳明燥金司天。**中少羽水运**辛为阴水，为少羽。新校正云：详此岁七月丙申，水运正羽。**下少阴火**君火在泉。**雨化风化胜复同**，雨胜，风复。**邪气化度也**。**灾一宫**。水之方。**清化九**，此言司天。详辛卯燥化九，辛酉燥化四。**寒化一**，此言水运不及之生数。**热化七**，此言在泉，详辛卯热化二，辛酉热化七。**正化度也**。**其化上苦小温**，此言司天宜用之药食。**中苦和**，此言水运宜用之药食。**下咸寒**，此言在泉宜用之药食。**所谓药食宜也**。

壬辰　壬戌岁

上太阳水辰戌为太阳寒水司天。**中太角木运**壬为阳木，为太角。**下太阴土**湿土在泉。**寒化六**，此言司天。新校正云：壬辰寒化六，壬戌寒化一。**风化八**，此言木运太过之成数。**雨化五**，此言在泉湿土，土常以生数。**正化度也**。**其化上苦温**，此言司天宜用之药食。《玄珠》云：上甘温。《至真要大论》云：寒淫所胜，平以辛热。**中酸和**，此言木运宜用之药食。**下甘温**，此言在泉宜用之药食。《玄珠》云：下酸平。《至真要大论》云：湿淫于内，治以苦热。**所谓药食宜也**。

癸巳同岁会　癸亥岁同岁会

上厥阴木巳亥为厥阴风木司天。**中少徵火运**癸为阴火，为少徵。新校正云：详癸巳正徵，火气平，一谓巳为火，亦名岁会，二谓水未得化，三谓五月戊午月，癸得戊合，故得平气。癸亥之岁，亥为水，水得年力，便来行胜，至五月戊午月还正徵，其气始平。**下少阳火**，相火在泉。**寒化雨化胜复同**，寒胜，雨复。**邪气化度也。灾九宫。**火之方。**风化八**，此言司天。详癸巳风化八，癸亥风化三。**火化二**，此言运与在泉。新校正云：详此运与在泉俱火，故只言火化二。火化二者，少徵火运之化也。若少阳在泉之化，则癸巳热化七，癸亥热化二。**正化度也。其化上辛凉**，此言司天宜用之药食。**中咸和**，此言火运宜用之药食。**下咸寒**，此言在泉宜用之药食。**所谓药食宜也。**

九宫分野所司之图

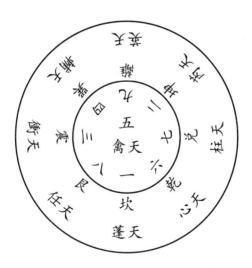

本篇云五运不及之岁，则有灾宫所向之位，故不可一概而论灾也。经曰九星悬朗，七耀周旋者，乃天之九星所主分野，故少角岁云灾三宫，东室震位，天冲司也。少徵岁云灾九宫，南室离位，天英司也。少宫岁云灾五宫，中室，天禽司也，寄位二宫坤位。少商岁云灾七宫，西室兑位，天柱司也。少羽岁云灾一宫，

北室坎位,天蓬司也。皆以运气不及之方言之。按《天元玉册》曰:天蓬一,水
正之宫也;天芮二,土神之应宫也;天冲三,木正之宫也;天辅四,木神之应宫也;
天禽五,土正之宫也;天心六,金神之应宫也;天柱七,金正之宫也;天任八,火神
之应宫也;天英九,火正之宫也。下以应九州之分野,谓翼兖青徐扬荆豫梁
雍也。

**凡此定期之纪,胜复正化,皆有常数,不可不察。故知其要者,
一言而终,不知其要,流散无穷。此之谓也。** 按《至真要大论》亦有知其
要者四句,彼言南北政。

此总结上文定期之纪,乃要之当知者也。

**帝曰:善。五运之气,亦复岁乎? 岐伯曰:郁极乃发,待时而作
也。帝曰:请问其所谓也。岐伯曰:五常之气,太过不及,其发异也。
帝曰:愿卒闻之。岐伯曰:太过者暴,不及者徐,暴者为病甚,徐者为
病持。**

此言五气之郁,其发异,其病殊者,以太过不及为准也。帝承上
文而问五运之气有胜则有复,其复每岁然乎? 伯言五运郁极乃发,
如下文土郁发于四气,金郁发于五气,水郁发于二火前后,木郁发无
常时,火郁发于四气。盖太过者其至先,不及者其至后,而发有异
耳。然太过之岁,发之必暴,暴则病甚而危;不及之岁,发之必徐,徐
则病缓而相持耳。按后《刺法》《本病》二篇,亦有欲升不升、欲降不降、郁极
乃发、待时而作等语。但彼以升降成郁,而此以胜复成郁,其义不同,观上节有
胜复正化之胜复二字,至后火郁之发,末后有拂之应而后报也之报字,则不可以
升降成病之义释之矣。

**帝曰:太过不及,其数何如? 岐伯曰:太过者其数成,不及者其
数生,土常以生也。**

此言太过不及之岁,各以生成为数也。帝承上文而问六十年定期之纪,凡热化二,雨化五,燥化四之类,其数何以为准也?伯言太过之岁以成数数之,不及之岁以生数数之,其土年则以生数之五为数也。《易》之《系辞》曰:天一生水,地六成之;地二生火,天七成之;天三生木,地八成之;地四生金,天九成之;天五生土,地十成之。此生成之数所以分也。

生成数图

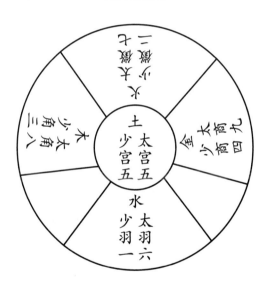

帝曰:其发也何如?岐伯曰:土郁之发,岩谷震惊,雷殷气交,埃昏黄黑,化为白气,飘骤高深,击石飞空,洪水乃从,川流漫衍,田牧土驹。化气乃敷,善为时雨,始生始长,始化始成。故民病心腹胀,肠鸣而为数后,甚则心痛胁䐜,呕吐霍乱,饮发注下,胕肿身重,云奔雨府,霞拥朝阳,山泽埃昏,其乃发也,以其四气。云横天山,浮游生灭,怫之先兆。

此言土郁之发,有气象,有气化,有民病,有时候,有先兆也。试言甲己土岁,或太过而不务其德,或不及之岁,皆木胜金复则郁,郁极乃发,其发何如?岩谷震惊,雷殷气交,天地有声也。《诗》云:殷其雷,在南山之阳。气交,三四气之交,见前文。王注以为土之上,尽山之高者非。埃昏黄黑,天地易色也。化为白气,飘骤高深,击石飞空,土生金色,天地易气也。洪水乃从,川流漫衍,田牧土驹,言洪水为灾,而兊土如驹之牧于田野也。化气乃敷,善为时雨,始生始长,始化始成,言土郁既发,而气化始行也。故民病有为心腹胀,为肠鸣而数去其后,甚则为心痛,为胁膜胀,为呕吐,为霍乱,为饮发,所饮从上而出。为注下,从下而注。为胕肿,为身重也。然其发郁之候,云奔于雨府,霞拥于朝阳,而山泽埃昏,正六月中气大暑日,交土之四气,乃土郁之所发也。方其始时,云横天山,或浮或游,或生或灭,其气靡常,斯土气怫郁之先兆,后乃因之而郁极耳。

金郁之发,天洁地明,风清气切,大凉乃举,草树浮烟,燥气以行,霜雾数起,杀气来至,草木苍干,金乃有声。故民病欬逆,心胁满引少腹,善暴痛,不可反侧,嗌干,面陈色恶。山泽焦枯,土凝霜卤,怫乃发也,其气五。夜零白露,林莽声悽,怫之兆也。陈,尘同。

此言金郁之发,有气象,有气化,有民病,有时候,有先兆也。乙庚之岁,或太过而不务其德,或不及之岁,皆火胜水复则郁,郁极乃发,其发何如?天洁地明,风清气切,大凉乃举,草树浮烟,此气象也。及燥气已行,霜雾数起,杀气乃至,草木苍干,凡物属金者,皆有其声,此气化也。故民病有为欬逆,为心胁满而下引少腹,为善暴痛,不可反侧,为嗌干,为面尘色恶也。然其发郁之际,山泽焦枯,土凝其霜如咸卤然,正当八月中气秋分,日交金之五气,则怫郁之所发也。方其始时,夜零白露,林莽声悽,斯金气怫郁之先兆,后乃随之而郁极耳。

水郁之发,阳气乃辟,避。**阴气暴举,大寒乃至,川泽严凝,寒雾结为霜雪,甚则黄黑昏翳,流行气交,乃为霜杀,水乃见祥。故民病寒客心痛,腰脽痛,大关节不利,屈伸不便,善厥逆,痞坚腹满。阳光不治,空积沉阴,白埃昏暝,而乃发也,其气二火前后。太虚深玄,气犹麻散,微见而隐,色黑微黄,怫之先兆也。**

此言水郁之发,有气象,有气变,有民病,有时候,有先兆也。丙辛水岁,或太过而不务其德,或不及之岁,皆土胜木复则郁,郁极乃发,其发何如?阳气反避,而阴气猝举,大寒乃至,川泽严凝,其寒雾之气结为霜雪,甚则黄黑昏翳,流行于气交之时,水郁既发,乃为霜杀,水祥亦见,此气变也。故民病为寒所客,当为心痛,为腰脽痛,为关节不利,屈伸不便,为厥逆,为痞坚,为腹满也。然其发郁之际,阳光不治,而沉阴积于空中,白埃之气为之昏暝。二月中气春分,日交君火之二气,四月中气小满,日交相火之三气。君火之后,相火之前,大约六十日之内,乃水郁之所发也。方其始时,太虚深玄,黯黑。气似散麻,色黑微黄,每于寅后卯时候之,此水气怫郁之先兆,后乃因之而郁极耳。

木郁之发,太虚埃昏,云物以扰,大风乃至,屋发折木,木有变。故民病胃脘当心而痛,上支两胁,鬲咽不通,食饮不下,甚则耳鸣眩转,目不识人,善暴僵仆。太虚苍埃,天山一色,或为浊色,黄黑郁

若,横云不起雨,而乃发也,其气无常。长川草偃,柔叶呈阴,松吟高山,虎啸岩岫,怫之先兆也。

此言木郁之发,有气象,有气变,有民病,无定候,有先兆也。丁壬木岁,或太过而不务其德,或不及之岁,皆金胜火复则郁,郁极则发,其发何如? 太虚埃昏,云物已扰,大风乃至,以木属厥阴而为风也。屋必发,木必折,致木生怪状而为变。故民病有为胃脘当心而痛,为上支两胁,鬲咽不通,食饮不下,甚则为耳鸣,为眩转,目不识人,为善暴死也。然其发郁之候,太虚苍埃,天山一色,或为浊色,黄黑郁若,横云虽不起雨,而乃发也。土郁发于四之气,金郁发于五之气,水郁发于二火前后,火郁发于四之气,发各有时,惟风气无常,不可以时定也。下节云:木发无时,水随火也。方其始时,长川草偃,柔叶呈阴,松吟高山,虎啸岩岫,《易》云:风从虎。此风气怫郁之先兆,后乃因之而郁极耳。

火郁之发,太虚肿翳,大明不彰,炎火行,大暑至,山泽燔燎,材木流津,广厦腾烟,土浮霜卤,止水乃减,蔓草焦黄,风行惑言,湿化乃后。故民病少气,疮疡痈肿,胁腹胸背、面目四支膜愤,胪胀,疡痱呕逆,瘛疭骨痛,节乃有动,注下温疟,腹中暴痛,血溢流注,精液乃少,目赤心热,甚则瞀闷懊憹,善暴死。刻终大温,汗濡玄府,其乃发也,其气四。动复则静,阳极反阴,湿令乃化乃成。华发水凝,山川冰雪,焰阳午泽,怫之先兆也。有怫之应,而后报也,皆观其极而乃发也。木发无时,水随火也。谨候其时,病可与期,失时反岁,五气不行,生化收藏,政无恒也。

此言火郁之发,有时象,有气化,有民病,有时候,有先兆也。戊癸火岁,或太过而不务其德,或不及之岁,皆水胜土复则郁,郁极则发,其发何如? 太虚迷漫,似肿而翳,大明不彰,炎火行,大暑至,山泽燔燎,材木流津,热炙汁见。广厦腾烟,土浮咸卤如霜,止水减少,蔓草焦黄,风行惑言,火气熏蒸,风亦行之,人有所言,难以清听,不免有惑。湿气未布。故民病有为少气,为疮疡,为痈肿,为胁腹胸背、面首四肢膜愤,为胕胀,为疡痱,为呕逆,为瘛疭,为骨痛,为节乃有动,为注下,为温疟,为腹中暴病,为血溢,为流注,为少精液,为目赤,为心热,甚则为瞀闷,为懊憹,为善暴死也。然其发郁之际,百刻方终,而天气大温,汗濡玄府,汗空。正当六月中气大暑日,交土之四气,则其郁乃发也。上文言湿化乃后,而至此则动极复静,阳极阴生,湿令为化为成矣。方其始时,华发水凝,草木之叶凝脂。山川冰雪,山川之雪为冰。焰阳当午而润,乃怫郁之先兆,后乃郁久而极耳。故必有怫之应,而后有所报,皆观其极而乃发也。彼木发无时,不与四运同者,以水为阴,火为阳,而水火者为阴阳之征兆。自五行而言,则水生木,木生火;自相胜而言,则水胜火,水火相随。所以木不主时,而风行不常也。上节云:其气无常。谨候五郁之时,而各病可以与合,否则不候其时,是谓先时反岁,五气不行,而凡生化收藏,皆不恒其政矣。

帝曰:水发而雹雪,土发而飘骤,木发而毁折,金发而清明,火发而曛昧,何气使然? 岐伯曰:气有多少,发有微甚,微者当其气,甚者兼其下,征其下气而见可知也。

此言五郁之发,有多少微甚之异也。《六微旨大论》曰:水位之下,土气承之。盖冬水极,土生承之,从微渐化,至长夏著也。今水发而雹雪,以寒水之零,半兼土承之,故雹雪。土位之下,木气承之。

盖长夏土极，木生承之，从微渐化，至春著也，今土发而飘骤，以土湿之雨，半兼风承之，故飘骤。金位之下，火气承之。盖秋金极，火生承之，从微渐化，至夏著也，今金发而清明，以金燥之清，半兼火承之，故清明。火位之下，阴精承之。夏君火极，阴精承之，从微渐化，至冬著也。今火发而嘘昧，以火热之明，半兼水承之，故嘘昧。是其五行之气有多少，故所发之郁有微甚，微者即其所发，各当五行之位也；甚者兼其承下之气，而验其下气而见者也。

帝曰：善。五气之发，不当位者何也？岐伯曰：命其差。帝曰：差有数乎？岐伯曰：后皆三十度而有奇也。

此言五气之发，不合于本位者，以其数之不同也。夫五气之发，有不当其位者，正以数之不同，大约有三十度而有奇，故不得当其位耳。按《至真要大论》云：胜复之作，动不当位，或后时而至，其故何也？岐伯曰：夫气之生，与其化衰盛异也。寒暑温凉盛衰之用，其在四维。故阳之动，始于温，盛于暑；阴之动，始于清，盛于寒。春夏秋冬，各差其分，故《大要》曰：彼春之暖，为夏之暑；彼秋之忿，为冬之怒。谨按四维，斥候皆归，其终可见，其始可知。但彼论胜复之不当位，此论五气之发不当位，所论胜复五气之发则异，而命其差之义则同，大约差三十度余四十三刻耳。

帝曰：气至而先后者何？岐伯曰：运太过则其至先，运不及则其至后，此候之常也。帝曰：当时而至者何也？岐伯曰：非太过非不及，则至当时，非是者眚也。帝曰：善。气有非时而化者何也？岐伯曰：太过者当其时，不及者归其己胜也。

此言气至时化，有当时及不当时之义也。气至而有先后者，正以五运太过则其至先，五运不及则其至后，彼当时而至，亦以非太过不及之年也，若非太过不及之年而至有先后，是乃灾眚之至耳。气有非时而化者,正以运之太过者当其时而化,运之不及者归其己之被胜者而为化,如冬暖、春凉、秋热、夏寒之类是也。《六微旨大论》云:其有至而至,有至而不至,有至而太过,何也?岐伯曰:至而至者和;至而不至,来气不及也;未至而至,来气有余也。帝曰:至而不至,未至而至,何如?岐伯曰:应则顺,否则逆,逆则变生,变生则病。

帝曰:四时之气,至有早晏高下左右,其候何如?岐伯曰:行有逆顺,至有迟速,故太过者化先天,不及者化后天。帝曰:愿闻其行何谓也?岐伯曰:春气西行,夏气北行,秋气东行,冬气南行。故春气始于下,秋气始于上,夏气始于中,冬气始于标。春气始于左,秋气始于右,冬气始于后,夏气始于前。此四时正化之常。故至高之地,冬气常在,至下之地,春气常在,必谨察之。帝曰:善。

此言四时之气,所至有早晏高下左右之义也。四时之气有早晏者,以太过之运则先天而至,不及之运则后天而至也。其有高下者,以天地阴阳四时有升降之妙也。春夏之气本主东南,而其气则降于西北;秋冬之气本主西北,而其气则升于东南。故春气者,始于往年在下之气所升;秋气者,由于今年在上之气所降;夏气者,始于今年中气所升。《六微旨大论》云:少阳之上,火气治之,中见厥阴;阳明之上,燥气治之,中见太阴;太阳之上,寒气治之,中见少阴;厥阴之上,风气治之,中见少阳;少阴之上,热气治之,中见太阳;太阴之上,湿气治之,中见阳明。冬气者,始于今年标气所降。假如少阳之上,火气治之,其火气为本,少阳为标;厥阴之上,风气治之,中见少阳,其风气为本,厥阴为标;阳明之上,燥气治之,中见太阳,其燥气为本,阳明为标;太阴之上,湿气治之,其湿气为本,太阴为标;太阳之上,寒气治之,其寒气为本,太阳为标;少阴之上,热气治之,中见太阳,其热气为本,少阴为标。其有左右者,以春为左,夏为前,秋为右,冬为后,各皆随其方而始耳。故至高之地,冬气常在,阴之升也,所谓冬气南行者是也;至下之地,春气常在,阳之降也,所谓春气西行者是也。

黄帝问曰:五运六气之应见,六化之正,六变之纪何如?岐伯对曰:夫六气正纪,有化有变,有胜有复,有用有病,不同其候,帝欲何乎?帝曰:愿尽闻之。岐伯曰:请遂言之。夫气之所至也,厥阴所至为和平,少阴所至为暄,太阴所至为埃溽,少阳所至为炎暑,阳明所至为清劲,太阳所至为寒雾,时化之常也。厥阴所至为风府,为璺启,少阴所至为大火府,为舒荣,太阴所至为雨府,为员盈,少阳所至为热府,为行出,阳明所至为司杀府,为庚苍,大阳所至为寒府,为归藏,司化之常也。厥阴所至为生为风摇,少阴所至为荣为形见,太阴所至为化为云雨,少阳所至为长为蕃鲜,阳明所至为收为雾露,太阳所至为藏为周密,气化之常也。厥阴所至为风生,终为肃;少阴所至为热生,中为寒;太阴所至为湿生,终为注雨;少阳所至为火生,终为蒸溽;阳明所至为燥生,终为凉;太阳所至为寒生,中为温,德化之常也。厥阴所至为毛化,少阴所至为羽化,太阴所至为倮化,少阳所至为羽化,阳明所至为介化,太阳所至为鳞化,德化之常也。厥阴所至为生化,少阴所至为荣化,太阴所至为濡化,少阳所至为茂化,阳明所至为坚化,太阳所至为藏化,布政之常也。厥阴所至为飘怒大凉,少阴所至为大暄寒,太阴所至为雷霆骤注烈风,少阳所至为飘风燔燎霜凝,阳明所至为散落温,太阳所至为寒雪冰雹白埃,气变之常也。厥阴所至为挠动为迎随,少阴所至为高明焰为曛,太阴所至为沉阴为白埃为晦暝,少阳所至为光显为彤云为曛,阳明所至为烟埃为霜为劲切为悽鸣,太阳所至为刚固为坚芒为立,令行之常也。厥阴所至为里急,少阴所至为疡胗身热,太阴所至为积饮否隔,少阳所至为嚏呕为疮疡,阳明所至为浮虚,太阳所至为屈伸不利,病之常也。厥阴所至为支痛,少阴所至为惊惑恶寒战栗谵妄,太阴所至为稸满,少阳所至为惊躁瞀昧暴病,阳明所至为鼽尻阴股膝髀腨骱足病,太阳所至为腰痛,病之常也。厥阴所至为缋戾,少阴所至为悲妄衄蔑,太阴所至为中满霍乱吐下,少阳所至为喉痹耳鸣呕涌,阳明所至为胁痛皴揭,太阳所至为寝汗痉,病之常也。厥阴所至为胁痛呕泄,少阴所至为语笑,太阴所至为重胕肿,少阳所至为暴注䐜瘈暴死,阳明所至为鼽嚏,太阳所至为流泄禁止,病之常也。凡此十二变者,报德以德,报化以化,报政以政,报令以令,气高则高,气下则下,气后则后,气前则前,气中则中,气外则外,位之常也。故风胜则动,热胜则肿,燥胜则干,寒胜则浮,湿胜则濡泄,甚则水闭胕肿,随气所在,以言其变耳。帝曰:愿闻其用也。岐伯曰:夫六气之用,各归不胜而为化,故太阴雨化,施于太阳;太阳寒化,施于少阴;少阴热化,施于阳明;阳明燥化,施于厥阴;厥阴风化,施于太阴。各命其所在以征之也。帝曰:自得其位何如? 岐伯曰:自得其位,常化也。帝曰:愿闻所在也。岐伯曰;命其位而方月可知也。<small>痉,音敬。</small>

　　此详论五运六气应见之候也。六气之正者,常气也。六变之纪者,变气也。有化有变,有胜有复,有用有病之六候者,其化之一候,六化之正应见也。变胜复用病,五候六变之纪应见也。厥阴所至为和平至流泄禁止十二节,论化变病三候也。其曰时化、司化、气化、德化之常,及布政、令行之常者,论化之候也;其曰气变之常者,论变之候也;其曰病之常者,论病之候也。凡此十二变至以言其变一节,论胜复之二候也。六气之用至方月可知也一节,论用之一候也。时化之常者,六部生气之常化也。司化之常者,司天在泉六位之常化也。气化之常者,五运之常化也。厥阴所至为和平,初之气,木之化也。少阴所至为喧,二之气,君火也。太阴所至为埃溽,四之气,土之化也。少阳所至为炎暑,三之气,相火也。阳明所至为清劲,五之气,金之化也。太阳所至为寒雾,终之气,水之化也。时化之常者,四时正化之常候也。风府、大火府、雨府、热府、司杀府、寒府,言六气各有所司也。爧者,秦晋方言,乃物裂而未破之谓,凡物被风裂也。启,开也。少阴为君,故曰大火府。少阳为相,故曰热府。员盈,犹俗云员满也,凡物承土化,质员盈满。行出者,热气出行也。庚者,更也。更苍者,物更为苍也。司化之常者,生荣化长收藏,亦正化之常也。风摇,木之化;形见,火之化;云雨,土之化;蕃鲜,火之化;雾露,金之化;周密,水之化,乃气化之常也。按《六微旨大论》云:风位之下,金气承之。故厥阴为风生,而终为肃。少阴之上,热气治之,中见太阳。故为热生,而中为寒。又曰:君火之下,阴精承之。亦为寒之义也。土位之下,风气承之。王注云:疾风之后,时雨乃零,湿为风吹,化而为雨。故太阴为湿生,而终为注雨。相火之下,水气承之。故少阳为火生,而终为蒸溽。金位之下,火气承之。故阳明为清生,而终为燥。太阳之上,寒气治之,中见少阴。故为寒生,而中为温也。其风生、热生、湿生、火生、燥生、寒生六者,本气也。终为肃、终为注雨、终为蒸溽、终为凉四者,标气也。中为寒、中为温二者,中气也。夫本之下,中之见也;见之下,气之标也。故其生物之德,皆始于本气,终于标气,而中气常居标本之中,故言标本则中气在其中矣。惟少阴、太阳言中而不言终者,盖少阴、太阳中气与标同,故言中则标气亦在其中矣。德化之常者,德生植物之常化也;其次德化之常者,德生动物之常化也。风生毛形,热生翩形,湿生倮形,火生羽形,燥生介形,寒生鳞形,六化皆为主气及间气所在而各化生,常无替也,非德化,则无能化化生生也。生化者,温化也。荣化者,暄化也。濡化者,湿化也。茂化者,热化也。坚化者,凉化也。藏化者,寒化也。布政之常者,亦正化之常也。厥阴所至为飘怒大凉者,风位之下,金气承之,木气为飘怒,金气为大凉也。少阴所至为大暄寒者,君火之下,阴精承之,君火为大暄,阴精为寒也。太阴所至为雷霆骤注烈风者,土位之下,风气承之,土气为雷霆骤注,风气为烈风也。少阳所至为飘风燔燎霜凝者,相火之下,水气承之,火气为飘风燔燎,水气为霜凝也。阳明所至为散落温者,金位之下,火气承之,金气为散落,火气为温也。太阳所至为寒雪冰雹白埃者,水位之下,土气承之,水气为霜雪冰雹,土气为白埃也。气变之常者,变常平之气而为甚用也。惟用甚不已,则下承之气兼行,故皆非本气耳。厥阴所至为挠动为迎随者,风之性也。少阴所至为高明为焰为曛,少阳所至为光显为彤云为曛者,火之性也。太阴所至为沉阴为白埃为晦暝者,土之性也。阳明所至为烟埃为霜为劲切为凄鸣者,金之性也。太阳所至为刚固为坚芒为立者,寒之化也。令行之常者,谓风寒暑湿燥火而为令,庶物莫能违也。病之常者有四:厥阴所至为肝胆病,少阴所至为心与小肠病,太阴所至为脾胃病,少阳所至为三焦病,阳明所至为肺与大肠病,太阳所至为肾与膀胱病者,一而已矣。里急者,筋缩也。疡胕身热者,火气生也。积阴否隔者,土气也。

嚏呕疮疡，皆火也。浮虚者，皮肤薄肿，按之复起也。屈伸不利者，腰脊不能屈伸也。支痛，支胁痛也。惊惑及恶寒战栗、谵言妄语，皆心气不足也。稸满者，脾气不足也。惊躁瞀昧暴病，亦火病也。瘛者，手阳明大肠病也。阴股膝髀胻足病，足阳明胃病也。腰痛，膀胱与肾病也。缓戾，筋病也。悲妄衄蔑，心病也。中满霍乱吐下，脾病也。喉痹耳鸣呕涌，火病也。胁痛主胃，皴揭主大肠，皮病也。寝汗，盗汗也。痉者，肾气不足也。胁痛呕泄，肝胆病也。语笑者，心病也。体重胕肿者，脾病也。暴注者，下迫也。目跳为瞤，身战为瘛，及暴死者，火病也。瘛嚏者，手阳明病也。注泄禁止者，足太阳病也。凡正文厥阴、少阴、太阴等语，俱主岁言，而人病则合于岁也。凡此十二变者，言前德化政令病变十二节之候，若不当岁步主客正位而至者，则属变气而为胜复也。凡胜复之候至，其胜气变德则报复以德，变化则报复以化，变政令则报复以政令，而其气之往复不能相移也。所变之气居高则报复亦高，居下则报复亦下，居后则报复亦后，居前则报复亦前，居中则报复亦中，居外则报复亦外，而其位之高下亦不能相移也。由是言之，则天下风寒暑湿燥火之变，常不能同也。故南方清燥而旱，北方雨湿而潦者有之，中原冰雪而寒，左右郁蒸而热者有之。况地理有高下，形势有大小，高者气寒多清燥，下者气热多雨湿，小者小异，大者大异，而错杂于天道不一之变。王氏释高下前后中外，俱作人身生病之所，而不及地理之分野，宜乎？程子以天下旱潦常不同之义，非运气主岁之说也。风胜则动，热胜则肿，燥胜则干，寒胜则浮，湿胜则濡泄，甚则水闭胕肿，随气所在以言其变者，胜复为病之位也。假若风于高处胜，则人身亦于高处病头重而掉眩；风于下处胜，则人身亦于下处病足动而战栗。又如热于高处胜，则人身亦于腰上分野病肿热；热于下处胜，则人身亦于腰下分野病肿热。皆随六气胜复之所在有高下前后中外,以言其变病之所也。六气之用,各归不胜而为化者,谓各归不胜之方月施化也。方月者,按方坐月也。假如厥阴司天之岁,则阳明之位,即在泉之左间,其方月东北,初之气也;太阳之位,即司天之右间,其方月东南,二之气也;厥阴正司天之位,其方月正南,三之气也;少阴之位,即司天之左间,其方月西南,四之气也;太阴之位,即在泉之右间,其方月西北,五之气也;少阳正在泉之位,其方月正北,终之气也。故其岁施用,太阴雨化施于东南太阳之位,乃二之气也;太阳寒化施于西南少阴之位,乃四之气也;少阴热化施于东北阳明之位,乃初之气也;阳明燥化施于正南厥阴之位,乃三之气也;厥阴风化施于西北太阴之位,乃五之气也。皆各命其所在之化,以征验其所施之化,即于岁同法推之耳。自得其位者,在本位之方月施化也。如厥阴之岁,则太阴自得于西北,当五之气,而本位施其雨化也;太阳自得于东南,当二之气,而本位施其寒化也;少阴自得于西南,当四之气,而本位施其热化也;少阳自得于正北,当终之气,而本位施其火化也;阳明自得于东北,当初之气,而本位施其燥化也;厥阴自得于正南,当三之气,而本位施其风化也,亦于岁同法推之耳。按假如厥阴司岁之义,可将《六微旨大论》下六六之节图参看。

帝曰:六位之气盈虚何如?岐伯曰:太少异也,太者之至徐而常,少者暴而亡。

此承上文而言六气之盈虚,以太过不及而分,其病有迟速生死之殊也。太少者,即太角少角之谓,阳年为太过为太,阴年为不及为少,六气盈虚于此异也。六气之盈者为病,其势反徐而微,治法当逆之也。六气之虚者为病,其势反暴而甚,其治法当从之也。人见虚者为病,其气暴烈,骤用峻剂攻之,则热病未已,寒病复始。殊不知太者之气反微,少者之气反甚耳。

帝曰:天地之气,盈虚何如?岐伯曰:天气不足,地气随之,地气不足,天气从之,运居其中而常先也。恶所不胜,归所同和,随运归从而生其病也。故上胜则天气降而下,下胜则地气迁而上,胜多少而差其分,微者小差,甚者大差,甚则位易气交易,则大变生而病作矣。《大要》曰:甚纪五分,微纪七分,其差可见。此之谓也。恶,去声。

此承上文而言司天在泉之气,亦有盈虚之分也。司天之气不足,则在泉之气随之而升,盖下胜则地气迁而上。在泉之气不足,则司天之气从之而降,盖上胜则天气降而下。其间五运之气则居于其中,而天降则先天而降,地升则先地而升,所不胜者则恶之,所同和者则归之。假如丁壬木运,司天在泉为金则不胜,司天在泉为木为火则同和,随吾运之所从,而民病是生。凡司天在泉胜有多少,则差有多寡,其微者之差少,甚者之差大,大差则位易而变大,当夫气交之际而位斯易焉,乃大变生而民祸作矣。《大要》差之甚者计有其半,差之微者止十分之三耳。所谓差者,乃相去不同之义,非过差之差,天道以太少而有盈虚,何过差之有哉!

帝曰:善。论言热无犯热,寒无犯寒,余欲不远寒、不远热奈何?岐伯曰:悉乎哉问也!发表不远热,攻里不远寒。帝曰:不发不攻而犯寒犯热何如?岐伯曰:寒热内贼,其病益甚。帝曰:愿闻无病者何如?岐伯曰:无者生之,有者甚之。帝曰:生者何如?岐伯曰:不远热则热至,不远寒则寒至。寒至则坚否腹满,痛急下利之病生矣;热

至则身热,吐下霍乱,痈疽疮疡,瞀郁注下,胕瘰肿胀,呕鼽衄,头痛,骨节变,肉痛,血溢血泄,淋闷之病生矣。帝曰:治之奈何?岐伯曰:时必顺之,犯者治以胜也。

此言汗下其邪者,可以偶犯寒热,而无故犯之者非也。邪郁于表则用热药以发之,热积于里则用寒药以攻之。若非发表而犯热,则热贼内而热反甚,非攻里而犯寒,则寒贼内而寒反甚矣。彼无病而误服者,仅足以生病耳,奚止于有病而甚者哉!故犯寒则寒至,凡为坚否,为腹满,为痛急,为下利之病生矣。犯热则热至,凡为身热,为吐下,为霍乱,为痈疽,为疮疡,为瞀郁,为注下,为胕瘰,为肿胀,为呕,为鼽,为头痛,为骨节变,为肉痛,为血溢,为血泄,为淋闷之病生矣。治之者,春则宜凉,夏则宜寒,秋则宜温,冬则宜热,时所当用,不可不顺;其有犯而病甚者,则犯热治以咸寒,犯寒治以甘热,犯凉治以苦温,犯温治以辛凉,治之以所胜,而病可解矣。

黄帝问曰:妇人重身,毒之何如?岐伯曰:有故无殒,亦无殒也。帝曰:愿闻其故何谓也?岐伯曰:大积大聚,其可犯也,衰其大半而止,过者死。重,平声。

此言妊妇之用毒药者,可用而不可过也。妇人怀妊,谓之重身。然用毒药以治其病者,正以内有其故,则有病以当毒药,其子必无殒也,不惟子全,而母亦无殒也。但有大积大聚,或病甚不堪,不得不用此以犯之,只宜衰其大半而止药,彼病自渐去。若过用其药,则败损真气,而母子未必不殒矣。王注先母而后子者非。

帝曰:善。郁之甚者,治之奈何?岐伯曰:木郁达之,火郁发之,土郁夺之,金郁泄之,水郁折之,然调其气,过者折之,以其畏也,所

谓泻之。

此言治五郁之法也。上文五郁，五运之郁也。此言五郁，人身之郁也，或有天时之郁而成之者，或以五脏之郁而自成者。木郁者，肝病也，宜吐而达之。火郁者，心病也，宜汗而发之。土郁者，脾病也，宜下而夺之。金郁者，肺病也，宜解其表、利其小便而渗泄之。水郁者，肾病也，宜制其冲逆而折抑之。既治其病，复观其虚实而调其气。若病之太过者，乃以其所畏者而折之，以咸泻肾，以酸泻肝，以辛泻肺，以甘泻脾，以苦泻心，则过者可制矣。

帝曰：假者何如？岐伯曰：有假其气，则无禁也。所谓主气不足，客气胜也。

此言治病有假借之法者，以主气不足，而客气之胜也。前文治各司天之政，有用温远温，用凉远凉，用热远热，用寒远寒，此治病之正法也。内有假者，反常之法，则用寒热温凉而犯之者有矣。盖上文不远热、不远寒者，以其发表攻里，而有邪存也。若假者，反常之法，则虽内伤亦有反常者，故帝复问之耳。伯言每岁六气，自有主气，而又有客气之所加，惟主气不足，而客气胜之，则假借其寒热温凉之气，以扶主气而应客气，故虽犯之而无所禁耳。

帝曰：至哉圣人之道！天地大化，运行之节，临御之纪，阴阳之政，寒暑之令，非夫子孰能通之！请藏之灵兰之室，署曰《六元正纪》，非斋戒不敢示，慎传也。

此帝赞此论之妙而藏之也。

刺法论篇第七十二

旧本云：此与后卷《本病论》俱亡，今有《素问遗篇》存此二篇。

黄帝内经素问注证发微卷之九

本病论篇第七十三亡,后补。

至真要大论篇第七十四

此篇总括前八篇未尽之义,至真至要,故名。

黄帝问曰:五气交合,盈虚更作,余知之矣。六气分治,司天地者,其至何如?岐伯再拜对曰:明乎哉问也!天地之大纪,人神之通应也。帝曰:愿闻上合昭昭,下合冥冥,奈何?岐伯曰:此道之所主,工之所疑也。帝曰:愿闻其道也。岐伯曰:厥阴司天,其化以风;少阴司天,其化以热;太阴司天,其化以湿;少阳司天,其化以火;阳明司天,其化以燥;太阳司天,其化以寒。以所临脏位,命其病者也。帝曰:地化奈何?岐伯曰:司天同候,间气皆然。帝曰:间气何谓?岐伯曰:司左右者,是谓间气也。帝曰:何以异之?岐伯曰:主岁者纪岁,间气者纪步也。更,平声。

此明司天、在泉、间气之化,随六气所在而移之也。五运分为五气,以太过不及而有盈有虚也。《天元纪大论》曰:其始也,有余而往,不足随之;不足而往,有余从之。正盈虚更作之义也。六气者,风热湿火燥寒也。即其分治,以司天地,余四气可知矣。化有不同,帝之所以问也。上合昭昭者,司天之化也;下合冥冥者,在泉之化也。然厥阴司天,其化以风,而为在泉之地化犹是也,为左右之间气亦犹是也。少阴司天，其化以热君火，而为在泉之地化犹是也，为左右之间气亦犹是也。太阴司天，其化以湿，而为在泉之地化犹是也，为左右之间气亦犹是也。少阳司天，其化以火，相火。而为在泉之地化犹是也，为左右之间气亦犹是也。阳明司天，其化以燥，而为在泉之地化犹是也，为左右之间气亦犹是也。太阳司天，其化以寒，而为在泉之地化犹是也，为左右之间气亦犹是也。但司天之气，以所临之脏位而命其病。如肝木位东方，心火位南方，脾土位中央方及四维，肺金位西方，肾水位北方，是乃五脏定位。惟六气御五运，所至气不相得则病，相得则和。故先以六气所临，后言五脏之病也。至于在泉与左右间，亦不过如是而已，故以各气而在左右者谓之间气。间气者，正所以纪步。步者，六十日余八十七刻半也。积步而成岁，则六六三百六十五日有奇矣。《六微旨大论》曰：显明之右，君火之位也；君火之右，退行一步，相火治之；复行一步，土气治之；复行一步，金气治之；复行一步，水气治之；复行一步，木气治之；复行一步，君火治之。其每岁司天主岁，正所以纪岁气，而左右间气，又与六步而相纪。《六微旨大论》首节谓天道右转、六节盛衰者，正纪岁之谓，而次节地理之应六节气位者，正纪步之谓。当合而观之，其义为益明矣。

帝曰：善。岁主奈何？岐伯曰：厥阴司天为风化，在泉为酸化，司气为苍化，间气为动化。少阴司天为热化，在泉为苦化，不司气化，居气为灼化。太阴司天为湿化，在泉为甘化，司气为黅化，间气为柔化。少阳司天为火化，在泉为苦化，司气为丹化，间气为明化。阳明司天为燥化，在泉为辛化，司气为素化，间气为清化。太阳司天为寒化，在泉为咸化，司气为玄化，间气为藏化。故治病者，必明六化分治，五味五色所生，五脏所宜，乃可以言盈虚病生之绪也。

此承上文而言六化，正明六气分治及主岁者纪岁之大义也。巳亥之岁，厥阴司天，而为风化，风高气远，云物飞扬也。若寅申之岁，则在泉而为酸化，盖木司地气，物化乃从酸也。丁壬之岁，则司木运之气，而为苍化。至于丑未之岁，则为在泉之左间，主初之气。子午之岁，则为司天之右间，主二之气。辰戌之岁，则为司天之左间，主四之气。卯酉之岁，则为在泉之右间，主五之气。而皆为动化，偏生左右处，为动摇也。此皆各主六十日余八十七刻半耳。后仿此。子午之岁，少阴司天，而为热化，阳火熠耀，炎暑流行也。若卯酉之岁，则在泉而为苦化，火司地气，物以苦生也。然各气主运，惟君火不主运，故不司气化。《天元纪大论》云：君火以名，相火以位。正以明君火不主运也。至于居左右之气，则君火无所不居，不得以间气名之。寅申之岁，则居在泉之左，主初之气。丑未之岁，则居司天之右，主二之气。巳亥之岁，则居司天之左，主四之气。辰戌之岁，则居在泉之右，主五之气，而为灼化也。故左间、右间、间气之间，皆宜读曰平声，明有旁居之义也。君为至尊，不敢曰间，而曰居耳。王注、新校正读去声者非。丑未之岁，太阴司天，而为湿化，埃郁曚昧，云雨润湿也。若辰戌之岁，则在泉而为甘化，土司地气，甘化先焉。甲己之岁，则司土运之气，而为黅化。至于卯酉之岁，则为在泉之左间，主初之气。寅申之岁，则为司天之右间，主二之气。子午之岁，则为司天之左间，主四之气。巳亥之岁，则为在泉之右间，主五之气，而为柔化，湿化流行，则庶物柔耎也。寅申之岁，少阳司天，而为火化，炎光赫烈，燔灼焦然也。若巳亥之岁，则在泉而为苦化，火司地气，苦化先焉。戊癸之岁，则司火运之气，而为丹化。至于辰戌之岁，则为在泉之左间,主初之气。卯酉之岁,则为司天之右间,主二之气。丑未之岁,则为司天之左间,主四之气。子午之岁,则为在泉之右间,主五之气。而皆为明化,炳明霞烧,草木荣美也。卯酉之岁,阳明司天,而为燥化,清凉劲切,雾露萧飚也。若子午之岁,则在泉而为辛化,金司地气,辛化先焉。乙庚之岁,则司金运之气,而为素化。至于巳亥之岁,则为在泉之左间,主初之气。辰戌之岁,则为司天之右间,主二之气。寅申之岁,则为司天之左间,主四之气。丑未之岁,则为在泉之右间,主五之气。而皆为清化,风生高劲,草木清冷也。辰戌之岁,太阳司天,而为寒化,严肃峻整,惨栗凝坚也。若丑未之岁,则在泉而为咸化,水司地气,物化从咸也。丙辛之岁,则司水运之气,而为玄化。至于子午之岁,则为在泉之左间,主初之气。巳亥之岁,则为司天之右间,主二之气。卯酉之岁,则为司天之左间,主四之气。寅申之岁,则为在泉之右间,主五之气。而皆为藏化,阴凝寒冷,庶物归藏也。故凡治病者,必明司天之六化,在泉之五味,司运之五色,间气之动灼柔明藏,乃五脏所宜,则可以言每岁盈虚病生之绪。而上文盈虚更作之间,主岁者纪岁之义明矣。

帝曰:厥阴在泉而酸化先,余知之矣。风化之行也何如?岐伯曰:风行于地,所谓本也。余气同法。本乎天者,天之气也,本乎地者,地之气也,天地合气,六节分而万物化生矣。故曰:谨候气宜,无失病机。此之谓也。

此帝问厥阴在泉之为风化,而伯以其本于地气者告之也。首节言厥阴司天,其化以风,而又论地化曰司天同候,则地化亦以风也。兹言在泉为酸化者,可得而知,而在泉为风化,其义似有所悖。殊不知司天则风行于天,在泉则风行于地,乃本于地之气,而为风之化也。若时乎司天,则本乎天之气,而亦为风化矣。《天元纪大论篇》云:厥阴之上,风气主之;少阴之上,热气主之;太阴之上,湿气主之;少阳之上,相火主之;阳明之上,燥气主之;太阳之上,寒气主之。所谓本也,是谓六元。正文本字从此本字来。彼少阴在泉,热行于地;太阴在泉,湿行于地;少阳在泉,火行于地;阳明在泉,燥行于地;太阳在泉,寒行于地。至各气司天,则亦本乎天气而为天化矣。故曰:余气同法也。惟此天地合气,六节各分,而万物所由以化生。故本乎天而化者,由于司天之气;本乎地而化者,由于司地之气。此在天地为气宜,而在人身为病机,必谨候之,而可以治病矣。

帝曰:其主病何如? 岐伯曰:司岁备物,则无遗主矣。帝曰:先岁物何也? 岐伯曰:天地之专精也。帝曰:司气者何如? 岐伯曰:司气者主岁同,然有余不足也。帝曰:非司岁物何谓也? 岐伯曰:散也,故质同而异等也。气味有薄厚,性用有躁静,治保有多少,力化有浅深,此之谓也。

此言药备岁物者,为天地之专精,而司气者其气偏,非岁物者其气散也。上文言候气宜而无失病机,则用药以治病,不可无所主也。伯言每岁各有所司,必因其司岁者以备药物,则病无遗主矣。正以每岁之司天在泉,物从其化,而天地之专精储焉,故不可不先之也。彼司气者,即司运也,如甲己为土运,乙庚为金运。然太过则有余,不及则不足,其气偏耳。若非岁物而用之,则其气又散。故一物之质同,而精有完全偏散之异,所以气味有厚薄,性用有躁静,治保有多少,力化有浅深,此岁物之不可以不备也。

帝曰:岁主脏害何谓? 岐伯曰:以所不胜命之,则其要也。帝

曰:治之奈何?岐伯曰:上淫于下,所胜平之,外淫于内,所胜治之。

此言岁之五脏被害者,以其有所不胜,而治之有法也。岁气在天,五脏在人,而岁主五脏有害者,正以木气淫则脾不胜,火气淫则肺不胜,土气淫则肾不胜,金气淫则肝不胜,水气淫则心不胜。以所不胜命之,则知害脏之要也。故司天之气淫于下,而脏病生,则以所胜者平之,如木气淫,则以金制之者是也。至在泉之气淫于内而脏病生,则亦以所胜者治之,即木气淫,而以金制之者是也。所谓制胜者,谓五味寒热温凉随胜而用之耳。但上淫于下者,淫于三气已前,有胜无复也。外淫于内者,淫于四气以后,有胜无复也。新校正云:详天气主岁,但当平调之,故不曰治而曰平也。

帝曰:善。平气何如?岐伯曰:谨察阴阳所在而调之,以平为期,正者正治,反者反治。

此言岁气之平而有所病者,亦视其正反而善治之也。上文言上淫于下、外淫于内而为病,皆以岁气不平也。故有平气而民病者,何也?伯言:阴阳者,尺寸之位。曰阴阳,阴脉阳脉、阴经阳经,皆曰阴阳,当谨察而调之,以平为期。如阴经病而阳经不病,阳经病而阴经不病,是为正病也。正则以寒药治热,以热药治寒,从而正治之耳。若阴位而见阳脉,阳位而见阴脉,是为反病也。反则以寒药治寒,以热药治热,从而反治之耳。

帝曰:夫子言察阴阳所在而调之,论言人迎与寸口相应,若引绳小大齐等,命曰平。阴之所在,寸口何如?岐伯曰:视岁南北,可知之矣。帝曰:愿卒闻之。岐伯曰:北政之岁,少阴在泉,则寸口不应;厥阴在泉,则右不应;太阴在泉,则左不应。南政之岁,少阴司天,则寸口不应;厥阴司天,则右不应;太阴司天,则左不应。诸不应者,反

其诊则见矣。帝曰：尺候何如？岐伯曰：北政之岁，三阴在下，则寸不应；三阴在上，则尺不应。南政之岁，三阴在天，则寸不应；三阴在泉，则尺不应。左右同。故曰：知其要者，一言而终，不知其要，流散无穷。此之谓也。按：《六元正纪大论》亦有知其要者四句，彼言定期之纪。

此言南北二政之司天在泉，其尺寸之脉各有所不应也。《灵枢·禁服篇》云：寸口主中，人迎主外，两者相应，俱往俱来，若引绳大小齐等。春夏人迎微大，秋冬寸口微大，如是者名曰平人。夫曰微大，则脉之和者也。今寸口之脉而有阴脉来现，沉而不应，则与大小齐等、微大之义拂矣。伯言自左右手而言之，则左寸为人迎，而右寸为寸口；自与尺而言，则两手之寸皆为寸，而两手之尺皆为尺。故寸口之脉，有时不宜应者，视岁有南北之政可知之矣。盖五运以甲己土运为尊，六气以少阴君火为尊，故以甲己土运为南政，乃面南而行令，与君主同；其余四运为北政，则面北而受令，与臣子同。据《五运行大论》，以诸司天为面北而命其位，则以司天为南为上。今以南政为面南，与彼司天面北者不同。又以诸在泉为面南而命其位，则以在泉为北为下。今以北政为面北，与彼在泉面南者不同，彼论上下，此论君臣故也。惟以少阴为君主，凡脉之司天在泉不应者，皆以少阴而论之，故北政之岁，人气面北，而寸北尺南，地左间之气在右寸，右间之气在左寸，天左间之气在右尺，右间之气在左尺。故乙卯、乙酉、丁卯、丁酉、辛卯、辛酉、癸卯、癸酉，乃少阴在泉也，则两寸之脉俱不应。夫南政为少阴司天，则两寸不应，今北政少阴在泉，而亦两寸不应者，从君而不从臣也，故不以尺为主，而以寸为主耳。《运气全书》所谓依南政而诊尺寸者是也。又诀云子午南少北卯酉，两手沉寸口者是也。北政之岁，丙寅、丙申、戊寅、戊申、庚寅、庚申、壬寅、壬申，乃厥阴在泉，其左间则少阴,而右间则太阳也,宜右寸之脉不应。夫南政厥阴司天,则左间少阴,故右寸之脉不应。今北政厥阴在泉,而亦右寸之脉不应者,亦从君不从臣也,故不以尺为主,而以寸为主耳。诀云巳亥南厥北寅申,右寸脉潜形者是也。北政之岁,丙辰、丙戌、戊辰、戊戌、庚辰、庚戌、壬辰、壬戌,乃太阴在泉,其左间则少阳,而右间则少阴也,宜左寸之脉不应。夫南政太阴司天,则左寸不应,今北政太阴在泉,而亦左寸不应者,从君而不从臣也。诀云丑未南太北辰戌,左手寸不出者是也。若使北政三阴司天而不在泉,则其不应者,不在寸而在尺矣。故下文曰:北政之岁,三阴在下,则寸不应,若三阴在上,则尺不应者,此也。南政之岁,如甲子、甲午,乃少阴司天,则两寸之脉俱不应,如前所云者是也。南政之岁,如己巳、己亥,乃厥阴司天,其左间则少阴,而右间则太阳,宜右寸之脉不应,如前所云者是也。南政之岁,如己丑、己未,乃太阴司天,其左间则少阳,而右间则少阴,宜左寸之脉不应,如前所云者是也。若使南政三阴在泉,而不司天,则其不应者,不在寸而在尺矣。故下文曰:南政之岁,三阴在天,则寸不应,若三阴在泉,则尺不应者,此也。所谓诸不应者,即南北二政而相反以诊之,则南政主在寸者,北政主在尺,而南政主在尺者,北政主在寸,则其脉自明矣。且不惟尺寸为然,凡南北之左右二间,其相反与尺寸同耳。此乃要之所在,而不可不知者也。

帝曰:善。天地之气,内淫而病何如? 岐伯曰:岁厥阴在泉,风淫所胜,则地气不明,平野昧,草乃早秀。民病洒洒振寒,善呻数欠,心痛支满,两胁里急,饮食不下,鬲咽不通,食则呕,腹胀善噫,得后与气则快然如衰,身体皆重。岁少阴在泉,热淫所胜,则焰浮川泽,阴处反明。民病腹中常鸣,气上冲胸,喘不能久立,寒热皮肤痛,目眶齿痛颊肿,恶寒发热如疟,少腹中痛,腹大,蛰虫不藏。岁太阴在泉,草乃早荣,湿淫所胜,则埃昏岩谷,黄反见黑,至阴之交。民病饮积心痛,耳聋浑浑焞焞,嗌肿喉痹,阴病血见,少腹痛肿,不得小便,病冲头痛,目似脱,项似拔,腰似折,髀不可以回,腘如结,腨如别。岁少阳在泉,火淫所胜,则焰明郊野,寒热更至。民病注泄赤白,少腹痛,溺赤,甚则血便。少阴同候。岁阳明在泉,燥淫所胜,则霿雾清暝。民病喜呕,呕有苦,善太息,心胁痛不能反侧,甚则嗌干面尘,身无膏泽,足外反热。岁太阳在泉,寒淫所胜,则凝肃惨栗。民病少腹控睾,引腰脊,上冲心痛,血见,嗌痛颔肿。帝曰:善。治之奈何?岐伯曰:诸气在泉,风淫于内,治以辛凉,佐以苦甘,以甘缓之,以辛散之。热淫于内,治以咸寒,佐以甘苦,以酸收之,以苦发之。湿淫于内,治以苦热,佐以酸淡,以苦燥之,以淡泄之。火淫于内,治以咸冷,佐以苦辛,以酸收之,以苦发之。燥淫于内,治以苦温,佐以甘辛,以苦下之。寒淫于内,治以甘热,佐以苦辛,以咸泻之,以辛润之,以苦坚之。

　　此言六气之在泉,淫胜为病者,各有治之之法也。上文言外淫于内,所胜治之,帝遂以内淫而病者为问。伯言甲寅、丙寅、戊寅、庚寅、壬寅、甲申、丙申、戊申、庚申、壬申之岁,乃厥阴在泉也。厥阴为风木,故风淫所胜,则木胜土而风胜湿,地气不明,平野亦昧,气色皆昏暗也。草乃早秀,木齐土化也。其民病为洒洒振寒,为善呻,为数欠,为心痛,为支满,为两胁里急,为饮食不下,为膈咽不通,为食则呕,木邪乘胃也。《灵枢·经脉篇》自洒洒振寒至数欠为胃病。为腹胀,为善噫,为得后与气则快然如衰,为身体皆重,木邪乘脾也。《灵枢·经脉篇》自腹胀至身体皆重为脾病。乙卯、丁卯、己卯、辛卯、癸卯、乙酉、丁酉、己酉、辛酉、癸酉之岁,乃少阴在泉也。少阴为君火暑热,故热淫所胜,则火胜金而热胜燥,焰浮于川泽之中,而阴处反明。其民病,为腹中常鸣,为上冲胸,为喘不能久立,为寒热,为皮肤痛,火邪乘肺也。为目瞑,为齿痛,为颐肿,为恶寒发热如疟,为少腹中痛,为大腹大,火邪乘大肠也。时则蛰虫亦不藏,火邪盛也。甲辰、丙辰、戊辰、庚辰、壬辰、甲戌、丙戌、戊戌、庚戌、壬戌之岁,乃太阴在泉也,太阴为湿土,故湿淫所胜,则土胜水而湿胜寒,岩谷埃昏,黄色见于北方黑处,而水土同见,是至阴之交合其气色也。其民病,为饮积,为心痛,为耳聋浑浑焞焞,为嗌肿,为喉痹。《灵枢·经脉篇》自耳聋至喉痹为三焦病。为阴病血见,为小腹痛肿,为不得小便,土邪乘肾也。为病冲头痛,至顖如别,土邪胜膀胱也。《灵枢·经脉篇》自病冲头痛至顖如别为膀胱病。乙巳、丁巳、己巳、辛巳、癸巳、乙亥、丁亥、己亥、辛亥、癸亥之岁,乃少阳在泉也。少阳为火,故火淫所胜,则火胜金而热胜燥,焰明于郊野,当寒之时,而热更其气,热气既往,而寒气又来。其民病,为注泄赤白,为小腹痛,为溺赤,甚则为血便,皆与少阴之在泉者同候耳。甲子、丙子、戊子、庚子、壬子、甲午、丙午、戊午、庚午、壬午之岁,乃阳明在泉也。阳明为燥金,故燥淫所胜,则金胜木而燥胜风,雾则霧暗而清冷晦暝。其民病,为善呕,呕有苦味,为善太息,为心胁痛不能反侧,甚则为嗌干,为面如有尘,为身无膏泽,为足之外廉反热,皆肝胆之为病也。《灵枢·经脉篇》以口苦,善太息,心胁痛不能转侧,甚则面微有尘,体无膏泽,足外反热,为胆病;以嗌干,面尘,脱色,为肝病。乙丑、丁丑、己丑、辛丑、癸丑、乙未、丁未、己未、辛未、癸未,乃太阳在泉也。太阳为寒水,故寒淫所胜,则水胜火而寒胜热,凝肃惨栗,寒之象也。其民病,为少腹控睾,以引腰脊,上冲心痛,为血见,为嗌痛,为颔肿,皆心与小肠之病也。《灵枢·经脉篇》以嗌痛、颔肿为小肠病。故治之者,风淫于内,则风性喜温而恶清,治之以辛,所谓肝欲散,急食辛以散之;见《脏气法时论》。治之以凉,是以金气治木也;佐之以苦,随其所利也;又以甘缓之,所谓肝苦急,急食甘以缓之也。见《脏气法时论》。热淫于内,则热性恶寒,治之以咸,水胜火也;治之以寒,寒胜热也;佐以苦甘,甘以调之,而苦以降之;以酸收之,正以心苦缓,惟酸为能收之也。见《脏气法时论》。以苦发之,邪犹未已,而复以苦性发之也。湿淫于内,则湿与燥反,治以苦热,佐以酸淡也。盖燥除湿,故以苦燥其湿;淡利窍,故以淡渗泄。所谓脾苦湿,急食苦以燥之也。火淫于内,则与前热淫于内相同,盖相火犹君火也。故治以咸冷,即心欲耎,急食咸以耎之也。佐以苦辛,以酸收之,即心苦缓,急食酸以收之也。以苦发之者,与前无大异也。上文曰少阴同候者,此之谓也。燥淫于内,则燥畏火,故治以苦温;又肺苦气上逆,急食苦以泄之,用辛泻之,酸补之。见《脏气法时论》。所以佐以甘辛,而以苦下之也。寒淫于内,则寒性畏热,故治以甘热;又肾苦燥,急食辛以润之;肾欲坚,急食苦以坚之。见《脏气法时论》。故佐以苦辛,以咸泻之,以辛润之,以苦坚之也。

帝曰:善。天气之变何如?岐伯曰:厥阴司天,风淫所胜,则太虚埃昏,云物以扰,寒生春气,流水不冰。民病胃脘当心而痛,上支两胁,鬲咽不通,饮食不下,舌本强,食则呕,冷泄腹胀,溏泄瘕水闭,蛰虫不出,病本于脾。冲阳绝,死不治。少阴司天,热淫所胜,怫热至,火行其政。民病胸中烦热,嗌干,右胠满,皮肤痛,寒热欬喘,大雨且至,唾血血泄,鼽衄嚏呕,溺色变,甚则疮疡胕肿,肩背臂臑及缺盆中痛,心痛肺䐜,腹大满,膨膨而喘欬,病本于肺。尺泽绝,死不治。太阴司天,湿淫所胜,则沉阴且布,雨变枯槁,胕肿骨痛阴痹,阴痹者按之不得,腰脊头项痛,时眩,大便难,阴气不用,饥不欲食,欬唾则有血,心如悬,病本于肾。太溪绝,死不治。少阳司天,火淫所胜,则温气流行,金政不平。民病头痛,发热恶寒而疟,热上皮肤痛,色变黄赤,传而为水,身面胕肿,腹满仰息,泄注赤白,疮疡,欬唾血,烦心胸中热,甚则鼽衄,病本于肺。天府绝,死不治。阳明司天,燥淫所胜,则木乃晚荣,草乃晚生,筋骨内变,民病左胠胁痛,寒清于中,感而疟,大凉革候,欬,腹中鸣,注泄鹜溏,名木敛,生菀于下,草焦上首,心胁暴痛,不可反侧,嗌干面尘腰痛,丈夫㿗疝,妇人少腹痛,目昧,眦疡疮,痤痈,蛰虫来见,病本于肝。太冲绝,死不治。太阳司天,寒淫所胜,则寒气反至,水且冰,血变于中,发为痈疡,民病厥心痛,呕血血泄,鼽衄,善悲,时眩仆。运火炎烈,雨暴乃雹,胸腹满,手热肘挛掖肿,心澹澹大动,胸胁胃脘不安,面赤目黄,善噫嗌干,甚则色炲,渴而欲饮,病本于心。神门绝,死不治。所谓动气,知其脏也。帝曰:善。治之奈何? 岐伯曰:司天之气,风淫所胜,平以辛凉,佐以苦甘,以甘缓之,以酸泻之。热淫所胜,平以咸寒,佐以苦甘,以酸收之。湿淫所胜,平以苦热,佐以酸辛,以苦燥之,以淡泄之。湿上甚而热,治以苦温,佐以甘辛,以汗为故而止。火淫所胜,平以酸冷,佐以苦甘,以酸收之,以苦发之,以酸复之。热淫同。燥淫所胜,平以苦温,佐以酸辛,以苦下之。寒淫所胜,平以辛热,佐以

苦甘，以咸泻之。

此言六气之司天，淫胜为病者，各有治之之法也。上文言上淫于下，所胜平之，而此遂以司天之气之变为问。伯言乙巳、丁巳、己巳、辛巳、癸巳、乙亥、丁亥、己亥、辛亥、癸亥之岁，乃厥阴司天也。厥阴为风木，风淫所胜，则风自天行，太虚埃昏。埃，清尘。风动飘荡，故云物以扰也。春气宜温而寒尚生，风胜温也。流水不冰，风挠之也。其民病，为胃脘当心而痛，为上支两胁，及膈咽不通，饮食不下，为舌本强，为食则呕，为冷泄，为腹胀，为溏，为泄瘕，为水闭。时则蛰虫不出。凡病皆本于脾，以木来胜土也。《灵枢·经脉篇》以舌本强，食则呕，胃脘痛，腹胀，食不下，溏瘕泄，水闭，为脾病。故冲阳者，足阳明胃经之穴，足跗上五寸，去陷谷三寸。若此脉气绝，则死不治矣。甲子、丙子、戊子、庚子、壬子、甲午、丙午、戊午、庚午、壬午之岁，乃少阴司天也。少阴为暑热，热淫所胜，则怫然已至，火行其政。其民病，为胸中烦热，为嗌干，为右胠满，为皮肤痛，为寒热，为欬，为喘。及大雨且至之候，又民病为唾血，为血泄，为鼽，为衄，为嚏，为呕，为溺色变，甚则为疮疡，为胕肿，为肩背臂臑及缺盆中痛，为心痛，为肺膜胀，为腹大满，膨膨而欬喘，皆火来胜金，而病本于肺也。《灵枢·经脉篇》以肺胀，膨膨而喘欬，缺盆中痛，臑臂内前廉痛，肩背痛，溺色变，为肺病。鼽衄，肩前臑痛，为大肠病。尺泽者，手太阴肺经之穴。在肘内廉大纹中，动脉应手。若此脉气绝，则死不治矣。乙丑、丁丑、己丑、辛丑、癸丑、乙未、丁未、己未、辛未、癸未之岁，乃太阴司天也。太阴为湿土，故湿淫所胜，则沉阴且布，雨变枯槁。其民病，为胕肿，为骨痛阴痹，盖阴痹者，按之不可得而知其处也。又为腰脊头项痛，及时为眩晕，为大便难，为阴气当作器。不举，为饥不饮食，为欬唾则有血，为心如悬，皆土来胜水,而病本于肾也。《灵枢·经脉篇》以欬唾则有血,心如悬若饥状,为肾病。太溪者,足少阴肾经之穴,足内踝后,跟骨上,动脉陷中。若此脉气绝,则死不治矣。甲寅、丙寅、戊寅、庚寅、壬寅、甲申、丙申、戊申、庚申、壬申之岁,乃少阳司天也。少阳为相火,火淫所胜,则温气流行,金政不平。其民病,有为头痛,为发热恶寒而疟,为热上皮肤痛,及色变黄赤。又传而为水,身面胕肿,为腹满,为仰息,为泄注赤白,为疮疡,为欬唾血,为烦心,为胸中热,甚则有为衄为衊,皆火来胜金,而病本于肺也。天府者,手太阴肺经之穴。在腋下三寸,臂臑廉动脉中。若此脉气绝,则死不治矣。乙卯、丁卯、己卯、辛卯、癸卯、乙酉、丁酉、己酉、辛酉、癸酉之岁,乃阳明司天也。阳明为燥金,故燥淫所胜,木乃晚荣,迟也。草乃晚生,以木克于金也。人之筋骨变于内,其民病,为左胠胁痛,肝居于左。为寒冷于中,为感而成疟。及大凉革候,民病又为欬,为腹中鸣,为注泄,为鹜溏,至于名木敛,其生意而菀于下,草焦其上首,民病又为心胁暴痛,不可以反侧,为嗌干,为面尘,为腰痛,为丈夫㿉疝,为妇人少腹痛,为目昧,为眦生疡疮,为痤,为痈。其蛰虫则有时来见,皆金来胜木,而病本于肝也。《灵枢·经脉篇》以心胁痛不能转侧,面微有尘,为胆病。以腰痛不可以俛仰,丈夫㿉疝,妇人少腹肿,为肝病。太冲者,足厥阴肝经之穴,在足大指本节后二寸动脉中。若此脉气绝,则死不治矣。甲辰、丙辰、戊辰、庚辰、壬辰、甲戌、丙戌、戊戌、庚戌、壬戌之岁,乃太阳司天也。太阳为寒水,故寒淫所胜,则寒气反至,水且冰,寒凝血变于中,当发为痈疡。其民病,为厥心痛,为呕血,为血泄,为衄衊,为善悲,为时眩仆运。及火炎烈,而雨暴乃雹,为胸腹满,为手热,为肘挛,为腋肿,为心澹澹大动,为胸胁胃脘不安,为面赤目黄,为善噫,为嗌干,甚则为色炲,为渴欲饮，皆水来胜火，而病本于心也。《灵枢·经脉篇》以心热，臂肘挛急，腋肿，胸支满，心中澹澹大动，面赤目黄，为心包络病。神门者，手少阴心经之穴，在手掌后锐骨之端，动脉应手。若此脉气绝，则死不治矣。凡此皆以冲阳、尺泽、太溪、天府、太冲等脉为验者，即以各穴动气而知其五脏之绝耳。《灵枢·经脉篇》以每经为是动者，正谓此也。故治之者，风淫所胜，则平以辛凉，佐以苦甘，以甘缓之，以酸泻之。彼厥阴在泉者，其法与此大同，而复有以辛散之之一语耳，无以酸泻之也。热淫所胜，则平以咸寒，佐以苦甘，以酸收之。彼少阴在泉者，其法与此大同，而复有以苦发之之一语耳。湿淫所胜，则平以苦热，佐以酸辛，以苦燥之，以淡泄之。彼太阴在泉者，其法与此大同，而止有佐以酸淡，与此佐以酸辛者少异。但身半以上，湿气尚余，火气复郁，郁湿相薄，则以苦温甘辛之药解表发汗，候其体之如旧而止药也。火淫所胜，则平以咸冷，佐以苦甘，以酸收之，以苦发之，以酸复之，与上热淫所胜者同法，盖上为君火，而此为相火也。又与彼少阳在泉者同法，但无以酸复之之一语耳。燥淫所胜，则平以苦温，佐以酸辛，以苦下之。彼阳明在泉者，其法与此大同，但彼则佐以甘辛，而此则佐以酸辛耳。寒淫所胜，则平以辛热，佐以苦甘，以咸泻之。彼太阳在泉者，则复有以辛润之、以苦坚之之二语耳。

帝曰：善。邪气反胜，治之奈何？岐伯曰：风司于地，清反胜之，治以酸温，佐以苦甘，以辛平之。热司于地，寒反胜之，治以甘热，佐以苦辛，以咸平之。湿司于地，热反胜之，治以苦冷，佐以咸甘，以苦平之。火司于地，寒反胜之，治以甘热，佐以苦辛，以咸平之。燥司于地，热反胜之，治以平寒，佐以苦甘，以酸平之，以和为利。寒司于地,热反胜之,治以咸冷,佐以甘辛,以苦平之。

　　此言六气在泉,反为邪气所胜者,而有治之之法耳。帝疑六气在泉,不能淫胜于他气,而反为邪气所胜,治之必有其法。伯言五寅、五申之岁,则厥阴在泉,风司于地,不能胜土,而反为金气之清者胜之,故治以酸温,佐以苦甘,候邪气既退,正气尚虚,则以辛补养而平之。五卯、五酉之岁,则少阴在泉,热司于地,不能胜金,而反为水气之寒者胜之,故治以甘热,佐以苦辛,候邪气既退,而正气尚虚,则以咸而平之。五辰、五戌之岁,则太阴在泉,湿司于地,不能胜水,而反为风热胜之,则必治以苦冷,佐以咸甘,候邪气既退,而正气尚虚,则以苦而平之。五巳、五亥之岁,则相火司于地,不能胜金,而反为水气之寒者胜之,则治法与热司于地尽同也。五子、五午之岁,则阳明在泉,燥司于地,不能胜木,而反为火气之热者胜之,则治以平寒,佐以苦甘,候邪气既退,而正气尚虚,则以酸而平之。盖燥之性,恶热而畏寒,故其治法如此,而以和平为顺利耳。五丑、五未之岁,则太阳在泉,寒司于地,不能胜火,而反为湿热胜之,则治以咸冷,佐以甘辛,候邪气既退,而正气尚虚,则以苦而平之。王注云:此六气方法,与前淫胜法殊治者,泻客邪之胜气也。佐者,皆以所利所宜也。平者,补已弱之正气也。

　　帝曰:其司天邪胜何如? 岐伯曰:风化于天,清反胜之,治以酸温,佐以甘苦。热化于天,寒反胜之,治以甘温,佐以苦酸辛。湿化于天,热反胜之,治以苦寒,佐以苦酸。火化于天,寒反胜之,治以甘热,佐以苦辛。燥化于天,热反胜之,治以辛寒,佐以苦甘。寒化于天,热反胜之,治以咸冷,佐以苦辛。

　　此言六气司天反为邪气所胜者,而有治之之法也。凡巳亥之岁,风化司天,反为金之清气所胜,则治以酸温,佐以甘苦者,与风司于地者同,而彼则又以辛平之也。凡子午之岁,热化于天,反为水之寒气所胜,则治以甘温,佐以苦酸辛,与热司于地者,彼治以甘热,而此甘温;彼佐以苦辛,而此以苦酸辛;彼以咸平之,而此则不用也。凡丑未之岁,则湿化于天,反为火之热气所胜,当治以苦寒,佐以苦酸。彼湿司于地者,当治以苦冷,佐以咸甘,以苦平之,与此大异也。凡寅申之岁,则火化于天,反为水之寒气所胜,当治以甘热,佐以苦辛,与火司于地治以甘热、佐以苦辛者同,而彼则有以咸平之也。凡卯酉之岁,则燥化于天,反为火之热气所胜,当治以辛寒,佐以苦甘,与燥司于地治以平寒、佐以苦甘者小异,而彼则有以酸平之,以和为利也。凡辰戌之岁,则寒化于天,反为火之热气所胜,当治以咸冷,佐以苦辛,与寒司于地治以咸冷、佐以甘辛者小异,而彼则又以苦平之也。

帝曰:六气相胜奈何?岐伯曰:厥阴之胜,耳鸣头眩,愦愦欲吐,胃鬲如寒,大风数举,倮虫不滋,胠胁气并,化而为热,小便黄赤,胃脘当心而痛,上支两胁,肠鸣飧泄,少腹痛,注下赤白,甚则呕吐,鬲咽不通。少阴之胜,心下热,善饥,齐脐同。下反痛,气游三焦,炎暑至,木乃津,草乃萎,呕逆躁烦,腹满痛,溏泄,传为赤沃。太阴之胜,火气内郁,疮疡于中,流散于外,病在胠胁,甚则心痛热格,头痛喉痹项强,独胜则湿气内郁,寒迫下焦,痛留顶,互引眉间,胃满,雨数至,燥化乃见,少腹满,腰脽重强,内不便,善注泄,足下温,头重,足胫胕肿,饮发于中,胕肿于上。少阳之胜,热客于胃,烦心心痛,目赤欲呕,呕酸善饥,耳痛溺赤,善惊谵妄,暴热消烁,草萎水涸,介虫乃屈,少腹痛,下沃赤白。阳明之胜,清发于中,左胠胁痛,溏泄,内为嗌塞,外发㿗疝,大凉肃杀,华英改容,毛虫乃殃,胸中不便,嗌塞而欬。太阳之胜,凝栗且至,非时水冰,羽乃后化,痔疟发,寒厥入胃,则内生心痛,阴中乃疡,隐曲不利,互引阴股,筋肉拘苛,血脉凝泣,络满色变,或为血泄,皮肤否肿,腹满食减,热反上行,头项囟顶脑户中痛,目如脱,寒入下焦,传为濡泻。帝曰:治之奈何？岐伯曰:厥阴之胜,治以甘清,佐以苦辛,以酸泻之。少阴之胜,治以辛寒,佐以苦咸,以甘泻之。太阴之胜,治以咸热,佐以辛甘,以苦泻之。少阳之胜,治以辛寒,佐以甘咸,以甘泻之。阳明之胜,治以酸温,佐以辛甘,以苦泄之。太阳之胜,治以甘热,佐以辛酸,以咸泻之。

此言六气相胜,各有天时民病,而有治之之法也。凡巳亥之岁,则厥阴司天,而其所胜之民病,为耳鸣,为头眩,为愦愦欲吐,为胃膈间如有寒气。及大风数举,则倮虫不滋,以木胜土也。其民病又为胠胁气并,化而为热,为小便黄赤,为胃脘当心而痛,为上支两胁亦痛,为肠鸣,为飧泄,为少腹痛,为注下赤白,甚则为呕吐,为膈咽不通也。凡子午之岁,则少阴司天,而其所胜之民病,为心下热,为善饥,为脐下反痛,为气游三焦,_{前三焦。}及炎暑已至,则木乃流津,_{火迫汗出。}草乃衰萎。民病为呕逆,为躁烦,为腹满而痛,为溏泄,及传为赤沃也。凡丑未之岁,则太阴司天,而其所胜之民病,为火气内郁,其疮疡自中而流散于外,为病在胠胁,甚则为心痛,为热格,为头痛,为喉痹,为项强。惟土邪独胜,则湿气内郁,为寒迫下焦,为痛留于顶,而互引于眉间,为胃满。及雨数至之后,则燥化乃见,民病又为少腹满,为腰脽_{臀肉。}重而强,为内不便,为善注泄,为足下温,为头重,为足胫胕肿,为饮发于中,为胕肿连及于上也。凡寅申之岁,则少阳司天,而其所胜之民病,为热客于胃,为烦心,为心痛,为目赤,为欲呕呕酸,为善饥,为耳痛,为溺赤,为善惊,为谵妄,为暴热消烁,及草萎水涸,介虫乃屈,火胜金也。民病又为少腹痛,为下沃赤白耳。凡卯酉之岁,则阳明司天,而其所胜之民病,为清冷发于中,为左胠胁痛,为溏泄,为内则嗌塞,为外发癫疝。及大凉肃杀,华英改容,则毛虫乃殃,金胜木也。民病又为胸中不便,为嗌塞而欬耳。凡辰戌之岁,则太阳司天,而其所胜之天时气候,凝栗且至,水冰不以其时,羽物乃后时而化,水胜火也。民病为痔,为疟,为发寒厥而入之于胃,则内生心痛,为阴中乃疡,而隐曲不利,为互引阴股,为筋肉拘苛,为血脉凝涩,为络脉色变,为血泄,为皮肤否肿,为腹满食减,为热反上行,头项囟顶脑户中痛,为目如脱,为寒入下焦,传为濡泻也。然所以治之者,亦惟以六胜之至,皆先以不胜者泻之,而后泻其来胜。故厥阴之胜,治以甘清,佐以苦辛。少阴之胜,治以辛寒,佐以苦咸。太阴之胜,治以咸热,佐以辛甘。少阳之胜,治以辛寒,佐以甘咸。阳明之胜,治以酸温,佐以辛甘。太阳之胜,治以甘热,佐以辛酸。凡此皆以己所不胜者泻之。如厥阴治以甘清,则金能胜木之类,庶胜气不盛故耳。又厥阴以酸泻之,少阴以甘泻之,太阴以苦泻之,少阳以甘泻之,阳明以苦泄之,太阳以咸泻之,凡此皆所以后泻其往胜之本气也。新校正云:详此为治,皆先泻其不胜,而后泻其来胜,独太阳之胜,治以甘热为异,疑甘字,苦之误也。若云治以苦热,则六胜之治皆一贯也。

帝曰:六气之复何如? 岐伯曰:悉乎哉问也! 厥阴之复,少腹坚满,里急暴痛,偃木飞沙,倮虫不荣,厥心痛,汗发呕吐,饮食不入,入

而复出,筋骨掉眩清厥,甚则入脾,食痹而吐,冲阳绝,死不治。少阴之复,燠热内作,烦躁鼽嚏,少腹绞痛,火见燔焫,嗌燥,分注时止,气动于左,上行于右,欬,皮肤痛,暴瘖心痛,郁冒不知人,乃洒淅恶寒,振栗谵妄,寒已而热,渴而欲饮,少气骨痿,隔肠不便,外为浮肿哕噫。赤气后化,流水不冰,热气大行,介虫不复。病疿胗疮疡,痈疽痤痔,甚则入肺,欬而鼻渊,天府绝,死不治。太阴之复,湿变乃举,体重中满,食饮不化,阴气上厥,胸中不便,饮发于中,欬喘有声。大雨时行,鳞见于陆。头顶痛重,而掉瘈尤甚,呕而密默,唾吐清液,甚则入肾,窍泻无度,太溪绝,死不治。少阳之复,大热将至,枯燥燔爇,介虫乃耗,惊瘈欬衄,心热烦躁,便数憎风,厥气上行,面如浮埃,目乃𥉲瘈,火气内发,上为口糜呕逆,血溢血泄,发而为疟,恶寒鼓栗,寒极反热,嗌络焦槁,渴引水浆,色变黄赤,少气脉萎,化而为水,传为胕肿,甚则入肺,欬而血泄,尺泽绝,死不治。阳明之复,清气大举,森木苍干,毛虫乃厉,病生胠胁,气归于左,善太息,甚则心痛否满,腹胀而泄,呕苦,欬哕烦心,病在鬲中,头痛,甚则入肝,惊骇筋挛,太冲绝,死不治。太阳之复,厥气上行,水凝雨冰,羽虫乃死,心胃生寒,胸中不利,心痛否满,头痛善悲,时眩仆,食减,腰脽反痛,屈伸不便。地裂冰坚,阳光不治,少腹控睾,引腰脊,上冲心,唾出清水,及为哕噫,甚则入心,善忘善悲,神门绝,死不治。帝曰:善。治之奈何?岐伯曰:厥阴之复,治以酸寒,佐以甘辛,以酸泻之,以甘缓之。少阴之复,治以咸寒,佐以苦辛,以甘泻之,以酸收之,辛苦发之,以咸耎之。太阴之复,治以苦热,佐以酸辛,以苦泻之,燥之,泄之。少阳之复,治以咸冷,佐以苦辛,以咸耎之,以酸收之,辛苦发之。**发不远热，无犯温凉。少阴同法。阳明之复，治以辛温，佐以苦甘，以苦泄之，以苦下之，以酸补之。太阳之复，治以咸热，佐以甘辛，以苦坚之。**

此言六气相复，各有天时民病，而有治之之法也。复者，王冰以为凡先有胜，后必有复。正合后第四节有胜则复，无胜则否之义。新校正以为六气分正化、对化，厥阴正司于亥，对化于巳；少阴正司于午，对化于子；太阴正司于未，对化于丑；少阳正司于寅，对化于申；阳明正司于酉，对化于卯；太阳正司于戌，对化于辰。正司化令之实，对司化令之虚。对化胜而有复，正化胜而不复。指王注为未然。愚以第十七节复已而胜，不复则害观之，凡有所胜者，必有复也。厥阴之复，民病为少腹坚满，为里急暴痛，时则偃木飞沙，倮虫不荣，以风气胜而木侮土也。民病又为厥心痛，为汗，为发呕吐，饮食不入，入而复出，为筋骨掉眩，为清厥，甚则邪气入脾，食痹而吐。冲阳者，足阳明胃经之穴，在足跗上五寸。若此脉气绝，则死不治矣。少阴之复，火盛而燠热内作，为烦躁，为鼽，为嚏，为少腹绞痛，乃火盛极而成燔燥，为嗌燥，为大小分注而时止，为火热之气自小腹从脐下之左入大腹上行，至左胁上行于右而入肺，以成欬及皮肤痛也。为暴瘖，为心痛，为郁冒不知人，遂乃洒淅恶寒振栗，为谵妄，为寒已而热，为渴而欲饮，为少气，为骨痿，为隔肠不便，为外成浮肿，为哕，为噫。及赤气后化，流水不冰，而热气大行，则介虫不复，火乘金也。民病为痱疹，为疮疡，为痈疽，为痤，为痔，甚则入肺为欬，为鼻渊也。天府者，手太阴肺经之穴，见前。若此脉气绝，则死不治矣。太阴之复，湿变乃举，民病为体重，为中满，为食饮不化，为阴气上厥，为胸中不便，为饮发于中，为欬喘有声。及大雨时行，则鳞见于陆，为头顶痛重，而掉瘛尤甚，为呕而密默，静不敢言，为唾吐清液，甚则邪气入于肾窍，其泻无度也。太溪者，足少阴肾经之穴，见前。若此脉气绝，则死不治矣。少阳之复，大热将至，枯燥燔蓺，介虫乃耗，火乘金也。民病为惊瘛，为欬，为衄，为心热，为烦躁，为便数，为憎风，为厥气上行，为面如浮埃，为目𥆧瘛，为火气内发，则上为口糜，为呕逆，为血溢，为血泄，为发而为疟，恶寒鼓栗，寒极反热，为嗌络焦槁，渴引水浆，为色变黄赤，为少气，为脉痿，为气蒸热化，则为水病，传为胕肿，甚则邪气入肺，为欬而血泄也。尺泽者，手太阴肺经之穴，若此脉气绝，则死不治矣。阳明之复，清气大举，森木苍干，毛虫乃厉，金胜木也。其民病，为病生胠胁，气归于左，为善太息，甚则为心痛，为否满，腹胀而泄，为呕苦，为欬，为哕，为烦心，为病在膈中，为头痛，甚则入肝为惊骇，为筋挛也。太冲者，足厥阴肝经之穴，若此脉气绝，则死不治矣。太阳之复，则寒气上行，水凝雨冰，羽虫乃死，水胜火也。民病为心胃生寒，为胸中不利，为心痛，为否满，为头痛，为善悲，为不时眩仆，为食减，为腰脽反痛，屈伸不便。及地裂冰坚，则阳光不治，民病为少腹控其睾丸，引腰脊，以上冲心，为唾出清水，及为哕噫，甚则入心，为善忘，为善悲。神门者，手少阴心经之穴，见上。若此脉气绝，则死不治矣。然所以治之者，厥阴之复，治以酸寒，佐以甘辛，内用酸者所以泻之也，用甘者所以缓之也。少阴之复，治以咸寒，佐以苦辛，以甘泻之，以酸收之，内用辛苦者所以发之也，用咸者所以耎之也。太阴之复，治以苦热，佐以酸辛，内用苦者所以泻之、燥之、泄之也。少阳之复，治以咸冷，佐以苦辛，以咸耎之，以酸收之,其用辛苦者所以发其汗也。然其发表者,必其体热,若已温凉,则无所犯,盖温凉不必汗也。且数夺其汗,则津液竭涸,故以酸收咸耎也。彼少阴为君火,而此少阳为相火,其治法大略同耳。阳明之复,治以辛温,佐以苦甘,以苦泄之,内用苦者所以下之也,又用酸者所以补之也。太阳之复,治以咸热,佐以甘辛,又用苦者所以坚之也。

治诸胜复,寒者热之,热者寒之,温者清之,清者温之,散者收之,抑者散之,燥者润之,急者缓之,坚者耎之,脆者坚之,衰者补之,强者泻之,各安其气,必清必静,则病气衰去,归其所宗,此治之大体也。

此总结言治胜复之大体也。凡治诸胜复,太阳气寒,则寒者热之;少阴、少阳气热,则热者寒之;厥阴气温,则温者清之;阳明气清,则清者温之;太阴气湿,则湿者燥之。其正气散者收之,其邪气抑者散之,燥者润之,急者缓之,坚者耎之,脆者坚之,衰者补之,强者泻之,凡此皆所以各安其气也。又必清静善养,则病气衰去,而各归其宗矣。此乃治胜复之大体也。

帝曰:善。气之上下何谓也?岐伯曰:身半以上,其气三矣,天之分也,天气主之。身半以下,其气三矣,地之分也,地气主之。以名命气,以气命处,而言其病半,所谓天枢也。故上胜而下俱病者,以地名之;下胜而上俱病者,以天名之。所谓胜至,报气屈伏而未发也;复至,则不以天地异名,皆如复气为法也。

此言人气之上下,合于司天在泉之分,而上下为病者,其治法复与胜同也。帝疑六气之在人身分为上下,伯言身半以上为天,其气有三：少阴君火，应心与小肠；阳明燥金，应肺与大肠；少阳相火，应三焦与心包络。乃天之分也，主天之气主之。身半以下为地，其气亦有三：太阴湿土，应脾与胃；厥阴风木，应肝与胆；太阳寒水，应肾与膀胱。乃地之分也，主地之气主之。以少阴阳明等名而命其气，以气而命其心与小肠、肺与大肠等处，凡各经之病，可以指而言之。夫所谓半者，即天枢穴以为界也。《六微旨大论》云：天枢之上，天气主之；天枢之下，地气主之；气交之分，人气主之。天枢，足阳明胃经穴，在脐旁二寸。故上部胜，而脐之下有病者，即以地分名之；下部胜，而脐之上有病者，即以天分名之。此上胜则下复，下胜则上复，亦犹之天地也。治法何如？所谓胜至之时，特报气屈伏而未发耳。至于报复一至，则不分在天在地之异名，而其治胜之法一如治复之法。故上文曰：凡治诸胜复者，寒者热之，热者寒之，温者清之，清者温之一十二句，乃治法之大要也。

帝曰：胜复之动，时有常乎？气有必乎？岐伯曰：时有常位，而气无必也。帝曰：愿闻其道也。岐伯曰：初气终三气，天气主之，胜之常也。四气尽终气，地气主之，复之常也。有胜则复，无胜则否。

此言胜复之时有常位，而其气之有无不可必也。盖自初气以至三气，司天之气主之，太过则胜其所胜，不及则不胜来胜，此胜之常也。自四气以至终气，在泉之气主之，则子为母复之，复之常也。此其时之有常位也。但有胜则复，无胜则不复，此又气不可必者如此。

帝曰：善。复已而胜何如？岐伯曰：胜至则复，无常数也，衰乃止耳。复已而胜，不复则害，此伤生也。

此言胜之不可以无复，复之不可以无胜，皆至其气衰而止也。帝承上文而言有胜则复，无胜则不复，但复之既已，而彼之胜气又当何如也？伯言始而胜至则复，其胜甚则复甚，胜微则复微，无常数也，至于其胜气之衰乃止耳。然复已而胜者，则胜气又必复之，若不复之，则天时循环之气虽有必然，而人身脏腑之气不能相继，此其伤生必矣。《运气全书》云：天地之气，亦行胜复，故《经》曰：初气终三气，天气主之，胜之常也。四气尽终气，复之常也。盖胜至则复，复已而胜，故无常气。若止复而不胜，则是生气乃绝，故曰伤生也。

帝曰：复而反病何也？岐伯曰：居非其位，不相得也。大复其胜，则主胜之，故反病也。所谓火燥热也。帝曰：治之何如？岐伯曰：夫气之胜也，微者随之，甚者制之。气之复也，和者平之，暴者夺之，皆随胜气，安其屈伏，无问其数，以平为期。此其道也。

此言复之所以反病，而有治之之法也。帝问胜者复之，则必能胜之矣，然复之而反有所病者，何也？伯言复气之所居者，已非其位，则彼此之气不相得，而又大复其胜，则主气反来胜之，所以复气之反病也。即如少阴为君火，阳明为燥金，少阳为暑热，今少阴少阳在泉，则火居水位，阳明司天，则金居火位，故火复其胜，则水主胜之，金复其胜，则火主胜之，此正居非其位，气不相得，而大复其胜，则主反胜之之谓。惟火燥热之三气乃尔也。故治之者，方其气之胜也，胜微则随其气而调之，胜甚则即所畏以制之。及其气之复也，复气之和者则平调之，复气之暴者则即其盛而夺之，皆随胜复之胜气以使之屈伏，不必问其数之多寡，而惟至于病气之平焉斯已矣。

帝曰：善。客主之胜复奈何？岐伯曰：客主之气，胜而无复也。帝曰：其逆从何如？岐伯曰：主胜逆，客胜从，天之道也。帝曰：其生病何如？岐伯曰：厥阴司天，客胜则耳鸣掉眩，甚则欬；主胜则胸胁痛，舌难以言。少阴司天，客胜则鼽嚏颈项强，肩背瞀热，头痛少气，发热,耳聋目瞑,甚则胕肿血溢,疮疡欬喘;主胜则心热烦躁,甚则胁痛支满。太阴司天,客胜则首面胕肿,呼吸气喘;主胜则胸腹满,食已而瞀。少阳司天,客胜则丹胗外发,及为丹熛疮疡,呕逆喉痹,头痛嗌肿,耳聋血溢,内为瘛疭;主胜则胸满,欬仰息,甚而有血,手热。阳明司天,清复内余,则欬衄嗌塞,心鬲中热,欬不止而白血出者死。太阳司天,客胜则胸中不利,出清涕,感寒则欬;主胜则喉嗌中鸣。厥阴在泉,客胜则大关节不利,内为痉强拘瘛,外为不便;主胜则筋骨繇摇同。并,腰腹时痛。少阴在泉,客胜则腰痛,尻股膝髀腨胻足病,瞀热以酸,胕肿不能久立,溲便变;主胜则厥气上行,心痛发热,鬲中,众痹皆作,发于胠胁,魄汗不藏,四逆而起。太阴在泉,客胜则足痿下重,便溲不时,湿客下焦,发而濡泻,及为肿隐曲之疾;主胜则寒气逆满,食饮不下,甚则为疝。少阳在泉,客胜则腰腹痛,而反恶寒,甚则下白溺白;主胜则热反上行而客于心,心痛发热,格中而呕。少阴同候。阳明在泉,客胜则清气动下,少腹坚满而数便泻;主胜则腰重腹痛,少腹生寒,下为鹜溏,则寒厥于肠,上冲胸中,甚则喘不能久立。太阳在泉,寒复内余,则腰尻痛,屈伸不利,股胫足膝中痛。帝曰:善。治之奈何?岐伯曰:高者抑之,下者举之,有余折之,不足补之,佐以所利,和以所宜,必安其主客,适其寒温,同者逆之,异者从之。帝曰:治寒以热,治热以寒,气相得者逆之,不相得者从之,余已知之矣。其于正味何如?岐伯曰:木位之主,其泻以酸,其补以辛。火位之主,其泻以甘,其补以咸。土位之主,其泻以苦,其补以甘。金位之主,其泻以辛,其补以酸。水位之主,其泻以咸,其补以苦。厥阴之客,以辛补之,以酸泻之,以甘缓之。少阴之客,以咸补之,以甘泻之,以咸收之。太阴之客,以甘补之,以苦泻之,以甘缓之。少阳之客,以咸补之,以甘泻之,以咸软之。阳明之客,以酸补之,以辛泻之,以苦泄之。太阳之客,以苦补之,以咸泻之,以苦坚之,以辛润之。开发腠理,致津液,通气也。

此言客主之气有胜无复,其民病则异,其治法则统,其正味则各有所主也。盖司天在泉,有胜则有复,至于客主之气,则有胜而无复。但客承天命,而主为之下,如主不能奉天之命,而反胜客气则为逆;只奉天命,而客气胜主则为从。此乃天之道也。试言巳亥之岁,厥阴司天,初气本厥阴风木为主,而阳明燥金客气加之;二气本少阴君火为主,而太阳寒水客气加之;三气本少阳相火为主,而厥阴风木客气加之。如客气各胜主气,则为耳鸣,为掉眩,甚则为欬;如主气各胜客气,则为胸胁痛,为舌难以言者,乃病之大略也。大略在胆为病,见《六元正纪大论》。子午之岁,少阴司天,初气本厥阴风木为主,而太阴湿土客气加之;二气本少阴君火为主,而少阳相火客气加之;三气本少阳相火为主,而阳明燥金客气加之。如客气各胜主气,则为鼽为嚏,为颈项强,为肩背瞀热,为头痛,为少气,为发热,为耳聋,为目瞑,甚则为胕肿,为血溢,为疮疡,为欬,为喘;如主气各胜客气,则为心热,为烦躁,甚则为胸痛,为支满也。丑未之岁,太阴司天,初气本厥阴风木为主,而厥阴风木客气加之;二气本少阴君火为主,而少阴君火客气加之;三气本少阳相火为主,而太阴湿土客气加之。如客气各胜主气,则为首面胕肿,为呼吸气喘;如主气各胜客气,则为胸腹满,食已而瞀也。寅申之岁,少阳司天,初气本厥阴风木为主,而少阴君火客气加之;二气本少阴君火为主,而太阴湿土客气加之;

三气本少阳相火为主,而少阳相火客气加之。如客气各胜主气,则为丹胗外发,及为丹熛,为疮疡,为呕逆,为喉痹,为头痛,为嗌肿,为耳聋,为血溢,内为瘛疭;如主气各胜客气,则为胸满,为欬而仰息,甚而为有血,为手热也。卯酉之岁,阳明司天,金居火位,无客胜之理,而阳明为不及之岁,火来胜之,至在泉之时,金之子为母复仇,则水复即金复也,故谓之曰清复。其清复内余,肺尚受伤,民病为欬,为衄,为嗌塞,为心膈中热,为欬不止,而白血出者当死。盖血出似唾,其色虽白,实谓之血。《灵枢·营卫生会篇》谓营气化血。夫营气者,阴气也。阴气既衰,不能化血,而仅有白血,此世人之所不知者也。但病至于此,深可慨夫! 辰戌之岁,太阴司天,初气本厥阴风木为主,而少阳相火客气加之;二气本少阴君火为主,而阳明燥金客气加之;三气本少阳相火为主,而太阳寒水客气加之。如客气各胜主气,则为胸中不利,为出清涕,感寒则欬;如主气各胜客气,则为喉嗌中鸣也。寅申之岁,厥阴在泉,四气本太阴湿土为主,而阳明燥金客气加之;五气本阳明燥金为主,而太阳寒水客气加之;终气本太阳寒水为主,而厥阴风木客气加之。如客气各胜主气,则为大关节不利,为内则痉强拘瘛,为外则大小不便;如主气各胜客气,则为筋骨繇并,骨繇,即骨摇。见《灵枢·根结篇》。腰腹时痛。卯酉之岁,少阴在泉,四气本太阴湿土为主,而太阳寒水客气加之;五气本阳明燥金为主,而厥阴风木客气加之;终气本太阳寒水为主,而少阴君火客气加之。如客气各胜主气,则为腰痛,及尻股膝髀腨胻足病,瞀热以酸,且胕肿不能久立,为溲便变;如主气各胜客气,则为厥气上行,为心痛,为发热,为鬲中,为众痹皆作,众痹,见《灵枢·周痹篇》。发于肢胁,为魄汗不藏，魄汗，见《素问·生气通天论》。为四肢厥逆而起也。辰戌之岁，太阴在泉，四气本太阴湿土为主，而厥阴风木客气加之；五气本阳明燥金为主，而少阴君火客气加之；终气本太阳寒水为主，而太阴湿土客气加之。如客气各胜主气，则为足痿，为下重，为便溲不时，为湿客下焦，发为濡泻，及为肿于隐曲之处也；如主气各胜客气，则为寒气逆满，为饮食不下，甚则为疝也。已亥之岁，少阳在泉，四气本太阴湿土为主，而少阴君火客气加之；五气本阳明燥金为主，而太阴湿土客气加之；终气本太阳寒水为主，而少阳相火客气加之。如客气各胜主气，则为腰腹痛，而反恶寒，甚则为大便下白而溺亦下白；如主气各胜客气，则为热反上行而客于心，为心痛，为发热，为格中而呕。盖此乃为相火，而少阴则为君火，故与少阴之在泉者同候也。子午之岁，阳明在泉，四气本太阴湿土为主，而太阳寒水客气加之；五气本阳明燥金为主，而厥阴风木客气加之；终气本太阳寒水为主，而少阴君火客气加之。如客气各胜主气，则为清气动下，少腹坚满，而数便泻；如主气各胜客气，则为腰重，为腹痛，为少腹生寒，为下为鹜溏，为寒气厥逆于肠，上冲胸中，甚则为喘，不能久立也。丑未之岁，太阳在泉，然太阳以水居水位，不必言客主之胜，其寒气复胜之余，则为腰尻痛，屈伸不利，为股胫足膝中痛也。然所以治之者，大约病在高者，则抑而下之；病在下者，则举而升之。李东垣云：高者抑之，非高者固当抑也，以其本下而失之太高，故抑之而使下，若本高，何抑之有？下者举之，非下者固当举之也，以其本高而失之太下，故举而使之高，若本下，何举之有？病为邪气有余则泻之，病为正气不足则补之，佐以所利，和以所宜，必使主客各安而寒温相适，寒热温清与民病之气相同者，则逆而正治之；不相得而异者，则异者从治之。此其治主客之大体也。帝言此义固已知之，然主客之位，其正味各有所主。伯言木位之主气，春分前六十一日，为初之气，其泻以酸，其补以辛。火位之主气，则君火之位，春分后六十一日，为二之气。相火之位，夏至前后各三十日，为三之气，其泻以甘，其补以咸。土位之主气，秋分前六十一日，为四之气，其泻以苦，其补以甘。金位之主气，秋分后六十一日，为五之气，其泻以辛，其补以酸。水位之主气，冬至前后各三十日，为终之气，其泻以咸，其补以苦。厥阴之客气，以辛补之，以酸泻之，以甘缓之，盖其辛补酸泻者与主气同，而又必以甘缓之也。少阴之客气，以咸补之，以甘泻之，以咸收之，盖其甘泻咸补与主气同，而补之者正所以收之也。太阴之客气，以甘补之，以苦泻之，以甘缓之，盖其补甘泻苦者与主气同，而补之者正所以缓之也。少阳之客气，以咸补之，以甘泻之，与主气同，而补之者正所以奭之也。阳明之客气，以酸补之，以辛泻之，以苦泄之，盖其酸补辛泻者与主气同，而又必以苦泄之也。太阳之客气，以苦补之，以咸泻之，盖其苦补咸泻者与主气同，而又必以苦坚之，以辛润之也。此皆所以开发腠理，致其津液，以通各经之气耳。

愚按前《气交变大论》《六元正纪大论》，止论平气太过不及年相胜相复，未有淫胜反胜之说。然《六元正纪大论》中，第五十三节有六变之纪，气变之常，则天地之变已露于此。又下五十五节，有天地之气，盈虚何如？内云：上胜则天气降而下，下胜则地气迁而上，胜多少而差其分，微者小差，甚者大差，甚则位易气交，易则大变生而病作矣。此虽不明言淫胜反胜，而义已大露。至此篇有淫胜反胜，则天地之变气于此明矣。但有胜无复，观前上淫于下，所胜平之四句已后，即以平气为问，并无所复为问，则淫胜反胜，止太过不及年有之，实天地之大变也。天地之气，内淫而病一节，虽无变字，下节问天气之变何如，即知淫胜为变也。其下夫子言察阴阳所在而调之一节,特承上文谨察阴阳所在而调之一句为问。其天地之气,内淫而病何如一节,乃紧承上淫于下,所胜平之四句而问也。邪气反胜亦有胜无复,故天地之气,内淫而病已下四节,并无以复为对。至六气相胜,则有胜有复,故下节即以六气之复为对,如木年太过而胜土,不及而为金所胜;木年太过而为金所复,不及而为火所复。东垣谓之正胜正复也。须知淫胜反胜者,不必循四时之序,故有胜无复。太过不及年有复者,循四时之序,子为母复仇也。然东垣以正胜正复易相胜相复者,亦殊不必。按《六元正纪大论》,六十年主岁之纪,太过年有正化无邪化,并无胜复字面;不及年有邪化又有正化,则邪化有胜复字面。须知有胜复为邪化,无胜复为正化。又须知太过年虽有胜复,亦可有胜无复。按《五常政大论》第四节,论运气太过,末云:不恒其德,则所胜来复,政恒其理,则所胜同化。故知太过年亦有有胜无复也,故曰正化;不及年必有胜复,故曰邪化。东垣谓之正胜正复,非经旨也。然不及年亦可以无胜复。按《气交变大论》第四节,有木不及,春有鸣条律畅之化,则秋有雾露清凉之政;春有惨悽残贼之胜,则夏有炎暑燔烁之复。须知不及年亦可以无胜复也。若此者,天地之变,世人难据,须知时逢盛世,而君相之德应之,则天地照常;而正时逢乱世,而君相之过应之,则天地变常而邪。观《气交变大论》第一节,言星变悉由人君之德过可知已。又如凤凰麒麟不常有也,世治则见;日月薄蚀有常度也,德盛可免可知已。至于主客之胜,亦有胜无复,客胜则顺,主胜则逆,亦由一时之感应耳。后世见其常变不一,遂乃妄非圣经,谬矣。余初释前后诸篇,头绪颇多,或从王氏,或从新校正,《天元纪大论》分注之下,引运气类注入之,似俱未合,今增补注,君子正之。

厥阴淫胜反胜相胜相复客胜主胜药味总图

司天 在泉	风	淫所胜 淫于内 平 治 以辛凉　佐以苦甘　甘缓　辛散
司天 （反胜） 在泉 （反胜）	清反胜之　治以酸温　佐以苦甘 　　　　　　　　　　　　　　　　　辛平	
相胜 相复	治以^{甘清}酸寒　佐以^{苦辛}甘辛 酸泻　甘缓	
主 客	酸泻　辛补 辛补　酸泻　甘缓	

少阴淫胜反胜相胜相复客胜主胜药味总图

司天 在泉	热	淫所胜 淫于内 平 治 以咸寒　佐以 苦甘 甘苦 酸收 苦发
司天 （反胜） 在泉 （反胜）	寒反胜之　治以 甘温 甘热 佐以 苦酸辛 苦辛 咸平	
相胜 相复	治以 辛寒 咸寒 佐以 苦咸 甘泻 苦辛 甘泻 酸收苦发咸㬢	
主 客	甘泻　咸补 咸补　甘泻　咸收 　少阳同	

太阴淫胜反胜相胜相复客胜主胜药味总图

司天 在泉	湿 淫所胜 淫于内 ^治_平以苦热 佐以^{酸辛}_{酸淡} 苦燥 淡泄
司天 （反胜） 在泉 （反胜）	热反胜之 治以^{苦寒}_{苦冷} 佐以^{苦酸}_{咸甘} 苦平
相胜 相复	治以^{咸热}_{苦热} 佐以^{辛甘}_{酸辛} ^{苦泻}_{苦泻} 燥之泄之
主 客	苦泻 甘补 甘补 苦泻

少阳淫胜反胜相胜相复客胜主胜药味总图

司天 在泉	火 淫所胜 淫于内 ^平_治以^{酸冷}_{咸冷} 佐以^{苦甘}_{苦辛} 酸收苦发酸复
司天 （反胜） 在泉 （反胜）	寒反胜之 治以甘热 佐以苦辛 咸平之
相胜 相复	治以^{辛寒}_{咸冷} 佐以^{甘咸}_{苦辛} ^{甘泻}_{咸耎} 酸收辛苦发
主 客	甘泻 咸补 咸补 甘泻 少阴同

阳明淫胜反胜相胜相复客胜主胜药味总图

司天 在泉	燥 淫所胜 淫于内 平治 以苦温 佐以 酸辛 甘辛 以苦下之
司天 （反胜） 在泉 （反胜）	热反胜之 治以 辛寒 平寒 佐以苦甘 酸平
相胜 相复	治以 酸温 辛温 佐以 辛甘 苦泄 苦甘 苦泄 苦下
主 客	辛泻 酸补 酸补 辛泻

太阳淫胜反胜相胜相复客胜主胜药味总图

司天 在泉	寒 淫所胜 淫于内 平治 以辛热 甘热 佐以 苦甘 苦辛 酸泻辛润苦坚
司天 （反胜） 在泉 （反胜）	热反胜之 治以咸冷 佐以 苦辛 甘辛 苦平之
相胜 相复	治以 甘热 咸热 佐以 辛酸 咸泻 甘辛 苦坚
主 客	咸泻 苦补 苦补 咸泻 苦坚 辛润

　　上按《汤液本草》，李东垣亦有图，但无反胜用药诸味，则不备，致失岐伯全旨。故余特图于上者如此。

　　帝曰:善。愿闻阴阳之三也何谓? 岐伯曰:气有多少,异用也。

帝曰:阳明何谓也？岐伯曰:两阳合明也。帝曰:厥阴何也？岐伯曰:两阴交尽也。

此明三阴三阳及阳明厥阴之义也。帝承上文而问阴阳止二,今曰少阳、太阳、阳明,少阴、太阴、厥阴,而皆列之为三者何也？伯言太阴为正阴,而次少为少阴,又次为厥阴;太阳为正阳,而次少为少阳,又次为阳明。以其气有多少异用,故各有三者之分耳。《天元纪大论》云:何谓气有多少？鬼臾区曰:阴阳之气,各有多少,故曰三阴三阳也。然少、太之义易知,而阳明、厥阴之疑未释。伯言足之十二经,合于十二月。故寅者,正月之生阳也,主左足之少阳,六月建未,则为右足之少阳,皆两足第四指脉气所行也。二月建卯,主左足之太阳,五月建午,则为右足之太阳,皆足小指外侧已上脉气所行也。三月建辰,主左足之阳明,四月建巳,则为右足之阳明,皆两足次指已上脉气所行也。然正、二、五、六月为少阳、太阳,而三、四为辰、巳月,居于其中,则彼两阳合明于其前,故曰阳明也。七月建申,主阴之生,主右足之少阴,而十二月建丑,则为左足之少阴,皆两足心以上脉气所行也。八月建酉,主右足之太阴,而十一月建子,则为左足之太阴,皆两足大指内侧已上脉气所行也。九月建戌,主右足之厥阴,而十月建亥,则为左足之厥阴,皆两足大指外侧已上脉气所行也。然七、八、十一、十二月为少阴、太阴,而九、十为戌、亥月,则为两足之阴已尽,故曰厥阴也。厥者,尽也。大义见《灵枢·阴阳系日月篇》。

帝曰:气有多少,病有盛衰,治有缓急,方有大小,愿闻其约奈何？岐伯曰:气有高下,病有远近,证有中外,治有轻重,适其至所为故也。大要曰:君一臣二,奇之制也;君二臣四,偶之制也;君二臣三,奇之制也;君三臣六,偶之制也。故曰:近者奇之,远者偶之;汗者不以奇,下者不以偶;补上治上制以缓,补下治下制以急,急则气味厚,缓则气味薄,适其至所,此之谓也。病所远,而中道气味之者,食而过之,无越其制度也。是故平气之道,近而奇偶,制小其服也。远而奇偶,制大其服也。大则数少,小则数多。多则九之,少则二之。奇之不去则偶之,是谓重方。偶之不去,则反佐以取之,所谓寒热温凉,反从其病也。

　　此言约方之法,不越奇偶,而必当曲尽其制也。帝承上文而问阴阳之气有多有少,故民病有盛有衰,而治之者有缓有急,其方宜有大有小也。约方之法奈何?《灵枢·禁服篇》云:夫约方者,犹约囊也。囊满而弗约,则输泄;方成弗约,则神与弗俱。伯言阴阳之气,岁有司天在泉,则有高有下也。民病有脏腑在上为近,脏腑在下为远。其证候有中有外,治法有轻有重,但使药力适其所至之所,以复其旧耳。故制方之大要,不过奇偶二法而已。盖主病之为君,佐君之为臣。君用其一而臣佐以二,君用其二而臣佐以三,是数在三、五,皆奇之制也。君用其二而臣佐以四,君用其二而臣佐以六,是数在六、八,皆偶之制也。按:此必正文君三臣六之三字,当作二字。否则君三臣六之下,当有奇之制也,君二臣八八字。故病在上者谓之近,近者不必数之多,宜以奇方用之。然欲以取汗,则不以奇而以偶,盖非偶不足以发散也。观此,则近者奇之,为不足而补,而汗者不以奇,为有邪而治之也。病在下者谓之远,远则不可数之少,宜以偶方用之。然欲以下利,则不以偶而以奇,盖非奇不足以专达也。观此,则远者偶之,为不足而补,而下者不以偶,为有邪而治之也。但补上治上其制用缓,非缓则及于下矣，故缓则用其气味之薄者，使适其所至之所，以复其故耳。补下治下其制用急，非急则滞于上矣，故急则用其气味之厚者，使适其所至之所，以复其旧耳。彼病所远，而药食气味止于中道，则累及其中，即如肾之药食入心，则心反为肾药所凌也。当食之而过此中道，无越制度，自然能至远所矣。是故平气之道，凡在上而近者，或奇以补之，或偶以汗之。惟其近则制宜小，小则数宜多，多则可以味至于九也。凡在下而远者，或偶以补之，或奇以下之，惟其远则制宜大，大则数宜少，少则可以味止于二也。此则病有远近，故不分奇偶，而大约小以治上、大以治下如此。若奇偶之制，则奇之数少而大，偶之数多而小者，又其大体然也。然与其大也宁小，与其重也宁轻，与其毒也宁善。其始也用奇，奇之不去则偶之，是谓之重方也，后世谓之复方，即后之所谓逆者正治也。其既也用偶，偶之不去，则反其佐以取之。所谓反其佐以取之者，即药之寒热温凉，反有同于病之寒热温凉，乃因其性而利导之，即后之所谓从者反治也。此又奇偶先后之用，曲尽其妙者如此。

李东垣七方图

大君一臣三佐九，制之大也。远而奇偶，制大其服也。大则数少，少则二之。肾肝位远，服汤药不能顿而多。**小**君一臣二，制之小也。近而奇偶，制小其服也。小则数多，多则九之。心肺位近，服汤散不厌频而少。**缓**补上治上制以缓，缓则气味薄。治主以缓，缓则治其本。**急**补下治下制以急，急则气味厚。治客以急，急则治其标。**奇**君一臣二，奇之制也；君二臣三，奇之制也。阳数奇。**偶**君二臣四，偶之制也；君二臣六，偶之制也。阴数偶。**复**奇之不去则偶之，是为重方也。

帝曰：善。病生于本，余知之矣。生于标者，治之奈何？岐伯曰：病反其本，得标之病。治反其本，得标之方。

此言治标之病，其方即治本者而推之也。按标本之义，至广至详，有天地运气之标本，有人身脏腑之标本，有病体之标本，有治法之标本。《天元纪大论》曰：子午之岁，上见少阴；丑未之岁，上见太阴；寅申之岁，上见少阳；卯酉之岁，上见阳明；辰戌之岁，上见太阳；巳亥之岁，上见厥阴。少阴，所谓标也；厥阴，所谓终也。盖言子、丑、卯、辰、巳、申之岁为对化，对司化令之虚，谓之曰标。午、未、酉、戌、亥、寅之岁为正化，正司化令之实，谓之曰终。又曰：厥阴之上，风气主之；少阴之上，热气主之；太阴之上，湿气主之；少阳之上，相火主之；阳明之上，燥气主之；太阳之上，寒气主之。所谓本也，是谓六元。盖言三阴三阳为标，寒暑燥湿风火为本也。又《六微旨大论》曰：少阳之右，阳明治之；阳明之右，太阳治之；太阳之右，厥阴治之；厥阴之右，少阴治之；少阴之右，太阴治之；太阴之右，少阳治之。此所谓气之标，盖南面而待之也。少阳之上，火气治之，中见厥阴；阳明之上，燥气治之，中见太阴；太阳之上，寒气治之，中见少阴；厥阴之上，风气治之，中见少阳；少阴之上，热气治之，中见太阳；太阴之上，湿气治之，中见阳明。所谓本也。本之下，中之见也；见之下，气之标也。本标不同，气应异象。盖言三阴三阳为治之气，皆所谓六气之标也。少阳之上十八句，其火燥风寒热湿为治之气，皆所谓六气之本也。其中见之气，乃六气之中气也。通前六气之标言之，则本居上，标居下，中气居本标之中。故曰：本之下，中之见也；见之下，气之标也。然中气者，三阴三阳各有夫妇之配合相守，而人之脏腑经脉皆应之。故少阳本标之中见厥阴，厥阳本标之中见少阳，而互为中气相守，而人之胆与三焦为少阳经，亦络肝与心包之厥阴经，而肝与心包，又络胆与三焦而互交也。阳明本标之中见太阴，太阴本标之中见阳明，而互为中气相守。则人之胃与大肠为阳明经，亦络脾肺之太阴经，而脾肺又络胃与大肠经而互交也。太阳本标之中见少阴，少阴本标之中见太阳，而互为中气相守。则人之膀胱、小肠为太阳经，亦络肾与心之少阴经，而肾与心又络小肠、膀胱而互交也。本标不同，气应异象者，谓太阳、少阴二气也。太阳之上，寒气治之，是标阳本寒，不同其气应，则太阳所至为寒生，中为温，而寒温异象也。少阴之上，热气治之，是标阴本热，不同其气应，则少阴所至为热生，中为寒，而热寒异象也。此乃天地运气之标本也。又《标本病传论》及《灵枢·病本篇》，皆以先病为本，后病为标，惟中满、小大便不利二病，或为本，或为标，皆不分标本，而先治其标，其余百病，皆先治其本也。此乃病体先后分标本也。又《汤液醪醴论》曰：病为本，工为标，此以病人、医人分标本也。此节所谓本者，盖以风寒暑湿燥火为本也；所谓标者，以三阴三阳为标也。如天之本在风，标在厥阴，则人之病在肝，而厥阴之中见少阳，则又在于胆。天之本在火，标在少阳，则人之病在胆，而少阳之中见厥阴，则又在于肝。故病生于本似易知，而治标之方则难必。殊不知病自本始，则知标病之所由来也。治之者，亦即其本而推之，则得标之所，以立其方矣。假如本在于风，则标之方亦在于风耳。大义又见下文之下节。

帝曰：善。六气之胜，何以候之？岐伯曰：乘其至也。清气大来，燥之胜也，风木受邪，肝病生焉。热气大来，火之胜也，金燥受邪,肺病生焉。寒气大来,水之胜也,火热受邪,心病生焉。湿气大来,土之胜也,寒水受邪,肾病生焉。风气大来,木之胜也,土湿受邪,脾病生焉,所谓感邪而生病也。乘年之虚,则邪甚也。失时之和,亦邪甚也。遇月之空,亦邪甚也。重感于邪,则病危矣。有胜之气,其必来复也。帝曰:其脉至何如? 岐伯曰:厥阴之至其脉弦,少阴之至其脉钩,太阴之至其脉沉,少阳之至大而浮,阳明之至短而涩,太阳之至大而长。至而和则平,至而甚则病,至而反者病,至而不至者病,未至而至者病,阴阳易者危。

此言六气之胜,气有可候,而脉有可诊也。清气大来,可以候燥之胜,乃阳明燥金所司也,故金来胜木,则风木受邪,肝病乃生。热气大来,可以候火之胜,乃少阴、少阳所司也,故火来胜金,则金燥受邪,肺病乃生。寒气大来,可以候水之胜,乃太阳寒水所司也,故寒来胜火,则心病乃生。湿气大来,可以候土之胜,乃太阴湿土所司也,故土来胜水,肾病乃生。风气大来,可以候木之胜,乃厥阴风木所司也,故木来胜土,脾病乃生。正以岁木不足,则外有清邪;岁火不足,则外有寒邪;岁土不足,则外有风邪;岁金不足,则外有热邪;岁水不足,则外有湿邪。乃乘年之虚,斯邪之所以甚耳。且六气,有主气,有客气,主气主乎四时,春温、夏热、秋凉、冬寒者其宜也,而客气加之,或主胜,或客胜,则失时之和,亦邪之所以甚耳。《八正神明论》曰:月始生,则血气始精,卫气始行;月郭满,则血气实,肌肉坚;月郭空,则肌肉减,经络虚,卫气去,形独居。故遇月之空,亦邪之所以甚耳。此则重感于邪,病之所以危也。但有胜之气,必有复之气,其机又相因者耳。六气之至,必有其脉。厥阴之至其脉弦,耎虚而滑,端直以长也。少阴之至其脉钩,来盛去衰,如偃带钩也。太阴之至其脉沉,沉则不浮也。少阳之至大而浮,大则不小,浮则不沉也。阳明之至短而涩,短则不长,涩则不利也。太阳之至大而长,大则不小,长则不短也。如六脉之至而和平,则为平脉。如六脉之至而甚,如太弦、太钩之类;六脉之至而反,如应弦反涩、应大反细、应沉反浮、应浮反沉、应涩反滑、应滑反涩、应长反短、应短反长之类;如气候已至,而脉气不至,如气候未至,而脉气先至,此皆不免于病也。上文感邪而生病,诸脉见矣。如脉宜见于寸,为阳位,而反见于尺;脉宜见于尺,为阴位,而反见于寸,此皆必至于危也。上文重感于邪则病危,其阴阳必反矣。按《六微旨大论》云:帝曰:其有至而至,有至而不至,有至而太过,何也?岐伯曰:至而至者和;至而不至,来气不及也;未至而至,来气有余也。帝曰:至而不至,未至而至何如?岐伯曰:应则顺,否则逆,逆则变生,变生则病。帝曰:请言其应。岐伯曰:物生其应也,气脉其应也。所谓脉应,即此脉应也。

帝曰:六气标本,所从不同奈何?岐伯曰:气有从本者,有从标本者,有不从标本者也。帝曰:愿卒闻之。岐伯曰:少阳、太阴从本,少阴、太阳从本从标,阳明、厥阴不从标本,从乎中也。故从本者化生于本,从标本者有标本之化,从中者以中气为化也。帝曰:脉从而病反者,其诊何如?岐伯曰:脉至而从,按之不鼓,诸阳皆然。帝曰:诸阴之反,其脉何如?岐伯曰:脉至而从,按之鼓甚而盛也。是故百病之起,有生于本者,有生于标者,有生于中气者。有取本而得者,有取标而得者,有取中气而得者,有取标本而得者,有逆取而得者,有从取而得者。逆,正顺也。若顺,逆也。故曰:知标与本,用之不殆,明知逆顺,正行无问。此之谓也。不知是者,不足以言诊,足以

乱经。故《大要》曰：粗工嘻嘻，以为可知，言热未已，寒病复始，同气异形，迷诊乱经。此之谓也。夫标本之道，要而博，小而大，可以言一而知百病之害。言标与本，易而勿损，察本与标，气可令调，明知胜复，为万民式，天之道毕矣。

此言六气各有所从之标本，而百病皆当知标本也。从者，取也。六气有从本而取之者，正以少阳之本火，太阴之本湿，本末同，故从本也。何也？以气化从本而生也。有从本从标而取之者，正以少阴之本热，其标阴；君火生于午，午者，一阴生之位。火本热，而其气当阴生之初，故标本异，而君火属少阴。太阳之本寒，其标阳。水居北方子，而子者，一阳生之位。水本寒，而其气当阳生之初，故标本异，而寒水属太阳。故从本从标也。何也？以气化从本标而生也。有不从本标而从中气以取之者，阳明之中太阴，厥阴之中少阳，本末与中不同，故不从标本，从乎中也。何也？以气化从中气而生也。《六微旨大论》云：少阳之上，火气治之，中见厥阴；阳明之上，燥气治之，中见太阴；太阳之上，寒气治之，中见少阴；厥阴之上，风气治之，中见少阳；少阴之上，热气治之，中见太阳；太阴之上，湿气治之，中见阳明，所谓本也。本之下，中之见也。见之下，气之标也。本标不同，气应异象。其有病热而脉数，是脉从也。若按之不鼓，乃寒盛格阳所致，非热也。凡诸阳脉之不鼓者，可以类推其非阳病矣。病寒而脉沉，是脉从也。若按之鼓甚而盛，乃热盛拒阴所致，非寒也。凡诸阴脉之太鼓者，可以类推其非阴病矣。此脉之从，而病之所以反也。是故百病之生，有生于本者，有生于标者，有生于中气者，气化与人身相须也。人之治病者，有取本而得者，有取标而得者，有取中气而得者，有兼取标本而得者。有逆取而得之者，即寒病治以热，热病治以寒，如上文反其佐以取之者是也。有从取而得者，即寒病治以寒,热病治以热,如上文奇之不去则偶之者是也。但逆取而得之者,人皆以为逆,而不知寒盛格阳治宜以热,热盛格阴治宜以寒,外虽若逆,而中则甚顺,正其所以为顺也。若寒格阳而治以寒,热格寒而治以热,则外虽若顺,中气乃逆,此其所以为逆也。按标本之道,要而博至末,与《标本病传论》中大同小异。

　　帝曰:胜复之变,早晏何如? 岐伯曰:夫所胜者,胜至已病,病已愠愠,而复已萌也。夫所复者,胜尽而起,得位而甚。胜有微甚,复有少多,胜和而和,胜虚而虚,天之常也。帝曰:胜复之作,动不当位,或后时而至,其故何也? 岐伯曰:夫气之生,与其化衰盛异也。寒暑温凉盛衰之用,其在四维。故阳之动,始于温,盛于暑;阴之动,始于清,盛于寒。春夏秋冬,各差其分。故《大要》曰:彼春之暖,为夏之暑;彼秋之忿,为冬之怒。谨按四维,斥候皆归,其终可见,其始可知。此之谓也。帝曰:差有数乎? 岐伯曰:又凡三十度也。帝曰:其脉应皆何如? 岐伯曰:差同正法,待时而去也。《脉要》曰:春不沉,夏不弦,冬不涩,秋不数,是谓四塞。沉甚曰病,弦甚曰病,涩甚曰病,数甚曰病,参见曰病,复见曰病,未去而去曰病,去而不去曰病,反者死。故曰:气之相守司也,如权衡之不得相失也。夫阴阳之气,清静则生化治,动则苛疾起。此之谓也。彼春之暖四句,见《脉要精微论》。

　　此言胜复之变,其报以称,其动以渐,其应以脉也。夫所胜者,胜至已病,正愠愠然,而复气已萌,正以所复者胜尽而起,得复之位而甚。视其胜之微甚,而为复之多少,彼胜和则复和,设胜甚而虚,则复亦甚而虚。此乃天道之常,正胜复之不早不晏者也。然有动不当位,后时而至者,亦六气之所生,随其化有盛衰之异耳。故寒暑温凉者,乃盛衰之用也。何也？春夏秋冬为四正之气,而必四维为之始。故阳之动,必始于温,而盛于暑,所谓彼春之暖,为夏之暑者是也。阴之动,必始于凉,而盛于寒,而所谓彼秋之忿,为冬之怒者是也。此春夏秋冬,各差其分,差乃不同之谓,非差误之差。然必始于四维,而后盛于四正,故所谓谨按四维,斥候皆归,则始终可知可见者是也。彼其数之差者,大凡计三十度四十三刻有奇耳。《六元正纪大论》云:差有数乎？岐伯曰:后皆三十度而有奇也。然脉气之应,亦与差同法,待后时之至,则前脉去。故《脉要》有曰:春脉宜弦,然由冬脉之沉者以驯至之,故尚有沉意。夏脉宜数,然由春脉之弦者以驯至之,故尚有弦意。秋脉宜涩,然由夏脉之数者以驯至之,故尚有数意。冬脉宜沉,然由秋脉之涩者以驯至之,故尚有涩意。若春不沉,夏不弦,冬不涩,秋不数,是谓天地之气四塞不通也。但春可带沉,而沉甚则为病;夏可带弦,而弦甚则为病;冬可带涩,而涩甚则为病;秋可带数,而数甚则为病。或诸脉参见,或重复来见,或时未去而脉先去,或时已去而脉不去,皆不免于病。若夏见沉脉,秋见数脉,冬见缓脉,春见涩脉,则为反者死矣。故曰气之相守司也,自温而暑,自凉而寒,如权衡然。人能顺此阴阳之气,养以清静,则生化治,若躁动,则苛疾起,凡以不能顺时故也。《六微旨大论》云:成败倚伏生乎动,动而不已则变作矣。

帝曰:幽明何如？岐伯曰:两阴交尽故曰幽,两阳合明故曰明,幽明之纪,寒暑之异也。

承上节有四维二字,遂问阴乃称幽,阳乃称明,其义何居？伯言西北为幽,是在左为北,而在右为西,两阴之交尽于此矣。东南称明,是在左为东,而在右为南,是两阳于此乎合明也,正幽明之所以相配,而寒暑因之以异耳。按王注,复以为厥阴阳明,引《灵枢·阴阳系日月篇》论厥阴、阳明者解之。不知本篇第十二节即以阳明、厥阴为问,而此又何必重问?《天元纪大论》有幽明既位,寒暑弛张。下文泛问分至,则知此以东南西北为幽明矣。

帝曰:分至何如?岐伯曰:气至之谓至,气分之谓分,至则气同,分则气异,所谓天地之正纪也。

此言时有分至之义,乃天地之正纪也。立春、春分、立夏、夏至、立秋、秋分、立冬、冬至,此八节也。然冬夏言至者,以六气言之,则五月半,司天之气至其所在;十一月半,在泉之气至其所在。以四时之令言之,则阴阳至此为极至,故谓之曰至也。然自至于二至,而至之前为芒种、小满、立夏,为大雪、小雪、立冬;至之后为小暑、大暑,为小寒、大寒。其寒热之气无甚异也,故曰至则气同。春秋二分者,以六气言之,则二月半,初气终,而交二之气;八月半,四气尽,而交五之气。若以四时之气言之,则阴阳寒暄之气至此而分,其昼夜分为五十刻,则乃阴阳之中分也。故曰分则气异。此乃天地之正纪也。王注云:言冬夏二至,是天地气主岁至其所在也。春秋二分,是间气初二四五,各分其政于主岁左右也。故曰至则气同,分则气异。

帝曰:夫子言春秋气始于前,冬夏气始于后,余已知之矣。然六气往复,主岁不常也,其补泻奈何?岐伯曰:上下所主,随其攸利,正其味,则其要也。左右同法。大要曰:少阳之主,先甘后咸;阳明之主,先辛后酸;太阳之主,先咸后苦;厥阴之主,先酸后辛;少阴之主,先甘后咸;太阴之主,先苦后甘。佐以所利,资以所生,是谓得气。

此言六气主岁,各有宜用之正味也。帝承上文而言以分至明六气分位,则初气、四气,始于立春、立秋前各一十五日为纪法。三气、六气,始于立夏、立冬后各一十五日为纪法。由是四气前后之纪,正当二至日也。故曰春秋始于前,冬夏始于后也。然以三百六十五日易一气,一岁已往,气则改新,所宜之味,补泻不同。伯言司天主上半岁,在泉主下半岁,随所宜用,其要以正味为主。司天之左右间与司天同,在泉之左右间与在泉同,大要半岁所主,其六味各有先后也。故曰少阳之主,先甘后咸等云也。

帝曰:善。夫百病之生也,皆生于风寒暑湿燥火,以之化之变也。经言盛者泻之,虚者补之。余锡以方士,而方士用之尚未能十全,余欲令要道必行,桴鼓相应,犹拔刺雪污,工巧神圣,可得闻乎?岐伯曰:审察病机,无失气宜,此之谓也。帝曰:愿闻病机何如?岐伯曰:诸风掉眩,皆属于肝。诸寒收引,皆属于肾。诸气膹郁,皆属于肺。诸湿肿满,皆属于脾。诸热瞀瘛,皆属于火。诸痛痒疮,皆属于心。诸厥固泄,皆属于下。诸痿喘呕,皆属于上。诸禁鼓栗,如丧神守,皆属于火。诸痉项强,皆属于湿。诸逆冲上,皆属于火。诸胀腹大,皆属于热。诸躁狂越,皆属于火。诸暴强直,皆属于风。诸病有声,鼓之如鼓,皆属于热。诸病胕肿,疼酸惊骇,皆属于火。诸转反戾,水液浑浊,皆属于热。诸病水液,澄彻清冷,皆属于寒。诸呕吐酸,暴注下迫,皆属于热。故大要曰:谨守病机,各司其属,有者求之,无者求之,盛者责之,虚者责之,必先五胜,疎其血气,令其调达,而致和平。此之谓也。掉,音棹。瞀,音茂。丧,去声。疎,当作疏。

此言病机计有十九,而有善治之法也。《医学纲目》邵元伟云:病机一十九条,实察病之要旨,而有者求之,无者求之,盛者责之,虚者责之一十六字,乃答篇首盛者泻之,虚者补之之旨,而总结一十九条之要旨也。河间《原病式》，但用病机十九条立言，而遗此一十六字，犹有舟无操舟之工，有兵无将兵之帅也。义见后文。拔刺雪污者，《灵枢·九针十二原篇》曰：五脏有疾，譬犹刺也，犹污也。刺虽久，犹可拔也；污虽久，犹可雪也。夫善针者，取其疾也，犹拔刺也，犹雪污也。工巧神圣者，《难经》以望闻问切分神圣工巧，王注以针为工巧，药为神圣。然要而论之，凡曰去疾，其分量高下当有四者之分，不必分针药也。前曰谨候气宜，无失病机，而此曰审察病机，无失气宜，其理通也。诸风掉眩，皆属于肝，言在天为风，在地为木，而在体为肝，故诸风证见，而为掉为眩，皆属于肝也。盖肝主风木，故病如木之动；肝脉随督脉会于巅，故头旋眩而运也。《医学纲目》云：夫诸风病，皆属于肝也。风木盛，则肝太过，而病化风，如木太过发生之纪，病掉眩之类，俗谓之阳痉急惊等病，治以凉剂是也。燥金盛，则肝为邪攻，而病亦化风，如阳明司天，燥金下临，病掉眩之类，俗谓之阴痉慢惊等病，治以温剂是也。刘河间曰：掉，摇也。眩，昏乱旋运也，风主动故也。所谓风气甚而头目眩运，由风木旺，必是金衰不能制木，而木复生火，风火皆属阳，多为兼化，阳主乎动，两动相搏，则为之旋转。故火本动也，焰得风，则自然旋转。如春分至小满，为二之气，乃君火之位；自大寒至春分七十三日，为初之气，乃风木之位。故春分之后，风火相搏，则多起飘风，俗谓之旋风是也。四时皆有之，由五运六气千变万化，冲荡击搏，推之无穷，安得失时而谓之无也？但有微甚而已。人或乘车跃马、登舟环舞而眩运者，其动不正，如左右纤曲，故《经》曰：曲直动环，风之用也。眩运而呕吐者，风热甚故也。诸寒收引，皆属于肾，言肾属水，水主寒，故诸寒证见，而收敛引急，皆属于肾也。诸寒病，皆属于肾主，以寒水甚则肾太过，而病化寒。如太阳所至为屈伸不利之类，仲景用乌头汤等剂是也。湿土胜，则肾为邪攻，而病亦化寒，如湿气变物，病筋脉不利之类，东垣用复煎、健步等剂是也。**诸气膹郁,皆属于肺**。《医学纲目》云:诸气膹郁,皆属于肺也。燥金甚,则肺太过,而病化膹郁,如岁金太过,甚则欬喘之类,东垣谓之寒喘,治以热剂是也。火热甚,则肺为邪攻,而病亦化膹郁。如岁火太过,病欬喘之类,东垣谓之热喘,治以寒剂是也。刘河间曰:膹,谓膹满也。郁,谓奔迫也。痿,谓手足痿弱,无力以运动也。大抵肺主气,气为阳,阳主轻清而升,故肺居上部,病则真气膹满奔迫不能上升,至于手足痿弱,不能收持。由肺金本燥,燥之为病,血液衰少,不能荣养百骸故也。经曰:指得血而能摄,掌得血而能握,足得血而能步。故秋金旺,则露气蒙郁,而草木萎落,病之象也。萎,犹痿也。**诸湿肿满,皆属于脾**。盖脾属土,土能制水,今脾气虚弱,不能制水,水渍妄行,而周身浮肿。故凡诸湿肿满,皆属于脾土也。《医学纲目》云:诸湿病,皆属于脾也。湿土盛,则脾太过,而病化湿,如湿盛则濡泄之类,仲景用五苓等去湿是也。风木胜,则脾为邪攻,而病亦化湿,如岁木太过病飧泄之类,如钱氏用宣风等剂是也。刘河间以为湿气之甚非由脾虚者偏。**诸热瞀瘛,皆属于火**。盖瞀者,神昏也。瘛者,肉动也。少阴少阳之火热甚,则为斯疾也。**诸痛痒疮,皆属于心**。盖心属火,故火甚则疮痛,火微则疮痒,皆属之于心也。《医学纲目》云:诸火热病,皆属于心也。火热甚,则心太过,而病化火热,如岁火太过诸谵妄狂越之类,俗谓之阳躁谵语等病,治以攻剂是也。寒水胜,则心为邪攻而病亦化火热,如岁水太过,病躁悸烦心谵妄之类,俗谓之阴躁郑声等病,治以补剂是也。**诸厥固泄,皆属于下**。盖肾肝司下焦,或气逆而为厥,或不泄而为固,或不固而为泄,皆属之于下焦也。**诸痿喘呕,皆病于上**。盖心肺司其上焦,《痿论》谓:五脏使人痿者,因肺热叶焦,发为痿躄。又发之为喘为呕,皆属之于上焦也。**诸禁鼓栗,如丧神守,皆属于火**。盖心藏神,又主火,凡诸有所禁,不能运持,而鼓动战栗,如丧失守神,皆属于火,以火极则寒也。刘河间曰:禁,俗作噤。

如丧神守者,神能御形,而反禁栗,则如丧失保守形体之神也。诸痉项强,皆属于湿。盖感风而体强曰痉,今诸痉项强而不和者,乃湿极则反无风化也。按《海篇》:痉,音敬。释云:风强病也。另痓,音炽。释云:恶也。二字既异,则二病不同。今按本经诸部正文皆书为痓,奈后世诸书所释,则误用《伤寒论》之刚痓、柔痓。今按《灵枢·热病篇》有风痓,则分明自有痓病也。诸逆冲上,皆属于火。盖火之为性,炎于上也。诸胀腹大,皆属于热。刘河间曰:热胜于内,则气逆而为肿。阳热气甚,则为腹胀。火主长,而高茂,形貌彰显,升明舒荣,皆肿胀之象也。诸躁狂越,皆属于火。刘河间曰:躁动烦热而不宁,火之体也。热甚于外,则肢体躁扰。热甚于内,则神志躁动。狂者,狂乱而无止定也。越者,乖越礼法而失常也。肾主志故耳。心火旺,则肾水衰,乃失志而狂越也。诸暴强直,皆属于风。盖风性急,卒暴强劲,直而不和柔者,皆属于风也。诸病有声,鼓之如鼓,皆属于热。凡病主有声,而鼓击之如有声然,此其内有火热,故病如是也。诸病胕肿,疼酸惊骇,皆属于火。凡诸病为胕肿,以热胜于内,而阳气郁滞也。为疼酸,以火实制金,不能平木,则木旺而为火化,故酸疼也。为惊骇者,惊愕也。此皆属于火也。诸转反戾,水液浑浊,皆属于热。盖诸转反戾,凡转仄反戾之状,如卮匜之类,非水火湿热无以变其质。其小便之水液浑浊,皆水得热而浑浊,故皆属于热也。诸病水液,澄彻清冷,皆属于寒。盖凡小便之水液澄彻清冷,以内主寒而不浊,故皆属于寒也。诸呕吐酸,暴注下迫,皆属于热。凡人之为病,在上则诸呕吐酸,在下则暴注下迫,此其上易越而下易迫者,皆属于热也。此病机者,计十有九。《大要》谨守病机,各司其属。其在太过所化之病为盛,盛者真气也。其在受邪所化之病为虚,虚者假气也。故有其病化者,恐其气之假,故有者亦必求之。无其病化者,恐其邪隐于中,凡寒胜化火,燥胜化风,及寒伏反躁,热伏反厥之类,故无者亦必求之。其病之化似盛者,恐其盛之未的,故盛者亦必责之。其病之化似虚者,恐其虚之未真,故虚者亦必责之。皆用此一十六字为法,庶几补泻不差也。《医学纲目》按邵元伟云:天有五行御五位,以生寒暑燥湿风;人有五脏化五气,以生喜怒忧思恐。故五运之气,内应人之五脏。诸风掉眩,皆属于肝;诸寒收引,皆属于肾;诸湿肿满,皆属于脾;诸气膹郁,皆属于肺;诸痛痒疮,皆属于心是也。诸厥固泄,皆属于下,谓下焦肾肝之疾也。诸痿喘呕,皆属于上,谓上焦心肺之疾也。此皆五脏之疾病机,由于内动者也。天之三阴三阳,化六气以生寒暑燥湿风火,内应人之六腑,外引十二经络。诸热瞀瘛,皆属于火,手少阳三焦经也。诸禁鼓栗,如丧神守,皆属于火,手少阴心经也。诸逆冲上,皆属于火,手厥阴心包经也。诸痉项强,皆属于湿,足太阳膀胱经也。诸腹胀大,皆属于热,足太阴脾经也。诸躁狂越,皆属于火,足阳明胃经也。诸暴强直,皆属于风,足厥阴肝经也。诸病有声,鼓之如鼓,皆属于热,手太阴肺经也。诸病胕肿,疼酸惊骇,皆属于火,手阳明大肠经也。诸转反戾,水液浑浊,皆属于热,手太阳小肠经也。诸病水液,澄彻清冷,皆属于寒,足少阴肾经也。诸呕吐酸,暴注下迫,皆属于热,足少阳胆经也。此皆十二经络之邪病机,由于外入者也。刘河间以此著书,漫然不分所属,殊不深考,何也?楼氏但纠其治法之偏,而未及乎此,故并为正之云尔。

帝曰:善。五味阴阳之用何如?岐伯曰:辛甘发散为阳,酸苦涌泄为阴,咸味涌泄为阴,淡味渗泄为阳。六者或收或散,或缓或急,或燥或润,或耎或坚,以所利而行之,调其气使其平也。

此言五味有阴阳之用,皆所以平病之气也。味有辛甘,皆主于发散其汗而为阳。味有酸苦,皆所以上主于涌、下主于泄而为阴。其咸味,亦所以上主于涌、下主于泄而为阴。其淡味,则下注渗泄而为阳。此渗泄者,主利小便,而上文涌泄之泄,则利大便也。凡此六者,则酸以收之,辛以散之,甘以缓之,酸以急之,苦以燥之,辛以润之,咸以耎之,苦以坚之,皆以所利而行,调其病气而使之平耳。《脏气法时论》云:肝苦急,急食甘以缓之;心苦缓,急食酸以收之;脾苦湿,急食苦以燥之;肺苦气上逆,急食苦以泄之;肾苦燥,急食辛以润之者是也。《脏气法时论》又云:辛散,酸收,甘缓,苦坚,咸耎。又云:辛酸甘苦咸,各有所利,或散或收,或缓成急,或耎或坚,四时五脏,病随五味所宜也。

帝曰:非调气而得者,治之奈何? 有毒无毒,何先何后? 愿闻其道。岐伯曰:有毒无毒,所治为主,适大小为制也。帝曰:请言其制。岐伯曰:君一臣二,制之小也;君一臣三佐五,制之中也;君一臣三佐九,制之大也。寒者热之,热者寒之,微者逆之,甚者从之,坚者削之,客者除之,劳者温之,结者散之,留者攻之,燥者濡之,急者缓之,散者收之,损者益之,逸者行之,惊者平之,上之下之,摩之浴之,薄之劫之,开之发之,适事为故。帝曰:何谓逆从? 岐伯曰:逆者正治,从者反治,从少从多,观其事也。帝曰:反治何谓? 岐伯曰:热因寒用,寒因热用,塞因塞用,通因通用,必伏其所主,而先其所因,其始则同,其终则异,可使破积,可使溃坚,可使气和,可使必已。帝曰:善。气调而得者何如? 岐伯曰:逆之从之,逆而从之,从而逆之,疎气令调,则其道也。塞,入声。疎,疏同。

此言病有气不调而得者,亦有气调而得者,皆不外正治反治二法而已。承上文而言五味有阴阳之用,必调其气而使之平矣。然有气不调而病气不平者,惟药分有毒无毒,而以所治为主,适其方之大小为制耳。故君用其一,而臣辅以二;或辅之以三,佐则有五;或臣辅以三,佐则有九,此其制有大小之分也。但寒则治之以热,热则治之以寒,此逆治也。必病微则逆治之,若甚则从治之,及坚者削之一十九法,治法详备,皆适其事以复其故也。盖病热而治之以寒,病寒而治之以热,此乃以逆治之也。逆者,乃正治之法也。以热治寒而佐之以寒,以寒治热而佐之以热,此乃以顺治之也。顺者,乃反治之法也。特观其病之轻重,以为药之多少耳。是以反治之法,其妙何如?热以治寒,而佐以寒药,乃热因寒用也。寒以治热,而佐以热药,乃寒因热用也。《五常政大论》云:治热以寒,温而行之;治寒以热,凉而行之。亦热因寒用,寒因热用之义。但彼以服药言,而此以用药言耳。又下气虚乏,中焦气壅,欲散满则恐虚其下,欲补下则满甚于中。况少服则资壅,多服则宣通,遂乃峻补其下,以疏启其中,则中满自除,下虚自实,乃塞因塞用也。又大热内结,或大寒凝内,久利不止,遂以热下之,及以寒下之,乃通因通用也。此则病体何主?必欲伏之,如以热治寒、以寒治热之谓。药宜何用?必当先之,如因寒、因热、因塞、因通之谓。其所用之药,始与人同,而内行四法,终与人异。凡可以破积溃坚,和气已病者,皆自此而得之矣。然帝之所问,虽曰非调气而得,而用药若此,则正所以调气而平也。《医学纲目》云:非调气而得者已下,言内气不调得病者之治法也。盖内气不调而得病,故所病寒热之邪,但可于其气之微者逆治之。如气甚而逆治之,则正邪格拒,不能胜邪,命将难全。故但当从其寒热之邪于外,伏其所主之剂于中,然后正邪相入,而邪就擒矣。东垣所谓姜附寒饮,承气热服,及仲景于白通汤加尿、胆治少阴,丹溪于芩柏汤皆熟炒,治色目妇人恶寒之类是也。帝又以气调而得病者为问,岂知法不外乎逆从二端,而各法分用之外,又或相因而用,则调气之道尽矣。奚必以他求哉!《医学纲目》云:气调而得者以下,言内气本调,因外邪得病者之治法也。盖内气调而得病,故不分寒热之微甚,或逆治之,或从治之,皆可,更不须惧其正邪格拒,正固则邪自退矣。

帝曰:善。病之中外何如?岐伯曰:从内之外者调其内;从外之内者治其外;从内之外而盛于外者,先调其内而后治其外;从外之内而盛于内者,先治其外而后调其内;中外不相及,则治主病。

此言治表里之病有三法,有本标、有先后、有分主也。病有从内而之外,则内为本而外为标,有从外而之内,则外为本而内为标,皆止调其本,而不必求之标也。病有从内之外而外病盛,有从外之内而内病盛,皆当先治其病之为本,而后调其标之病盛也。然有病在内而不及之外,病在外而不及之内,则各自为病,中外不相及,或以治内,或以治外,皆治其主病耳。

帝曰:善。火热复,恶寒发热,有如疟状,或一日发,或间数日发,其何故也?岐伯曰:胜复之气,会遇之时,有多少也。阴气多而阳气少,则其发日远;阳气多而阴气少,则其发日近。此胜复相薄,盛衰之节,疟亦同法。间,去声。

此言病有似疟,而治法亦同也。病有始而火热,继有恶寒,又复发热,状同于疟,而其发或一日,或兼数日者,正以人身有阳气者,卫气也,阴气者,营气也。阳气入于阴,则阴不胜其阳而为热;阴气出于阳,则阳不胜其阴而为寒。二者互有胜复,而会遇之时有多少,故其病之如疟也。然其日有远近者,亦以阴阳之气有多少,阴气多而阳气少,则阴性精专,所以发日之远也;阳气多而阴气少,则阳性慓悍,所以发日之近也。此乃阴阳胜复相薄,有盛有衰之节。治之者,亦与疟同法耳。《刺疟论》云:凡治疟,先发如食顷乃可以治,过之则失时。夫《疟论》以三阳经入阴分为寒,三阴经出阳分为热。盖真疟证有邪在阴阳诸经,止由卫气以为出入。似疟证无邪,止因营卫偏胜,故寒热交作。然水亏火胜,亦不外阴阳诸经以为寒热之病源也。

帝曰:论言治寒以热,治热以寒,而方士不能废绳墨而更其道也。有病热者寒之而热,有病寒者热之而寒,二者皆在,新病复起,奈何治? 岐伯曰:诸寒之而热者取之阴,热之而寒者取之阳,所谓求其属也。帝曰:善。服寒而反热,服热而反寒,其故何也? 岐伯曰:治其王气,是以反也。帝曰:不治王而然者何也? 岐伯曰:悉乎哉问也! 不治,五味属也。夫五味入胃,各归所喜攻,酸先入肝,苦先入心,甘先入脾,辛先入肺,咸先入肾。久而增气,物化之常也。气增而久,夭之由也。更,平声。王,去声。

此言正治而病不愈者,以其不求之所属,或专治王气,或偏用五味也。帝问治寒以热,治热以寒,乃方士不能废之道也。然以寒治热而热病仍在,以热治寒而寒病不去,甚至新病复起者,何也? 伯言人有五脏,肾经属水为阴,今寒之而仍热者,当取之阴经,所谓壮水之主,以制阳光者是也。心经属火为阳,今热之而仍寒者,当取之阳经,所谓益火之源,以消阴翳者是也。此皆求之以本经之所属也。然有治其所属而病不愈者,伯言心王于夏,而复补其王气,则热太过而水不生,故虽用寒药而热不去也。肾王于冬,而复补其王气,则寒太过而火不生,故虽用热药而寒不去也。然有不治王气而病不愈者,伯言不治五味之所属也。五味入胃,各归于所喜攻之脏,故酸先入肝,苦先入心,甘先入脾,辛先入肺,咸先入肾,惟五味偏用,则五脏互伤。《生气通天论》曰:味过于酸,肝气以津,脾气乃绝;味过于咸,大骨气劳,短肌,心气抑;味过于甘,心气喘满,色黑,肾气不衡;味过于苦,脾气不濡,胃气乃厚;味过于辛,筋脉沮弛,精神乃央。故凡日久而增其气者,物化之常也。今服药气增,而又久服之,则药气偏胜者,必致脏气偏绝,而暴夭者有由然矣。

帝曰:善。方制君臣何谓也? 岐伯曰:主病之谓君,佐君之谓臣,应臣之谓使,非上下三品之谓也。帝曰:三品何谓? 岐伯曰:所以明善恶之殊贯也。使,去声。

此明君臣佐使之义,所以制方,而非如善恶三品之谓也。帝以方制君臣为疑,伯言用药以治病,其主病而最多者为君,佐君而数少者为臣,应臣而又少者为使。《汤液本草》李东垣亦云然。又云:主病者为君,假令治风者,防风为君;治上焦热,黄芩为君;治中焦热,黄连为君;治湿,防己为君;治寒,附子为君之类。兼见何证,以佐使药分治之。此制方之要也。此君臣佐使,非如上中下三品之谓也。《神农》有言曰:上药为君,主养命以应天;中药为臣,主养性以应人;下药为佐使,主治病以应地。分而为三品者,所以明善恶之殊贯也。殊贯者,异等也。今曰君臣佐使,特为制方云耳,岂同于《神农》之说哉! 愚按本节,止言君臣使,而后世乃言君臣佐使,须知本节云佐君之谓臣,则臣即所谓佐,非臣使之外另有佐之义也。

帝曰:善。病之中外如何? 岐伯曰:调气之方,必别阴阳,定其中外,各守其乡,内者内治,外者外治,微者调之,其次平之,盛者夺之,汗之下之,寒热温凉,衰之以属,随其攸利,谨道如法,万举万全,气血正平,长有天命。帝曰:善。别,彼劣切。

此言病分中外,而治之有法也。前第三十二节,问病之中外何如,伯以本标之义答之,此复问者,欲明表里用药之义也。伯言调病气之方,必别阴经阳经,阳经为表,阴经为里,定其中外,以各守其乡。病之微者,则止调之而已;其不止于微者,则平治之。其驯至于盛,则夺其病气,在外则汗之,在内则下之,凡以寒治热,以热治寒,以温治凉，以凉治温，随其所属，以衰其病，则法全而寿永矣。

著至教论篇第七十五

篇内有著至教，故名篇。

黄帝坐明堂，召雷公而问之曰：子知医之道乎？雷公对曰：诵而颇能解，解而未能别，别而未能明，明而未能彰，足以治群僚，不足治侯王。愿得受树天之度，四时阴阳合之，别星辰与日月光，以彰经术，后世益明，上通神农，著至教拟于二皇。帝曰：善。无失之，此皆阴阳表里上下雌雄相输应也，而道上知天文，下知地理，中知人事，可以长久，以教众庶，亦不疑殆，医道论篇，可传后世，可以为宝。别，彼劣切。《外纪》载：纪官举相。则王侯此时已有之。上知天文四句，又见《气交变大论》。

此雷公求教之殷，而帝以医道通于三才者歆之也。解，粗解也。解有当否，别有分绪，明则不惑，彰则通显。群僚之情易通，侯王之心难必，故治有难易也。树天之度，犹今云量天尺也。非真欲受此，言备示天人合一之理，如受树天之度。以人身合四时阴阳，别列星辰日月之度，则经术以彰，后世益明矣。二皇者，伏羲、神农也。帝言医道合于三才，必尽知之，斯可以继先而传后矣。

雷公曰：请受道，讽诵用解。帝曰：子不闻《阴阳传》乎？曰：不知。曰：夫三阳，天为业，上下无常，合而病至，偏害阴阳。雷公曰：三阳莫当，请闻其详。帝曰：三阳独至者，是三阳并至，并至如风雨，上为巅疾，下为漏病。外无期，内无正，不中经纪，诊无上下，以书别。雷公曰：臣治疏愈，说意而已。帝曰：三阳者，至阳也，积并则为惊，病起疾风，至如礔砺，九窍皆塞，阳气滂溢，乾嗌喉塞。并于阴，则上下无常，薄为肠澼。此谓三阳直心，坐不得起卧者，便身全三阳之病。中，去声。别，彼劣切，下同。礔砺，霹雳同。塞，入声，下同。乾，音干。

此言三阳并合者，并于上下而诸证生也。《阴阳传》者，古经篇名也。三阳，手太阳小肠经，足太阳膀胱经。业，事也。上下，手足也。正，亦期也。三阳在人，为表之表，其尊为父，事与天同，故手足太阳经，不循常脉，合而为病，则阳气太盛，诸部阴阳各经皆被偏害，正以三阳独至，即三阳并至也。其势疾如风雨，并于上，则为巅顶之疾；并于下，则为泄漏之病。盖足太阳之脉，起目内眦，上额交巅，其直行者，从巅入络脑，还出别下项，从肩膊内，侠脊抵腰中，入循膂，络肾属膀胱。手太阳脉，起于手，循臂上行，交肩上，入缺盆，络心，循咽下膈，抵胃，属小肠。故上为巅疾，下为漏病者，二经之脉也。并于内，似专于外，然外无可以为期而诊；并于外，似专于内，然内亦无可以为期而诊之。不中经脉之纪，难以手足为分，此皆势如风雨故也。吾言若此，亦惟于书而知之耳。书者，即前《阴阳传》也。然公以疏甚自任，仅能说意自歉。帝言三阳者，至盛之阳也。二经积并，即手太阳之里为心，足太阳之里为肾，心失神，肾失志，则皆为惊，大势如疾风，如礔砺，九窍闭塞，阳气滂溢，其嗌干，其喉塞，正以心肾之脉皆上通于嗌喉也。此则上并于阳，故病在上。至于下并阴分，则非常在于上，而又在于下，所以阳气依薄，传为肠澼也。且如欲知此等疾者，不必前证尽形而后可知，凡三阳并合，则必直当其心，坐不得起，起不得卧者，便是身患三阳之病之人也。

且以知天下，何以别阴阳，应四时，合之五行？雷公曰：阳言不别，阴言不理，请起受解，以为至道。帝曰：子若受传，不知合至道，以惑师教,语子至道之要。病伤五脏,筋骨以消,子言不明不别,是世主学尽矣。肾且绝,惋惋日暮,从容不出,人事不殷。语,去声。筋骨以消之以,已同。惋,音婉。

此言至道之要,在于五脏受伤,而曷即肾之一经以观之也。帝复晓之曰:子知天下之人,何以别阴阳诸经,而应之四时,合之五行乎?公以不别不明为歉。帝遂以至道之要告之。凡病伤五脏者,筋骨已消,子今不明不别,是世主之学废尽矣。故观肾经将绝,必惋惋然自旦至暮精志不爽也,痿弱不能出,人事不能殷,是其证如此。推之他脏受伤,亦犹是也。

示从容论篇第七十六

《从容》,系古经篇名,见第二节。本篇详示《从容》之义,故名篇。

黄帝燕坐,召雷公而问之曰:汝受术诵书者,若能览观杂学,及于比类,通合道理,为余言子所长,五脏六腑,胆胃大小肠脾胞膀胱,脑髓涕涶,哭泣悲哀,水所从行,此皆人之所生,治之过失,子务明之,可以十全,即不能知,为世所怨。雷公曰:臣请诵《脉经》上下篇甚众多矣,别异比类,犹未能以十全,又安足以明之。

此帝言雷公未能知比类之理,而公果以不明自对也。观前后篇内,俱有比类,系古经篇名,然实以比方相类为义,故曰别异比类。

帝曰:子别试通五脏之过,六腑之所不和,针石之败,毒药所宜,汤液滋味,具言其状,悉言以对,请问不知。雷公曰:肝虚肾虚脾虚,皆令人体重烦冤,当投毒药刺灸砭石汤液,或已或不已,愿闻其解。帝曰:公何年之长而问之少,余真问以自谬也。吾问子窈冥,子言上下篇以对,何也?夫脾虚浮似肺,肾小浮似脾,肝急沉散似肾,此皆工之所时乱也，然从容得之。若夫三脏，土木水参居，此童子之所知，问之何也？冤，音婉。砭，音贬。

此公以三脏之虚者为问，而帝举脉之相似者晓之，欲其知比类之义也。过者，《内经》以人之有病，如人之有过也。请问不知，言有不知者，则当请问也。烦冤者，烦闷也。余真问以自谬，言我发问，而今问不相应，是我之自招其谬也。帝言吾所问者，乃窈冥之理。今子言上下篇，则非我发问之心也。《八正神明论》曰：观其冥冥者，言形气营卫之不形于外，而工独知之。然而不形于外，故曰观于冥冥焉。彼三脏之虚，不过上下篇之言耳，非吾之所问也。子今欲知比类之义，试观三脏相似之脉，遂可以比类而观之矣。故浮而缓者，脾也；浮而短者，肺也；小浮而滑者，心也；急紧而散者，肝也；搏沉而滑者，肾也，乃五脏之正脉也。今脾脉虚浮似肺，肾脉小浮似脾，肝脉急沉而散似肾，此皆工之有时乱诊，而不能比类者也。子若明《从容篇》以比类之，则窈冥之妙得矣。若夫三脏者，脾合土，肝合木，肾合水，土木水相参而居，其本虚者虽童子犹能知之，必于其相参者而求相似之脉，则子之当问者也。

雷公曰：于此有人，头痛筋挛骨重，怯然少气，哕噫腹满，时惊不嗜卧，此何脏之发也？脉浮而弦，切之石坚，不知其解，复问所以三脏者，以知其比类。帝曰：夫《从容》之谓也。夫年长则求之于腑，年少则求之于经，年壮则求之于脏。今子所言皆失，八风菀热，五脏消烁，传邪相受。夫浮而弦者，是肾不足也。沉而石者，是肾气内著也。怯然少气者，是水道不行，形气消索也。欬嗽烦冤者，是肾气之逆也。一人之气，病在一脏也。若言三脏俱行，不在法也。菀，音郁。著，着同。

　　此公承帝意,而遂举病脉难明者以比类三脏,帝言病在肾脏,而无关于三脏也。头痛似三阳,筋挛似肝,骨重似脾,怯然少气似肺,哕噫腹满不嗜卧似胃与脾,时惊似心与肝,其脉浮而弦似肝,切之石坚似肾,此证脉之难解者也。故公欲以三脏而比类之。帝言《从容篇》中有之。大凡年之长者过于味,六腑所以受物者也,故当求之于腑以知其病;年之少者难于役,经脉所以任劳者也,故当求之于经以察其伤;年之壮者纵于欲,五脏所以藏精者也,故当求之于脏以验其衰。即前诸证与脉,正当求之于肾脏也,而予以三脏比类则失之矣。何也? 八风菀热为外感,五脏消烁为内伤,内外之邪转相传受。今浮而弦者,是肾不足也。盖浮脉为虚,弦则肝风入之,非肾气不足而何? 沉而石者,是肾气内着也。盖肾本宜沉,而坚着如石,非肾气不行而何? 其怯然少气者,是水道不行,形气消索致然也。欬嗽烦冤者,是肾气之逆,正以肾脉上通于肺,子虚上窃母气,故气逆则然也。至于头痛者,水亏火炎也。筋挛者,肾水不能滋筋也。骨重者,肾主骨也。哕噫者,肾脉上贯肝膈也。《灵枢·经脉篇》言,肾经有是动则病不嗜食。腹满者,肾脉入腹也。时惊者,肾神为志,志失则惊也。《经脉篇》云:气不足善恐,心惕惕然如人将捕之。不嗜卧者,《经脉篇》云:肾病痿厥,则不嗜卧。而今非痿厥,则精衰不嗜卧也。此乃一人之气,病在一脏,若言三脏俱行,非诊病之法也。吾告子以比类之法,而子欲以无关三脏者比类一脏,真失之矣。

　　雷公曰:于此有人,四支解𰽩,喘欬血泄,而愚诊之,以为伤肺,切脉浮大而紧,愚不敢治,粗工下砭石病愈,多出血,血止身轻,此何物也? 帝曰:子所能治,知亦众多,与此病失矣。譬以鸿飞,亦冲于天。夫圣人之治病，循法守度，援物比类，化之冥冥，循上及下，何必守经？今夫脉浮大虚者，是脾气之外绝，去胃外归阳明也。夫二火不胜三水，是以脉乱而无常也。四支解堕，此脾精之不行也。喘欬者，是水气并阳明也。血泄者，脉急血无所行也。若夫以为伤肺者，由失以狂也。不引比类，是知不明也。夫伤肺者，脾气不守，胃气不清，经气不为使，真脏坏决，经脉傍绝，五脏漏泄，不衄则呕，此二者不相类也。譬如天之无形，地之无理，白与黑相去远矣。是失吾过矣，以子知之，故不告子，明引《比类》《从容》，是以名曰诊轻，是谓至道也。支，肢同。解，懈同。堕，惰同。化之冥冥，其化字，恐当是托，世本讹也。

此有证脉相似者，公以为伤肺，而帝则为伤脾，此真未得比类之义也。上文言病在一脏，难以三脏比类，公遂即一脏之病以言之。有人四肢懈惰，喘欬则血泄，是病之似肺者也。脉浮大而紧，是脉之似肺者也。公虽以为伤肺，犹未敢治，彼粗工治以砭石，多出其血，血止身轻，此所以疑而问也。帝言子所能治，人亦皆知，然以此等病而属之于肺，则失之矣。彼粗工以砭石愈之，譬如鸿飞冲天，亦偶然耳。夫古昔圣人治病，虽循法守度，援物比类，然必托之冥冥，不滞形迹，正所谓观其冥冥也。循手经以及足经，何必固守经法。今子所言，乃伤脾也，非伤肺也。夫脉浮大而虚者，是脾气内伤，外溢内绝，去内胃腑而归外胃经，故脉之浮大而虚者如此。且言人之脉乱无常者何也？正以二阳脏者，心肺也，在膈上为阳，可称曰二火。三阴脏者，脾肝肾也，在膈下为阴，可称曰三水。惟二火不能胜三水，是以水火相击，脉乱无常也。子以脾病为肺病，岂以脉乱之故而误言欤？若夫所谓四肢懈惰者，正以脾主四肢，而脾之精气不行于四肢也。喘噫者，正以肾不能主水，水气并归于胃也。喘欬则血泄者，正以欬则气急，则血不行于经而泄于外也。此本伤脾，而子以为伤肺，由其失于狂见，而不引比类，知之不明故耳。试以伤肺言之，肺经受伤，土气被窃，故脾不能守，而胃不能清，肺经经脉之气不为所使，其真脏已坏，经脉傍绝，肺为脏长，五脏气泄，不为衄而出于鼻，则为呕而出于口，比之伤脾大不同也。于今所言，譬如天地不分其形理，白黑不辨其真伪，是失也，吾之过也。吾以为子曾知此，故不告子，今子不知，非吾不告之故乎？子当明引《比类》《从容》等篇大义观之，则诊病必易轻，名曰诊轻，吾向所谓至道之要，正谓此哉！

疏五过论篇第七十七

疏，陈也。内有五过，故名篇。

黄帝曰：呜乎远哉！闵闵乎若视深渊，若迎浮云，视深渊尚可测，迎浮云莫知其际。圣人之术，为万民式，论裁志意，必有法则，循经守数，按循医事，为万民副，故事有五过四德，汝知之乎？雷公避席再拜曰：臣年幼小，蒙愚以惑，不闻五过与四德，比类形名，虚引其经，心无所对。

此帝以五过四德告公，而公以未闻为对也。

帝曰：凡未诊病者，必问尝贵后贱，虽不中邪，病从内生，名曰脱营。尝富后贫，名曰失精，五气留连，病有所并。医工诊之，不在脏腑，不变躯形，诊之而疑，不知病名身体日减，气虚无精，病深无气，洒洒然时惊。病深者，以其外耗于卫，内夺于营。良工所失，不知病情，此亦治之一过也。凡欲诊病者，必问饮食居处，暴乐暴苦，始乐后苦，皆伤精气，精气竭绝，形体毁沮。暴怒伤阴，暴喜伤阳，厥气上

行,满脉去形。愚医治之,不知补泻,不知病情,精华日脱,邪气乃
并,此治之二过也。善为脉者,必以《比类》《奇恒》《从容》知之,为
工而不知道,此诊之不足贵,此治之三过也。诊有三常,必问贵贱,
封君败伤,及欲侯王。故贵脱势,虽不中邪,精神内伤,身必败亡。
始富后贫,虽不伤邪,皮焦筋屈,痿躄为挛。医不能严,不能动神,外
为柔弱,乱至失常,病不能移,则医事不行,此治之四过也。凡诊者,
必知终始,有知余绪,切脉问名,当合男女。离绝菀结,忧恐喜怒,五
脏空虚,血气离守,工不能知,何术之语。尝富大伤,斩筋绝脉,身体
复行,令泽不息。故伤败结,留薄归阳,脓积寒炅。粗工治之,亟刺
阴阳,身体解散,四肢转筋,死日有期,医不能明,不问所发,惟言死
日,亦为粗工,此治之五过也。凡此五者,皆受术不通,人事不明也。
故曰:圣人之治病也,必知天地阴阳,四时经纪,五脏六腑,雌雄表
里,刺灸砭石,毒药所主,从容人事,以明经道,贵贱贫富,各异品理,
问年少长,勇怯之理,审于分部,知病本始,八正九候,诊必副矣。中,
去声,下同。乐,音洛。菀,郁同。炅,音炯。亟,音棘。解,懈同。少、长,俱
去声。

　　此帝示以五过,而末即圣人之治病者勉之也。人有尝贵后贱,
眷念故位,虽不中邪,病从内生。营气者,阴气也。阴气已脱,名曰
脱营;亦有尝富后贫,悲伤故物,名曰脱精。五气者,五脏之精气也,
留连并病,二者得病之初,脏腑难据,躯形不变,医诊而疑,不知病
名,不敢妄拟。既而身体日减,气虚无精,渐至病深无气,阳衰畏寒,
觉洒洒然有时而惊。病深如此,以其外卫内营俱已耗夺故也。此治
病者之一过也。凡欲诊病者,必问昔今饮食居处,苦乐素暴先后,皆
能致伤精气,精气竭绝,则形体毁沮。且怒则气逆,故暴怒伤阴;喜

则气缓，故暴喜伤阳。阴阳受伤，厥逆气上，故脉满形脱，愚医不谙
补泻之法，罔知得病之情，使彼精华日脱，邪气日并。此治病者之二
过也。古经有《比类》《奇恒》《从容》诸篇，皆至道之要，如前《示从
容论》者，其大略也。善为脉者，知之为工；而不善脉者，不知为失。
此治病者之三过也。世有贵者，有贱者，有封君败伤及希至王侯者，
诊脉当用此三常之法。彼故贵脱势与始富后贫之士，本皆不中邪
也，内必伤其精神，外必败其身体，皮焦筋屈，痿躄为挛。医须力禁
其非，严以制之，今既不能严以动其神气，又从而顺之以乱其常性，
所以病不能移，而此工医事亦未能行也。此治病者之四过也。凡诊
者，五色生克必分终始，《脉要精微论》曰：知外者，终而始之。病势相因，
必知余绪，又必切其脉体，问其病名，合其男女。凡离绝菀结，忧恐
喜怒，致使五脏空虚，血气离守，此皆内伤之证候也。工不能知，奚
取其术？况病人者，尝富大伤，筋若斩而脉若绝，身体虽行，而津液
无息，所以留结归阳，积成脓血，发为寒热。彼粗工亟刺阴阳，适使
身体四肢解散转筋，去死不远，当此之时，惟言死日，真陋哉此工也！
此治病者之五过也。若此者，正以受业不通，不明人事故耳。思昔
圣人之治病也则不然，上知天道，下知药石，中知人事，所以诊病之
下，能副万民之望也。按帝言五过四德，而今四德不具，亦公不复问，故帝未
之答欤？

　　治病之道，气内为宝，循求其理，求之不得，过在表里。守数据
治，无失俞理，能行此术，终身不殆。不知俞理，五脏菀热，痈发六
府。诊病不审，是谓失常。谨守此治，与经相明，《上经》《下经》，
《揆度》《阴阳》，《奇恒》《五中》，决以明堂，审于终始，可以横行。后
《阴阳类论》有五中。

此言治病之道,以气为宝,又求之表里、俞理、经旨、气色,可以横行天下矣。人身之中,惟气而已。宗气者,大气也,犹天地之有太极也。卫气者,阳气也,犹太极之动而生阳也。营气者,阴气也,犹太极之静而生阴也。天地间惟气以为升降,而水则从气者也。故天包水,水承地,而一元之气升降于太虚之中,水不得而与也。故潮之往来特随气耳,非潮自能然也。人身亦惟以气为主,而血则犹水,不可以血即为气也。彼谓血即为营者,非经旨也。《灵枢·营卫生会篇》谓营气化血,以奉生身,则营气始能化血焉,可以血为营耶?帝知此义,乃总指而示之曰:治病之道,气内为宝。真万世医旨之格言也。循求其理,如所论之义是也。或求之不得,则求之诸经表里之病,又求之诸经表里之俞穴肉理,斯为上术。然《上经》《下经》中,有《揆度》《阴阳》《奇恒》《五中》诸篇,无不悉知大义,又即明堂部位五色生克休旺明之,则此医者可以横行天下矣。明堂部位之义,详见《灵枢·五色》等篇。

征四失论篇第七十八

内有四失,故名篇。

黄帝在明堂,雷公侍坐。黄帝曰:夫音扶。**子所通书受事众多矣,试言得失之意,所以得之,所以失之。雷公对曰:循经受业,皆言十全,其时有过失者,愿闻其事解也。帝曰:子年少智未及耶?将言以杂合耶?夫经脉十二,络脉三百六十五,此皆人之所明知,工之所循用也。所以不十全者,精神不专,志意不理,外内相失,故时疑殆。**

此公以医事不能十全者,由于精神意志之未及也。十全者,即上文全十之义也。

诊不知阴阳逆从之理，此治之一失矣。受师不卒，妄作杂术，谬言为道，更名自功，妄用砭石，后遗身咎，此治之二失也。不适贫富贵贱之居，坐之薄厚，形之寒温，不适饮食之宜，不别人之勇怯，不知比类，足以自乱，不足以自明，此治之三失也。诊病不问其始，忧患饮食之失节，起居之过度，或伤于毒，不先言此，卒持寸口，何病能中？妄言作名，为粗所穷，此治之四失也。是以世人之语者，驰千里之外。不明尺寸之论，诊无人事，治数之道，从容之葆，坐持寸口，诊不中五脉，百病所起，始以自怨，遗师其咎。是故治不能循理，弃术于市，妄治时愈，愚心自得。呜乎！窈窈冥冥，孰知其道？道之大者，拟于天地，配于四海，汝不知道之谕，受以明为晦。中，俱去声。葆，保同。

此正以四失示公，而戒其不可以明为晦也。第一失者，不知阴阳逆顺之理也。阴阳逆顺之理，非止一端。左手人迎为阳，春夏洪大为顺，沉细为逆；右手气口为阴，秋冬沉细为顺，洪大为逆。男子左手脉大为顺，女子右手脉大为顺。外感，阳病见阳脉为顺，阴脉为逆；阴病见阳脉为顺，阴脉为逆。内伤，阳病见阳脉为顺，阴脉为逆；阴病见阴脉为顺，阳脉为逆。又色见上下左右，各在其要，上为逆，下为从。女子右为逆，左为从；男子左为逆，右为从。第二失者，不受师术之正，妄效杂术之邪，以非为是，苟用砭石也。第三失者，不适病人之情，不明比类之义也。第四失者，不究始时致病之由，妄持寸口之脉，不中病情，伪指病名也。是以世人之言，远驰千里之外。至于尺寸之切，人事治数之道，从容和保之术，全未之知，虽轻持寸口，五脉不中，百病随起，始以自怨，并咎于师，晚矣。此所谓治不循理，术弃于市，偶有所愈，愚心方且自得，是以至大至明之道，而使之自晦也，见亦左矣。

阴阳类论篇第七十九

首节有阴阳之类,故名篇。

孟春始至,黄帝燕坐,临观八极,正八风之气,而问雷公曰:阴阳之类,经脉之道,《五中》所主,何脏最贵?雷公对曰:春甲乙青,中主肝,治七十二日,是脉之主时,臣以其脏最贵。帝曰:却念上、下经,《阴阳》《从容》,子所言贵,最其下也。

此雷公以阴阳诸经惟肝为贵,而帝则非之也。阴阳者,阴经阳经也。《五中》者,古经篇名。见前篇。公言春主甲乙,其色青,内主于肝,肝治七十二日,是肝脉主时,为一岁之首,其脏宜为最贵。帝言即念上、下经,有《阴阳》《从容》诸篇,则为最下,而非最贵者也。

雷公致斋七日,旦复侍坐。帝曰:三阳为经,二阳为维,一阳为游部,此知五脏终始。三阳为表,二阴为里,一阴至绝作,朔晦却具,合以正其理。王注以一阴至绝为读,作朔晦为读,又以却具合以正其理为句,义不通。今当言一阴至绝作为读,晦朔却具为读,合以正其理为句。

此言六经为人身之表里,而其意似以太阳、太阴为贵也。观下文有为父、为母之句可推。三阳者,足太阳膀胱经也,从目内眦上头,分为四道下项,并正别脉上下六道,以行于背,为人身之大经。二阳者,足阳明胃经也,从鼻起下咽,分为四道,并正别脉六道,上下行腹,为人身之维系。一阳者,足少阳胆经也,起自外眦,络头,分为四道,下缺盆,并正别脉六道上下,为人身之游行诸部者也。曰经、曰维、曰游部,此可以知五脏终始赖此三经以为之表也。故三阳为之表,则二阴为之里。二阴者,足少阴肾经也。二阳为之表,则三阴为之里。三阴者,足太阴脾经也。一阳为之表,则一阴为之里。一阴者,足厥阴肝经也。《灵枢·阴阳系日月篇》云:亥为左足之厥阴,戌为右足之厥阴,两阴俱尽,故曰厥阴。夫厥者,尽也。而应之者戌亥,则一阴几于绝矣。岂知一阴至绝而有复作之理,朔晦相生之妙却具于其中。盖阴尽为晦,阳生为朔;气尽为晦,气生为朔。既见其晦,又见其朔,厥阴之绝而复作,合当以彼晦朔之妙,而正此厥阴之理也。正者,证也。

雷公曰:受业未能明。帝曰:所谓三阳者,太阳为经,三阳脉至手太阴,弦浮而不沉,决以度,察以心,合之《阴阳》之论。所谓二阳者,阳明也,至手太阴,弦而沉急不鼓,炅至以己同病皆死。一阳者,少阳也,至手太阴,上连人迎,弦急悬不绝,此少阳之病也,专阴则死。三阴者,六经之所主也,交于太阴,伏鼓不浮,上空志心。二阴至肺,其气归膀胱,外连脾胃。一阴独至,经绝,气浮不鼓,钩而滑。此六脉者,乍阴乍阳,交属相并,缪通五脏,合于《阴阳》,先至为主,后至为客。

此言六经之脉,皆会于寸口,而可以决死生也。所谓三阳者,即前太阳也,其脉会于手太阴肺经之寸口。即太渊穴。夫太阳之脉洪大以长,今弦浮而不沉,当决以四时高下之度,察以心神推悟之机,合于《阴阳》篇中之论,而吉凶之可也。《阴阳论》系古经篇名。所谓二阳者,即前阳明也,其脉亦至于手太阴肺经之寸口。夫阳明之脉浮大而短,今弦而沉,不复振鼓,是阴气胜也。候热来已病,阴气来乘阳土也,此皆死脉死证也。所谓一阳者,即前少阳也,其脉亦至于手太阴肺经之寸口,而又上连于人迎之动脉,即胃经穴名也。在结喉两旁一寸半,动脉应手。据《六节脏象论》《灵枢》禁服、五味、四时气等篇,其脉见于左手寸部。夫弦为少阳之脉,今急悬太甚而不绝,是经气不足,乃少阳之为病也。悬者,如悬物之摇动也。然此乃阳部见阳脉,而犹有可生,若专有阴脉来现则死矣。所谓三阴者,在手则为手太阴肺经也,为手足六经之所主,正以百脉朝会,皆交于手太阴经也。夫太阴之脉浮涩为本,今见伏脉,又似鼓不浮,是肾脉干肺也。肾之神为志,肺虚则肾虚,其志亦空虚无依耳。曰上空者,盖肾神上薄也。曰志心者,志虽肾之神,而实心之所之之谓也。所谓二阴者,即前足少阴肾经也,其脉亦至于肺之寸口。其直行者,从肾上贯肝膈入肺中,其别行者入跟中,以上至腹内后廉,贯脊属肾络膀胱,所以气归于膀胱,而外连脾胃也。不言脉象死生者,未及耳。所谓一阴者,即前足厥阴肝经也,一阴亦至于肺经之寸口。夫厥阴之脉弦弱而长,今独至肺经,其经气若绝,则脉气浮而不鼓;或未绝,则钩而兼滑,尚有阳气在也。此六脉者,或阴脉见阳,或阳脉见阴,正乍阴乍阳也。盖由阴阳之气交相连属,互为合并,纰缪通贯于五脏之间,其气相合故也。然以何脉为主?何脉为客?须知先至者为主,后至者为客。阳脉先至,阴脉后至,则阳为主而阴为客;阴脉先至,阳脉后至,则阴为主而阳为客。此乃诊法之要耳。

雷公曰:臣悉尽意受传经脉,颂得从容之道,以合《从容》,不知阴阳,不知雌雄。帝曰:三阳为父,二阳为卫,一阳为纪;三阴为母,二阴为雌,一阴为独使。使,去声。

此即六经而示以阴阳雌雄之义也。三阳者,即太阳也。太阳为表之经,覆庇群生,尊犹父也。《阴阳离合论》谓太阳为开者以此。二阳者,即阳明也。阳明为表之维,捍卫诸部,所以为卫。《阴阳离合论》谓阳明为阖者以此。一阳者,即少阳也。少阳为表之游部,布络诸经,所以为纪也。《阴阳离合论》谓少阳为枢者以此。三阴者，即太阴也。太阴为里之经，长养诸经，尊犹母也。《阴阳离合论》谓太阴为开者以此。二阴者，即少阴也。少阴为里之维，生由此始，所以为雌也。《阴阳离合论》谓二阴为阖者以此。一阴者，即厥阴也。厥阴为里之游部，将军谋虑，所以为独使也。《阴阳离合论》谓一阴为枢者以此。王冰以三焦为独使来附，未安。不知此厥阴当是肝也。

二阳一阴，阳明主病，不胜一阴，脉耎而动，九窍皆沉。

此言胃肝为病者，肝胜而胃负也。二阳者，足阳明胃经也。一阴者，足厥阴肝经也。胃经主病，而肝来侮之，则木能克土，胃不能胜肝。据其脉，当耎而动。耎者，病在胃，而胃气未绝也。动者，木气旺，而正来侮土也。故胃气不转，则九窍皆沉滞而不通矣。此乃主负客胜者也。

三阳一阴，太阳脉胜，一阴不能止，内乱五脏，外为惊骇。

此言膀胱与肝为病者，膀胱胜而肝负也。三阳者，足太阳膀胱经也。一阴者，足厥阴肝经也。膀胱主病，而肝来侮之，则木来乘水。当是时，膀胱为表，肝为里，膀胱邪盛，有自表之里之势，肝经不得而止之，致使内乱五脏之神，外有惊骇之状。《金匮真言论》言：肝，其病发惊骇。

二阴二阳，病在肺，少阴脉沉，胜肺伤脾，外伤四肢。二阴二阳皆交至，病在肾，骂詈妄行，巅疾为狂。

此言手经心与大肠为病者，心胜而大肠负；足经肾与胃为病者，胃胜而肾负也。二阴者，在手则为少阴心经，在足则为少阴肾经也。二阳者，在手则为阳明大肠经，在足则为阳明胃经也。试以心与大肠为病者言之，心有病而大肠乘之，则金来侮火，火当克金，故病在肺,肺与大肠为表里也。其手少阴心经之脉,本宜洪也,而今有病,则虚而为沉矣。既以胜肺,又且伤脾,盖脾乃火之子,母虚则子伤也。脾主四肢,脾伤则四肢亦伤矣。此乃主胜客负者也。又以肾与胃经为病者言之,肾经有病而胃脏乘之,其病交甚,然土能克水,病终归肾,故水衰则火盛,骂詈妄行,巅疾与狂之病作矣。巅疾者,火上升;狂者,阴不胜阳也。

二阴一阳,病出于肾,阴气客游于心脘下,空窍堤闭塞不通,四肢别离。

此言肾与三焦为病者,肾胜而三焦负也。二阴者,足少阴肾经也;一阳者,手少阳三焦也。肾与三焦为病,则肾属水,三焦属火,三焦与心包络为表里,其病出于肾脉,而少阴之气客游于心脘之下,水来侮火也。盖肾脉上贯肝膈,入肺中,其支别者,从肺中出络心,注胸中故耳。然阴气上游,胃不能制肠胃空窍,阴气为堤闭塞不通,肾脉循足,三焦之脉在手,故四肢别离不用也。

一阴一阳代绝,此阴气至心,上下无常,出入不知,喉咽乾燥,病在土脾。乾,音干。

此言肝胆为病者,其气必至心,而其病必及脾也。一阴者,足厥阴肝经也;一阳者,足少阳胆经也。代绝者,脉之动而中止也。肝胆为病,脉当代绝,其厥阴之气必至于心,正以心为木之子耳。然肝胆之气上至头首,下至腰足,中至腹胁,故病发上下无常处也。至于物有所出,不知其度,口有所入,不知其味,喉咽干燥,此皆病之在脾者也。何也?木来克土也。

二阳三阴,至阴皆在,阴不过阳,阳气不能止阴,阴阳并绝,浮为

血瘕,沉为脓胕。阴阳皆壮,下至阴阳,上合昭昭,下合冥冥,诊决死生之期,遂合岁首。胕,腐同。

此言胃肺脾经为病者,阴阳离绝,而诸病生死期至也。二阳者,足阳明胃经也;三阴者,手太阴肺经也。然脾亦属足太阴,故曰至阴皆在也。至阴者,脾也。胃脾肺经为病,则在阴经者,不能出过于阳以为和;在阳经者,不能入止于阴以为和。阴阳之气并至阻绝,是以阳不入阴者,其脉为浮,浮则内有血瘕之证;阴不出阳者,其脉为沉,沉则外有脓腐之证也。积至阴阳各盛,则男子之病下至阳道,女子之病下至阴分,专为大病。此乃上合昭昭至明可见之所,下合冥冥至暗难见之地,皆阴阳离绝所致也。如欲诊死生之期,宜以岁首合之,如甲寅为正月,则乙卯为二月之类,其死在何月,可以其经而合之也。

雷公曰:请问短期。黄帝不应。雷公复问。黄帝曰:在经论中。雷公曰:请问短期。黄帝曰:冬三月之病,病合于阳者,至春正月脉有死征,皆归出春。冬三月之病,在理已尽,草与柳叶皆杀。〔春〕阴阳皆绝,期在孟春。《太素》末句无春字。

此言冬病阳脉者,其人当死于春也。冬三月之病,病合于阳脉者,未必死于冬时,可至春正月间以延之,虽脉有死征,亦皆归于出春。征者证也,外之证候未佳也。若冬三月之病,死证悉见,在理已尽,亦可延至地有草、柳有叶之时,其人始杀者何也?有死征而无死脉也。以物生而人死,故亦以杀名之。向使交春之初,阳脉亦绝,有同阴脉,止期在孟春而已,安能至此草柳俱见之日乎?

春三月之病,曰阳杀,阴阳皆绝,期在草乾。乾,音干。

此言春月为病，阴不胜阳者死，阴阳皆绝者即死也。春三月为病者，正以其人秋冬夺于所用，阴气耗散，不能胜阳，故春虽非盛阳，交春即病为阳而死，名曰阳杀。若使其脉阴阳俱绝，则不能满此三月而始死也，期在旧草尚干之时即应其人，无望其草生柳叶之日也。<small>应，平声。</small>

夏三月之病，至阴不过十日，阴阳交，期在溓水。<small>溓，廉检反。</small>

此言夏月病脾者易死，而阳脉有阴者期于秋也。夏三月，阳气甚盛，脾衰病热，是至阴有病也。至阴者，脾也。脾热病，则五脏危，故土数生五成十，不过十日而死耳。若其脉阳中有阴，是谓阴阳交也，则脾未全绝，期在七月水生之候，其水溓静之日而死矣。

秋三月之病，三阳俱起，不治自已。阴阳交合者，立不能坐，坐不能起。三阳独至，期在石水。二阴独至，期在盛水。

此言秋时膀胱与肾为病者，有证候脉体死期也。三阳者，足太阳膀胱经也。膀胱病脉俱起，则膀胱属水，秋气属金，金能生水，当不治自已也。若膀胱有阳病而见阴脉，有阴病而见阳脉，是阴阳相合，其证当行立坐卧俱不宁也。以金为主，当善调之而愈。诊其脉，惟有阳而无阴，是三阳之脉独至也，当不死于秋而死于冬，期在石水而已。石水者，水凝如石之候也。若有肾脉来见，有阴而无阳，是二阴之脉独至也，当不死于冬而死于春，期在盛水而已。盛水者，正月雨水之候也。

方盛衰论篇第八十

内有不足有余虚实等义,皆所以较其盛衰也,故名篇。

雷公请问:气之多少,何者为逆?何者为从?黄帝答曰:阳从左,阴从右,老从上,少从下,是以春夏归阳为生,归秋冬为死。反之,则归秋冬为生。是以气多少,逆皆为厥。

此言气在左右老少四时皆有顺逆,而逆之则为厥也。气之属阳者,在左为顺;气之属阴者,在右为顺。老者谷衰,故在上为顺;少者欲甚,故在下为顺。是以春夏或病或脉归阳为生,若阴病阴脉如秋冬者为死。反之,则秋冬归阴为生,若阳病阳脉如春夏者为死。是以人之气有多少,逆之则皆能为厥也。

问曰:有余者厥邪?答曰:一上不下,寒厥到膝,少者秋冬死,老者秋冬生。气上不下,头痛巅疾,求阳不得,求阴不审,五部隔无征,若居旷野,若伏空室,绵绵乎属不满日。

此言阴气有余为寒厥,老少之生死系于时,病证之难据濒于危也。按《厥论》言,足经三阴之气,起于五指之里,集于足下而聚于膝上,故阴气盛,则从五指至膝上寒,但此寒不在外廉而在内廉耳。此曰一上不下,寒厥到膝者,有以也。然少者以阳气用事,而秋冬发为寒厥,则阳衰之甚也,故曰死。老者以阴气用事,而秋冬发为寒厥,则阴气未衰也,故曰生。且其为病也,气上不下,故为头巅之疾,而其证尤有可畏,谓之阳证,又似夫阴,谓之阴证,又似夫阳,真求阳不得,求阴不审也。五脏部分,似隔远而无可信验,若是者,乃气逆日久所致也。病者心神散越,若居旷野,以气逆而痛犹未止;志意沉潜,若伏空室,以痛定而复恐再来;绵绵乎动息虽微,而此心属望,若不能满此一日也。其证如此,不亦有可畏哉!

是以少阴之厥,令人妄梦,其极至迷。三阳绝,三阴微,是为少气。是以肺气虚则使人梦见白物,见人斩血籍籍,得其时则梦见兵战。肾气虚则使人梦见舟船溺人,得其时则梦伏水中,若有畏恐。肝气虚则梦见菌香生草,得其时则梦伏树下不敢起。心气虚则梦救火阳物,得其时则梦燔灼。脾气虚则梦饮食不足,得其时则梦筑垣盖屋。此皆五脏气虚,阳气有余,阴气不足,合之五诊,调之阴阳,以在经脉。按诸梦,详于《灵枢·淫邪发梦篇》,《脉要精微论》亦相同。

此言阴气不足者为热厥,而五脏之妄梦为征也。上文言有余者为厥,乃阴气有余,当为寒厥。此言少阴之厥,乃阴气不足,当为热厥。惟其阴气之虚,令人妄梦昏迷。盖以三阳之气阻绝,三阴之气甚微故也。是故五脏者,阴也,阴气虚则妄梦形。如肺气虚,则肺属金,梦见白物者,金之色也;见人斩血籍籍者,金之用也。籍籍,众多也。若得秋之时,而金旺助肺,则衰犹未甚,梦见以兵相战,其脏气实不安也。肾气虚,则肾属水,梦见舟船溺人,弱之甚也。如得冬之时,而水来助肾,衰犹未甚,则梦伏水中,若有畏恐,其脏气实不安也。肝气虚,则肝主木,梦见菌香生草木之类也。若得春之时,而木来助肝,衰犹未甚,则梦见伏于树下不敢起,其脏气实不安也。心气虚,则心属火,梦见救火属阳等物,火之象也。若得夏之时,而火来助心,衰犹未甚,则梦见燔灼,其脏气实不安也。脾气虚,则脾属土,梦见饮食不足,内虚之象也。如得四季之时,而土来助脾,衰犹未甚,则梦筑垣盖屋,其脏气实不安也。此皆五脏气虚,阳气有余,阴气不足,所以有是梦而成是厥也。当合之五诊之法,调之阴阳之分,以察经脉之度,斯可以治此证耳。

　　诊有十度,度人脉度、脏度、肉度、筋度、俞度。阴阳气尽,人病自具。脉动无常,散阴颇阳。脉脱不具,诊无常行。诊必上下,度民君卿。受师不卒,使术不明。不察逆从,是为妄行。持雌失雄,弃阴附阳。不知并合,诊故不明。传之后世,反论自章。度人、度民之度,俱入声,余皆去声。

　　此言诊有十度之法,而失其法者,后遗身咎也。诊本五度,而此曰十度,盖脉脏肉筋俞,左右相同,则谓之十度亦可也。有脉度,故《灵枢》有经脉、脉度等篇;有脏度,故《灵枢》有本脏、肠胃、平人绝谷等篇;有肉度,故《灵枢》有卫气失常等篇;有筋度,故《灵枢》有经筋篇;有俞度,故《素问》有气府、气穴,《灵枢》有本输等篇。是皆各经阴阳之气,人身诸病无所不具,况人之脉动无常,阴颇似阳,故诊亦无常。脉有贵贱,当诊有上下,度民君卿。今医工受师不终其业,传术不明其理,不察逆从,不守雌雄,不辨阴阳,不知并合,诊之所以不明也。

　　至阴虚,天气绝;至阳盛,地气不足。阴阳并交,至人之所行。阴阳并交者,阳气先至,阴气后至。是以圣人持诊之道,先后阴阳而持之。《奇恒》之势乃六十首,诊《合微》之事,追《阴阳》之变,章《五中》之情,其中之论,取虚实之要,定五度之事,知此乃足以诊。是以切阴不得阳,诊消亡。得阳不得阴,守学不湛。知左不知右,知右不知左,知上不知下,知先不知后,故治不久。知丑知善,知病知不病,知高知下,知坐知起,知行知止,用之有纪,诊道乃具,万世不殆。起所有余,知所不足,度事上下,脉事因格。

　　此设言阴阳偏虚者,天地不交,惟至人则阴阳并交,惟圣人则持诊有道也。地位乎下,为至阴,若至阴虚,则天气绝而不降,何也?以其无所升也。天位乎上,为至阳,若至阳盛,则地气无自而足,何也?以其无所降也。此设言也。故人有阳气,阳气者,卫气也。人有阴气,阴气者,营气也。能使阴阳二气交会于一处者,惟至人乃能行之。所谓并交者,阳气先至,则阴气后至,正以阳速而阴迟也。《灵枢·五十营篇》所谓交通者,并行一数也。是以圣人于此有持诊之道,先阳后阴而持之耳。《奇恒》者,古经篇名也。六十首,古人诊法也。《合微》《阴阳》《五中》者,皆古经篇名也。五度,即前十度也。诊消亡,诊法灭亡也。守学不湛者,守学不明也。凡左右、上下、前后、丑善、病否、高下、坐起、行止皆不能知者,是后人不明诊法也。故必诊道乃具,万世不殆。大凡医人,因己有余,不能量人之不足。兹能起己有余,知人不足,则必无妄治之患,又能度其事之上下,脉之因革,则诊法无不备矣。

是以形弱气虚死;形气有余,脉气不足死;脉气有余,形气不足生。是以诊有大方,坐起有常,出入有行,以转神明,必清必净,上观下观,司《八正》邪,别《五中》部,按脉动静,循尺滑涩,寒温之意,视其大小,合之病能,逆从以得,复知病名,诊可十全。不失人情,故诊之或视息视意,故不失条理,道甚明察,故能长久。不知此道,失经绝理,亡言妄期,此谓失道。病能,读为病耐。《阴阳应象大论》云:病之形能也。

此言形气宜相得,不宜相失,而备此法者为十全也。《玉机真脏论》曰:形气相得,谓之可治;形气相失,谓之难治。然形,有形者也;气,无形者也。其气必于脉乎验之。是以形弱气虚者死,盖二者俱不足也。形气有余而脉气不足者亦死,盖形以脉为主也。若脉气有余而形气不足,则血气足而神气充,是可以有生矣。是以诊有大法,凡为医工者,其自己坐起有常,出入有道,神明转舒,清净内守,上下皆观,《八正》有邪则司之,《五中》有部则别之,八正,即《八正神明论》;《五中》,即古经篇名。然后按病人之脉动静滑涩,其寒温大小或逆或从,随定病名,斯可以为十全矣。

解精微论篇第八十一

内言工之所知,自有至道,然涕泣等义,其理精微,故名篇。

黄帝在明堂,雷公请曰:臣授业传之,行教以经论,《从容》《形法》《阴阳》,刺灸汤药所滋行,治有贤不肖,未必能十全。若先言悲哀喜怒,湿燥寒暑,阴阳妇女,请问其所以然者,卑贱富贵,人之形体所从,群下通使,临事以适道术,谨闻命矣。请问有毚愚仆漏之问,不在经者,欲闻其状。帝曰:大矣。

此公言经之所传者,未必能行,而经之未备者,欲闻其状也。经论中有《从容》《形法》《阴阳》等篇,刺灸、汤药等法,但今人有能有不能,此贤否之所由判也。然七情内伤,天时外感,有所以然,分异情殊,狡愚仆脱,经所未载,尤不可不审也。

公请问:哭泣而泪不出者,若出而少涕,其何故也?帝曰:在经有也。复问:不知水所从生,涕所从出也。帝曰:若问此者,无益于治也,工之所知,道之所生也。

此因公所问而两抑之,非经之所未备,亦非大道之所生也。哭者,哀声自口出也。泣者,稍有声而涕泪所由出也。泪者水出于目,而涕者液出于鼻也。人有哭泣而泪不出,或有泪出而涕则少,故公举而问之,殊不知经之所已具也。按《灵枢·口问篇》黄帝曰:人之哀而涕泣出者,何气使然?岐伯曰:心者,五脏六腑之主也。目者,宗脉之所聚也,上液之道也。口鼻者,气之门户也。故悲哀愁忧则心动,心动则五脏六腑皆摇,摇则宗脉感,宗脉感则液道开,液道开则泣泪出焉。又问:目中之水,鼻中之涕,何所从生?殊不知此乃无益于医治,而工之所知,自有大道之所生者在也。

夫心者,五脏之专精也,目者其窍也,华色者其荣也,是以人有德也,则气和于目,有亡,忧知于色。是以悲哀则泣下,泣下水所由生。水宗者积水也,积水者至阴也,至阴者肾之精也。宗精之水所以不出者,是精持之也,辅之裹之,故水不行也。夫水之精为志,火之精为神,水火相感,神志俱悲,是以目之水生也。故谚言曰:心悲名曰志悲。志与心精共凑于目也。是以俱悲则神气传于心精,上不传于志而志独悲,故泣出也。泣涕者脑也,脑者阴也,髓者骨之充也,故脑渗为涕。志者骨之主也,是以水流而涕从之者,其行类也。夫涕之与泣者,譬如人之兄弟,急则俱死,生则俱生,其志以早悲,是以涕泣俱出而横行也。夫人涕泣俱出而相从者,所属之类也。

此言悲则泣下,而泣则泪生涕出者,皆由于心肾之精所使也。吾虽谓子无益于治,试以哭泣而涕泪交出之义言之。盖心者主悲,而心悲则水生,况肾志亦曰悲也。肾者主水,而志悲则水下,况脑涕亦水类也。心神肾志,哭泣涕泪,相应而至者也。何也?心者五脏之专精也,目者专精之外窍也,色者专精之外荣也。是以人有道德则心和,心和则气和,气和则目和。人有失忘则心忧,心忧则气忧,气忧则色忧。由内达外者如此,故心悲则泣下,泣下则水生,正以肾者主五脏之液,是水之宗也。水之宗者,水之积也。肾者为阴中之阴,是阴之至也。阴之至者,肾之精也。宗精之水先此未下者,是精持之也。持之者，辅之裹之也，所以水不下也。夫肾属水，其所藏之精曰志；心属火，其所藏之精曰神。今者水火相感，神志俱悲，是以目中之水所由生也。彼谚谓：心悲又谓志悲。可见肾之志与心之精为神者，共凑于目，是以心志俱悲，则精皆上传于心之神，不下传于肾之志，而志亦专悲，与心相同，所以水从泣下也。其有涕者何也？涕所生者属于脑也，脑者属于阴也。《五脏别论》以脑为地气所生，皆藏于阴而象于地，故言脑者阴也。脑为髓之府，髓为骨之充，涕为水之液，故脑渗液为涕也。况肾之合为骨，则志亦为骨之主，由是水流而涕从者，其类同耳。夫涕之从泣，譬如人之兄弟，有急难则俱死，不必赴难则俱生。今曰心志俱悲，是以涕泣俱出而横行也。何也？以其所属之类同也。

雷公曰：大矣。请问人哭泣而泪不出者，若出而少涕者，其故何也？帝曰：夫泣不出者，哭不悲也。不泣者，神不慈也。神不慈则志不悲，阴阳相持，泣安能独来。夫志悲者惋，惋则冲阴，冲阴则志去目，志去则神不守精，精神去目，涕泣出也。且子独不诵不念夫经言乎？厥则目无所见。夫人厥则阳气并于上，阴气并于下。阳并于上则火独光也，阴并于下则足寒，足寒则胀也。夫一水不胜五火，故目眦盲，是以冲风泣下而不止。夫风之中目也，阳气内守于精，是火气燔目，故见风则泣下也。有以比之，夫火疾风生乃能雨，此之类也。

此言泪不出者，由于心志之不悲，验之人身之病，又譬之天之生雨而自明也。盖泣随乎哭，哭本于心悲，心悲则神慈，神慈则志悲，志悲则泣出，泣出则泪下，泪下则涕从，本同类而并至者也。今哭泣而泪不出，或出而少涕者，何也？正以泣不出者，哭不悲也；不哭泣者,心不悲而心之精为神者不慈也。神不慈者则肾不随,而肾之为精者亦不悲也。心为火,火为阳;肾为水,水为阴。两精相持,则辅之裹之,泣安能独来？是以不泣则无泪,无泪则无涕矣。彼志之悲者心必悲,水火相感,神志俱悲,火上冲阴,则志往去于目而涕泣俱出也。试观人之厥者,气并于上,则火独光而目䀮盲。又观人之风中于目者,则阳气得火而目泪下。又观天之火速风生者,相持为雨而降。则凡泪涕俱下者,非由于神志之俱往乎？

补:刺法论篇第七十二

按此与后《本病》二篇,正本所遗,另有《素问遗篇》共此。其《本病论》正所以发明此篇之义,内有折其郁气,资其化源等语,大义见《六元正纪大论》中,但彼则引而不发,至此二篇始得有下手处。惟升之不前,降之不入,故成五郁。惟不退位,故不迁正。司天不得迁正,则刚失守,而后三年成五疫。司地不得迁正,则柔失守,而后三年成五疠。后世不知司天在泉,天之右旋,地之左旋,及治五郁者,以其不知此二篇升降之义也。不能治疫疠者,以其不知二篇退位迁正、刚柔失守之义也。但不知始自何代将此二篇窃出私传,不入官本,斯人者其无后乎？昔梁昭明太子用千金募天禄阁外史。愚意后之太医,其募此当不啻千金也。惜乎！寥寥无闻。凡所刺穴,即折其郁气,资其化源之法,须知所补所泻在何经,则用药亦犹是矣。旧本有用针诵咒药方者,欲人诵咒则心专耳。《移精变气论》《灵枢·贼风论》有祝由之说,《腹中论》有鸡肫醴、乌贼骨等药,《灵枢·寿夭刚柔篇》有醇酒、蜀椒等药,则诵咒用药非感世诬民可知也。此篇以须穷刺法为问,故名篇。

黄帝问曰:升降不前,气交有变,既成暴郁,余已知之。如何预救生灵,可得却乎？岐伯稽首再拜对曰:昭乎哉问！臣闻夫子言,既明《天元》，须穷《刺法》，可以折郁扶运，补弱全真，泻盛蠲余，令除斯苦。帝曰：愿卒闻之。岐伯曰：升之不前，即有甚凶也。木欲升，而天柱窒抑之，木欲发郁，亦须待时，当刺足厥阴之井。火欲升，而天蓬窒抑之，火欲发郁，亦须待时，君火相火同刺包络之荥。土欲升，而天冲窒抑之，土欲发郁，亦须待时，当刺足太阴之俞。金欲升，而天英窒抑之，金欲发郁，亦须待时，当刺手太阴之经。水欲升，而天芮窒抑之，水欲发郁，亦须待时，当刺足少阴之合。

此言六元欲升天以作左间，而逢天星中运抑之，必致发郁，其法各有所刺也。《天元》，篇名，即《天元纪大论》。前《六元正纪大论》所谓《六元》，亦即是《天元》也。《刺法》者，本篇名也。夫子者，据《移精变气论》，则为僦贷季也。折，谓折治也。蠲，除也。升者，自在泉右间而升为天之左间也。天柱，金正之宫。天蓬，水正之宫。天冲，木正之宫。天英，火正之宫。天芮，土神之应宫也。后《本病篇》云：辰戌之岁，木气升天，主逢天柱，胜而不前。盖言辰戌之岁，太阳迁正作司天，则往年阳明司天之岁，厥阴在地以作右间者，至此岁欲升天，以作天之左间，遇天柱金司，胜之不前。又庚辰庚戌，金运先天，中运胜之不前。故此篇云：木欲发郁，待时可散。在人肝经为病，当刺足厥阴肝经之井穴大敦。足大指外端，去爪甲如韭叶三毛中，以手按穴得动脉，针三分，留六呼，得气急出之。先刺左后刺右。又可春分日用远志汤吐之。后《本病篇》云：巳亥之岁，君火升天，主窒天蓬，胜之不前。又厥阴未迁正，则少阴未得升天，水运以至其中，君火欲升，而中水运抑之。盖言巳亥之岁，厥阴迁正已作司天，去年辰戌之岁，少阴在地已作地之右间，今岁升天欲作天之左间，遇天蓬水司，胜之不前。又或遇厥阴未迁正，则少阴未得升天，又辛巳辛亥水运抑之。故此篇云：火欲发郁，待时可散。君火春分，相火小满，即欲发之时。在人心经为病，其君火不升，当刺手厥阴心包络宫之荥穴劳宫。手掌中，以手按穴，动脉应手，刺三分，留六呼，得气急出之。先左手后右手。一法于雨水日后三浴，以药泄汗。后《本病篇》云：丑未之岁，少阳升天，主窒天蓬，胜之不前。又或遇太阴未迁正，即少阳未升天，水运以至者，升天不前。盖言丑未之岁，太阴迁正已作司天，去年子午之岁，少阴在地已作地之右间，今岁升天欲作天之左间，遇天蓬水司，窒之不前。又遇太阴未迁正，即少阳未得升天。故此篇云：相火不升，亦刺手厥阴心包络之荥穴劳宫也。后《本病篇》云：子午之岁，太阴升天，主窒天冲，胜之不前。又或遇壬子木运先天而至者，中木运抑之，升天不前。盖言子午之岁，少阴迁正已作司天，去年巳亥之岁，太阴在地已作地之右间，今岁升天欲作天之左间，遇天冲木司，胜之不前。又或遇少阴未迁正，则少阳未得升天，又遇壬子壬午木运先天而至，中运抑之。故此篇云：土欲发郁，待时而散。在人脾经为病，当刺足太阴之俞穴太白。足内侧核骨下陷者中，刺二分，留七呼，气至急出之。后《本病篇》云：寅申之岁，阳明升天，主窒天英，胜之不前。又或遇戊寅戊申，火运先天而至，金欲升天，火运抑之。盖言寅申之岁，少阳相火迁正司天，去年丑未之岁，阳明在地已作地之右间，今岁升天欲作天之左间，遇天英火司抑之，胜之不前。又或少阳未得迁正，则阳明未得升天，又遇戊寅戊申火运先天而至，则金欲升天，火运抑之。故此篇云：金欲发郁，待时而散。当刺手太阴肺经之经穴经渠。两手寸口陷中，动脉应手，刺三分，留七呼，气至急出之。后《本病篇》云：卯酉之岁，太阳升天,主窒天芮,胜之不前。又遇阳明未迁正,即太阳未升天,又遇己卯己酉,土运以至,水欲升天,土运抑之。故此篇云:水欲发郁,待时而散。在人肾经为病,当刺足少阴肾经之合穴阴谷。膝内辅骨后,大筋下,小筋上,屈膝乃得,刺四分,留三呼,气至急出之。

帝曰:升之不前,可以预备,愿闻其降,可以先防。岐伯曰:既明其升,必达其降也。升降之道,皆可先治也。木欲降,而地晶窒抑之,降而不入,抑之郁发,散而可得位,而郁发,暴如天间之待时也。降而不下,郁可速矣。降可折其胜也,当刺手太阴之所出,刺手阳明之所入。火欲降,而地玄窒抑之,降而不入,抑之郁发,散而可矣。当折其所胜,可散其郁,当刺足少阴之所出,刺足太阳之所入。土欲降,而地苍窒抑之,降而不下,抑之郁发,散而可入。当折其胜,可散其郁,当刺足厥阴之所出,刺足少阳之所入。金欲降,而地彤窒抑之,降而不下,抑之郁发,散而可入。当折其胜,可散其郁,当刺心包络所出,刺手少阳所入也。水欲降,而地阜窒抑之,降而不下,抑之郁发,散而可入。当折其土,可散其郁,当刺足太阴之所出,刺足阳明之所入。

此言六元欲入地以作左间,而逢地星中运抑之,必致发郁,其法各有所刺也。地晶,西方金司。地玄,北方水司。地苍,东方木司。地彤,南方火司。地阜,中央土司。后《本病篇》云:丑未之岁,厥阴降地,主窒地晶,胜而不前。又或遇少阴未退位,即厥阴未降下,金运已至,中运抑之,降之未下,抑之变郁。盖言丑未之岁,太阴迁正已作司天,去年子午之岁,厥阴退位已作天之右间,今岁欲入地以作地之左间,遇地晶金司,降之不下;又遇少阴仍复布政,未得退位,故厥阴亦未降下;又遇乙丑乙未金运抑之,降之未下,抑之变郁。故此篇云：降而郁发，其急亦如升天左间之待时也。在人肝胆受病，须折其所胜，刺太阴肺经之井穴少商，手大指端内侧，去爪甲如韭叶，刺去一分，留三呼，气至急出之。阳明大肠经之合穴曲池。肘外辅，屈肘两骨间陷中，刺一分，气半至急出之。后《本病篇》云：寅申之岁，少阴降地，主窒地玄，胜之不入。又或遇丙寅丙申，水运太过，先天而至，君火欲降，水运承之，降而不下。盖言寅申之岁，少阳迁正已作司天，去年丑未之岁，少阴退位已作天之右间，今岁入地欲作地之左间，遇地玄水司，降之不下；又遇太阴未退位，则少阴未得降下；又遇丙寅丙申，水运太过，先天而至，中运抑之，降之不下，致抑之变郁。故此篇云：当折其所胜，可散其郁。在人心经受病，须刺足少阴肾经之井穴涌泉，足心陷中，刺三分，留三呼，气至急出之。足太阳膀胱经之合穴委中。腘中央约纹中，刺五分，留七呼，气至急出之。后《本病篇》云：辰戌之岁，少阳降地，主窒地玄，胜之不入。又或遇水运太过，先天而至，水运承之，降而不下。盖言辰戌之岁，太阳迁正，已作司天，去年卯酉之岁，少阳退位已作天之右间，今岁入地欲作地之左间，遇地玄水司，降之不入；又遇阳明未退位，则少阳未得降下；又遇丙辰丙戌，水运太过，先天而至，降而不下。其刺法一如前少阴之所刺耳。后《本病篇》云：卯酉之岁，太阴降地，主窒地苍，胜之不入。又或少阳未退位，即太阴未得降，或木运以至，丁酉丁卯，木运承之，降而不下。盖言卯酉之岁，阳明迁正已作司天，去年寅申之岁，太阴退位已作天之右间，今岁入地欲作地之左间，遇地苍木司，降之不下；又遇少阳未退位，则太阴未得降；又遇丁卯丁酉木运抑之，降而不下，致抑之变郁。故此篇云：当折其所胜，可散其郁。在人脾胃受病，当刺足厥阴肝经之井穴大敦，足大指端外，爪甲如韭叶三毛中，刺三分，留十呼，气至急出之。足少阳胆经之合穴阳陵泉。膝下一寸，骱骨外廉陷中，刺六分，留十呼，得气急出之。后《本病篇》云：巳亥之岁，阳明降地，主室地彤，胜而不入。又或遇太阳未退位，即阳明未得降，火运以至，癸巳癸亥。承之不下。盖言巳亥之岁，今年厥阴迁正已作司天，去年辰戌之岁，阳明退位已作天之右间，今岁入地欲作地之左间，遇地彤室之，降之不下；又遇太阳未退位，则阳明未得降；又遇癸巳癸亥火运抑之，降而不下。故此篇云：当折其所胜，可散其郁。在人肺与大肠受病，当刺手厥阴心包络经之井穴中冲，中指端去爪甲如韭叶，刺一分，留二呼，气至急出之。手少阳三焦经之合穴天井。肘后大骨后两筋间陷中，刺一分，留十呼，气至急出之。后《本病篇》云：子午之岁，太阳降地，主室地阜，胜而不入。又或遇甲子甲午。土运大过，先天而至，土运承之，降而不入。盖言子午之年，少阴迁正已作司天，去年巳亥之岁，太阳退位已作天之右间，今年入地欲作地之左间，遇地阜土司，胜之不入；又或遇甲子甲午土运抑之，降而不入。故此篇云：当折其所胜，可散其郁。在人肾与膀胱经受病，当刺足太阴脾经之井穴隐白，足大指端内侧，去爪甲如韭叶，刺一分，留三呼，气至急出之。足阳明胃经之合穴三里。膝下三寸，骱骨外廉两筋间，刺五分，留十呼，气至急出之。

辰戌岁厥阴不升少阳不降之图

太陽寒水
司天

右間
陽明燥金

間右
少陰厥陰
少陽
相火

間左
大少陽

泉在
太陰
濕氣

凡未得升天，以本年司天未得遷正爲主，故未得升。凡未得降下，以去年司天未得退位爲主，故未得降。論曰：司歲者紀歲，可見升降皆以司天爲主也。后仿此。

辰戌之歲，少陽降地。主窒地玄，勝之不入。又遇陽明未退位，則少陽未得降，又遇丙辰丙戌太過，水運承之，降而不下。

巳亥岁君火不升阳明不降之图

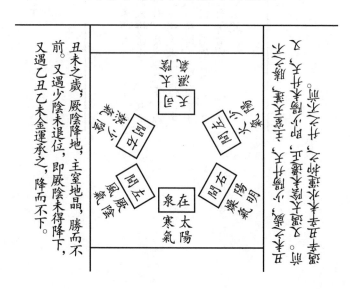

巳亥之岁，阳明降地。主室地形，胜而不入。又遇太阳未退位，即阳明未得降，又或遇癸巳癸亥火运承之，降而不下。

丑未岁少阳不升厥阴不降之图

丑未之岁，厥阴降地。主室地晶，胜而不前。又遇少阴未退位，即厥阴未得降下，又遇乙丑乙未金运承之，降而不下。

寅申岁阳明不升少阴不降之图

寅申之歲，少陰降地，不入。又遇太陰未退位，則少陰未得降下，勝而不入。又遇丙寅丙申水運太過承之，降而不下。

子午岁太阴不升太阳不降之图

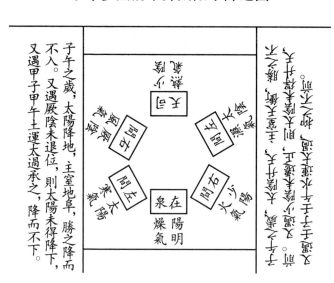

子午之歲，太陽降地，不入。又遇厥陰未退位，則太陽未得降下，勝之降而不入。又遇甲子甲午土運太過承之，降而不下。

卯酉岁太阳不升太阴不降之图

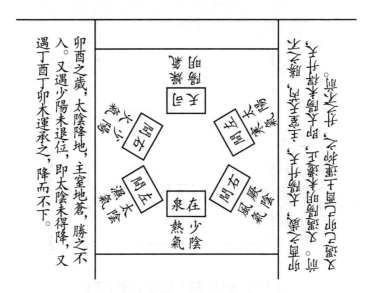

帝曰：五运之至，有前后与升降往来，有所承抑之，可得闻乎刺法？岐伯曰：当取其化源也。是故太过取之，不及资之。太过取之，次抑其郁，取其运之化源，令折郁气。不及扶资，以扶运气，以避虚邪也。资取之法，令出《密语》。

此承上文而言折其郁气、资取化源之法也。按《六元正纪大论》，凡辰戌之纪、阳明之纪等下，有曰折其郁气、取其化源者，正此之谓也。令出《密语》者，乃《玄珠密语》也。上文言木气不升者刺肝本经，而木气不降者刺肺与大肠。火气不升者刺心包络经，而火气不降者刺肾与膀胱。土气不升者刺脾本经，而土气不降者刺肝与胆。金气不升者刺肺本经，而金气不降者刺三焦与心包络。水气不升者刺肾本经,而水气不降者刺脾与胃者,何也?假如木气不升,则成郁,故泻肝经之郁;而木气不降,则泻胜我者之经,故泻肺与大肠也。皆折其郁气,资其化源耳。其所刺者,则太过取之;其不刺者,乃不及则资之也。

黄帝问曰:升降之刺,以知其要,愿闻司天未得迁正,使司化之失其常政,即万化之或其皆妄。然与民为病,可得先除,欲济群生,愿闻其说。岐伯稽首再拜曰:悉乎哉问!言其至理,圣念慈悯,欲济群生,臣乃尽陈斯道,可申洞微。太阳复布,即厥阴不迁正,不迁正气塞于上,当泻足厥阴之所流。厥阴复布,少阴不迁正,不迁正即气留于上,当刺心包络脉之所流。少阴复布,太阴不迁正,不迁正即气留于上,当刺足太阴之所流。太阴复布,少阳不迁正,不迁正则气塞未通,当刺手少阳之所流。少阳复布,则阳明不迁正,不迁正则气未通上,当刺手太阴之所流。阳明复布,太阳不迁正,不迁则复塞其气,当刺足少阴之所流。

此言司天未得迁正之义,而有刺民病之法也。后《本病篇》云:正司中位,是谓迁正位,司天不得其迁正者,即前司天已遇交司之日,即遇司天太过有余日也,即仍旧治天数,新司天未得迁正也。辰戌之后,巳亥继之,今太阳复布其政,则厥阴不得迁正以司天。在人肝经为病,气塞于上,当泻足厥阴肝经之荥穴行间。足大指动脉应手陷中,刺六分,留七呼,气至急出之。巳亥之后,子午继之,今厥阴复布其政,则少阴不得迁正以司天。在人心经为病,气塞于上,当刺心包络经之荥穴劳宫。掌中央,刺三分,留六呼,气至急出之。子午之后,丑未继之,今少阴复布其政,则太阴不得迁正以司天。在人脾经为病,气塞于上，当泻足太阴脾经之荥穴大都。足大指本节后陷中，刺三分，留七呼，气至急出之。丑未之后，寅申继之，今太阴复布其政，则少阳不得迁正以司天。在人三焦为病，气塞于上，当刺手少阳三焦经之荥穴液门。手四指端陷中，刺二分，留三呼，气至急出之。寅申之后，卯酉继之，今少阳复布其政，则阳明不得迁正以司天。在人肺经为病，气未通于上，当泻手太阴经之荥穴鱼际。手大指本节后内侧散脉纹中，刺二分，留七呼，气至急出之。卯酉之后，辰戌继之，今阳明复布其政，则太阳不得迁正以司天。在人肾经为病，复塞其气，当刺足少阴肾经之荥穴然谷。足内踝前，起骨下，刺三分，留七呼，气至急出之。

帝曰：迁正不前，已通其要，愿闻不退，欲折其余，无令过失，可得明乎？岐伯曰：气过有余，复作布正，是名不退位也。使地气不得后化，新司天未可迁正，故复布化令如故也。巳亥之岁，天数有余，故厥阴不退位也。风行于上，木化布天，当刺足厥阴之所入。子午之岁，天数有余，故少阴不退位也，热行于上，火余化布天，当刺手厥阴之所入。丑未之岁，天数有余，故太阴不退位也，湿行于上，雨化布天，当刺足太阴之所入。寅申之岁，天数有余，故少阳不退位也，热行于上，火化布天，当刺手少阳之所入。卯酉之岁，天数有余，故阳明不退位也，金行于上，燥化布天，当刺手太阴之所入。辰戌之岁，天数有余，故太阳不退位也，寒行于上，凛水化布天，当刺足少阴之所入。故天地气逆，化成民病，以法刺之，预可平疴。

此言不退位之义，而民病有当刺之法也。伯言气过有余，复作布政，是名不退位也。惟当退位而不退位，故当迁正而不迁正，其义本相因也。地气不得后化者，惟司天不得迁正，则降地者不得降而施其化也。巳亥之岁，天数有余，故厥阴不退位，至子午之岁犹尚治天,在人肝气有余,当刺足厥阴肝经之合穴曲泉。膝内辅骨下,大筋上,小筋下陷中,屈膝乃得之,刺六分,留七呼,气至急出之。子午之岁,天数有余,故少阴不退位,至丑未之岁犹尚治天,在人心气有余,当刺手厥阴心包络经之合穴曲泽。肘内廉下陷中,屈手取之,刺三分,留七呼,气至急出之。丑未之岁,天数有余,故太阴不退位,至寅申之岁犹尚治天,在人脾气有余,当刺足太阴脾经之合穴阴陵泉。内侧辅骨下陷中,刺五分,留七呼,气至急出之。寅申之岁,天数有余,故少阳不退位,至卯酉之岁犹尚治天,在人三焦之气有余,当刺手少阳三焦经之合穴天井。肘外大骨后,肘上后一寸,两筋间陷中,屈肘得之,刺三分,留七呼,气至急出之。卯酉之岁,天数有余,故阳明不退位,至辰戌之岁犹尚治天,在人肺气有余,当刺手太阴肺经之合穴尺泽。肘约纹中,动脉应手,刺三分,留三呼,气至急出之。辰戌之岁,天数有余,故太阳不退位也,至巳亥之岁犹尚治天,在人肾气有余,当刺足少阴肾经之合穴阴谷。膝下内辅骨后,大筋下,小筋上,屈膝得之,刺三分,留三呼,气至急出之。

黄帝问曰:刚柔二干,失守其位,使天运之气皆虚乎? 与民为病,可得平乎? 岐伯曰:深乎哉问! 明其奥旨,天地迭移,三年化疫,是谓根之可见,必有逃门。假令甲子,刚柔失守,刚未正,柔孤而有亏,时序不令,即音律非从,如此三年,变大疫也。详其微甚,察其浅深,欲至而可刺刺之,当先补肾俞,次三日,可刺足太阴之所注。又有下位己卯不至,而甲子孤立者,次三年作土疠,其法补泻,一如甲子同法也。其刺已毕,又不须夜行及远行,令七日洁,清净斋戒。所有自来肾有久病者,可以寅时面向南,净神不乱思,闭气不息七遍,以引颈咽气顺之,如咽甚硬物,如此七遍后,饵舌下津,令无数。假令丙寅,刚柔失守,上刚干失守,下柔不可独主之,中水运非太过,不可执法而定之,布天有余,而失守上正,天地不合,即律吕音异,如此即天运失序,后三年变疫。详其微甚,差有大小,徐至即后三年,至甚即首三年,当先补心俞,次五日,可刺肾之所入。又有下位地甲子、辛巳柔不附刚,亦名失守,即地运皆虚,后三年变水疠,即刺法皆如此矣。其刺如毕,慎其大喜,欲情于中,如不忌,即其气复散也。令静七日,心欲实,令少思。假令庚辰,刚柔失守,上位失守,下位无合,乙庚金运,故非相招,布天未退,中运胜来,上下相错,谓之失守,姑洗林钟商音不应也。如此即天运化易,三年变大疫。详其天数,差有微甚,微即微,三年至,甚即甚,三年至,当先补肝俞,次三日,可刺肺之所行。刺毕,可静神七日,慎勿大怒,怒必真气却散之。又或在下地甲子、乙未失守者,即乙柔干,即上庚独治之,亦名失守者,即天运孤主之,三年变疠,名曰金疠,其至待时也。详其地数之等差,亦推其微甚,可知迟速耳。诸位乙庚失守,刺法同。肝欲平,即勿怒。假令壬午,刚柔失守,上壬未迁正,下丁独然,即虽阳年,亏及不同,上下失守,相招其有期,差之微甚,各有其数也,律吕二角,失而不和,同音有日,微甚如见,三年大疫。当刺脾之俞,次三日,可刺肝之所出也。刺毕,静神七日,勿大醉歌乐,其气复散,又勿饱食,勿食生物,欲令脾实,气无滞饱,无久坐,食无太酸,无食一切生物,宜甘宜淡。又或地下甲子、丁酉失守其位,未得中司,即气不当位,下不与壬奉合者,亦名失守,非名合德,故柔不附刚,即地运不合,三年变疠。其刺法,一如木疫之法。假令戊申,刚柔失守,戊癸虽火运,阳年不太过也,上失其刚,柔地独主,其气不正,故有邪干,迭移其位,差有浅深,欲至将合,音律先同,如此天运失时,三年之中,火疫至矣。当刺肺之俞,刺毕,静神七日,勿大悲伤也,悲伤即肺动,而真气复散也。人欲实肺者,要在息气也。又或地下甲子、癸亥失守者,即柔失守位也,即上失其刚也,即亦名戊癸不相合德者也,即运与地虚,后三年变疠,即名火疠。是故立地五年,以明失守,以穷法刺,于是疫之与疠,即是上下刚柔之名也,穷归一体也,即刺疫法只有五法,即总其诸位失守,故只归五行而统之也。

　　此详言刚柔失守之义也。后《本病篇》云:假令甲子阳年,土运太窒,如癸亥天数有余者,年虽交得甲子,厥阴犹尚治天,地已迁正,阳明在泉,去岁少阳已作地之右间,即厥阴之地阳明,故不相和奉者也。癸巳相会,土运太过,虚反受木胜,故非太过也,何以言土运太过?况黄钟不应太窒,木既胜而金还复,金既复而少阴如至,即木胜如火,而金复微,如此则甲己失守,后三年化成土疫,晚至丁卯,早至丙寅,土疫至也。大小善恶,推其天地,详乎太乙。又只如甲子年,如甲至子而合,应交司而治天,即下己卯未迁正,而戊寅少阳未退位者,亦甲己下有合也,即土运非太过,而木乃乘虚而胜土也,金次又行复胜之,即反邪化也。阴阳天地殊异尔,故其太小善恶,一如天地之法旨也。盖言甲子本阳年,土运太过,而气亦太窒,去年癸亥天数有余,今年虽交甲子,去年厥阴犹尚治天,然司地既已迁正,阳明在泉,去年少阳司地,今已退位而作地之右间,但厥阴犹在天,则地之阳明乃金上刑木,不相和奉。癸亥在天,己卯在泉,天地不合德,故癸巳相会,土运太过者为虚,反受木胜,其音黄钟,不应太窒,今气太过而窒,反受木胜,则土之子金必还复之,金既复之,如少阴一来司天,即木虽胜之,其如火至,则金又必微。若此者,乃甲己失守,刚失其守，后三年化成土疫，迟则至丁卯年，早则至丙寅年而发，斯时土疫当至。凡土疫或大或小，或善或恶，推其本年得当司天之数，详其病时太乙游于何宫，义见《灵枢·九宫八风篇》。则大小善恶之异辨矣。此乃司天之失守。至于在泉之失守者何如？又只如甲子年，合应交司治天矣。即己卯者，阳明也，未得迁正在泉，而去年少阳未得退位，犹尚在泉，亦甲己下有所合，今甲与戊相对，子与寅配位，虽土运非太过，而木亦乘虚胜土，土之子金又行复以胜之，后三年化为土疠，其状一如土疫。盖疫自天来，疠从地至，即反生邪化也。邪化，义见《六元正纪大论》。要之，阴阳之分，特有天地之异，然疠之大小善恶，其法与天疫无异，故此篇云：假令甲子，刚柔失守，刚未正，柔孤而有亏云云。所谓刚未正者，即甲子未得迁正司天也。柔孤而亏者，即己卯未得迁正司地也。然土疫至者，其肾必虚，当先补肾俞。在十四椎下两旁各开一寸半，未刺时，先口衔针暖而用之。用员利针，临刺时咒曰：五帝上真，六甲玄灵，气符至阴，百邪闭理。念三遍，自口中取针，先刺二分，留六呼；次入针至三分，动气至，而徐徐出针，以手扪之，令受针人咽气三次。又可定神魂也。又次三日，刺足太阴脾经之俞穴太白，所以泻其土气也。《灵枢·本输篇》云：所注为俞，在内踝核骨下陷中，先以口衔针令温，欲下针时，咒曰：帝扶天形，护命成灵。诵之三遍，乃刺三分，留七呼，动气至，而急出其针。又在泉下位己卯未迁正，而戊寅少阳未退位，则在运虽非太过，而木乃乘虚胜土，次三年亦作土疠。其法补泻一如甲子同法也。即甲子、甲戌、甲申、甲午、甲辰、甲寅，及己丑、己亥、己酉、己未、己巳、己卯，凡甲己上下失守者，皆此一法也。但其所刺已毕，又必有法，如不须夜行云云也。后《本病篇》云：假令丙寅阳年太过，如乙丑天数有余者，虽交得丙寅，太阴尚治天也。地已迁正，厥阴司地，去岁太阳已作右间，即天太阴而地厥阴,故地不奉天化也。乙辛相会,水运太虚,反受土胜,故非太过,即太簇之管,太羽不应,土胜而雨化,水复即风,此者丙辛失守其会,后三年化成水疫,晚至己巳,早至戊辰,甚即速,微即徐,水疫至也。大小善恶推其天地数,乃太乙游宫。又只如丙寅年,丙至寅且合,应交司而治天,即辛巳未得迁正,而庚辰太阳未退位者,亦丙辛不合德也,即水运亦小虚而小胜,或有复,后三年化疠,名曰水疠。其状如水疫,治法如前。盖言丙寅阳年太过,去岁乙丑天数有余,虽交得丙寅,太阴犹尚治天,然地已迁正,厥阴已在泉,去年太阳退位已作地之右间,即司天太阴而司地厥阴,则木刑于上,不奉天化,乃乙丑与辛巳辛亥相会,水运太虚,反受土胜,故虽水非太过,其太簇之管,太羽不应,土胜而为雨化,水之子木来复之,则为风也。若此者,丙辛失守其会,后三年化成水疫,迟则自丙寅至己巳四年而发,早则自丙寅至戊辰三年而发,其甚微在徐速间。凡水疫之大小善恶,当推其本年司天司地之数,及太乙出游之宫可也。至于在泉之失守者何如?又只如丙寅年,少阳至作司天,即辛巳厥阴未得迁正在泉,而庚辰太阳未得退位,亦丙辛不相合也,即水运亦小虚小胜,及有所复,后三年化为水疠,治法一如司天之法耳。故此篇云:假如丙寅刚柔失守,丙未迁正治天,下辛巳独治其泉,上位丙失其刚干,故中水运不得为太过,反受土胜之。下文曰:上刚干失守,下柔不可独主之,中水运非太过,不可以诸丙年作为水之太过,当推之司天之数而知有亏,不可执法而定之。太阴尚治天,布天有余,而丙寅失守上正,乃天地不合,即律吕之音亦异,所谓柔干至而吕有音,应刚干未迁而律管无声,即少羽鸣响而太羽无声也。如此即天运失守，后三年变成水疫，甚则三年至戊辰，微则至己巳。但水疫必来克火，当先补心俞，在背第五椎下，两旁各开一寸半，用员利针，在口中衔温暖，次以手按穴，得气动，乃咒曰：太始上清，册元守灵。诵之三遍，先想火光于穴下，然后刺一寸半，留七呼，得气，次进针三分，以手弹之，令气至而下针，得动气至而徐徐出针，次又以手扪其穴，令受针人闭气三息而咽气也。次五日，可刺肾之合穴阴谷。在膝内辅骨之后，大筋之下，小筋之上，按之应手，屈膝而得之，用员利针，口中温暖，先以手按穴，乃咒曰：太微帝君，五气及真，六辛都司，符扶黑云。诵之一遍，刺四分，得动气至急出之。又有下位地甲子辛巳，柔不附刚，亦名失守，即地运皆虚，后三年变水疠，即刺法皆如此矣。即前木病所谓辛巳未得迁正，而庚辰太阳未得退位者，亦丙辛不合德云云也。即丙子、丙午、丙寅、丙申、丙辰、丙戌、辛丑、辛未、辛卯、辛酉、辛巳、辛亥。如此上下失守，皆推大小刺之。但其刺已毕，又必慎其大喜云云也。后《本病篇》云：假如庚辰阳年太过，如己卯天数有余者，虽交得庚辰年，阳明犹尚治天，地已迁正，太阴司地，去年少阴已作右间，即司天阳明而司地太阴，土上生金，地下奉天。至于上为乙而下为巳，乙巳相会，则金运太虚，反受火胜，故非太过也。即姑洗之管，太商不应，火胜热化，金之子水复之，则为寒刑。若此者，乙庚失守，其后三年当化成金疫。速则自庚辰至壬午年而发，徐则自庚辰至癸未年而发。又当推其本年司天在泉之数，及太乙出游之宫可也。其在泉之失守者何如？又只如庚辰司天，应时迁正而治天，即下乙未未得迁正，乃地下甲午少阴未得退位，是乙庚未合德也。即下乙未干失其刚，亦金运小虚也。有小胜或无复，后三年化疠，名曰金疠，其状如金疫也。故此篇云：假如庚辰，刚柔失守。盖言乙得其位，上失其庚，即所谓柔失其刚也。虽得其岁，即庚未得中位也。乙得下位以治其地,上位庚失其刚干,故中金运不得太过,反受火胜之也。且乙未在下,主地孤立,上无刚干正之,天运已虚,所谓上位失守,下位无合也。姑洗上管,庚辰太商不应,林钟下管,乙未少商独应,如此者,即天运化易,三年变为金疫,详其天数,差有微甚,大差七分,即气过一百五日为甚,甚则三年而至;小差五分,即气过七十五日为微,微亦三年而至。但金疫必克肝木,当先补肝俞,在背第九椎,两旁各一寸半,用员利针,以口温暖,先以手按穴,得动气即下针,咒曰:气从始清,帝符六丁,左旋苍城,右入黄庭。诵之三遍。先想青气于穴下,然后刺之三分,得气进针,入五分,动气至徐徐出针,以手扪穴,令受针人咽气。次三日,可刺肺之经穴经渠。在手寸口陷中,用员利针,口内温暖,先以左手按穴,咒曰:太始上真,五符帝君,元和气合,司入其神。诵三遍。刺三分,留二呼,气至急出针。针毕,可静神七日云云也。又或在下地甲子、乙未失守者,即乙柔干失守,即上庚独治之,三年变为金疠,速则一二年,迟则三年而至,推其迟速,详其本年之地数,与太乙出游之宫。凡诸位乙庚失守,其刺法同。但肝欲平,勿怒可也。后《本病篇》云:假令壬午阳年太过,如辛巳天数有余,虽交壬午,厥阴犹尚治天,地已迁正,丁酉阳明在泉,去岁丙申少阳已作地之右间,即天为厥阴地为阳明,金上刑木,地不奉天,须知丁酉与辛巳不相合德,今丁辛虽相会,木运太虚反受金胜,故非太过,即蕤宾之管,太角不应,金来侮木,则金行燥胜,木之子火化热复,即三年化成风疫,甚则速,微则徐,其疫之大小善恶,当推本年之天数,与太乙出游之宫可也。在泉之失守者何如? 又只如至壬午,应时迁正治天,其下丁酉未得迁正,即地下丙申少阳未得退位,即壬丙相对,午申相配,乃丁壬不得合德,此谓失守,即丁柔干失刚,亦木运小虚,有小胜小复,后三年化为木疠,其状如风疫,治法如前。可大吐而治之。故此篇云:假令壬午,刚柔失守,下得其位,上失其主。即司天布正,木运反虚,虽交岁而天未迁正,中运胜之,即地见丁酉独主其运,故行燥胜,天未热化,是名二虚。上壬未迁正,下丁独然,即虽阳年,亏及不同,此谓上下失守,必得天数复位,始为相招,其有期差之微甚,各有其数。上律蕤宾,下吕南吕,上太角不应,下少角应,故二角失而不和也。候壬午迁正之日,即上下角同声相应。微甚如见,三年大疫,微即至乙酉年而至,甚则至甲申年而至,甚速微徐也。脾虚必受其殃,当补脾俞,在背十一椎下,两旁各开一寸半,动脉应手,用员利针,入口中温暖刺之,咒曰:五精智精,六甲玄灵,帝符元首,太始受真。诵之三遍,先想黄气于穴下,刺二分,得气至即进之,又得动气即进之,二进各一分,留五呼,即徐徐出针,以手扪之,令其人不息,三遍咽津。次三日,可刺肝之井穴大敦。足大指端去爪甲如韭叶,用员利针,口中温暖刺之,咒曰:真灵至玄,大道冥然,五神各位,气守三田。三遍,刺三分,留十呼,动气至出针。刺毕,静神七日云云也。在泉之失守者何如? 又或地下甲子丁酉失守其位,未得迁正以为正司,即气不当位,下为丁酉,上不与壬午奉合,亦名失守,乃柔不附刚,即地运不合,三年变为木疠,又名风疠,其刺法一如木疫之法耳。后《本病篇》云:假令戊申阳年太过,去年丁未天数有余者,未得退位,今年虽交戊申,太阴犹尚治天,地已迁正,厥阴在泉,即癸亥已治地,去年壬戌太阳已退位作地右间,即天丁未地癸亥,木上刑土,不奉天化。丁癸相会,火运太虚,反受水胜也。非戊癸相合,故火运不应。夷则之管上太微不应,下管癸亥少徵应之,即下见癸亥主司地,同声不相应,即上下天地不相合德,故不相应。此戊癸失守其会,后三年化为火疫,速至三年庚戌而发。其疫之大小善恶,当推疫至之年,内合司天在泉之数,及太乙出游之宫可也。在泉之失守者何如？又只如戊申少阳已应时迁正司天，其下癸亥未得迁正，即地下壬戌太阳未退位，故癸亥未得迁正也，即戊壬相对，申戌相配，此非戊癸合德，乃下柔干失守，见火运小虚，有小胜或无复，后三年化为火疠，治法一如前治火疫之法耳，可寒之泄之也。故此篇云：假令戊申，刚柔失守。盖言戊与癸合天地二甲子，即戊申合癸亥。今下位癸亥，主地正司，上位戊申，遇丁未天数未退，而复布天，故戊癸不合，刚柔失守，戊未正司，癸下独治，故虽阳年，不为太过，反受水胜。正曰上失其刚，柔地独主，其气不正，故有水邪干之。天数过差，亦有多少，欲至相合，必得音律相同。如此天运失时，三年之中火疫至矣。当补肺俞，防火之克。背后第三椎下，两旁各开一寸半，动脉应手。用员利针，口中温暖，先以手按穴乃刺之。咒曰：真邪相搏，气灌元神，帝符反本，位合其亲。三遍。刺二分，候气欲至，想白气于穴下，次进一分，得气至徐徐出针，以手扪之。刺毕，静神七日云云也。又或地下甲子癸亥失守者，即柔失守位，即上失其刚，亦名戊癸不相合德，即运与地虚，后三年变为火疠，其刺法一如治火疫之法耳。

黄帝曰：余闻五疫之至，皆相染易，无问大小，病状相似，不施救疗，如何可得不相移易者？岐伯曰：不相染者，正气存内，邪不可干。避其毒气，天牝从来，复得其往，气出于脑，即不邪干。气出于脑，即室先想心如日。欲将入于疫室，先想青气自肝而出，左行于东，化作林木。次想白气自肺而出，右行于西，化作戈甲。次想赤气自心而出，南行于上，化作焰明。次想黑气自肾而出，北行于下，化作水。次想黄气自脾而出，存于中央，化作土。五气护身之毕，以想头上如北斗之煌煌，然后可入于疫室。又一法，于春分之日，日未出而吐之。又一法，于雨水日后三浴，以药泄汗。又一法，小金丹方，辰砂二两，水磨雄黄一两，叶子雌黄一两，紫金半两，同入合中，外固了，地一尺筑地宾，不用炉，不须药制，用火二十斤煅之也。七日终，候冷七日取，次日出合子，埋药地中七日，取出顺日研之三日，炼白沙蜜为丸，如梧桐子大。每日望东吸日华气一口，冰水下一丸，和气咽之。服十粒，无疫干也。

天牝者，鼻也。老子谓之玄牝之门。毒气从鼻而来，可嚏之从鼻而出。想五气毕后，另各可行一法。其一法，于春分日日未出而吐之。用远志去心，以水煎之，饮二盏吐之，不疫。其一法，雨水后三浴，以药泄汗，可以免疫。其一法，辰砂、紫金、雌雄二黄，俱为末，制用如后法。

黄帝问曰：人虚即神游失守位，使鬼神外干，是致夭亡，何以全真？愿闻刺法。岐伯稽首再拜曰：昭乎哉问！谓神移失守，虽在其体，然不致死，或有邪干，故令夭寿。只如厥阴失守，天以虚，人气肝虚，感天重虚，即魂游于上，邪干厥大气，身温犹可刺之，刺其足少阳之所过，复刺肝之俞。人病心虚，又遇君相二火司天失守，感而三虚，遇火不及，黑尸鬼犯之，令人暴亡，可刺手少阳之所过，复刺心俞。人脾病，又遇太阴司天失守，感而三虚，又遇土不及，青尸鬼邪犯之于人，令人暴亡，可刺足阳明之所过，复刺脾之俞。人肺病，遇阳明司天失守，感而三虚，又遇金不及，有赤尸鬼犯人，令人暴亡，可刺手阳明之所过，复刺肺俞。人肾病，又遇太阳司天失守，感而三虚，又遇水运不及之年，有黄尸鬼干犯人正气，吸人神魂，致暴亡，可刺足太阳之所过，复刺肾俞。以，已通。

后《本病篇》云：人或恚怒，气逆上而不下，即伤肝也。又遇厥阴司天,天数不及,即少阴作接间至,是谓天虚也,此谓天虚人虚也。又遇疾走恐惧,汗出于肝,此语见《经脉别论》。肝为将军之官,谋虑出焉。见《灵兰秘典论》。神位失守,神光不聚,又遇木不及年,或丁年不符,或壬年失守,或厥阴司天虚也,有白尸鬼见之,令人暴亡也。盖言恚怒伤肝,则人虚矣;又厥阴司天,少阴接至,又木不及,丁年不符,或壬年失守,是天虚也;又汗出于肝,是谓三虚。白尸鬼见之,金克木也。故此篇云:只如厥阴失守云云也。魂游于上,左无英君,神游于上,下神光不聚。刺足少阳胆经之原穴丘墟。足外踝下如前陷中,去临泣五寸。用毫针,于人近体暖针,以左手按穴,咒曰:太上元君,常居其左,制之三魂。三遍。次呼三魂名爽灵胎光幽精,三遍。次想青龙于穴下,刺三分,留三呼,徐徐出针。亲令人按气于口中,腹中鸣者可治之。次刺肝俞,背第九椎下,两旁各开一寸半。用毫针,着身温之,左手按穴,咒曰:太微帝君,元英制魂,真元及本,令入青云。又呼三魂如前三遍,刺三分,留三呼,次进二分,留三呼。复取针至三分,留一呼,徐徐出,即气又而复活。后《本病篇》云:人忧愁思虑即伤心,又或遇少阴司天,天数不及,太阴作接间至,即谓天虚也,此即人气天气同虚也。又遇惊而夺精,汗出于心见,《经脉别论》。因而三虚,神明失守,心为君主之官,神明出焉,见《灵兰秘典论》。神失守位,即神游上丹田,在帝太乙帝君泥丸君下。太乙帝君在头曰泥丸君,总众神也。君主之官,神明失守其位,游于此处,不守心位。神既失守,神光不聚,却遇火不及之岁,有黑尸鬼见之,令人暴亡。故此篇云:人病心虚,又遇君云云也。刺手少阳三焦经之原穴者,阳地也。手表腕上陷中,用毫针,温暖,以左手按穴,咒曰:太乙帝君,泥丸总神,丹无黑气,来复其真。三遍。想赤风干穴下,刺二分,留七呼;次进一分,留三呼;复退,留一呼,徐徐手扪其穴,既令复活也。复刺心俞。背第五椎下,两旁各一寸半,用毫针,着身温暖,以手按穴,咒曰:丹房守灵,五帝上青,阳和布体,来入黄庭。三遍。刺七分,留一呼;次进一分,留一呼;退至二分,留一呼,徐徐出针,以手扪其穴。后《本病篇》云:人饮食劳倦即伤脾,又或遇太阴司天,天数不及,即少阳作接间至,即谓之虚也,此即人气虚而天气虚也。又遇饮食饱甚,汗出于胃,见《经脉别论》。醉饱行房,汗出于脾,因而三虚,脾神失守,脾为谏议之官,智周出焉,神既失守,神光失位而不聚也,却遇土不及之年,或己年或甲年失守,或太阴天虚,青尸鬼见之,令人卒亡。故此篇云:人脾病云云也。刺足阳明胃经之原穴者,冲阳也。在足跗上骨间动脉,去陷谷三寸,用毫针,着人身温暖,以手按穴,咒曰:常在魂庭,始清太宁,元和布气,六甲及真。三遍。先想黄庭于穴下,刺三分,留三呼;次进二分,留一呼;徐徐退而以手扪之。**复刺脾俞**,背第十一椎下,两旁各开一寸半,用毫针,人身温暖,以左手按穴,咒曰:太始乾位,总统坤元,黄庭真气,来复游全。三遍。刺三分,留二呼,进至五分,动气至,徐徐出针。后《本病篇》缺肺。《经脉别论》无汗出于肺。此篇云:人肺病云云,刺手阳明大肠之原穴合谷,手大指次指间,用毫针,着人身温暖,以左手按穴,咒曰:青气真全,帝符曰元,七魄归右,今复本田。三遍。想白气于穴下,刺三分,留三呼;次进针五分,留三呼;复退一分,留一呼,徐徐出针,以手扪其穴,复活也。**复刺肺俞**。肺俞在背第三椎下,两旁各一寸半,用毫针,着体边温暖,先以手按其穴,咒曰:左元真人,六合气宾,天符帝力,来入其司。诵之三遍。针入一寸半,留三呼;次进二分,留一呼;徐徐出针,以手扪其穴也。后《本病篇》云:人久坐湿地,强力入水,即伤肾,肾为作强之官,伎巧出焉,因而三虚,肾神失守,神志失位,神光不聚,却遇木不及之年,或辛不会符,或丙年失守,或太阳司天天虚,有黄尸鬼至,见之令人暴亡。故此篇云:人肾病云云也。刺足太阳膀胱经之原穴者,京骨也。在足外踝外侧大骨下,赤白肉际陷中，用毫针，着人身温暖，以左手按穴，咒曰：元阳育婴，五老及真，泥丸玄华，补精长存。想黑气于穴下，刺一分，留三呼，进至三分，留一呼，徐徐出针，以手扪穴。又刺肾俞。在背第十四椎下，两旁各一寸半，用毫针，口内温暖，以左手按穴，咒曰：天玄日晶，太和昆灵，真元内守，持入始清。三遍。刺三分，留三呼；次进五分，留三呼；徐徐出针，以手扪之。

黄帝问曰：十二脏之相使，神失位，使神彩之不圆，恐邪干犯，治之可刺，愿闻其要。岐伯稽首再拜曰：悉乎哉！问至理，道真宗，此非圣帝，焉究斯源？是谓气神合道，契符上天。心者，君主之官，神明出焉，可刺手少阴之源。肺者，相傅之官，治节出焉，可刺手太阴之源。肝者，将军之官，谋虑出焉，可刺足厥阴之源。胆者，中正之官，决断出焉，可刺足少阳之源。膻中者，臣使之官，喜乐出焉，可刺心包络所流。脾为谏议之官，知周出焉，可刺脾之源。胃为仓廪之官，五味出焉，可刺胃之源。大肠者，传道之官，变化出焉，可刺大肠之源。小肠者，受盛之官，化物出焉，可刺小肠之源。肾者，作强之官，伎巧出焉，刺其肾之源。三焦者，决渎之官，水道出焉，刺三焦之源。膀胱者，州都之官，精液藏焉，气化则能出矣，刺膀胱之源。凡此十二官者，不得相失也。

神彩者，凡五脏六腑，神全则有光彩员满，形现于外也。自心者君主之官至末，见《素问·灵兰秘典论》，惟脾为谏议之官，知周出焉，胃为仓廪之官，五味出焉，则《灵兰秘典论》止曰脾胃者，仓廪之官，五味出焉，与此异耳。释义具彼。凡刺各经之原者，皆所以补之也。六腑以原穴为原，五脏以俞穴为原。刺手少阴之原穴者，神门也。掌后锐骨端陷中，用长针，以口衔温，刺三分，留三呼，进一分，留一呼，徐徐出针，以手扪其穴，可复苏。刺手太阴肺经之原穴者，太渊也。掌后大筋一寸半陷中,用长针,口内温之,以左手按穴,刺三分,留三呼,动气至,徐徐出针,以手扪穴。**刺足厥阴肝经原穴者,太冲也。**足大指本节后二寸陷中,用长针,口中温之,以左手按穴,刺三分,留三呼,进二分,留二呼,徐徐出针,以手扪穴。**刺足少阳胆经之原穴者,丘墟也。**足外踝如前陷中,去临泣五寸,用长针,口内温暖,以左手按穴,刺三分,留三呼,进五分,留二呼,徐徐出针,以手扪之。**刺心包络之荥穴者,劳宫也。**手掌中央,动脉应手,用长针,口中温暖,刺三分,留二呼,徐徐出针,以手扪穴。**脾为谏议之官,智周出焉。**按《灵枢·本神篇》云:心有所忆谓之意。故知周万物,皆从意生也。**刺脾之原穴者,太白也。**足大指内踝前,核骨下陷中,用长针,口内温和,以左手按穴,刺三分,留五呼,进三分,留五呼,气至徐徐出针,以手扪之。**刺胃之原穴者,冲阳也。**在足跗上五寸,去陷谷三寸,骨间动脉应手,用长针,口中温暖,以左手按穴,刺三分,留三呼,进至二分,徐徐出针,以手扪之。**刺大肠之原穴者,合谷也。**在手大指次指歧骨间,用长针,口中温暖,刺入三分,留三呼,徐徐出针。**刺小肠之原穴者,腕骨也。**手外侧腕前起骨下陷中,用长针,口中温暖,以左手按穴,刺三分,留三呼,进一分,留一呼,徐徐出针,以手扪其穴。**刺肾之原穴者,太溪也。**足内踝下,跟骨前陷中,用长针,口中温暖,以左手按穴,刺一分,留一呼,进一分,留一呼,徐徐出针,以手按穴。三焦者,非《灵枢·营卫生会篇》之三焦,乃《灵枢·本脏篇》之三焦也。《本脏篇》云:肾合三焦膀胱。言右肾合三焦以为腑,左肾合膀胱以为腑。故三焦为决渎之官,水道所出;膀胱为州都之官,津液所藏。后人因《难经》以三焦误为有名无形,即将前三焦误认为后三焦,故不知其有决渎之功如此,殊不知三焦与膀胱功用大抵同也。刺手少阳三焦之原穴者,阳池也。手表腕上陷中,用长针,口中温暖,以左手按穴,刺三分,留三呼,进一分,留一呼,徐徐出针,以手扪穴。刺膀胱之原穴者,京骨也。在足外侧大骨下,赤白肉际陷中,用长针,口中温暖,以左手按穴,刺三分,留三呼,进二分,留三呼,徐徐出针,以手扪穴。

是故刺法有全神养真之旨,亦法有修真之道,非治疾也,故要修养和神也。道贵长存,补神固根,精气不散,神守不分,然即神守,而虽不去,亦能全真,入神不守,非达至真,至真之要,在乎天玄,神守天息,复入本元,命曰归宗。

此言人贵守神,守神则为全真,末示人以守神全真之诀也。言此《刺法论》中有全神养真之旨,非俟有疾而始治之也,其要在修养和神而已。此节凡言神者五,言真者四。天玄者,即老子之所谓玄牝也。老子曰:谷神不死,是谓玄牝,玄牝之门,是谓天地根,绵绵若存,用之不勤。释云:谷者,虚也。谷神者,谓五脏之神自虚中而出,尝存不死。玄,天也,于人为鼻。牝,地也,于人为口。夫五气从鼻归五脏,出入于口。若存者,若有若无也。用于虚中,故不劳而尝存。盖儿在母腹,先通天玄之息,名曰胎息,人能绝其想念,如在母腹中之时,命之曰返天息,则神自守,复入本元,命曰归宗也。

补:本病论篇第七十三

此篇推本郁疫疠病之所由生,与前篇相须,故名篇。

黄帝问曰:天元九窒,余已知之,愿闻气交,何名失守?岐伯曰:谓其上下升降,迁正退位,各有经论,上下各有不前,故名失守也。是故气交失易位,气交乃变,变易非常,即四时失序,万化不安,变民病也。帝曰:升降不前,愿闻其故,气交有变,何以明知?岐伯曰:昭乎问哉!明乎道矣。气交有变,是谓天地机,但欲降而不得降者,地窒刑之。又有五运太过,而先天而至者,即交不前,但欲升而不得其升,中运抑之,但欲降而不得其降,中运抑之。于是有升之不前,降之不下者,有降之不下,升而至天者,有升降俱不前,作如此之分别,即气交之变,变之有异,常各各不同,灾有微甚者也。

此明气交有变之义,即升降不前之谓也。释义见前篇第一二节。

帝曰:愿闻气交遇会胜抑之由,变成民病,轻重何如? 岐伯曰:胜相会,抑伏使然。是故辰戌之岁,木气升之,主逢天柱,胜而不前。又遇庚戌,金运先天,中运胜之,忽然不前。木运升天,金乃抑之,升而不前。即清生风少,肃杀于春,露霜复降,草木乃萎。民病温疫早发,咽嗌乃干,四肢满,肢节皆痛。久而化郁,即大风摧拉,折陨鸣紊。民病卒中偏痹,手足不仁。是故巳亥之岁,君火升天,主窒天蓬,胜之不前,又厥阴未迁正,则少阴未得升天,水运以至其中者。君火欲升,而中水运抑之,升之不前。即清寒复作,冷生旦暮。民病伏阳,而内生烦热,心神惊悸,寒热间作。日久成郁,即暴热乃至,赤风肿翳,化疫,温疠暖作,赤气彰而化火疫,皆烦而躁渴,渴甚治之,以泄之可止。是故子午之岁,太阴升天,主窒天冲,胜之不前。又或遇壬子,木运先天而至者,中木运抑之也,升天不前。即风埃四起,时举埃昏,雨湿不化。民病风厥涎潮,偏痹不随,胀满。久而伏郁,即黄埃化疫也。民病夭亡,脸肢府黄疸满闭,湿令弗布,雨化乃微。是故丑未之年,少阳升天,主窒天蓬,胜之不前。又或遇太阴未迁正者,即少阳未升天也,水运以至者,升天不前。即寒雾反布,凛冽如冬,水复涸,冰再结,暄暖乍作,冷复布之,寒暄不时。民病伏阳在内,烦热生中,心神惊骇,寒热间争。以久成郁,即暴热乃生,赤风气瞳翳,化成郁疠,乃化作伏热内烦,痹而生厥,甚则血溢。是故寅申之年,阳明升天,主窒天英,胜之不前。又或遇戊申戊寅,火运先天而至,金欲升天,火运抑之,升之不前。即时雨不降,西风数举,咸卤燥生。民病上热,喘嗽血溢。久而化郁,即白埃翳雾,清生杀气。民病胁满悲伤,寒鼽嚏嗌干,手拆皮肤燥,是故卯酉之年,太阳升天,主窒天芮,胜之不前。又遇阳明未迁正者,即太阳未升天也。土运以至,水欲升天,土运抑之,升之不前。即湿而热蒸,寒生雨间。民病注下,食不及化。久而成郁,冷来客热,冰雹卒至。民病厥逆而哕,热生于内,气痹于外,足胫瘦疼,反生心悸懊热,暴烦而复厥。

此承上文而论升之所以不前则成五郁,当有天时民病之异也。释义见前篇第一节。

黄帝曰:升之不前,余已尽知其旨,愿闻降之不下,可得明乎?岐伯曰:悉乎哉问也!是谓天地微旨,可以尽陈斯道,所谓升已必降也。至天三年,次岁必降,降而入地,始为左间也。如此升降往来,命之六纪者矣。是故丑未之岁,厥阴降地,主窒地晶,胜而不前。又或遇少阴未退位,即厥阴未降下,金运以至,中金运承之,降之未下,抑之变郁,木欲降下,金承之降而不下。苍埃远见,白气承之,风举埃昏,清躁行杀,霜露复下,肃杀布令。久而不降,抑之化郁,即作风躁相伏,暄而反清,草木萌动,杀霜乃下,蛰虫未见,惧清伤藏。是故寅申之岁,少阴降地,主窒地玄,胜之不入。又或遇丙申丙寅,水运太过,先天而至,君火欲降,水运承之,降而不下,即彤云才见,黑气反生。暄暖如舒,寒常布雪,凛冽复作,天云惨悽。久而不降,伏之化郁,寒胜复热,赤风化疫。民病面赤心烦,头痛目眩也。赤气彰而温病欲作也。是故卯酉之岁,太阴降地,主窒地苍,胜之不入。又或少阳未退位者,即太阴未得降也。或木运以至,木运承之,降而不下,即黄云见而青霞彰,郁蒸作而大风雾翳埃胜,折损乃作。久而不降也,伏之化郁,天埃黄气,地布湿蒸。民病四肢不举,昏眩肢节痛,腹满填臆。是故辰戌之岁,少阳降地,主窒地玄,胜之不入。又或遇水运太过,先天而至也,水运承之,降而不下,即彤云才见,黑气反生,暄暖欲生,冷气卒至,甚即冰雹也。久而不降,伏之化郁,冷气复热,赤风化疫。民病面赤心烦,头痛目眩也,赤气彰而热病欲作也。是故巳亥之岁,阳明降地,主窒地彤,胜而不入。又或遇太阳未退位,即阳明未得降,即火运以至之,火运承之不下,即天清而肃,赤气乃彰,暄热反作。民皆昏倦,夜卧不安,咽干引饮,懊热内烦。大清朝暮,暄还复作。久而不降,伏之化郁,天清薄寒,远生白气。民病掉眩,手足直而不仁,两胁作痛,满目𥄫𥄫。是故子午之年,太阳降地,主窒地阜,胜之降而不入。又或遇土运太过,先天而至,土运承之,降而不入。即天彰黑气,暝暗凄惨,才施黄埃而布湿,寒化令气,蒸湿复令。久而不降,伏之化郁。民病大厥,四肢重怠,阴萎少力。天布沉阴,蒸湿间作。

此承上文而详降之所以不入则成五郁,当有天时民病之异也。大义见前篇第二节。

帝曰:升降不前,晰知其宗,愿闻迁正,可得明乎?岐伯曰:正司中位,是谓迁正位,司天不得其迁正者,即前司天以过交司之日,即遇司天太过有余日也,即仍旧治天数,新司天未得迁正也。厥阴不迁正,即风暄不时,花卉萎瘁,民病淋溲,目系转,转筋喜怒,小便赤。

风欲令而寒由不去,温暄不正,春正失时。少阴不迁正,即冷气不退,春冷后寒,暄暖不时,民病寒热,四肢烦痛,腰脊强直。木气虽有余,位不过于君火也。太阴不迁正,即云雨失令,万物枯焦,当生不发,民病手足肢节肿满,大腹水肿,填臆不食,飧泄胁满,四肢不举。雨化欲令,热犹治之,温煦于气,亢而不泽。少阳不迁正,即炎灼弗令,苗莠不荣,酷暑于秋,肃杀晚至,霜露不时。民病痎疟骨热,心悸惊骇,甚时血溢。阳明不迁正,则暑化于前,肃杀于后,草木反荣。民病寒热鼽嚏,皮毛折,爪甲枯焦,甚则喘嗽息高,悲伤不乐。热化乃布,燥化未令,即清劲未行,肺金复病。太阳不迁正,即冬清反寒,易令于春,杀霜在前,寒冰于后,阳光复治,凛冽不作,雾云待时。民病温疬至,喉闭嗌干,烦躁而渴,喘息而有音也。寒化待燥,犹治天气,过失序,与民作灾。

此详言新司天未得迁正,以旧司天未得退位,而有天时民病之异也。释义见前篇第四节。

帝曰:迁正早晚,以命其旨,愿闻退位,可得明哉?岐伯曰:所谓不退者,即天数未终,即天数有余,名曰复布政,故名曰再治天也,即天令如故而不退也。厥阴不退位,即大风早举,时雨不降,湿令不化,民病温疫,疵废风生,民病皆肢节痛,头目痛,伏热内烦,咽喉干引饮。少阴不退位,即温生春冬,蛰虫早至,草木发生,民病膈热咽干,血溢惊骇,小便赤涩,丹瘤疹疮疡留毒。太阴不退位,而取寒暑不时,埃昏布作,湿令不去,民病四肢少力,食饮不下,泄注淋满,足胫寒,阴萎闭塞,失溺小便数。少阳不退位,即热生于春,暑乃后化,冬温不冻,流水不冰,蛰虫出见,民病少气,寒热更作,便血上热,小腹坚满,小便赤沃,甚则血溢。阳明不退位,即春生清冷,草木晚荣,寒热间作,民病呕吐暴注,食饮不下,大便干燥,四肢不举,目瞑掉眩。

此详言旧司天未得退位,则新司天未得迁正,而有天时民病之异也。释义见前篇第五节。

帝曰:天岁早晚,余以知之,愿闻地数,可得闻乎? 岐伯曰:地下迁正升天及退位不前之法,即地土产化,万物失时之化也。

此言司地之未得退位迁正,由于司天之未得退位迁正,而天时民病当与司天同也。

帝曰:余闻天地二甲子,十干十二支,上下经纬天地,数有迭移,失守其位,可得昭乎? 岐伯曰:失之迭位者,谓虽得岁正,未得正位之司,即四时不节,即生大疫。注《玄珠密语》云:阳年三十年,除六年天刑,计有太过二十四年,除此六年,皆作太过之用,令不然之旨。今言迭支迭位,皆可作其不及也。假令甲子阳年,土运太窒,如癸亥天数有余者,年虽交得甲子,厥阴犹尚治天,地已迁正,阳明在泉,去岁少阳以作右间,即厥阴之地阳明,故不相和奉者也。癸巳相会,土运太过,虚反受木胜,故非太过也。何以言土运太过? 况黄钟不应太窒,木既胜而金还复,金既复而少阴如至,即木胜如火而金复微,如此则甲己失守,后三年化成土疫,晚至丁卯,早至丙寅,土疫至也。大小善恶,推其天地,详乎太一。又只如甲子年,如甲至子而合,应交司而治天,即下己卯未迁正,而戊寅少阳未退位者,亦甲己下有合也,即土运非太过,而木乃乘虚而胜土也。金次又行复胜之,即反邪化也,阴阳天地殊异尔。故其大小善恶,一如天地之法旨也。假令丙寅阳年太过,如乙丑天数有余者,虽交得丙寅,太阴尚治天也,地已迁正,厥阴司地,去岁太阳以作右间,即天太阴而地厥阴,故地不奉天化也。乙辛相会,水运太虚,反受土胜,故非太过,即太簇之管,太羽不应。土胜而雨化,水复即风,此者丙辛失守其会,后三年化成水疫,晚至己巳,早至戊辰,甚即速,微即徐,水疫至也。大小善恶,推其天地数,乃太一游宫。又只如丙寅年,丙至寅且合,应交司而治天,即辛巳未得迁正,而庚辰太阳未退位者,亦丙辛不合德也,即水运亦小虚而小胜,或有复,后三年化疠,名曰水疠,其状如水疫,治法如前。假令庚辰阳年太过,如己卯天数有余者,虽交得庚辰年也,阳明犹尚治天,地以迁正,太阴司地,去岁少阴以作右间,即天阳明而地太阴也,故地下奉天也。乙巳相会,金运太虚,反受火胜,故非太过也,即姑洗之管,太商不应。火胜热化,水复寒刑,此乙庚失守,其后三年化成金疫也,速至壬午,徐至癸未,金疫至也。大小善恶,推本年天数及大一也。又只如庚辰,如庚至辰,且应交司而治天,即下乙未未得迁正者,即地甲午少阴未退位者。且乙庚不合德也,即下乙未,干失刚,亦金运小虚也,有小胜,或无复,后三年化疠,名曰金疠,其状如金疫也,治法如前。假令壬午阳年太过,如辛巳天数有余者,虽交后壬午年也,厥阴犹尚治天,地已迁正,阳明在泉,去岁丙申少阳以作右间,即天厥阴而地阳明,故地不奉天者也。丁辛相合会,木运太虚,反受金胜,故非太过也,即蕤宾之管,太角不应,金行燥胜,火化热复,甚即速,微即徐,疫至。大小善恶,推疫至之年天数及太一。又只如壬至午,且应交司而治之,即下丁酉未得迁正者,即地下丙申少阳未得退位者,见丁壬不合德也,即丁柔干失刚,亦木运小虚也,有小胜小复,后三年化疠,名曰木疠,其状如风疫,法治如前。假令戊申阳年太过,如丁未天数太过者,虽交得戊申年也,太阴犹尚治天,地已迁正,厥阴在泉,去岁壬戌太阳以退位作右间,即天丁未地癸亥,故地不奉天化也。丁癸相会,火运太虚,反受水胜,故非太过也,即夷则之管,上太徵不应。此戊癸失守其会,后三年化疫也,速至庚戌,大小善恶,推疫至之年天数及太一。又只如戊申,如戊至申,且应交司而治天,即下癸亥未得迁正者,即地下壬戌太阳未退位者,见戊癸未合德也,即下癸柔干失刚,见火运小虚也,有小胜,或无复也,后三年化疠,名曰火疠也。治法如前,治之法可寒之泄之。_按
_{凡言治法如前者,皆如前篇刺肝俞等穴之谓。}

此详言刚柔失守之义也。释义见前篇第六节。

黄帝曰:人气不足,天气如虚,人神失守,神光不聚,邪鬼干人,致有夭亡,可得闻乎?岐伯曰:人之五脏,一脏不足,又会天虚,感邪之至也。人忧愁思虑即伤心,又或遇少阴司天,天数不及,太阴作接间至,即谓天虚也,此即人气天气同虚也。又遇惊而夺精,汗出于心,因而三虚,神明失守。心为君主之官,神明出焉。神失守位,即神游上丹田,在帝太一帝君泥丸君下,神既失守,神光不聚,却遇火不及之岁,有黑尸鬼见之,令人暴亡。人饮食劳倦即伤脾,又或遇太阴司天,天数不及,即少阳作接间至,即谓之虚也,此即人气虚而天气虚也。又遇饮食饱甚,汗出于胃,醉饱行房,汗出于脾,因而三虚,脾神失守。脾为谏议之官,智周出焉。神既失守,神光失位而不聚也,却遇土不及之年,或己年,或甲年失守,或太阴天虚,青尸鬼见之,令人卒亡。人久坐湿地,强力入水即伤肾。肾为作强之官,伎巧出焉。因而三虚,肾神失守,神志失位,神光不聚,却遇水不及之年,或辛不会符,或丙年失守,或太阳司天虚,有黄尸鬼至见之,令人暴亡。人或恚怒,气逆上而不下,即伤肝也。又遇厥阴司天,天数不及,即少阴作接间至,是谓天虚也,此谓天虚人虚也。又遇疾走恐惧,汗出于肝,肝为将军之官,谋虑出焉。神位失守,神光不聚,又遇木不及年,或丁年不符,或壬年失守,或厥阴司天虚也,有白尸鬼见之,令人暴亡也。已上五失守者,天虚而人虚也。神游失守其位,即有五尸鬼见之,令人暴亡也,谓之曰尸厥。人犯五神易位,即神光不圆也。非但尸鬼,即一切邪犯者,皆是神失守位故也。此谓得守者生,失守者死,得神者昌,失神者亡。

此详言人有二虚,及感天虚则为三虚,乃五神失守,即神光不圆,而尸鬼众邪犯之,皆致暴亡也。大义见前篇第八节

中医典籍丛刊

黄帝内经注证发微

〔明〕马　莳　撰

【下】

灵　枢

中医古籍出版社

注《灵枢经》序

　　夫医之有《内经》也，犹吾儒之有六经也，如水有源、木有根也。谭儒而不本之六经，偏儒也；谭医而不本之《内经》，偏医也。第六经皆有注迹，而《内经》注独未详，是涉远而亡车楫，登高而亡阶梯也。余雅嗜摄生家间，手《素问》《灵枢》一编，以佐药饵，于《素问》解十之七，于《灵枢》解十之三，而不求尽解者，恨亡注也。一日闻玄台马君注《素问》，余始迁之，不三年，《素问注》成。已又闻马君注《难经》，余更迁之，不三年，《难经注》成。马君固名医，经注成，名益彰，海内人士慕上池之术者，即穷山深谷，靡不奔走马君矣。马君虽名闻诸，俟年垂老而志不衰，欲再注《灵枢》以垂不朽，余闻益迁之，不三年，而《灵枢注》复成，乃征余言为之序。

　　序曰：马君初为于越诸生有声，一旦弃诸生工医，其志岂鲜小哉！环诵则缃为之滷，罩思则髯为之枯，含毫则研为之穴，杀青则囊为之涩，传写则纸为之贵，彼其志岂鲜小哉！盖十年而经注成，经注成而名日益广，业日益精，余始迁之，今信且服矣。夫轩辕氏与岐伯、鬼臾区六臣，朝夕抵掌而笔之此书，更千百年而仲景、东垣、丹溪辈穷年累业，卒不能窥《内经》之精奥，乃马君慨然注之，切殆微管哉！世之号能医者，董董修古方，测己臆为汤剂已耳。汤剂之外，叩其针灸、浣熨、佐使、宣摄、司岁、司气、阴阳、燥湿之宜，咸亡以对。如是而欲托以死生之柄，危矣。余观《灵枢》八十一篇，首讲九针之法，以应人五脏、三十六腧、二十七气、十二经络、三百六十五会，元元本本,不爽毫发,而又先察脉而后用针,则汤剂所不周者,济以针法,病胡患不治,业胡患不精？今上垂拱民方,熙熙若登春台游化国,似无藉此书。顾人之耳目心志,非治术不能濯磨；人之体肤毛发,非医不能湔被。请以马君之书奏之当宁,赞成仁寿之治何如？

　　赐进士第尚书虞部郎奉敕督理漕务河道同典京闱华亭章宪文撰

刻马玄台先生《内经灵枢注证发微》引

门人金一龙，云间庠生，原名丹。睹《灵枢注证发微》书，一旦告成，而浩然长叹曰：嗟呼！自六经孔孟而下，百家子史，道经佛卷，孰书无注，何《灵枢》今五千余年，独为未注之书哉！吾以为大义深奥，有志者稀，故寥寥未闻于后世也。奥稽黄帝与岐伯、鬼臾区等六臣问答，作为《内经》，内有《素问》八十一篇，《灵枢》八十一篇，凡《素问》所引经曰皆出《灵枢》，则《灵枢》为先，而《素问》为后。唐宝应年间，启玄子王冰曾注《素问》，随句解释，逢疑则默，章节不分，前后混淆，凡司天在泉、南北政等，义阙而不解。吾师既以更详图注梓行于世，独念《灵枢》无注，殚精研虑，寒暑屡更，遂成斯编，纵轩岐复起，当以吾师为独得宗旨矣。呜呼！六经不明，千载无真儒；《内经》不明，千载无真医。自古称有著述者，秦越人《难经》，张仲景《伤寒论》，王叔和《脉诀》《脉经》，张子和、刘守真、李东垣、朱丹溪诸书，皆翘然为世所宗，今即《灵》《素》以印正之，则诸书皆未合经旨，而况于他哉！何也？大凡为医者，先明脉体，次分经络，乃定病名，然后用药饵、针灸、按摩、导引、熨治等法。今质三者于诸书，缪盩居多。按《灵》《素》六节脏象论、终始、四时气、禁服等篇，分明以左手寸部为人迎，凡一倍、二倍、三倍、四倍已上为格脉，可以知足手六阳经之病；右手寸部为气口，凡一倍、二倍、三倍、四倍已上为关脉，可以知足手六阴经之病。故黄帝与雷公歃血定盟，传以大术数者，不过此法而已。诸书皆以尺寸分关格，又以关格为膈证，是脉体、病名两误矣。按《灵枢》营卫生会、营气、卫气、卫气行等篇,分明以百病皆生于宗、营、卫三气偏衰偏胜,三气必生于前之上、中、下三焦,诸书皆以后之三焦有名有形者寄在胸中,与膈相应,而以前三焦有名无形者混而为一,不知后三焦止为决渎之官,水道所出,前三焦升降上下,宗、营、卫三气从是而出,营气随宗气以行经隧之中,卫气不随宗气而行,而自行于各经皮肤分肉之间,故清者为营,浊者为卫,营在脉中,卫在脉外,一十六字,乃医家所以分脉体、别病名、决死生、用药饵之根本,诸书于宗、营、卫三气大义绝无分析,则平日之别疾用药者何法也?按《素问》评热论、刺热论、疟论、欬论、刺腰痛论、风论、痹论、痿论、厥论、水热穴论,《灵枢》癫狂篇、热病篇、厥病篇、胀论篇、淫邪发梦篇,凡病必分五脏六腑,诸书皆不分脏腑,漫用成方,脏腑受伤,夭枉多矣。他如病名奇僻,诸书绝不及载,令后人罔获闻知。按《素问》阴阳别论有风消证;《素问》玉机真脏论有肺痹,传为肝痹,传为脾风发瘅,传肾为疝瘕,传心为瘈,心复传肺发寒热,三年而死之证;《素问》气厥论有寒热相移证及食亦证;《素问》评热论有劳风证;《素问》水热穴论有风水证;《灵枢》热病篇有风痓证;《灵枢》水胀论有石瘕、肠覃、肤胀证;《素问》阴阳别论、大奇论、《灵枢》邪气脏腑病形篇、水胀论有石水证;《素问》大奇论、四时刺逆从论、五脏生成篇、脉解篇、《灵枢》邪气脏腑病形篇、经脉篇载有肝疝、心疝、肺疝、脾疝、肾疝证;《素问》脉解篇、《灵枢》经脉篇有妇人癫疝证;《素问》五脏生成论有厥疝,女子同法证;《素问》平人气象论、刺要论、《灵枢》论疾诊尺篇有解㑊证;《灵枢》厥病篇有虫瘕蛟蛕心痛证;《素问》痹论有肝痹、心痹、脾痹、肺痹、肾痹、肠痹、胞痹证;《灵枢》寿夭刚柔篇有寒痹证;《素问》痹论、四时刺逆从论有热痹证;《素问》四时刺逆从论、宜明五气论,《灵枢》五邪篇有阴痹证;《灵枢》周痹篇有周痹、众痹证;《灵枢》厥病篇有风痹证;《素问》阴阳别论、评热论、《灵枢》五变篇有风厥证;《灵枢》寒热病篇有厥痹证;《素问》缪刺论有尸厥证;《灵枢》邪气脏腑病形篇有维厥证;《素问》奇病论、《灵枢》五乱、癫狂篇有厥逆证;《灵枢》癫狂篇有风逆证;《灵枢》口问篇有弹证;《灵枢》痈疽篇有猛疽、夭疽、脑烁、疵痈、米疽、井疽、甘疽、败疵、股胫疽、锐疽、赤施、疵痈、兔啮、走缓、四淫、厉痈、脱痈诸证,此皆后人之所未知者也。又如《灵枢》种种大义,悉不见于诸书,使后世视神圣经典仅同覆瓿。按《灵枢》有阴阳系日月、顺气一日分为四时、经水、海论、邪客、九宫八风等篇,则知人身与天地相参者如此也。有经脉、经别、根结、经筋等篇,则知人身经脉运行起止,皆有自然之度数者如此也。有脉度、骨度、肠胃、平人绝谷、本脏、师传等篇,则知人身骨脉、肠胃、脏腑,皆有长短、广狭、轻重、大小、坚脆、高下、偏正之分者如此也。《素问》有标本病传论,《灵枢》有病本、病传篇,则知人身病体有本有标者如此也。《灵枢》有阴阳二十五人、五音五味、五阅五使、顺逆肥瘦等篇,则知人身合于阴阳五行、五音五味等义者如此也。有口问篇,则知人身有曰欠、曰哕、曰唏、曰嚏、曰弹、曰泣、曰太息、曰涎下、曰耳鸣、曰啮舌等病,悉由经络者如此也。有本神、决气篇,则知人身有精神魂魄思虑意智者如此也。有本输、动输等篇,则知人身空穴分井荥输经合,其穴有动脉者如此也。又如《灵》《素》每病,必分经络用针法以行补泻,诸书绝不明此大义,概用煎方,致病体绵久,终不可复生。按《素问》宝命全形论、八正神明论、离合真邪论,《灵枢》九针十二原、官针等篇,分明有泻法、补法,《灵枢》终始、官针等篇刺有三刺,《灵枢》寿夭刚柔篇刺有三变,《灵枢》顺气一日分为四时篇刺有五变,《灵枢》邪气脏腑病形篇刺有六变,《灵枢》官针篇刺有九变,《灵枢》刺节真邪篇刺有五节,《灵枢》官针篇刺有十二节,《灵枢》刺节真邪篇刺有五邪,《灵枢》五禁篇刺有五禁、五逆、五夺,《素问》刺禁论、《灵枢》终始篇有刺禁,《素问》八正神明论、《灵枢》九针论刺有天忌,《素问》诊要经终论刺避五脏,《灵枢》官针篇刺应五脏,《素问》血气形志论、《灵枢》九针论、五音五味篇刺分血气多少,《灵枢》逆顺肥瘦篇刺分肥瘦、常人、壮士、婴儿,《灵枢》根结篇刺分贵贱,《灵枢》经水篇刺有浅深,《素问》诊要经终论、水热穴论、四时刺逆从论、《灵枢》终始、本输、四时气、寒热病、顺气一日分为四时等篇刺必按时,班班可考。后世不宗经典,巧立名色,如烧山火、透天凉、苍龙摆尾、白虎摇头、苍龟探穴、赤凤迎源、子午捣臼、子午流注、飞腾八法,皆非根于经典者也。噫!自诸书出,而《内经》之旨晦;自针法繁,而神圣之针亡;自后学宗诸书不宗《内经》,而《内经》之书不行。吾师朝夕启迪吾辈者,唯此《内经》《灵》《素》而已。后世医学浅陋,我尝推其故焉,盖凡习医学,必明于儒理,而后可明于医理,况人之脏腑经络,合男女、内外、大小一耳,未有不明于男而可偏明于女者,未有不明于内而可偏明于外者,未有不明于大而可偏明于小者。后世不明儒理,偏门就学,信听诸书,遗弃《内经》,逐末说而失本原,是犹适越裳而亡指南也,安得发神圣之蕴如吾师哉!

黄帝内经灵枢注证发微卷之一

《灵枢》者，《内经》篇名，盖《内经》为总名，中有《素问》八十一篇，《灵枢》八十一篇。《素问》曾经唐宝应年间启玄子王冰有注，其《灵枢》自古迄今并无注释，晋皇甫士安以《针经》名之。按本经首篇九针十二原中，有先立针经一语，又《素问·八正神明论》亦岐伯云：法往古者，先知《针经》也。是《素问》之言，亦出自《灵枢》首篇耳。后世王冰释《素问》，以《灵枢》《针经》杂名，宋成无己释《伤寒论》，及各医籍凡引《灵枢》者，皆不曰《灵枢》而曰《针经》，其端皆始于皇甫士安也。但针经二字，止见于本经首篇，其余所论营卫腧穴、关格脉体、经络病证、三才万象，靡不森具，虽每篇各病，必用其针，自后世易《灵枢》以《针经》之名，遂使后之学者，视此书止为用针，弃而不习，以故医无入门，术难精诣，无以疗疾起危，深可痛惜。岂知《素问》诸篇，随问而答，头绪颇多，入径殊少，《灵枢》大体浑全，细目毕具，犹儒书之有《大学》，三纲八目，总言互发，真医家之指南，其功当先于《素问》也。今愚析为九卷者，按班固《汉书·艺文志》曰：《黄帝内经》十八卷。《素问》九卷，《灵枢》九卷，乃其数焉。又按《素问·离合真邪论》，黄帝曰：夫九针九篇，夫子乃因而九之，九九八十一篇，以起黄钟数焉。大都神圣经典，以九为数，而九九重之，各有八十一篇。王冰分《灵枢》为十二卷，宋史崧分为二十四卷者，皆非也。愚今分为九卷，一本之神圣遗意耳。后世《道德经》《难经》俱八十一篇，其义仿此。然谓之曰《灵枢》者，正以枢为门户，阖辟所系，而灵乃至神至玄之称，此书之切，何以异是！且愚注释此书，并以本经为照应，而《素问》有相同者，则援引之。至于后世医籍有讹者，则以经旨正之于分注之下。然后之学者，当明病在何经，用针合行补泻，则引而伸之，用药亦犹是矣。切勿泥为用针之书，而与彼《素问》有所轩轾于其中也。

九针十二原第一

内有九针之名，又有十二原穴，故名篇。自篇内小针之要以下，岐伯尽解于第三篇小针解之内，故愚释此篇，即以小针解之义入之，不敢妄用臆说也。《素问》有针解篇，亦与此二篇小同，当合三篇而观之，其义无余蕴矣。旧本以第一篇为法天，第二篇为法地，三篇法人，四篇法时，五篇法音，六篇法律，七篇法星，八篇法风，九篇法野。乃后人袭本经七十八篇九针论之意而分注之，殊不知彼乃论针，而非论篇目也，甚为无理，故愚削之。

黄帝问于岐伯曰：余子万民，养百姓，而收其租税。余哀其不给，而属有疾病。余欲勿使被毒药，无用砭石，欲以微针通其经脉，调其血气，营其逆顺出入之会。令可传于后世，必明为之法，令终而不灭，久而不绝，易用难忘，为之经纪。异其章，别其表里，为之终始。令各有形，先立针经。愿闻其情。岐伯答曰：臣请推而次之，令有纲纪，始于一，终于九焉。 按《本纪》记帝经土设井，立步制亩，艺五谷，养万民，则子万民，收租税信矣。令，平声。易，去声。别，彼劣切。

此帝欲立针经，而伯遂推而次之也。

请言其道。小针之要，易陈而难入。粗守形，上守神。神乎神，客在门。未睹其疾，恶知其原？刺之微，在速迟，粗守关，上守机，机之动，不离其空，空中之机，清静而微。其来不可逢，其往不可追。知机之道者，不可挂以发，不知机道，叩之不发。知其往来，要与之期。粗之暗乎，妙哉！工独有之。往者为逆，来者为顺，明知逆顺，正行无问。迎而夺之，恶得无虚？追而济之，恶得无实？迎之随之，以意和之，针道毕矣。 令，平声。恶，音乌，下同。空，上声。按《素问·至真要大论》亦有明知逆顺，正行无问二句，但彼论标本，而此论针法，辞同而义异也。

此详言小针之要,而针道之所以毕也。小针者,即上节微针也。小针之要,虽曰易陈,而人实难入。粗工者,下工也。下工泥于形迹,徒守刺法。上工则守人之神,凡人之血气虚实,可补可泻,一以其神为主,不但用此针法而已也。所谓神者,人之正气也。神乎哉,此正气不可不守也。邪气之所感有时,如客之往来有期,名之曰客。客在门者,邪客于各经之门户也。若未能先睹何经之疾,则恶知其病源所在,自有所治之处哉?然既知病源,可行刺法,但刺之微妙,在于速迟。速迟者,即用针有疾徐之意也。粗工则徒守四肢之关节,而不知血气正邪之往来。上工则能守其机,即知此气之往来也。然此机之动,不离于骨空之中。《素问》有骨空论,指各经之穴言。其间气有虚实,而用针有疾徐,故空中之机,至清至静至微,针下即已得气,当密意守之勿失也。如气盛则不可补,故其来不可逢也。如气虚则不可泻,故其往不可追也。知机之道者,唯此一气而已,犹不可挂一发以间之,故守此气而勿失也。不知机之道者,虽叩之亦不能发,以其不知虚实,不能补泻,则血气已尽,而气故不下耳。由此观之,必能知其往来,有逆顺盛虚之机,然后要与之期,乘气有可取之时。彼粗工冥冥,不知气之微密,其诚暗乎!妙哉!工独有之,真上工尽知针意也。所谓往来逆顺者,何哉?往者其气虚小,即为逆,故追而济之,以行补法,恶得无实?来者形气将平,即为顺,故迎而夺之,以行泻法,恶得无虚?此所以明之逆顺,乃正行之道,而不必复问于人,惟以追之随之,而以吾意和之,此针道之所以毕也。

凡用针者,虚则实之,满则泄之,宛陈则除之,邪胜则虚之。《大要》曰:徐而疾则实,疾而徐则虚。言实与虚,若有若无。察后与先,若存若亡。为虚为实,若得若失。虚实之要,九针最妙。补泻之时,以针为之。泻曰必持内之，放而出之，排阳得针，邪气得泄，按而引针，是谓内温，血不得散，气不得出也。补曰随之，随之意，若妄之，若行若按，如蚊虻止，如留而还，去如弦绝，令左属右，其气故止，外门已闭，中气乃实，必无留血，急取诛之。内，纳同。按此节明解于小针解篇，彼《素问·针解篇》所解与此稍异。

此承上文而言用针之要，全凭虚实以为补泻也。凡用针者，其气口虚则当补之，故曰虚则实之也。其气口盛则当泻之，故曰满则泄之也。气口为百脉所朝，故候此以知盛虚。《素问·阴阳别论》云：气口成寸，以决死生。血脉相结，则当去之，故曰宛陈则除之也。诸经邪盛，则当泻之，故曰邪胜则虚之也。《大要》有曰：凡欲补者，徐纳其针而疾出之，则为补，故曰徐而疾则实也。凡欲泻者，疾纳其针而徐出之，则为泻，故曰疾而徐则虚也。然言实与虚，真若有而若无者，盖实者止于有气，虚者止于无气，气本无形，似在有无之间耳。察后与先，真若存而若亡者，盖实者先虚而后实，若亡而又若存也。虚者先实而后虚，若存而又若亡也。亦以虚实本于一气，似在存亡之间耳。为虚与实，真若得而若失者，盖泻之而虚，怳然若有所失，补之而实，�然若有所得，亦以虚实本于一气，似在得失之间耳。由此观之，则虚实二字，实为用针之要，其九针之最妙者乎！因虚而补之以时，因实而泻之以时，不过以针为之而已。其泻者，始必持针以纳之，终必放针以出之，排阳气以得针，则邪气自得泄矣。其补者，按而引针以入之，是谓内温，使血不得散，气不得出，此则所以补之也。补之者，随之也。随之之意，若人之意妄有所之，若人之出妄有所行，若人之指妄有所按，如蚊虻止于其中，如有所留而复有所还，及针将去时如弦之绝，即始徐而终疾者也。右手出针而左手闭其外门,乃令左属右之法,其正气已止于其中,门户已闭于其外,中气乃实,必无留血。如有留血,当急取以责之。但此补法,必无留血者也。

持针之道,坚者为宝。正指直刺,无针左右。神在秋毫,属意病者。审视血脉,刺之无殆。方刺之时,必在悬阳,及与两卫。神属勿去,知病存亡。血脉者,在腧横居,视之独澄,切之独坚。

此言持针之道,在守医者之神气,以视病者之血脉也。持针之道,贵于至坚,故坚者为宝。既以坚持其针,乃正指而直刺之,无得轻针左右,当自守神气,不可眩惑,其妙在于秋毫之间而已。上文言上守神者,病者之神气,而此曰神在秋毫,神属勿去,乃医工之神气也。所谓神在秋毫者,何哉?须知属意于病者,审视其血脉之虚实而刺之,则无危殆矣。方刺之时,又在扬吾之卫气。为阳气者,精爽不昧,而病人之卫气亦阳气也。当彼此皆扬,使吾之神气属意于病者而勿去,则病之存亡可得而知也。然血脉何以验之?在于各经腧穴而横居其中者是也。视之独澄,切之独坚,此其为血脉耳。然必先自守其神,而后可以视病人之血脉,其乃要之要乎?

九针之名,各不同形。一曰镵针,长一寸六分;二曰员针,长一寸六分;三曰𬭶针,长三寸半;四曰锋针,长一寸六分;五曰铍针,长四寸,广二分半;六曰员利针,长一寸六分;七曰毫针,长三寸六分;八曰长针,长七寸;九曰大针,长四寸。镵针者,头大末锐,去泻阳气。员针者,针如卵形,揩摩分间,不得伤肌肉,以泻分气。𬭶针者,锋如黍粟之锐,主按脉勿陷,以致其气。锋针者,刃三隅,以发痼疾。铍针者,末如剑峰,以取大脓。员利针者,大如氂,且员且锐,中身微大,以取暴气。毫针者,尖如蚊虻喙,静以徐往,微以久留之而养,以取痛痹。长针者,锋利身薄,可以取远痹。大针者,尖如挺,其锋微员,以泻机关之水也。九针毕矣。镵,锄衔切。锃,音低。铍,音皮。喙,谢秒切。氂,音毫。

此言九针之体而及其所以为用也。大义见本经九针论第七十八篇,故此不详解之。后九针论有九针图。

夫气之在脉也,邪气在上,浊气在中,清气在下。故针陷脉则邪气出,针中脉则浊气出,针太深则邪气反沉病益。故曰:皮肉筋脉,各有所处,病各有所宜,各不同形,各以任其所宜。无实无虚,损不足而益有余,是谓甚病,病益甚。取五脉者死,取三脉者恇,夺阴者死,夺阳者狂,针害毕矣。恇,曲王切,不足也。

此言三气之当刺,而又举针害以为戒也。邪气之中人也高,凡风寒暑雨之邪,由上感之,故曰邪气在上也。邪气由风府、风门而入。水谷皆入于胃,其精微之气上注于肺,而寒温不适,饮食不节,则浊气独留于肠胃而病生,故曰浊气在中也。清湿之地,气中人也,必从足始,故曰清气在下也。治之者,必针于上,以取其陷脉,则上之邪气可出;针其中脉,以取足阳明胃经之合,即三里穴,则中之浊气可出。然针之勿宜太深,正以浅浮之病不欲深刺,若刺之深,则邪气从之反沉而病益也。故曰:皮肉筋脉经络,各有所主,九针各不同形,各当任其所宜。无实其实而益其有余,无虚其虚而损其不足。若实实虚虚,是谓甚人之病,彼病反益甚也。凡病在中,气不足,用针以大泻其诸经之脉,则五脏皆虚,故曰取五脉者死。手足各有三阳,若尽泻三阳之气,则病人恇然而形体难复,故曰取三脉者恇。本经《玉版篇》云:迫之五里,中道而止,五至而已,五往而脏之气尽。言五里系手阳明大肠经穴,乃禁刺者也。迫之五里以泻之,中道以出针,又复刺之者五,则五次泻之,而脏之气已尽。所谓脏者,手太阴肺经也。肺为百脉之宗,故曰夺阴者死也。取三阳之脉而夺之已尽,故曰夺阳者狂也。此论针害者已毕矣。

刺之而气不至,无问其数。刺之而气至,乃去之勿复针。针各有所宜,各不同形,各任其所为。刺之要,气至而有效。效之信,若风之吹云,明乎若见苍天,刺之道毕矣。

此又言刺道之要,以气之至与不至为度也。凡刺之而气尚未至,当无问其数以守之,所谓如待贵人,不知日暮者是也。若刺之而气已至,则乃去其针耳。上文曰:皮肉筋脉,各有所处,病各有所宜,各不同形,各以任其所宜。而此又重言针各有所宜,各不同形,各任其所为者,叮咛之意也。所谓刺之而气至,乃去之勿复针者何哉?正以刺之为要,既以气至而有效,则信哉有效之时,若风吹云,明乎若见苍天,此为有效之验也。

黄帝曰:愿闻五脏六腑所出之处。岐伯曰:五脏五腧,五五二十五腧;六腑六腧,六六三十六腧。经脉十二,络脉十五,凡二十七气,以上下所出为井,所溜为荥,所注为输,所行为经,所入为合,二十七气所行,皆在五腧也。溜,流同,《难经》以流代之。

此言脏腑有井荥输原经合之穴,皆经络之脉所由行也。五脏者,心、肝、脾、肺、肾也。每脏有井荥输经合之五腧,则五五二十五腧也。六腑者,胆、胃、大肠、小肠、三焦、膀胱也。每腑有井荥输原经合之六腧,则六六三十六腧也。夫脏有五,腑有六,而又加心包络一经,则经脉计有十二;十二经有十二络穴,而又加以督之长强,任之尾翳,及脾又有大包,则络脉计有十五。此十五络穴,据本经《经脉篇》而言,《难经》不言长强、尾翳,而言阳跷、阴跷者,非经旨也。又据《素问·平人气象论》,则胃有二络,乃丰隆、虚里。观脾有二络公孙、大包,则胃宜有二络也。以十二而加十五,凡有二十七气也。以此井荥输原经合之腧,而行上行下,其始所出之穴,名为井穴,如水之所出,从山下之井始也,如肺经少商之类。水从此而流,则为荥穴,荥者,《释文》为小水也,如肺经鱼际之类。又从此而注,则为输穴,输者,注此而输运之也,如肺经太渊之类。又从而经过之,则为经穴,如肺经经渠之类。又从而水有所会,则为合穴,如肺经尺泽之类。是二十七气所行,皆在此井荥输经合之五腧耳。言五腧而不言原穴者,以阴经有输而无原,而阳经之原以输并之也。

节之交,三百六十五会,知其要者,一言而终,不知其要,流散无穷。所言节者,神气之所游行出入也,非皮肉筋骨也。

此言节之所交,正神之所出入,此其为要之当知也。凡节之所交,计三百六十五会,实经络渗灌诸节者也。此节者,乃要之所在,故能知其要,可一言而终,不知其要,则流散无穷矣。此四句,又见《素问·至真要大论》,但彼以司天在泉之寸尺左右应与不应言之。且节者,即神气之所游行出入也,非皮肉筋骨之谓也。由此观之,则欲行针者,当守其神,而欲守神者,当知其节。学者可不于三百六十五会而求之哉!

观其色,察其目,知其散复。一其形,听其动静,知其邪正。右主推之,左持而御之,气至而去之。 此与后《四时气篇》第十四节相似。

此又言用针之法,察色辨形以详审之,然后可以行针也。人之五色,皆见于目,故上工睹其色,必察其目,知其正气之散复。又必一其形,听其动静,凡尺之小大缓急滑涩,无不知之。遂以言其所病,然后能知虚邪正邪之风。由是右手主于推之,所以入此针也。

左手则持针而御之，然后可以出此针也。正以候其补泻已调，气之已至，始去其针也。

　　凡将用针，必先诊脉，视气之剧易，乃可以治也。五脏之气已绝于内，而用针者反实其外，是谓重竭，重竭必死，其死也静。治之者，辄反其气，取腋与膺。五脏之气已绝于外，而用针者反实其内，是谓逆厥，逆厥则必死，其死也躁。治之者，反取四末。

　　此又言用针之要，必先诊脉，而误治者所以害人也。凡将用针，必先诊脉，视脉气之剧易，乃可以治之。五脏之气已绝于内，则脉口气内绝不至，内绝不至者，重按之而脉不至。当实其内焉可也。而用针者，反取其外之病处与阳经之合穴，有留针以致阳气，阳气至则内重竭，重竭则死，其死也无气以动，故静。所谓反实其外者，即辄反其气，取腋与膺也。腋与膺者，诸脏穴之标也，外也。五脏之脉已绝于外，则脉口之气外绝不至，外绝不至，轻举之而脉不至。当实其外焉可也。而用针者，反实其内，取其四末之穴，即井荥输经合诸脏穴之本也，内也。乃留针以致其阴气，则阳气入，阳气入则厥逆，厥逆则必死，其死也，阴气为阳搏而有余，故躁。阳气内入而阴气有余，故阳入则躁。按此节以脉口气内绝不至为阴虚，理当补阴，即补脏。脉口气外绝不至，理当补阳，即补腑。《难经》以寸口之心肺为外为阳，尺之肾肝为内为阴，乃秦越人之臆说，而非小针解之本义也。

　　刺之害，中而不去，则精泄；害中而去，则致气。精泄则病益甚而恇，致气则生为痈疡。中，去声。按本经寒热病篇云：凡刺之害，中而不去，则精泄；不中而去，则致气。比此节多一不字。据大义，此分补泻，彼止以泻实言。

　　此承上文而言行针之误也。凡刺者泻实，既中其害，则当去其针,而久之不去,则精气反泄,所以病益甚而恇也。凡刺者补虚,既中其害,则当留针,而遂乃去之,则邪气仍致,所以生为痈疡也。彼寒热病篇乃曰:不中而去则致气。是亦本泻实者而言也。盖言不中其害而疾去其针,则邪气仍在,所以生为痈疽也。痈疽与痈疡无异。

　　五脏有六腑,六腑有十二原,十二原出于四关,四关主治五脏,五脏有疾,当取之十二原。十二原者,五脏之所以禀三百六十五节气味也。五脏有疾也,应出十二原,十二原各有所出。明知其原,睹其应,而知五脏之害矣。阳中之少阴,肺也,其原出于太渊,太渊二。阳中之太阳,心也,其原出于大陵,大陵二。阴中之少阳,肝也,其原出于太冲,太冲二。阴中之至阴,脾也,其原出于太白,太白二。阴中之太阴,肾也,其原出于太溪,太溪二。膏之原,出于鸠尾,鸠尾一。肓之原,出于脖胦,脖胦一。凡此十二原者,主治五脏六腑之有疾者也。脖,蒲没切。

　　此言五脏六腑之有疾者,当取之十二原穴也。内有五脏,外有六腑,以为之表里。脏腑有十二原穴,十二原穴出于四关,四关者,即手肘足膝之所,乃关节之所系也。故凡井荥俞经合之穴,皆手不过肘而足不过膝也。此四关者,主治五脏,凡五脏有疾,当取之十二原,正以十二原者,五脏之所以禀三百六十五节之气味也。故五脏有疾,应出于十二原,十二原各有所出,必明知其原,睹其应,而知五脏之为害矣。故心肺居于膈上,皆为阳。阳中之少阴,肺也,其原出于太渊,左右各一。掌后陷中,肺脉所注,为俞土,针二分,留二呼,灸三壮。阴经无原,俞穴代之,余仿此。阳中之太阳,心也,其原出于大陵,左右各一。按大陵系手厥阴心包络经穴所注,为俞土,此经代心经以行事,故不曰本经之神门,而曰包络经之大陵,在掌后骨下两筋间,针六分,留七呼,灸三壮。

肾肝居于膈下,而脾居中州,皆为阴。阴中之少阳,肝也,其原出于太冲,左右各一。足大指本节后二寸,动脉应手陷中,肝脉所注,为俞土,针三分,留七呼,灸三壮。阴中之至阴,脾也,其原出于太白,左右各一。足大指内侧,内踝前核骨下陷中,脾脉所注,为俞土,针三分,留七呼,灸三壮。阴中之太阴,肾也,其原出于太溪,左右各一。足内踝后跟骨上,动脉陷中。男子妇人病,有此脉则生,无则死。肾脉所注,为俞土,针三分,留七呼,灸三壮。膏之原,出于鸠尾,其穴一。一名尾翳,一名髑骭,蔽骨之端,在臆前蔽骨下五分。人无蔽骨者从岐骨下一寸。言其骨垂下如鸠尾形,禁灸,大妙手方可针。肓之原,出于脖胦,其穴一。一名下气海,一名下肓,脐下一寸半宛宛中。男子生气之海,针八分,得气泻后宜补之,灸七壮。按本篇止言五脏之原,而不言六腑,乃以鸠尾、脖胦足之。《难经·六十六难》则五脏之外,言少阴之原出于兑骨,胆之原出于坵墟,胃之原出于冲阳,三焦之原出于阳池,膀胱之原出于京骨,大肠之原出于合谷,小肠之原出于腕骨,则始于十二原为悉耳。

胀取三阳,飧泄取三阴。

此言胀与飧泄,各有所取之经也。凡病胀者,当取足三阳经,即胃、胆、膀胱也。凡飧泄者,当取足三阴经,即脾、肝、肾也。

今夫五脏之有疾也,譬犹刺也,犹污也,犹结也,犹闭也。刺虽久,犹可拔也;污虽久,犹可雪也;结虽久,犹可解也;闭虽久,犹可决也。或言久疾之不可取者,非其说也。夫善用针者,取其疾也,犹拔刺也,犹雪污也,犹解结也,犹决闭也。疾虽久,犹可毕也。言不可治者,未得其术也。闭,读为闭。

此详喻久疾之犹可治也。

刺诸热者,如以手探汤;刺寒清者,如人不欲行。阴有阳疾者,取之下陵三里,正往无殆,气下乃止,不下复始也。疾高而内者,取

之阴之陵泉;疾高而外者,取之阳之陵泉也。

此言诸病各有当治之穴也。凡刺诸热者,如以手探汤,其热可畏也。刺寒冷者,如人不欲行,其寒可畏也。阴经有阳病者,当取之下陵三里,系足阳明胃经穴,即三里穴,系四字一名,又见下本输篇。用针以正往者则无殆,候其气至乃止针,如不下当复始也。疾高而在内者,当取之下,故阴陵泉在膝下内廉,系足太阴脾经穴,必取此而刺之,所以应其上之内也。疾高而在外者,亦当取之下,故阳陵泉在膝下外廉,系足少阳胆经穴,必取此而刺之,所以应其上之外也。

本输第二

输、俞、腧三者,古通用。输者,以其脉气之转输也。俞者,从省。腧,从肉。本篇输字,是言推本各经之有腧穴也,故名篇。

黄帝问于岐伯曰:凡刺之道,必通十二经络之所终始,络脉之所别处,五腧之所留,六腑之所与合,四时之所出入,五脏之所溜处,阔数之度,浅深之状,高下所至。愿闻其解。岐伯曰:请言其次也。肺出于少商,少商者,手大指端内侧也,为井木。溜于鱼际,鱼际者,手鱼也,为荥。注于太渊,太渊,鱼后一寸陷者中也,为输。行于经渠,经渠,寸口中也,动而不居,为经。入于尺泽,尺泽,肘中之动脉也,为合。手太阴经也。

此言肺经井荥输经合之穴也。十二经者,手足经各有三阴三阳也。十二络者,十二经各有一络穴,惟脾有公孙、大包二络,其督脉经之长强,任脉经之尾翳,共有十五络穴也。五腧者,即每经之井荥输经合也。六腑者,胆、胃、大小肠、膀胱、三焦也。凡经脉之所出者为井,所流者为荥,所注者为俞,所行者为经,所入者为合。如水之出于谷井,而流之注之经之,始有所合也。阳经则有原穴,遇输穴并过之,故治原即所以治俞也。阴经止有俞穴,遇俞穴即代之,故治俞即所以治原也。阳经之井属庚金,以阴经之井乙木为之合。阴经之井属乙木,以阳经之井庚金为之合。阳井金生阳荥水,阳荥水生阳俞木,阳俞木生阳经火,阳经火生阳合土。阴井木生阴荥火,阴荥火生阴俞土,阴俞土生阴经金,阴经金生阴合水。此五行相生之次也。试以肺经言之:肺出于少商,手大指端内侧也,为井木。去爪甲如韭叶,针一分,留三呼,泻五吸,不宜灸。溜者,流也。流于鱼际,即手之鱼肉也,为荥火。大指本节,后内侧陷中,针一分,留三呼,灸三壮。注于太渊,鱼后一寸陷者中也,为俞土。掌后陷中,针一分,留二呼,灸三壮。行于经渠,寸口中也,动而不居,为经金。寸口陷中,针一分,留三呼,禁灸。入于尺泽,肘中约纹之动脉也,为合水。针三分,留三呼,灸三壮。此皆手太阴肺经之穴也。

　　心出于中冲,中冲,手中指之端也,为井木。流于劳宫,劳宫,掌中中指本节之内间也,为荥。注于大陵,大陵,掌后两骨之间方下者也,为输。行于间使,间使之道,两筋之间,三寸之中也,有过则至,无过则止,为经。入于曲泽,曲泽,肘内廉下陷者之中也,屈而得之,为合。手少阴也。 间,去声。

　　又以手厥阴心包络经言之。出于中冲,在手中指之端,为井木。去爪甲如韭叶陷中,针一分,留三呼,灸一壮。溜于劳宫,在掌中,即中指本节后之内间也,为荥火。针三分,留六呼,禁灸。注于大陵,在掌后两骨之间方下者也,为俞土。针五分,留七呼,灸三壮。行于间使,间使脉行两筋之间,三寸之中。有过者,有病也。有病则其脉至,无病则其脉止。所行为经金。针三分,留三呼,灸三壮。入于曲泽,即肘内廉下陷者之中也，屈肘而得之，所入为合水。针三分，留七呼，灸三壮。此皆手少阴心经之穴也。盖心为五脏六腑之大主，不可受病，而心包络与心经相通，代君主以行事者也。凡刺穴者，刺心包络而已。故此诸穴，本系心包络经，而遂以手少阴心经名之也。大义又见后《邪客篇》六、七、八节。

肝出于大敦，大敦者，足大指之端，及三毛之中也，为井木。溜于行间，行间，足大指间也，为荥。注于太冲，太冲，行间上二寸陷者之中也，为俞。行于中封，中封，内踝之前一寸半，陷者之中，使逆则宛，使和则通，摇足而得之，为经。入于曲泉，曲泉，辅骨之下，大筋之上也，屈膝而得之，为合。足厥阴也。踝，胡瓦切，后同。

此言肝经井荥俞经合之穴也。肝出于大敦，在足大指之端，三毛之中也，为井木。去爪甲如韭叶，一云内侧为隐白，外侧为大敦。针三分，留十呼，灸三壮。流于行间，在足大指缝间，动脉应手之陷中，为荥火。针三分，留五呼，灸三壮。注于太冲，在行间上二寸陷者之中，动脉应手，为俞土。《素问·上古天真论》：女子二七，太冲脉盛，月事以时下，故能有子。又诊病人太冲脉有无，可以决死生。针三分，留十呼，灸三壮。行于中封，在内踝之前一寸半，筋里宛宛陷中，使针而逆其气，是谓迎之也，迎而泻之，则宛宛中之穴可得，使其气既和，则其气自通，摇其足而得之，为经金。针四分，留七呼，灸三壮。入于曲泉，在膝辅骨之下，大筋之上，屈膝横纹头取之，为合水。针六分，留十呼，灸三壮。此皆足厥阴肝经之穴也。

脾出于隐白，隐白者，足大指之端内侧也，为井木。溜于大都，大都，本节之后，下陷者之中也，为荥。注于太白，太白，腕骨之下也，为俞。行于商丘，商丘，内踝之下，陷者之中也，为经。入于阴之陵泉，阴之陵泉，辅骨之下，陷者之中也，伸而得之，为合。足太阴也。

此言脾经井荥俞经合之穴也。脾出于隐白，在足大指之端内侧，为井木。<small>去爪甲如韭叶，针一分，留三呼，灸三壮。</small>流于大都，在本节之后，内侧陷者之中，赤白肉之际，为荥火。<small>针三分，灸三壮。</small>注于太白，在内踝前核骨下陷中，为俞土。<small>针三分，灸三壮。</small>行于商丘，在内踝之下，陷者之中，为经金。<small>针三分，灸三壮。</small>入于阴陵泉，在膝内廉辅骨之下，陷者之中，伸足而得之，为合水。<small>取曲泉当屈膝，取阴陵泉当伸足，与外廉阳陵泉相对，针五分。</small>此皆足太阴脾经之穴也。

肾出于涌泉，涌泉者，足心也，为井木。溜于然谷，然谷，然骨之下者也，为荥。注于太溪，太溪，内踝之后，跟骨之上，陷中者也，为俞。行于复溜，复溜，上内踝二寸，动而不休，为经。入于阴谷，阴谷，辅骨之后，大筋之下，小筋之上也，按之应手，屈膝而得之，为合。足少阴经也。

此言肾经井荥俞经合之穴也。肾出于涌泉，在足心，为井木。<small>屈足踡指，足心宛宛陷中，跪取之。针三分，留三呼，无令出血，灸三壮，灸不及针。</small>流于然谷，在然骨之下，为荥火。<small>一名龙渊，足内踝起大骨一寸下陷中，针三分，留三呼，不宜见血，令人立饥，灸三壮。</small>注于太溪，在内踝之后，跟骨之上，动脉应手，为俞土。<small>男女有此脉则生，无此则死。针三分，留七呼，灸三壮。</small>行于复溜，在足内踝上二寸，筋骨陷中，其脉动而不休，为经金。<small>前旁骨是复溜，后旁筋是交信，二穴止隔一条筋。针三分，留七呼，灸五壮。</small>入于阴谷，在辅骨之后，大筋之下，小筋之上，按之应手，屈膝乃得之，为合水。此皆足少阴肾经之穴也。

膀胱出于至阴，至阴者，足小指之端也，为井金。溜于通谷，通谷，本节之前外侧也，为荥。注于束骨，束骨，本节之后陷者中也，为

俞。过于京骨，京骨，足外侧大骨之下，为原。行于昆仑，昆仑，在外踝之后，跟骨之上，为经。入于委中，委中，腘中央，为合，委而取之。足太阳也。

此言膀胱经井荥俞原经合之穴也。膀胱出于至阴，在足小指外侧端，为井金。去爪甲如韭叶，针一分，留五呼，灸三壮。流于通谷，在本节前外侧陷中，为荥水。针三分，留五呼，灸三壮。注于束骨，在本节之后，赤白肉际陷者中，为俞木。针三分，留七呼，灸三壮。过于京骨，在外侧大骨之下，赤白肉际陷中，为原木。针三分，留七呼，灸三壮。行于昆仑，在外踝之后，跟骨之上，细脉应手，为经火。针五分，留十呼，妊妇刺之落胎，灸三壮。入于委中，膝后腘中约纹中动脉，为合土。一名郄血，令人挺伏地卧取之，针五分，留七呼，灸三壮。此皆足太阳膀胱经之穴也。

胆出于窍阴，窍阴者，足小指次指之端也，为井金。溜于侠溪，侠溪，足小指次指之间也，为荥。注于临泣，临泣，上行一寸半陷者中也，为俞。过于丘墟，丘墟，外踝之前，下陷者中也，为原。行于阳辅，阳辅，外踝之上，辅骨之前，及绝骨之端也，为经。入于阳之陵泉，阳之陵泉，在膝外陷者中也，为合，伸而得之。足少阳也。侠，音匣。

此言胆经井荥俞原经合之穴也。胆出于窍阴，在足小指之次指，即第四指之端，为井金。去爪甲如韭叶，针一分，留三呼，灸三壮。流于侠溪，在足小指次指岐骨间，本节前，为荥水。针三分，留三呼，灸三壮。注于临泣，去侠溪上行一寸半，即本节后陷者中，为俞木。针二分，留五呼，灸三壮。过于丘墟，在足外踝之前陷中，去临泣三寸，为原木。针五分，留七呼，灸三壮。行于阳辅，在外踝之上四寸，辅骨之前、绝骨之端三分,去丘墟七寸,为经火。<small>针五分,留七呼,灸三壮。</small>入于阳陵泉,在膝外廉下一寸陷者中,伸足而得之,为合土。<small>针六分,留十呼,灸七壮。</small>此皆足少阳胆经之穴也。

胃出于厉兑,厉兑者,足大指内次指之端也,为井金。溜于内庭,内庭,次指外间也,为荥。注于陷谷,陷谷者,上中指内间,上行二寸陷者中也,为俞。过于冲阳,冲阳,足跗上五寸陷者中也,为原,摇足而得之。行于解溪,解溪,上冲阳一寸半陷者中也,为经。入于下陵,下陵,膝下三寸,胻骨外三里也,为合。复下三里三寸,为巨虚上廉。复下上廉三寸,为巨虚下廉也。大肠属上,小肠属下。足阳明胃脉也。大肠小肠皆属于胃,是足阳明也。

此言胃经井荥俞原经合之穴也。胃出于厉兑,在足大指之次指端,为井金。<small>去爪甲如韭叶,针一分,灸一壮。</small>流于内庭,在次指外间陷中,为荥水。<small>针三分,留十呼,灸三壮。</small>注于陷谷,在次指之外间,上中指之内间,上行去内庭二寸陷者中,为俞木。<small>针五分,留七呼,灸三壮。</small>过于冲阳,在足跗上五寸,去陷谷三寸陷者中,摇足而得之,为原木。<small>针三分,留十呼,灸三壮。</small>行于解溪,上冲阳一寸半陷者中,为经火。<small>针五分,留三呼,灸三壮。</small>入于下陵,即膝下三寸胻骨外廉大筋宛宛中之三里穴也,为合土。<small>针五分,留五呼,多可日灸七壮,加至百壮。</small>又三里下三寸,为巨虚上廉,<small>一名上巨虚。</small>复下上廉三寸,为巨虚下廉,<small>一名下巨虚。</small>大肠经属于上巨虚,小肠经属于下巨虚,正以胃为五脏六腑之海,而大小肠二经又属之胃穴耳。此皆足阳明胃经之穴也。

三焦者,上合手少阳,出于关冲,关冲者,手小指次指之端也,为井金。溜于液门,液门,小指次指之间也,为荥。注于中渚,中渚,本节之后陷者中也,为俞。过于阳池,阳池,在腕上陷者之中也,为原。

行于支沟,支沟,上腕三寸,两骨之间陷者中也,为经。入于天井,天井,在肘外大骨之上陷者中也,为合,屈肘乃得之。三焦下腧,在于足大指之前,少阳之后,出于腘中外廉,名曰委阳,是太阳络也,手少阳经也。三焦者,足少阳太阴_{当作太阳}之所将,太阳之别也,上踝五寸,别入贯腨肠,出于委阳,并太阳之正,入络膀胱,约下焦,实则闭癃,虚则遗溺,遗溺则补之,闭癃则泻之。_{腨,时兖切。}

　　此言三焦经井荥俞原经合之穴也。本经本脏篇言:肾合三焦膀胱。则是左肾合膀胱,而右肾合三焦也。然三焦下与右肾相合,而其脉上行于手之第四指,故曰上合于手之少阳也。出于关冲,在手小指之次指,即手第四指之端也,为井金。_{针一分,留三呼,灸三壮。}流于液门,在小指之次指间陷中,握拳取之,为荥水。_{针二分,留二呼,灸三壮。}注于中渚,在手小指之次指本节后陷中,为俞木。_{液门下一寸,针二分,留三呼,灸三壮。}过于阳池,在手腕上陷中,为原木。_{针二分,留六呼,禁灸。}行于支沟,上手腕后臂外二寸,两骨间陷中,为经火。_{一名飞虎,针二分,留七呼,灸三壮。}入于天井,在肘外大骨之上陷中,屈肘拱胸得之,为合土。_{针三分,留七呼,灸五壮。}此手少阳三焦经穴也。然三焦之经脉,虽行于手,而其腑则附于右肾而生,故其所附之下腧又在于足,其穴在足大指之前,_{当作足小指之前,盖小指乃足太阳膀胱经脉气所行也。}即足太阳膀胱经脉气所行及足少阳胆经脉气所行之后,出于腘中外廉,名曰委阳,是足太阳膀胱经之络脉所别,正手少阳三焦经之下腧也。此三焦者,乃足少阳胆经、足太阳膀胱经之所将,将者,相将而行也。此委阳者,正足太阳膀胱经脉别行之穴也。其上外踝计五寸,名光明穴,又足少阳胆经之络穴别行者,三焦与之别入贯腨肠,腨肠者,即足腹也。共出于委阳穴,乃并足太阳膀胱经之正脉，入内络于膀胱，同约束下焦。《素问·灵兰秘典论》曰：三焦者，决渎之官，水道出焉。本篇后云：三焦者，中渎之腑也，水道出焉，属膀胱。义同。实则为病闭癃，闭癃者，水道不利也，当泻之。虚则为病遗溺，当补之。

手太阳小肠者，上合手太阳，出于少泽，少泽，小指之端也，为井金。溜于前谷，前谷，在手外廉本节前陷者中也，为荥。注于后溪，后溪者，在手外侧本节之后也，为俞。过于腕骨，腕骨，在手外侧腕骨之前，为原。行于阳谷，阳谷，在锐骨之下陷者中也，为经。入于小海，小海，在肘内大骨之外，去端半寸陷者中也，伸臂而得之，为合。手太阳经也。

此言小肠经井荥俞原经合之穴也。手太阳小肠经者，其腑在于腹，而经脉所行在于手，故曰上合手太阳也。出于少泽，在手小指之端外侧，为井金。去爪甲如韭叶，针一分，留二呼，灸三壮。流于前谷，在手小指外侧本节前陷中，为荥水。针一分，留三呼，灸三壮。注于后溪，在手小指外侧本节后，捏拳得之，为俞木。针一分，留二呼，灸三壮。过于腕骨，在手外侧腕骨之前陷中，为原木。针二分，留三呼，灸三壮。行于阳谷，在手外侧腕中锐骨下陷中，为经火。针二分，留三呼，灸三壮。入于小海，在肘内大骨外，去肘端半寸陷者中，屈手向头取之，为合土。针二分，留七呼，灸五壮。此皆手太阳小肠经之穴也。

大肠上合手阳明，出于商阳，商阳，大指次指之端也，为井金。溜于本节之前二间，为荥。注于本节之后三间，为俞。过于合谷，合谷，在大指岐骨之间，为原。行于阳溪，阳溪，在两筋间陷者中也，为经。入于曲池，在肘外辅骨陷者中，屈臂而得之，为合。手阳明也。

此言大肠经井荥俞原经合之穴也。大肠之为腑在下，而其经脉则行于手，故曰上合手阳明也。出于商阳，在手大指之次指端，为井金。去爪甲如韭叶,针一分,留一呼,灸三壮。流于二间,在次指本节前内侧陷中,为荥水。针三分,留六呼,灸三壮。注于三间,在本节后内侧陷中,为俞木。针三分,留三呼,灸三壮。过于合谷,在大指次指岐骨间陷中,为原木。针三分,留六呼,灸三壮。行于阳溪,在腕中上侧两筋间陷中,为经火。针三分,留七呼,灸三壮。入于曲池,在肘外辅骨屈肘两骨中,以手拱胸取之,为合土。针五分,留七呼,灸七壮。此皆手阳明大肠经之穴也。

是谓五脏六腑之腧,五五二十五腧,六六三十六腧也。六腑皆出足之三阳,上合于手者也。 腧从肉者,穴之总名,非井荥俞经合之俞。

此承上文之论诸穴者,而结言其数也。夫五脏各有井荥俞经合五穴,是谓五五二十五腧也。六腑各有井荥俞原经合六六,是谓六六三十六腧也。六腑足有太阳膀胱经,而手则有太阳小肠经;足有阳明胃经,而手则有阳明大肠经;足有少阳胆经,而手则有少阳三焦经,是足经上合于手经者也。然谓之曰足者,正以其井荥俞原经合等穴自足而行;谓之曰手者,正以其井荥俞原经合等穴自手而行。此曰手曰足之辨也。

五脏六腑井荥俞原经合总图

	肺	心	肝	脾	肾	心包络
井木	少商	少冲	大敦	隐白	涌泉	中冲所出
荥火	鱼际	少府	行间	大都	然谷	劳宫所流
俞土	太渊	神门	太冲	太白	太溪	大陵所注
经金	经渠	灵道	中封	商丘	复溜	间使所行
合水	尺泽	少海	曲泉	阴陵泉	阴谷	曲泽所入

	大肠	小肠	胆	胃	膀胱	三焦
井金	商阳	少泽	窍阴	厉兑	至阴	关冲所出
荥水	二间	前谷	侠溪	内庭	通谷	液门所流
俞木	三间	后溪	临泣	陷谷	束骨	中渚所注
原	合谷	腕骨	丘墟	冲阳	京骨	阳池所过
经火	阳溪	阳谷	阳辅	解溪	昆仑	支沟所行
合土	曲池	小海	阳陵泉	三里	委中	天井所入

缺盆之中，任脉也，名曰天突，一次。次字下，据下文当有一脉字，犹言脉之一行也。下仿此。**任脉侧之动脉，足阳明也，名曰人迎，二次脉。手阳明也，名曰扶突，三次脉。手太阳也，名曰天窗，四次脉。足少阳也，名曰天容，**按天容系手太阳经，非足少阳经，疑是天冲穴。**五次脉。手少阳也，名曰天牖，六次脉。足太阳也，名曰天柱，七次脉。颈中央之脉，督脉也，名曰风府。腋内动脉，手太阴也，名曰天府。腋下三寸，手心主也，名曰天池。**

此举诸经之穴，有列其行次而言者，有指其穴所而言者，皆示人以觅穴之法也。腹部中行，系任脉经，然在缺盆之中间，是为任脉，其穴曰天突，在颈前结喉下四寸宛宛中，乃腹中央第一行次之脉也。缺盆，系足阳明胃经穴，在肩下横骨陷中，去中行二寸，故任脉当为缺盆之中间。任脉之侧开二寸，即足阳明胃经也，其在颈之穴名曰人迎，夹结喉两旁一寸半，乃腹部第二行次之脉也。手阳明大肠经，名曰扶突，乃腹部第三行次之脉也。在颈当曲颊下一寸，人迎后一寸半。手太阳小肠经，名曰天窗，乃前部第四行次之脉也。在颈大筋外前曲颊下，扶突后动脉应手陷中。足少阳胆经，名曰天冲，乃侧部第五行次之脉也。耳后发际二寸,耳上如前三寸。手少阳三焦经,名曰天牖,乃侧部第六行次之脉也。在颈大筋外,缺盆上,天容后,天柱前,完骨下,发际上。足太阳膀胱经,名曰天柱,乃背后第七行次之脉也。盖自在前任脉为第一行次,自前而侧而后,则以此为第七行也宜矣。天柱挟项后发际大筋外廉陷中。颈之中央,即后项也。后项之下,乃督脉一经,其在项后入发际一寸,大筋内宛宛中,名曰风府。一名舌本,疾言其肉立起,言休立下。禁灸,令人失音。由此而一直下行,以至长强,皆督脉经穴也。腋内动脉,即腋下三寸,臂臑内廉动脉陷中,以鼻取之,系手太阴肺经也,其穴名曰天府,自此而下行肘臂,以至大指之端少商,皆肺经穴也。腋下三寸,即乳后一寸,着胁直腋撅肋间,系手心主,即手厥阴心包络经也,其穴名曰天池,自此而上行于腋,以至下于肘臂之天泉、曲泽,至于中指之中冲,皆手厥阴心包络经穴也。夫自督脉至此三经,盖各指在项、在臂、在腋之首穴,无非示人以觅穴之法耳。

刺上关者,呿不能欠;刺下关者,欠不能呿;刺犊鼻者,屈不能伸;刺两关者,伸不能屈。呿,祛遮切。

此言取穴之法也。上关,即客主人穴,系足少阳胆经。呿,大张口貌。欠,撮口出气也。刺上关者,必开口有空,故张口乃得之,所以呿而不能欠也。在耳后起骨上廉,针一分,灸七壮。下关,系足阳明胃经穴,刺下关者,必合口乃得之,故能欠而不能呿也。在客主人下,耳前动脉下廉,开口则闭,闭口有穴,针三分,留七呼,灸三壮。犊鼻,系足阳明胃经穴。膝膑下,骭骨上,侠解大筋陷中,形如牛鼻,故名。针三分,灸七壮。刺犊鼻者,必屈足以取之,故屈而不能伸也。两关者,内关,系手厥阴心包络经;手掌腕后二寸两筋间,与外关相抵,针五分,灸三壮。外关,系手少阳三焦经。手背腕后二寸两筋间,阳池上一寸,针三分,留七呼,灸三壮。

刺两关者,必伸手以取之,故伸而不能屈也。

足阳明,挟喉之动脉也,其腧在膺中。手阳明,次在其腧外,不至曲颊一寸。手太阳,当曲颊。足少阳,在耳下曲颊之后。手少阳,出耳后,上加完骨之上。足太阳,挟项大筋之中,发际阴。

此历承上文缺盆之中任脉也一节而申言之,皆指穴之在行次者有各所也。缺盆之中为任脉,自天突以下而为一行,固至明而不必言矣。其曰任脉侧之动脉,乃足阳明经名人迎者,为二行,正以人迎为足阳明挟喉之动脉。自此而下,凡水突、气舍、缺盆,以至气户、库房、屋翳之类,无非膺中之穴也,故曰其腧在膺中。何也?胸之两旁谓之膺也。其曰手阳明大肠经名扶突者,为三行,然行次又在足阳明之腧外,不至曲颊一寸,盖在曲颊下一寸,正扶突穴也。其曰手太阳经名天窗者,为四行,然穴正当曲颊之下、扶突之上陷中也。其曰足少阳经名天冲者,为五行,然穴在耳下曲颊之后,正耳后发际二寸、耳上如前三寸也。其曰手少阳经名天牖者,为六行,然穴在耳后上加完骨之上,正以完骨在上,而天牖在下,则完骨加其上也。其曰足太阳经名天柱者,为七行,然穴挟项后大筋之中,发际之阴也。

尺动脉在五里,五腧之禁也。《素问·气穴论》云:大禁二十五,在天府下五寸。

此举大肠经有五里之穴,乃五脏之所禁刺者也。言肘中约纹上有尺泽穴,乃手太阴肺经之动脉也。尺泽之上三寸有动脉,即肘上三寸向里大脉之中央,名五里穴,属手阳明大肠经,此穴禁刺,乃五脏之腧所同禁者也。按本经《玉版论》,黄帝曰:能杀生人,不能起死者,子能反之乎?岐伯曰:经隧者,五脏六腑之大络也,迎而夺之而已矣。迎之五里,中道而止,五至而已,而脏之气尽也。故五五二十五,而竭其腧矣。此所谓夺其天气者也。又曰:窥门而刺之者,死于家中;入门而刺之者,死于堂上。又《九针十二原》有云:夺阴者死。《小针解》释云:夺阴者死,言取尺之五里五往者也。由此观之,则五里穴乃最禁刺者,不可不慎也。

肺合大肠,大肠者,传道之腑。心合小肠,小肠者,受盛之腑。肝合胆,胆者,中精之腑。脾合胃,胃者,五谷之腑。肾合膀胱,膀胱者,津液之腑也。少阳属肾,肾上连肺,故将两脏。三焦者,中渎之腑也,水道出焉,属膀胱,是孤之腑也。是六腑之所与合者。道,导同。

此言六腑之所合者,在五脏也。肺与大肠为表里,故肺合大肠经,然大肠经者,为传道之腑,凡小肠已化之物,从此传道而下也。肝与胆为表里,故肝合胆经,然胆者,为中精之腑,盖他腑之所受者,皆至浊之物,而唯胆则受五脏之精汁也。脾与胃为表里,故脾与胃合,然胃者,为五谷之腑,盖五谷入胃,而胃则纳受之也。肾与膀胱为表里,故肾合于膀胱,然膀胱者,为津液之腑,盖饮入于胃,游溢精气,上归于肺,而通调水道,下输膀胱,故膀胱为津液之腑也。手少阳三焦者,属于右肾,而肾又上连于肺,本经经脉篇谓:肾脉从肾上贯肝膈,入肺中。正肾之上连于肺也。故左肾合膀胱,右肾合三焦,而将此两脏,膀胱、三焦亦可名脏,必皆以肾为主耳。然此三焦者,为中渎之腑,乃水道之所由出也。《素问·灵兰秘典论》曰:三焦者,决渎之官,水道出焉。正以下焦如渎,而此有以聚之决之,故曰决渎之官,又曰中渎之腑也。彼膀胱合于左肾,即此三焦合于右肾,然三焦虽与膀胱为类,其实膀胱与肾为表里,而三焦不与肾为表里,乃与手厥阴心包络经为表里,非腑之孤者而何?由前观之,凡六腑之所与合者,盖如此。

春取络脉诸荥大经分肉之间,甚者深取之,间者浅取之。夏取

诸腧孙络肌肉皮肤之上。秋取诸合，余如春法。冬取诸井诸腧之
分，欲深而留之。此四时之序，气之所处，病之所舍，脏之所宜。转
筋者，立而取之，可令遂已。痿厥者，张而刺之，可令立快也。间，去
声。令，平声。此当与《素问·水热穴论》第三节参看。

　　此言四时各有所刺，而善刺者其病立已也。络穴者，十二经皆
有络穴，如手太阴肺经列缺、手阳明大肠经偏历之类。诸荥者，十二
经皆有荥穴，如肺经鱼际、大肠经二间之类。大经者，十二经皆有经
穴，如肺经经渠、大肠经阳溪之类。春则取此络脉诸荥大经之分肉
间，且以病之间甚而为刺之浅深也。诸腧者，十二经皆有俞穴，如肺
经太渊、大肠经三间之类。孙络者，大络之小络也。夏则取此诸俞
孙络于肌肉皮肤之上。诸合者，十二经皆有合穴，如肺经尺泽、大肠
经曲池之类。秋则取此诸合穴，及络穴诸荥大经等穴之分肉，如春
时之所刺也。诸井者，十二经皆有井穴，如肺经少商、大肠经商阳之
类。诸腧者，即前太渊、三间之类。冬则取此诸井诸腧之分，但比他
时所刺则深而留之，以冬气入脏也。此乃四时之序，脉气之所处，各
病之所舍，各脏之所宜刺也。故有转筋病者，当立而取此各穴，可令
病之遂已也。有痿病、厥病者，当张而取此各穴，可令病之即快也。
张者，提其手足而取各穴也。

小针解第三

　　第一篇九针十二原中有小针之要，而此篇正以解其首篇，故名之曰小针解。
其解义俱见首篇，故此不复重解，当合两篇而观之。《素问》又有针解篇，与此
小同。

　　所谓易陈者，易言也。难入者，难著于人也。粗守形者，守刺法

也。上守神者，守人之血气有余不足可补泻也。神客者，正邪共会也。神者，正气也。客者，邪气也。在门者，邪循正气之所出入也。未睹其疾者，先知邪正何经之疾也。恶知其原者，先知何经之病所取之处也。刺之微在数迟者，徐疾之意也。粗守关者，守四肢而不知血气正邪之往来也。上守机者，知守气也。机之动不离其空中者，知气之虚实，用针之徐疾也。空中之机清净以微者，针以已同。得气，密意守气勿失也。其来不可逢者，气盛不可补也。其往不可追者，气虚不可泻也。不可挂以发者，言气易失也。扣之不发者，言不知补泻之意也，血气已尽而气不下也。知其往来者，知气之逆顺盛虚也。要与之期者，知气之可取之时也。粗之暗者，冥冥不知气之微密也。妙哉工独有之者，尽知针意也。往者为逆者，言气之虚而小，小者逆也。来者为顺者，言形气之平，平者顺也。明知逆顺，正行无问者，言知所取之处也。迎而夺之者，泻也。追而济之者，补也。所谓虚则实之者，气口虚而当补之也。满则泻之者，气口盛而当泻之也。宛陈则除之者，去血脉也。邪胜则虚之者，言诸经有盛者皆泻其邪也。徐而疾则实者，言徐内而疾出也。疾而徐则虚者，言疾内而徐出也。言实与虚若有若无者，言实者有气、虚者无气也。察后与先若亡若存者，言气之虚实、补泻之先后也，察其气之已下与常存也。为虚与实，若得若失者，言补者佖然若有得也，泻者怳然若有失也。夫气之在脉也，邪气在上者，言邪气之中人也高，故邪气在上也。浊气在中者，言水谷皆入于胃，其精气上注于肺，浊溜于肠胃，言寒温不适，饮食不节，而病生于肠胃，故命曰浊气在中也。清冷气在下者，言清湿地气之中人也，必从足始，故曰清气在下也。针陷脉则邪气出者，取之上。针中脉则邪气出者，取之阳明合也。针太深则邪气反沉者,言浅浮之病不欲深刺也,深则邪气从之入,故曰反沉也。皮肉筋脉各有所处者,言经络各有所主也。取五脉者死,言病在中,气不足,但用针尽大泻其诸阴之脉也。取三阳之脉者,唯言尽泻三阳之气,令病人怏然不复也。夺阴者死,言取尺之五里五往者也。夺阳者狂,正言也。睹其色,察其目,知其散复,一其形,听其动静者,言上工知相五色于目,有知调尺寸小大缓急滑涩以言所病也。知其邪正者,知论虚邪与正邪之风也。右主推之,左持而御之者,言持针而出入也。气至而去之者,言补泻气调而去之也。调气在于终始一者,持心也。节之交三百六十五会者,络脉之渗灌诸节者也。所谓五脏之气已绝于内者,脉口气内绝不至,反取其外之病处与阳经之合,有留针以致阳气,阳气至则内重竭,重竭则死矣,其死也,无气以动,故静。所谓五脏之气已绝于外者,脉口气外绝不至,反取其四末之输,有留针以致其阴气,阴气至则阳气反入,入则逆,逆则死矣,其死也,阴气有余,故躁。所以察其目者,五脏使五色循明,《素问·六节脏象论》岐伯曰:五气入鼻,藏于心肺,上使五色修明,音声能彰。则循明当作修明。循明则声章,声章者,则言声与平生异也。宛,于阮切。内,纳同。佀,音必。满貌。悗,吁狂切,狂貌。中,俱去声。

邪气脏腑病形第四

篇内首三节论邪气入于脏腑,第四节论病形,故名篇。

黄帝问于岐伯曰:邪气之中人也奈何?岐伯答曰:邪气之中人高也。黄帝曰:高下有度乎?岐伯曰:身半已上者,邪中之也;身半已下者,湿中之也。故曰:邪之中人也,无有常,中于阴则溜于腑,中于阳则溜于经。黄帝曰:阴之与阳也,异名同类,上下相会,经络之

相贯,如环无端。邪之中人,或中于阴,或中于阳,上下左右,无有恒
常,其故何也? 岐伯曰:诸阳之会,皆在于面。中人也,方乘虚时及
新用力,若饮食汗出,腠理开而中于邪。中于面则下阳明,中于项则
下太阳,中于颊则下少阳,其中于膺背两胁,亦中其经。黄帝曰:其
中于阴奈何? 岐伯答曰:中于阴者,尝从臂胻始。夫臂与胻,其阴皮
薄,其肉淖泽,故俱受于风,独伤其阴。黄帝曰:此故伤其脏乎? 岐
伯答曰:身之中于风也,不必动脏,故邪入于阴经,则其脏气实,邪气
入而不能客,故还之于腑。故中阳则溜于经,中阴则溜于腑。中,去
声。溜,当作流。中于膺背两胁作中于肩背两胁。亦中其经,一本作亦下其经,
中与下俱通。胻,户当反,足骨也。淖,奴教反。客,一本作容者讹。

　　此详言邪中阴经者,其脏气尚实,故流之于腑;而邪中阳经者,则
止流于本经也。帝以邪气之中人为问,盖恶之,亦叹之也。伯言邪气
之中人甚高也,故身半已上,而风寒暑皆能中之,故中人高也。身半已
下,而湿能中人,则下亦能中于邪。此高下之所以有度也。且邪之中
人无常,中于阴经者,则流于阳经之为腑;而中于阳经者,则止流于本
经而已。何以见中于阳经者之流于本经也? 彼诸阳之会,皆在于面,
凡邪之中人,方乘其虚,或新用力,或用饮食,致汗自出,腠理开,故邪
遂中之。若中于面,则面部乃手足阳明经,如手阳明迎香、足阳明承泣
之类,故邪遂下于阳明经也。若中于项,则项属手足太阳经,如手太阳
天窗、足太阳天柱之类,故邪遂下于太阳经也。若中于曲颊,则曲颊属
手足少阳经,如手少阳天牖、足少阳风池之类,故邪遂下于少阳经也。
其有中于肩背两胁者,皆三阳经之分肉,亦中其经而下之耳。故曰:中
于阳者,必流于本经也。何以见中阴经者之流于腑也? 凡中于阴经
者,其手经必始于臂,足经必始于胻,正以其阴经之皮薄,而肉淖泽,故

俱受于风，则独伤此阴经之经脉，而内脏未必伤。盖身中于风，未必动脏，故邪虽入于阴经，而脏气尚实，所以邪不能客之，而遂还之于腑耳。故曰：中于阴者，则流于腑也。

黄帝曰：邪之中人脏奈何？岐伯曰：愁忧恐惧则伤心，形寒寒饮则伤肺，以其两寒相感，中外皆伤，故气逆而上行。有所堕坠，恶血留内，若有所大怒，气上而不下，积于胁下，则伤肝。有所击仆，若醉入房，汗出当风，则伤脾。有所用力举重，若入房过度，汗出浴水，则伤肾。黄帝曰：五脏之中风奈何？岐伯曰：阴阳俱感，邪乃得往。黄帝曰：善哉！按此与《百病始生篇》末同。

此言五脏之邪，有内伤者，有外感者，必其阴阳俱感，而后外邪得以入脏也。帝承上文而言邪不入脏，固以其脏之实也，然岂无入脏之时乎？伯言邪有不同，有所谓内伤者，故愁忧恐惧，则心神伤矣。形寒饮寒，则肺本畏寒，而肺斯伤矣。正以两寒相感，中外皆伤，故气逆而上行也。有所堕坠，恶血在内，及有所大怒，气积胁下，则肝斯伤矣。有所击仆，醉以入房，汗出当风，则脾斯伤矣。有所用力举重，入房过度，汗出浴水，则肾斯伤矣。此内伤之邪中于人脏者如此。虽曰当风浴水，而亦由内伤始也。彼五脏之中风者，亦以阴经阳经俱感于邪，则脏腑俱伤，邪乃入脏。若止感阴经，则脏气尚实，其邪岂能以遽入哉！

黄帝问于岐伯曰：首面与身形也，属骨连筋，同血合于气耳。天寒则裂地凌冰，其卒寒，或手足懈惰，然而其面不衣，何也？岐伯答曰：十二经脉三百六十五络，其血气皆上于面而走空窍，其精阳气上走于目而为睛，其别气走于耳而为听，其宗气上出于鼻而为臭，其浊气出于胃走唇舌而为味。其气之津液皆上熏于面，而皮又厚，其肉坚,故天热甚寒不能胜之也。卒,音猝。

此言人面之耐寒,以气之津液皆上熏于面也。夫首面之与身,皆形也,无不连属筋骨,合同气血,宜乎寒则俱寒,热则俱热也。故天有裂地凌冰之寒,而人之手足,皆畏猝寒而懈惰,然而其面不衣,而独无所畏者,何哉?伯言十二经三百六十五络,凡曰空窍、曰睛、曰听、曰闻臭、曰辨味,皆在人身之首面者,正以气之津液皆上熏于面,而皮厚肉坚,故甚寒甚热皆不能胜面耳。

黄帝曰:邪之中人,其病形何如?岐伯曰:虚邪之中身也,洒淅动形;正邪之中人也微,先见于色,不知于身,若有若无,若亡若存,有形无形,莫知其情。黄帝曰:善哉!此节与《素问·八正神明论》、本经《官能篇》大义相同。

此言邪中人身之形,虚邪则易见,而正邪则难知也。《八正神明论》曰虚邪者,八正之虚邪风也。正邪者,身形若用力,汗出腠理开,逢虚风,其中人也微,故莫知其情,莫见其形者是也。

黄帝问于岐伯曰:余闻之,见其色,知其病,名曰明。按其脉,知其病,命曰神。问其病,知其处,命曰工。余愿闻见而知之,按而得之,问而极之,为之奈何?岐伯答曰:夫色脉与尺之相应也,如桴鼓影响之相应也,不得相失也,此亦本末根叶之出候也,故根死则叶枯矣。色脉形肉不得相失也,故知一则为工,知二则为神,知三则神且明矣。黄帝曰:愿卒闻之。岐伯答曰:色青者,其脉弦也;赤者,其脉钩也;黄者,其脉代也;白者,其脉毛;黑者,其脉石。见其色而不得其脉,反得其相胜之脉,则死矣;得其相生之脉,则病已矣。黄帝问于岐伯曰:五脏之所生变化之病形何如?岐伯答曰:先定其五色五脉之应,其病乃可别也。黄帝曰:色脉已定,别之奈何?岐伯曰:调其脉之缓急小大滑涩,而病变定矣。黄帝曰:调之奈何? 岐伯答曰:脉急者,尺之皮肤亦急;脉缓者,尺之皮肤亦缓;脉小者,尺之皮肤亦减而少气;脉大者,尺之皮肤亦贲而起;脉滑者,尺之皮肤亦滑;脉涩者,尺之皮肤亦涩。凡此变者,有微有甚。故善调尺者,不待于寸;善调脉者,不待于色。能参合而行之者,可以为上工,上工十全九。行二者为中工,中工十全七。行一者为下工,下工十全六。贲,奔同。

此详言色脉病之相应,而全此三法者之难也。夫见色知病为明,按脉知病为神,问病知处为工。处者,各经也。正以色脉与尺相应,如桴鼓影响,如本末根叶,故知一为工,知二为神,知三为神且明。何也?肝主木,其色青,脉当弦;心主火,其色赤,脉当钩;脾主土,其色黄,脉当代;肺主金,其色白,脉当毛;肾主水,其色黑,脉当石。见其色而其脉未合,反得其相胜之脉,如色本青,而脉来浮涩而短,是金来克木也,此病之所以死也。如色本青,而脉来沉石而滑,是水来生木也,此病之所以已也。故五脏变化之病形虽异,而色脉已定,乃可别之。别之者,调其脉之缓急大小滑涩也。调之者,调其尺之皮肤缓急大小滑涩与脉同也。则病变虽有微甚,知病本无难易,自然调尺而可知寸,调脉而可知色,所谓见色而知病,按脉而知病,问病而知处者,此之谓也。本经《论疾诊尺篇》云:审其尺之缓急小大滑涩,肉之坚脆,而病形定矣。人能行此三者为上工,行二者为中工,行一者为下工,以其所全有九分、七分、六分之异,故其人有上中下之分耳。

黄帝曰:请问脉之缓急小大滑涩之病形何如?岐伯曰:臣请言五脏之病变也。心脉急甚者为瘛疭;微急为心痛引背,食不下。缓甚为狂笑;微缓为伏梁,在心下,上下行,时唾血。大甚为喉吤;微大

为心痹引背,善泪出。小甚为善哕,微小为消瘅。滑甚为善渴;微滑为心疝引脐,小腹鸣。涩甚为瘖;微涩为血溢、维厥、耳鸣、颠疾。 瘈,音治。疭,音纵。阶,音介。哕,乙劣切。

此详言五脏之病异脉变,而先以心言之也。脉有缓急小大滑涩,则病必随脉而变也。故急脉属肝,心得急脉而甚,当为风邪入心,病成瘈疭。瘈为筋脉踡急,而疭为筋脉弛纵,即今所谓急慢惊风之意耳。若脉急而微,则其病为心痛引背,食亦不下。正以急甚病亦甚,病于内而又病于外,故曰瘈疭。急微则病微,病止在于中也。缓脉属脾,心得缓脉而甚,当为土邪相并,病成狂笑。心在声为笑,狂则失神矣。若脉缓而微,其病有伏梁之积在于心下,或升或降而行,时或唾中有血。正以甚则病成于骤,故曰狂笑。微则病成于素,故曰伏梁也。大脉属心,故心得大脉而甚,当为心火充溢,喉中阶然有声。若脉大而微,其病为心痹引背,时善泪出。正以心脉系于喉咙,附于背,通于目,故甚则病势有余而为喉阶,微则病势渐成而为痛引于背,及出泪也。小脉者,大脉之反也。心脉既小,而又小之甚,则心气不足,无以资土,其病当为哕。心脉而为小之微,则血液枯燥,病为消瘅也。滑脉者,涩脉之反也。心脉既滑,而又滑之甚,则心火有余,病为善渴。若滑而微,则病为心疝引脐,小腹必鸣也。涩为肺脉,心得涩脉而甚,金火相烁,病成为瘖。若脉涩而微,其血当损而溢,其阴维阳维之脉必厥,其耳必鸣,其疾在巅。正以心火不足,金反乘之,故甚则中外皆不足,微则内证杂见也。

肺脉急甚为癫疾;微急为肺寒热,怠惰,欬唾血,引腰背胸,若鼻息肉不通。缓甚为多汗;微缓为痿瘘、偏风,头以下汗出不可止。大甚为胫肿;微大为肺痹引胸背,起恶日光。小甚为泄,微小为消瘅。

滑甚为息贲上气,微滑为上下出血。涩甚为呕血;微涩为鼠瘘,在颈支腋之间,下不胜其上,其应善痠矣。贲,音奔。痠,音酸。

　　此言肺经之脉异病变也。急为肝脉,肺得急脉而甚,则木邪反乘所不胜,故为癫疾。若得急脉而微,则肺为寒热,为怠惰,为欬,为唾血。其欬引腰背与胸,又鼻中有息肉不通,皆肺气不足、风邪有余所致也。但甚则邪发于骤而为欬,微则邪积于素而为诸病耳。缓为脾脉,肺得缓脉而甚,则血不养脾,脾虚不能生金,当为虚汗甚多也。若得缓脉而微,则为痿证,为鼠瘘,为偏风,为头以下汗出不可止。盖甚则病发于骤,虚汗甚多,而微则病成有日,故诸证悉见也。大为心脉,肺得大脉而甚,则金为火烁,肾水随涸,胫发为肿。若得脉大而微,则肺痹引于胸背,见火知畏,虽日光亦所恶也。盖甚则心肺肾之交病,病为胫肿,内外俱形也。微则肺经之为病,成于内也。小脉为大之反,肺得小脉而甚,则中气大衰,病当为泄。若得小脉而微,则为消瘅也。正以甚则虚甚,土金皆衰而成泄。小则病微,其消瘅之病止在于肺也。滑为涩脉之反,肺得滑脉而甚,则火盛病炽,当为息贲之积,而其气上逆也。若得滑脉而微,则火逼肺与大肠,当为上下出血也。盖滑主气为病,气上而不下。微则主血为病,血乃上下俱行也。涩为肺脉,肺得涩脉而甚,则肺邪有余,血溢而呕。若得涩脉而微,则为鼠瘘,在颈与支腋之间。身为上,足为下,下体不胜其上,故足软无力,其应善痠矣。正以甚则血为有伤,微则病积于素,所以有不同耳。

　　肝脉急甚者为恶言;微急为肥气在胁下,若覆杯。缓甚为善呕,微缓为水瘕痹也。大甚为内痈,善呕衄;微大为肝痹,阴缩,欬引小腹。小甚为多饮,微小为消瘅。滑甚为癏疝,微滑为遗溺。涩甚为

溢饮,微涩为瘕挛筋痹。痕,音贾。痹,徒回切。

此言肝经之脉异病变也。急为肝脉,肝脉急甚为恶言,盖肝主怒,肝气有余,则听言而恶也。微急为肥气在胁下若覆杯,盖肝素有积,其脉虽急而渐微也。缓为脾脉,肝脉缓甚,则木土相克,病为善呕。肝脉微缓,则土不胜水,当成水瘕而为痹也。水瘕者,水积也。大为心脉,肝得大脉而甚,则火气炎木,内当为痛,及善呕血,与鼻中出血为衄也。若脉得微大,则为肝痹,为阴缩,为欬引小腹,火自阴经而上,而为诸病,较之甚者,仅血不上越耳。小为大脉之反,肝得小脉而甚,则血甚不足,当为多饮。若得小脉而微,则为消瘅,其病相类而成耳。滑为涩脉之反,肝得滑脉而甚,则睾丸属于肝经,癀疝已成。若得滑脉而微,则疏泄无束,当为遗溺也。涩为肺脉,肝得肺脉而甚,则木为金胜,邪反干脾,土不胜水,饮溢四肢也。若得涩脉而微,则血不养筋,当为瘕为挛,为筋痹也。

脾脉急甚为瘛疭;微急为膈中,食饮入而还出,后沃沫。缓甚为痿厥;微缓为风痿,四肢不用,心慧然若无病。大甚为击仆;微大为疝气,腹里大脓血在肠胃之外。小甚为寒热,微小为消瘅。滑甚为㿉癃,微滑为虫毒蛕蝎腹热。涩甚为肠㿉;微涩为内㿉,多下脓血。蛕,胡恢切。㿉,音溃。蝎,胡葛切。

此言脾经之脉异病变也。急为肝脉,脾得急脉而甚,则风邪克土,病成瘛疭也。若得急脉而微,则木邪侮土,其在上为膈中,食饮入而还出,脾气不上通也。本经《上膈篇》云:气为上膈,食饮入而还出。在下为去后沃沫,脾气不下疏也。缓为脾脉,脾得缓脉而甚,则土气大弱,为痿为厥。若得缓脉而微,则为风为痿,四肢不用,心则慧然若无病也。大为心脉,脾得大脉而甚,病为击仆,若击之而仆地也。

若得大脉而微,则脾经成疝,腹中必大脓血在于肠胃之外。按《腹中论》,黄帝曰:病有少腹盛,上下左右皆有根,可治否? 岐伯曰:名为伏梁,裹大脓血居肠胃之外,不可治,治每切按之至死。此下则因阴,必下脓血,上则迫于胃,生膈,夹胃脘内痈。此久病也,难治。居脐上为逆,脐下为从。勿动亟夺。盖甚则病形于外,微则病积于中也。小为大脉之反,脾得小脉而甚,则为寒热往来,以脾血不足也。若得小脉而微,则为消瘅之证,以血枯津竭也。滑为涩脉之反,脾得滑脉而甚,则为㿉疝,为癃溺,盖土不胜水则为㿉,土不运水则为癃也。若得滑脉而微,则有虫毒如蛕蝎之类,其腹内当为热,盖以滑为阳脉,其形如珠,则必有虫物毒气为热也。涩为肺脉,脾得涩脉而甚,则肺与大肠为表里,今涩脉见于脾土,而又至于甚,则土不能生金,金邪又为有余,其大肠当为内溃也。若得涩脉而微,则内溃多下脓血,盖溃在内者为甚,而脓血之下者,为气当疏通,反由于微也。

肾脉急甚为骨癫疾;微急为沉厥奔豚,足不收,不得前后。缓甚为折脊;微缓为洞,洞者食不化,下嗌还出。大甚为阴痿;微大为石水,起脐已下,至小腹腄腄然,上至胃脘,死不治。小甚为洞泄,微小为消瘅。滑甚为癃㿉;微滑为骨痿,坐不能起,起则目无所见。涩甚为大痈,微涩为不月沉痔。 腄,竹垂切。

此言肾经之脉异病变也。急为肝脉,肾得急脉而甚,则肾主骨,风邪入骨,当为骨癫疾。本经癫狂篇有骨癫疾。若得急脉而微,则为沉厥,盖风邪入肾则为厥,而肾气不足则当沉滞而无知也;及为奔豚,以肾邪渐积而成也;为足不收,以肾脉行于足也;为不得前后,以肾通窍于二便也。正以甚则骨癫,自里达表也;微则病徐,在里病多也。脾为缓脉,肾得缓脉而甚,则肾与膀胱为表里,膀胱之脉行于脊,今土邪乘水,肾气不足,当折脊而不能举也。若得缓脉而微,则肾气无束,当为洞泄不止,其脾气亦不运行,而所下之食宜不化,或至食饮下嗌而还出也。大为心脉,肾得大脉而甚,则火盛水衰,当为阴痿也。若得大脉而微,则脐下当有石水,起脐已下,至少腹觉腄腄然而下垂,及上至胃脘,此证当至死不治耳。按《素问·阴阳别论》云:阴阳结邪,多阴少阳为石水。又《大奇论》有:肾肝并沉为石水。本经《水胀篇》有石水之问,而伯无所答。今以本节考之,则石水多生于肾经而居下部者。小为大脉之反,肾为小脉而甚,则肾气甚衰,无以主下焦,而为洞泄。若得小脉而微,亦水不配火,当为消瘅之证也。滑为肾脉,肾得滑脉而甚,则肾邪有余,当膀胱闭癃及成癥疝也。若得肾脉而微,则肾气亦衰,当为骨痿而不能起床,起则昏晕目盲矣。涩为肺脉,肾得涩脉而甚,则精血俱衰,内为大痈。若得涩脉而微,则精血亦衰,当为经闭与痔下也。

黄帝曰:病之六变者,刺之奈何?岐伯答曰:诸急者多寒;缓者多热;大者多气少血;小者血气皆少;滑者阳气盛,微有热;涩者多血少气,微有寒。是故刺急者,深内而久留之。刺缓者,浅内而疾发针,以去其热。刺大者,微泻其气,无出其血。刺滑者,疾发针而浅内之,以泻其阳气而去其热。刺涩者,必中其脉,随其逆顺而久留之,必先按而循之,已发针,疾按其痏,无令其出血,以和其脉。诸小者,阴阳形气俱不足,勿取以针,而调以甘药也。内、纳同。泻,去声。痏,荣美切。

此言刺上六脉之有法,而唯小脉则用药也。六变者,以病因脉而变也。故诸部急者必多寒,凡刺急脉者,必深纳其针而久留之,则寒自热也。诸部脉缓者必多热,凡刺缓脉者,必浅纳其针而疾发之,则热可去也。盖寒必入内,故其针深;热必达外,故其针浅也。诸部脉大者,多气少血,凡刺大脉者,微泻其气,无出其血可也。诸部脉小者,血气皆少,其阴阳形气俱不足,勿取以针,而当调以甘和之药可也。诸部皆滑者,阳气必盛,且微有热,凡刺滑脉者,必疾发其针而浅纳之,以泻其阳气,而去其热可也。诸部脉涩者,多血少气,且微有寒,凡刺涩脉者,必中其脉,随其逆顺而久留之,必先按而循之,及已发针,当速按其痏,无令其血出,以和其脉可也。

黄帝曰:余闻五脏六腑之气,荥输所入为合,令何道从入,入安连过,愿闻其故?岐伯答曰:此阳脉之别入于内,属于腑者也。黄帝曰:荥输与合,各有名乎?岐伯答曰:荥输治外经,合治内腑。黄帝曰:治内腑奈何?岐伯曰:取之于合。黄帝曰:合各有名乎?岐伯答曰:胃合于三里,大肠合入于巨虚上廉,小肠合入于巨虚下廉,三焦合入于委阳,膀胱合入于委中央,胆合入于阳陵泉。黄帝曰:取之奈何?岐伯答曰:取之三里者,低跗取之;巨虚者,举足取之;委阳者,屈伸而索之;委中者,屈而取之;阳陵泉者,正竖膝予之,齐下至委阳之阳取之。取诸外经者,揄申而从之。输、腧同。竖,音柱。予,与同。齐,脐同。揄,春朱切。按此节曰荥输治外经为句,观末云取诸外经者自明。彼有以经字连下者非。且此经字,乃经脉之经,即首节中阴则流于经之经,非井荥输经合之经也。

此言荥输治外病,合治内腑,遂举治内腑之合穴以明之也。夫五脏六腑之气脉,虽始于井,而井之所注为荥,所行为输,所经为经,所入为合,是果何道而入?入何连过?伯乃不言五脏之阴脉,止言六腑之阳脉,谓此荥输与合,即阳脉之入于内而属于腑也。盖荥输与合,皆各有名,然荥输之穴,气脉尚在于外,所以治病之在外经脉也。合之穴，气脉则入于内，所以治病之在内腑也。是以内焉之腑曰胃，外焉之合曰三里，故胃与三里而相合也。内焉之腑曰大肠，外焉之合曰巨虚上廉，此本足阳明胃经之穴，其实为大肠之合。前《本输篇》有云：复下三里三寸，为巨虚上廉；复下上廉三寸，为巨虚下廉。大肠属上廉，小肠属下廉。故大肠与巨虚上廉而相合也。内焉之腑曰小肠，外焉之合曰巨虚下廉，义见上。故小肠与巨虚下廉而相合也。内焉之腑曰三焦，外焉之合曰委阳，属足太阳膀胱经之穴，其实为三焦之合。故三焦与委阳而相合也。内焉之腑曰膀胱，外焉之合曰委中，故膀胱与委中而相合也。内焉之腑曰胆，外焉之合曰阳陵泉，故胆与阳陵泉而相合也。此所以刺此诸合，则内腑之病治矣。然取穴各有其法，取三里者，将足之跗面低下着地而取之，不使之举足。取上下巨虚者，则举足而取之。取委阳者，屈其体，以觅承扶之阴纹，伸其体，以度委阳之分寸，故曰屈伸而索之。委阳在承扶下一寸六分，承扶在尻臀下陷纹中。取委中者，则屈其足而不伸也。在腘中央约纹陷中，必屈足而取之。取阳陵泉者，则正竖其膝以与其穴，在膝下一寸䯒骨外陷中也。然委阳在委中之上，承扶之下，而委阳之外廉，即委阳之阳也。古人谓外为表，又名之曰阳。彼阳陵泉者，正在委阳之外也。一齐下至此处以觅至膝下，而取阳陵泉耳。夫取合之法如此。若荥输治外经，则取外病之经脉，当觅荥穴、输穴以治之，亦必揄扬以申其手足而善取之耳。上文有荥输治外经之答，而帝未之问，故伯不明言荥输之名，而告以取穴之法也。

黄帝曰：愿闻六腑之病。岐伯答曰：面热者，足阳明病；鱼络血者，手阳明病；两跗之上脉竖陷者，足阳明病，此胃脉也。大肠病者，肠中切痛而鸣濯濯，冬日重感于寒即泄，当脐而痛，不能久立，与胃同候,取巨虚上廉。**胃病者,腹䐜胀,胃脘当心而痛,上支两胁,膈咽不通,食饮不下,取之三里也。**

此言手足阳明经之病,而有刺之之穴也。足阳明者,胃也。胃脉上于面,故面热者足阳明病。手阳明者,大肠也。鱼络在鱼际之下,阳溪、列缺之间,大肠之脉行于此,故鱼络有血者,手阳明病。足面为跗,两跗之上,其脉或竖或陷者,乃冲阳、解溪等穴也,故知其为足阳明胃经有病耳。且大肠经有病者,肠中切痛而鸣濯濯。切痛者,痛之紧也。濯濯者,肠中有水,而往来气冲则有声也。若冬日重感于寒,则即泄矣。其当脐而痛,不能久立,以大肠正在脐也。彼胃经有巨虚上廉,为大肠之合,故曰与胃同候,取之巨虚上廉也。后《胀论》有大肠胀者,证与此同。又胃经有病者,腹必䐜胀,其胃脘当心而痛,上支两胁,膈咽等处气不能通,食饮不下,当取本经三里穴也。

小肠病者,小腹痛,腰脊控睾而痛,时窘之后,当耳前热,若寒甚,若独肩上热甚,及手小指次指之间热,若脉陷者,此其候也。手太阳病也,取之巨虚下廉。 睾,音皋,阴丸。

此言小肠经之病,而有刺之之穴也。小肠近小腹之内,后附腰脊,下连睾丸,故小腹痛,腰脊控引睾丸而痛,痛时窘甚,而欲往去后也。小肠脉自手外侧,出踝中,上臂,出肘后端,出肩解,绕肩胛,交肩上,故耳前寒,或耳前寒甚,或肩上热甚,又手小指连及次指之间热。若由小指而上至前腕处脉有下陷,皆本经有病之候也。彼胃经有巨虚下廉穴,为小肠经之合,故当取此以刺之。

三焦病者,腹气满,小腹尤坚,不得小便,窘急,溢则水留,即为胀,候在足太阳之外大络,大络在太阳、少阳之间,亦见于脉,取委阳。 按此三焦,分明是后三焦,乃有名有形者,与《营卫生会篇》之前三焦有名无形者不同。

此言三焦之病,而有刺之之穴也。手少阳三焦经之脉,入缺盆,布膻中,络心包,下膈,循属三焦,故腹气满,小腹尤坚也。三焦为决渎之官,故病则不得小便而窘急也。甚则水溢留内而为胀。彼委阳穴者,足太阳膀胱经之大络也。其穴在足太阳经之外,足少阳经之前,出于委中外廉两筋间,为三焦之合,故三焦有病则脉必下陷,当取此穴以刺之。

膀胱病者,小腹偏肿而痛,以手按之,即欲小便而不得,肩上热,若脉陷,及足小指外廉及胫踝后皆热,若脉陷,取委中央。

此言膀胱经之病,而有刺之之穴也。膀胱有病,则欲小便时,奈小腹中偏肿而痛,以手按痛处,即欲小便而不可得。其肩上热,脉或陷,以膀胱之脉凡大杼等穴皆在肩背也。足小指外廉及胫踝后皆热,脉亦若陷,以其脉自至阴、通谷、束骨、金门、申脉、仆参、昆仑、附阳、飞阳等穴,皆在足小指外廉与胫踝等处也。委中者,乃本经之合穴,故当取此穴以刺之。

胆病者,善太息,口苦,呕宿汁,心下澹澹,恐人将捕之,嗌中吤吤然,数唾,在足少阳之本末,亦视其脉之陷下者灸之。其寒热者,取阳陵泉。

此言胆经之病,而有刺之之穴也。胆病者,善太息,口苦,呕宿胆汁,心下澹澹然,如人将捕之,盖以胆气之虚也。嗌中吤吤然有声,且数多唾,以胆之有邪也,在取足少阳经之本末而视之,盖以经穴之始为本,经穴之终为末也。其本末脉有陷下者,当灸之。若有寒热往来,则取阳陵泉之合穴而刺之。

黄帝曰:刺之有道乎?岐伯答曰:刺此者,必中气穴,无中肉节。

中气穴则针染—本作游。于巷，中肉节即皮肤痛，补泻反则病益笃。中筋则筋缓，邪气不出，与其真相搏，乱而不去，反还内著。用针不审，以顺为逆也。中，俱去声。著、着同。

此言刺穴有道，而反之者有害也。凡刺上节等穴者，必中其经气所会之正穴，无中气穴之肉节相连处也。盖中气穴，则针游于巷，而气脉相通，即《素问·气穴论》游针之居也。如名气冲穴为气街，而《卫气篇》有胸气、腹气、头气、胫气，皆有街，则巷即街之义。中肉节，则皮肤徒痛。若中于筋，则筋缓无束。若当补而泻，当泻而补，补泻相反，病当益笃，是以邪气不出，与真气相搏而乱，邪反内着。此皆用针不审，以顺为逆之故，殊非刺穴之道也。

根结第五

内有明阳诸经根于某穴，结于某穴，故名篇。

岐伯曰：天地相感，寒暖相移，阴阳之道，孰少孰多？阴道偶，阳道奇，发于春夏，阴气少，阳气多，阴阳不调，何补何泻？发于秋冬，阳气少，阴气多，阴气盛而阳气衰，故茎叶枯槁，湿雨下归，阴阳相移，何泻何补？奇邪离经，不可胜数，不知根结，五脏六腑，折关败枢，开阖而走，阴阳大失，不可复取。九针之玄，要在终始，故能知终始，一言而毕，不知终始，针道咸绝。奇，音箕。

此言九针之玄，其要在于《终始篇》也。天地相感而寒暑生，其阴阳之道有多有少，阴道为偶，阳道为奇，故人身与天地相参。凡病发于春夏者，则阴气少而阳气多，是谓阴阳不调也，当于何经而补之泻之？凡病发于秋冬者，则阳气少而阴气多，是谓阴阳相移也，当于何经而补之泻之？奇邪，不正之邪也。感此入彼，谓之离经。脉气

所起为根,所归为结。《素问·离合真邪论》曰:太阳为开,阳明为
阖,少阳为枢;太阴为开,厥阴为阖,少阴为枢。正与下文相同。今
曰关者,是有关乃所以开阖也。终始,本经第九篇名。言不王之邪,
至变难纪,用针者,若不知穴之根结,则五脏六腑关折枢败,开阖误
走,其气阴阳大失,气难复取。是故九针玄妙之法,其要在《终始篇》
中,人有知否,乃针道之所以明暗也。按《终始篇》全以人迎知六阳经之
病,气口知六阴经之病,阳盛阴虚则泻阳补阴,阴盛阳虚则泻阴补阳,真针道玄
妙之法也。

　太阳根于至阴,结于命门。命门者,目也。阳明根于厉兑,结于
颡大。颡大者,钳耳也。少阳根于窍阴,结于窗笼。窗笼者,耳中
也。太阳为开,阳明为阖,少阳为枢。故开折则肉节渎而暴病起矣。
故暴病者,取之太阳,视有余不足。渎者,皮肉宛膲而弱也。阖折则
气无所止息而痿疾起矣,故痿疾者,取之阳明,视有余不足。无所止
息者,真气稽留,邪气居之也。枢折即骨繇而不安于地,故骨繇者,
取之少阳,视有余不足。骨繇者,节缓而不收也。所谓骨繇者,摇故
也,当穷其本也。骨繇,音骨摇。按《素问·气交变大论》岁土不及之下,有
筋骨繇复。王注亦以为筋骨摇动。

　　此言足三阳经之有根结,而成病有由,治病有法也。足太阳膀
胱经,其根起于至阴,在足小指外侧,去爪甲如韭叶,针一分,留五呼,灸三
壮。结于命门。命门者,目也,谓睛明穴也。目内眦头一分宛宛中,针一
分,留六呼,禁灸。足阳明胃经根于厉兑,足大指之次指端,去爪甲如韭叶,
针一分,灸三壮。结于颡大。颡大者,钳耳也,谓头维穴也。额角入发
际,本神旁一寸半,神庭旁四寸半,针三分,禁灸。足少阳胆经,根于窍阴,
足小指之四指端,去爪甲如韭叶,针一分,留一呼,灸三壮。结于窗笼。窗笼

者,耳中也,谓听官穴也。耳微前陷中,上关上一寸动脉宛宛中,张口得之,针三分。按手太阳小肠经有天窗穴,一名窗笼,去颈大筋前、曲颊下、扶突后动脉应手陷中。观下文肾经结于任脉经之廉泉,肝经结于任脉经之玉英,则本经有结之他经者,疑天窗为足少阳经之所结欤? 太阳为三阳,最在表,故为关之开。阳明为二阳,居阳之中,故为关之阖。少阳为一阳,最在里,故为关之枢。故关之开折,则肉节渎而暴病起,是以有暴病者,当取足之太阳,视其有余不足而补泻之。所谓肉节渎者,其皮肉宛膲而弱也。关之阖折,则气无所止息而痿疾起,是以有痿疾者,当取足之阳明,视其有余不足而补泻之。所谓气无止息者,正气稽留,而邪气反居之也。关之枢折,则骨繇而不安于地,是以有骨繇病者,当取足之少阳,视其有余不足而补泻之。所谓骨繇者,正以其节缓而不能收,即骨之摇动故也。夫曰渎,曰气无所止息,曰骨摇,皆折关败枢、开阖而走使然也,皆当穷其本以治其病者。

太阴根于隐白,结于太仓。少阴根于涌泉,结于廉泉。厥阴根于大敦,结于玉英,络于膻中。太阴为开,厥阴为阖,少阴为枢。故开折则仓廪无所输膈洞,膈洞者,取之太阴,视有余不足。故开折者,气不足而生病也。阖折即气绝而喜悲,悲者,取之厥阴,视有余不足。枢折则脉有所结而不通,不通者,取之少阴,视有余不足,有结者皆取之不足。

此言足三阴经之有根结,而成病有由,治病有法也。足太阴脾经,其根起于隐白,去大指端内侧,去爪甲如韭叶,针一分,留三呼,灸三壮。结于太仓,以胃与脾相为表里也。太仓即中脘穴,系任脉经,脐上四寸,针八分,灸七壮。足少阴肾经,根于涌泉,足心陷中,针三分,留三呼,灸三壮。结于廉泉。一名舌本,颔下结喉上四寸中央,针二分,留七呼,灸三壮。足厥阴肝经,其根起于大敦,足大指端,去爪甲如韭叶三毛中。一云内侧为隐白,外侧为大敦。针三分,留十呼,灸三壮。结于玉英,即玉堂穴,系任脉经,紫宫下一寸六分,针三分,灸五壮。络于膻中,玉堂下一寸六分,两乳间陷中,禁针,灸五壮。太阴为三阴,为阴之表,故为关之开。厥阴为一阴,居阴之里,故为关之阖。少阴为二阴,居阴之中,故为关之枢。故关之开折,则脾不运化,仓廪无所转输,其病为膈证,为洞泄。是以有膈洞病者,当取足之太阴,视其有余不足而补泻之,正以开折者,其脾气不足而病生膈洞也。关之阖折,则肝气绝而喜悲,是以气绝喜悲者,当取足之厥阴,视其有余不足而补泻之。关之枢折,则肾脉有所结而下焦不通,是以下焦不通者,当取足之少阴,视其有余不足而补泻之。然此有结者,不可以有余视之,仍以不足取之也。

足太阳根于至阴,溜于京骨,注于昆仑,入于天柱、飞扬也。足少阳根于窍阴,溜于丘墟,注于阳辅,入于天容、光明也。足阳明根于厉兑,溜于冲阳,注于下陵,入于人迎、丰隆也。手太阳根于少泽,溜于阳谷,注于小海,入于天窗、支正也。手少阳根于关冲,溜于阳池,注于支沟,入于天牖、外关也。手阳明根于商阳,溜于合谷,注于阳溪,入于扶突、偏历也。此所谓十二经者,盛络皆当取之。天容当作天冲,下陵当作解溪。

此言手足六阳之经,皆自井而入于络也。足太阳膀胱经根于至阴之井,流于京骨之原,注于昆仑之经,入于天柱之在头者,络于飞扬之在足者。足少阳胆经根于窍阴之井,流于丘墟之原,注于阳辅之经,入于天冲之在头者,络于光明之在足者。足阳明胃经根于厉兑之井,流于冲阳之原,注于解溪之经,入于人迎之在头者,络于丰隆之在足者。手太阳小肠经根于少泽之井,流于阳谷之经,注于小海之合，入于天窗之在头者，络于支正之在手者。手少阳三焦经根于关冲之井，流于阳池之原，注于支沟之经，入于天牖之在头者，络于外关之在手者。手阳明大肠经根于商阳之井，流于合谷之原，注于阳溪之经，入于扶突之在头者，络于偏历之在手者。此所谓十二经之盛络也，皆当取之。

一日一夜五十营，以营五脏之精，不应数者，名曰狂生。所谓五十营者，五脏皆受气，持其脉口，数其至也。五十动而不一代者，五脏皆受气；四十动一代者，一脏无气；三十动一代者，二脏无气；二十动一代者，三脏无气；十动一代者，四脏无气；不满十动一代者，五脏无气。予之短期，要在终始。所谓五十动而不一代者，以为常也。以知五脏之期，予之短期者，乍数乍疏也。第一数去声，第二数上声。予，与同。

此言脉口之脉五十动者为常脉，而其数减者其脏危也。五十营者，脉运五十度也。本经有《五十营篇》，正此义耳。凡人周身之脉，计一十六丈二尺，自夫宗气积于胸中，主呼吸而行脉隧，一呼脉行三寸，一吸脉行三寸，呼吸总为一息，则脉行六寸。由一息六寸推之，则一日一夜，即一十六丈二尺之脉，积至五十次周于身，通计一万三千五百息，则脉行八百一十丈，以运五脏之精。如不应此数者，名曰狂生，犹云侥倖而生也。正以五十营者，五脏皆受气，持其脉口之脉，脉口以脉会于此，故曰脉口；又以脉气会于此，故曰气口；又以太渊去鱼际一寸，故曰寸口。数其来至之数，五十动而不一代者，乃五脏皆受气也。《素问·脉要精微论》曰：代则气衰。盖代脉中止，不能自还，如有求代之义，故名。今五十动而不见止脉，所以五脏皆受气也。下此而四十动一代者，是五脏中一脏无气也；三十动一代者，是五脏中二脏无气也;二十动一代者,是五脏中三脏无气也;十动一代者,是五脏中四脏无气也;不满十动一代者,是五脏皆无气也。即此可以短期与之,其要法在本经之《终始篇》中。《终始篇》云:终始者,经脉为纪,持其脉口、人迎,以知阴阳有余不足,平与不平。又曰:不病者,脉口、人迎应四时也,上下相应而俱往来也,六经之脉不结动也。其义甚详。正以五十动而不一代者,乃平人之常脉,故可以知五脏之期。兹乃以短期与之者,即乍数乍疏之脉,非脉之代者而何?

黄帝曰:逆顺五体者,言人骨节之小大,肉之坚脆,皮之厚薄,血之清浊,气之滑涩,脉之长短,血之多少,经络之数,余已知之矣,此皆布衣匹夫之士也。夫王公大人,血食之君,身体柔脆,肌肉软弱,血气慓悍滑利,其刺之徐疾浅深多少,可得同之乎? 岐伯答曰:膏粱菽藿之味,何可同也? 气滑即出疾,其气涩则出迟,气悍则针小而入浅,气涩则针大而入深,深则欲留,浅则欲疾。以此观之,刺布衣者,深以留之,刺大人者,微以徐之,此皆因气慓悍滑利也。慓,比昭切。悍,候岸切。

此言人有贵贱,而刺法因以异也。五体者,即《阴阳二十五人篇》有五形之人也。布衣匹夫之士,其骨节有小大,肉有坚脆,皮有厚薄,血有清浊,气有滑涩,脉有长短,血有多少,此皆经络之数,大抵相类。至于王公大人,血食之君,身体肌肉软弱,血气慓悍滑利,必非贱者之可同也。其用针之徐疾浅深多少,可以同否? 伯言贵者之用膏粱,贱者之用菽藿,难以同也。然尝分而论之:凡气滑者,则疾出其针;气涩者,则迟出其针。气悍者,则针小,而所入又浅;气涩者,则针大,而所入又深。入针深者,则欲久留其针;入针浅者,则欲疾去其针。以此观之,则刺布衣者,气之涩者也,可以针大而深入,又当以久留其针也。刺大人者,气之滑且悍者也,可以针小而入浅,又当徐以纳之也。此皆因其气之慓悍滑利,异于布衣之士耳。

黄帝曰:形气之逆顺奈何?岐伯曰:形气不足,病气有余,是邪胜也,急泻之。形气有余,病气不足,急补之。形气不足,病气不足,此阴阳气俱不足也,不可刺之,刺之则重不足,重不足则阴阳俱竭,血气皆尽,五脏空虚,筋骨髓枯,老者绝灭,壮者不复矣。形气有余,病气有余,此谓阴阳俱有余也。当泻其邪,调其虚实。故曰有余者泻之,不足者补之,此之谓也。故曰刺不知逆顺,真邪相搏。满而补之,则阴阳四溢,肠胃充郭,肝肺内膜,阴阳相错。虚而泻之,则经脉空虚,血气竭枯,肠胃偪辟,皮肤薄著,毛腠夭膲,予之死期。故曰用针之要,在于知调阴与阳。调阴与阳,精气乃光,合形与气,使神内藏。故曰上工平气,中工乱脉,下工绝气危生。故曰下工不可不慎也。必审五脏变化之病,五脉之应,经络之实虚,皮之柔粗,而后取之也。偪,音摄。辟、僻同。《素问·调经论》有虚者聂辟。

此详言补泻当知逆顺,而反此者有害,所以当明用针之要也。人之形气本不足,病气反有余,是邪胜也,急泻之。人之形气本有余,病气则衰弱,是正衰也,急补之。若形气病气皆不足,此阴阳诸经之气皆不足也,不可刺之,刺之则重不足,而阴阳俱竭,血气皆尽,五脏空虚,筋骨髓枯,年老者必至绝灭其气,壮者其气终不能复矣。形气病气皆有余,此谓阴阳诸经之气皆有余也,急泻其邪,而后调其正气之虚实。此正有余则泻,不足则补,其理为顺。若有余则补,不足则泻,其理为逆。故所刺不知逆顺,则真邪相搏。满者当泻而反补之,所以邪气有余,当有阴阳四溢、肠胃充郭、肝肺内膜、阴阳相错之害。虚者当补而反泻之,所以正气不足,当有经脉空虚、血气枯竭、肠胃偎辟、僻积之意。皮肤薄着、毛腠夭膲之害。皆当与之以死期也。故用针之要,在于知调阴阳,自然精气生光,形气相合,而神气内藏,此乃上工平气之法。彼中工、下工,则乱脉与绝气耳。凡若此者,必审五脏有变化之病,五脉之异,经络之有虚实,皮肤之有柔脆,而后可以用针取气也。

寿夭刚柔第六

内有寿夭刚柔等字,故名篇。

黄帝问于少师曰:余闻人之生也,有刚有柔,有弱有强,有短有长,有阴有阳,愿闻其方。少师答曰:阴中有阴,阳中有阳,审之阴阳,刺之有方。得病所始,刺之有理。谨度病端,与时相应。内合于五脏六腑,外合于筋骨皮肤,是故内有阴阳,外亦有阴阳。在内者,五脏为阴,六腑为阳;在外者,筋骨为阴,皮肤为阳。故曰病在阴之阴者,刺阴之荥输;病在阳之阳者,刺阳之合;病在阳之阴者,刺阴之经;病在阴之阳者,刺络脉。故曰:病在阳者名曰风,病在阴者名曰痹,阴阳俱病命曰风痹。病有形而不痛者,阳之类也;无形而痛者,阴之类也。无形而痛者,其阳完而阴伤之也,急治其阴,无攻其阳;有形而不痛者,其阴完而阳伤之也,急治其阳,无攻其阴。阴阳俱动,乍有形,乍无形,加以烦心,命曰阴胜其阳,此谓不表不里,其形不久。度,音铎。

此详言病有阴阳,而刺之者必分阴阳也。帝问:人分刚柔强弱,长短阴阳,然治之者必有其方。少师言:阴阳之义,足以概之。但阴中有阴,阳中有阳,能审知之,则刺之者可获其方。病者所始有其端,得其始,故刺之为有理;度其端,故应之合其时。其内合于五脏六腑而分阴分阳，故五脏为阴，六腑为阳；外合于筋骨皮肤而亦分阴分阳，故筋骨为阴，皮肤为阳。是以病有在阴之阴者，即五脏有病，而在于筋骨，当刺阴经之荥输，如刺手太阴肺经之鱼际为荥、太渊为输之类。病有在阳之阳者，即六腑有病，而在于皮肤，当刺阳经之合，如刺手阳明大肠经曲池为合之类。病有在阳之阴者，即六腑有病，而在于筋骨，当刺阴经之经，如刺手太阴肺经经渠为经之类。病有在阴之阳者，即五脏有病，而在于皮肤，当刺阳经之络，如刺手阳明大肠经偏历为络之类。故病在阳经者，其名曰风。义见《素问·风论》。病在阴经者，其名曰痹。义见《素问·痹论》。阴阳两经俱受其病，其名曰风痹。不特此也，凡病涉有形，而按之不痛，是乃属之阳经者也；凡病本无形，而不免于痛者，是乃属之阴经者也。正以无形而痛者，乃阳经不伤而阴经受伤耳，理当急治其阴经，无攻其阳经。有形而不痛者，乃阴经不伤而阳经受伤耳，理当急治其阳经，无攻其阴经。病有阴阳俱病，形似有无而心为之烦，此乃阴经阳经各受其伤，而阴为尤甚，欲治其表，阴亦为病，欲治其里，阳亦为病，治之固难，形当不久矣。

黄帝问于伯高曰：余闻形气病之先后，外内之应奈何？伯高答曰：风寒伤形，忧恐忿怒伤气。气伤脏，乃病脏；寒伤形，乃应形；风伤筋脉，筋脉乃应。此形气内外之相应也。黄帝曰：刺之奈何？伯高答曰：病九日者，三刺而已；病一月者，十刺而已。多少远近，以此衰之。久痹不去身者，视其血络，尽出其血。黄帝曰：内外之病，难易之治奈何？伯高答曰：形先病而未入脏者，刺之半其日；脏先病而形乃应者，刺之倍其日。此月内难易之应也。衰，去声。易，去声。

此言形气与病之相应，而刺法有难易也。风寒伤人之形，故寒气伤形,乃病于形而应之于外。忧恐忿怒伤人之气,故气伤脏,乃病于脏而应之于内。至于风伤筋脉,则筋脉为应,而应之于内外之间。此形气与病外内之相应者如此。然刺之之法,病有九日,则三次刺之而病可已;病有一月,则十次刺之而病可已。其间人之感病不同,日数各有多少远近,以此大略,病三日而刺一次者之法,等而杀之。惟久痹而其身不能往来者,则视其血络,尽出其血,不必拘于三日一刺之法也。然而病有内外,治有难易,风寒伤形,形先病而未入脏者,其病尚在于表,犹甚浅也,刺之日数,一半而已,如病九日而刺二次,病一月而刺五次之谓也。忧恐喜怒伤气,气伤脏,而外形又应者,其病表里皆然,殊为深也,刺之日数必加倍之,如病九日而刺三次,病一月而刺十次之谓也。此乃月内病有多少远近,而刺之有难易之应耳。

　　黄帝问于伯高曰:余闻形有缓急,气有盛衰,骨有大小,肉有坚脆,皮有厚薄,其以立寿夭奈何? 伯高答曰:形与气相任则寿,不相任则夭。皮与肉相果则寿,不相果则夭。血气经络胜形则寿,不胜形则夭。黄帝曰:何谓形之缓急? 伯高答曰:形充而皮肤缓者则寿,形充而皮肤急者则夭;形充而脉坚大者顺也,形充而脉小以弱者气衰,衰则危矣。若形充而颧不起者骨小,骨小而夭矣。形充而大肉,䐃坚而有分者肉坚,肉坚则寿矣。形充而大肉,无分理不坚者肉脆,肉脆则夭矣。此天之生命,所以立形定气而视寿夭者。必明乎此立形定气,而后以临病人,决死生。黄帝曰:余闻寿夭,无以度之。伯高答曰:墙基卑,高不及其地者,不满三十而死。其有因加疾者,不及二十而死也。黄帝曰:形气之相胜,以立寿夭奈何? 伯高答曰:平人而气胜形者寿,病而形肉脱,气胜形者死,形胜气者危矣。颧,音权。

腘,渠永切。度,入声。

此详言立形定气可以决人之寿夭也。帝问:人之身形有缓急,大气有盛衰,骨有大小,肉有坚脆,皮有厚薄,果可即此五者而定人之寿夭乎? 伯高言:人身之大体为形,人形之所充者为气,形缓而气盛,是之谓相任也。相任者,相当也,故曰寿;若形缓而气反衰,形急而气反盛,或形急气衰,则不相当也,其夭必矣。有皮必有肉,皮厚而肉坚,是谓之相果也。相果者,如果木之果,皮肉相称,即所谓坚果也,故曰寿;若皮厚而肉脆,皮薄而肉坚,或皮薄而肉脆,则不相果也,其夭必矣。人身有血有气,有经有络,四者能胜其形,如形缓而气血经络皆盛也,故曰寿;若四者不能胜其形,如形缓而气血经络皆衰也,其夭必矣。何以谓形之缓急也? 凡形体充大,而皮肤宽缓者,则寿;若形体充大,而皮肤紧急者,则必夭矣。何以为气有盛衰也? 凡形体充大,而脉气坚大者,为顺;若形体充大,而脉气小弱者,则为危矣。何以为骨有大小也? 凡形体充大而颧骨起者骨大,盖颧为诸骨之宗,颧大则一身之骨皆大,而胜其形体之充大;若形体充大而颧骨不起,则诸骨皆小,其夭必矣。何以为肉有坚脆也? 凡形体充大,而臀为大肉,其腘脂内坚,外有纹理为分者,则一身之肉皆坚,盖大肉为诸肉之宗,肉坚则有寿;若形体充大,而大肉无有分理,则肉急,按之不坚则肉脆,肉脆则夭矣。此天造命于有生之初者,立其形,即定其气。而凡视人之寿夭,亦必立形定气,而后可决死生于有生之后也。且寿夭何以度之? 本经《五色篇》曰:明堂者,鼻也。阙者,眉间也。庭者,颜也。蕃者,颊侧也。蔽者,耳门也。又曰:明堂骨高以起,平以直,五脏次其中央,六腑挟其两侧。首面上于阙庭,王宫在于下极,则五脏六腑固于面部而知之也。今面部四旁为墙,其基甚卑,不及明堂、阙庭等地之高,当不满三十岁而死也。其有所因,而加之以疾者,盖不知慎守,而或为外感内伤也,则不满二十岁而死矣。何以为形气相胜,而可以立寿夭也？平人者,不病之人也。有是形体,必有是元气,气胜其形,则为寿;若至于有病,而形肉已脱,则气虽胜形,形必难复,其死必矣。或形肉未至尽脱,而元气衰甚,不及于形,是谓形胜其气,其病必危也。夫曰形者,可以概皮肉骨矣;曰气者,则凡气尽于是矣。

黄帝曰:余闻刺有三变,何谓三变？伯高答曰:有刺营者,有刺卫者,有刺寒痹之留经者。黄帝曰:刺三变者奈何？伯高答曰:刺营者出血,刺卫者出气,刺寒痹者内热。黄帝曰:营卫寒痹之为病奈何？伯高答曰:营之生病也,寒热少气,血上下行。卫之生病也,气痛时来时去,怫忾贲响,风寒客于肠胃之中。寒痹之为病也,留而不去,时痛而皮不仁。怫,音拂。忾,音凯。

此言刺法之异者有三也。刺有三变,法有不同,谓之变也。盖有刺营气者,必出其血,正以血者营气之所化。《营卫生会篇》云:营气化血以奉生身。今营气有余,则阳不胜阴;不足,则阴不胜阳,所以寒热往来而气甚衰少。其血为阳所搏,当上下行。此皆血之为病,故刺之者必出其血耳。《素问·调经论》云:取血于营。有刺卫气者,必出其气,正以卫气属阳。《痹论》谓卫气循于皮肤之中,分肉之间,熏于肓膜,散于胸腹。今卫气受病,其病当时来时去,病之或在内而或在外也。怫忾者,怒意也。以其有贲响之声,故曰怫忾。风寒之气客于肠胃之间,病之在于内也。此皆气之为病,故刺之者,必出其气耳。《调经论》云:取气于卫。有刺寒痹之留于经者,必熨之,以使之内热,其法见下节。正以寒痹为病,留而不去,时或作痛,及皮肤不知痛痒而为不仁也。

黄帝曰：刺寒痹内热奈何？伯高答曰：刺布衣者，以火焠之；刺大人者，以药熨之。黄帝曰：药熨奈何？伯高答曰：用淳酒二十斤，蜀椒一升，干姜一斤，桂心一斤，凡四种，皆㕮咀渍酒中，用绵絮一斤，细白布四丈，并内酒中。置酒马矢煴中，盖封涂，勿使泄。五日五夜，出布绵絮，曝乾之，乾复渍，以尽其汁。每渍必晬其日，乃出乾。乾，并用滓与绵絮复布为复巾，长六七尺，为六七巾，则用之生桑炭炙巾，以熨寒痹所刺之处，令热入至于病所，寒复炙巾以熨之，三十遍而止。汗出，以巾拭身，亦三十遍而止。起步内中无见风。每刺必熨，如此病已矣。此所谓内热也。乾，音干。内酒之内作纳。矢，屎同。煴，于文切，火气。晬，音遂。内中、内热之内字，如字。

此言刺寒痹有内热之法者，以其有熨之之方也。布衣气血涩浊，刺其寒痹之后，当以火焠之。大人气血清滑，刺其寒痹之后，当以药熨之。㕮咀，以口碎药如豆粒也。后世虽以刀代，而犹有㕮咀之称者，本此。渍，浸也。马矢煴中，以马屎燥乾而烧之也。晬，周日也。复布为复巾，重布为之，如今之夹袋，所以入药滓与绵絮也。用此法者，所以热其内也。

官针第七

官者，任也。官针者，任九针之所宜也，故名篇。此与下篇，首无起语，玩前后篇之义，当为岐伯所言也。

凡刺之要，官针最妙。九针之宜，各有所为，长短大小，各有所施也。不得其用，病弗能移。疾浅针深，内伤良肉，皮肤为痈。病深针浅，病气不泻，〔支〕为大脓。病小针大，气泻太甚，疾必为害。病大针小,气不泄泻,亦复为败。失针之宜,大者泻,小者不移。已言其过,请言其所施。病在皮肤无常处者,取以镵针于病所,肤白勿取。病在分肉间,取以圆针于病所。病在经络痼痹者,取以锋针。病在脉,气少当补之者,取之锃针于井荥分输。病为大脓者,取以铍针。病痹气暴发者,取以圆利针。病痹气痛而不去者,取以毫针。病在中者,取以长针。病水肿不能通关节者,取以大针。病在五脏固痹者,取以锋针,泻于井荥分输,取以四时。支为大脓之支,当作皮,或作反。

　　此言九针各有所施也。疾浅者针亦宜浅,而反入深,则内之良肉受伤,外之皮肤为痈。病深者针亦宜深,而反入浅,则内之病气不泻,而外之皮为大脓。至病小而针反大,则正气过泻;病大而针反小,则邪反不泄。此皆失针之宜,所以为过误也。九针之各有所施者何如?病在皮肤无常处者,取以镵针于病所。本经九针十二原篇云:镵针者,头大末锐,去泻阳气,又九针论云:镵针者,取法于巾针,去末寸半卒锐之,主热在头身也。肤白勿取者,凡皮肤太白,其气必少故也。病在分肉间者,取以圆针于病所。九针十二原篇云:圆针者,针如卵形,揩摩分肉间,不得伤肌肉,以泻分气。九针论云:取法于絮针,筒其身,而卵其锋,长一寸六分,主治分肉间气。病在经络痼痹者,取以锋针。九针十二原篇云:锋针者,刃三隅,以发痼疾。九针论云:四曰锋针,取法于絮针,筒其身,锋其末,长一寸六分,主痈热出血。病在脉,气少而当补之者,取之锃针,以刺各经之井荥分输。九针十二原篇云:锃针者,锋如黍粟之锐,主按脉勿陷,以致其气。九针论云:三曰锃针,取法于黍粟之锐,长三寸半,主按脉取气,令邪出。病为大脓者,取之铍针。一名铧针。九针十二原云:铍针者,末如剑锋,以取大脓。九针论云:五曰铍针,取法于剑锋,广二分半,长四寸,主大痈脓,两热争者也。病之痹气暴发者，取以圆利针。九针十二原篇云：圆利针者，大如氂，且圆且锐，中身微大，以取暴气。九针论云：六曰圆利针，取法于氂，微大其末，反小其身，令可深纳也。长一寸六分，主取痈痹者也。病之痹气痛而不去者，取以毫针。九针十二原篇云：毫针者，尖如蚊虻喙，静以徐往，微以久留之，而养以取痛痹。九针论云：七曰毫针，取法于毫毛，长一寸六分，主寒热痛痹在络者也。病在中者，取以长针。九针十二原篇云：长针者，锋利身薄，可以取远痹。九针论云：八曰长针，取法于綦针，长七寸，主取深邪远痹者也。病水肿不能通关节者，取以大针。九针十二原篇云：大针者，尖如挺，其锋微圆，以泻机关之水也。九针论云：九曰大针，取法于锋针，其锋微圆，长四寸，主取大气不出关节者。病在五脏固痹者，取以锋针，泻其井荥分输，取以四时。此节九针论之第四针，前曰病在经络痼痹者取以锋针，此则当同之也。但彼止取经取络，而此则泻其井荥与输，及照五脏以取四时耳。

凡刺有九，以应九变：一曰输刺，输刺者，刺诸经荥输脏腧也。二曰远道刺，远道刺者，病在上，取之下，刺腑腧也。三曰经刺，经刺者，刺大经之结络经分也。四曰络刺，络刺者，刺小络之血脉也。五曰分刺，分刺者，刺分肉之间也。六曰大泻刺，大泻刺者，刺大脓以铍针也。七曰毛刺，毛刺者，刺浮痹皮肤也。八曰巨刺，巨刺者，左取右，右取左。九曰焠刺，焠刺者，刺燔针则取痹也。输、腧、俞互同。焠，音萃。燔，音烦。

此言刺法有九者之异也。变者，异也。一曰输刺，刺诸经之荥穴输穴，及背间之心俞、肺俞、脾俞、肝俞、肾俞也。二曰远道刺，凡病在上，反取穴于下，所以刺足三阳经也。三曰经刺，刺大经之结络于经穴之分也。四曰络刺，刺小络之血脉也。五曰分刺，刺各经分肉之间也。六曰大泻刺，用第五铍针以刺大脓也。七曰毛刺，刺浮痹之在皮肤也。八曰巨刺,左病取右,右病取左。《素问·调经论》曰:痛在于左,而右脉病者,巨刺之。《素问·缪刺论》以刺经穴为巨刺,刺络穴为缪刺,皆左取右,右取左。九曰焠刺,刺以燔针,所以取痹证也。调经论曰:病在骨,焠刺药熨。

凡刺有十二节,以应十二经。一曰偶刺,偶刺者,以手直心若背,直痛所,一刺前,一刺后,以治心痹。刺此者,傍针之也。二曰报刺,报刺者,刺痛无常处也。上下行者,直内无拔针,以左手随病所按之,乃出针复刺之也。三曰恢刺,恢刺者,直刺傍之举之,前后恢筋急,以治筋痹也。四曰齐刺,齐刺者,直入一,傍入二,以治寒气小深者。或曰三刺,三刺者,治痹气小深者也。五曰扬刺,扬刺者,正内一,傍内四,而浮之,以治寒气之博大者也。六曰直针刺,直针刺者,引皮乃刺之,以治寒气之浅者也。七曰输刺,输刺者,直入直出,稀发针而深之,以治气盛而热者也。八曰短刺,短刺者,刺骨痹,稍摇而深之,致针骨所,以上下摩骨也。九曰浮刺,浮刺者,傍入而浮之,以治肌急而寒者也。十曰阴刺,阴刺者,左右率刺之,以治寒厥,中寒厥,足踝后少阴也。十一曰傍针刺,傍针刺者,直刺傍刺各一,以治留痹久居者也。十二曰赞刺,赞刺者,直入直出,数发针而浅之出血,是谓治痈肿也。傍,当作旁,古盖通用。内,纳同。恢,苦回切。中,去声。数,音朔。

此言刺法有十二节要,所以应十二经也。一曰偶刺,以一手直其前心,以一手直其后背,皆以直其痛所。直者,当也。遂用一针以刺其胸前,用一针以刺其后背,正以治其心痹耳。然不可以正取,须斜针以旁刺之,恐中心者一日死也。按前后各用一针,有阴阳配合之义,故曰偶刺。二曰报刺,所以刺其痛无常处也。凡痛时上时下者,当直纳其针,无拔出之,以左手随其痛处而按之,然后出针,俟其相应,又复刺之,刺而复刺,故曰报刺。三曰恢刺,以针直刺其旁,复举其针,前后恢荡其筋之急者,所以治筋痹也。四曰齐刺,用一针以直入之,用二针以旁入之,所以治寒痹之小且深者。因用三针,故又曰三刺也。五曰扬刺,正纳其针一,旁纳其钅四,而又浮举其针而扬之,所以治寒气之博大者也。六曰直针刺,先用针以引起其皮,而后入刺之,所以治寒气之浅者也。七曰输刺,将针直入直出,稀发其针而又深入之,所以治气之盛而热者也。八曰短刺,所以刺其骨痹,稍摇针而深入之,以致针于骨所,然后上下摩其骨耳。九曰浮刺,旁入其针而浮举之,所以治肌之急而寒者也。浮刺似前扬刺,但彼有正纳旁纳,而此则止有旁入之针耳。十曰阴刺,左右俱取穴以刺之,所以治寒厥也。然中寒厥者,必始于阴经,自下而厥上,故取足踝后少阴经之穴以刺之。名阴刺者,以其刺阴经也。义见《素问·厥论》。十一曰旁针刺,用针以直刺者一,用针以旁刺者一,所以治留痹之久居者也。十二曰赞刺,直入直出其针,且数发针而浅刺之,使之出血,所以治痈肿也。

脉之所居深不见者,刺之微内针而久留之,以致其空脉气也。脉浅者勿刺,按绝其脉乃刺之,无令精出,独出其邪气耳。内,纳同。

　　此言脉有浅深而刺之有法也。凡脉之所居深不可见者,必微纳其针而久留之,所以致其空中之脉气上行也。脉之所居浅者,初时勿即刺之,且以左手按绝其穴中之脉,然后以右手刺之,盖欲无使精气之出,将以独出其邪气耳。

　　所谓三刺则谷气出者,先浅刺绝皮,以出阳邪;再刺则阴邪出者,少益深,绝皮致肌肉,未入分肉间也;已入分肉之间,则谷气出。故刺法曰:始刺浅之,以逐邪气而来血气;后刺深之,以致阴气之邪;

最后刺极深之，以下谷气。此之谓也。_{按分肉有二：各部在外之肉，曰分}
_{肉；其在内近骨之肉，与骨相分，亦曰分肉。}

此言一刺之中而有三刺之法也。按后终始篇云：凡刺之属，三刺至谷气。故一刺则阳邪出，再刺则阴邪出，三刺则谷气至，谷气至而止。所谓谷气至者，已补而实，已泻而虚，故已知谷气至也。正与此节相同。夫所谓刺有三法，而致其谷气之出者何也？先浅刺其按绝之皮，以出其卫气之邪，即上节脉浅者勿刺，按绝其脉乃刺之，无令精出，独出其邪气之谓也。又再刺之，以出其营气之邪，则比绝皮稍益深之，至肌肉内，未入分肉间也。肌肉、分肉之辨，肌肉在皮内肉上，而分肉则近于骨者也。又最后刺之，则已入分肉之间，而谷气乃出。彼刺法之言，亦与此言互相发明者耳。

故用针者，不知年之所加，气之盛衰，虚实之所起，不可以为工也。_{此节见《素问·六节脏象论》。}

此言用针之法，当知年之所加，气之盛衰，虚实之所起也。《素问·六元正纪大论》言：每年所加，各有太过不及。_{即至真要大论加临之加。}自初气以至终气，有主有客，有胜有负，其天时民病不同，中间盛衰虚实悉考而知，始足以为工耳。

凡刺有五，以应五脏。一曰半刺，半刺者，浅内而疾发针，无针伤肉，如拔毛状，以取皮气，此肺之应也。二曰豹文刺，豹文刺者，左右前后针之，中脉为故，以取经络之血者，此心之应也。三曰关刺，关刺者，直刺左右，尽筋上，以取筋痹，慎无出血，此肝之应也。或曰渊刺，一曰岂刺。四曰合谷刺，合谷刺者，左右鸡足，针于分肉之间，以取肌痹，此脾之应也。五曰输刺，输刺者，直入直出，深内之至骨，以取骨痹，此肾之应也。_{内，纳同。}

此言刺有五法,所以应五脏也。一曰半刺,浅纳其针而又速发之,似非全刺,故曰半刺,无深入以伤其肉,如拔毛之状,所以止取皮间之气,盖肺为皮之合,故为肺之应也。二曰豹文刺,因多其针,左右前后刺之,故曰豹文,中其脉以为故,悉取经络中之血,盖心主血,故为心之应也。三曰关刺,直刺左右手足,尽筋之上,正关节之所在,所以取筋痹也,慎无出血,盖肝主筋,故为肝之应也。外此又有渊刺、岂刺之名。四曰合谷刺,左右用针,如鸡足然,针于分肉之间,以取肌痹,盖脾主肌肉,故为脾之应也。五曰输刺,直入直出,深纳其针以至于骨,所以取骨痹,盖肾主骨,故为肾之应也。按此输刺,乃上文十二节中之第八刺法也。又按后世《金针赋》等书,有烧山火八法,青龙摆尾四法,名色俱出后人揣摩,并非圣经宗旨。今《灵枢》明有九变输刺等法,十二节偶刺等法,五刺半刺等法,刺节真邪篇有振蒙等法。后之学者果能熟读详味,渐能用针起危,顾乃弃圣经而宗末学,致使针法不行,疲癃无所倚赖,痛哉!

本神第八

此篇推本五脏之神,故名篇。

黄帝问于岐伯曰:凡刺之法,必先本于神。血脉营气精神,此五脏之所藏也。至于淫泆离脏则精失,魂魄飞扬,志意恍乱,智虑去身者,何因而然乎? 天之罪与? 人之过乎? 何谓德气生精神魂魄心意志思智虑? 请问其故。岐伯答曰:天之在我者德也,地之在我者气也,德流气薄而生者也。故生之来谓之精,两精相搏谓之神,随神往来者谓之魂,并精而出入者谓之魄,所以任物者谓之心,心有所忆谓之意,意之所存谓之志,因志而存变谓之思,因思而远慕谓之虑,因虑而处物谓之智。故智者之养生也,必顺四时而适寒暑,和喜怒而

安居处,节阴阳而调刚柔,如是则僻邪不至,长生久视。相搏之搏,音博。《礼·儒行》:鸷虫攫搏,不程勇者。亦读为搏。

此详言人身德气等义,而唯智者为能养生也。天非无气,而主之以理,故在我之德,天之德也。地非无德,而运之以气,故在我之气,地之气也。则吾之生,德所流、气所薄而生者也,故谓之生。然生之来者谓之精,《易》曰:男女构精,万物化生。则吾人之精,虽见于有生之后,而实由有生之初之精为之本也。人生有阴斯有营,有阳斯有卫,营卫相搏,神斯见焉。其所谓魂者属于阳,然魂则随神而往来;其所谓魄者属于阴,然魄则并精而出入。正以精对神而言,则精为阴而神为阳,故魂属神而魄属精也。其所谓心意志思智虑,举不外于一心焉耳。故凡所以任物者谓之心。《素问·灵兰秘典论》曰:心者,君主之官,神明出焉。则万物之机,孰非吾心之所任者乎?由是而心有所忆者,意也。意有所存者,志也。志有所变者,思也。思有所慕者,虑也。虑有所处者,智也。此十三者,愚人则伤之,如下节云云。智者善于养生,上顺天时,下尽人事,为能节阴阳而调刚柔,所以邪僻不至,而能长生久视于天地间也。

是故怵惕思虑者则伤神,神伤则恐惧,流淫而不止。因悲哀动中者,竭绝而失生。喜乐者,神惮散而不藏。愁忧者,气闭塞而不行。盛怒者,迷惑而不治。恐惧者,神荡惮而不收。心怵惕思虑则伤神,神伤则恐惧自失,破䐃脱肉,毛悴色夭,死于冬。脾愁忧而不解则伤意,意伤则悗乱,四肢不举,毛悴色夭,死于春。肝悲哀动中则伤魂,魂伤则狂忘不精,不精则不正,当人阴缩而挛筋,两胁骨不举,毛悴色夭,死于秋。肺喜乐无极则伤魄,魄伤则狂,狂者意不存人,皮革焦,毛悴色夭,死于夏。肾盛怒而不止则伤志,志伤则喜忘

其前言,腰脊不可以俛仰屈伸,毛悴色夭,死于季夏。恐惧而不解则伤精,精伤则骨痠痿厥,精时自下。是故五脏主藏精者也,不可伤,伤则失守而阴虚,阴虚则无气,无气则死矣。是故用针者,察观病人之态,以知精神魂魄之存亡得失之意,五者已伤,针不可以治之也。

此言伤五神者,必伤五脏而危也。心藏神,脾藏意,肝藏魂,肺藏魄,肾藏精与志,是之谓五神脏也。故心因怵惕思虑则伤神,神伤则心虚而肾来侮之。肾在志为恐,所以恐惧流淫而不止也。惟其恐惧自失,故胭破肉脱,毛悴色夭,而死于冬。何也? 以水克火也。脾因愁忧而不解,则气闭塞而不行,遂伤意,意为脾之神也,意伤则闷乱,四肢不举,脾主四肢也。至于毛悴色夭而死于春,何也? 以木克土也。肝因悲哀动中者则伤魂,魂伤则善狂善忘而不精爽,其志向亦不正,其人当阴缩而筋挛,其两胁骨当不举,渐至竭绝而失生,毛悴色夭而死于秋。何也? 以金克木也。肺因喜乐无极则伤魄,魄伤则神惮散而不藏,不藏则狂,狂者意不存。脾本藏意,而母气亦衰,故意不存也。其人皮革当焦,毛悴色夭而死于夏。何也? 以火克金也。肾盛怒而不止,则迷惑而不治,遂伤志,以肾藏志也。志伤则前言易忘,及腰脊不可以俛仰屈伸,又恐惧而不解,则神荡散而不收及伤精,以肾又藏精也。精伤则骨痠而为痿为厥,以肾主骨,而痿厥皆成于下也。其精时或自下,至于毛悴色夭而死于季夏,何也? 以土克水也。是故五脏皆有气,则各有精,而五脏各有以藏之,伤则失守而阴气虚,以五脏皆属阴也。阴虚则五脏无气,所以随时而死耳。是故用针者,当察观病人之态,以知精神魂魄意志或存或亡,或得或失,若五神已伤,则毛悴色夭,死期将至,针不能以治之也。《素问·五脏别论篇》曰:病不许治者,病必不治,治之无功矣。愚思针不可用,则药亦不可妄投矣。

肝藏血,血舍魂,肝气虚则恐,实则怒。脾藏营,营舍意,脾气虚则四肢不用,五脏不安;实则腹胀,经溲不利。心藏脉,脉舍神,心气虚则悲,实则笑不休。肺藏气,气舍魄,肺气虚则鼻塞不利,少气;实则喘喝,胸盈仰息。肾藏精,精舍志,肾气虚则厥;实则胀,五脏不安。必审五脏之病形,以知其气之虚实,谨而调之也。

此言五脏有虚实,而其病形亦异也。人身之血藏于肝,《素问·五脏生成篇》云:人卧血归于肝。而血则为魂之舍,惟肝气虚则为恐,实则为怒。人之营气藏于脾,而营则为意之舍,惟脾气虚则四肢不用及五脏不安,以脾主四肢,而脾为五脏之主也;实则腹胀,经溲不利,以脾之脉行于腹,而土邪有余,故小便不利。人之脉藏于心,而脉则为神之舍,惟心气虚则悲,实则笑不休。人之气藏于肺,而气则为魄之舍,惟肺气虚则鼻塞不利,且少气;《素问·五脏别论》云:心肺有病,而鼻为之不利也。实则喘喝,其胸必盈,而息则首仰也。人之精藏于肾,而精则为志之舍,惟肾气虚则为厥证;据《素问·厥论》当为寒厥。实则胀,以肾脉行于小腹也。其五脏不安,盖脾肾为胀,皆五脏不安,以胀则自不能安也。凡五脏之病形如此,当知各脏之气虚实为病,然后可以调之,而调之又不可不谨也。针药皆当谨调。

终始第九

终始,本古经篇名,而伯乃述之。故前根结篇有云:九针之玄,要在终始。此又曰:毕于终始。故知其为古经篇名也。按首无起句,当同前篇,俱为岐伯言也。

凡刺之道,毕于终始,明知终始,五脏为纪,阴阳定矣。阴者主

脏，阳者主腑，阳受气于四末，阴受气于五脏。故泻者迎之，补者随之，知迎知随，气可令和。和气之方，必通阴阳，五脏为阴，六腑为阳。传之后世，以血为盟，敬之者昌，慢之者亡，无道行私，必得夭殃。声全平。

此言凡刺之道，当知此终始篇之大义也。脏为阴，腑为阳。阳在外，受气于四肢；阴在内，受气于五脏。故因其气之来而迎之者，泻之法也；因其气之往而随之者，补之法也。知迎随为补泻，则阴阳诸经之气可和调矣。

谨奉天道，请言终始。终始者，经脉为纪。持其脉口、人迎，以知阴阳有余不足，平与不平，天道毕矣。所谓平人者，不病。不病者，脉口、人迎应四时也，上下相应而俱往来也，六经之脉不结动也，本末之寒温之相守司也，形肉血气必相称也，是谓平人。少气者，脉口、人迎俱少，而不称尺寸也。如是者，则阴阳俱不足，补阳则阴竭，泻阴则阳脱。如是者，可将以甘药，不可饮以至剂。如此者弗灸。不已者，因而泻之，则五脏气坏矣。称，去声。

此言持寸口、人迎之脉，可以别平人与病人，而病人之少气者，宜调以甘药，而不宜施以针灸也。请言终始篇之义，凡以经脉篇为之纲纪耳。盖右手寸部曰脉口，左手寸部曰人迎，持其脉以诊之，则阴阳诸经之虚实平否，皆可奉天道以知之矣。夫所谓平人者，不病之人也。春夏人迎微大，秋冬脉口微大，与四时相应，又俱往俱来，与尺寸相应。上谓寸，下谓尺。手足各有六经，无结脉，无动脉，审其本末，察其寒温，此语见本经禁服篇。各有所司，与时相宜，形肉血气相称，是之谓平人也。其正气衰少，故脉口少气，而尺亦然，乃阴经不足也。人迎少气，而寸亦然，乃阳经不足也。欲补阳经则阴经愈竭，欲泻阴经则阳经愈脱,此针之所以不可施也,仅可将理以甘和之药,不可饮以至补至泻之剂,且灸亦不可妄用。倘病有未已,而针灸误泻,则五脏之气益坏矣,岂可哉!

　　人迎一盛,病在足少阳,一盛而躁,病在手少阳。人迎二盛,病在足太阳,二盛而躁,病在手太阳。人迎三盛,病在足阳明,三盛而躁,病在手阳明。人迎四盛,且大且数,名曰溢阳,溢阳为外格。脉口一盛,病在足厥阴,〔厥阴〕一盛而躁,在手心主。脉口二盛,病在足少阴,二盛而躁,在手少阴。脉口三盛,病在足太阴,三盛而躁,在手太阴。脉口四盛,且大且数者,名曰溢阴,溢阴为内关,内关不通,死不治。人迎与太阴脉口俱盛四倍以上,命曰关格,关格者与之短期。数,音朔。按脉分气口、人迎,此与禁服等篇义同。滑伯仁谓:古以夹喉两旁分气口、人迎,至王叔和始分左右寸部者,未考诸篇故耳。

　　此言脉口、人迎之脉,而决其病在何经,甚至脉为关格则死也。人迎一盛、二盛、三盛、四盛者,较之脉口之脉大一倍、二倍、三倍、四倍也。义见本经经脉、禁服篇。人迎一盛,病在足少阳胆经,若一盛而加之以躁动,则在手少阳三焦经矣。人迎二盛,病在足太阳膀胱经,若二盛而加之以躁动,则在手太阳小肠经矣。人迎三盛,病在足阳明胃经,若三盛而加之以躁动,则在手阳明大肠经矣。盖人迎主外,左手寸关为东南,为春夏。故足手六阳经之病验于此也。其人迎甚至四盛,且大且数,是六阳泛溢,格拒于外,而在内六阴经之脉,不得运之以出于外矣,夫是之谓外格也。下文有内关不通,死不治,则此当云外格不通,死不治。脉口一盛、二盛、三盛、四盛者,较之人迎大一倍、二倍、三倍、四倍也。义见本经经脉、禁服篇。脉口一盛,病在足厥阴肝经,若一盛而躁,则在手厥阴心包络经矣。脉口二盛,病在足少阴肾经,若二盛而躁,则在手少阴心经矣。脉口三盛,病在足太阴脾经,若三盛而躁,则在手太阴肺经矣。盖脉口主内,右手寸尺为西北,为秋冬。故足手六阴经之病验于此也。其脉口甚至四盛,且大且数,是六阴泛溢关闭于内,而在外六阳经之脉,不得运之以入于内矣,夫是之谓内关也。内关不通,当为死不治。且人迎、脉口之脉俱盛而四倍已上,是谓关格兼见也,皆与之以短期而已。后世医籍皆以饮食不下为关格,视此节大义可深惭云。

　　人迎一盛,泻足少阳而补足厥阴,二泻一补,日一取之,必切而验之,疏取之上,气和乃止。人迎二盛,泻足太阳补足少阴,二泻一补,二日一取之,必切而验之,疏取之上,气和乃止。人迎三盛,泻足阳明而补足太阴,二泻一补,日二取之,必切而验之,疏取之上,气和乃止。脉口一盛,泻足厥阴而补足少阳,二补一泻,日一取之,必切而验之,疏而取上,气和乃止。脉口二盛,泻足少阴而补足太阳,二补一泻,二日一取之,必切而验之,疏取之上,气和乃止。脉口三盛,泻足太阴而补足阳明,二补一泻,日二取之,必切而验之,疏而取之上,气和乃止。所以日二取之者,阳明主胃,大富于谷气,故可日二取之也。人迎与脉口俱盛三倍以上,命曰阴阳俱溢,如是者不开,则血脉闭塞,气无所行,流淫于中,五脏内伤。如此者,因而灸之,则变易而为他病矣。凡刺之道,气调而止,补阴泻阳,音气益彰,耳目聪明,反此者气血不行。

　　此言据人迎、脉口之脉,当施补泻之法也。人迎一盛,病在足少阳胆经,则胆与肝为表里,乃胆实而肝虚也,当泻足少阳胆经,而补足厥阴肝经,泻者二穴,而补者一穴,泻倍而补半也。一日刺之者一次,必切其脉而验其病之退否,疏而取穴于胆肝二经之上,盖彼此之穴相间之谓疏也,候至气和乃止针。由此推之,则一盛而躁,病在手少阳,当泻手少阳三焦经,而补手厥阴心包络经矣。人迎二盛,病在足太阳膀胱经,则膀胱与肾为表里,乃膀胱实而肾虚也,当泻足太阳膀胱经,而补足少阴肾经,泻者二穴,而补者一穴,二日内止刺一次,则间日一刺也。必切其脉而验其病之退否,疏而取穴于膀胱肾经之上。由此推之,则二盛而躁,病在手太阳,当泻手太阳小肠经,而补手少阴心经矣。人迎三盛,病在足阳明胃经,则胃与脾为表里,乃胃实而脾虚也,当泻足阳明胃经,而补足太阴脾经,泻者二穴,而补者一穴,一日之内二次刺之,必切其脉而验其病之退否,疏而取穴于脾胃二经之上,候其气和而乃止针。下文曰:所谓日二取之者,阳明主胃,大富于谷气,故可日二取之。此处缺此语。由此推之,则三盛而躁,病在手阳明,当泻手阳明大肠经,而补手太阴肺经矣。脉口一盛,病在足厥阴肝经,则肝实而胆虚也,当泻足厥阴肝经,而补足少阳胆经,补者二穴,而泻者一穴,补倍而泻半也。一日刺之者一次,必切其脉而验其病之退否,疏而取穴于肝胆之上,候至其气和而乃止针。由此推之,则一盛而躁,病在手心主,当泻手厥阴心包络经,而补手少阳三焦经矣。脉口二盛,病在足少阴肾经,则肾实而膀胱虚也,当泻足少阴肾经,而补足太阳膀胱经。补者二穴,而泻者一穴,二日内止刺一次,则间日一刺也,必切其脉而验其病之退否,疏而取穴于肾与膀胱之上,候至气和而乃止针。由此推之,则二盛而躁,病在手少阴,当泻手少阴心经,而补手太阳小肠经矣。脉口三盛,病在足太阴脾经,则脾实而胃虚也,当泻足太阴脾经,而补足阳明胃经。补者二穴,而泻者一穴,一日之内二次刺之,必切其脉而验其病之退否,疏而取穴于脾胃二经之上,候至气和而乃止针。由此推之,则三盛而躁,病在手太阴,当泻手太阴肺经,而补手阳明大肠经矣。夫肝胆则曰一日一取之,膀胱与肾则曰间日一刺之,惟胃与脾则曰一日二取之者,正以阳明主胃,大富于谷气,故一日可二取之耳。人迎与脉口俱盛皆三倍已上,命曰阴阳俱溢,谓之关格,如此者,而不刺以开之,则血气闭塞,脉气不行,邪气流淫于中,五脏内伤。病至若此,而始图灸之,则变易而为他病矣。由此观之,则灸不及针,后人不察,病势已危,而概用灸火者,晚矣。是以凡行刺者,必早乘其病势,以调其气,候至气和而止针。或补阴经以泻阳经,或补阳经以泻阴经,则音声能彰,耳聪目明矣。否则血气不行,而病必至危也。按此即人迎脉口以知虚实,遂泻阴补阳、泻阳补阴,乃诊治至妙之法也,岂特用针为然?奈何后世不讲,而脉既不明,治亦无法,致人夭札者多,痛哉!

所谓气至而有效者,泻则益虚,虚者,脉大如其故而不坚也,坚如其故者,适虽言故,病未去也。补则益实,实者,脉大如其故而益坚也,夫如其故而不坚者,适虽言快,病未去也。故补则实,泻则虚,痛虽不随针,病必衰去。必先通十二经脉之所生病,而后可得传于终始矣。故阴阳不相移,虚实不相倾,取之其经。

此承上文而言补泻之法,候气至而有效也。九针十二原篇有云:刺之要,气至而有效,效之信,若风之吹云,明乎若见苍天。夫所谓气至而有效者,正以其泻者已虚而补者已实也。盖泻则益之以虚,虚者贵于脉之不坚,所以脉尽如其旧,而按之不坚也。大如其旧,犹今之所谓尽如其旧,非脉之盛大也。苟坚如其初,则适才虽言病去复旧,其病尚未去也。补则益之以实,实者贵于脉之坚,所以脉尽如其旧,而按之坚也。苟不坚如其初,则适才虽言身体已快,其病尚未去也。夫然则脉之坚与不坚,虚实之所由验也,故补之而实,则脉必坚;泻之而虚,则脉必不坚。其病有痛者虽不随针而即去,然亦必以渐而衰矣。为医者,必先通于十二经脉之所生病,或虚或实,当补当泻,而后可传以终始篇之大义矣。欲通十二经脉之所生病,及虚实补泻,必明于本经经脉第十篇而后可。正以阴经阳经病各有在,不相转移,虚之实之,法有攸当,不得倾易,故当取之于其各经耳。按此则用药以补泻,而病之去否,亦可以脉之坚否为验矣。

凡刺之属,三刺至谷气,邪僻妄合,阴阳易居,逆顺相反,沉浮异处,四时不得,稽留淫泆,须针而去。故一刺则阳邪出,再刺则阴邪出,三刺则谷气至,谷气至而止。所谓谷气至者,已补而实,已泻而虚,故已知谷气至也。邪气独去者,阴与阳未能调,而病知愈也。故曰补则实,泻则虚,痛虽不随针,病必衰去矣。此节大意见前官针第五节。

此承上文而言病必衰去者,正以三法行而谷气至也。凡刺法之所属有三,由初刺次刺三次,以致其谷气来至者,何哉?盖病者始时邪僻之气,妄合正脉,阴阳诸经似相易而居,表里逆顺似相反而行,脉气浮沉似所处各异,其邪气稽留淫泆,必待针以去之耳。故初刺之以出其阳气之邪,再刺之以出其阴气之邪,三刺之以致其谷气,则已补而实,已泻而虚,故已知其谷气之至也。斯时也,邪气已去,阴阳诸经虽未即调,而知其病之必愈。上文所谓补则实,泻则虚,病虽不随针即去,而病必衰去者,复何疑哉!

阴盛而阳虚,先补其阳,后泻其阴而和之。阴虚而阳盛,先补其阴,后泻其阳而和之。

此承上文而言阴经阳经之补泻,其法当有先后也。夫脉口盛而六阴为病,是阴经盛而阳经虚也。然必先补其阳,而后泻其阴以和之。人迎盛而六阳为病，是阳经盛而阴经虚也，必先补其阴而后泻其阳以和之。何也？邪气虽当去，而尤以扶正气为先也。

三脉动于足大指之间，必审其实虚，虚而泻之，是谓重虚，重虚病益甚。凡刺此者，以指按之，脉动而实且疾者疾泻之，虚而徐者则补之。反此者病益甚。其动也，阳明在上，厥阴在中，少阴在下。重，平声。

此言足之三经，当验其虚实而补泻之也。按本节后文，则三脉者，足阳明胃经、足厥阴肝经、足少阴肾经也。三脉动于足大指之间者，正以阳明动于大指次指之间，凡厉兑、陷谷、冲阳、解溪皆在足跗上也。厥阴动于大指次指之间，正以大敦、行间、太冲、中封在足跗内也。少阴则动于足心，其穴涌泉乃足跗之下也。必审其脉之虚实，若虚者而泻之，是谓重虚，病之所以益甚也。凡刺此者，须以指按之，脉动而实且疾者为实，宜急泻之；脉动而虚且徐者为虚，宜急补之。否则重虚其虚，重实其实，其病当益甚也。且视其脉之所动者，阳明则在于足之上，厥阴则在于二经之中，少阴则在于足之下耳。

膺腧中膺，背腧中背、肩膊，虚者取之。中，去声。膊，音博。

此言凡取穴者，必当各中其所也。胸之两旁谓之膺，故膺内有腧，如胃经气户、库房、屋翳、膺窗，肾经或中、神藏、灵墟、神封之类，凡刺膺腧者，当中其膺可也。背内有腧，如督脉经诸穴居脊之中，膀胱经诸穴居背之四行之类，凡刺背腧者，当中其背与肩膊可也。凡按分肉虚处则取之耳。

上重舌，刺舌柱，以铍针也。铍，音皮。

此言刺重舌之法也。舌在上，故曰上。舌下生舌，谓之重舌。

当刺其舌柱,在舌下之柱。用之以铍针耳。九针篇云:铍针取法于剑锋,广
二分半,长四寸,去大痈脓,两热相争。官能篇云:病为大脓者,取以铍针。

**手屈而不伸者,其病在筋。伸而不屈者,其病在骨。在骨守骨,
在筋守筋。**

此言屈伸可验筋骨之病,当各守其法以刺之也。凡手虽能屈而
实不能伸者,正以筋甚拘挛,故屈易而伸难,其病在筋,治之者,亦惟
在筋守筋耳,不可误求之骨也。手虽能伸而实不能屈者,正以骨有
所伤,故伸易而屈难,其病在骨,治之者,亦惟在骨守骨耳,不可误求
之筋也。

**补须一方实,深取之,稀按其痏,以极出其邪气。一方虚,浅刺
之,以养其脉,疾按其痏,无使邪气得入。邪气来也紧而疾,谷气来
也徐而和。脉实者,深刺之,以泄其气。脉虚者,浅刺之,使精气无
得出,以养其脉,独出其邪气。**

此言补泻之法,所以出其邪气而复其正气也。补泻之法,须待
其一时方实则行泻法。方犹俗云才方也。当深其针以取之,少按其痏,
以极出其邪气。一时方虚,当浅其针以取之,以养其正气之脉,且急
按其痏,无使邪气又得而入也。盖邪气之来,其针下必紧而疾,谷气
之来,其针下必徐而和,可得而验者也。况病之虚实,系于脉之虚
实,故即脉之虚实,以为刺之深浅,而泄其邪气,养其正气焉耳。

刺诸痛者,其脉皆实。

此承上文而言脉实者当泻,以凡刺诸痛者,其脉必实故也。

**故曰:从腰以上者,手太阴阳明皆主之。从腰以下者,足太阴阳
明皆主之。**

此言病有所主之经,见治之者,当分经也。《素问·六微旨大

论》曰：天枢之上，天气主之；天枢之下，地气主之。天枢，脐旁二寸。本经阴阳系日月篇曰：腰以上为天，腰以下为地。故曰从腰以上，手太阴肺经、手阳明大肠经主之。盖肺经自胸行手，大肠经自手行头也。从腰以下，足太阴脾经、足阳明胃经主之。盖脾经自足入腹，胃经自足上面也。四经各有所主，则各经宜各有所取耳。

病在上者下取之，病在下者高取之，病在头者取之足，病在腰者取之腘。

此言治病有远取之法也。有病虽在上，其脉与下通，当取之下。病虽在下，其脉与上通，当取之高。故病在于头而取之于足，病在于腰而取之于腘，皆在上取下之法也。至于在下取高之义，可反观矣。

病生于头者头重，生于手者臂重，生于足者足重。治病者，先刺其病所从生者也。

此言治病有先取之法也。病生于头者，其头必重，余病皆从此始，故治病者，先取之头。至于手病而臂重，足病而足重，其法亦犹是耳，即先求其本之义也。

春气在毛，夏气在皮肤，秋气在分肉，冬气在筋骨，刺此病者，各以其时为齐。故刺肥人者，以秋冬之齐；刺瘦人者，以春夏之齐。齐，剂同。《素问》有刺齐论。

此言治法有浅深，当随时因人而施也。春气邪发在毫毛间，夏气则出于皮肤，秋气初入于分肉间，冬气则入于筋骨。凡刺此四者，春夏则取之毫毛皮肤而浅其针，秋冬则取之分肉筋骨而深其针，所谓随时以为剂也。后世之齐从剂，盖用刀以制药也。今针曰齐者，犹之用药故耳，故云。然人之肥者，其病必深，故用秋冬之剂；人之瘦者，其病乃浅，故用春夏之剂，所谓因人而施者又如此。

病痛者阴也,痛而以手按之不得者阴也,深刺之。病在上者阳也,病在下者阴也,痒者阳也,浅刺之。

此言病有阴阳,故刺之有浅深也。阴经为阴,阳经为阳;痛为阴,痒为阳;上为阳,下为阴。病在阴者深取之,病在阳者浅刺之。

病先起阴者,先治其阴,而后治其阳;病先起阳者,先治其阳,而后治其阴。

此言病有所由起,故刺有所先也。阴阳者,阴经阳经也。按此节大义,与上病生于头者头重一节相同。

刺热厥者,留针反为寒;刺寒厥者,留针反为热。刺热厥者,二阴一阳;刺寒厥者,二阳一阴。所谓二阴者,二刺阴也;一阳者,一刺阳也。《素问》明有厥论,本经寒热病篇亦有刺寒厥热厥法。

此言刺厥病之有法也。《素问·厥论》有寒热二证。刺热厥者久留其针,反能为寒而热可去;刺寒厥者久留其针,反能为热而寒可去。刺热厥者,补阴经二次,泻阳经一次,盖阴盛则阳退,热当自去也;刺寒厥者,补阳经二次,泻阴经一次,盖阳盛则阴退,寒当自去也。所谓二阴者,二次刺阴经也;一阳者,一刺泻阳经也。其二阳一阴可推矣。

久病者,邪气入深,刺此病者,深内而久留之,间日而复刺之,必先调其左右,去其血脉,刺道毕矣。内,纳同。间,去声。

此言治久病之有法也。

凡刺之法,必察其形气。形肉未脱,少气而脉又躁,躁厥者,必为缪刺之,散气可收,聚气可布。

此言气虚脉盛者,当行缪刺之法也。形肉虽未脱,元气则衰少,然而脉又躁动,是谓气虚脉盛也,当行缪刺之法,即左病取右络穴,右病取左络穴是也。其精气之散可以收之,邪气之聚可以散之。

深居静处,占神往来,闭户塞牖,魂魄不散,专意一神,精气之分,毋闻人声,以收其精,必一其神,令志在针,浅而留之,微而浮之,以移其神,气至乃休。分,去声。

此言用针者,当预养其神以行针也。凡用针者,虽占病者之神气往来,然必先自养其神气。故深居静处,闭户塞牖,魂魄神意精气皆会于一,令志已在针,方浅而留之,或微而浮之,以移病者之神,候其真气已至而乃止针也。

男内女外,坚拒勿出,谨守勿内,是谓得气。凡刺之禁,新内勿刺,新刺勿内;已醉勿刺,已刺勿醉;新怒勿刺,已刺勿怒;新劳勿刺,已刺勿劳;已饱勿刺,已刺勿饱;已饥勿刺,已刺勿饥;已渴勿刺,已刺勿渴;大惊大恐,必定其气乃刺之;乘车来者,卧而休之,如食顷乃刺之;出行来者,坐而休之,如行十里顷乃刺之。凡此十二禁者,其脉乱气散,逆其营卫,经气不次,因而刺之,则阳病入于阴,阴病出于阳,则邪气复生。粗工勿察,是谓伐身。形体淫泆,乃消脑髓,津液不化,脱其五味,是谓失气也。按《素问·刺禁论》云:无刺大醉,令人气乱;无刺大怒,令人气逆;无刺大劳人,无刺新饱人,无刺大饥人,无刺大渴人,无刺大惊人。

此言病人与医人,善养善针者为得气,而反此者为失气也。气,真气也。病人善守禁忌,男子则忌内,而谨守无内;女人则忌外,而坚拒勿出。则未刺之先,或已刺之后,真气不失,是之谓得气也。然凡刺之禁,曰外、曰内、曰醉、曰怒、曰劳、曰饱、曰饥、曰渴、曰惊、曰恐、曰车、曰步,皆当慎之,正以此十二禁者,脉气散乱,营卫相逆,经气不次,病人失于自守,医人妄于行刺,则阳病入阴,阴病出阳,邪气复而真气衰,不谓之失气而何?

太阳之脉,其终也,戴眼,反折,瘛疭,其色白,绝皮乃绝汗,绝汗则终矣。少阳终者,耳聋,百节尽纵,目系绝,目系绝一日半则死矣,其死也,色青白乃死。阳明终者,口目动作,喜惊妄言,色黄,其上下之经盛而不行则终矣。少阴终者,面黑齿长而垢,腹胀闭塞,上下不通而终矣。厥阴终者,中热嗌干,喜溺,心烦,甚则舌卷、卵上缩而终矣。太阴终者,腹胀闭不得息,气噫善呕,呕则逆,逆则面赤,不逆则上下不通,上下不通则面黑皮毛燋而终矣。闲,闭同。见《素问·诊要经终论》,经脉篇亦有各经气绝。

此言足之六经其终各有所候也。足太阳膀胱之脉,起目内眦,上额交巅,从巅入络脑,还出别下项,循肩髆内,挟脊抵腰中,入循膂,络肾属膀胱。故其终时,其眼反戴而上,其背反折,而为瘛疭之状。色白者,肺绝也。绝汗出而终矣。足少阳胆经之脉,起于目锐眦,上抵头角,下目后,入耳中,上走耳前。故其终也,时百节尽纵而目系绝也。色青白者,金木相克也。足阳明胃经之脉,起于鼻,交额中,下循鼻外,入上齿中,还出挟口,环唇,下交承浆。其支循喉咙入缺盆,下腹,属胃络脾。故其终时,必耳动作,喜惊妄言,胃邪盛也。色黄者,土色泄也。上下之经盛而不通者,胃气绝也。足少阴肾经主水,其色黑,肾主骨,齿乃骨余,肾脉入于腹,通窍于二便。故其终时,面黑齿长而垢,腹胀而不通也。足厥阴肝经之脉,循股阴,入毛中,过阴器,抵小腹,上贯膈,布胁肋,循喉咙。故其终时,中热嗌干,喜溺而心烦,甚则舌卷卵缩也。足太阴脾经之脉,循足大指内侧,出腨内,上阴股,入腹,上膈,挟咽,连舌本,散舌下。故其终时,腹胀闭而不得息,噫呕交作,上下不通,面黑而皮毛燋也。

黄帝内经灵枢注证发微卷之二

经脉第十

按此篇言十二经之脉，故以经脉名篇。实学者习医之第一要义，不可不究心熟玩也。后世能言不识十二经络，开口动手便错，而于此懵然，惜哉！滑伯仁《十四经发挥》《针灸聚英》等书，各本于此，但不若此篇尤详，凡《内经》全书之经络，皆至此而推之耳。

雷公问于黄帝曰：禁〔脉〕之言，凡刺之理，经脉为始，营其所行，制其度量，内次五脏，外别六腑，愿尽闻其道。黄帝曰：人始生，先成精，精成而脑髓生，骨为干，脉为营，筋为刚，肉为墙，皮肤坚而毛发长。谷入于胃，脉道以通，血气乃行。雷公曰：愿卒闻经脉之始生。黄帝曰：经脉者，所以能决死生，处百病，调虚实，不可不通。按禁脉当作禁服。本经第四十八禁服篇云：凡刺之理，经脉为始，营其所行，知其度量，内刺五脏，外刺六腑。则此篇数语，乃出于禁服篇也。

此帝因雷公之问，必原脉道之所以行，而示以经脉之所当知也。人之始生，先成于精，本经决气篇云：两神相搏，合而成形，常先身生，是谓精。精成而脑髓生，肾通于脑。其骨为干，犹木之干。其脉为营，犹将之营。《史记》云：以师兵为营卫。其筋为刚，其肉为墙，至皮肤坚，而后毛发长。及其已生，必谷入于胃，则脉道以通，而血气乃行。此经脉者，可以决死生，处百病，而调虚实，乃人之不可不知也。按《素问·三部九候论》云：必先知经脉，然后知病脉。此经脉之所当知也。

肺手太阴之脉，起于中焦，下络大肠，还循胃口，上膈属肺，从肺系横出腋下，下循臑内，行少阴、心主之前，下肘中，循臂内上骨下廉，入寸口，上鱼，循鱼际，出大指之端。其支者，从腕后直出次指内廉，出其端。是动则病肺胀满，膨膨而喘欬，缺盆中痛，甚则交两手而瞀，此为臂厥，是主肺所生病者。欬，上气，喘渴，烦心，胸满，臑臂内前廉痛，厥，掌中热。气盛有余，则肩臂痛风寒，汗出中风，小便数而欠。气虚则肩臂痛寒，少气不足以息，溺色变。为此诸病，盛则泻之，虚则补之，热则疾之，寒则留之，陷下则灸之，不盛不虚以经取之。盛者寸口大三倍于人迎，虚者则寸口反小于人迎也。瞀，音务。臑，音猱。数，音朔。按自肺至肝、督、任，滑伯仁有《十四经发挥》，义犹未悉，其各经图形，起止歌诀，宜详阅之。

此言肺经脉气之行，乃为第一经之经脉也。言肺者，即手太阴经之脉也。凡言手者，以其井荥输经合等穴，自手而始也；凡言足者，以其井荥输经合等穴，自足而始也。后凡各经分手足者以此。起，发也。中焦者，中脘也。在脐上四寸。胃口，胃之上脘。在脐上五寸。络，犹兜也，如今人横线为络而兜物也。循，巡也。膈，隔也。凡人心下有膈膜，前齐鸠尾，后齐十一椎，周围着脊，所以遮隔浊气，不使上熏心肺也。肺系者，喉咙也。喉以候气，下接于肺。肩下胁上际曰腋，膊下对腋处为臑，肩肘之间也。臑尽处为肘，肘以下为臂。廉，隅也。手掌后高骨旁动脉为关，关前动脉为寸口。曰鱼、鱼际者，谓掌骨之前、大指本节之后，其肥肉隆起处，统谓之鱼；鱼际，则其间之穴名也。端，秒也。按本经营卫生会、五味、邪客、刺节真邪等篇，言人身有前三焦者，宗气出于上焦，即所谓积于胸中，又谓之积于膻中也，出喉咙以司呼吸。其营气者，阴精之气也，由中焦之气阳中有阴者，随上焦之气以降于下焦，而生此阴气，故谓之清者为营，又谓之营气出于中焦者是也。然营气阴性精专，随宗气以运行于经隧之中，故谓之营行脉中者是也。其卫气者，阳精之气也，由下焦之气阴中有阳者，随中焦之气以升于上焦，而生此阳气，故谓之浊者为卫，又谓之卫气出于下焦者是也。然卫气阳性慓悍，不随宗气而行，而自行于各经皮肤分肉之间，故谓之卫行脉外者是也。兹手太阴之脉，起于中焦，以至下文云云者，本言宗气与营气同行，而卫气不与焉者也。即营卫生会篇所谓与营俱行于阳二十五度，行于阴亦二十五度，一周也，故五十度而复大会于手太阴矣。然此特言肺经运行之始耳。起于中焦者，即营卫生会篇所谓中焦亦并胃中，出上焦之后，此所受气者，泌糟粕，蒸津液，化其精微，上注于肺脉者是也。言由谷气入胃，其精微之气，起于中焦，下络大肠，以肺与大肠相为表里也。转巡胃之上口，属之于肺。即从肺系横出腋下，盖由胸部第四行之中府、云门以出腋下，下循臑内，历天府、侠白，行于手少阴心经、手厥阴心主包络两经之前，下入肘中，抵尺泽穴。即营卫生会篇所谓上焦出于胃上口，并咽以上，贯膈而布胸中，走腋，循太阴之分而行者也。既下肘中，乃循臂内上骨之下廉，历孔最、列缺，入寸口之经渠、太渊，以上鱼，又循鱼际，出大指之端，至少商穴而止也。其支者，如木之有枝，以其自直行之脉而旁行之也。臂骨尽处为腕，脉之大隧为经，交经者为络。盖本经经脉虽终于大指之端，而络脉之行，从腕后之列缺穴交于手之阳明经，而由合谷、三间、二间以至于商阳穴，又随商阳而上行也。及其动穴验病，肺发胀满，致膨膨然，俗云膨脖。而喘急欬嗽，缺盆中痛，本经胀论云：肺胀者，虚满而喘欬。甚则交两手而瞀瞀者，此之谓臂气厥逆也。肺脉由中府出腋，循臑下肘入手。是皆肺经所生之病耳。然又有诸病，或出本经，或由合经，为欬，为上气，为喘，为渴，为烦心，为胸满，肺脉贯膈而布胸中。为臑臂内前廉痛，为厥，掌中热。脉行手少阴心主之前。邪气有余，则为肩臂痛于风寒，络脉交于手，上肩背。为汗出中风，为小便频数，而发之为欠。母病及肾。正气不足，则为肩臂疼痛、寒冷，络行手阳明。为少气不足以息，本经病。为溺色变。邪及子。其诸病有如此者。然盛则当泻之，虚则当补之，热则泻者疾去其针，寒则补者久留其针，脉陷下者则用艾以灸之，若不盛不虚则止以本经取之，而不必求之手阳明也。所谓盛者，何以知之？寸口较人迎之脉三倍而躁，则肺经为实，如终始篇所谓泻手太阴肺，而补手阳明大肠者是也。虚者何以知之？寸口较人迎之脉三倍而小，则肺经为虚，如终始篇所谓补手太阴肺，而泻手阳明大肠者是也。按《难经·二十二难》，以是动为气，所生为血，即动、生二字分为气血，且以气先血后为难，不知肺经则言肺所生病，大肠则言津液所生病，胃则言血所生病，脾则言脾所生病，心则言心所生病，小肠则言液所生病，膀胱则言筋所生病，肾则言肾所生病，心主则言脉所生病，三焦则言气所生病，胆则言骨所生病，肝则言肝所生病，何尝以所生之病皆定为血也。今详本篇，前后辞义分明，不以所动属气，所生属血，乃《难经》之臆说耳。又按至真要大论云：所谓动者，知其病也。盖言凡知太冲、冲阳、尺泽等穴气绝，为死不治。正以其动，则可以验病，不动则气绝耳。此篇是动之义，正言各经之穴动则知其病耳。按自此肺经以至肝经，及两跷、督、任，共计一十六丈二尺之脉，宗气主呼吸而行脉路，一呼脉行三寸，一吸脉行三寸，呼吸定息，脉行六寸。漏水下一刻，计一百三十五息，脉行八丈一尺。二刻，计二百七十息，脉行一十六丈二尺，为一周身。漏水下百刻，计一万三千五百息，脉行八百一十丈，周夜共行五十度周于身。并非言手太阴行于寅时，手阳明行于卯时，足阳明行于辰时，足太阴行于巳时，手少阴行于午时，手太阳行于未时，足太阳行于申时，足少阴行于酉时,手厥阴行于戌时,手少阳行于亥时,足少阳行于子时,足厥阴行于丑时。至后世子午流注针灸等书,始有为此说者,张世贤、熊宗立遂乃分时注释。如果十二经分配十二时,则一时止行得一经,何以能八刻之一千八十息,脉行六十四丈八尺,而四度周于身也?又何以能十二时之一万三千五百息,脉行八百一十丈,而五十度周于身也?况每经体有长短,穴有多寡,假如手少阴心,止有九穴,左右计一十八穴,不过自手小指至肘上臑内而已。今日行于午时,其一时当得一千一百二十五息,脉行六十七丈五尺,较之足太阳膀胱经有六十三穴,左右共计一百二十六穴,直至目之内眦,上行于头,转至项后,下背四行,下行委中,以至足之小指外侧,其穴道身体尽一身之长,今日行于申时,则一时之中,亦止得息数一千一百二十五息,脉数止得六十七丈五尺乎?其余各经长短不同,又皆息数、脉数俱以一时之中而尽合乎?所谓一时止行一经者,实理势之所必无也。彼或以二十三难始从中焦始字,遂指寅为肺,便以卯为大肠,而直轮至丑为肝经耶?殊不知纪漏者,必始寅初一刻,而经脉运行之始,始于肺经,谓之始于寅时一刻则可,若泥定肺经止行于寅时则非也,故自二刻一周身之后,又从中焦而起,一日一夜有五十次起于中焦,合昼夜而皆然,不但寅时而已,何可以始于一刻,而遂指肺之必行干寅时也。至有以余时配各经者,又缪之缪矣。李东垣《此事难知集》《针灸聚英》及历朝太医院刊勒诸经穴名于石碑者,亦以各经分配各时,盖相仍于后世医籍而未究经典耳。遍考《灵》《素》,岂轩岐之本旨哉!

手太阴肺经图

《难经》曰:肺重三斤三两,六叶两耳,凡八叶,主藏魄。四垂如盖,附着于脊之第三椎,中有二十四空,行列分布诸脏之气,为诸脏之华盖。人有二喉,前喉为喉咙,通于五脏,主气出入。《灵枢·忧恚无言篇》云:喉咙者,气之所以上下者也。后喉为咽喉,主纳水谷,通于六腑。忧恚无言篇云:咽喉者,水谷之道也。《难经》曰:喉咙重十二两,广二寸,长一尺二寸,九节;咽门重十二两,广二寸半,至胃长一尺六寸。肠胃篇伯高曰:咽门重十两。广长同。

《素问·灵兰秘典论》云:肺者,相傅之官,治节出焉。《灵枢·本脏篇》云:肺小则少饮,不病喘喝;肺大则多饮,善病胸痹、喉痹、逆气;肺高则上气、肩息、欬;肺下则居奔迫肺,善胁下痛;肺坚则不病欬上气;肺脆则苦病消瘅,易伤;肺端正则和利难伤;肺偏倾则胸偏痛也。又云:白色小理者,肺小;粗理者,肺大;巨肩反膺陷喉者,肺高;合腋张胁者,肺下;好肩背厚者,肺坚;肩背薄者,肺脆;背膺厚者,肺端正;胁偏疏者,肺偏倾也。

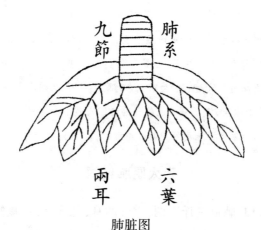

肺脏图

附:肺经诸穴歌

愚谓欲明经脉,须熟穴名,但徐氏歌俱自井荥而始,殊非本篇各经起止正义。滑氏歌合于起止,似无意味,读者难之。今各阴经照滑氏,阳经照徐氏,则合于起止,且长短句法亦照徐氏,学者颇便。惟先熟穴名,而经脉自了然矣。俗医云:吾大方脉,非针灸科,何须识经穴名?此所以为庸下,而不能入轩岐正脉也。

手太阴,十一穴,中府云门天府列。侠白下尺泽,孔最见列缺。经渠太渊下鱼际,抵指少商如韭叶。

又分寸歌

太阴肺兮出中府,云门之下一寸许。云门璇玑旁六寸,巨骨之下二骨数。天府腋下三寸求,侠白肘上五寸主。尺泽肘中约纹论,孔最腕上七寸取。列缺腕侧一寸半,经渠寸口陷中是。太渊掌后横纹头,鱼际节后散脉举。大指本节后。少商大指端内侧,此穴若针疾减愈。云门,巨骨下,侠气户旁二寸陷中,去中行任脉六寸。气户,巨骨下,俞府两旁各二寸陷中,去中行任脉四寸,去膺窗四寸八分。俞府,巨骨下,璇玑旁二寸陷中。璇玑,天突下一寸。天突,结喉下四寸宛宛中。上挨穴之法,由天突起至璇玑,由璇玑至云门,其法甚简。后仿此。

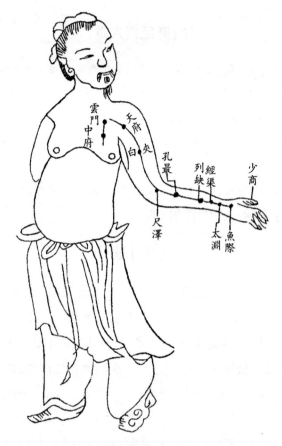

手太阴肺经循行图

大肠手阳明之脉,起于大指次指之端,循指上廉,出合谷两骨之间,上入两筋之间,循臂上廉,入肘外廉,上臑外前廉,上肩,出髃骨之前廉,上出于柱骨之会上,下入缺盆,络肺,下膈,属大肠。其支者,从缺盆上颈贯颊,入下齿中,还出挟口,交人中,左之右,右之左,上挟鼻孔。是动则病齿痛,颈肿,是主津液所生病者。目黄,口干,鼽衄,喉痹,肩前臑痛,大指次指痛不用。气有余,则当脉所过者热肿,虚则寒栗不复。为此诸病,盛则泻之,虚则补之,热则疾之,寒则留之,陷下则灸之,不盛不虚以经取之。盛者人迎大三倍于寸口,虚者人迎反小于寸口也。髃,牛口反。颈,音英。衄,音求。䐃,音肉。

　　此言大肠经脉气之行,乃为第二经也。大指次指者,手大指之次指,即第二指,名食指也。肺经本出于大指,而大肠经则出于次指,兹言大指次指者,乃大指之次指,非言既出于大指而又出于次指也。循指之指,正次指也。合谷者,本经穴也。俗名虎口。肩端两骨间为髃骨。肩胛上际处为天柱骨。缺盆,足阳明胃经穴也。头茎为颈,耳以下曲处为颊。言大肠者,乃手阳明经之脉,受手太阴之交,遂起于次指之端,循此次指之商阳、二间、三间之上廉,出合谷穴,在两骨之间,又上阳溪穴,即两筋之间,又循臂之上廉偏历、温溜、下廉、上廉、三里,入肘外廉之曲池穴,上循臑外之前廉,历肘髎、五里、臂臑,以上肩之肩髃穴,又出髃骨之前廉,循巨骨穴,上出天柱骨之会上,会于大椎,自大椎而下入缺盆,循足阳明经脉外,络绕肺脏,复下膈,当天枢之外,会属于大肠。其支别者,虽由偏历而入,又自缺盆上行于颈,循天鼎、扶突上贯于颊,入下齿缝中,复出夹口两吻,相交于人中之内,左脉往右,右脉往左,上挟鼻孔,循禾髎、迎香而终,以交于足阳明胃经也。及其动穴验病,则为齿痛,脉入齿缝。为颈肿,脉上贯颈。是主津液所生之病耳。又有诸病之生,或出本经,或由合经,为目黄,大肠内热。为口干,脉挟口。为鼽,为衄,脉挟鼻孔。为喉痹,脉出挟口。为肩之前臑痛,脉上臑肩。为大指之次指不能举用。井荥五腧皆由次指而上。其邪气有余而实,则凡脉所经过者皆热而肿。其正气不足而虚,则为寒栗不能遽复。然盛则当泻之,虚则当补之,热则泻者疾去其针,寒则补者久留其针,脉陷下者则用艾以灸之,若不盛不虚则止以本经取之，而不必求之手太阴肺经也。所谓盛者，何以知之？人迎较寸口之脉三倍而躁，则大肠经为实，如终始篇所谓泻手阳明大肠，而补手太阴肺者是也。虚者何以知之？人迎较寸口之脉三倍而小，则大肠经为虚，如终始篇所谓泻手太阴肺，而补手阳明大肠者是也。

手阳明大肠经图

平人绝谷篇伯高曰：回肠大四寸，径一寸寸之少半，长二丈一尺，受谷一斗，水七升半。《难经》云：大肠重二斤十二两。肠胃篇同。按直肠曰直，则大肠周回叠积当名曰回。

《素问·灵兰秘典论》云：大肠者，传道之官，变化出焉。《灵枢·本脏篇》云：肺应皮，皮厚者，大肠厚；皮薄者，大肠薄；皮缓腹里大者，大肠大而长；皮急者，大肠急而短；皮滑者，大肠直；皮肉不相离者，大肠结。

附：大肠经诸穴歌

手阳明，二十穴名，循商阳二间三间而行。历合谷阳溪之俞，过偏历温溜之滨。下廉上廉三里而近，曲池肘髎五里之程。臂臑肩髃牛口反。上于巨骨，天鼎纡意俱反，萦纡曲也。乎扶突。禾窌唇连，迎香鼻迫。

又分寸歌

商阳盐指内侧边,二间来寻本节前。三间节后陷中取,合谷虎口岐骨间。阳溪上侧腕中是,偏历腕后三寸安。温溜腕后去五寸,池前五寸下廉看。池前三寸上廉中,池前二寸三里逢。曲池曲骨纹头尽,肘髎大骨外廉近。大筋中央寻五里,肘上三寸行向里。臂臑肘上七寸量,肩髎肩端举臂取。巨骨肩尖端上行,天鼎喉旁四寸真。扶突天突旁三寸,禾髎水沟旁五分。迎香禾髎上一寸,大肠经穴自分明。左右共四十穴。

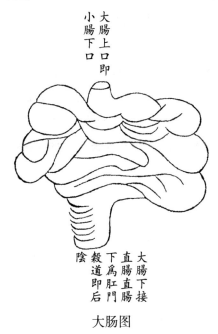

大肠图

胃足阳明之脉，起于鼻之交頞中，旁约太阳之脉，下循鼻外，上入齿中，还出挟口，环唇，下交承浆，郤循颐后下廉，出大迎，循颊车，上耳前，过客主人，循发际，至额颅。其支者，从大迎前下人迎，循喉咙，入缺盆，下膈，属胃络脾。其直者，从缺盆下乳内廉，下挟脐，入气街中。其支者，起于胃口，下循腹里，下至气街中而合。以下髀关，抵伏兔，下膝膑中，下循胫外廉，下足跗，入中指内间。其支者，下廉三寸而别，下入中指外间。其支者，别跗上，入大指间，出其端。是动则病洒洒振寒，善呻数欠，颜黑，病至则恶人与火，闻木声则惕然而惊，心欲动，独闭户塞牖而处，甚则欲上高而歌，弃衣而走，贲响腹胀，是为骭厥，是主血所生病者。狂疟温淫，汗出鼽衄，口喝唇胗，颈肿喉痹，大腹水肿，膝膑肿痛，循膺、乳、气街、股、伏兔、骭外廉、足跗上皆痛，中指不用。气盛则身已前皆热，其有余于胃，则消谷善饥，溺色黄。气不足则身已前皆寒栗，胃中寒则胀满。为此诸病，盛则泻之，虚则补之，热则疾之，寒则留之，陷下则灸之，不盛不虚以经取之。盛者，人迎大三倍于寸口；虚者，人迎反小于寸口也。頞，音遏。颅，音卢。髀，音比，去声。膑，音宾。跗，音抚。数，音朔。贲，音奔。骭，音骭。喝，音呱。胗，音诊。

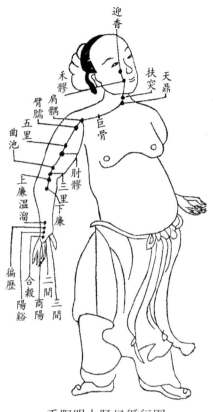

手阳明大肠经循行图

此言胃经脉气之行,乃为第三经也。頞,鼻茎也,山根为頞。
颏,却同。腮下为颔,颔中为颐,腮前为发际,发际前为额颅。股内
为髀,髀前膝上起肉处为伏兔,伏兔后为髀关。挟膝筋中为膑,胫骨
为䯒,足面为跗。足阳明受手阳明之交,起于鼻之两旁迎香穴,上行
而左右相交于頞中,过睛明之分,下循鼻外,历承泣、四白、巨髎,上
入齿中,还出挟口两吻地仓,环绕唇下,左右相交于承浆,却循颐后
下廉,出大迎,循颊车,上耳前,历下关,过客主人,循发际,行悬厘、

额厌之分，经头维，会于额颅之神庭。其支别者，从大迎前下人迎，循喉咙，历水突、气舍，入缺盆，行足少阴俞府之外，下膈，当上脘、中脘之分，属胃络脾。其直行者，从缺盆而下，下乳内廉、循气户、库房、屋翳、膺窗、乳中、乳根、不容、承满、梁门、关门、太乙、滑肉门，下挟脐，历天枢、外陵、大巨、水道、归来诸穴，而入气冲中。即气街。其支者，自属胃处，起胃下口，循腹里，过足少阴肓俞之外、本经之里，下至气冲中，与前之入气冲者合。既相合于气冲中，乃下髀关，抵伏兔，历阴市、梁丘，下入膝膑中，经犊鼻，下循足面曰跗之冲阳、陷谷，入中指外间之内庭，至厉兑穴而终也。其络脉之支别者，自膝下三寸，循三里穴之外别下，历上廉、条口、下廉、丰隆、解溪、冲阳、陷谷，以至内庭、厉兑而合也。又其支者，别跗上冲阳穴，别行入大指间，出足厥阴行间穴之外，循大指下出其端，以交于足太阴也。及其动穴验病，阳明虚则洒洒振寒，善呻，且数数而欠，疟论云：阳明虚则寒栗鼓颔。其颜则黑。如病至时，则恶人与火，闻木音则惕然而惊，心欲动，《素问·阳明脉解篇》云：阳明主肉，其脉血气盛，邪客之则热，热甚则恶火。又云：阳明厥则喘而悗，悗则恶人。又曰：胃者，土也，故闻木音而惊者，土恶木也。又脉解篇云：所谓甚则恶人与火，闻木音则惕然而惊者，阳气与阴气相薄，水火相恶，故惕然而惊也。独闭户而处，脉解篇云：所谓欲独闭户牖而处者，阴阳相薄也。阳尽而阴盛，故欲独闭户牖而处也。甚则欲上高而歌，弃衣而走，阳明脉解篇岐伯曰：四支者，诸阳之本也。阳盛则四支实，实则能登高也。热盛于身，故弃衣而走也。为贲响腹胀，以阳明火盛而与水相激，故有声及胀也。其气厥逆，则从骭而厥，脉自足次指，从骭外廉而上行。是乃阳明血分所生之病耳。然又有诸病，或出本经，或由合经，为狂、为疟，其气温热而淫泆，为汗出，为鼽、为衄，脉循鼻外。为口喎，为唇胲，挟口环唇。为颈肿，循颐，出大迎。为喉痹，循喉咙，入缺盆。为大腹水肿，循腹里。为膝膑肿痛，膝膑，本经穴。又循膺膺窗等处。乳乳中、乳根。气街、即气冲。股、梁丘、阴市等处。伏兔、本经穴。骭外廉、三里而下等处。足跗上皆痛，陷谷、冲阳、解溪等处。为足中指不能举用。脉行于次指，而中指相连。如邪气盛，则身已前皆热，其热有余于胃，则消谷善饥，为溺色黄。胃热下入膀胱。如正气不足，则身已前皆寒栗；如胃中寒，则胀满。且邪气盛则当泻之，正气虚则当补之，热则速去其针而泻之，寒则久留其针而温之，脉下陷者则用艾以灸之，若不盛不虚则以本经取之，而不必求之于足太阴脾经也。所谓盛者，何以验之？人迎较寸口之脉大者三倍，则胃经为实，如终始篇所谓泻足阳明胃，而补足太阴脾者是也。虚者何以验之？人迎较寸口之脉小者三倍，则胃经为虚，如终始篇所谓补足阳明胃，而泻足太阴脾者是也。

足阳明胃经图

平人绝谷篇伯高曰：胃大一尺五寸，径五寸，长二尺六寸，横屈受水谷三斗五升，其中之谷常留二斗，水一斗五升而满。《难经》云：胃重二斤一两。脾胃者，仓廪之官。灵兰秘典论云：脾胃者，仓廪之官，五味出焉。本脏篇云：脾应肉，肉䐃坚大者胃厚，肉䐃么者胃薄，肉䐃小而么者胃不坚，肉䐃不称身者胃下，胃下者，下脘约不利，肉䐃不坚者胃缓，肉䐃无小裹累者胃急，肉䐃多少裹累者胃结，胃结者，上脘约不利也。

附:胃经诸穴歌

足阳明,四十五,自承泣四白而数。巨髎有地仓之积,大迎来颊车之夥。下关头维以人迎,水突气舍与缺盆。气户兮库房屋翳,膺窗兮乳中乳根。不容承满,梁门关门。太乙滑肉滑肉门,天枢外陵。大巨从水道归来,气冲入髀关之境。伏兔至阴市梁丘,犊鼻自三里而行。上巨虚即上廉。兮条口,下巨虚即下廉。兮丰隆。解溪冲阳入陷谷,下内庭厉兑而终。

又分寸歌

胃之经兮足阳明,承泣目下七分寻。四白目下方一寸,巨髎鼻孔旁八分。地仓夹吻四分近,大迎颔下寸三中。颊车耳下八分穴,下关耳前动脉行。头维神庭旁四五,神庭,督脉穴,在中行发际上五分。头维去神庭四寸五分。人迎喉旁寸五真。水突筋前迎下在,气舍突下穴相乘。气舍在水突下。缺盆舍下横骨肉,各去中行寸半明。气户璇玑旁四寸,至乳六寸又四分。库房屋翳膺窗近,乳中正在乳头心。次有乳根出乳下,各一寸六不相侵。自气户至乳根六穴,上下相去各一寸六分,去中行任脉各四寸。却去中行须四寸,以前穴道与君陈。不容巨阙旁三

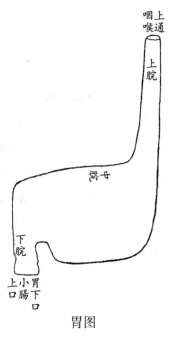

胃图

寸,巨阙,任脉穴,脐上六寸五分。却近幽门寸五新。幽门,肾经穴,巨阙旁一寸五分,在胃经、任脉二脉之中。其下承满与梁门,关门太一滑肉门,上下一寸无多少,共去中行三寸中。天枢脐旁二寸间,枢下一寸外陵安。枢下二寸大巨穴,枢下四寸水道全。枢下六寸归来好,共去中行二寸边。气冲鼠鼷上一寸,鼠鼷,横骨尽处。又去中行四寸专。髀关膝上有尺二,伏兔膝上六寸是。阴市膝上方三寸,梁丘膝上二寸记。膝膑陷中犊鼻存,膝下三寸三里至。膝下六寸上廉穴,膝下七寸条口味。膝下八寸下廉看,膝下九寸丰隆系。却是踝上八寸量,比那下廉外边缀。解溪去庭六寸半,庭,内庭也。冲阳庭后五寸换。陷谷庭后二寸间,内庭次指外间现。足大指次指外间陷中。厉兑大指次指端,去爪如韭胃井判。愚按足阳明胃经穴,自缺盆、气户、库房、屋翳、膺窗、乳中、乳根,去中行各四寸,上下相去各一寸六分。自不容、承满、梁门、关门、太乙、滑肉门,去中行各三寸,上下相去各一寸。自天枢、外陵、大巨、水道、归来,去中行各二寸,上下相去不等。其气冲一穴,则又去中行二寸,鼠鼷上一寸。其屈曲有如此者。徐氏针灸书皆以二行言之,误矣。左右各四十五穴,共九十穴。

　　脾足太阴之脉,起于大指之端,循指内侧白肉际,过核骨后,上内踝前廉,上踹内,循胫骨后,交出厥阴之前,上膝股内前廉,入腹,属脾络胃,上膈挟咽,连舌本,散舌下。其支者,复从胃别,上膈,注心中。是动则病舌本强,食则呕,胃脘痛,腹胀善噫,得后与气则快然如衰,身体皆重,是主脾所生病者。舌本痛,体不能动摇,食不下,烦心,心下急痛,溏瘕泄,水闭,黄疸,不能卧,强立,股膝内肿厥,足大指不用。为此诸病,盛则泻之,虚则补之,热则疾之,寒则留之,陷下则灸之,不盛不虚,以经取之。盛者寸口大三倍于人迎,虚者寸口反小于人迎也。踹,湖瓦切。

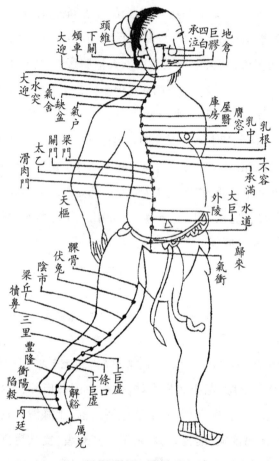

足阳明胃经循行图

此言脾经脉气之行,乃为第四经也。核骨,一作覈骨,俗云孤拐骨。足跟后两旁起骨为核骨。腓腹为腨,髀内为股,脐上为腹。咽以咽物,居喉之前,至胃长一尺六寸,为胃之系。舌本,舌根也。足太阴起大指端之隐白穴,受足阳明之交也。循大指内侧白肉际大都穴,过核骨后,历太白、公孙、商丘,上内踝前廉之三阴交,又上腨内,循腨骨后之漏谷上行二寸，交出足厥阴之前，至地机、阴陵泉，上循膝股前廉之血海、箕门，迤逦入腹，经冲门、府舍，会中极、关元，复循腹结、大横，会下脘，历腹哀，过日月、期门之分，循本经之里，下至中脘之际，以属脾络胃。又由腹哀上膈，循食窦、天溪、胸乡、周荣，曲折向下至大包，又自大包外曲折向上会中府，上行人迎之里，挟喉，连舌本、散舌下而终。其支行者，由腹哀别行，再从胃部中脘穴之外上膈，注于膻中之里心之分，以交于手少阴心经也。及其动穴验病，则为舌本强，脉挟咽，连舌本，散舌下。为食则呕，脾主化食。为胃脘痛，络胃。为腹胀，脉入腹。为善噫，本经口问篇：寒气客于胃，厥逆从下上散，复出于胃，故为噫。得后去后。与气，泄气。则病快然如衰，脾气输泄。身体皆重，脾主肉。是皆本经所生之病也。又有诸病之生，或由本

脾

经，或由合经，其舌本痛，上舌本强，而此则甚。体不能动摇，即上文重而甚者。食不下，不但呕而已。烦心，心下急痛，脉注心中。溏，脾气不实。瘕泄，《难经·五十七难》有大瘕泄。水闭，六元正纪大论有甚则水闭胕肿，言水蓄于内而大小便皆闭也。黄疸，《素问·平人气象论》，本经论疾诊尺篇皆有黄疸。不能卧，强立，股膝内肿，血海、箕门、冲门等处。厥，足大指不能举用。隐白、大都、太白等处。然邪气之盛者则泻之，正气之虚者则补之，热则疾去其针，寒则久留其针，脉陷下者则用艾以灸之，若不盛不虚则以本经取之，而不必求之足阳明胃经也。所谓盛者，何以验之？寸口较人迎之脉大者三倍，则脾经为实，如终始篇所谓泻足太阴脾，而补足阳明胃者是也。虚者何以验之？寸口较人迎之脉小者三倍，则脾经为虚，如终始篇

脾脏图

所谓补足太阴脾,而泻足阳明胃者是也。

足太阴脾经图

《难经》云:脾重二斤三两,扁广三寸,长五寸,有散膏半斤,主裹血,温五脏,主藏意。《素问·灵兰秘典论》云:脾胃者,仓廪之官,五味出焉。

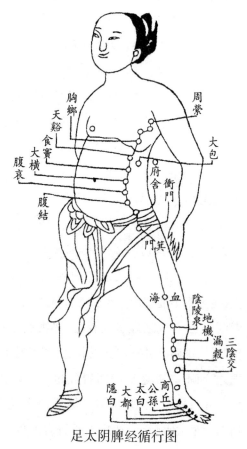

足太阴脾经循行图

本脏篇云:脾小则脏安,难伤于邪也。脾大则苦凑胁而痛,不能疾行。脾高则眇引季胁而痛;脾下则下加于大肠,下加于大肠则脏苦受邪。脾坚则脏安难伤;脾脆则善病消瘅易伤。脾端正则和利难伤,脾偏倾则善满善胀也。又云:黄色小理者脾小,粗理者脾大,揭唇者脾高,唇下纵者脾下,唇坚者脾坚,唇大而不坚者脾脆,唇上下好者脾端正,唇偏举者脾偏倾也。

附:脾经诸穴歌

足太阴,脾中洲,二十一穴隐白游。赴大都兮瞻太白,访公孙兮至商丘。越三阴之交,而漏谷地机可即。步阴陵之泉,而血海箕门是求。入冲门兮府舍轩豁,解腹结兮大横优游。腹哀食窦兮,接天溪而同沠。胸乡周荣兮,缀大包而如钩。

又分寸歌

大指端内侧隐白,节后陷中求大都。太白内侧核骨下,节后一寸公孙呼。商丘内踝微前陷,踝上三寸三阴交。踝上六寸漏谷是,踝上五寸地机朝。膝下内侧阴陵泉,与阳陵泉穴相对。血海膝膑上内廉。箕门穴在鱼腹取,动脉应手越筋间。冲门期下尺五分,期门,肝经穴,巨阙旁四寸五分。巨阙,任脉穴,脐上六寸五分。府舍期下九寸看。腹结期下六寸入,大横期下五寸半。腹哀期下方二寸,期门肝经穴道现。巨阙之旁四寸五,却连脾穴休胡乱。自此以上食窦穴,天溪胸乡周荣贯。相去寸六无多寡,又上寸六中府换。肺经穴。大包腋下有六寸,渊液腋下三寸绊。渊液,胆经穴,腋下三寸与下脾经大包穴相连。愚按:中府,肺经穴也。周荣、胸乡、天溪、食窦,脾经穴也。期门,肝经穴也。肝经之下有脾经之腹哀、大横、腹结、府舍、冲门诸穴，则中行开四寸五分，三经之穴，上下相连，左右共四十二穴。

心手少阴之脉，起于心中，出属心系，下膈络小肠。其支者，从心系上挟咽，系目系。其直者，复从心系却上肺，下出腋下，循臑内后廉，行手太阴、心主之后，下肘内，循臂内后廉，抵掌后锐骨之端，入掌内后廉，循小指之内出其端。是动则病嗌干，心痛，渴而欲饮，是为臂厥，是主心所生病者。目黄，胁痛，臑臂内后廉痛，厥，掌中热痛。为此诸病，盛则泻之，虚则补之，热则疾之，寒则留之，陷下则灸之，不盛不虚以经取之。盛者寸口大再倍于人迎，虚者反小于人迎也。 嗌，音益。

此言心经脉气之行，乃为第五经也。心系有二：一则上与肺相通，而入肺大叶间；一则由肺叶而下，曲折向后，并脊里细络相连，贯脊髓与肾相通，正当七节之间。盖五脏系皆通于心，而心通五脏系也。手少阴经起于心，循任脉之外，属心系，下膈，当脐上二寸之分络小肠。其支者，从心系出任脉之外，上行而挟咽系目也。其直者，复从心系直上至肺脏之分，出循腋下，抵极泉也。穴在臂内腋下筋间，动脉入胸。自极泉下循臑内后廉，行手太阴、心主两经之后，历青灵穴，下肘内廉，抵少海。手腕下踝为兑骨，自少海而下，循臂内后廉，历灵道、通里，至掌后兑骨之端，经阴郄、神门，入掌内廉，至少府，循小指端之少冲而终，以交于手太阳也。滑伯仁曰：心为君主之官，示尊于他脏，故其交经授受不假支别云。及其动穴验病，则为嗌干，脉上挟咽。心痛，本经病。渴而欲饮，心火内炎。是乃臂气逆而上行，脉循臂而上肘、臑、腋。此心所生之病也。又有诸病之生，或出本经，或由合经，为目黄，脉系目系。为胁痛，脉出腋下。臑臂内后廉痛，脉循臂臑后廉。厥，掌中热痛。心包络所属,心为君主,病同。然邪气之盛者则当泻之,正气之虚者则当补之,热则泻者疾去其针,寒则温者久留其针,脉陷下者则用艾以灸之,若不盛不虚则止取之本经,而不必求之手太阳小肠经也。所谓盛者,何以验之?寸口较人迎之脉大者二倍而躁,则心经为实,如终始篇所谓泻少阴心,而补手太阳小肠者是也。虚者何以验之?寸口较人迎之脉小者二倍而不躁,人迎大二倍而躁。则心经为虚,如终始篇所谓补手少阴心,而泻手太阳小肠者是也。

手少阴心经图

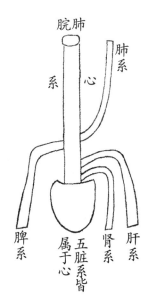

心重一十二两,附着于脊之第五椎,居肺下膈上,中有七孔三毛,盛精汁三合,主藏神。《素问·灵兰秘典论》云:心者,君主之官,神明出焉。

本脏篇云:心小则安,邪弗能伤,易伤于忧。心大则忧不能伤,易伤于邪。心高则满于肺中,悗而善忘,难开以言。心下则脏外易伤于寒,易恐以言。心坚则脏安守固。心脆则善病消瘅热中。心端正则和利难伤。心偏倾则操持不一,无守司也。赤色小理者心小,粗理者心大,无髑骬者心高,髑骬小短举者心下,髑骬长者心下坚,髑骬弱小以薄者心脆,髑骬直下不举者心端正,髑骬

心图

倚一方者心偏倾也。

附：心经诸穴歌

手少阴，九穴成，极泉青灵少海深。自灵道通里而达，过阴郄神门而迎。抵于少府，少冲可寻。

又分寸歌

少阴心起极泉中，腋下筋间脉入胸。臂内腋下筋间，动脉入胸。青灵肘上三寸取，伸肘举臂取之。少海肘后端五分。肘内廉节后大骨外，去肘端五分，屈肘向头得之。灵道掌后一寸半，通里掌后一寸同。阴郄腕后方半寸，神门掌后兑骨隆。少府节后劳宫直，小指内侧取少冲。凡九穴，左右一十八穴。

小肠手太阳之脉，起于小指之端，循手外侧上腕，出踝中，直上循臂骨下廉，出肘内侧两筋之间，上循臑外后廉，出肩解，绕肩胛，交肩上，入缺盆，络心，循咽，下膈，抵胃，属小肠。其支者，从缺盆循颈上颊，至目锐眦，却入耳中。其支者，别颊、上䪼、抵鼻，至目内眦，斜络于颧。是动则病嗌痛、颔肿，不可以顾，肩似拔，臑似折，是主液所生病者。耳聋，目黄，颊肿，颈、颔、肩、臑、肘、臂外后廉痛。为此诸病，盛则泻之，虚则补之，热则疾之，寒则留之，陷下则灸之，不盛不虚以经取之。盛者人迎大再倍于寸口，虚者反小于寸口也。胂，音甲。眦，音资。䪼，音拙。颧，音权。折，音舌。

此言小肠经脉气之行，乃为第六经也。臂骨尽处为腕，腕下兑骨为踝。脊两旁为膂，膂上两角为肩解，肩解下成片骨为肩胛。目外角为锐眦，目下为䪼，目内角为内眦。手太阳脉起小指少泽穴，循手少阴心经之交也。由是循外侧之前谷、后溪上腕，出踝中，历腕骨、

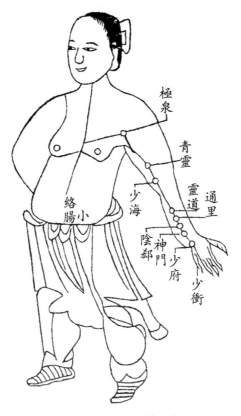

手少阴心经循行图

阳谷、养老穴,直上循臂骨下廉支正,出肘内侧两筋之间,历小海穴,
上循臑外廉,行手阳明、少阳之外,上肩,循肩贞、臑俞、天宗、秉风、
曲垣、肩外俞、肩中俞诸穴,乃上会大椎,左右相交于两肩之上。自
交肩下入缺盆,循肩向腋下行,当膻中之分络心,循胃系下膈,过上
脘,抵胃,下行任脉之外,当脐上二寸之分属小肠。其支行者,从缺
盆循颈之天窗、天容,上颊抵颧髎,上至目锐眦,过瞳子髎,却入耳
中,循听宫而终。其支别者,别循颊、上𫘤、抵鼻,至目内眦睛明穴,以

斜络于颧,而交于足太阳经也。及其动穴验病,则为嗌痛,为颔肿,不可以顾,_{脉循咽、循颈上颊}。为肩似拔而痛,_{脉出肩解,绕肩胛}。为臑似折而难举,_{脉循于臑}。是主心液不足而为之生病也。又有诸病之生,或出本经,或由合经,为耳聋,_{脉入耳中,循听言}。为目黄,_{支入目之锐眦、内眦}。为颊肿,_{支上颊、别颊}。为颈、颔、肩、臑肘、臂外后廉痛。_{皆经脉所过之处}。故邪气盛则泻之,正气虚则补之,热则疾去其针,寒则久留其针,脉下陷者则用艾以灸之,若不盛不虚则止取之本经,而不必求之手少阴心经也。所谓盛者,何以验之?人迎较寸口之脉大者二倍而躁,则小肠经为实,如终始篇所谓泻手太阳小肠,而补手少阴心者是也。虚者何以验之?人迎较寸口之脉小者二倍而不躁,则小肠经为虚,如终始篇所谓补手太阳小肠,而泻手少阴心者是也。

手太阳小肠经图

平人绝谷篇云:小肠大二寸半,径八分分之少半,长三丈二尺,受谷二斗四升,水六升三合合之大半。又肠胃篇云:小肠后附脊,左环,回周迭积,其注于回肠者,外附于脐上,回运环十六曲,大二寸半,径八分分之少半,长三丈三尺。

《素问·灵兰秘典论》云:小肠者,受盛之官,化物出焉。本脏篇云:心应脉,皮厚者脉厚,脉厚者小肠厚。皮薄者脉薄,脉薄者小肠薄。皮缓者脉缓,脉缓者小肠大而长。皮薄而脉冲小者,小肠小而短。诸阳经脉皆多纤屈者,小肠结。

附:小肠诸穴歌

小肠穴,十九中。路从少泽,步前谷后溪之隆。道遵腕骨,观阳谷养老之崇。得支正于小海,逐肩贞以相从。值臑俞兮遇天宗,乘秉风兮曲垣中。肩外俞兮肩中俞,启天窗兮见天容。匪由颧髎,曷造听宫。

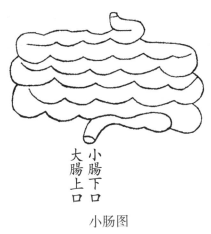

大肠上口 小肠下口

小肠图

又分寸歌

小指端外为少泽,前谷外侧节前觅。节后捏拳取后溪,腕骨腕前骨陷侧。兑骨下陷阳谷计,腕上一寸名养老。支正腕后量五寸,小海肘端五分好。肩贞胛下两骨解,曲胛下两骨解间,肩髃后陷中。臑俞大骨下陷保。大骨下胛上廉,举臂取之。天宗秉风后骨陷,秉风髎外举有空。天髎外、肩上小髃后,举臂有空。曲垣肩中曲胛陷,外俞胛后一寸从。即肩外俞,肩胛上廉去脊三寸陷中。肩中二寸大杼旁,天窗扶突后陷详。颈大筋间前,曲颊下,扶突后,动脉应手陷中。天容耳下曲颊后,颧髎面颀锐端量。面颀骨下廉锐骨端陷中。听宫耳端大如菽，耳中珠子，大如赤小豆。此为小肠手太阳。左右共三十六穴。

　　膀胱足太阳之脉，起于目内眦，上额交巅。其支者，从巅至耳上角。其直者，从巅入络脑，还出别下项，循肩膊内，挟脊抵腰中，入循膂，络肾属膀胱。其支者，从腰中下挟脊，贯臀入腘中。其支者，从膊内左右，别下贯胛，挟脊内，过髀枢，循髀外，从后廉，下合腘中，以下贯踹内，出外踝之后，循京骨，至小指外侧。是动则病冲头痛，目似脱，项如拔，脊痛，腰似折，髀不可以曲，腘如结，踹如裂，是为踝厥，是主筋所生病者。痔，疟，狂癫疾，头囟项痛，目黄泪出，鼽衄，项、背、腰、尻、腘、踹、脚皆痛，小指不用。为此诸病，盛则泻之，虚则补之，热则疾之，寒则留之，陷下则灸之，不盛不虚以经取之。盛者人迎大再倍于寸口，虚者人迎反小于寸口也。膊，音博。膂，音旅。臀，音屯。腘，音国。胛，音甲。踹、腨同。

　　此言膀胱经经脉之行，乃为第七经也。目大角为内眦。发际前为额，脑上为巅顶也。脑，头髓也。脑后为项。肩后之下为肩膊。椎骨为脊。尻上横骨为腰。挟脊为膂。臀，尻也。挟腰髋骨两旁为机，机后为臀。腓肠上膝后曲处为腘。膂内为胛，即挟脊肉也。股外为髀。捷骨之下为髀枢。腓肠为腨。足太阳之脉，起目内眦睛明穴，受手太阳之交也。上额，循攒竹，过神庭，历曲差、五处、承光、通天，自通天斜行左右，交于顶上之百会。其支行者，从巅至百会，抵耳上角，过率谷、浮白、窍阴穴，所以散养于筋脉也。其直行者，由通天、络却、玉枕入络脑，复出下项，以抵天柱，又由天柱而下，过大椎、陶道，却循肩膊内，挟脊两旁相去各一寸半，下行于大杼、风门、肺俞、厥阴俞、心俞、膈俞、肝俞、胆俞、脾俞、胃俞、三焦俞、肾俞、大肠俞、

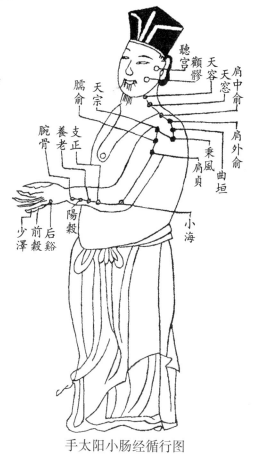

手太阳小肠经循行图

小肠俞、膀胱俞、中膂内俞、白环俞，由是抵腰中，入循膂，络肾，下属膀胱。其支别者，从腰中，循腰髁下挟脊，历上髎、次髎、中髎、下髎、义详《针灸聚英》。会阳，下贯臀，至承扶、殷门、浮郄、委阳，入腘中之委中穴。其支别者，为挟脊两旁第二行，相去各三寸之诸穴。自天柱而下，从膊内左右别行，下贯胛膂，历附分、魄户、膏肓、神堂、噫嘻、膈关、魂门、阳纲、意舍、胃仓、肓门、志室、胞肓、秩边，下历尻臀，

过髀枢也。又循髀枢之里、承扶之外一寸五分之间，而下与前之入
腘中者相合，下行循合阳，下贯腨内，历承筋、承山、飞扬、附阳，出外
踝后之昆仑、仆参、申脉、金门，循京骨、束骨、通谷，至小指外侧之至
阴穴，以交于足少阴肾经也。及其动穴验病，则为邪气冲头而痛，脉
上额交巅入络于脑。目似脱，脉起目内眦。项如拔，脉还别下项。脊痛，脉
挟脊。腰似折，脉抵腰中。髀不可以曲，脉过髀枢。腘如结，脉入腘中。
腨如裂，脉贯腨内。是皆外踝脉气所过之所，其气厥逆上行，而生此诸
病也。又有诸病之生，或出本经，或由合经，为痔，脉贯臀。为疟，刺疟
篇有太阳之疟。为狂癫疾，本经癫狂篇二十二有刺太阳经者。为头囟项
痛，脉上额交巅，入脑下项。为目黄，脉起目内眦。为泪出，同上。为鼽
衄，内眦近鼻。为项、背、腰、尻、腘、腨、脚皆痛，脉气所经之处。为足小
指不能举用。故邪气盛则泻之，正气虚则补之，热则疾去其针以泻
之，寒则久留其针以温之，脉下陷者则用艾以灸之，若不盛不虚止以
本经取之，而不必求之足少阴肾经也。所谓盛者，何以验之？人迎
较寸口之脉大者二倍，则膀胱经为实，如终始篇所谓泻足太阳膀胱，
而补足少阴肾者是也。虚者何以验之？人迎较寸口之脉小者二倍，
则膀胱经为虚，如终始篇所谓补足太阳膀胱，而泻足少阴肾者是也。

足太阳膀胱经图

　　膀胱重九两二铢，纵广九寸，居肾之下，大肠之侧，小肠下口乃
膀胱上口，水液由是渗入焉。盛溺九升九合。《素问·灵兰秘典论》
云：膀胱者，州都之官，津液藏焉，气化则能出矣。
　　本脏篇云：肾应骨，密理厚皮者，三焦膀胱厚。粗理薄皮者，三
焦膀胱薄。疏腠理者，三焦膀胱缓。皮急而无毫毛者，三焦膀胱急。

毫毛美而粗者,三焦膀胱直。稀毫毛者,三焦膀胱结也。

附:膀胱经诸穴歌

足太阳,六十三。睛明攒竹,诣曲差
五处之乡;承光通天,见络却玉枕之行。
音杭。天柱高兮大杼抵,风门开兮肺俞
当。厥阴心膈之俞,肝胆脾胃之藏。三
焦肾兮大肠小肠,膀胱俞兮中膂白环。
自从大杼至此,去脊中寸半之间。又有
上次中下四髎,在腰四空以和调。会阳
居尻尾之旁,吾背二行始了。仍上二椎
旁附分,二椎下两旁,去脊中三寸。三椎旁
魄户,膏肓并四椎而过。神堂噫嘻兮膈
关魂门,阳纲意舍兮胃仓肓门。志室胞
肓,背以秩边而分。承扶浮郄与委阳,殷
门委中而合阳。至承筋与承山,到飞扬
与附阳。会昆仑仆参申脉,探金门京骨
之场。由束骨而通谷,抵小指外至阴
之间。

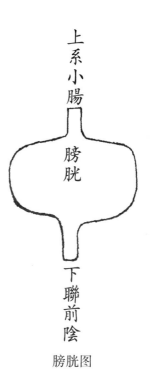

膀胱图

又分寸歌

足太阳兮膀胱经,目内眦角始睛明。眉头陷中攒竹取,曲差发
际上五分。五处发上一寸是,承光发上二寸半。通天络却玉枕穴,
相去寸五调匀看。玉枕夹脑一寸三,入发二寸枕骨现。天柱项后发

际中,大筋外廉陷中献。自此夹脊开寸五,第一大杼二风门。三椎
肺俞厥阴四,_{厥阴俞。}心俞五椎之下论。膈七肝九十胆俞,十一脾俞
十二胃。十三三焦十四肾,_{愚按魄户对肺俞,神堂对心俞,魂门对肝俞,意}
_{舍对脾俞,志室对肾俞。盖以肺藏魄,心藏神,肝藏魂,脾藏意,肾藏志,是谓五}
_{神脏也。}大肠十六之下推。小肠十八膀十九,中膂内俞二十椎。白
环廿一椎下当,_{白环俞即腰俞。}已上诸穴可排之。更有上次中下髎,
一二三四腰空好。会阳阴尾尻骨旁,背部二行诸穴了。又从脊上开
三寸,第二椎下为附分。三椎魄户四膏肓,第五椎下神堂尊。第六
噫嘻膈关七,第九魂门阳纲十。十一意舍之穴有,十二胃仓穴已分。
十三肓门端正在,十四志室不须论。十九胞肓廿秩边,背部三行诸
穴匀。又从臀下阴纹取,承扶居于陷中主。浮郄扶下方六分,委阳
扶下寸六数。殷门扶下六寸长,腘中外廉两筋乡。委中膝腘约纹
里,此下三寸寻合阳。承筋脚跟上七寸,穴在腨肠之中央。承山腨
下分肉间,外踝七寸上飞扬。附阳外踝上三寸,昆仑后跟陷中央。
仆参亦在踝骨下,申脉踝下五分张。金门申脉下一寸,京骨外侧骨
际量。束骨本节后陷中,通谷节前陷中强。至阴却在小指侧,太阳
之穴始周详。_{计六十三穴,左右共一百二十六穴。}

　　肾足少阴之脉,起于小指之下,邪趋足心,出于然谷之下,循内
踝之后,别入跟中,以上腨内,出腘内廉,上股内后廉,贯脊属肾,络
膀胱。其直者,从肾上贯肝膈,入肺中,循喉咙,挟舌本。其支者,从
肺出络心,注胸中。是动则病饥不欲食,面如漆柴,欬唾则有血,喝
喝而喘,坐而欲起,目䀮䀮如无所见,心如悬若饥状,气不足则善恐,
心惕惕如人将捕之,是为骨厥,是主肾所生病者。口热,舌干,咽肿,
上气,嗌干及痛,烦心,心痛,黄疸,肠澼,脊股内后廉痛,痿厥,嗜卧,

足下热而痛。为此诸病,盛则泻之,虚则补之,热则疾之,寒则留之,陷下则灸之,不盛不虚以经取之。灸则强食生肉,缓带披发,大杖重履而步。盛者寸口大再倍于人迎,虚者寸口反小于人迎也。邪,斜同。跟,音根。肮,音荒。强,上声。

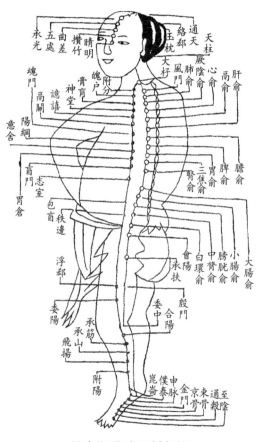

足太阳膀胱经循行图

此言肾经脉气之行，乃为第八经也。趋，向也。跟，足根也。肾足少阴，起足小指之下，斜趋足心之涌泉，转出内踝前起大骨下之然谷，下循内踝后之太溪，别入跟中之大钟、照海、水泉，乃折自大钟之外，上循内踝，行厥阴、太阴两经之后，经本经复溜、交信穴，过脾经之三阴交，上腨内，循筑宾，出腘内廉，抵阴谷，上股内后廉，贯脊，会于督之长强，还出于前，循横骨、大赫、气穴、四满、中注、肓俞，当肓俞之所、脐之左右，属肾，下脐，过任脉之关元、中极，而络膀胱焉。其直行者，从肓俞属肾处上行，循商曲、石关、阴都、通谷诸穴，贯肝，上循幽门，上膈，历步廊，入肺中，循神封、灵墟、神藏、或中、俞府，而上循喉咙，并人迎挟舌本而终。其支者，自神藏别出，绕心注胸之膻中，以交于手厥阴心包络经也。及其动穴验病，则病饥而又不欲食，盖虚火盛则饥，而不欲食者脾气弱也。面如漆柴，漆则肾之色黑者形于外，而如漆柴则肾主骨者瘦矣。欬唾则有血，脉入肺中则为欬，而唾中有血，则肾主有损。喝喝而喘，脉入肺中，循喉咙，挟舌本，火盛水亏之疾。坐而欲起，阴虚不能宁静。目䀮䀮无所见，水亏肝弱。心如悬若饥状，脉支者，从肺出络心。气不足则善恐，心惕惕如人将捕之，《素问·阴阳应象大论》云：肾在志为恐，恐伤肾。此皆肾主于骨，骨之气逆而厥，故为肾所生之病也。然又有诸病之生，或出本经，或由合经，为口热，为舌干，为咽肿，为上气，为嗌干及痛，脉循喉咙，挟舌本。为烦心，为心痛，脉从肺络心。为黄疸，五疸有女劳疸。为肠澼，《素问》通评虚实论、大奇论，皆有肠澼。为脊股内后廉痛，脉所经等处。为痿，痿有骨痿，义见痿论，为厥，义见厥论，为嗜卧，骨痿则嗜卧，为足下热而痛。脉起足心涌泉。故邪气盛则泻之，正气虚则补之，热则疾去其针以泻之，寒则久留其针以温之，脉陷下者则用艾以灸之，若不盛不虚则止取本经，而不必求之足太阳膀胱经也。如灸者,则当勉强进食,必生长其肉,又宽缓其带,古人腰必束带。散披其发,扶大杖,着重履,以缓步之。盖不太劳动,以肾气之衰弱也。余经不言此法,而唯肾经详言者,以肾经属水,为身之本,而病人多犯其戒,故独言之详。所谓盛者,何以验之?寸口较人迎之脉大者二倍,则肾经为实,如终始篇所谓泻足少阴肾,而补足太阳膀胱者是也。虚者何以验之?寸口较人迎之脉小者二倍,则肾经为虚,如终始篇所谓补足少阴肾,而泻足太阳膀胱者是也。

足少阴肾经图

肾有两枚,重一斤二两,状如石卵,附着于脊之十四椎下各开一寸半。《素问·灵兰秘典论》云:肾者,作强之官,伎巧出焉。

本脏篇云:肾小则脏安难伤;肾大则善病腰痛,不可以俛仰,易伤以邪。肾高则苦背膂痛,不可以俛仰;肾下则腰尻痛,不可以俛仰,为狐疝。肾坚则不病腰背痛;肾脆则苦病消瘅,易伤。肾端正则和利难伤,肾偏倾则苦腰尻痛也。黑色小理者肾小,粗理者肾大,高耳者肾高,耳后陷者肾下,耳坚者肾坚,耳薄不坚者肾脆,耳好前居牙车者肾端正,耳偏高者肾偏倾也。

附:肾经诸穴歌

足少阴兮廿七,涌泉流于然谷。太溪大钟兮水泉绿,照海复溜兮交信续。从筑宾兮上阴谷,掩横骨兮大赫麓。气穴四满兮中注,肓俞上通乎商曲。守石关兮阴都宁,闭通谷兮幽门肃。步廊神封而灵墟存,神藏彧中而俞府足。

又分寸歌

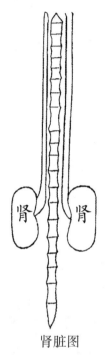

肾脏图

足掌心中是涌泉,然谷踝下一寸前。内踝前一寸。太溪踝后跟骨上,大钟跟后踵中边。足跟后踵中大骨上两筋间也。水泉溪下一寸觅,照海踝下四分安。复溜踝上前二寸,交信踝上二寸联。二穴止隔筋前后,太阴之后少阴前。前旁骨是复溜,后旁骨是交信,二穴止隔一条筋。筑宾内踝上腨分,阴谷膝下曲膝间。横骨大赫并气穴,四满中注亦相连。各开中行止寸半,上下相去一寸便。上隔肓俞亦一寸,肓俞脐旁半寸边。肓俞商曲石关来,阴都通谷幽门开。各开中行五分侠,六穴上下一寸裁。步廊神封灵墟存,神藏彧中俞府尊。各开中行计二寸,上下寸六六穴同。俞府璇玑旁二寸,取之得法有成功。愚按:阴都,中脘旁五分。通谷,上脘旁五分。幽门,巨阙旁五分。又按:下自横骨、气穴、四满、中注,上下各去一寸,所谓横骨在肓俞下五寸,有以也。但自横骨至中注,各开中行一寸半;肓俞、商曲、石关、阴都、通谷、幽门,各开中行五分;自步廊、神封、灵墟、神藏、彧中、俞府,去中行各二寸。其屈曲有如此。徐氏针灸书皆以二行言之,误矣。计二十七穴,左右共五十四穴。

心主手厥阴心包络之脉,起于胸中,出属心包络,下膈,历络三焦。其支者,循胸中出胁,下腋三寸,上抵腋下,循臑内,行太阴、少阴之间,入肘中,下臂,行两筋之间,入掌中,循中指出其端。其支者,别掌中,循小指次指出其端。是动则病手心热,臂肘挛急,腋肿,甚则胸胁支满,心中儋儋大动,面赤,目黄,喜笑不休,是主脉所生病者。烦心,心痛,掌中热。为此诸病,盛则泻之,虚则补之,热则疾之,寒则留之,陷下则灸之,不盛不虚以经取之。盛者寸口大一倍于人迎,虚者寸口反小于人迎也。挛,音鸾。儋,音澹。

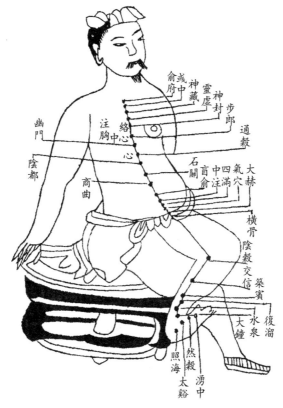

足少阴肾经循行图

此言心包络经脉气之行,乃为第九经也。胁上际为腋。小指次指,即手小指之次指,乃无名指也,盖自小指而逆数之,故云然。手厥阴心包络经之脉,起于胸中,出属心下之包络,受足少阴肾经之交也。由是下膈，历络于膻中、中脘及阴交之三焦。脐下一寸为阴交。其支者，自属心包，上循胸出胁，下腋三寸天池穴，上行抵腋下，下循臑内之天泉，以界手太阴肺经、手少阴心经两经之中间，入肘中之曲泽穴，又由肘中下臂，行臂两筋之间，循郄门、间使、内关、大陵，入掌中劳宫，循中指，出其端之中冲。其支别者，从掌中循无名指出其端，而交于手少阳三焦经也。及其动穴验病，则为手心热，脉行掌中劳宫。为臂肘挛急，为腋肿，皆脉所经处。甚则胸胁支满，脉循胸出胁。为心中憺憺大动，宜安静而反动也，脉出心包。为面赤，心之色为赤。为目黄，目为五脏之精，心痛则目黄。为喜笑不休，心在声为笑。是皆心主脉，而脉生此病也。又有为烦心，为心痛，为掌中热之诸病。故邪气盛则泻之，正气虚则补之，热则泻者疾去其针，寒则温者久留其针，脉陷下者则用艾以灸之，若不盛不虚则止以本经取之，而不必求之手少阳三焦经也。然所谓盛者，何以验之？寸口较人迎之脉大者一倍而躁，则心包络为实，如终始篇所谓泻手厥阴心包络，而补手少阳三焦者是也。虚者何以验之？寸口较人迎之脉小者一倍而不躁，则心包络为虚，如终始篇所谓补手厥阴心包络，而泻手少阳三焦者是也。

手厥阴心包络经图

此经本有名有形，其经络起于腋下之天池，而止于中指之中冲，其脏在心之下，有黄脂裹心者是也。其脉在右手尺中。后世不知有此经者非。

心包络在心下横膜之上，竖膜之下，与横膜相粘而黄脂裹者心也。其脂膜之外，有细筋膜如丝与心肺相连者，心包也。

《灵枢·本输篇》云：心出于中冲云云。邪客篇：心主之脉，出于中指之端云云。又云：手少阴之脉独无输何也？岐伯曰：少阴，心脉也。心者，五脏六腑之大主也，精神之所舍也。其脏坚固，邪弗能容也，容之则心伤，心伤则神去，神去则死矣。故诸邪之在于心者，皆在于心之包络。包络者，心主之脉也，故独无输焉。黄帝曰：少阴独无输者，不病乎？岐伯曰：其外经病而脏不病，故独取其经于掌后锐骨之端，其余出入屈折，其行之疾徐，皆如手少阴心主之脉行也。故本输者，皆因其气之虚实疾徐以取之。

附：心包络经诸穴歌

手厥阴心包之络，计有九穴之奇。自天池天泉而始，逐曲泽郄门而驰。间使通乎内关，大陵近于劳宫。既由掌握，自是抵于中冲。

又分寸歌

心包起自天池间，乳后一寸腋下三。腋下三寸，乳后一寸。天泉曲腋下二寸，曲泽屈肘陷中央。郄门去腕方五寸，掌后去腕五寸。间使腕后三寸量。内关去腕止二寸，大陵掌后两筋间。劳宫屈中名指取，屈中指、无名指，两者之间取之。中指之末中冲良。

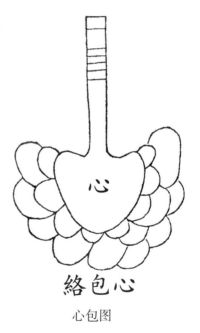

心包图

三焦手少阳之脉，起于小指次指之端，上出两指之间，循手表腕，出臂外两骨之间，上贯肘，循臑外上肩，而交出足少阳之后，入缺盆,布膻中,散络心胞,下膈,循属三焦。其支者,从膻中上出缺盆,上项系耳后,直上出耳上角,以屈下颊至顿。其支者,从耳后入耳中,出走耳前,过客主人前,交颊,至目锐眦。是动则病耳聋,浑浑焞焞,嗌肿喉痹,是主气所生病者。汗出,目锐眦痛,颊肿,耳后、肩臑、肘臂外皆痛,小指次指不用。为此诸病,盛则泻之,虚则补之,热则疾之,寒则留之,陷下则灸之,不盛不虚以经取之。盛者人迎大一倍于寸口,虚者人迎反小于寸口也。焞,音屯。

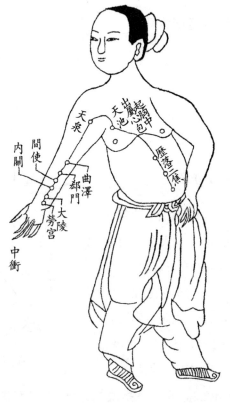

手厥阴心包经循行图

此言三焦经脉气之行，乃为第十经也。臂骨尽处为腕。臑尽处为肘。膊下对腋处为臑。目下为䪼。手少阳起小指次指之端关冲穴，_{即第四指也。}上出历液门、中渚四指之间，循手表腕之阳池，出臂外两骨之间，至天井穴，从天井上行，循臂臑之外，历清冷渊、消泺，行手太阳之里、手阳明之外，上肩，循臂臑会、肩髎、天髎，交出足少阳之后，过秉风、肩井，下入缺盆，复由足阳明之外，而交会于膻中之上焦，散布络绕于心包络，乃下膈入络膀胱，以约下焦，附右肾而生。其支行者，从膻中而上出缺盆之外，上项，过大椎，循天牖，上耳后，经翳风、瘈脉、颅息，直上出耳上角，至角孙，过悬厘、颔厌，及过阳白、睛明，屈曲耳颊至䪼，会颧髎之分。其又支者，从耳后翳风穴入耳中，过听宫，历耳门、和髎，却出至目锐眦，会瞳子髎，循丝竹空，而交于足少阳胆经也。及其动穴验病，则为耳聋，浑浑然，焞焞然，甚觉不聪也。_{脉从耳后入耳中，出走耳前。}为嗌肿，为喉痹，_{脉下交颊。}是皆气分所生之病也。然又有诸病之生，或由本经，或出别经，为汗出，_{汗为心液，三焦为心包络之表。}为目锐眦痛，_{脉至目锐眦。}为颊肿，_{脉交颊。}为耳后、肩臑、肘臂外皆痛，_{脉所经处。}为手小指次指不能举用。故邪气盛则当泻之，正气虚则当补之，热则泻者疾去其针，寒则补者久留其针，脉陷下者则用艾以灸之，若不盛不虚则取之本经，而不必求之手厥阴心包络经也。然所谓盛者，何以验之？人迎较寸口之脉大者一倍而躁，则三焦经为实，如终始篇所谓泻手少阳三焦，而补手厥阴心包络者是也。虚者何以验之？人迎较寸口之脉小者一倍而不躁，则三焦经为虚，如终始篇所谓补手少阳三焦，而泻手厥阴心包络者是也。

手少阳三焦经图

此经本有名有形,其经络起于手第四指之关冲,而止于面部之目后丝竹空。其府附于右肾。后世以为有名无状者非。其祸始于秦越人,而成于王叔和也。其脉见于右手尺部,与手厥阴心包络经为表里。

《素问·灵兰秘典论》云:三焦者,决渎之官,水道出焉。

本脏篇云:肾应骨,密理厚皮者,三焦膀胱厚;粗理薄皮者,三焦膀胱薄。疏腠理者,三焦膀胱缓;皮急而无毫毛者,三焦膀胱急。毫毛美而粗者,三焦膀胱直;稀毫毛者,三焦膀胱结也。

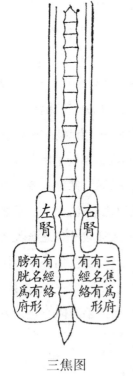

三焦图

附:三焦诸穴歌

手少阳三焦之脉,二十三穴之中。关冲连开液门,中渚阳池外关。支沟会宗三阳络,四渎天井清冷渊。消泺臑会,肩髎相联。天髎处天牖之下,翳风让瘈脉居先。颅息定而角孙近耳,丝竹空而和髎倒悬。耳门既辟,夏蚋闻焉。

又分寸歌

无名之外端关冲,液门小次指陷中。中渚液下去一寸,阳池腕上之陷中。外关腕后方二寸,腕后三寸开支沟。臂外三寸两骨间。腕后三寸内会宗,空中有穴细心求。腕后四寸三阳络,四渎肘前五寸着。天井肘外大骨后,骨罅中间一寸摸。肘后二寸清冷渊,消泺对腋臂外看。臑会肩前三寸中,_{肩前廉去肩头三寸宛宛中。}肩髎臑上陷中央。天髎缺盆陷处上,天牖天容之后存。_{天牖,颈大筋外,缺盆上,天容后,天柱前,完骨下,发际上。}翳风耳后尖角陷,_{耳后尖角陷中,按之引耳中。}瘈脉耳后青脉现。_{耳本后鸡足青络脉。}颅息亦在青络脉,角孙耳廓中间上。耳门耳前起肉中,_{耳前起肉,当耳缺陷中。}和髎耳前动脉张。欲知丝竹空何在,眉后陷中仔细量。愚按:大凡周身之穴,惟头部最难,徐氏以行分之,误矣。计二十三穴,左右共四十六穴。

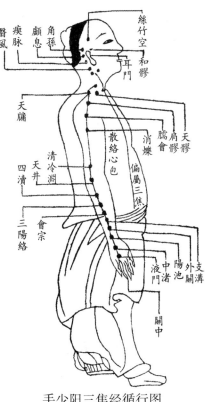

手少阳三焦经循行图

胆足少阳之脉,起于目锐眦,上抵头角,下耳后,循颈,行手少阳之前,至肩上,却交出手少阳之后,入缺盆。其支者,从耳后入耳中,出走耳前,至目锐眦后。其支者,别锐眦,下大迎,合手少阳,抵于颐,下加颊车,下颈,合缺盆,以下胸中,贯膈,络肝,属胆,循胁里,出气街,绕毛际,横入髀厌中。其直者,从缺盆下腋,循胸,过季胁,下合髀厌中。以下循髀阳,出膝外廉,下外辅骨之前,直下,抵绝骨之端,下出外踝之前,循足跗上,入小指次指之间。其支者,别跗上,入大指之间,循大指岐骨内出其端,还贯爪甲出三毛。是动则病口苦,善太息,心胁痛,不能转侧,甚则面微有尘,体无膏泽,足外反热,是为阳厥,是主骨所生病者。头痛,颔痛,目锐眦痛,缺盆中肿痛,腋下肿,马刀侠瘿,汗出,振寒,疟,胸、胁、肋、髀、膝外至胫绝骨、外踝前及诸节皆痛,小指次指不用。为此诸病,盛则泻之,虚则补之,热则疾之,寒则留之,陷下则灸之,不盛不虚以经取之。盛者人迎大一倍于寸口,虚者人迎反小于寸口也。

此言胆经脉气之行,乃为第十一经也。腋下为胁,胁又名胠。曲骨之外为毛际,毛际两旁动脉为气冲。捷骨之下为髀厌,即髀枢也。胁骨之下为季胁。属肝经穴,名章门。骺骨为辅骨,外踝以上为绝骨。足面为跗。足大指本节后为岐骨。大指爪甲后为三毛。足少阳胆经起目锐眦之瞳子髎,由听会、客主人上行头角,循颔厌下悬颅、悬厘,由悬厘外循耳上发际,至曲鬓、率谷,由率谷外折,下耳后,循天冲、浮白、窍阴、完骨,又自完骨外折,循本神,过曲差,下至阳白,会睛明,复从睛明上行,循临泣、目窗、正营、承灵、脑空、风池至颈,过天牖,行手少阳之脉前,下至肩上,循肩井,却左右交出手少阳之后,过大椎、大杼、秉风,当秉风前入缺盆之外。其支者,自耳后颞颛间,过翳风之分,入耳中,过听宫,复自听宫至目锐眦瞳子髎之分。其支者,别自目外瞳子髎,而下大迎,合手少阳于颛,当颧髎之分,下临颊车,下颈,循本经之前,与前之入缺盆者相合,下胸中天池之外,贯膈,即期门之所,络肝,下至日月之分,属于胆也。自属胆处,循胁内章门之里,至气冲,绕毛际,遂横入髀厌者之环跳穴。其直行者,从缺盆下腋,循胸,历渊液、辄筋、日月,过季胁,循京门、带脉、五枢、维道、居髎,入上髎、中髎、长强,而下与前之入髀厌者相合。乃下循髀外,行太阳、阳明之间,历中渎、阳关,出膝外廉,抵阳陵泉。又自阳陵泉下于辅骨前,历阳交、外丘、光明,直下抵绝骨之端,循阳辅、悬钟,而下出外踝之前,至丘墟,循足面之临泣、五会、侠溪,乃上入小指次指之间,至窍阴而终。其支别者,自足跗面临泣,别行入大指,循岐骨内出大指端,还贯入爪甲,出三毛,以交于足厥阴肝经也。及其动穴验病,则为口苦,胆汁味苦。为善太息,胆气不舒。为心胁痛,不能转侧,脉循胁里,出气街。甚则面微有尘,体无膏泽,脉所历处,少阳气郁为病。足外反热,脉循髀阳,出膝外廉,下外辅骨,抵绝骨,下外踝。是胆本属少阳,而阳气上厥使然也。凡此皆主骨所生病耳。又有诸病之生,或出本经,或由合经,为头痛,脉行于头。为颔痛,脉加颊车。为目锐眦痛,脉起于目。为缺盆中肿痛,脉入缺盆,支合缺盆。为腋下肿,脉从缺盆下腋,过胁。为马刀侠瘿,皆颈项腋胁所生疮名。为汗出,少阳有火。为振寒,疟,少阳为一阳,居阳之里,内有三阴,乃为半表半里,故为振寒,疟。为胸、胁、肋、髀、膝外至胫、绝骨、外踝及诸节皆痛,皆脉所经历处。为足小指之次指,即第四指也,不能举用。然邪气盛则当泻之,正气虚则当补之,热则泻者疾去其针,寒则温者久留其针,脉陷下者则用艾以灸之,若不盛不虚则以本经取之,而不必求之足厥阴肝经也。

所谓盛者,何以验之? 人迎较寸口之脉大者一倍,则胆经为实,如终始篇所谓泻足少阳胆,而补足厥阴肝者是也。虚者何以验之? 人迎较寸口之脉小者一倍,则胆经为虚,如终始篇所谓补足少阳胆,而泻足厥阴肝者是也。

足少阳胆经图

胆重三两三铢,长三寸,在肝之短叶间,盛精汁三合。《素问·灵兰秘典论》云:胆者,中正之官,决断出焉。

本脏篇云:肝应爪,爪厚色黄者胆厚,爪薄色红者胆薄,爪坚色青者胆急,爪濡色赤者胆缓,爪直色白无约者胆直,爪恶色黑多纹者胆结也。

附:胆经诸穴歌

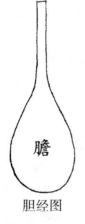

胆经图

足少阳兮四十三,瞳子髎近听会间。客主人在额厌集,悬颅悬厘曲鬓与鬓同。前。由率谷天冲而下,见浮白窍阴之妍。完骨露兮,本神阳白;临泣见兮,目窗与连。正营承灵居其后,脑空穴继灵而安。风池肩井兮渊液,辄筋日月兮京门辟。带脉五枢由维道,居髎而续环跳。风市抵中渎,饮阳关之阳陵泉。至阳交之外丘间,光明阳辅悬钟可瞻。丘墟临泣地五会,侠溪窍阴而胆经全。

又分寸歌

足少阳兮四十三,头上廿穴分三折。起自瞳子至风池,积数陈之依次第。瞳子髎近眦五分,耳前陷中寻听会。耳征前陷中,上关下一寸。客主人名上关同,耳前起骨开口空。颔厌悬颅之二穴,脑空上廉曲角下。脑空,即颞颥。颔厌、悬颅二穴,在曲角之下、脑空之上。悬厘之穴异于兹,脑空下廉曲角上。曲鬓耳上发际隅,耳上发际,曲隅陷中。率谷耳上寸半安。此穴在耳上些。天冲耳后入发二,耳后入发际二寸。浮白入发一寸间。亦耳后些。窍阴即是枕骨穴,完骨之上有空连。在完骨上,枕骨下,动摇有空。完骨耳后入发际,量得四分须用记。本神神庭旁三寸,入发一寸目上系。阳白眉上方一寸,发上五分临泣用。目上直入发际五分陷中。发上一寸当阳穴,发上寸半目窗贡。正营发上二寸半,承灵发上四寸拥。脑空发上五寸半,风池耳后发陷中。耳后颞颥后,脑空下发际陷中。至此计二十穴,分作三折向外而行。始自瞳子髎,至完骨是一折;又自完骨外折,上至阳白,会睛明,是一折;又自睛明上行,循临泣、风池是一折。缘其穴曲折多,难以科索,故此作歌二十,次第言之。歌曰:一瞳子髎二听会,三主人兮颔厌四。五悬颅兮六悬厘,第七数兮曲鬓随。八率谷兮九天冲,十浮白兮之穴从。十一窍阴亦相继,十二完谷一折终。又自十三本神始,十四阳白二折随。十五临泣目上穴,十六目窗之穴宜。十七正营十八灵,十九脑空廿风池。依次细心量取之,胆经头上穴吾知。肩井肩上陷中求,大骨之前一寸半。肩上陷中,缺盆上,大骨前一寸半,以三指按取,当中指陷中。渊液腋下方三寸,辄筋期下五分判。期门却是肝经穴,相去巨阙四寸半。日月期门下五分,京门监骨下腰绊。监骨下,腰中季胁本夹脊,肾之募。带脉章门下寸八,五枢章下四八贯。五枢去带脉三寸,季胁下四寸八分。维道章下五寸三,居髎章下八寸三。章门缘是肝经穴,下脘之旁九寸含。环跳髀枢宛宛中,髀枢中,侧卧屈上足,伸下足,以右手摸穴,左摇撼取之。屈上伸下取穴同。风市垂手中指尽,膝上五寸中渎论。髀外膝上五寸肉间陷中。阳关阳陵上三寸,阳陵膝下一寸从。阳交外踝上七寸,踝上六寸外丘用。踝上五寸光明穴,踝上四寸阳辅分。踝上三寸悬钟在,丘墟踝前之陷中。此去侠溪四寸五,却是胆经原穴动。临泣侠溪后寸半,地五会去溪一寸。侠溪在指岐骨间,窍阴四五二指端。按:手足少阳之穴,在头者最难觅,若不知慎,祸不旋踵。计四十三穴,左右共八十六穴。

　　肝足厥阴之脉,起于大指丛毛之际,上循足跗上廉,去内踝一寸,上踝八寸,交出太阴之后,上腘内廉,循股阴,入毛中,过阴器,抵小腹,挟胃,属肝,络胆,上贯膈,布胁肋,循喉咙之后,上入颃颡,连目系,上出额,与督脉会于巅。其支者,从目系下颊里,环唇内。其支者,复从肝别贯膈,上注肺。是动则病腰痛,不可以俛仰,丈夫㿉疝,妇人少腹肿,甚则嗌干,面尘脱色,是肝所生病者。胸满,呕逆,飧泄,狐疝,遗溺,闭癃。为此诸病,盛则泻之,虚则补之,热则疾之,寒则留之,陷下则灸之,不盛不虚以经取之。盛者寸口大一倍于人迎,虚者反小于人迎也。见《素问·脉解篇》。

　　此言肝经脉气之行,乃为第十二经也。三毛后横纹为丛毛。髀内为股。脐下为小腹。目内深处为系。颃颡,咽颡也。足厥阴起于大指丛毛之大敦,循足跗上廉,历行间、太冲,抵内踝前一寸之中封,自中封上踝,过三阴交,历蠡沟、中都,复上一寸,交出太阴之后,上腘内廉,至膝关、曲泉,循股内之阴包、五里、阴廉,遂当冲门、府舍之分,入阴毛中,左右相交,环绕阴器,抵小腹,而上会曲骨、中极、关元,

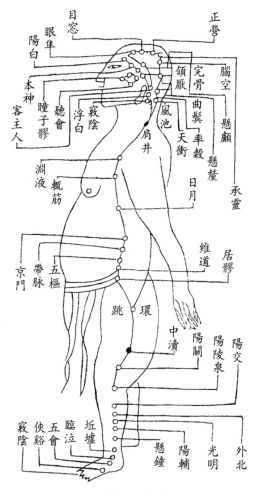

足少阳胆经循行图

复循章门至期门之所，挟胃，属肝，下日月之分络于胆也。又自期门上贯膈，行食窦之外、大包之里，散布胁肋，上云门、渊液之间，人迎之外，循喉咙之后，上入颃颡，行大迎、地仓、四白、阳白之外，连目系，上出额，行临泣之里，与督脉相会于巅顶之百会。其支行者，从目系下行任脉之外、本经之里，下颊里，交环于唇口之内。其又支者，从期门属肝处，别贯膈，行食窦之外、本经之里，上注肺，下行至中焦挟中脘之分，以交于手太阴肺经也。及其动穴验病，则为腰痛，不可以俛仰，肝与肾通，则膂筋之脉通于肝。为丈夫㿉疝，睾丸属肝。为妇人少腹肿，脉抵小腹。为甚则嗌干，脉循喉咙。为面尘脱色，胆病面有微尘，肝为之里，主病同。是主肝经所生之病也。又有诸病之生，或出本经，或由合经，为胸满，脉上贯膈。为呕逆，脉挟胃。为飧泄，脉抵小腹。为狐疝，脉过阴器，上睾结茎。为遗溺，上同。为闭癃。上同。然邪气盛则当泻之，正气虚则当补之，热则泻者疾去其针，寒则温者久留其针，脉陷下者则用艾以灸之，若不盛不虚则止取之本经，而不必求之足少阳胆经也。所谓盛者，何以验之？寸口较人迎之脉大者一倍，则肝经为实，如终始篇所谓泻足厥阴肝，而补足少阳胆者是也。虚者何以验之？寸口较人迎之脉小者一倍，则肝经为虚，如终始篇所谓补足厥阴肝，而泻足少阳胆者是也。

足厥阴肝经图

肝重四斤四两，左三叶，右四叶，共七叶，附着于脊之第九椎下。《素问·刺禁论》云：肝生于左。后世以为其脏在右、其脉在左者非。《素问·灵兰秘典论》云：肝者，将军之官，谋虑出焉。

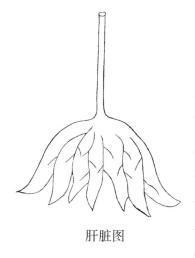

肝脏图

本脏篇云:肝小则脏安,无胁下之病。肝大则逼胃迫咽,迫咽则苦膈中,且胁下痛。肝高则上支贲切胁,俛为息贲。肝下则逼胃,胁下空,胁下空则易受邪。肝坚则脏安,难伤。肝脆则善病消瘅,易伤。肝端正则和利,难伤。肝偏倾则胁下痛也。青色小理者,肝小。粗理者,肝大。广胸反骹者,肝高。合胁兔骹者,肝下。胸胁好者,肝坚。胁骨弱者,肝脆。膺腹好相得者,肝端正。胁骨偏举者,肝偏倾也。

附:肝经诸穴歌

足厥阴,一十三穴终。起大敦于行间,循太冲于中封。蠡沟中都之会,膝关曲泉之宫。袭阴包于五里,阴廉乃发;寻羊矢于章门,期门可攻。

又分寸歌

足太指端名大敦,内侧为隐白,外侧为大敦。行间大指缝中存。太冲本节后二寸,踝前一寸号中封。足内踝骨前一寸,筋里宛宛中。蠡沟踝上五寸是,内踝骨前上五寸。中都踝上七寸中。内踝上七寸胻骨中。膝关犊鼻下二寸,曲泉曲膝尽横纹。阴包膝上方四寸,股内廉两筋间,跷足取之,看膝内侧必有槽中。气冲三寸下五里。气冲下三寸,阴股中动脉应手。阴廉冲下有二寸,羊矢冲下一寸许。气冲却是胃经穴,鼠鼷之上一寸主。鼠鼷横骨端尽处,相去中行四寸止。章门下脘旁九寸,肘尖尽处侧卧取。期门又在巨阙旁,四寸五分无差矣。巨阙,任脉穴,脐上六寸五分。计十三穴,左右共二十六穴。

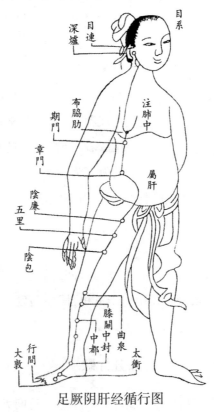

足厥阴肝经循行图

附:督脉经图

本篇此处无督脉、任脉之说,止下文有督脉、任脉之别,盖指络穴言也。今附二图于此,则十四经始全。

有穴名无脏腑,所以统一身之阳。

督脉诸穴歌

督脉在背之中行,二十七穴始长强。舞腰俞兮歌阳关,入命门兮悬枢间。脊中筋缩,乃造至阳灵台上;神道身柱,陶道以大椎而驻。哑门风府兮,脑户强间;后顶百会兮,前顶在前。囟会近上星之照,神庭见素髎之妙。水沟至兑端而无差,龂交居唇内而病疗。

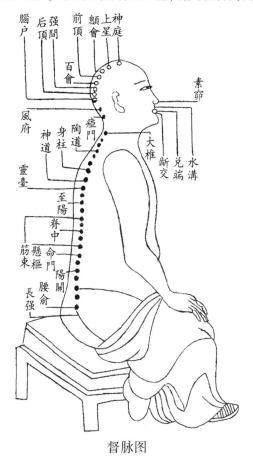

督脉图

又分寸歌

督脉断交唇内乡,兑端正在唇端央。水沟鼻下沟中索,素髎宜向鼻端详。头形北高面南下,先以前后发际量。分为一尺有二寸,发上五分神庭当。发上一寸上星位,发上二寸囟会良。发上前顶三寸半,发上百会五寸央。在顶中央旋毛中,可容豆,两耳尖,性理北溪。陈氏曰:略近些子,犹天之极星居北。夫言一尺有二,而其数止一尺一寸者何也?盖前后发际穴,而必以前后发际量起,则有一寸在也。会后寸半即后顶,会后三寸强间明。会后脑户四寸半,后发入寸风府行。项后发际入一寸,大筋内宛宛中。疾言其肉立起,言休立止,即百会后五寸半也。发上五分哑门在,后发际上五分,项中央宛宛中。仰头取之,入系舌本。神庭至此十穴真。自此项骨下脊骶,分为二十有四椎。大椎上有项骨在,约有三椎莫算之。尾有长强亦不算,中间廿一可排推。大椎大骨为第一,二椎节内陶道知。第三椎间身柱在,第五神道不须疑。第六灵台至阳七,第九身内筋缩思。十一脊中之穴在,十二悬枢之穴奇。十四命门肾俞并,十六阳关自此知。二十一椎即腰俞,脊尾骨端长强随。共二十七穴。

附:任脉经图

有穴名无脏侻,所以统一身之阴。

任脉诸穴歌

任脉二十四,穴行腹与胸,会阴始分曲骨从。中极关元,石门可通;气海阴交,神阙水分。下脘建里兮,中脘上脘;巨阙鸠尾兮,中庭膻中。玉堂上紫宫华盖,璇玑上天突之尊。饮彼廉泉,承浆味融。

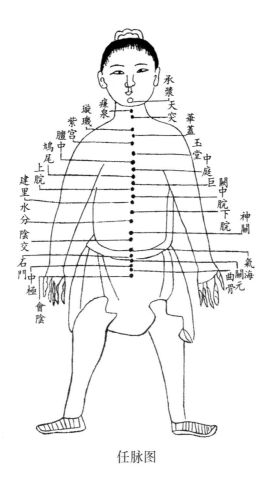

任脉图

又分寸歌

任脉会阴两阴间,曲骨毛际陷中安。中极脐下四寸取,关元脐下三寸连。脐下二寸名石门,脐下寸半气海全。脐下一寸阴交穴,脐之中央即神阙。脐上一寸为水分,脐上二寸下脘列。脐上三寸名建里,脐上四寸中脘许。脐上五寸上脘在,巨阙脐上六寸五。鸠尾蔽骨下五分,中庭膻下寸六取。膻中却在两乳间,膻上寸六玉堂主。膻上紫宫三寸二,膻上华盖四八举。四寸八分。膻上璇玑五寸八,玑上一寸天突起。天突喉下约四寸,廉泉颔下骨尖已。承浆颐前唇棱下,任脉中央行腹里。行腹中央,共二十四穴。

手太阴气绝,则皮毛焦。太阴者,行气温于皮毛者也,故气不荣则皮毛焦,皮毛焦则津液去皮节,津液去皮节者,则爪枯毛折,毛折者,则毛先死。丙笃丁死,火胜金也。此下五节与《素问·诊要经终论》大同。

此言肺绝之证候死期也。肺经之荣在毛,合在皮,正以肺主气,行气以温于皮毛,惟气绝而不荣,则皮毛焦者宜也,是皮节之津液亦去,而爪枯毛折,不特皮毛之焦而已。故病至毛折,其毛已死。火日克金,死可必矣。

手少阴气绝,则脉不通,脉不通则血不流,血不流则髦色不泽,故其面黑如漆柴者,血先死。壬笃癸死,水胜火也。

此言心绝之证候死期也。心主脉,又生血,惟心气绝则血脉俱枯,髦色不泽,面色如漆柴然,水所刑也,此则血已先死。水日克火,死可必矣。

足太阴气绝者,则脉不荣肌肉。唇舌者,肌肉之本也。脉不荣则肌肉软,肌肉软则舌萎人中满,人中满则唇反,唇反者肉先死。甲笃乙死,木胜土也。

此言脾绝之证候死期也。脾主肌肉,唇舌为肌肉之本,故脾气不荣,则肌肉软,其舌萎,其人中满,其唇反,斯则肉已先死。木日克土,死可必矣。

足少阴气绝,则骨枯。少阴者,冬脉也,伏行而濡骨髓者也,故

骨不濡,则肉不能着也。骨肉不相亲,则肉软却,肉软却,故齿长而垢,发无泽,发无泽者骨先死。戊笃己死,土胜水也。

此言肾绝之证候死期也。肾主骨,其脉行于冬而濡骨髓,惟肾气绝,则骨枯肉脱,齿槁发焦,其骨已死。土日克水,死可必矣。

足厥阴气绝,则筋绝。厥阴者,肝脉也。肝者,筋之合也。筋者,聚于阴气,当作器。而脉络于舌本也。故脉弗荣则筋急,筋急则引舌与卵,故唇青舌卷卵缩,则筋先死。庚笃辛死,金胜木也。

此言肝绝之证候死期也。肝之合在筋,其筋下聚于阴器而上络于舌本,故气绝则筋急,引舌与卵,其筋已先死。金日克木,死可必矣。

五阴气俱绝,则目系转,转则目运,目运者,为志先死。志先死则远一日半死矣。

此言手足阴经之绝者,而有病证死期也。五阴者,心肝脾肺肾皆属阴经也。不言心包络经者,以手少阴心经统之耳。目为五脏之精,故五脏绝,则目系转而运,此乃志已先死,所以死在一日半也。曰一日半者,盖周五脏之表里,而半日则余之耳。

六阳气绝,则阴与阳相离,离则腠理发泄,绝汗乃出,故旦占夕死,夕占旦死。

此言手足阳经之绝者,而有病证死期也。六阳者,胆胃大小肠膀胱三焦也。六阳经气绝,则阴经与阳经相离而不相运,致腠理开泄,绝汗如珠,其死在旦夕间也。

经脉十二者,伏行分肉之间,深而不见。其常见者,足太阴过于外踝之上,无所隐故也。诸脉之浮而常见者,皆络脉也。六经络手阳明、少阳之大络,起于五指间,上合肘中。饮酒者,卫气先行皮肤,先充络脉,络脉先盛,故卫气已平,营气乃满,而经脉大盛。脉之卒然动者,皆邪气居之,留于本末,不动则热,不坚则陷且空,不与众同,是以知其何脉之动也。雷公曰:何以知经脉之与络脉异也? 黄帝曰:经脉者,常不可见也,其虚实也,以气口知之。脉之见者,皆络脉也。

此详言经脉不可见,而络脉则可见也。经脉者,如肺经自中府以至少商是也。络脉者,如肺经之列缺,旁行偏历是也。然十二经者,伏行于各经分肉之间,深而不可见,其常见者,仅有脾经之脉,过于外踝之上,与胃脉相通,无所隐焉故耳。凡诸脉之浮而常见者,皆络脉也。又有经络皆盛,其唯饮酒之时,即如手之六经皆有络脉,其手阳明大肠经之络名曰偏历,手少阳三焦之络名曰外关,虽在臂腕之间,然皆起于手之五指,手阳明则起于食指,手少阳则起于无名指,上则合于肘中,唯饮酒时则卫气先行于皮肤,络脉先盛,至卫气已平,营气亦满,而经脉亦大盛。凡经络之脉卒然动者,皆邪气居之。邪气者,酒气也。留于手之本末臂指间,留即上之居义。设脉不动,则其热实不免。若脉不坚,则其人必虚,脉当陷且空也。大抵饮酒之脉,断宜动而且坚,与不饮酒之众人其脉不相同也,是以即饮酒时,便可以知其脉起于何指者,系何脉之动也。及雷公又以经络之异何法知之为问,盖欲于不饮酒时而知之也。帝言经脉之虚实,当诊气口脉以知之,然而隐不可见者,其常也。络脉则其脉常见,不必于气口知之矣。

雷公曰:细子无以明其然也。黄帝曰:诸络脉皆不能经大节之间,必行绝道而出入,复合于皮中,其会皆见于外,故诸刺络脉者,必刺其结上甚血者,虽无结,急取之,以泻其邪,而出其血,留之发为痹也。凡诊络脉,脉色青则寒且痛,赤则有热。胃中寒,手鱼之络多青矣；胃中有热，鱼际络赤；其暴黑者，留久痹也；其有赤、有黑、有青者，寒热气也；其青短者，少气也。凡刺寒热者，皆多血络，必间日而一取之，血尽乃止，乃调其虚实。其青而短者少气，甚者泻之则闷，闷甚则仆，不得言，闷则急坐之也。

此言刺络脉者必出其血，诊络脉者必别其色也。凡诸络脉，皆不能经历于大节之间，一如经脉之行也，必行于阻绝之道而出入之，复合于皮中，如肺经列缺为络，别行于大肠经之偏历，直行似阻，而旁行之也。其所会处皆见于外，故诸经刺络脉者，必即其络脉之上结而甚有血者以刺之，其间虽然有结，亦当急取之，以泻其邪，而出其血。若将此血留之，必发之而为痹疾，所以不可留也。然欲诊络脉，有色可据，某经络脉之色青者，则寒且痛。某经络脉之色赤者，内必有热。若胃中有寒，则鱼际之络多青；若胃中有热，则鱼际之络多赤；若手鱼之络暴黑，则留之必为久痹。故上文曰：当泻其邪而出其血也。若鱼际之脉赤黑青之兼见者，必为寒热气；若鱼际之脉青而且短者，必正气之衰少。但此寒热气者，理当刺之。刺之者，以其血络之多故也。必间日而一取之，候其血尽而止针，随即调其虚实，虚则补而实则泻也。至于色青而短，为元气衰少者，病势若甚，切不可泻，泻之则必闷，闷甚则必仆，须于初闷时不得言语，急静坐之，即可以不至于仆矣。

手太阴之别，名曰列缺，起于腕上分间，并太阴之经，直入掌中，散入于鱼际。其病实则手锐掌热，虚则欠㰦，小便遗数，取之去腕〔半寸〕，别走阳明也。腕，音碗。㰦、呿同。数，音朔。去腕半寸，当作寸半。

此下十二节，详言十二络穴，而此先以肺经言之也。夫不曰络而曰别者，以此穴由本经而别走邻经也。手太阴肺经之别穴，名曰列缺，_{去腕侧上一寸半。针二分，留三呼，泻五吸，灸三壮。}起于腕上分肉之间，并本经太阴之经，入手阳明大肠经，以直入掌中，而散入于鱼际。其病如邪气盛而实，则手之锐掌当热。如正气衰而虚，则小便必遗而且数去之。凡取此穴者，必觅之去手腕寸半间，_{即列缺穴。}乃别走阳明之穴，正以肺与大肠为表里也。

手少阴之别，名曰通里，去腕一寸〔半〕，别而上行，循经入于心中，系舌本，属目系。其实则支膈，虚则不能言。取之掌后一寸，别走太阳也。_{去腕一寸半，其半字衍，观下掌后一寸可见。}

此言心经之络穴也。通里穴为络，去腕一寸，_{针三分，灸三壮。}别而上行，循本经入于心中，系舌本，属目系。其邪气有余而实，则膈间若有所支而不畅。正气不足而虚，则不能言，以言为心之声也。取此穴者，当觅之掌后一寸，乃别走太阳小肠经之穴，_{即通里穴。}正以心与小肠为表里也。

手心主之别，名曰内关，去腕二寸，出于两筋之间，循经以上系于心包络。心系实则心痛，虚则为头强。取之两筋间也。

此言心包络经之络穴也。夫手厥阴心包络经，而谓之手心主者，以其代心经以行事也。_{本经邪客篇云：心者，五脏六腑之大主，诸邪之在心者，皆在心之包络。包络者，心主之脉也，皆如手少阴心主之脉行也。}其别名曰内关，去手腕上廉二寸之两筋间，循本经以上系于心包络。如心系间邪气盛而实，则心必痛。正气衰而虚，则头必强。取此穴者，觅之两筋间耳。

手太阳之别，名曰支正，上腕五寸，内注少阴。其别者，上走肘，络肩髃。实则节弛肘废，虚则生肬，小者如指痂疥。取之所别也。_{髃，音偶。肬，音尤。痂，音加。疥，音介。}

此言小肠经之络穴也。支正,上手腕外廉五寸,_{针三分,灸三壮}。内注于手少阴心经,以心与小肠为表里也。其别行者,上走于肘,络手阳明大肠经之肩髃穴。如邪气有余而实,则节弛而肘废。正气不足而虚,则大者为肬,《海篇》释为赘,盖赘瘤之类。小者为指间痂疥之类。凡此疾者,取此别穴而已。

手阳明之别,名曰偏历,去腕三寸,别入太阴。其别者,上循臂,乘肩髃,上曲颊遍齿。其别者,入耳合于宗脉。实则龋聋,虚则齿寒痹隔。取之所别也。_{龋,丘禹切。}

此言大肠经之络穴也。偏历,去手腕后三寸,别走入于手太阴肺经。其支别者,上循臂之温溜、下廉、上廉、三里、曲池,以乘肩髃,上曲颊,入上齿缝中。又其支别者,入耳合于宗脉。_{玩各节皆府合于脏,脏合于府,则此宗脉宜是肺经之大脉,犹言大气为宗气也。本经口问篇有云:目者,宗脉之所聚。}如邪气有余而实,则为龋而齿痛,为耳聋。正气不足而虚,则止为齿寒,为内痹,为隔塞不便。皆当取此穴以治之耳。

手少阳之别,名曰外关,去腕二寸,外绕臂,注胸中,合心主。病实则肘挛,虚则不收。取之所别也。

此言三焦经之络穴也。外关,去手腕外廉二寸,外绕于臂,注于胸中,以合手厥阴心主之脉,以三焦与心包络为表里也。邪气有余而实,则为肘挛。正气不足而虚,则手不能收。皆取此穴以治之耳。

足太阳之别,名曰飞扬,去踝七寸,别走少阴。实则鼽窒,头背痛,虚则鼽衄。取之所别也。

此言膀胱经之络穴也。飞扬,去足外踝上七寸,别走少阴肾经,以膀胱与肾为表里也。邪气有余而实,则为鼽出于鼻而窒,为头与背痛。正气不足而虚,则为鼽为衄。皆当取此穴以治之耳。

足少阳之别,名曰光明,去踝五寸,别走厥阴,下络足跗。实则厥,虚则痿躄,坐不能起。取之所别也。

此言胆经之络穴也。光明,穴去外踝上五寸,别走足厥阴肝经,以胆与肝为表里也。下络足之跗面,即侠溪、地五会、临泣等处也。邪气有余而实,则气逆而为厥,以肝脉在下也。正气不足而虚,则为痿为痹,虽坐亦不能起,以肝主于筋。皆取此穴以治之耳。

足阳明之别,名曰丰隆,去踝八寸,别走太阴。其别者,循胫骨外廉,上络头项,合诸经之气,下络喉嗌。其病气逆则喉痹卒喑,实则狂颠;虚则足不收,胫枯。取之所别也。卒,当作猝。

此言胃经之络穴也。丰隆,去外踝上八寸,别走足太阴脾经,以胃与脾为表里也。循胫骨外廉之上下巨虚等穴,上至头项而络之,以合于诸经之气,盖胃为五脏六腑之大海也。其头项之下,则络于喉嗌,故胃气一逆,则为喉痹,为卒喑也。邪气有余而实,则为狂颠。正气不足而虚,则足不能收,而胫亦枯槁。皆当取此穴以治之也。

足太阴之别,名曰公孙,去本节之后一寸,别走阳明。其别者,入络肠胃。厥气上逆则霍乱,实则肠中切痛,虚则鼓胀。取之所别也。

此言脾经之络穴也。公孙,去足大指本节后一寸,别走足阳明胃经,以脾与胃为表里也。其别者,入络于肠胃之中。脾气上逆而厥,则为霍乱。霍乱者,挥霍扰乱也。邪气有余而实,则为肠中切痛。正气不足而虚,则为鼓胀。皆取此穴以治之耳。

足少阴之别,名曰大钟,当踝后绕跟,别走太阳。其别者,并经上走于心包下,外贯腰脊。其病气逆则烦闷,实则闭癃,虚则腰痛。取之所别也。

此言肾经之络穴也。大钟,穴当内踝后绕跟处,别走足太阳膀胱经,以肾与膀胱为表里也。又其别者,并本经脉气之行,以上走于手厥阴心包络经之下,而外则贯于腰脊间。其病气逆,则为烦心。邪气有余而实,则为闭癃,以肾通窍于二便也。正气不足而虚,则为腰痛。皆取此穴以治之耳。

足厥阴之别,名曰蠡沟,去内踝五寸,别走少阳。其别者,经胫上睾,结于茎。其病气逆则睾肿、卒疝,实则挺长,虚则暴痒。取之所别也。

此言肝经之络穴也。蠡沟,去内踝上五寸陷中,别走足少阳胆经,以肝与胆为表里也。经于足胫,以上于睾丸,<small>阴丸,俗云阴子。</small>结于茎垂。<small>见邪客篇,有茎垂。</small>其病气逆,则睾丸肿胀而卒成疝气。邪气有余而实,则睾为挺长。正气不足而虚,则为暴痒。皆当取此穴以治之也。

任脉之别,名曰尾翳,下鸠尾,散于腹。实则腹皮痛,虚则痒搔。取之所别也。

此言任脉经之络穴也。尾翳,下于鸠尾,散于腹中。邪气有余而实,则腹皮必痛。正气不足而虚,则痒而搔之。皆当取此穴以治之耳。

督脉之别,名曰长强,挟膂上项,散头上,下当肩胛左右,别走太阳,入贯膂。实则脊强,虚则头重,高摇之。挟脊之有过者,取之所别也。

此言督脉经之有络穴也。长强,<small>脊骶骨端。</small>挟膂上项,散于头上,下则当于肩胛之左右。其别者,则走于足太阳膀胱经,以入贯于膂筋之间。邪气有余而实,则脊必强。正气不足而虚,则头必重,且头重难支,必从高而摇之。此皆挟脊之有病所致也,皆取此穴以治之耳。

脾之大络,名曰大包,出渊液下三寸,布胸胁。实则身尽痛,虚则百节尽皆纵,此脉若罗络之血者,皆取之脾之大络脉也。

此言脾经又有大络穴也。脾固有公孙穴为络,又有大络,名曰大包,出足少阳胆经渊液下之三寸,渊液,腋下三寸宛宛中,举臂取之。布于胸胁之中。邪气有余而实,则一身尽痛。正气不足而虚,则百节尽皆纵弛。此脉若罗纹之络,其络中必有血,皆当取此穴以治之耳。

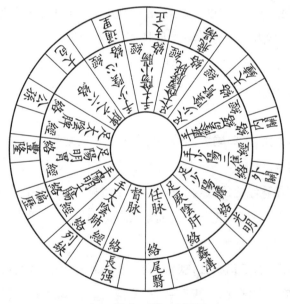

十二经十五络穴之图

凡此十五络者,实则必见,虚则必下,视之不见,求之上下,人经不同,络脉异所别也。

此结言取络穴之有法也。凡此十五络者,邪气实则其脉必见,正气虚则其脉陷下，若陷下而视之不见，则求之上下诸穴，即其不陷下者，而知此穴之为陷也。盖人之经脉不见，有十二经之分，故络脉之异而别行者，亦有十五络耳。夫以十二经而谓之十五络者，以督、任有二，脾有大包，故谓之十五也。按此篇以督之长强、任之尾翳为十五络，《难经》以阳跷、阴跷之络为十五络，殊不知督脉所以统诸阳，任脉所以统诸阴，还以《灵枢》为的也。

经别第十一

内论十二经为六合，经脉络脉之别也，故名篇。

黄帝问于岐伯曰：余闻人之合于天道也，内有五脏，以应五音、五色、五时、五味、五位也；外有六腑，以应六律，六律建阴阳诸经，而合之十二月、十二辰、十二节、十二经水、十二时、十二经脉者，此五脏六腑之所以应天道。夫十二经脉者，人之所以生，病之所以成，人之所以治，病之所以起，学之所始，工之所止也。粗之所易，上之所难也。请问其离合出入奈何？岐伯稽首再拜曰：明乎哉问也！此粗之所过，上之所息也。请卒言之。

此帝问十二经之离合出入，而伯欲尽言之也。

足太阳之正，别入于腘中，其一道下尻五寸，别入于肛，属于膀胱，散之肾，循膂当心入散；直者从膂上出于项，复属于太阳，此为一经也。足少阴之正，至腘中，别走太阳而合，上至肾，当十四椎，出属带脉；直者系舌本，复出于项，合于太阳，此为一合。成以诸阴之别，皆为正也。尻，枯尾切。肛，胡公切。椎，椎同。

此言膀胱与肾经之为一合也。足太阳膀胱经，自有正经之脉，支别入于腘中央之委中穴，其一道下尻五寸，计承扶穴之处也。别络之脉入于肛门,内属于膀胱,循脊膂当心而入散之。直者从膂,即中膂内俞、膀胱俞等穴,以上出于项后,至前睛明穴,乃属于足太阳经,此为一经也。足少阴肾经之正,由涌泉至内踝下,至于腘中,别走足太阳膀胱经而合,上至肾,当十四椎旁,有肾俞穴,出连带脉。直行者上系舌本,复出于项,合于足太阳膀胱经,此与膀胱经为一合也。有阳经必有阴经,成以诸阴经之别,皆为正经之合耳。

足少阳之正,绕髀入毛际,合于厥阴;别者入季胁之间,循胸里属胆散之,上肝贯心,以上挟咽,出颐颔中,散于面,系目系,合少阳于外眦也。足厥阴之正,别跗上,上至毛际,合于少阳,与别俱行,此为二合也。

此言肝与胆经为一合也。足少阳胆经之正脉,循胁里,出气街,入髀厌中,绕毛际,合于足厥阴肝经;其别者入季胁之间,循胸里属胆散之,上肝贯心,侠咽,出颐颔中,抵顽,下加颊车,散于面,系目系,合足少阳于目之外眦也。足厥阴之正,别足跗上,上至毛际,合于足少阳胆经,以二经相为表里,与胆经之别脉俱行,此肝胆之为一合,即上节而次第之,故曰二合。下文可仿此推之。

足阳明之正,上至髀,入于腹里,属胃,散之脾,上通于心,上循咽,出于口,上额颅,还系目系,合于阳明也。足太阴之正,上至髀,合于阳明,与别俱行,上结于咽,贯舌中,此为三合也。

此言胃与脾经为一合也。前篇论胃经脉气之行,起于鼻之迎香穴,而下至厉兑。此节所论,则自下井荥输经合而上行也。故言足阳明之正,由足次指上足跗,循骱外廉,入膝膑,抵伏兔,以上髀关,至气冲,入腹里,属胃络脾,上通于心,入缺盆,上循喉咙,出于口,上额颅,还系目系,合于足阳明之经隧也。足太阴脾经,与胃经为表里,亦上至髀关,合于足阳明胃经,与胃之别穴丰隆偕行,上胸挟咽,连舌本,散舌中,此胃与脾之为第三合也。

手太阳之正,指地别于肩解,入腋,走心,系小肠也。手少阴之正,别入于渊液两筋之间,属于心,上走喉咙,出于面,合目内眦,此为四合也。

此言小肠与心经为一合也。手太阳小肠经之正脉,起于手小指之端,循手外侧上腕,出踝中,直上循臂骨下廉,出肘内侧两骨之间,上循臑外后廉,出肩解,绕肩胛,交肩上,故别于肩解,入缺盆,络心,循咽下膈,抵胃,属小肠,故入腋、走心、系小肠也。其曰指地者,以其脉之自上而下行也。手少阴心经之正脉,与小肠为表里也。起于心中,出属心系,下膈络小肠;其直者,从心系却上肺,别入于腋下之渊液穴,属于心,上走喉咙,出于面,合目内眦,此为四合也。

手少阳之正,指天别于巅,入缺盆,下走三焦,散于胸中也。手心主之正,别下渊液三寸,入胸中,别属三焦,出循喉咙,出耳后,合少阳完骨之下,此为五合也。

此言手三焦与心包络之为一合也。手少阳三焦经之正脉,起于手四指之端,循手表腕,上贯肘,循臑外,上肩,入缺盆,下走三焦,散于胸中。以其脉上别于巅,故曰指天也。手厥阴心包络经,乃手心主之脉也,别于腋下之天池穴,去乳后一寸,着胁直腋厥肋间,乃本经穴也。入胸中,历络三焦,出循喉咙,出耳后,合于少

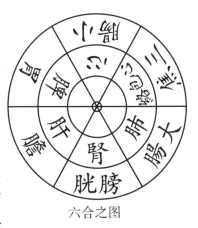

六合之图

阳完骨之下,此为五合也。

手阳明之正,从手循膺乳,别于肩髃,入柱骨,下走大肠,属于肺,上循喉咙,出缺盆,合于阳明也。手太阴之正,别入渊液少阴之前,入走肺,散之太阳,上出缺盆,循喉咙,复合阳明,此六合也。

此言大肠与肺经为一合也。手阳明大肠经之正脉,起手次指之端,出合谷两骨之间,循臂入肘,循臑上肩,别循髃骨之前廉,上出柱骨,下入缺盆,络肺下膈,属大肠,与肺为表里,上循喉咙,出缺盆,合于手阳明之经隧也。手太阴肺经之正脉,别于心包络经之渊液穴、少阴心经之前,入走于肺,相合散之本经太阴之脉,上出缺盆,循喉咙,复合于阳明,此其为六合也。按此各经皆名曰正,则正者,正经也,宜与经脉篇其直行者相合。别者,络也,宜与经脉篇其支者、其别者相合。今此篇之所谓正,较之经脉篇甚略,且非尽出正行之经,是其意之所重者在合,而与经脉之行,不必及其详耳。

经水第十二

内论十二经脉,合于十二经水,故名篇。

黄帝问于岐伯曰:经脉十二者,外合于十二经水,而内属于五脏六腑。夫十二经水者,其有大小、深浅、广狭、远近各不同,五脏六腑之高下、小大、受谷之多少亦不等,相应奈何?夫经水者,受水而行之;五脏者,合神气魂魄而藏之;六腑者,受谷而行之,受气而扬之;经脉者,受血而营之。合而以治奈何?刺之浅深,灸之壮数,可得闻乎?岐伯答曰:善哉问也!天至高不可度,地至广不可量,此之谓也。且夫人生于天地之间,六合之内,此天之高、地之广也,非人力之所能度量而至也。若夫八尺之士,皮肉在此,外可度量切循而得之,其死可解剖而视之,其脏之坚脆,腑之大小,谷之多少,脉之长短,血之清浊,气之多少,十二经之多血少气,与其少血多气,与其皆多血气,与其皆少血气,皆有大数。其治以针艾,各调其经气,固其常有合乎?

此言十二经合十二水,而刺灸之数亦相合也。帝问人与天地本相参也,天地有十二经水,人身有十二经脉。十二经水者,有大小、深浅、远近、广狭之异,十二经脉者,有高下、小大、受谷多少之殊,其相应者必有故也。且是五脏者,合神气魂魄而藏之者也;本经本脏篇云:五脏者,所以藏精神魂魄者也。六腑者,受五谷而行化之,又受谷所化精微之气,而扬之于脏腑者也;本脏篇云:六腑者,所以化水谷而行津液者也。经脉者,受血而营之。营卫生会篇云:中焦亦并胃中,出上焦之后,此所受气者,泌糟粕,蒸津液,化其精微,上注于肺脉,乃化而为血,以奉生身。今以脏腑经脉而合之于十二经脉,以治其病,刺有浅深,灸有多寡,无不吻合,此其故又何也?伯言:天地难以度量,人身犹可剖视,脏之坚脆,本藏篇有肝坚则脏安难伤,肝脆则善病消瘅易伤等语。腑之大小,平人绝谷篇有胃大二尺五寸等语。肠胃篇有胃长一尺五寸等语。谷之多少,平人绝谷篇有胃受水谷三斗五升等语。脉之长短,脉度篇有脉长一十六丈二尺之数。血之清浊,根结篇有布衣匹夫之士,王公大人血食之君,血气涩滑之异。十二经之气血多少,皆有大数。《素问·血气形志篇》云:太阳常多血少气,少阳常少血多气,阳明多气多血,少阴常少血多气,厥阴常多血少气,太阴常多气少血。其治以针艾,浅深多寡,宜其尽与十二经水相合也。即下文刺阳明深六分等义。

黄帝曰:余闻之,快于耳,不解于心,愿卒闻之。岐伯答曰:此人之所以参天地而应阴阳也,不可不察。足太阳外合于清水,内属于膀胱,而通水道焉。足少阳外合于渭水,内属于胆。足阳明外合于海水,内属于胃。足太阴外合于湖水,内属于脾。足少阴外合于汝水,内属于肾。足厥阴外合于渑水,内属于肝。手太阳外合于淮水,内属于小肠,而水道出焉。手少阳外合于漯水,内属于三焦。手阳明外合于江水,内属于大肠。手太阴外合于河水,内属于肺。手少阴外合于济水,内属于心。手心主外合于漳水,内属于心包。凡此五脏六腑、十二经水者,外有源泉而内有所禀,此皆内外相贯,如环无端,人经亦然。故天为阳,地为阴,腰以上为天,腰以下为地。故海以北者为阴,湖以北者为阴中之阴,漳以南者为阳,河以北至漳者为阳中之阴,漯以南至江者为阳中之太阳,此一隅之阴阳也,所以人与天地相参也。渑,弥善切。漯,通合切。以,与已同。

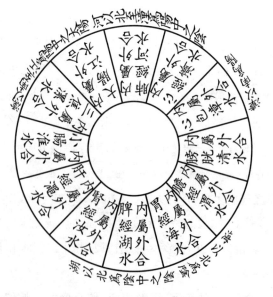

十二经脉外合十二经水之图

此承上文而言十二经脉合十二经水之数也。伯以人身脏腑而合十二经水者，盖天位乎上为阳，地位乎下为阴，而人之腰以上象天，腰以下象地，故经水以东西南北，而分阴阳及阴阳中之阴阳，则人之脏腑，亦以东西南北而合十二经水也，所谓人与天地相参固如此。

按古今舆地图：清水，遗籍无之，黄河合淮处谓之清河，今有清河县，疑是清水也。渭水，源出渭州渭原县鸟鼠山，至同州冯翊县入河。海水，天地四方皆海水相通，而地在其中，盖无几也。又四海之外，皆复有海，东曰渤海，南曰涨海，西曰青海，北曰瀚海。今曰海北为阴，乃瀚海也。湖水，凡洞庭、彭泽、震泽之类，皆曰湖水。今曰湖以北为阴中之阴，疑似彭泽也。汝水，源出南阳鲁阳县天息山，东北至河南梁县，东南经襄城、颍川、汝南，至汝阳、襄信县入淮。渑水，在今汝南府渑池县。淮水，源出南阳桐柏山，围绕徐、扬之界，东入于海。漯水，古漯受河，而东入海，故禹贡浮漯可以入河，自汉以后，河渐南徙，而漯亦不复存。江水，源出西蜀之岷山，至吴地入海，其长万里，天固所以限南北也。河水，河有两源，一出葱岭，一出于阗，合流东注蒲昌海，潜行地中，南出积石，为中国河。又云：河出昆仑，千里一曲，九曲入海，千年一清，圣人出焉，故为四渎之宗。济水，即沇水，源出河北王屋山，济河而南，故又曰济载河；而流水不混，其清，故又曰清济；潜流屡绝，状虽微而独尊，故居四渎之一。漳水，源出西山，由磁洛州南入冀州新河镇，与河卢河合，其后变徙入于河。

黄帝曰：夫经水之应经脉也，其远近、浅深、水血之多少各不同，合而以刺之奈何？**岐伯答曰：**足阳明，五脏六腑之海也，其脉大血多，气盛壮热，刺此者，不深弗散，不留不泻也。足阳明刺深六分，留十呼。足太阳深五分，留七呼。足少阳深四分，留五呼。足太阴深三分，留四呼。足少阴深二分，留三呼。足厥阴，深一分，留二呼。手之阴阳，其受气之道近，其气之来疾，其刺深者皆无过二分，其留皆无过一呼，其少长大小肥瘦，以心撩之，命曰法天之常。灸之亦

然。灸而过此者,得恶火则骨枯脉涩;刺而过此者,则脱气。撩,料同。

　　此言灸刺有多少之数也。足阳明胃经多气多血,其脉大,其热壮,刺之者必深六分,留十呼。凡泻者,必先吸入针,又吸转针,候呼出针。凡补者,必先呼入针,又呼转针,又吸出针。后世令病人欬嗽以代呼,口中收气以代吸,气有出入,亦与呼吸相同。今曰深六分,则入之至深者也。曰留十呼,是言泻法有十呼之久,盖入针必吸,转针必吸,至十呼出针。但补法不言吸数,以理论之,其吸与呼同数也。后世凡《针灸聚英》等书,言吸若干者,皆言补法,先呼后吸;呼若干者,皆言泻法,先吸后呼。故《针赋》有云:补者先呼后吸,泻者先吸后呼。正此义也。足太阳膀胱经多血少气,故刺之者深五分,较足阳明减一分也。泻之者留七呼,则呼后出针,其呼数较足阳明减三呼矣。足少阳胆经少血多气,刺之者止深四分,较足太阳减一分也。泻之者留五呼,则呼后出针,其呼数较足太阳亦减二呼矣。此乃足三阳经之针数也。足太阴脾经多气少血,止深三分,较足少阳减一分也。留四呼,则又减一呼矣。足少阴肾经少血多气,止深二分,较足太阴减一分也。留三呼,则又减一呼矣。足厥阴肝经多血少气,止深一分,较足少阴减一分也。留二呼,则又减一呼矣。此乃足三阴经之刺数也。凡手之阴阳六经,与足经不殊,而针法必异,正以手之六经在上近于肺,故肺受胃之谷气而行诸经,诸经受肺之大气而行各经,其受气之道近,故其气之来也甚疾,所以刺之者皆无过二分,其留之者皆无过一呼也。凡人之少长大小肥瘦,皆当以心料之,命曰法天之常道也。其灸数之多寡亦然。若灸之而过此数者,则非善火,乃恶火也,其骨当枯,其脉当涩。刺之而过此数者,其气当脱矣。

　　黄帝曰:夫经脉之小大,血之多少,肤之厚薄,肉之坚脆,及䐃之

大小,可为度量乎？岐伯答曰：其可为度量者,取其中度也,不甚脱肉,而血气不衰也。若失度之人,痟瘦而形肉脱者,恶可以度量刺乎？审切循扪按,视其寒温盛衰而调之,是谓因适而为之真也。度量,俱去声。

此言人之肉不脱、血气不衰者,可以度量而针灸之。反此者,则不可度量,而止可调治也。

经筋第十三

各经皆有筋,而筋又有病,及各有治法,故名篇。

足太阳之筋,起于足小指,上结于踝,邪斜。上结于膝,其下循足外踝,结于踵,上循跟,结于腘。其别者,结于踹外,上腘中内廉,与腘中并,上结于臀,上挟脊,上项。其支者,别入结于舌本。其直者,结于枕骨,上头下颜,结于鼻。其支者,为目上网,下结于頄。其支者,从腋后外廉,结于肩髃。其支者,入腋下,上出缺盆,上结于完骨。其支者,出缺盆,邪上出于頄。其病小指支跟肿痛,腘挛,脊反折,项筋急,肩不举,腋支缺盆中纽痛,不可左右摇。治在燔针劫刺,以知为数,以痛为腧,名曰仲春痹也。

此详言膀胱经之筋,其病为仲春痹,而刺之有法也。足太阳之筋,起于足小指外侧之至阴穴,由通谷、束骨、京骨、金门、申脉,结于踵跟之仆参、昆仑,又上循跟,出于外踝,由附阳、飞扬、承山、承筋、合阳,结于腘中央之委中穴。其别者,从飞扬络穴与腘中相并,而行委阳、浮郄、殷门等穴,以上结于臀,上会阳、下中次上四髎、白环俞,直至大椎,计二十一穴,开中行一寸五分,挟脊上于项之天柱、玉枕等穴。其直者,则结于玉枕之下、枕骨上,由是而上于头,以至前,下于颜,结于鼻。又其支者,自睛明为目上网,下结于目下之颅。又其支者,从腋后外廉结于手阳明经之肩髃。又其支者,入于腋下,上出于缺盆,上结于完骨。又其支者,出于缺盆,斜上出于目下之颅。及其为病,则足小指支跟,当为肿为痛,为腘中筋挛,为脊中反折,为项筋急,为肩不举,为腋支缺盆中痛,不可左右摇。治之者,当以燔针劫刺之,刺之而已知,则准其刺之之数。其所取之腧穴,即痛处是也。俗云天应穴者是也。此证当发于二月之时,故名之曰仲春痹也。

足少阳之筋,起于小指次指,上结外踝,上循胫外廉,结于膝外廉。其支者,别起外辅骨,上走髀,前者结于伏兔之上,后者结于尻。其直者,上乘䏚季胁,上走腋前廉,系于膺乳,结于缺盆。直者,上出腋,贯缺盆,出太阳之前,循耳后,上额角,交巅上,下走颔,上结于颅。支者,结于目眦为外维。其病小指次指支转筋,引膝外转筋,膝不可屈伸,腘筋急,前引髀,后引尻,即上乘䏚季胁痛,上引缺盆、膺乳、颈维筋急,从左之右,右目不开,上过右角,并跷脉而行,左络于右,故伤左角,右足不用,命曰维筋相交。治在燔针劫刺,以知为数,以痛为腧,名曰孟春痹也。

此言胆经之筋,其病为孟春痹,而刺之有法也。足少阳之筋,起于足小指之次指,即第四指之窍阴穴。由侠溪、地五会、临泣,结于外踝下之丘墟,上循胫外廉悬钟、阳辅、光明、外丘、阳交,结于膝外廉之阳陵泉。其支者,别起外辅骨,上走于髀,其在前则结于足阳明胃经伏兔之上,其在后则结于督脉经之尻尾上。其直者,上乘䏚之季胁,上走于腋之前廉,系于膺乳间,上结于缺盆中。又其直者,上出于腋,贯于缺盆,出太阳之前,循耳后,上额角,交巅上,下走于颔,上结于颅。又其支者,结于目,支为外维。论疾诊尺篇诊目痛,脉从外走内者少阳病。及其为病,则小指之次指当为转筋,引于膝外转筋,其膝不可屈伸,其腘中之筋甚急,前引于髀,前云上走髀,前走结于伏兔之上。后引于尻,前云后者结于尻。即上乘胁之季胁而痛,前云上乘胁季胁。上引缺盆、膺乳、颈维之筋皆急,从左以之于右,其右目必不能开,正以甲木在东也。上过右角,并跷脉而行,左络于右,故伤左角,皆自左而右。其右足不能举用,为左所伤。命曰维筋相交。治之者,当以燔针劫刺之,以知病为刺之数,以痛处为腧穴。此证当发于正月之时,故名之曰孟春痹也。

足阳明之筋,起于中三指,结于跗上,邪_斜。外上加于辅骨,上结于膝外廉,直上结于髀枢,上循胁,属脊。其直者,上循骭,结于缺盆。其支者,结于外辅骨,合少阳。其直者,上循伏兔,上结于髀,聚于阴器,上腹而布,至缺盆,而结上颈,上挟口,合于頄,下结于鼻,上合于太阳,太阳为目上网,阳明为目下网。其支者,从颊结于耳前。其病足中指支胫转筋,脚跳坚,伏兔转筋,髀前肿,癀疝,腹筋急,引缺盆及颊,卒口僻,急者目不合,热则筋纵,目不开。颊筋有寒,则急引颊移口;有热则筋弛纵缓不胜收,故僻。治之以马膏,膏其急者,以白酒和桂以涂。其缓者,以桑钩钩之,即以生桑炭置之坎中,高下以坐等,以膏熨急颊,且饮美酒,啖美炙肉,不饮酒者自强也,为之三拊而已。治在燔针劫刺,以知为数,以痛为腧,名曰季春痹也。_{本经论疾诊尺篇云:诊目痛,赤脉从上下者,太阳病;从下上者,阳明病。}

此言胃经之筋,其病为季春痹,而治之有法也。足阳明之筋,起于足之中三指,盖厉兑穴起于次指,而其筋则自次指以连三指,结于足跗上冲阳、解溪等穴,斜外而上,加于辅骨下巨虚、条口、上巨虚、三里,上结于膝之外廉,三里以直上,结于髀枢,上循胁,属于脊。其直行者,又上循骭,结于缺盆。其支行者,结于外辅骨,合于足之少阳。其直者,上循本经之伏兔,上结于本经之髀关,而聚于阴器,又上于腹中而布之,以上至于缺盆,复结于上颈,挟于口,合于目下之颅,结颅下之鼻中,其上合于足太阳经,故彼太阳为目之上网,此阳明为目之下网。又其支者,从颊结于耳前。及其为病,则足之中指支胫,当为转筋,其脚之筋跳而且坚,其伏兔亦为转筋,其髀前为肿,为癀疝,为腹筋急,上引缺盆及颊,为猝然口歪而僻,其目当不合而开。然热则筋脉纵缓,当不开而合,以缓不能收,故为僻如此。寒则颊筋急引其颊,以移于口。治之者,以马膏熬膏,其寒而急者,用白酒和桂末以涂之;其热而缓者,用桑木为钩,钩而架之,即以桑炭置之地坎之中,不拘高卑,而人坐于其上,以守等之,亦以前膏熨其急颊,且饮美酒,噉美炙肉,虽不善饮,亦自强之,又为之三拊,其急颊而止。又用燔针以劫刺之,以知病为刺数,以痛处为腧穴。此证当发于三月之时,故名之曰季春痹也。

足太阴之筋,起于大指之端内侧,上结于内踝。其直者,络于膝内辅骨,上循阴股,结于髀,聚于阴器,上腹,结于脐,循腹里,结于肋,散于胸中。其内者,着于脊。其病足大指支内踝痛,转筋痛,膝内辅骨痛,阴股引髀而痛,阴器纽痛,下引脐,两胁痛,引膺中脊内痛。治在燔针劫刺,以知为数,以痛为腧,命曰孟秋痹也。

此详言脾经之筋,其病为孟秋痹,而刺之有法也。足太阴之筋,起于大指之端内侧隐白穴,上结于内踝骨下之商丘。其直行者,络于膝内辅骨之地机、阴陵泉,上循阴股,结于髀,而聚于阴器,又上腹,结之于脐,循腹里之腹结、大横、腹哀等穴,以结于肋,散之于胸中。其在内者,则着之于脊。及其为病,则足大指、内踝痛,其痛乃转筋也。为膝之内辅骨痛,为阴股引髀而痛,为阴器之纽痛,为下引于脐,及两胁作痛,为引膺中及脊内痛。治之者,以燔针劫刺之,以知病为刺数,以痛处为腧穴。此证当发于七月之时,故名之曰孟秋痹也。

足少阴之筋,起于小指之下,并足太阴之筋,邪斜。走内踝之下,结于踵,与太阳之筋合,而上结于内辅之下,并太阴之筋而上,循阴股,结于阴器,循脊内挟膂,上至项,结于枕骨,与足太阳之筋合。其病足下转筋,及所过而结者皆痛及转筋。病在此者,主痫瘈及痉,在外者不能俛,在内者不能仰。故阳病者腰反折,不能俛;阴病者不能仰。治在燔针劫刺,以知为数,以痛为腧。在内者熨引饮药。此筋折纽,纽发数甚者,死不治,名曰仲秋痹也。

此言肾经之筋,其病为仲秋痹,而刺之有法也。足少阴之筋,起于小指之下涌泉穴,出于内踝下,并足太阴脾经之筋,斜趋内踝之下然谷、太溪,而结于踵之照海、复溜、水泉,又与太阳膀胱之筋合,而上结于内辅骨之下,又并太阴脾之筋,以上循阴股,结于阴器,循脊内挟膂,以上至于项,结于枕骨,又与太阳之筋合。其病当为足下转筋,及所过之处而凡有结者皆痛,及为转筋之病。凡此所过之处,又主痫瘈及痉疾等证。病在于外,主不能俛;病在于内,主不能仰。盖在外不能俛者,正以阳病之腰反折,故不能俛,其病在后也;在内不能仰者,以阴病之腹不舒,故不能仰,其病在前也。治之者,用燔针以劫刺之,以知病为刺数,以痛处为腧穴。且其在内有病者,当熨之,导引之,饮之以药。若此筋折纽而纽痛,病发数数加甚者,当死不治。此证当发于八月之时,故名之曰仲秋痹也。

足厥阴之筋,起于大指之上,上结于内踝之前,上循胫,上结内辅之下,上循阴股,结于阴器,络诸筋。其病足大指支内踝之前痛,内辅痛,阴股痛,转筋,阴器不用,伤于内则不起,伤于寒则阴缩入,

伤于热则纵挺不收。治在行水清阴气。其病转筋者,治在燔针劫刺,以知为数,以痛为腧,命曰季秋痹也。

此详言肝经之筋,其病为季秋痹,而刺之有法也。足厥阴之筋,起于大指之上大敦穴,上结于内踝之前中封,上循于胫,上结内辅骨之曲泉,以上循阴股之阴包等穴,结于阴器,以络诸筋。其病当为足大指支内踝之前痛,为内辅骨痛,为阴股痛,或转筋,为阴器不用,若伤于内则阴器不起,若伤于寒则阴器缩入,若伤于热则阴器纵挺不收。治在行其水以清阴气。其病为转筋者,治在用燔针以劫刺之,以知病为刺数,以痛处为腧穴。此证当发于九月之时,故名之曰季秋痹也。

手太阳之筋,起于小指之上,结于腕,上循臂内廉,结于肘内锐骨之后,弹之应小指之上,入结于腋下。其支者,后走腋后廉,上绕肩胛,循颈,出走太阳之前,结于耳后完骨。其支者,入耳中。直者,出耳上,下结于颔,上属目外眦。其病小指支肘内锐骨后廉痛,循臂阴入腋下,腋下痛,腋后廉痛,绕肩胛引颈而痛,应耳中鸣痛,引颔目瞑,良久乃得视,颈筋急,则为筋瘘颈肿。寒热在颈者,治在燔针劫刺之,以知为数,以痛为腧,其为肿者,复而锐之。本支者,上曲牙,循耳前,属目外眦,上颔,结于角。其痛当所过者支转筋。治在燔针劫刺,以知为数,以痛为腧,名曰仲夏痹也。

此详言小肠经之筋,其病为仲夏痹,而治之有法也。手太阳之筋,起于手小指之上少泽穴,结于手外侧之腕骨、阳谷、养老等穴,以上循臂内廉,结于肘内锐骨后之小海穴,以手而弹之,则应在手小指之上,入结于腋下。其支行者,后走腋之后廉,上绕肩胛,盖由肩贞、臑俞、天宗、秉风、曲垣、肩外俞,以入肩中俞,循颈,以出走手太阳之前,结于耳后之完骨。又其支者,入于耳中。又其直行者,出于耳上,下结于颔,上属于目之外眦。及其为病,则为手小指支肘内锐骨后廉痛。又其筋循臂阴,入腋下,故为腋下痛,又为腋后廉痛,又为绕肩胛引颈而痛。其颈痛应耳中鸣而痛,其颈痛又引于颔而痛,且其痛时目瞑,良久乃得开视。其颈筋如急,则为筋瘘,为颈肿。其颈筋如有寒热,则治之者当用燔针以劫刺之,以知病为刺数,以痛处为腧穴。若颈肿者,刺而又刺曰复,用锐针以刺之。凡筋之为本支者,上曲牙,又循其耳前,属于目外眦,上颔,以结于耳角,其痛当所过之处则为支转筋。治之者,亦用燔针以劫刺之,以知病为刺数,以痛处为腧穴。此证当发于五月之时,故名之曰仲夏痹也。

手少阳之筋,起于小指次指之端,结于腕,上循臂,结于肘,上绕臑外廉,上肩走颈,合手太阳。其支者,当曲颊入系舌本。其支者,上曲牙,循耳前,属目外眦,上乘颔,结于角。其病当所过者即支转筋,舌卷。治在燔针劫刺,以知为数,以痛为腧,名曰季夏痹也。

此详言三焦经之筋,其病为季夏痹,而刺之有法也。手少阳之筋,起于手小指之次指,即第四指之端关冲穴,由液门、中渚,结于手表腕上之阳池,上循臂之外关、支沟、会宗、三阳络,以结于肘之四渎、天井,上绕臑之外廉,即臑会穴,以上于肩端之肩髎、天髎,走于颈之天牖,以合于手经之太阳。又其支者,当曲颊前,以入系于舌本。又其支者,上于曲牙,循于耳前之角孙、耳门、和髎,以属目外眦之丝竹空,且上乘于颔,结于角。及其为病,则凡筋所经过者,即为支之转筋,为舌卷。治之者,用燔针以劫刺之,以知病为刺数,以痛处为腧穴。此证当发于六月之时,故名之曰季夏痹也。

手阳明之筋,起于大指次指之端,结于腕,上循臂,上结于肘外,上臑,结于髃。其支者,绕肩胛,挟脊。直者,从肩髃上颈。其支者,上颊,结于頄。直者,上出手太阳之前,上左角,络头,下右颔。其病当所过者支痛及转筋,肩不举,颈不可左右视。治在燔针劫刺,以知为数,以痛为腧,名曰孟夏痹也。

此详言大肠经之筋,其病为孟夏痹,而刺之有法也。手阳明之筋,起于食指之端商阳穴,由二间、三间、合谷,以结于腕上之阳溪穴,循臂,上结于肘外之肘髎,又上臑,以结于肩之髃骨。其支者,绕于肩胛,挟脊;其直者,循肩髃,以上颈之天鼎穴。又其支者,上颊,结于頄;又其直者,上出于太阳之前,上于左角,以络于头,下于右颔。凡其病,所过者为支痛及为转筋,为肩不举,为颈不可左右以视。治之者,用燔针以刺之,以知病为刺数,以痛处为腧穴。此证当发于四月之时,故名之曰孟夏痹也。

手太阴之筋,起于大指之上,循指上行,结于鱼后,行寸口外侧,上循臂,结肘中,上臑内廉,入腋下,出缺盆,结肩前髃,上结缺盆,下结胸里,散贯贲,合贲下,抵季胁。其病当所过者支转筋痛,甚成息贲,胁急,吐血。治在燔针劫刺,以知为数,以痛为腧,名曰仲冬痹也。

此详言肺经之筋,其病为仲冬痹,而刺之有法也。手太阴之筋,起于手大指端之少商穴,循指上行,结鱼际之后,行寸口之外侧,上循臂,以结于肘中之尺泽,上臑之内廉,入于腋下三寸之天府,以出于缺盆,结于肩前之髃骨,又上结于缺盆,下结胸里,散贯于贲,《难经·四十四难》有:胃为贲门。杨玄操云:贲者,鬲也,胃气之所出。胃出谷气,以传于肺,肺在鬲上,故胃为贲门。合贲下,抵季胁。凡其病,当所经过者为支转筋痛,甚则成为息贲。本经邪气脏腑病形篇,有肺脉滑甚为息贲。又为胁急,为吐血。治之者,用燔针以劫刺之,以知病为刺数,以痛处为腧穴。此证当发于十一月之时,故名之曰仲冬痹也。

　　手心主之筋，起于中指，与太阴之筋并行，结于肘内廉，上臂阴，结腋下，下散前后挟胁。其支者，入腋散胸中，结于臂。其病当所过者支转筋，前及胸痛、息贲。治在燔针劫刺，以知为数，以痛为腧，名曰孟冬痹也。

　　此详言心包络之筋，其病为孟冬痹，而刺之有法也。手心主之筋，起于手中指之中冲，与手太阴之筋并行，结于肘之内廉曲泽，上臂阴以结于腋下之天泉、天池，下散于在前在后之挟胁处。其支者，则入于腋，散于胸中，结于臂。及其为病，凡筋所经过者，为支转筋，其筋及与前，为胸痛，为息贲。治之者，用燔针以劫刺之，以知病为刺数，以痛处为腧穴。此证当发于十月之时，故名之曰孟冬痹也。

　　手少阴之筋，起于小指之内侧，结于锐骨，上结肘内廉，上入腋，交太阴，挟乳里，结于胸中，循臂下系于脐。其病内急，心承伏梁，下为肘网。其病当所过者支转筋，筋痛。治在燔针劫刺，以知为数，以痛为腧。其成伏梁唾血脓者，死不治。经筋之病，寒则反折筋急，热则筋弛纵不收，阴痿不用。阳急则反折，阴急则俛不伸。焠刺者，刺寒急也。热则筋纵不收，无用燔针，名曰季冬痹也。

　　此详言心经之筋，其病为季冬痹，而刺之有法也。手少阴之筋，起于手小指之内侧少冲穴，结于掌后锐骨端之神门，上结肘内廉之青灵，上入腋间，以交于手太阴，挟乳里，结于胸中，循臂下系于脐。其病当为内急，及心承伏梁，下为肘网。凡筋所经过者，为支转筋，而筋则痛。治之者，用燔针以劫刺之，以知病为刺数，以痛处为腧穴。如其已成伏梁，而吐血不止，当死不治。大凡经筋之病，寒则反折筋急，热则筋必弛纵不收，阴痿不用。且寒急有阴阳之分，背为阳，阳急则反折；腹为阴，阴急则俛不伸。故制为焠刺者，正为寒也。

焠刺,即燔针。彼热则筋纵不收,不得用此燔针。此证当发于十二月之时,故名曰季冬痹也。

足之阳明、手之太阳筋急,则口目为噼,眦急不能卒视。治皆如上方也。噼,僻同,口僻之义。

此申言胃与小肠二经之筋,其有病,当治法如前也。足之阳明胃经,手之太阳小肠经,其筋若急,则口与目皆为㖞噼,其目眦亦急,不能猝然视物。治之者,用燔针以劫刺之,以知病为刺数,以痛处为腧穴,故曰治法如上方也。前俱详言而又申言之,叮咛之意也。

骨度第十四

此言人身之骨,皆有度数,故名篇。

黄帝问于伯高曰:脉度言经脉之长短,何以立之?伯高曰:先度其骨节之大小广狭长短,而脉度定矣。脉度之度,度字如字。先度之度,音铎。

此言人身之脉度,由骨度而定也。脉度,脉有度数,亦本经篇名。下文将言骨有度数,而先以是启之耳。

黄帝曰:愿闻众人之度。人长七尺五寸者,其骨节之大小长短各几何?伯高曰:头之大骨围二尺六寸。度,如字。

此言头之大骨有度也。

胸围四尺五寸,腰围四尺二寸。

此言胸围、腰围各有其度也。

发所覆者,颅至项尺二寸。发以下至颐长一尺,君子终折。结喉以下至缺盆中长四寸。缺盆以下至𩩲骭长九寸,过则肺大,不满则肺小。𩩲骭以下至天枢长八寸,过则胃大,不及则胃小。天枢以下至横骨长六寸半,过则回肠广长,不满则狭短。横骨长六寸半。

横骨上廉以下至内辅之上廉长一尺八寸。内辅之上廉以下至下廉长三寸半。内辅下廉下至内踝长一尺三寸。内踝以下至地长三寸。膝腘以下至跗属长一尺六寸。跗属以下至地长三寸。故骨围大则太过,小则不及。颅,音卢。骺,音结。骺,音于。

此言仰人之骨度,盖纵而数之也。颅,头颅也。颅之皮生发,发所覆者即颅也。颅至项长一尺二寸。颔下为颐,发际已下至颐长一尺。君子终折,言士君子之面部三停齐等,可以始中终而三折之也,众人未必然耳。巨骨上陷中为缺盆,亦穴名,即足阳明胃经穴也。结喉已下至缺盆中长四寸。骺骺,骨名,一名尾翳,一名鸠尾,蔽骨之端,在臆前蔽骨下五分,人无蔽骨者,从岐骨际下行一寸,本经本脏篇云:无骺骺者,心高。骺骺小短举者,心下。骺骺长者,心下坚。骺骺弱小以薄者,心脆。骺骺直下不举者,心端正。骺骺倚一方者,心偏倾也。缺盆以下至骺骺长九寸,若过于九寸而始至骺骺,则其肺必大;若不满九寸而即是骺骺,则其肺必小。天枢在脐旁二寸,足阳明胃经穴也。《素问·六微旨大论》岐伯曰:天枢之上,天气主之。天枢之下,地气主之。气交之分,人气从之。骺骺以下至天枢长八寸,若过于八寸而始至天枢,则其胃必大;若不及八寸而即是天枢,则其胃必小。然天枢无形,以脐之高下为验也。横骨,即曲骨下,盖脐下四寸为中极,中极下一寸为曲骨,曲骨之分为毛际,毛际下乃横骨也。天枢以下至横骨长六寸半,若过于六寸半而始至横骨,则回肠广阔而长;若不满六寸半而即是横骨,则回肠狭而且短。且横骨之横长当有六寸半耳。内辅者,膝内辅骨也。横骨之上廉以下至内辅骨之上廉,长一尺八寸。内辅骨之上廉以下至外辅骨之下廉,仅长三寸半。内踝者,足跟前两旁起骨为踝,在外为外踝骨,而在内为内踝骨也。内辅骨之下廉以下至内踝骨长一尺三寸。内躁骨以下至地仅长三寸。腓肠上膝后曲处为腘，膝在前，腘在后，因至下之长相同，故并及之。足面为跗，跗属者，自内踝以前而统之，以跗去内踝骨不远，故膝腘以下至跗属则长一尺六寸，跗属以下至地仅长三寸。上节头之大骨为围，此节腰骨为围者，大则以下之数皆太过，小则以下之数皆不及。自发所覆者至此，皆仰人之骨度也。

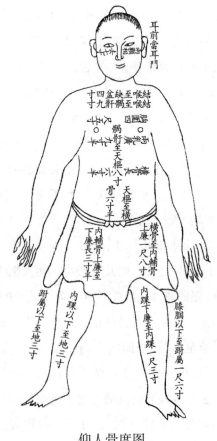

仰人骨度图

头之大骨围二尺六寸。发所覆者,颅至项一尺二寸。发已下至颐一尺。唇至齿长九分,口广二寸半,齿以后至会厌深三寸半,大容五合。舌重十两,长七寸,广二寸半。咽门重十两,广二寸半,至胃长一尺六寸。见肠胃篇。

角以下至柱骨长一尺。行腋中不见者长四寸。腋以下至季胁长一尺二寸。季胁以下至髀枢长六寸。髀枢以下至膝中长一尺九寸。膝以下至外踝长一尺六寸。外踝以下至京骨长三寸。京骨以下至地长一寸。

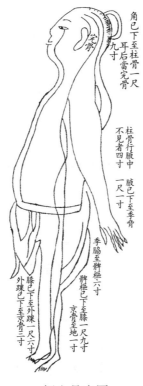

角已下至柱骨一尺

宅骨

耳后当完骨九寸

柱骨行腋中不见者四寸

腋已下至季骨一尺二寸

季胁至髀枢六寸

髀枢已下至膝一尺九寸

京骨至地一寸

膝已下至外踝一尺六寸

外踝已下至京骨三寸

侧人骨度图

此言侧人之骨度,亦纵而数之也。耳上之旁为骨角,肩胛上际会处为柱骨,挟项后发际大筋外廉陷中,自角以下至柱骨长一尺。肩下胁上际为腋,自柱骨行于腋下之隐处长四寸。胁骨之下为季胁,腋以下至季胁长一尺二寸。捷骨之下为髀枢,一名髀厌。股外为髀,季胁以下至髀枢长六寸。髀枢以下至膝之中长一尺九寸。膝以下至外踝骨长一尺六寸。京骨,足太阳膀胱经穴名,在足外侧大骨下赤白肉际陷中。外踝骨以下至京骨长三寸。京骨已下至地长一寸。自角以下至此,皆侧人之骨度也。

耳后当完骨者,广九寸。

此言左右完骨之相去约有九寸,盖横而言之也。耳后高骨曰完骨,入发际四分,盖亦承上文侧人之状而备言之耳。

耳前当耳门者,广一尺三寸。两颧之间相去七寸。两乳之间广九寸半。

此又言仰人之骨度,盖横而数之也。左右耳前之耳门,相去一尺三寸。目下高骨为颧,两颧之间相去七寸。两乳之间相去九寸半。

两髀之间广六寸半。

此又言侧人之两髀,其度数各广六寸半也。

足长一尺二寸,广四寸半。肩至肘长一尺七寸。肘至腕长一尺二寸半。腕至中指本节长四寸。本节至其末长四寸半。

此言手足之度数也。自足而言,其长一尺二寸,广则四寸半。自手而言,肩至肘长一尺七寸。肘至于腕长一尺二寸半。腕至中指之本节长四寸。本节至指之末长四寸半。

项发以下至背骨长二寸半。膂骨以下至尾骶二十一节长三尺。上节长一寸四分分之一,奇分在下,故上七节至于膂骨九寸八分分

之七。骶,音氐。

　　此言伏人之骨度也。项发以下至脊骨之端长二寸半。脊骨为
膂。《书》曰:为股肱心膂。膂骨以下至尾骶共二十一节,计长三尺。上
节每节长一寸四分一厘也,其奇分当在下节,故膂骨以上计有七节,
乃项发以下至膂骨之数也。每节长一寸四分一厘,则七得七寸,四
七二寸八分,共九寸八分。又每节一厘,共计九寸八分七厘,故曰九
寸八分分之七也。

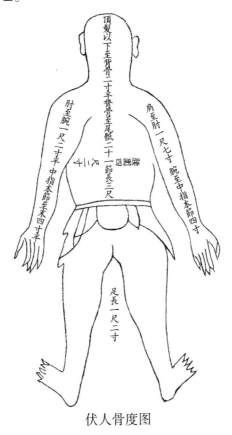

伏人骨度图

此众人骨之度也，所以立经脉之长短也。是故视其经脉之在于身也，其见浮而坚，其见明而大者，多血；细而沉者，多气也。

此结言骨度可以定脉度之长短，而遂言视经脉血气之法也。显者多血，微者多气。多则可泻，而少则可补矣。

五十营第十五

营者，运也。脉之营行有五十度，故名篇。

黄帝曰：余愿闻五十营奈何？岐伯答曰：天周二十八宿，宿三十六分，人气行一周，千八分，日行二十八宿，人经脉上下左右前后二十八脉，周身十六丈二尺，以应二十八宿，漏水下百刻，以分昼夜。故人一呼，脉再动，气行三寸，一吸脉亦再动，气行三寸，呼吸定息，气行六寸。十息，气行六尺，日行〔二分〕。二百七十息，气行十六丈二尺，气行交通于中，一周于身，下水二刻，日行二十〔五分〕。五百四十息，气行再周于身，下水四刻，日行四十分。二千七百息，气行十周于身，下水二十刻，日行五宿二十分。一万三千五百息，气行五十营于身，水下百刻，日行二十八宿，漏水皆尽，脉终矣。所谓交通者，并行一数也，故五十营备，得尽天地之寿矣，凡行八百一十丈也。

此篇详言经脉之行，昼夜有五十度之数也。营者，运也。五十营者，谓五十度也。经脉之行于昼者二十五度，行于夜者二十五度，故曰五十营。伯言人身经脉之行，上合于天星之度，下合于漏水之下者也。天周二十八宿，即角亢氐房心尾箕，斗牛女虚危室壁，奎娄胃昂毕嘴参，井鬼柳星张翼轸也。按本经卫气行篇云：岁有十二月，日有十二辰，子午为经，卯酉为纬，天周二十八宿，而一面七星，四七二十八宿，房昴为纬，虚张为经，是故房至毕为阳，昂至心为阴，阳主昼,阴主夜者是也。每宿析为三十六分。积而推之,十宿得三百六十分,二十宿得七百二十分;八宿,三八得二百四十分,六八得四十八分,共得一千八分。人之脉气,其昼夜一周,亦合此一千八分之数,而日之所行者,已周二十八宿,义详下文。正以人之经脉上下升降,凡左右前后共二十八脉。盖十二经有十二脉,而左右相同,则为二十四脉,加以阳跷、阴跷、督脉、任脉,共计二十八脉。其脉总计长短之数,凡手之三阴三阳、足之三阴三阳、两跷督任,周身共有一十六丈二尺,见后脉度篇。上应天之二十八宿,下应漏水百刻,以分为昼夜运行之度也。故人一呼脉再动,其脉气行三寸,一吸脉亦再动,其脉气行三寸,呼吸总为一息,则其脉气行六寸。积至十息,则其脉气行六尺,而天之日,其行为七厘五毫。按正文本云二分,今细推之,其所谓二分者误也。假如日二分,则百息当行二十分,千息当行二百分,万息当行二千分,加三千五百息,又当行七百分。原数止得一千八分,今反多得一千六百九十二分,想此经向无明注,遂致误传未正,今考其数,当云日行七厘半,则一万三千五百息,正合日行一千八分之数。详见下文。由是而悉推之,则一百三十五息,脉行八丈一尺,下水一刻,日行十分六厘。二百七十息,脉行十六丈二尺,气行交通于中,而一周于身,其下水计二刻,日行二十分一厘二毫。按正文曰二十五分者,盖误写一厘二毫为五分也。若据此数,则下文五百四十息,水下四刻,当云五十分,不应曰四十分,且据二十五分而推之,则一万三千五百息,水下百刻,当得一千二百五十分,比原数多得二百四十二分。五百四十息,其脉气当再周于身,下水四刻,日行四十分二厘二毫。正文阙二厘二毫。二千七百息,其脉气十周于身,下水二十刻,日行五宿二十一分六厘。正文阙一分六厘。自此以下,当云五千四百息,气行二十周于身,下水四十刻,日行十一宿七分二厘。又当云八千一百息,气行三十周于身,下水六十刻,日行十六宿二十八分八厘。又当云一万八百息,气行四十周于身,下水八十刻,日行二十二宿一十四分四厘。积至一万三千五百息,气行五十营于身,下水百刻,日又行五宿二十一分六厘。则共行二十八宿,其漏水皆尽,而脉气终矣。吾前所谓气行交通于中,一周于身者,并五十营而皆如始时一周之数也。故五十营备者,必无病,而得以尽天地所赋之寿矣。否则,如根结篇之所谓不应数者,名曰狂生也。

营气第十六

此篇论营气运行,故名篇。

黄帝曰:营气之道,内谷为宝。谷入于胃,乃传之肺,流溢于中,布散于外,精专者行于经隧,常营无已,终而复始,是谓天地之纪。故气从太阴出,注手阳明,上行注足阳明,下行至跗上,注大指间,与太阴合,上行抵髀,从脾注心中,循手少阴,出腋下臂,注小指,合手太阳,上行乘腋,出颊内,注目内眦,上巅下项,合足太阳,循脊下尻,下行,注小指之端,循足心,注足少阴,上行注肾,从肾注心,外散于胸中,循心主脉,出腋下臂,出两筋之间,入掌中,出中指之端,还注小指次指之端,合手少阳,上行注膻中,散于三焦,从三焦注胆,出胁注足少阳,下行至跗上,复从跗注大指间,合足厥阴,上行至肝,从肝上注肺,上循喉咙,入颃颡之窍,究于畜门。其支别者,上额循巅下项中,循脊入骶,是督脉也,络阴器,上过毛中,入脐中,上循腹里,入缺盆,下注肺中,复出太阴。此营气之所行也,逆顺之常也。

此言营气之运行,一如宗气之所行也。宗气所行之次,尽见于经脉篇。此篇论营气所行,与宗气无异,辞虽不同,而其次同也。宗气者,大气也。大气积于胸中,出喉咙,司呼吸,以行经隧。始于手太阴肺经,终于肝经,积至一万三千五百息,脉行八百一十丈,如前篇五十营之所论者是也。营气者,阴气也。由中焦之气阳中有阴者,随中焦之气以降于下焦,而生此阴气,故谓之清者为营,又谓之营气出于中焦者是也。然此营气者,必成于水谷所化精微之气,故曰营气之道,谷气为宝。非谷气不能生此营气,非营气不能生血也。道者,脉气所由行之经隧也。正以谷入于胃,则精微之气,即升之而为宗气者,由中焦传肺经之中府,以上云门,而行手太阴肺经,遂行手阳明大肠经、足阳明胃经、足太阴脾经、手少阴心经、手太阳小肠经、足太阳膀胱经、足少阴肾经、手厥阴心包络经、手少阳三焦经、足少阳胆经、足厥阴肝经,流溢于脏腑之中,布散于经脉之外。此营气者,阴性精专,必随宗气以运行于经隧之中,始于手太阴肺经,终于足厥阴肝经,终而复始,是谓天地之纪,亘万古而不易者也。试以其脉气之行,一如宗气所行者言之。故气从太阴,肺经。出注手阳明,大肠经。上行注足阳明,胃经。下行至跗,足面为跗,即冲阳、陷谷、内庭、厉兑等处,皆胃经穴。上注大指间,隐白,脾经穴。与太阴合,即足太阴脾经。上行抵髀,即阴陵泉、血海、箕门等穴,俱在髀之内廉,属脾经穴。注心中,心经。循手少阴,出腋下臂,即极泉、青灵等处,皆属手少阴心经。注小指,少泽穴,属心经。合手太阳,即小指外侧,属小肠经。上行乘腋,臑俞等处,小肠经穴。出䪼,目下为䪼,颧髎等处,小肠经穴。内注目内眦,睛明,足太阳膀胱经穴。上巅,曲差、五处、通天、络却等处,足太阳膀胱经穴。下项,天柱、大杼等穴,亦膀胱经穴。合足太阳,膀胱经。循脊,自背中脊开一寸五分,有大杼至八髎等穴;开三寸,有附分至秩边等穴,皆属足太阳膀胱经。下尻,下行注足小指之端,即膀胱经至阴穴。循足心,斜趋足心之涌泉穴,属足少阴肾经。注足少阴，即肾经。上行注肾，从肾注心，即手厥阴心包络经。外散于胸中，循心主脉，即心包络经。出腋，天池、天水等穴，属心包经。下臂，曲泽、郄门、间使、内关等穴，属心包经。出两筋之间，大陵穴，属心包经。入掌中，劳宫。出中指之端，中冲穴，亦属心包经。还注手小指次指之端，即四指端关冲穴，属手少阳三焦经。合手少阳，此手少阳三焦经，乃手厥阴心包络经之府，与右肾为合者。上行至膻中，散于三焦，经脉篇云：循臑外上肩，交出足少阳之后，入缺盆，交膻中，散络心包，下膈，循属三焦。此三焦，乃前三焦，非上文手少阳之三焦。即营卫生会篇所谓宗气出于上焦，营气出于中焦，卫气出于下焦之三焦也。从此三焦注于胆经，出胁，注足少阳，京门、带脉、五枢等处。下行至跗，丘墟、临泣、地五会等处，皆胆经穴。复从跗上注大指间，合足厥阴，大指大敦穴。上行至肝，从肝上注肺，复行肺经。上循喉咙，入颃颡之后，究于畜门。按《素问·评热病论》注，启玄子有气冲突于畜门句。其新校正以为疑是贲门即畜门，《难经·四十四难》有：胃为贲门。杨玄操释云：贲者，鬲也，胃气之所出。胃出谷气，以传于肺，肺在鬲上，故胃为贲门。未知的否。其支别者，上额，督脉经，神庭处。循巅，上星、囟会、前顶、百会、后顶等处。下项中，由强间、脑户，下风府、哑门等处。循脊入骶，由大椎至长强。是督脉也。又络前之阴器，上过毛中、入脐中，任脉经，自会阴至神阙。上循腹里，入缺盆，自水分至天突。皆任脉也。下注肺中，复出于手太阴肺经。此营气之所行，或逆数，或顺数，皆合常脉，其运行之次无相失也。

脉度第十七

此言脉有度数, 故名篇。

黄帝曰:愿闻脉度。岐伯答曰:手之六阳,从手至头长五尺,五六三丈。手之六阴,从手至胸中三尺五寸,三六一丈八尺,五六三尺,合二丈一尺。足之六阳,从足上至头八尺,六八四丈八尺。足之六阴,从足至胸中六尺五寸,六六三丈六尺,五六三尺,合三丈九尺。跷脉从足至目七尺五寸,二七一丈四尺,二五一尺,合一丈五尺。督脉、任脉各四尺五寸,二四八尺,二五一尺,合九尺。凡都合一十六丈二尺,此气之大经隧也。

此言脉有度数也。夫手止有三阳,而今曰六阳者,以左右手各有三阳,故谓之六阳。下文称手之六阴,及足之六阳、六阴,皆仿此。虽经指为三阴三阳者,以一手言也。从手至头者,太阳自小指少泽至头之听宫,阳明自手次指商阳至头迎香,少阳自手四指关冲至头和髎也,各长五尺,则五六共有三丈也。手之六阴,太阴自手大指少商至胸中中府,少阴自手小指少冲至胸中极泉,厥阴自手中指中冲至胸中天池,各长三尺五寸,三六计一丈八尺,五六得三尺,共有二丈一尺也。足之六阳,太阳自足小指至阴至头睛明,阳明自足次指厉兑至头头维,少阳自足四指窍阴至头瞳子髎,各长八尺,六八计四丈八尺也。足之六阴,太阴自足大指隐白至胸中大包,少阴自足心涌泉至胸中俞府,厥阴自足大指大敦至胸中期门,各长六尺五寸,六六计三丈六尺,五六得三尺,共有二丈九尺也。跷脉从足至目,长七尺五寸,二七计一丈四尺,二五得一尺,共有一丈五尺也。按跷脉有阳跷、阴跷,阳跷自足申脉行于目,阴跷自足照海行于目。然阳跷左右相同,阴跷亦左右相同,则跷脉宜乎有四,今曰二七一丈四尺,二五一尺,则止于二脉者,何也?观本篇末云:跷脉有阴阳,何脉当其数? 岐伯答曰:男子数其阳,女子数其阴。则知男子之所数者,左右阳跷,女子之所数者,左右阴跷也。督脉在后,任脉在前,各长四尺五寸,二四得八尺,二五得一尺,共有九尺也。由上十二经及跷脉、督、任,大都共有一十六丈二尺。此乃脉气之大经隧也。

经脉为里,支而横者为络,络之别者为孙,盛而血者疾诛之,盛者泻之,虚者饮药以补之。《内经》曰经、曰络、曰孙络,三义本此。

此承上文而言经、络、孙络之义,及有用针、用药之法也。经脉为里者,如手太阴肺经,自中府至少商,乃直行之经在于里,里者,即上文之所谓经隧也。其支而横者,即如肺经有列缺穴,横行手阳明大肠经者为络也。其络之别者为孙,犹有子而又生孙,较之正络为尤盛也。但曰络曰孙而血脉盛者,急责之。急责云者,正以邪气盛者当泻之也,若正气虚者则止饮药以补之耳。

五脏常内阅于上七窍也,故肺气通于鼻,肺和则鼻能知臭香矣;心气通于舌,心和则舌能知五味矣;肝气通于目,肝和则目能辨五色矣;脾气通于口,脾和则口能知五谷矣;肾气通于耳,肾和则耳能闻五音矣。五脏不和,则七窍不通;六腑不和,则留为痈。故邪在腑则阳脉不和,阳脉不和则气留之,气留之则阳气盛矣。阳气太盛则阴脉不利,阴脉不利则血留之,血留之则阴气盛矣。阴气太盛,则阳气不能营也,故曰关。阳气太盛,则阴气弗能营也,故曰格。阴阳俱盛,不得相营,故曰关格。关格者,不得尽期而死也。

此言五脏上通于七窍,遂即脏腑不和者,以决其脉之至于关格而死也。七窍者,阳窍也。阳窍在于面部。目二,鼻二,耳二,口舌一。若阴窍二,则前阴后阴,乃在下部者也。总名曰九窍。五脏虽在内,而上通于七窍,故鼻为肺之窍,必肺和而后鼻能知香臭也;舌为心之窍,必心和而后舌能知五味也;目为肝之窍,必肝和而后目能辨五色也;口为脾之窍,必脾和而后口能知五谷也。口知五谷,即舌知五味,故分之虽有二,而此共为一窍。肾气通于耳,必肾和而后能闻五音也。若五脏不和,则五脏主内,不能通此七窍矣。彼六腑不和,则六腑主表,当留结为痈。故邪在六腑,则阳经之脉不和,而气留于表者,阳气太盛,阳气太盛则阴经不能相和,而阴脉不利,阴脉不利,则血在于内者,亦已留滞,而阴气太盛。夫此阴经之气太盛,则足手六阴俱病,而气口之脉一盛、二盛、三盛、四盛,其病正在厥阴、少阴、太阴也,致使六阳经之脉气不能运而入于内矣,其名曰关。关者,关六阳在外,而使之不得入于内也。阳经之气太盛,则足手六阳经俱病,而人迎之脉一盛、二盛、三盛、四盛,其病正在少阳、太阳、阳明也,致使六阴经之脉气不能运而出外矣,其名曰格。格者,拒六阴在内,而使之不得出于外也。阴脉阳脉俱盛,不得相营,其名曰关格。关格者,不得尽其寿期而死。《难经·三十七难》误以六阴脉盛为格,六阳脉盛为关,致后世不曰脉体,而指曰禺证,尤误之误也。

黄帝曰:跷脉安起安止? 何气营水? 岐伯答曰:跷脉者,少阴之别,起于然骨之后,上内踝之上,直上循阴股入阴,上循胸里,入缺盆,上出人迎之前,入頄,属目内眦,合于太阳、阳跷而上行,气并相还则为濡目,气不营则目不合。

此言阴跷之起止也。帝问跷脉起止者,阳跷阴跷,而伯止以阴跷答之,未及于阳跷也。人身气血如水之流,帝遂以跷脉起止、何气营水为问。伯言阴跷脉者,乃足少阴肾经之别脉也,起于然骨之下照海穴,出内踝上,又直上之,循阴股以入于阴,上循胸里,入于缺盆,上出人迎之前,入于目下之𫓯,属于目内眦睛明穴,合于足太阳膀胱经之阳跷而上行,惟此阴阳二跷之气相并而周旋之,则能润泽于目,否则目气不营,而目不能合矣。

黄帝曰:气独行五脏,不营六腑,何也?岐伯答曰:气之不得无行也,如水之流,如日月之行不休,故阴脉营其脏,阳脉营其腑,如环之无端,莫知其纪,终而复始,其流溢之气,内溉脏腑,外濡腠理。

此言脏腑之气,流行而不息也。阴脉者,即足手六阴经之脉也,所以运之于五脏也。阳脉者,即足手六阳经之脉也,所以运之于六腑。阴出之阳,如肺经行于大肠也。阳入之阴,如胃行于脾也。如环无端,流行不已,内溉于脏腑,外濡于腠理,岂曰独行于五脏而不营于六腑者哉!

黄帝曰:跷脉有阴阳,何脉当其数?岐伯答曰:男子数其阳,女子数其阴,当数者为经,其不当数者为络也。其数之数,去声,余上声。

此承首节而言男子数其阳跷,女子数其阴跷,故谓之跷脉有二也。然男子以阳跷为经,阴跷为络;女子以阴跷为经,阳跷为络。其有经络之分者如此。

营卫生会第十八

论营卫所由生会,故名篇。《难经》将篇内与营俱行之营字下多一卫字,故后世不知营在脉中,卫在脉外,又不分前后三焦,及不知清者为营、浊者为卫之义,惜哉!

黄帝问于岐伯曰:人焉受气?阴阳焉会?何气为营?何气为卫?营安从生?卫于焉会?老壮不同气,阴阳异位,愿闻其会。岐伯答曰:人受气于谷,谷入于胃,以传与肺,五脏六腑,皆以受气,其清者为营,浊者为卫,营在脉中,卫在脉外,营周不休,五十而复大会,阴阳相贯,如环无端。卫气行于阴二十五度,行于阳二十五度,分为昼夜,故气至阳而起,至阴而止。故曰:日中而阳陇为重阳,夜半而阴陇为重阴。故太阴主内,太阳主外,各行二十五度,分为昼夜。夜半为阴陇,夜半后而为阴衰,平旦阴尽而阳受气矣。日中为阳陇,日西而阳衰,日入阳尽而阴受气矣。夜半而大会,万民皆卧,命曰合阴,平旦阴尽而阳受气。如是无已,与天地同纪。陇,当作隆。《素问·生气通天论》有日中而阳隆。盖古以隆、陇通用。重,俱平声。

此详言营卫之生会,与天地之行同其度也。帝问人身之气必有所由受,阴升阳降,必有所由会,曰营曰卫,各以何气成之?又生于何所?而会于何所?且老壮之气不同,男女之位必异,果何自而知其所会?伯言人身之气,受之于谷气者也。始焉谷入于胃,而后能生精微之气,此气出于中焦,以传与肺,而肺传之五脏六腑,则五脏六腑皆得以受此精微之气矣。其大气积于胸中者为上焦,所谓宗气流于海者是也。上焦即任脉经膻中穴,又名上气海。脐上四寸曰中脘穴,为中焦;脐下一寸曰阴交穴,为下焦。此三焦者,上焦降于中焦,而中焦降之下焦;下焦升于中焦,而中焦升之上焦。犹天道下济,地道上行之象也。上焦为阳,中焦则上半为阳,下半为阴,下焦则为阴。然中焦之下半为阴者,由上焦之气降于中焦,而中焦之气随上焦之气以降于下焦,而生此营气。营气者,阴气也,故曰清者为营。言由上中二焦之清气,降而生之者也。下焦之为阴者,阴极阳生,升于中焦,随中焦之上半为阳者以升于上焦,而生此卫气。卫气者,阳气也。始时阳气甚微,而至此则阳气甚盛,故曰阳受气于上焦。见《素问·调经论》。然此卫气者,乃下焦之浊气升而生之,故曰浊者为卫。

宗气积于胸中,出喉咙以司呼吸,而行于十二经隧之中。营则阴性精专,随宗气以行于经隧之中,所以营之行者,在于经脉之中也。卫则阳性慓悍滑利,不能入于经脉之隧,故不随宗气而行,而自行于各经皮肤分肉之间,所以卫之行者,在于经脉之外也。营气之随宗气而行者,一呼脉行三寸,一吸脉行三寸,呼吸定息则脉行六寸,而一刻之中,计一百三十五息,脉行八丈一尺;二刻之中,计二百七十息,脉行十六丈二尺,为一周身。积至一昼一夜为百刻,则一万三千五百息,脉行八百一十丈矣。是行于昼者二十五度,行于夜者二十五度,始于手太阴肺经,而终于足厥阴肝经,至五十度而复大会于肺经也。阴经行尽而阳经继之,阳经行尽而阴经继之,阴阳相贯,真如环之无端也。如肺经行大肠、胃行脾经之类。是营气之行者如此。彼卫气于平旦之时,遂出于目之睛明穴,以行于足太阳膀胱经,遂行于手太阳小肠经,又行于足少阳胆经、手少阳三焦经、足阳明胃经、手阳明大肠经,行于阳经者二十五度。至日西而阳尽,则行于足少阴肾经、手少阴心经、手太阴肺经、足厥阴肝经、足太阴脾经,行于阴经者亦二十五度。故卫气自足太阳膀胱经而起,至足太阴脾经而止者如此。故曰平旦者,天之阳也,至日中则为阳之阳,乃阳气之隆盛也,谓之曰重阳。夜者,阴也,至夜半则为阴之阴,乃阴气之隆盛也,谓之曰重阴。故营气随宗气以行于经隧之中,始于手太阴,而复大会于手太阴,此太阴之所以主内也。卫气不随宗气而行,而自行于各经皮肤分肉之间,始于足太阳,而复会于足太阳,此太阳之所主外也。营气卫气,各行于昼二十五度,各行于夜二十五度,分为昼夜,各为五十度也。且所谓夜半而阴隆为重阴者,宁无阳以继之?须知夜半后而为阴衰,则至平旦之时,阴气已尽,而阳复受气矣。所谓日中而阳隆为重阳者,宁无阴以继之?须知日已西而为阳衰,则日入阳尽而阴复受气矣。此乃天地运行之纪,万古不磨者也。故至于夜半之时,阴气已尽,阳气方生,阴阳大会,万民正于此而皆卧,命曰合阴。合阴者,皆静而卧,真阴胜之候也。然至于平旦,则阴气已尽,阳复受气,营卫之行,如是无已,真与天地同其运行之纪也。按李东垣《此事难知》,集释清者为营二句,非经旨也。

黄帝曰:老人之不夜瞑者,何气使然?少壮之人不昼瞑者,何气使然?岐伯答曰:壮者之气血盛,其肌肉滑,气道通,营卫之行不失其常,故昼精而夜瞑。老者之气血衰,其肌肉枯,气道涩,五脏之气相搏,其营气衰少而卫气内伐,故昼不精,夜不瞑。按上文有万民皆卧一语,故此遂以老壮寤寐问之。

上节言老壮不同气,故此复以老人之夜不瞑、少壮之昼不瞑者问之。气道通者,脉气之道也。营卫之行不失其常者,如上节之论营卫是也。

黄帝曰:愿闻营卫之所行,皆何道从来?岐伯答曰:营出于中焦,卫出于下焦。

此言营卫之所由生也。文义见上节注中。

黄帝曰:愿闻三焦之所出。岐伯答曰:上焦出于胃上口,并咽以上,贯膈而布胸中,走腋,循太阴之分而行,还至阳明,上至舌,下足阳明,常与营俱行于阳二十五度,行于阴亦二十五度,一周也,故五十度而复大会于手太阴矣。

此言上焦乃宗气之所出,与营气同行于经隧之中也。帝问三焦之所出,而伯先以上焦答之。上焦者,即膻中也,胸中。宗气积焉。其宗气受水谷精微之气,出于胃之上口,即上脘也。并咽以上,贯膈,出喉咙,司呼吸,一呼脉行三寸,一吸脉行三寸,而布于胸中,即肺经之中府、云门也。走腋之侠白、尺泽,下臂之孔最、列缺、经渠、鱼际,又下大指之少商,此正循手太阴经之分而行,还至手阳明大肠经,上至舌,又下足阳明胃经,又行脾,行心,行小肠,行膀胱,行肾,行心包,行三焦,行胆,行肝。常与营气俱行于昼二十五度,行于夜二十五度,故五十度而复大会于手太阴肺经矣。《难经》营字下误多一卫字。

黄帝曰:人有热饮食下胃,其气未定,汗则出,或出于面,或出于背,或出于身半,其不循卫气之道而出何也? 岐伯曰:此外伤于风,内开腠理,毛蒸理泄,卫气走之,固不得循其道,此气慓悍滑疾,见开而出,故不得从其道,故命曰漏泄。

此言人用热饮食而汗出者,以感风邪而开腠理也。饮食之热者,下于胃中,气尚未定,汗遂外出,或面、或背、或于半身,并无定所。彼卫气之行于分肉者,自有所行之路,而此汗之出,不循卫气之道者,正以外伤于风,得热饮食,以致内开腠理,毛蒸理泄,卫气已循分肉而走之,此热饮食之气慓悍滑疾,见腠理之开,而遂出为汗,不得从卫气之道也,名之曰漏泄耳。按上节问三焦之所出,伯所答者,止以上焦,未及中、下二焦,而帝遂以热饮食之汗者问之,盖承胃上口而问耳。

黄帝曰:愿闻中焦之所出。岐伯答曰:中焦亦并胃中,出上焦之后,此所受气者,泌糟粕,蒸津液,化其精微,上注于肺脉,乃化而为血,以奉生身,莫贵于此,故独得行于经隧,命曰营气。泌,音必。

此言营气出于中焦,乃化血而行经隧者也。营气者,阴气也,本属下焦,而由中焦之气降以生之,故曰营气出于中焦,是中焦之气亦并胃之中脘,出于上焦之下,此乃营气之所受也。营气泌别糟粕,蒸其津液,化其精微,随宗气以上注于肺,而行于十二经之中,凡心中所生之血,赖此营气而化,以奉养生活之身,乃至贵而无以尚焉者也,但阴性精专,故独得以行于经隧耳。此以卫气之在外者而较之,则营气在内,如将之守营,故名之曰营气者以此。《素问·生气通天论》云:阴在内,阳之守也。正谓此耳。

黄帝曰:夫血之与气,异名同类,何谓也?岐伯答曰:营卫者,精气也;血者,神气也。故血之与气,异名同类焉。故夺血者无汗,夺汗者无血,故人生有两死而无两生。

此言血气本为同类,而人不可以两伤之也。承上文而言,营气化血,则血之与气,其名虽异,而其类则同,故古经有是言,而帝乃援以问之。此气字,似承上文单指营气言,然古经所言与岐伯下文所答,则气兼营卫言,盖营卫虽分阴阳,皆出于谷气所化之精气也。伯言营为水谷之精气,卫为水谷之悍气,此二语出《素问·痹论》。虽有阴阳之殊,而均之为水谷之精气也。血则由营气所生,乃气之神化者也。有精气然后有神气,故谓之异名同类也。惟其异名同类,则邪在气者,可伤气而不可伤血,邪在血者,可伤血而不可伤气,不可以两伤之也。试观上文言营气泌糟粕,蒸津液,化其精微,上注于肺脉,化而为血,则血以营气而化,以液而成,汗即心之液,是血与汗亦一物而异名也。故夺血而泻之者,无得再发其汗;夺汗而发之者,无得再去其血。若夺血者又夺汗,夺汗者又夺血,则两者受伤,人必有死而无生,故谓之有两死而无两生者此也。按此节岐伯不言下焦,而以血气异名同类为言者,盖帝承上节而问,则伯不得不答之也,犹第四节之意,亦重第三节也。

黄帝曰:愿闻下焦之所出。岐伯答曰:下焦者,别回肠,注于膀胱而渗入焉。故水谷者,常并居于胃中,成糟粕而俱下于大肠,而成下焦,渗而俱下,济泌别汁,循下焦而渗入膀胱焉。

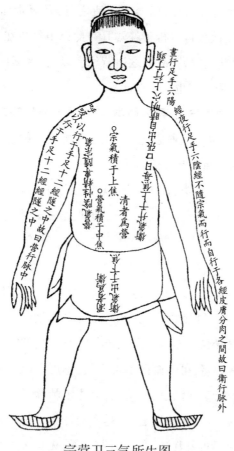

宗营卫三气所生图

此言下焦之所司,见卫气之所生也。下焦者,在脐下一寸阴交之处,由上焦在膻中、中焦在中脘较之,而此则为下焦也。胃纳水谷,脾乃化之,化已入于小肠,小肠之下口在左,则膀胱相着,但膀胱无上口而有下口,在右则大肠接之。按《针灸聚英》言:回肠即大肠,当脐右。本经肠胃篇言:回肠当脐左。以义推之,应当脐右,其左字疑误。此下焦之气,渣滓则别入于回肠,而在后以出之。水液注渗于膀胱,而在前以出之。故知水谷者,常并居于胃中,入小肠,成糟粕,以俱下于大肠。其精微之气,由上中二焦以降于此,而成下焦。若水液则渗而俱下,济_{当作沸}。泌沸之声。别汁,_{别行水液之汁}。循此下焦之气,而渗入膀胱焉。但此下焦之气,阴中有阳者,升于中上二焦,以生阳气,乃谓之卫气也,故命之曰卫气出于下焦耳。

黄帝曰:人饮酒,酒亦入胃,谷未熟而小便独先下何也？岐伯答曰:酒者,熟谷之液也。其气悍以清,故后谷而入,先谷而液出焉。_{按上节有渗入膀胱一语,故此节遂以酒之先下者问之,犹第二、五、七节,皆承上文之意也。}

此言酒之所以先谷气而出也。承上文有渗入膀胱之语,故遂以酒之先谷而下者问之。正以酒为熟谷之液,其气至悍而清,故虽后谷而入,必先谷而下也。熟者,腐也。

黄帝曰:善。余闻上焦如雾,中焦如沤,下焦如渎,此之谓也。

此帝述素所闻者而证之也。宗气积于上焦,出喉咙以司呼吸,而行于十二经隧之中,弥沦布濩,如天之有雾也。营气并胃中,出上焦之下,泌别糟粕,蒸为精微之气,而心中之血赖之以生,凝聚浮沉,如水中之有沤也。胃纳水谷,脾实化之,糟粕入于大肠,水液渗入膀胱,故三焦为决渎之官,膀胱为州都之官,正以下焦如渎之畜泄乎水也。然下焦之阴中有阳者,从是升中、上二焦而卫气生矣。_{嗟乎! 此篇清者为营,浊者为卫,营在脉中,卫在脉外,一十六字,乃神圣之宗旨,犹尧舜相传道,统不外人心惟危云云。一十六字也,人之病否、生死,从是而决;医之用药升降、表里,阴阳、补泻,从是而分。其祸始于秦越人,《难经·第一难》将此第四节与营俱行之营字下,增一卫字,致使三焦升降、二气所生之义,不明于后世,而用药多谬,安能有起死回生之功也。噫! 自张仲景而下,如孙、王、刘、张、李、朱辈,尚未有识此义者,况其他乎?}

黄帝内经灵枢注证发微卷之三

四时气第十九

篇内首节有四时之气,故名篇。

黄帝问于岐伯曰:夫四时之气,各不同形,百病之起,皆有所生,灸刺之道,何者为定?一本作宝。岐伯答曰:四时之气,各有所在,灸刺之道,得气穴为定。故春取〔经〕血脉、分肉之间,甚者深取之,间者浅刺之。夏取盛经孙络,取分间,绝皮肤。秋取经输,邪在腑,取之合。冬取井荥,必深以留之。春取经之经,当作络,义见《素问·水热穴论》。间,去声。

此言灸刺之道,顺四时之气而已。春取络穴之血脉分肉间,如手太阴肺经列缺为络之类,当视其病之轻重,而为刺之浅深也。水热穴论云:春取络脉分肉。夏取盛经孙络处分间。盛经者,如手阳明大肠经阳溪为经之类。孙络者,即脉度篇所谓支而横者为络,络之别者为孙也。视其经穴孙络处分之间,止于皮肤,绝而刺之,不至于深入也。水热穴论云:夏取盛经分腠。又曰:绝肤而病去者,邪居浅也。盖言夏气在表,故病在表。止于皮肤,绝而不深入以刺之,正以邪之所居为甚浅也。又曰:所谓盛经者,阳经也。则止取手足六阳经之经穴耳。秋取各经之输穴,如手太阴肺经太渊为输之类。水热穴论云:取输以泻阴邪。则知是六阴经之输穴也。若在腑,则取六阳经之合穴,如手阳明大肠经曲池为合之类。水热穴论云:取合以虚阳邪,则知是六阳经之合穴也。冬取井荥,冬气入深，必当深刺以久留之。水热穴论云：取井以泻阴逆。则阴经当刺井穴，如手太阴肺经少商为井之类。取荥以实阳气。则阳经当刺荥穴，如手阳明大肠经二间为荥之类。

温疟汗不出，为五十九痏。

此言刺温疟之法也。《素问·疟论》帝曰：先热而后寒者何也？岐伯曰：此先伤于风，而后伤于寒，故先热而后寒也，亦以时作，故曰温疟。另有先寒而后热为寒疟，但热而不寒为瘅疟。然温疟汗不出者，当取五十九腧以刺之。五十九腧，详后热病篇第二十二节。

风痋肤胀，为五十七痏，取皮肤之血者尽取之。痋，即水。以水为疾，故加以疾之首。

此言刺风水之法也。风水，见《素问》奇病论、水热穴论、评热病论、本经论疾诊尺篇。肤胀者，即本经水胀论之所谓肤胀也。按肤胀者，寒气客于皮肤之间，鼜鼜然不坚，腹大，身尽痛，皮厚，按其腹，窅而不起，腹色不变，此其候也。当取五十七腧以刺之。五十七腧，详见《素问·水热穴论》中。

飧泄，补三阴之上，补阴陵泉，皆久留之，热行乃止。

此言飧泄之疾，当补脾经之阴陵泉也。三阴者，足太阴脾经也。阴陵泉，乃脾经之合穴。脾气虚，故飧泄，宜补之。必久留其针，候针下热行乃止针。一说补三阴之上者，补三阴交，乃足三阴脉气之所交，宜补之。因有二穴，故用二补字，及有一皆字。

转筋于阳治其阳，转筋于阴治其阴，皆卒刺之。卒，猝同。

此言刺转筋者，当分阴阳而卒刺之也。凡手足之外廉，皆属阳经，若转筋于阳，则治其阳经。凡手足之内廉，皆属阴经，若转筋于阴，则治其阴经。皆当猝然刺之，而不使病人知之，则刺易入，而病易去也。

徒痎，先取环谷下三寸，以铍针针之，已刺而筒之，而内之，入而复之，以尽其水。必坚，来缓则烦闷，来急则安静，间日一刺之，痎尽乃止。饮闭药，方刺之时徒饮之。方饮无食，方食无饮，无食他食，百三十五日。痎，即水证，故加疾之首。铍，音皮。筒，音桶。内，纳同。

此言刺水肿之法也。徒，但也。上文言风水者，有风有水也。此曰徒痎，则有水无风也。见《素问》阴阳别论、平人气象论、宣明五气论、本经水胀论。先取环谷下三寸，按各经无环谷穴，止足少阳胆经有环跳穴，今曰下三寸，意者风市穴乎？理亦甚的。且《针灸聚英》不载风市治病之验，姑缺之以俟知者。以铍针针之。本经九针论云：五曰铍针，取法于剑锋，广二分半，长四寸，主大痈脓两热相争者也。筒，直也。已刺而直其针以纳之，既入而又复之，必欲尽去其水。水方尽时，其肉必坚，且水来缓，则内必烦闷；来急，则内必安静。间日一刺之，候水去尽而止针。但水未尽之时，小便必闭。今水已去尽，必饮通闭之药，以利其水，防其再肿。然服闭药之法，方刺之时即但饮之，方饮之时无用食物，或食物时无饮此药，且又不可食异品他食，如此守之，至一百三十五日之外，其病始不复矣。

著痹不去，久寒不已，卒取其三里。著，着同。痹，必至反。

此言刺寒痹之法也。《素问·痹论》云：以湿胜者为着痹。又曰：其多汗而濡者，此其逢湿甚也。盖着有沉着之意，必其重而难去者也。今久冷不已，当猝取三里而刺之，不使病人明知也。三里，系足阳明胃经穴。按久寒以冷字释者，盖以寒气盛者为痛痹，今既曰着痹，则非痛痹也，故知此为冷字之义。

骨为干。按前经脉篇黄帝云：人始生，先成精，精成而脑髓生，骨为干，血为营，筋为刚，肉为墙，皮肤坚而毛发长等语，今本篇此句，与上下文不相蒙。意者乃经脉篇之脱简欤？

肠中不便，取三里，盛泻之，虚补之。

此言刺大便不通之法也。肠，大肠也。大肠不通，当取三里穴以刺之。其不便者，由于邪气之盛则泻之，由于正气之虚则补之耳。

疠风者，素刺其肿上，已刺，以锐针针其处，按出其恶气，肿尽乃止。常食方食，无食他食。 疠，音癞。

此言刺疠风之法也。按《素问·风论》云：疠者，有荣卫热胕，其气不清，故使鼻柱坏而色败，皮肤疡溃，风寒客于脉而不去，名曰疠风。骨空论、长刺节论皆谓之大风也。内有刺法。当平日刺其肿上，已刺，数以针之锐者，针其患处，仍以手按出其恶毒之气，必肿尽乃止针，不尽不止也。凡食品如常者始食之，若异品他食，宜无食也。

腹中常鸣，气上冲胸，喘不能久立，邪在大肠，刺肓之原、巨虚上廉、三里。

此言刺邪在大肠者之法也。腹中常鸣者，以水与火相激而成声也。气上冲于胸，发而为喘不能久立，乃邪在大肠，故病如是也。当刺肓之原，按本经九针十二原篇云肓之原出于脖胦者是也。一名下气海，一名下肓，脐下一寸半，系任脉经穴，针八分，得气即泻，后宜补。又取巨虚上廉及三里穴以刺之。按巨虚上廉，一名上巨虚，在三里下三寸。本经本输篇云：胃经膝下三寸，三里为合，复下三里三寸，为巨虚上廉，复下上廉三寸，为巨虚下廉。大肠属上廉，小肠属下廉，故此篇邪在大肠，宜刺巨虚上廉，而下节邪在小肠，宜刺巨虚下廉。

小腹控睾，引腰脊，上冲心，邪在小肠者，连睾系，属于脊，贯肝肺，络心系。气盛则厥逆，上冲肠胃，熏肝，散于肓，结于脐。故取之肓原以散之，刺太阴以予之，取厥阴以下之，取巨虚下廉以去之，按

其所过之经以调之。睾,音皋。

此言刺邪在小肠者之法也。人有小腹中控其睾丸,阴丸属肝经。引腰脊间,上冲于心者,邪在小肠也。盖小肠连睾系,属于脊,贯肝与肺,络心之系。今邪气盛,则厥逆上冲于肠胃,熏于肝,散于任脉经肓之原,即下气海穴,见上文。结于脐中之神阙,亦系任脉经。故当刺肓之原以散其结,又刺手太阴肺经穴以与其补,又取足厥阴肝经穴以下其邪,以小肠之邪连睾,属脊,贯肝肺。又取足阳明胃经下巨虚以去其邪,又按小肠经凡脉所过之经以调其气可也。

善呕,呕有苦,长太息,心中憺憺,恐人将捕之,邪在胆,逆在胃,胆液泄则口苦,胃气逆则呕苦,故曰呕胆。取三里,以下胃气逆,则刺少阳血络,以闭胆逆,却调其虚实,以去其邪。憺,音淡。则刺之则,当作侧,胆之经络在肋之后旁,故曰侧。

此言刺邪在胆者之法也。病有善呕,而呕出苦味,又长太息,其心中憺憺然之静中,似恐有人将捕之,此邪在胆经也。盖胆邪逆于胃,故胆液泄则口苦而呕,故曰呕胆之证,当取足阳明胃经三里,以下胃气之逆。又侧刺足少阳胆经之血络,以出其血,而止胆之逆。闭者,止也。《孟子》云:陈善闭邪。朱注云:闭,止也。却又调两经之虚实,虚则补而实则泻,以终去其邪,而不使之复也。

饮食不下,膈塞不通,邪在胃脘。在上脘则刺抑而下之,在下脘则散而去之。则,侧同。此节当与上膈篇参看。

此言刺邪在胃脘者之法也。凡饮食不下,而膈膜之前齐鸠尾、后齐十一椎者觉塞不通,此乃邪在胃脘也。胃脘,上下脘之总名。如在上脘,卧针刺之,当抑而下之,即本经上膈篇之所谓气为上膈,故治之者如此。如在下脘,则刺下脘,当散而去之,即上膈篇之所谓虫为下膈,故治之者如此。

小腹痛肿,不得小便,邪在三焦约,取之太阳大络,视其络脉与厥阴小络结而血者,肿上及胃脘,取三里。

此言刺邪在三焦者之法也。三焦者,即后三焦合于右肾者也。本经本脏篇云:肾合三焦、膀胱。言右肾合三焦,左肾合膀胱。《素问·灵兰秘典论》云:三焦为决渎之官,膀胱为州都之官。则三焦膀胱皆可小便者也。小腹痛而腹肿,难以小便,其邪在于三焦,而三焦有邪约之也,当取足太阳大络而刺之,即飞扬穴是也。本经本输篇:三焦者,上踝五寸,光明穴别入贯腨肠,出于委阳,并太阳之正,络膀胱。又必视其络脉与足厥阴肝经,有结血者尽取之。若少腹肿及于胃脘,则取胃经之三里穴以刺之。

睹其色,察其以,知其散复者,视其目色,以知病之存亡也。一其形,听其动静者,持气口、人迎以视其脉,坚且盛且滑者病日进,脉软者病将下,诸经实者病三日已。气口候阴,人迎候阳也。此与首篇第十节相似。

此言凡候病者,当尽望闻问切之法也。以,为也。《论语》云:视其所以。凡人有病,须知睹病人之气色,察病人之所为,知其病气之或散或复,其要在于视其目中之色,以知其病之存亡也。盖目为五脏之精华,故尤以是为主耳。又以一其形之肥瘦,曰一者,肥瘦各相等否。听其身之动静,凡身体病证语默皆是。其要又在于诊其脉体,以知其病之进退也。持其右手寸部之气口、左手寸部之人迎以视之,其脉且坚且盛且滑者,在气口为内伤日进,在人迎为外感日进也。其脉不坚不盛不滑而软者,在气口为内伤将退,在人迎为外感将退也。纵或诸经尚实,然气口、人迎已软,其病至三日而可已耳。盖气口为内,所以候足手六阴经之病;人迎为外,所以候足手六阳经之病也。《素问·六节脏象论》、本经终始、禁服等篇皆云:气口一盛,病在足厥阴;一盛而躁,病在手厥阴。气口二盛,病在足少阴;二盛而躁,病在手少阴。气口三盛,病在足太阴;三盛而躁,病在手太阴。故曰气口候阴也。人迎一盛,病在足少阳;一盛而躁,病在手少阳。人迎二盛,病在足太阳;二盛而躁,病在手太阳。人迎三盛,病在足阳明;三盛而躁,病在手阳明。故曰人迎候阳也。

五邪第二十

内论五脏之邪,故名篇。

邪在肺,则病皮肤痛,寒热,上气喘,汗出,欬动肩背。取之膺中外腧、背三节五脏一本作五节。**之傍,以手疾按之,快然,乃刺之,取之缺盆中以越之。**

此言肺邪诸病而有刺之之法也。凡邪在于肺,皮为肺之合,故皮肤痛,发为寒热,气上而喘。汗出者,以腠理疏也。欬动肩背者,以肺为五脏华盖,而肩乃肺经脉气所行也。当取膺中外腧云门、中府等穴以刺之。云门,巨骨下,侠气户旁二寸陷中,去任脉两旁相去各六寸。中府,云门下一寸,乳上三肋间,去中行亦六寸。各灸五壮,针三分。又取背三节旁之肺俞,及取五椎旁之心俞穴。俱系足太阳膀胱经穴,去脊中各开一寸五分。针三分,留七呼。但心俞禁针。然先以手速按其处,自觉快爽,乃刺之耳。又必取缺盆穴,使邪气从此而上越也。系足阳明胃经穴,肩下横骨陷中。针二分,留七呼,不宜太深,深则使人逆息。

邪在肝,则两胁中痛,寒中,恶血在内,行善掣节,时脚肿,取之行间以引胁下,补三里以温胃中,取血脉以散恶血,取耳间青脉以去

其挈。挈,音彻。

此言肝邪诸病而有刺之之法也。凡邪在于肝,则两胁中痛,盖肝之经脉,贯胸中,布胁肋也。胃中必寒,木旺则土衰也。恶血在内,以肝气不疏也。行善牵挈其关节,时或脚肿,以肝之经脉,自足大指上行内踝,入阴器,以上季胁及肋也。当取足厥阴肝经行间穴,以引出胁下之邪;在足大指缝间,动脉应手。针三分,灸三壮。补足阳明胃经三里,以温其胃中之寒;取肝经血脉外见者,以散其在内之恶血;取耳间青脉,以去其所行之挈节。

邪在脾胃,则病肌肉痛。阳气有余,阴气不足,则热中善饥;阳气不足,阴气有余,则寒中肠鸣腹痛;阴阳俱有余,若俱不足,则有寒有热,皆调于三里。

此言脾胃有邪诸病,而有刺之之法也。凡邪在脾胃,则病肌肉痛,以脾主肌肉也。若胃为阳经,而胃之邪气有余,则不足者不能胜有余也。其病为胃胜,当为热中而善饥。盖火与阳为类,而火消谷,则易饥耳。反此,而脾为阴经,胃之正气不足,脾之邪气有余,其病为脾胜,当为寒中而肠鸣腹痛也。设脾胃俱邪气有余,或正气不足,则胃当为热,而脾当为寒也。当取足阳明胃经三里穴以调之,有余则泻,而不足则补耳。

邪在肾,则病骨痛阴痹。阴痹者,按之而不得,腹胀腰痛,大便难,肩背颈项痛,时眩,取之涌泉、昆仑,视有血者尽取之。此节与后篇次节骨痹,举节不用而痛,汗注烦心,取三阴之经补之,其义大同。

此言肾邪诸病而有刺之之法也。邪在于肾,则病骨痛,以肾主骨,而阴痹当在阴分也。阴痹者,痛无定所,按之而不可得,即痹论之所谓以寒胜者为痛痹也。后世以为白虎历节风,又曰痛风。其小腹胀,以肾脉入小腹也。其腰痛,以腰为肾之府也。其大便难,以肾通窍于二便也。其肩背颈项痛,此皆膀胱经脉所行,以肾与膀胱为表里也。且时时眩晕,亦兼膀胱与肾邪也。当取肾经之涌泉穴。足心陷中,屈足卷指宛宛中,跪取之。针三分,留三呼,灸三壮。又取膀胱经之昆仑穴。足外踝后,跟骨上陷中,细脉动应手。针三分,灸三壮。妊妇忌之。视有血者,则二经尽取之可也。

邪在心,则病心痛,喜悲,时眩仆,视有余不足而调之其输也。

此言心邪诸病而有刺之之法也。邪在心,故心必痛,且善悲。本神篇云:心气虚则悲,然实则亦然。时或眩仆,或邪气有余,或正气不足,皆病如是也。当视其有余不足而调之,实则泻而虚则补,皆取其神门之为输穴者以刺之耳。神门,系心经穴,在掌后锐骨端陷中。针三分,留七呼,灸七壮。按本经邪客篇云:少阴,心脉也。心者,五脏六腑之大主也,精神之所舍也。其脏坚固,邪弗能容也。容之则心伤,心伤则神去,神去则死矣。故诸邪之在心者,皆在心之包络。包络者,心主之脉也,故独无腧焉。其外经病而内不病,故独取其经于掌后锐骨之端。

寒热病第二十一

篇内所论诸证,不止寒热,然首节所论在寒热,故名篇。但此寒热主外感言,与瘰疬之寒热不同。

皮寒热者,不可附席,毛发焦,鼻槁腊。不得汗,取三阳之络,以补手太阴。肌寒热者,肌痛,毛发焦而唇槁腊。不得汗,取三阳于下,以去其血者,补足太阴,以出其汗。骨寒热者,病无所安,汗注不休。齿未槁,取其少阴于阴股之络;齿已槁,死不治。骨厥亦然。腊,思亦切。

此言寒热不同,而刺之亦异也。邪之在人,其始寒热在于皮,正以肺主皮毛,开窍于鼻,故皮痛而不可近席,毛发焦燥,鼻孔枯腊。腊者,干也。如不得汗,当取足太阳膀胱经之络穴飞扬以泻之,盖太阳为三阳也。又当取手太阴肺经之络穴列缺以补之,正以太阳主表,故宜泻其邪。而肺主皮毛,必宜补之于既泻之后也。既而寒热在于肌肉,正以脾主肌肉,又主唇,故肌痛及毛发焦而唇槁腊也。如不得汗,当取足太阳于下,以去其血,又补足太阴脾经,以出其汗也。不言穴者,必俱是络穴。其终也,寒热在于骨,病既不安,汗亦不休。如齿未槁,当取足少阴肾经之络穴大钟以刺之;倘齿已槁,则死不治矣。外有骨发为厥之证,亦验其齿以治之耳。

骨痹,举节不用而痛,汗注烦心,取三阴之经补之。此节与前篇邪在肾则病骨痛阴痹相同,但此节取三阴无义。一本作三阳,则治法亦与前篇相同。

此言病骨痹者而有刺之之法也。骨痹已成,节不能举而痛,汗注于外,心烦于内,正以肾主骨,又其脉之支者,从肺出络心,注胸中,故病如是也。当取足太阳膀胱之经穴昆仑以补之,盖膀胱与肾为表里也。

身有所伤,血出多,及中风寒,若有所堕坠,四肢懈惰不收,名曰体惰。取其小腹脐下三结交。三结交者,阳明、太阴也,脐下三寸关元也。

此言病体惰者,而有刺之之法也。身有所伤,出血已多,而伤处中乎风寒,此证近于后世之所谓破伤风。或有所惰憧,不必身伤出血也,四肢懈惰,其名曰体惰。当取小腹脐下三结交之穴以刺之。盖本经为任脉,而足阳明胃、足太阴脾经之脉亦结于此,故谓之三结交也,即脐下三寸之关元穴耳。

厥痹者,厥气上及腹,取阴阳之络,视主病也,泻阳补阴经也。颈侧之动脉人迎,人迎,足阳明也,在婴筋之前。婴筋之后,手阳明也,名曰扶突。次脉,〔足〕少阳也,名曰天牖。次脉,足太阳也,名曰天柱。腋下动脉,臂太阴也,名曰天府。足少阳,当作手少阳。观前本输篇第十三节云手少阳也,名曰天牖,六次脉,可证。

此言厥痹者,而有刺之之法也。痹病在内,厥气上逆,以及于腹,当取阴经之络,即下文手太阴肺经之天府是也。刺阳经之络,即下文足阳明胃经之人迎、手阳明大肠经之扶突、手少阳三焦经之天牖、足太阳膀胱经之天柱是也。于阳经则泻之,于阴经则补之。但人迎之穴,乃颈侧之动脉,在婴筋之前。婴筋者,颈之竖筋也。颈大脉,动应手,夹结喉两旁一寸五分,以候五脏气。一云禁针,又云针四分,过则杀人。扶突之穴,在婴筋之后。气舍后一寸半,在颈当曲颊下一寸,仰而取之。针三分,灸二壮。天牖之穴,其脉次于扶突之后。天牖,本手少阳三焦经之穴,而此以为足少阳者,误以手为足。颈大筋外,缺盆上,天容后,天柱前,完骨下,发际上。针五分,得气即泻,泻尽更留三呼,泻三吸,不宜补。天柱之穴,其脉次于天牖之后。挟项后发际大筋外廉陷中。针二分,留三呼,灸不及针。天府之穴,乃腋下之动脉,其脉行于臂,故不称曰手太阴,而曰臂太阴也。腋下三寸,臂臑内廉动脉陷中,以鼻取之。针四分,留七呼,禁灸。

阳〔迎〕头痛,胸满不得息,取之人迎。阳迎,断作阳明,因下有迎字,及明、迎韵似而误书讹传者。

上节五穴,总治厥痹之证。而此下五节,则分言五穴可以治诸证。此节则以人迎所治之病而言之也。阳明胃经邪盛,头痛、胸满不得息,当取上文人迎穴耳。

暴瘖气〔鞭〕,取扶突与舌本出血。鞭,当作梗。

此节以扶突所治之病言之也。暴时瘖哑,而气梗于喉,当取上文扶突穴及舌本,即风府穴,系督脉经。项后入发际一寸半宛宛中。针三分,禁灸,令人失音。

暴聋气蒙,耳目不明,取天牖。

此节以天牖所治之病言之也。按《针灸聚英》云:主暴聋气,目不明,耳不聪。

暴挛痫眩,足不任身,取天柱。

此节以天柱所治之病言之也。暴挛者,拘挛也;暴痫者,癫痫也;暴眩者,眩晕也。合三证而足不任身,皆当取上文天柱穴耳。

暴瘅内逆,肝肺相搏,血溢鼻口,取天府。

此节以天府所治之病言之也。暴时大热,而在内气逆,乃肝肺两经之火邪相为搏击,以致血溢于鼻口,当取上文天府穴耳。

此为大牖五部。大,当作天。

此句总结上文五节,其穴为天牖五部也。曰天牖五部者,举一穴以统五穴耳,犹后世立汤药之方,举一品以概众品也。

臂阳明有入烦遍齿者,名曰大迎。下齿龋,取之臂。恶寒补之,不恶寒泻之。足太阳有入烦遍齿者,名曰角孙。上齿龋,取之在鼻与烦前。方病之时,其脉盛,盛则泻之,虚则补之。一曰取之出鼻外。足阳明有挟鼻入于面者,名曰悬颅,属口,对入系目本,视有过者取之,损有余,益不足,反者益。烦,音仇。龋,丘禹切。

此言齿龋者,当即上下齿而分经以治之也。臂阳明,即手阳明大肠经也,以其脉行于臂,故不称曰手,而曰臂也。手阳明之脉,其支者从缺盆上颈,循天鼎、扶突,上贯于颊,入下齿缝中,还出挟口,交人中,左之右,右之左,上挟鼻孔,循禾髎、迎香,以交于足阳明。故曰臂阳明有入颎遍齿者,其名曰大迎。正以大迎出足阳明穴,而手阳明之脉,则入而交之也。面颧为颎,名大迎,在曲颔前一寸五分,骨陷中动脉。又以口下当两肩是穴。针三分,留七呼,灸三壮。齿有痛病,谓之齲。故下齿病齲者,当取此臂阳明之穴。商阳、二间、三间,皆治齿痛。如恶寒饮者,虚也,宜补之;不恶寒饮者,实也,宜泻之。足太阳膀胱经之脉,亦入颎遍齿,其所入之脉,乃手少阳三焦经之角孙穴。其上齿齲者,正足阳明胃经脉气之所历,取之在鼻与颎前,乃地仓、巨髎等穴也。如正痛之时,其脉必盛,盛则宜泻之;或虚,则宜补之。一日当取之出于鼻外,即本经之禾髎、迎香等穴也。足阳明胃经之脉,有挟鼻孔入于面者,其脉会于足少阳胆经之悬颅穴,属口,对入以系于目本,当视其有病者,所以取之。邪气有余则损,正气不足则益。益者,补也,正以不足与有余相反,故益之耳。

其足太阳有通项入于脑者,正属目本,名曰眼系。头目苦痛取之,在项中两筋间入脑,乃别阴跷、阳跷。阴阳相交,阳入阴,阴出阳,交于目锐眦,阳气盛则瞋目,阴气盛则瞑目。瞑,音准。

此言头目痛者,当取玉枕,而又言睛明为阴阳二跷之所交,乃寤寐之所以分病也。足太阳膀胱经,有通项入于脑者,名曰玉枕。开督脉一寸半,脑户枕骨上入发际二寸。针三分,留三呼,灸三壮。此正属于目之根,两眼中之系,皆系于此,故名之曰眼系。凡苦头痛,或苦目痛者,皆取之。其脉在项中两筋间入于脑,与阴跷、阳跷相别,实各阴阳诸经交会之所也。又阳跷之脉入于阴,阴跷之脉出于阳,交于目锐眦之睛明穴。阳跷之气盛,则目瞋而不得闭;阴跷之气盛,则目瞑而不得开也。

热厥,取足太阴、少〔阳〕,皆留之;寒厥,取足阳明、少〔阴〕于足,皆留之。少阳作少阴,少阴作少阳。《素问》有厥论,本经终始篇亦有刺寒厥、热厥法。

此言寒热二厥而各有刺之之法也。按《素问·厥论》曰:阳气衰于下则为寒厥,阴气衰于下则为热厥。盖以热厥为足三阳气胜,则所补在阴,故当取足太阴以补之。其少阳当作少阴,皆留其针也。寒厥为足三阴气胜,则所补在阳,故当取足阳明以补之。其少阴当作少阳,皆留其针也。

舌纵涎下,烦悗,取足少阴。

此言舌纵涎下、烦闷者,而有刺之之法也。病有舌纵而不收,其涎自下,内则烦闷者,皆足少阴肾经之衰也,当取肾经之穴以补之。按本经口问篇,帝曰:人之涎下者,何气使然? 岐伯曰:饮食者,皆入于胃,胃中有热则虫动,虫动则胃缓,胃缓则廉泉开,故涎下,补足少阴。

振寒洒洒,鼓颔,不得汗出,腹胀烦悗,取手太阴。

此言振寒为病者,而有刺之之法也。凡振寒而洒洒然,鼓其颔间,汗不得出,内腹作胀而烦闷,此乃元气不足也,当取手太阴肺经以补之。

刺虚者,刺其去也;刺实者,刺其来也。

此言刺虚实者之法也。凡刺虚者,当乘其气之去而随之。随之者,所以补之也。凡刺实者,当乘其气之来而迎之。迎之者,所以泻之也。九针十二原篇云:迎而夺之,恶得无虚,追而济之,恶得无实,迎之随之,以意和之。

春取络脉,夏取分腠,秋取气口,冬取经输,凡此四时,各以时为

齐。络脉治皮肤，分腠治肌肉，气口治筋脉，经输治骨髓。齐，剂同。

此言四时各有所刺者，以其各有所治也。春取络脉而刺之者，以络脉治皮肤也，如肝经蠡沟为络之类；夏取分腠而刺之者，以分腠治肌肉也，如夏取心与小肠分肉腠理之类；秋取气口而刺之者，以气口治筋脉也，秋属肺经，故取之；冬取经输而刺之者，以经输治骨髓也，如肾经太溪为输、复溜为经之类。按本经四时气篇言：春取经血脉，分肉之间。《素问》水热穴亦云：春取络脉分肉间。四时气篇言：夏取盛经孙络，取分间，绝皮肤。水热穴论：夏取盛经分腠理。四时气篇言：秋取经输。水热穴论云：秋取经输。四时气篇，言冬取井荣。水热穴论云：冬取井荣。已前三篇同异如此，当备此以参考之。

五脏，身有五部：伏兔一；腓二，腓者腨也；背三；五脏之腧四；项五。此五部有痈疽者死。

此言痈疽生于五部者必死也。五脏在内，而关系于身者，有五部：其一在伏兔；系足阳明胃经穴。膝上六寸起肉，正跪坐而取之。一云膝盖上七寸，以左右各三指按捺，上有肉起如兔之状。其二在腓腹，腓腹者，腨也，其穴名承筋；一名腨肠，一名直肠，俗云腿肚。禁针，灸三壮。足太阳膀胱经穴。其三在背，背之中曰督脉，而背旁四行，皆足太阳膀胱经穴；其四在五脏之俞；肺俞，三椎旁；心俞，五椎旁；肝俞，九椎旁；脾俞，十一椎旁；肾俞，十四椎旁。各开中行一寸半。其五在项，亦系督脉与足太阳经。此五部有痈疽者必死也。按此言痈疽之不可治，而自下节至末，皆言有可治之所，盖出汗正所以去邪也，然当知用药亦犹是耳。

病始手臂者，先取手阳明、太阴而汗出。

此承上文而言病始手臂者，而有先刺之法也。手臂乃手阳明大肠经、手太阴肺经脉气所行，故病始手臂者，先取此二经刺之以出汗,则其邪可去矣。

病始头首者,先取项太阳而汗出。

此承上文而言病始于头者,而有先刺之法也。项上于头,乃足太阳膀胱经脉气所行,故病始于头者,先取此经刺之以出汗,其邪可去矣。

病始足胫者,先取足阳明而汗出。

此承上文而言病始足胫者,而有先刺之法也。足胫外廉,乃足阳明胃经脉气所行,故病始于足胫者,先取此经刺之以出汗,其邪可去矣。

臂太阴可汗出,足阳明可汗出。故取阴而汗出甚者,止之于阳;取阳而汗出甚者,止之于阴。

此承上文而言肺胃两经皆可以发汗,若汗多者,阴取之阳,阳取之阴也。臂太阴者,即手太阴肺经也。《素问·刺禁论》亦有臂太阴,以脉行于臂,故云然。此经与足阳明胃经皆可发汗。若刺肺经而汗出太甚,则泻胃经以止之,盖阳泻则阴胜也。刺胃经而汗出太多,则泻肺经以止之,盖阴泻则阳胜也。

凡刺之害,中而不去则精泄,不中而去则致气。精泄则病甚而恇,致气则生为痈疽矣。中,去声。按前本输篇云:害中而不去则精泄,害中而去则致气。比此少一不字。盖此乃为生痈疽而发,故止以泻实言之也。

此承上文而言行针者之误有二也。凡刺者泻实,既中其害,则当去其针,而久之不去,则精气反泄,所以病益甚而恇羸也。既不中其害,则当留针以再泻,而遂乃去之,则邪气仍致,所以生为痈疽也。盖皆指泻实而言耳。

癫狂第二十二

内论癫狂诸证，故名篇。但首无起语，疑是岐伯所言也。

目眦外决于面者，为锐眦；在内近鼻者，为内眦。上为外眦，下为内眦。

此言目眦分为内外，而又各统其上下也。眦，眼角也。目眦外决于面者，为锐眦。俗云外眼角。在内近鼻者，为内眦。俗云内眼角。眼之上泡属于外眦，眼之下泡属于内眦也。按本篇俱论癫狂厥逆，而此首节独以内外眦为言者，须知人身脏腑之神，以目为主，故先以目眦言之，示人以观神之法也。

癫疾始生，先不乐，头重痛，视举目赤，甚作极已而烦心，候之于颜，取手太阳、阳明、太阴，血变而止。

此已下八节，皆论癫疾诸证，而此下三节，则即其始作之证而有刺之之法也。凡癫疾始生，其意先不乐，其头先重而痛，其所视举目先赤，三者已甚，遂癫疾乃作。至于作极，则其心大烦，当候之于颜以知之。本经五色篇：庭者，颜也。又曰：庭者，首面也。乃取手太阳小肠经、手阳明大肠经、手太阴肺经以刺之，候至血变而止针。按小肠经，支正、小海；大肠经，偏历、温溜；肺，太渊、列缺。

癫疾始作，而引口啼呼喘悸者，候之手阳明、太阳，左强者攻其右，右强者攻其左，血变而止。穴考同前。

此又即癫疾始作之证，而有刺之之法也。其口牵引，或啼或呼，喘急惊悸者，候之手阳明大肠经、手太阳小肠经。左强右强，凡证候脉体俱不病也。其不强者为病，故左强攻右，右强攻左，至血出色变而止针。

　　癫疾始作,先反僵,因而脊痛,候之足太阳、阳明、太阴、手太阳,血变而止。按膀胱经,委阳、飞扬、仆参、金门;小肠见前;胃经,三里、解溪;脾经,隐白、公孙。

　　此又即癫疾先作之证,而有刺之之法也。癫疾始作,先反僵仆,随即脊痛,当取足太阳膀胱经、足阳明胃经、足太阴脾经、手太阳小肠经以刺之,候至血变而止针。

　　治癫疾者,常与之居,察其所当取之处。病至,视之有过者泻之,置其血于瓠壶之中,至其发时,血独动矣。不动,灸穷骨二十壮。穷骨者,骶骨也。

　　此言治癫疾之法也。凡欲治癫疾者,常与之居,察其病在何经,当取何穴。及病已发时,视其有病之经泻之,即以所刺之血,置之瓠壶之中,至于此病又发,其血当独动。如血不动,宜灸脊尽之骶骨二十壮。穴名长强,伏地取之。针二分,留七呼,灸五壮。

　　骨癫疾者,顑齿诸腧分肉皆满,而骨居,汗出烦悗。呕多沃沫,气下泄不治。顑,苦感切。旧释以为饥黄起行,今此篇与本经杂病篇有曰顑痛,当有定所。想颔与顑可通用,屈原赋《离骚》云:长顑颔亦何伤?又可总称。

　　此言骨癫疾之证,而决其不可治也。癫疾成于骨病,故曰骨癫疾。其颔齿中诸穴分肉,邪气闭满,尫羸太甚,唯骨独居,汗出于外,烦悗于内,此或有可治者。若至于在上作呕,沃沫出多,在下气泄,则上下交病,此不可治之证也。

　　筋癫疾者,身倦挛,急大,刺项大经之大杼脉。呕多沃沫,气下泄,不治。

　　此言筋癫疾者,有可治之穴,有不可治之证也。筋癫疾者,癫病成于筋也。其身倦怠拘挛,其脉急大,当刺足太阳膀胱经之大杼穴。

若在上多呕沃沫,在下泄气,此不可治之证也。大杼,项后第一椎下两旁,去脊中各一寸半。针五分,灸七壮。

脉癫疾者,暴仆,四肢之脉皆胀而纵。脉满,尽刺之出血;不满,灸之挟项太阳,灸带脉于腰相去三寸,诸分肉本输。呕多沃沫,气下泄不治。

此言脉癫疾者,有可治之穴,有不可治之证也。脉癫疾者,癫疾成于脉也。猝时僵仆,四肢之脉皆胀满而弛纵。如其脉果满,则尽刺之以出其血;如其脉不满,则灸足太阳膀胱经挟项之天柱穴。挟项后发际,大筋外廉陷中。针二分,留六呼,灸三壮。又灸足少阳胆经之带脉穴,此穴相去于腰计三寸许。带脉,季胁下一寸八分陷中。针六分,灸三壮。及诸经分肉之本穴,盖指四肢之脉,皆胀而纵之所也。设在上呕多沃沫,在下泄气,则不可治矣。

癫疾者,疾发如狂者死不治。

此言癫疾太甚如狂者,其证不可治也。

狂始生,先自悲也。喜忘,苦怒,善恐者,得之忧饥,治之取手太阴、阳明,血变而止,及取足太阴、阳明。肺、大肠、胃、脾穴见前。

此以下六节,皆论狂疾诸证。而此一节,则即其始生之证有得之于忧饥者,而有刺之之法也。凡狂始生时,悲者肺之志,忘者心之病,怒者肝之志,恐者肾之志,今诸证皆见,皆得之于忧饥也。当取手太阴肺经、手阳明大肠经、足太阴脾经、足阳明胃经以刺之,候其血出色变而止针。

狂始发,少卧不饥,自高贤也,自辩智也,自尊贵也。善骂詈,日夜不休,治之取手阳明、太阳、太阴、舌下、少阴,视之盛者皆取之,不盛释之也。大肠、小肠、肺穴见前。心,神门、少冲穴。

此言狂有始发之证,而有刺之之法也。上节言始生,而此曰始发,则病已成而发也。凡狂始发时,不欲卧,不言饥,自以为高贤、辩智而尊贵,其骂詈无有止时。当取手阳明大肠经、手太阳小肠经、手太阴脾经及舌下之廉泉穴与手少阴心经等处,又必视其血脉盛者皆取之,如不盛,则释之而不取也。

狂言,惊,善笑,好歌乐,妄行不休者,得之大恐。治之取手阳明、太阳、太阴。好,去声。乐,入声。

此言狂有得之大恐者,而有刺之之法也。其证狂言,又惊,又善笑,又好歌乐,又妄行不休,此皆得之于大恐也。当取手阳明大肠经、手太阳小肠经、手太阴肺经以刺之。大肠、小肠、肺穴见前。

狂,目妄见,耳妄闻,善呼者,少气之所生也。治之取手太阳、太阴、阳明、足太阴、头两颞。

此言狂有生于少气者,而有刺之之法也。妄有见闻而口则善呼,乃正气衰所致也。当取手太阳小肠经、手太阴肺经、足太阴脾经、及头与两颞之穴以治之。穴俱见前。

狂者多食,善见鬼神,善笑而不发于外者,得之有所大喜。治之取足太阴、太阳、阳明,后取手太阴、太阳、阳明。

此言狂有得之大喜者,而有刺之之法也。狂有多食,善见鬼神,善笑而不发于外者,此乃得之有所大喜也。当取足太阴脾经、足太阳膀胱经、足阳明胃经,后又取手太阴肺经、手太阳小肠经、手阳明大肠经以治之。穴俱见前。

狂而新发,未应如此者,先取曲泉左右动脉,及盛者见血,有顷已。不已,以法取之,灸骨骶二十壮。应,平声。

此言狂有新发而不宜太甚者,当有刺灸之法也。上节狂证,俱为太甚,然狂新发未应如此,当先取足厥阴肝经左右曲泉穴以刺之,及脉之盛者皆出其血,有顷病当自己。如不已,则灸骨骶二十壮。夫曰以法取之,则如前置血于瓠壶之中而验之也。

风逆,暴四肢肿,身漯漯,晞然时寒,饥则烦,饱则善变,取手太阴表里,足少阴、阳明之经,肉清取荥,骨清取井经也。

此言有风逆者,当验其证取其穴也。风由外感,厥气内逆,暴时四肢作肿,其身漯漯然而无所拘束。晞然,冷笑貌。此虽非笑而身则晞然觉寒,未食而饥则甚烦,既食而饱则多变不宁。当取手太阴肺经、手阳明大肠经之为表里者而刺之,又取足少阴肾经、足阳明胃经以刺之。其肉冷则取各经之荥穴,若骨冷则取各经之井穴、经穴以刺之,盖亦指上四经而言耳。肾穴,筑宾。余穴见前。

厥逆为病也,足暴冷,胸将若裂,肠若将以刀切之,烦而不能食,脉大小皆涩。暖取足少阴,清取足阳明。清则补之,温则泻之。

此又言厥逆诸证,而有刺之之法也。有厥逆为病者,其足暴冷,上胸下肠痛如裂切之状,烦闷不能进食,脉来或大或小,俱带涩滞。如身体温暖,则取足少阴肾经以泻之;如身体清冷,则取足阳明胃经以补之。穴见前。

厥逆腹胀满,肠鸣,胸满不得息,取之下胸二胁。欬而动手者,与背腧以手按之立快者是也。

此又言厥逆诸证,而有刺之之法也。有厥逆者,其腹胀满,其肠则鸣,胸中满而不得息,当取其胸之下,左右二胁之间,盖取足厥阴肝经之穴也。如病人欬嗽而穴应医人手者,当取背腧穴以刺之。所谓欬而动手者,若以手按之,其必立快。肝穴,期门、章门。

内闭不得溲,刺足少阴、太阳与骶上,以长针。穴见前。

此言不得溲者,而有刺之之法也。内闭不得小便,当刺足少阴肾经、足太阳膀胱经及督脉之骶骨上。其骶骨上,宜用长针以刺之。九针论云:八曰长针,取法于綦针,长七寸,主取深邪远痹者也。

气逆,则取其太阴、阳明、厥阴,甚取少阴、阳明动者之经也。

此言气逆者,而有刺之之法也。有气逆者,当取足太阴脾经、足阳明胃经、足厥阴肝经。如病甚,则取足少阴肾经之经穴复溜、足阳明胃经之经穴解溪也。穴见前。

少气,身漯漯也,言吸吸也,骨痠体重,懈惰不能动,补足少阴。

此又言少气诸证,而有刺之之法也。有少气者,身漯漯然而无所拘束,言吸吸然而无所接续,骨痠体重,懈惰不能动,当取足少阴肾经以补之。穴见前。

短气,息短不属,动作气索,补足少阴,去血络也。

此言短气诸证,而有刺之之法也。有短气者,息短而不连属,动作而气索然,当补足少阴肾经,其有血络则去之也。已上六节,仍指癫狂而言,即第十八节骶上穴可推。

热病第二十三

篇内所言诸病不一,然论热病更多,故名篇。

偏枯,身偏不用而痛,言不变,志不乱,病在分腠之间,巨针取之,益其不足,损其有余,乃可复也。偏枯,见《素问》生气通天论、阴阳别论等篇。

此言偏枯之证而有刺之之法也。有患偏枯者,半体不能举用而疼痛,言固如常,志亦不乱,其病当不在内,而在于分肉腠理之间,宜用巨针取之,虚则补之,实则泻之,斯可复于无病也。

痱之为病也,身无痛者,四肢不收,智乱不甚,其言微知,可治;甚则不能言,不可治也。病先起于阳,后入于阴者,先取其阳,后取其阴,浮而取之。痱,音肥。

此言痱病之证而有刺之之法也。痱者,风痱也。其病身体无痛,但四肢不收耳。上节偏枯曰痛,而此痱病曰不痛;上节身偏不举,而此曰四肢俱不收。此其所以为偏枯与痱病之辨也。如神智虽乱而不至于甚,人言虽不尽晓而亦微有所知,此病尚有可治。若智乱太甚,自己全不能言,则不可治也。如病先起于阳经,而后入于阴经者,必先取其阳而后取其阴,当浮其针以取之。盖阳在表,病先起于表,故宜浮而取之。但经文不言病先起于阴,后出于阳者,先取其阴后取其阳,沉而取之之意,须知病先起于阴者,其病终不可治,故不言之,抑亦即病先起于阳者以反推之耶? 以理详之,终为不治之证,否则经文言之悉矣,观前后篇可知也。

热病三日,而气口静、人迎躁者,取之诸阳五十九刺,以泻其热而出其汗,实其阴以补其不足者。身热甚,阴阳皆静者,勿刺也。其可刺者,急取之,不汗出则泄。所谓勿刺者,有死征也。

此以下二十节,皆言热病,而此一节,则言热病证脉相应者,当刺之以出汗而泄邪。证脉不相应者,不必刺也。热病已三日,而气口脉静,其人迎脉躁者,乃病在六阳经也。此正证脉相应,当取之诸阳经以泻之,如前终始篇所谓:人迎一盛,病在足少阳,一盛而躁,病在手少阳;人迎二盛,病在足太阳,二盛而躁,病在手太阳;人迎三盛,病在足阳明,三盛而躁,病在手阳明;人迎四盛,且大且数者,名曰溢阳,溢阳为外格。此可见人迎脉躁者,为病在诸阳也,当取之诸阳经以泻之,如上文终始篇所谓泻足少阳等语是也。又行五十九刺之法,始本篇下文,所谓五十九刺者是也,皆所以泻其实而出其汗耳。又从而实其阴经,以补其不足者,即终始篇所谓:人迎一盛,泻足少阳而补足厥阴;一盛而躁,泻手少阳而补手厥阴。人迎二盛,泻足太阳而补足少阴;二盛而躁,泻手太阳而补手少阴。人迎三盛,泻足阳明而补足太阴;三盛而躁,泻手阳明而补手太阴者是也。若身本热,而脉口固静,人迎不躁,乃阴经、阳经皆静也,是谓证脉不相应,刺之无益,勿刺之可也。但如上文所谓气口静、人迎躁者,宜急取诸阳经以泻之,急取诸阴经以补之。其急取诸阳者,纵不汗出,其邪亦从此而泄矣。吾所谓身热甚,而阴阳皆静,为不必刺者,以其有死征也。盖邪盛脉宜躁,今邪盛而热甚,正以正气衰,而脉不能躁,不谓之死征而何?

热病七日八日,脉口动,喘而短—本作弦。**者,急刺之,汗且自出,浅刺手大指间。**

此言热病而脉口之脉证俱见者,当刺手太阴肺经也。终始篇谓:脉口三盛,病在手太阴者,热病已七八日,其脉口之脉甚动,证则喘而短气,当急取手太阴肺经之少商,则汗当自出。但刺之者,宜浅刺手之大指间,即少商穴也。

热病七日八日,脉微小,病者溲血,口中干,一日半而死;脉代者,一日死。

此又言热病脉证不相应者,为必死也。热病已七八日,其脉虽微小,其证则甚热,下为溲血,而上为口干,此邪盛而正虚也,当至一日半而死。若脉之微小中而兼代脉来见者,止在一日间耳,其死更促也。

热病已得汗出,而脉尚躁,喘且复热,勿刺肤,喘甚者死。

此又言热病脉证不相应者,为必死也。热病已得汗出,则邪宜退矣。其脉不宜躁,而今尚躁;其证不宜喘,不宜热,而今乃喘且复热。夫躁与热,则邪气盛,喘则正气虚,勿刺其肤,刺之无益也。若至于喘甚,则必死矣。

热病七日八日,脉不躁,躁不散数,后三日中有汗;三日不汗,四日死。未曾汗者,勿腠刺之。数,音朔。

此又言热病脉证不相应者,为必死也。热病已七八日,脉虽不躁,然亦不散,且带数,是邪尚未退,当再过三日之中,宜有汗出而愈。若不汗出,乃正气衰,而不能为汗,至于四日当死也。且未曾汗出,勿刺其肤腠,刺之无益也。

热病先肤痛,窒鼻,充面,取之皮,以第一针五十九。苛轸鼻,索皮于肺;不得,索之火。火者,心也。轸,当作疹,《海篇》有此字。

此言热病之邪在皮者,当取之皮,如病不已,必补心以胜肺也。肺属金,其合在皮。今热病之始,肤痛,鼻塞,面亦充然而浮,乃病在于皮也,当取之皮以泻之,所谓刺皮无伤肉之义也。用第一针名镵针者,以刺五十九穴之皮。九针论云:一曰镵针者,取法于巾针,去末寸半卒锐之,长一寸六分,主热在头身。且身体苛重,鼻上生疹,皆皮病也。此其求之于皮,即所以求之于肺也。如刺之而病不得退,则当求之于火。所谓火者,心也。补其心经,以致火王则金衰,肺热自可退耳。

热病先身涩,倚而热,烦悗,乾唇口嗌,取之脉,以第一针五十九。肤胀口乾,寒汗出,索脉于心;不得,索之水。水者,肾也。乾,音干。

此言热病之邪在脉者,当取之脉,如病不已,必补肾以胜心也。

心属火,其合在脉。今热病之始,其身涩滞,倚着而热,心则烦闷,唇口与嗌皆干,乃病在于脉也。当取之脉以泻之,所谓刺脉无伤皮也。用第一针名曰镵针者,以刺五十九穴之脉。正以肤胀口干,冷汗出,皆脉病也,此其求之于脉,即所以求之于心也。如刺之而病不得退,则当求之于水。所谓水者,肾也。补其肾经,致水王则火衰,心热自可退耳。

热病嗌乾,多饮善惊,卧不能起,取之肤肉,以第六针五十九。目眦青,索肉于脾;不得,索之木。木者,肝也。

此言热病之邪在肉者,当取之肉,如病不已,必补肝以胜脾也。脾属土,其合在肉。今热病而嗌干,故多饮,且善惊悸,四肢懈倦,卧不能起,乃病在于肉也,当取之肤肉以泻之,所谓刺肉无伤筋也。用第六针名曰员利针者,以刺五十九穴之肉。九针论:六曰员利针,取法于氂针,微大其末,反小其身,令可深纳,长一寸六分,主取痛痹者也。正以目眦色青,乃木来克土,主肉病也。此其求之于肉,即所以求之于脾也。如刺之而病不得退,则当求之于木,所谓木者,肝也。补其肝木,以致木王则土衰,脾热自可退耳。

热病面青脑痛,手足躁,取之筋间,以第四针于四逆。筋躄目浸,索筋于肝;不得,索之金。金者,肺也。

此言热病之邪在筋者,当取之筋,如病不已,必补肺以胜肝也。肝属木,其合在筋。今热病而面青,肝色见也;脑痛,肝邪随督脉会于巅也;手足躁者,以脾主四肢,而肝热有余,四肢热也,且木病在于四末也。乃病在于筋,当取之筋以泻之,所谓刺筋无伤骨也。用第四针名曰锋针者,以刺四肢之厥逆。九针论:四曰锋针,取法于絮针,筒其身,锋其末,长一寸六分,主痈热出血。正以肝主筋,今筋躄,足不能行也;

肝主目,今目浸,泪出不收也,皆筋病也。此其求之于筋,即所以求之于肝也。如刺之而病不已,则当求之于金。所谓金者,肺也。补其肺金,以致金王则木衰,肝邪自可退耳。

热病数惊,瘛疭而狂,取之脉,以第四针急泻有余者。癫疾毛发去,索血于心;不得,索之水。水者,肾也。

此言热病之邪在血脉,当取之血脉,如病不已,必补水以胜心也。心属火,其合在血脉,故上文已言热病在脉,而此又言热病在血者,又当取之血也。热病数惊,心邪有余也;瘛疭者,热极生风也。狂则邪尤盛矣。其病在脉,当用第四针曰锋针者,以急泻心脉有余之邪。正以脉病则血病,故发为狂疾,血之热也;毛发亦去,发为血余也。此其求之于血,正所以求之于心也。如刺之而病不退,则当求之于水。所谓水者,肾也。补其肾水,以致水王则火衰,心邪自可退耳。

热病身重骨痛,耳聋而好瞑,取之骨,以第四针五十九刺。骨病不食,啮齿耳青,索骨于肾;不得,索之土。土者,脾也。

此言热病之邪在骨者,当取之骨,如病不已,必补脾以胜肾也。肾主水,其合在骨。今热病而身体重,其骨痛,其耳聋,_{肾开窍于耳。}又好瞑目,_{阴病则目瞑。}乃病在于骨也。当取之骨,用第四针曰锋针者,以刺五十九穴之骨。且其热病而不能食,又啮其齿,齿为骨余也,耳又青,_{肾窍在耳,肾衰故耳青。}此其求之于骨,正所以求之于肾也。如刺之而病不已,则当求之于土。所谓土者,脾也。补其脾经,以致土王则水衰,肾邪自可退耳。

热病不知所痛,耳聋,不能自收,口干,阳热甚,阴颇有寒者,热在髓,死不可治。

此言热病在髓者,不可治也。热病而痛无定所,耳中聋,不能有闻,四肢懈惰不能收持,口中干枯,此其阳经热甚,而阴经颇有寒意,若迁延日久,阴经亦已热甚,遂至热在于髓,则死不可治矣。

热病头痛,颞颥目瘈,脉痛,善衄,厥热病也,取之以第三针,视有余不足,寒热痔。

此言热病名厥热者,有诸证,有治法也。热病头痛,其颞颥一名脑空,属足少阳胆经穴,在脑后玉枕骨下陷中。与目善瘈,而筋脉动,脉亦作痛,鼻中善衄,此乃厥气上逆而成热病也。取之以第三针曰鍉针者以刺之。九针论:三曰鍉针,取法于黍粟之锐,长三寸半,主按脉取气俞,令邪出。视其有余则泻,不足则补。且厥热之病,又必发之而为寒热,结之而为痔疾也。

热病体重,肠中热,取之以第四针于其输及下诸指间,索气于胃胳,得气也。胳,音各,《释文》云:腋下也。胃之经脉与腋下无着,疑当作络。

此言热病在胃者,当取之胃,所以去其邪气也。热病而身体重,以胃土主肉,故体重也。及肠中必热,当取之以第四针曰锋针者,以刺胃经之输穴陷谷,足大指次指外间,本节后陷中,去内庭二寸。针五分,留七呼,灸三壮。及下诸指间,即厉兑、内庭等穴也。此其索气于胃之经络,则邪气必因之而泄矣。

热病挟脐急痛,胸胁满,取之涌泉与阴陵泉,取以第四针,针嗌里。嗌,音益。

此言热病在肾脾者,有诸证,有治法也。热病挟脐急痛,其胸胁皆满,乃脾肾二经之邪也。当取肾经之涌泉、脾经之阴陵泉以泻之。其所用者,乃第四针曰锋针者耳,又须针其嗌咽之里可也。

热病而汗且出,及脉顺可汗者,取之鱼际、太渊、大都、太白,泻

之则热去,补之则汗出。汗出太甚,取内踝上横脉以止之。

此言热病之汗,可出则出之,可止则止之也。热病而汗且出,但未甚出也,其脉亦顺,非不可治之脉也。故法有可汗者,当取手太阴肺经之鱼际、太渊,脾经之大都、太白,泻此四穴则热自去,补此四穴则汗自出。若汗出太甚,则又取内踝上横脉曰三阴交者以泻之,则汗自止矣。

热病已得汗,而脉尚躁盛,此阴脉之极也,死;其得汗而脉静者,生。

此言热病汗后脉躁者死,反是则生也。热病已得汗,脉宜静,今反躁盛者,此乃阴经之脉衰弱已极,故有阳脉而无阴脉也,其人主于死。若得汗之后,而脉遂能静,则有阴以配阳,必能以有生矣。此节所重者,脉之顺也。

热病者,脉尚躁而不得汗者,此阳脉之极也,死;脉盛躁,得汗静者,生。

此言热病脉盛而不得汗者死,反是则生也。热病脉躁盛,宜得汗,今反不得汗者,此乃阳经之脉衰弱已极,故表虚而不能发汗也,其人主于死。若脉躁盛而汗出脉静者,必能以有生矣。此节所重者,证之顺也。

热病不可刺者有九:一曰,汗不出,大颧发赤,哕者死,二曰:泄而腹满甚者死;三曰,目不明,热不已者死;四曰,老人婴儿热而腹满者死;五曰,汗不出,呕,下血者死;六曰,舌本烂,热不已者死;七曰,欬而衄,汗不出,出不至足者死;八曰,髓热者死;九曰,热而痉者死。腰折,瘛疭,齿噤齘也。凡此九者,不可刺也。 痉,音敬,义见后。齘,音解,齿怒也。

此言热病不可刺者九,以其必至于死也。其一曰:热病汗不得出,大颧骨之上发而为赤,胃邪盛也;谷气与胃邪相争,发而为哕,胃气虚也,此其所以死也。其二曰:热病下则为泄,而腹尤甚满,不以泄减,脾气衰也,此其所以死也。其三曰:目以热而不明,热又甚而不已,肝气衰也,此其所以死也。其四曰:凡老人婴儿,热病而腹满者,脾邪盛也,此其所以死也。其五曰:热病而汗既不出,心气衰也;血或呕或下,则邪尤盛也,此其所以死也。其六曰:舌本已烂,热犹不已,心邪盛也,此其所以死也。其七曰:热病欬而且衄,肺邪盛也;其热已极,汗犹不出,心气衰也;纵汗出,而不至足,此即上节阳脉之衰,此其所以至于死也。其八曰:热病而髓甚热,热则髓枯,肾气衰也,此其所以至于死也。其九曰:热病发而为痉,盖热极生风而为强病也,此其所以至于死也。凡此九者,其腰必折,其病发为瘛疭,其齿必噤且齘,皆死征已见,刺之无益也。

所谓五十九刺者,两手外内侧各三,凡十二痏;五指间各一,凡八痏;足亦如是;头入发一寸旁三分各三,凡六痏;更入发三寸边五,凡十痏;耳前后、口下者各一,项中一,凡六痏;巅上一,囟会一,发际一,廉泉一,风池二,天柱二。

此明上文之五十九穴也。鱼际在大指内侧,商阳在次指内侧,中冲在中指内廉,关冲在四指外廉,少冲在小指内廉,少泽在小指外侧。或外内廉,或侧,各三,则手有六经,计六井穴,左右手共十二痏也。曰痏者,盖刺疮曰痏,故即痏为数也。五指间各一,则每指第三节尽处缝间,计有四处,左右共八痏也。其足所刺八处,亦如是也。头入发一寸旁三分,此分字,作去声,犹言三处也。若平声,则三分旁无穴。盖督脉之上星在头,直入发一寸。今足太阳膀胱经之五处穴,在上星旁一寸半，其曰承光，五处后一寸半。曰通天，承光后一寸半。则又在五处之上也。两旁各三，计有六穴，故刺之者，凡六痏也。更入发三寸边五，谓临泣、目窗、正营、承灵、脑空，此皆足少阳胆经之穴，去督脉中行各三寸，左右共十穴，故刺之者，凡十痏也。耳前听会穴，左右共二；耳后完骨穴，左右共二，俱系足少阳胆经；口下承浆穴，系任脉经；项中风府穴，系督脉经。凡所以刺之者，六痏也。巅上一，谓百会穴。前顶后一寸半。囟会一，上星后一寸。发际一，前发际谓神庭，入发际五分。后发际谓风府，系督脉经穴。项后入发际一寸。廉泉一，系任脉经穴。颔下，结喉上四寸，仰而取之。风池二，系足少阳胆经穴。耳后，颞颥后，脑空下，发际陷中。天柱二，系足太阳膀胱经穴。挟项后发际大筋外陷中。由前计之，共有五十九穴也。按此与《素问·水热穴论》中五十九穴不同，要知彼之五十九穴所以刺水病，而此则刺热病，病有不同，故穴因以异。成无己注《伤寒论》乃两入之，盖不考诸穴所在耳。既曰治伤寒，则当从《灵枢》，而不宜以治水之穴入矣。

气满胸中，喘息，取足太阴大指之端，去爪甲如韭叶。寒则留之，热则疾之，气下乃止。

此以下七节，另言杂证，与上热病无涉。而此一节，则言气证者之有刺法也。凡气满于胸中，而其息喘促者，呼吸为息。则病在上者取之下，当刺足太阴脾经之隐白穴，在足大指之端，去爪甲如韭叶。如寒而有此证，则久留其针以补之，使至于温；如热而有此证，则疾去其针，使至于寒。候其气下不喘乃止针也。

心疝暴痛，取足太阴、厥阴，尽刺去其血络。

此言心疝者之有刺法也。有患心疝而暴时作痛者，当取足太阴脾经、足厥阴肝经，凡有血络者，尽刺去其血可也。

喉痹舌卷，口中干，烦心心痛，臂内廉痛，不可及头，取手小指次指爪甲下，去端如韭叶。

此言喉痹者之有刺法也。《素问·阴阳别论》云：一阴一阳结，谓之喉痹。则喉痹明系手厥阴心包络、手少阳三焦经也。其病舌卷而短，口中作干，心烦且痛，臂之内廉亦痛，不能举之以上及于头，当取手小指之次指，即第四指也。系手少阳三焦经，其穴在次指之端，名关冲，去爪甲如韭叶者是也。三焦井穴，针一分，留三呼，灸一壮。

目中赤痛，从内眦始，取之阴跷。

此言目中赤痛者之有刺法也。目中赤痛从内眦始者，乃足太阳膀胱经之睛明穴也。膀胱与肾为表里，当取肾经之照海穴以补之，所谓病在上者取之下，而补阴则阳退也。此穴乃阴跷脉气所发，故曰取之阴跷也。按前癫狂篇，以目外眦为锐眦，而眼之上属于外眦，以内近鼻者为内眦，而眼之下属于内眦。此篇以目之赤痛从内眦始者，刺肾经，正以睛明属膀胱者，与肾为表里。又本经论疾诊尺篇有云：脉从上下者太阳病。则眼之上似乎属之膀胱经，推之与眼之下属之内眦者相同矣。殊不知太阳之脉气尽行于头，故其病自上而下者如此，非有彼此不同也。至于下文所谓从下上者阳明病，从外走内者少阳病，义亦如此。须知从内走外者，亦太阳病也，特未之明言耳。

风痉身反折，先取足太阳及腘中，及血络出血，中有寒，取三里。

按《海篇》：痉，音敬。释云：风强病也。另痓，音炽。释云：恶也。二病不同，后世不考，互书者非。

此言风痉者之有刺法也。感风而体强者曰风痉，其身反折而不能伸，此乃足太阳膀胱经证也。当先取足太阳膀胱经之委中穴，其有血络者出之。如有寒而不止于风，则取足阳明胃经之三里以刺之。

癃,取之阴跷及三毛上,及血络出血。

此言癃者之有刺法也。膀胱不利为癃,谓小便不通也。膀胱与肾为表里,当取肾经之照海穴以刺之,乃阴跷脉气所发也,及肝经之大敦穴,在足大指外侧之三毛上,及二经之有血络者,皆取之出血。李东垣曰:肾主闭藏,肝主疏泄。则取之两经也宜矣。

男子如蛊,女子如怚,身体腰脊如解,不欲饮食,先取涌泉见血,视跗上盛者,尽见血也。 怚,表吕切,又子御切,《玉篇》云:骄也。但义不甚通,疑当作疽。

此言男女成胀郁证者,当有刺之之法也。男子有胀病,如犯蛊毒相似;女子有郁病,如成疽疾相似。其身体腰脊俱如解分,不相连属,又不欲饮食,此病在上者,当取之下,宜先取肾经涌泉穴以见血,又视足面之为跗上者,其血络盛处,尽取之以见血。盖指足阳明胃经也。

厥病第二十四

篇内所论,不止厥病,然首节有厥头痛、厥心痛等病,故名篇。然此厥之为义乃气逆,而以此连彼之谓,实与《素问》之厥论不同。

厥头痛,面若肿起而烦心,取之足阳明、太阴。厥头痛,头脉痛,心悲善泣,视头动脉反盛者,刺尽去血,后调足厥阴。厥头痛,贞贞头重而痛,泻头上五行行五,先取手少阴,后取足少阴。厥头痛,意善忘,按之不得,取头面左右动脉,后取足太阴。厥头痛,项先痛,腰脊为应,先取天柱,后取足太阳。厥头痛,头痛甚,耳前后脉涌有热, 一本云有动脉。**泻出其血,后取足少阳。真头痛,头痛甚,脑尽痛,手**

足寒至节，死不治。头痛不可取于腧者，有所击堕，恶血在于内，若肉伤，痛未已，可则侧同。刺，不可远取也。头痛不可刺者，大痹为恶，日作者，可令少愈，不可已。头半寒痛，先取手少阳、阳明，后取足少阳、阳明。行，音杭。令，平声。凡各经之穴，宜按《针灸聚英》以取之。

此言头痛有厥痛、有真痛，其诸证皆有刺之之法也。厥头痛者，邪气逆于他经，上干于头而痛也。其气不循经隧，而有逆行之意，故亦名之曰厥。真头痛者，邪气专入头脑而痛，非由他经之所干也。有厥头痛者，面肿于外，心烦于内，当取足阳明胃经、足太阴脾经以刺之。有厥头痛者，心悲而善泣，当视其头之动脉反盛者刺之，以尽去其血，后调足厥阴肝经以刺之。有厥头痛者，贞贞然而不移，其头甚重而痛，当泻头上之五行，每行有五，共二十五穴。其中行督脉经之上星、囟会、前顶、百会、后顶穴是也；次两旁，即足太阳膀胱经之五处、承光、通天、络却、玉枕穴是也；又次两旁，即足少阳胆经之临泣、目窗、正营、承灵、脑空穴是也。又先取手少阴心经，后取足少阴肾经之穴以刺之。有厥头痛者，其意善忘，按其痛处又无定所，当取头面左右之动脉，后取足太阴脾经之穴以刺之。有厥头痛者，其项先痛，而腰脊随痛以应之，当取足太阳膀胱经之天柱穴，复取本经之他穴以刺之。有厥头痛者，头痛已甚，其耳前后之脉涌起而热，当泻其热脉之血，后取足少阳胆经之穴以泻之。有真头痛者，头痛最甚，其脑尽痛，如手足尽冷皆至于节，当为死不治也。有头痛不可取腧穴以刺之者，以其有所击堕，恶血在于内，亦能令人头痛，所以不可取于腧穴也。若击堕之处，肉有所伤，而头痛未已，可取针以侧刺其头痛之处，不必远取诸穴以刺之也。有头痛不可刺者，以其素成大痹而为恶患，亦能令人头痛，若此痛日发者，止可令其略愈，不能使之终已也。有头之半冷痛者,先取手少阳三焦经、手阳明大肠经,后取足少阳胆经、足阳明胃经以刺之。

厥心痛,与背相控,善瘛,如从后触其心,伛偻者,肾心痛也,先取京骨、昆仑,发针不已,取然谷。厥心痛,腹胀胸满,心尤痛甚,胃心痛也,取之大都、太白。厥心痛,痛如以锥针刺其心,心痛甚者,脾心痛也,取之然谷、太溪。厥心痛,色苍苍如死状,终日不得太息,肝心痛也,取之行间、太冲。厥心痛,卧若徒居,心痛,间动作痛益甚,色不变,肺心痛也,取之鱼际、太渊。真心痛,手足青至节,心痛甚,旦发夕死,夕发旦死。心痛不可刺者,中有盛聚,不可取于腧。肠中有虫瘕及蛟蛕,皆不可取以小针。心肠痛,憹作痛,肿聚,往来上下行,痛有休止,腹热,喜渴涎出者,是蛟蛕也。以手聚按而坚持之,无令得移,以大针刺之,久持之,虫不动,乃出针也。悲腹憹痛,形中上者。瘕,音贾。蛕,音贿。令,平声。悲,音烹。末中上之中,去声。此节当与后杂病篇心痛诸证参看。

此言心痛者,有厥痛、有真痛,其诸证皆有刺之之法也。厥心痛者,邪气入于五脏,五脏气来干心而痛,如下文肾心痛之类是也。真心痛者,邪气自入于心而痛,非由他经之所干也。有厥心痛者,心与背相控引而痛,且善瘛,如惊风之状,如从后背向前来触其心,而形似伛偻者,正以肾经有邪,而心因以痛,谓之肾心痛也。肾与膀胱为表里,当先取膀胱经之京骨、昆仑二穴。如发针而痛未已,又取肾经之然谷穴以刺之。有厥心痛者,腹胀胸满,心尤痛甚,乃胃经有邪,而心因以痛,谓之胃心痛也。胃与脾为表里,当取脾经之大都、太白以刺之。有厥心痛者,其痛如以锥针刺其心,心遂痛甚,乃脾经有邪,而心因以痛,谓之脾心痛也。当取肾经之然谷、太溪二穴以刺之。有厥心痛者，其色苍苍然如死状，终日欲一太息而不可得，乃肝经有邪，而心因以痛，谓之肝心痛也。当取肝经之行间、太冲二穴以刺之。有厥心痛者，卧若独居，其心觉痛，间或动作，其痛益甚，是动静皆痛也。面色不变，乃肺经有邪，而心因以痛，谓之肺心痛也。当取肺经之鱼际、太渊穴以刺之。有真心痛者，手足之色青至指节，心痛更甚，此乃邪入于心，其死在旦夕间也。有心痛不可取于腧穴者，以其中有盛聚，而心因以痛，与外之腧穴无涉，故不可取于腧穴也。有肠中有虫瘕及蛟蛕而痛者，皆当取以大针，而不可取以小针也。然何以验之？其心与肠痛，懊憹不能自宁，或时肿聚，或时往来上下而行，但痛有休止耳。又腹中热，口中渴，且出涎，是乃蛟蛕为祟也。刺之之法，当以手撮聚按捺而坚持之，无令得以移动，遂以第九大针刺之，且其手宜久持之，虫不能动，遂乃出针。然欲知有虫，不但如前病证而已，恙至于腹而懊憹作痛，其虫形中上而升者，即可以虫治也。大针，见九针论。

耳聋无闻，取耳中；耳鸣，取耳前动脉；耳痛不可刺者，耳中有脓，若有干耵聍，耳无闻也。耳聋取手小指次指爪甲上与肉交者，先取手，后取足；耳鸣，取手中指爪甲上，左取右，右取左，先取手，后取足。耵，都领切；聍，乃顶切，耳中垢。

此言耳病诸证皆有刺之之法也。有耳聋无闻者，当取耳中听宫穴以刺之，系手太阳小肠经。听官，名多所闻，耳中珠子，大如赤小豆。针三分，灸三壮。有耳鸣者，取耳中动脉，即耳门穴，系手少阳三焦经。耳前起肉，针三分，留三呼，灸三壮。有耳痛不可刺者，以耳中有脓故也。若脓积而为干耵聍，则耳必无闻，须出此干耵聍，而痛可止矣。有耳至聋者，当取手小指之次指爪甲上与肉交者，即手少阳三焦经关冲穴也。先取此,后又取足少阳胆经之窍阴以刺之。关冲,针一分,留三呼,灸一壮。窍阴,在足四指端,针一分,留一呼,灸三壮。有耳止鸣者,当取手之中指爪甲上,即手厥阴心包络经中冲穴,左鸣取右,右鸣取左,先取手经,后取足厥阴肝经大敦穴以刺之。

足髀不可举,侧而取之,在枢合中,以员利针,大针不可刺。

此言足髀不能举者,有当取之穴,当用之针也。足在下,髀在股外,皆不能举者,当侧卧而取之,在髀枢中,即足少阳胆经之环跳穴也。侧卧,伸下足,屈上足,以右手摸穴,以左手摇撼取之。针一分,留二呼,灸三壮。用第六员利针以刺之,其第九大针不可刺也。员利针、大针,见本经九针论。

病注下血,取曲泉。

此言下血者,有当刺之穴也。凡病注下血者,以肝不能纳血也,当取肝经之曲泉以刺之。

风痹淫泺,病不可已者,足如履冰,时如入汤中,股胫淫泺,烦心头痛,时呕时闷,眩已汗出,久则目眩,悲以喜恐,短气不乐,不出三年死也。以,已同。乐,入声。

此言风痹之有诸证者,不出三年死也。有病名风痹者,其邪气淫泆消泺,病难得愈。足如履冰之寒,又如入汤之热,寒热无常,下而股胫则淫泺不宁,中而心则烦而不静,上而头则痛不能安。时呕时悗,眩晕既已则汗出,久则又眩;悲哀既已,则或喜、或恐、或短气、或不乐,此其阴阳不和,脏腑不营,营卫不交,血气偏胜,其死当在三年之内耳。

病本第二十五

此与《素问·标本病传论》相同。然凡病必先治其本,若中满与大小不利,则不分标本而必先治之。本经以本篇论标本,后论病传,分为二篇,《素问》合标本病传论共为一篇。

先病而后逆者,治其本;先逆而后病者,治其本;先寒而后生病者,治其本;先病而后生寒者,治其本;先热而后生病者,治其本;先泄而后生他病者,治其本,必且调之,乃治其他病;先病而后中满者,治其标;先病而后泄者,治其本;先中满而后烦心者,治其本。有客气,有同气。大小便不利,治其标;大小便利,治其本。病发而有余,本而标之,先治其本,后治其标;病发而不足,标而本之,先治其标,后治其本。谨详察间甚,以意调之,间者并行,甚为独行。先小大便不利而后生他病者,治其本也。 间,去声。

此言凡病皆当先治其本,唯中满及大小便不利者,则不分为本为标而先治之也。夫先病曰本,后病曰标,故凡先生初病而后病势逆者,必先治其初病之为本;若先病势逆而后生他病者,则必以病势逆之为本而先治之也。凡先生寒病而后生他病者,必先治寒病之为本;若先生他病而后生寒病者,则又以他病之为本而先治之也。凡先生热病而后生他病者,必先治热病之为本;若先生泄病而后生他病者,则亦以泄病之为本而先治之也。盖病有不同,必且先调其本,乃治其他病耳。唯有先生他病而后中满者,则不治其本,而必先治中满之为标。至于先生他病而后生泄病者,则亦治其他病之为本,而不治其泄病之为标也。然不唯中满为标者之当治,虽先生中满而后生烦心之病,则中满为本,亦必先治中满矣。夫不分为本、为标而必先治中满者何也？正以人之病气有二，病本不相同，而乃彼此相传者，谓之客气也；有二病之气本相同类，而乃彼此相传者，谓之同气也。即如先中满而后小大便不利者，乃病之同气也。正以有中满之病者，必至于大小便之不利耳。此则必先治大小便不利者之为标，而不治中满之为本也。若大小便利者，则先治中满之为本，而不必治大小便之利者矣。且百病之标本当分，而虚实之大势宜审。即如病发而有余，则邪气胜也，当先治其本以泻其邪，而后治其标，则诸病可渐平矣，所谓本而标之也，此凡病先治其本之谓也。病发而不足，则正气虚也，当先治其标以去他病，而后治其本，则本体自可补矣。所谓标而本之也，此中满大小不利，先治其标之谓也。且百病之生也，有五脏相克而病势日甚者，谓之甚，如肝克脾、脾克肾之类是也；有五脏间传而病势未甚者，谓之间，如肝传心、心传脾之类是也。谨当察其间甚，以意调之。间者，病证并行而势轻；甚者，病证独行而势重。所谓中满与小大便不利者，即并行之病也，故先大小便不利而后生他病者，亦治大小便不利之为本，而后治他病之为标也。盖以中满对别病而言，固必先治中满；若以中满对小大便不利而言，则又先治大小便之不利也。此与《素问·标本病传论》相同，乃治病者之枢要欤！

杂病第二十六

内论杂病不一，故名篇。

厥，挟脊而痛至顶，头沉沉然，目䀮䀮然，腰脊强，取足太阳腘中血络。厥，胸满面肿，唇漯漯然，暴言难，甚则不能言，取足阳明。厥，气走喉而不能言，手足清，大便不利，取足少阴。厥而腹向向然，

多寒气,腹中榖榖,便溲难,取足太阴。脘,音荒,目不明。又狼脘,南夷国名,人能夜市金。榖,音谷。

此言厥病诸证而各有刺之之法也。厥之为义,见《素问·厥论》篇。今厥逆为病,挟脊而痛至于其顶,头则昏沉而不能举,目则脘脘然而不明,腰脊皆强而不能屈伸,此乃足太阳膀胱有邪也,当取其腘中之穴曰委中者,以去其血络也。厥逆为病,胸满面肿,其唇则漯漯然而有涎出唾下之意,猝暴难言,甚则全不能言,此乃足阳明胃经有邪也,当取胃经之穴以刺之。厥逆为病,其气上走于喉而不能言,手足皆冷,大便不利,当取足少阴肾经之穴以刺之。厥逆为病,腹中向向然而气善走布,且多有寒气,又榖榖然而有声,大便甚难,当取足太阴脾经之穴以刺之。

嗌干,口中热如胶,取足少阴。

此言嗌干口热者,当有刺之之法也。嗌咽干燥,口中甚热,其津液如胶之稠,当取足少阴肾经之穴以补之,水王则火衰也。

膝中痛,取犊鼻,以员利针,发而间之。针大如氂,刺膝无疑。

此言膝痛者,有当刺之穴、当用之针也。膝中痛,当取足阳明胃经之犊鼻穴以刺之。膝膑下,胻骨上,侠解大筋陷中,形如牛鼻,故名。针三分,灸三壮。其所用之针,则第六曰员利针者,必发其针而又间刺之,非止一次而已也。此针取法于氂针,微大其末,反小其身,令可深纳,长一寸六分,刺膝用之无疑也。

喉痹,不能言,取足阳明;能言,取手阳明。

此言喉痹者,当审其能言、不能言,而分经以刺之也。按此与下共三节,皆取之手、足阳明二经。

疟,不渴,间日而作,取足阳明;渴而日作,取手阳明。

此言疟证者,当审其渴不渴、间作日作,而分经以刺之也。

齿痛,不恶清饮,取足阳明;恶清饮,取手阳明。恶,去声。

此言齿痛者,当审其恶冷饮、不恶冷饮,而分经以刺之也。胃经恶热不恶寒,大肠恶寒不恶热,故刺之者如此。

聋而不痛者,取足少阳;聋而痛者,取手阳明。

此言耳聋者,当审其痛与不痛,而分经以刺之也。

衄而不止,衃血流,取足太阳;衃血,取手太阳。不已,刺宛骨下;不已,刺腘中出血。宛,腕同。

此言衄血者,当审其血之多寡、病之难易,而分经以刺之也。鼻中出血曰衄;血至败恶凝聚,其色赤黑者曰衃。衃血成流,则血去多而不止于衃血也,当取足太阳膀胱经以刺之。其腘中出血,仍是膀胱经之委中穴也。若止曰衃血,则不成流,而去之似少也,当取手太阳小肠经穴以刺之。其腕骨下,即手少阴心经之通里穴,正以心与小肠为表里也。

腰痛,痛上寒,取足太阳、阳明;痛上热,取足厥阴;不可以俛仰,取足少阳。

此言腰痛者,当审其痛处之冷热及不可以俛仰,而分经以刺之也。

中热而喘,取足少阴、腘中血络。

此言热喘者,而有刺之之法也。足少阴,肾经也;腘中血络,足太阳膀胱经委中穴也。

喜怒而不欲食,言益小,取足太阴;怒而多言,刺足少阳。

此言善怒者,当审其欲食不食、难言多言,而分经以刺之也。

颠痛,刺手阳明与颠之盛脉出血。颠,苦感切,旧释以为饥黄起行。

今日顱痛,必有其处,想顱与额同。

此言顱痛者,而有刺之之法也。<small>手阳明,当是商阳穴。顱之盛脉,是胃经颊车穴。</small>

项痛,不可俛仰,刺足太阳;不可以顾,刺手太阳也。

此言项痛者,当审其不可俛仰、不可顾,而分经以刺之也。<small>按俛仰属背与腰,故曰足太阳;而顾则属肩与项,故曰手太阳也。</small>

小腹满大,上走胃至心,淅淅身时寒热,小便不利,取足厥阴。腹满,大便不利,腹大,亦上走胸嗌,喘息喝喝然,取足少阴。腹满,食不化,腹响响然,不能大便,取足太阴。

此言小大腹满者,当审其诸证,而分经以刺之也。小腹满者,小腹也;腹满者,大腹也。小腹满者,小便不利;大腹满者,大便不利。小腹满者,其满大上走胃至心,不及胸咽也。身若淅淅然,时发寒热,当取足厥阴肝经以刺之。大腹满者,其满大亦上走胸咽,不止胃与心也,故喘息喝喝然,此则当取足少阴肾经以刺之。又有大腹满者,其所食不化,腹中响响然而布气,此则当取足太阴脾经以刺之。然凡大腹满者,其大便不利则一也。

心痛引腰脊,欲呕,取足少阴。心痛腹胀,啬啬然,大便不利,取足太阴。心痛引背,不得息,刺足少阴;不已,取手少阳。心痛引小腹满,上下无定处,便溲难,刺足厥阴。心痛,但短气不足以息,刺手太阴。心痛,当九节刺之,按已刺,按之立已;不已,上下求之,得之立已。<small>此节当与前厥病论心痛诸证参看。</small>

此言心痛者,当审其诸证,而分经以刺之也。有心痛者,其痛后则引之于腰脊,前则欲呕,当取足少阴肾经以刺之。有心痛者,其腹中胀满,啬啬然大便为之不利,<small>啬,吝啬,便难犹是也。</small>当取足太阴脾经以刺之。有心痛者,其痛后引至背,前则不得喘息,当取足少阴肾经以刺之;如不已,又取手少阳三焦经以刺之。有心痛者,其痛引至小腹而满,或上或下,痛无定处,大小便皆难,当取足厥阴肝经以刺之。有心痛者,短气不足以息,当取手太阴肺经以刺之。有心痛者,其痛当背第九节以刺之,乃督脉经筋缩穴之处也。宜先按之,按已而刺,刺后按之,其痛当立已;如不已,则上而八椎,无穴。下而十椎,无穴。又复求之,其痛必立已矣。

颔痛,刺足阳明曲周动脉,见血立已;不已,按人迎于经立已。

此言颔痛者,而有刺之之法也。颔痛者,当取足阳明胃经颊车穴以刺之,此穴在耳下曲颊端,动脉环绕一周,故曰曲周也。如见血,其病立已;如不已,当按人迎穴于本经以刺之,其病必已也。穴在颈脉陷中,非左手寸口人迎脉也,故曰按人迎于经。

气逆,上刺膺中陷者,与下胸动脉。

此言气逆者,而有刺之之法也。凡气逆者,上刺膺中陷者中,即足阳明胃经膺窗穴也。及下胸前之动脉,当是任脉经之膻中穴也。盖在中谓之胸,胸之旁为膺耳。膺窗,在巨骨下五寸八分陷中,左右去中行各四寸。针四分,灸五壮。膻中,两乳间陷中,气病治此。禁针,灸七壮。又曰针三分。

腹痛,刺脐左右动脉,已刺,按之立已;不已,刺气街,已刺,按之立已。

此言腹痛者,当刺足阳明胃经之天枢穴,如不已,又刺本经之气冲也。天枢,脐中两旁,左右各开二寸。《千金》云:魂魄之舍,不可针。一云:针三分,留七呼,灸五壮。气街,即气冲,夹脐相去四寸,鼠鼷上一寸,动脉应手宛宛中,冲脉所起。灸七壮,禁针。一云:针三分,留七呼。

痿厥,为四末束悗,乃疾解之,日二。不仁者,十日而知,无休,病已止。岁以草刺鼻,嚏,嚏而已,无息,而疾迎引之,立已;大惊之,亦可已。岁,疑作藏。

此言痿厥病在四末者,当有刺之之法也。四末,四肢也。凡痿病、厥病,《素问》有痿论、厥论。而手足四肢挛束悗乱,当刺四肢之穴以速解之,每日解之者,必二次。甚有不仁而无知者,切其肉不痛者是也。解之至于十日,则二十次矣,其肉亦当有知,此法行之无休,候病既已而止针。每藏以草刺鼻必嚏,如嚏既已,当自屏其气,无得呼吸以成息,而急以原草迎其气以引出之,其病可立已。设以大惊之事惊之,其病亦可已也。

周痹第二十七

痹病之痛,随脉以上下,则周身而为痹,故名。此篇当与《素问·痹论》参看。

黄帝问于岐伯曰:周痹之在身也,上下移徙随脉,其上下左右相应,间不容空,愿问此痛,在血脉之中邪? 将在分肉之间乎? 何以致是? 其痛之移也,间不及下针,其惕痛之时,不及定治而痛已止矣,何道使然? 愿闻其故。岐伯答曰:此众痹也,非周痹也。黄帝曰:愿闻众痹。岐伯对曰:此各在其处,更发更止,更居更起,以右应左,以左应右,非能周也,更发更休也。黄帝曰:善。刺之奈何? 岐伯对曰:刺此者,痛虽已止,必刺其处,勿令复起。

此因帝问周痹,而伯指之为众痹也。周痹者,周身上下为痹也;众痹者,痹在各所为痛也。帝问:周痹上下移徙随脉,其上下左右相应,但不知痛在血脉之中,抑在分肉之间,及其痛之移而去也,不及下针,针其畜聚痛处之时,不及定治而痛已止,其痛也何由?而其去也何路?伯言:此众痹也,非周痹也。盖众痹者,病在一处,则痛亦在一处,随发随止,随止随起,特以左右之脉相同,故左可应右,右可应左耳,非能周身而痛也。刺之者,痛虽已止,亦当刺其原痛之处,勿令复起可也。

帝曰:善。愿闻周痹何如?岐伯曰:周痹者,在于血脉之中,随脉以上,随脉以下,不能左右,各当其所。黄帝曰:刺之奈何?岐伯对曰:痛从上下者,先刺其下以过之, 一作遏,下同。**后刺其上以脱之;痛从下上者,先刺其上以过之,后刺其下以脱之。**

此言刺周痹之有法也。周痹者,在于血脉之中,随脉以上或随脉以下,非比众痹之在于左右,各当一处者之有定所也。故刺之者,其脉从上而下,当先刺其下之痛处以遏绝之,后乃刺其上之痛处以脱痛根,而不使之复下;其痛从下而上,当先刺其上之痛处以遏绝之,后乃刺其下之痛处以脱病根,而不使之复上。此则求之上下,而不求之左右,乃治周痹之法也。

黄帝曰:善。此痛安生?何因而有名?岐伯对曰:风寒湿气,客于外分肉之间,迫切而为沫,沫得寒则聚,聚则排分肉而分裂也,分裂则痛,痛则神归之,神归之则热,热则痛解,痛解则厥,厥则他痹发,发则如是。

此言邪气聚于分肉之间,故周痹发于血脉之中也。帝问:周痹之病,从何而生?又何因而有周痹之名?伯言:风寒湿三气杂至,合而为痹者是也。盖以三气始客于外分肉之间,迫于分肉而为沫,沫得寒则聚,聚则排分肉而各分裂之。惟分裂则痛,痛则心专在痛处而神亦归之,神归即气归也,所以痛处作热,热则痛散而暂解,虽时暂解,其气尚逆而为厥,厥则三气随血脉以上下者,或痛从上而下,或痛从下而上,则彼之为痹,发于血脉之中,<small>指周痹之人言。</small>非众痹之发于一处者可同也。故不发则已,发则大略如是而已。此非痛之所由生,而周痹之所以有名乎? 然周痹所以有名之义,下文乃详言之。

帝曰:善。余已得其意矣。<small>缺岐伯曰。</small>此内不在脏,而外未发于皮,独居分肉之间,真气不能周,故命曰周痹。故刺痹者,必先切循其下之六经,视其虚实,及大络之血结而不通,及虚而脉陷空者而调之,熨而通之。其瘈坚,转引而行之。黄帝曰:善。余已得其意矣,亦得其事也。九者,经巽之理,十二经脉阴阳之病也。

此承上文,而又详周痹所以有名之义,遂及刺之之法也。伯言此周痹者,内不在于五脏,而外不发于皮肤,独居于分肉之间,所谓迫切为沫,沫聚为痛,神归为热,痛解为厥,厥逆而痹发也。盖由真气不能周于身,而邪气随脉以上下,故命曰周痹。刺此者,必先切循其足之三阴三阳,视其虚实,及大络之血结而不通,及虚而脉陷空中者,或补或泻而调之,又且熨而通之。其有瘈且坚者,乃转引而行之,此乃治周痹之法也。帝则通其意而又通其事,知九针为用最大,故叹九者乃至恒至顺之理,凡十二经之病不可不用者也。

黄帝内经灵枢注证发微卷之四

口问第二十八

　　黄帝闲居,辟左右而问于岐伯曰:余已闻九针之经,论阴阳逆顺,六经已毕,愿得口问。岐伯避席再拜曰:善乎哉问也! 此先师之所口传也。黄帝曰:愿闻口传。岐伯答曰:夫百病之始生也,皆生于风雨寒暑,阴阳喜怒,饮食居处,大惊卒恐,则血气分离,阴阳破散,经络厥绝,脉道不通,阴阳相逆,卫气稽留,经脉虚空,血气不次,乃失其常。论不在经者,请道其方。辟,阖同。《孟子》云:辟土池。卒,音猝。

　　此言有所当口传者,以其论之不著于经中也。

　　黄帝曰:人之欠者,何气使然? 岐伯答曰:卫气昼日行于阳,夜半则行于阴。阴者主夜,夜者卧;阳者主上,阴者主下。故阴气积于下,阳气未尽,阳引而上,阴引而下,阴阳相引,故数欠。阳气尽,阴气盛,则目瞑;阴气尽,而阳气盛,则寤矣。泻足少阴,补足太阳。欠,音牵,去声,江左谓之呵欠。数,音束。

　　此言人之所以欠及所以寐与寤,而有刺之之法也。欠,气相引也。《素问·宣明五气论》、本经九针论,皆曰肾主欠。人之所以欠者,正以上气昼日行于阳经,足手六阳经。夜半则行于阴经。足手六阴经。阴经专主于夜而行之,夜之时,则必卧。惟卫气之为阳者,主于上行;营气之为阴者,主于下行。此阴阳二字,主营卫言。兹以阴气积于下,阳气以夜半之时亦在于下,而未得尽上,故阳气乘夜半之后乃相引而上,阴气则相引而下,阴阳相引,故数数为欠也。至人之所以瘈瘲者,以夜半之时,万民皆卧,命曰合阴。斯时卫气已尽,营气方盛,故目瞑而瘈;至夜半之后,则阴气已尽,阳气方盛,当从此而瘈矣。彼不瘈而多为欠者,以足少阴肾经有邪,故不能瘈,宜泻其照海穴。阳跷虚,故多欠,宜补足太阳膀胱经之申脉穴也。

黄帝曰:人之哕者,何气使然?岐伯曰:谷入于胃,胃气上注于肺。今有故寒气与新谷气,俱还入于胃,新故相乱,真邪相攻,气并相逆,复出于胃,故为哕。补手太阴,泻足少阴。哕,于月切。

此言人之所以哕,而有刺之之法也。人之谷气入于胃,胃得谷气而化之,遂成精微之气,以上注于肺,而行之五脏六腑。如经脉篇之次。今有寒气之故者在于胃中,而又有谷气之新者以入于胃,则新故相乱,真气与邪气相攻,真气,即胃气;邪气,即寒气。彼此之气,并而相逆,所以复出于胃而为哕也。当补手太阴肺经,及泻足少阴肾经可也。

黄帝曰:人之唏者,何气使然?岐伯曰:此阴气盛而阳气虚,阴气疾而阳气徐,阴气盛而阳气绝,故为唏。补足太阳,泻足少阴。唏,许几切。

此言人之所以唏,而有刺之之法也。《释文》言:哀痛不泣曰唏。人之所以唏者,以阴气反盛且疾,阳气反虚且徐且绝,故为唏耳。治之者,宜补阳而泻阴,当于足太阳膀胱经、阳跷脉气所出者补之,足少阴肾经、阴跷脉气所出者泻之。

黄帝曰:人之振寒者,何气使然?岐伯曰:寒气客于皮肤,阴气盛,阳气虚,故为振寒寒栗,补诸阳。

此言人之所以振寒,而有刺之之法也。振寒者,身寒而振动也。盖以寒气客于皮肤,其阴气盛,阳气虚,故阴盛则为寒,且寒而战栗,当补诸阳经以温之,则阳胜而阴衰矣。

黄帝曰:人之噫者,何气使然? 岐伯曰:寒气客于胃,厥逆从下上,散复出于胃,故为噫。补足太阴、阳明。一曰补眉本也。

此言人之所以噫,而有刺之之法也。噫,不平声也。盖以寒气客于胃中,厥逆之气从下而上,其气之散也,复出于胃,故为噫。当补足太阴脾经、足阳明胃经以温之。一曰取足太阳膀胱经之在眉本名攒竹者以刺之。

黄帝曰:人之嚏者,何气使然? 岐伯曰:阳气和利,满于心,出于鼻,故为嚏。补足太阳荥、眉本。一曰眉上也。

此言人之所以嚏,而有刺之之法也。嚏,喷嚏也。盖以人之阳气平和顺利,满溢于心,故上升于鼻而为嚏。当补足太阳膀胱经曰攒竹者以刺之。一曰在眉近于上者是也。两眉头少陷宛宛中。针三分,留六呼,灸三壮。《针灸聚英》云:主风眩嚏。

黄帝曰:人之䒉者,何气使然? 岐伯曰:胃不实则诸脉虚,诸脉虚则筋脉懈惰,筋脉懈惰则行阴用力,气不能复,故为䒉。因其所在,补分肉间。䒉,音妥。释云:下垂貌。则是首身下垂而不能举也。观本经下文,有因其所在,补分肉间,则䒉必有定所,且有分部,彼以避为释者,是乃以读之为躲,而遂释之为避也,义甚不通。

此言人之所以䒉,而有刺之之法也。盖以胃者,五脏六腑之海也。胃虚则诸脉虚,而筋脉懈惰,复乃强力入房,所以气不能复而为䒉也。当因其所在,以补其分肉间耳。

黄帝曰:人之哀而泣涕出者,何气使然? 岐伯曰:心者,五脏六

腑之主也;目者,宗脉之所聚也,上液之道也;口鼻者,气之门户也。故悲哀愁忧则心动,心动则五脏六腑皆摇,摇则宗脉感,宗脉感则液道开,液道开故泣涕出焉。液者,所以灌精濡空窍者也。故上液之道开则泣,泣不止则液竭,液竭则精不灌,精不灌则目无所见矣,故命曰夺精。补天柱经挟颈。此节可与《素问·解精微论》参看。

此言人之所以泣涕,而有刺之法也。盖人泣涕,出于目,本于心,形于口鼻。正以心为五脏六腑之主,目为宗脉之所聚,又为液气上升之道路,口鼻为气之门户,故凡悲哀愁忧者,则心主动,而五脏六腑随之以摇,摇则宗脉动而液道开,泣涕之所以出也。且此液者,所以灌精濡空窍者也。故上液之道一开,则泣不止而液竭,精不灌而目盲,其名曰夺精。当补足太阳膀胱经之天柱穴,此经乃挟于后之项颈者是也。挟项后发际,大筋外廉陷中。针二分,留六呼,灸七壮。

黄帝曰:人之太息者,何气使然?岐伯曰:忧思则心系急,心系急则气道约,约则不利,故太息以伸出之。补手少阴、心主、足少阳,留之也。

此言人之所以太息,而有刺之之法也。人之心皆有系,唯忧思则心系紧急而气道敛约,约则出气不利,故太息以伸出之。当补手少阴心经、手厥阴心包络经及足少阳胆经,皆留其针以补之也。

黄帝曰:人之涎下者,何气使然?岐伯曰:饮食者,皆入于胃,胃中有热则虫动,虫动则胃缓,胃缓则廉泉开,故涎下。补足少阴。

此言人之所以涎下,而有刺之之法也。人之涎何自而下?正以饮食入胃,则胃暖而虫动,胃气之在上脘者,势缓而不下降,所以在上之廉泉开而涎下也。当取足少阴肾经以补之。盖补阴则任脉下盛,而上之廉泉通,廉泉通而涎下于内,不下于外矣。

黄帝曰：人之耳中鸣者，何气使然？岐伯曰：耳者，宗脉之所聚也，故胃中空则宗脉虚，虚则下溜，脉有所竭者，故耳鸣。补客主人、手大指爪甲上与肉交者也。

此言人之所以耳鸣，而有刺之之法也。耳为宗脉之所聚，胃为宗脉之所生，唯胃中空则宗脉虚而下流，其在上之脉气随竭，耳遂为之鸣也。当补足少阳胆经之客主人穴耳，一名上关，耳前起骨上廉，开口有空，张口取之乃得。禁深针，针一分，留七呼，灸三壮。及手大指爪甲上曰少商者，乃手太阴肺经穴也。大指端内侧，去爪甲如韭叶，白肉际宛宛陷中。针一分，留三呼，不宜灸。

黄帝曰：人之自啮舌者，何气使然？ 缺岐伯曰。**此厥逆走上，脉气辈至也。少阴气至则啮舌，少阳气至则啮颊，阳明气至则啮唇矣。视主病者则补之。**

此言人之所以啮舌，而遂及啮颊、啮唇者，各有刺之之法也。凡人之啮舌者，皆气逆走上所致也。且各经脉气以辈而至，故手少阴心经之气至则啮舌，以舌为心经之窍也。手少阳三焦之气至则啮颊，以颊为三焦经之脉路也。手阳明大肠经之气至则啮唇，以唇为大肠经之脉路也。各视主病之经以补之耳。

凡此十二邪者，皆奇邪之走空窍者也。故邪之所在，皆为不足。故上气不足，脑为之不满，耳为之苦鸣，头为之苦倾，目为之眩；中气不足，溲便为之变，肠为之苦鸣；下气不足，则乃为痿厥、心悗。补足外踝下留之。

此承上文而言十二邪之走空窍者，以正气不足而然也。由上文十二项观之，皆不正之邪走于空窍者也。故邪之所在，皆由正气不足，而邪得以乘之。惟上气不足，则脑空耳鸣，头倾目眩矣；中气不足,则便变肠鸣矣;下气不足,则为痿为厥,而心为之悗矣。皆当补足外踝下留之,即足大阳膀胱经昆仑穴是也。

黄帝曰:治之奈何? 岐伯曰:肾主为欠,取足少阴;肺主为哕,取手太阴、足少阴;唏者,阴与阳绝,故补足太阳、泻足少阴;振寒者,补诸阳;噫者,补足太阴、阳明;嚏者,补足太阳眉本;亸,因其所在,补分肉间;泣出,补天柱经侠颈,侠颈者,头中分也;头之中部分之而下觅。太息,补手少阴心主、足少阳留之;涎下,补足少阴;耳鸣,补客主人、手大指爪甲上与肉交者;自啮舌,视主病者则补之;目眩头倾,补足外踝下留之;痿厥心悗,刺足大指间上二寸留之,肝之太冲,脾之太白。一曰足外踝下留之。

上文各项所治之经既条答矣,而此复因帝问治法,遂重言以申之也。

师传第二十九

黄帝曰:余闻先师,有所心藏,弗著于方。余愿闻而藏之,则而行之,上以治民,下以治身,使百姓无病,上下和亲,德泽下流,子孙无忧,传于后世,无有终时,可得闻乎? 岐伯曰:远乎哉问也! 夫治民与自治,治彼与治此,治大与治小,治国与治家,未有逆而能治之也,夫惟顺而已矣。顺者,非独阴阳脉论气之逆顺也,百姓人民,皆欲顺其志也。黄帝曰:顺之奈何? 岐伯曰:入国问俗,入家问讳,上堂问礼,临病人问所便。黄帝曰:便病人奈何? 岐伯曰:夫中热消瘅则便寒,寒中之属则便热。胃中热则消谷,令人悬心善饥,脐以上皮热;肠中热则出黄如糜,脐以下皮寒。胃中寒则腹胀,肠中寒则肠鸣飧泄。胃中寒、肠中热则胀而且泄;胃中热、肠中寒则疾饥,小腹痛胀。黄帝曰:胃欲寒饮,肠欲热饮,两者相逆,便之奈何?且夫王公大人,血食之君,骄恣纵欲,轻人而无能禁之,禁之则逆其志,顺之则加其病,便之奈何?治之何先?岐伯曰:人之情莫不恶去声。死而乐去声。生,告之以其败,语之以其善,导之以其所便,开之以其所苦,虽有无道之人,恶平声。有不听者乎?黄帝曰:治之奈何?岐伯曰:春夏先治其标,后治其本;秋冬先治其本,后治其标。黄帝曰:便其相逆者奈何?岐伯曰:便此者,饮食衣服亦欲适寒温,寒无凄怆,暑无出汗。食饮者,热无灼灼,寒无沧沧,寒温中去声。适,故气将持,乃不致邪僻也。

　　此详言便病人之法也。病有中热消瘅,则以寒为便;中寒之属,则以热为便。如胃中热,则消谷,令人悬心而善饥,其脐已上之皮当热;若肠中有热,则后出黄色如糜,而脐已下之皮则冷也。如胃中寒,则腹当为胀;若肠中寒,则肠中鸣而为飧泄也。如胃中寒而肠中热,则胃中寒者当胀,而肠中热者必泄也;如胃中热而肠中寒,则胃中热者当速饥,而肠中寒者小腹必痛且胀也。此肠胃之寒热不同,似为难便,帝之所以有胃欲寒饮,肠欲热饮为问。则胃有寒时,当饮之以热,而热奈非其性;肠有热时,当饮之以寒,而寒奈非其性。两者相逆,便之甚难。况王公大人,血食之君,禁其欲则其志逆,顺其欲则其病加,固难于便,而治法难于先也。殊不知人情恶死而乐生,凡致死之事,告之以其败,开之以其所苦;凡致生之事,语之以其善,导之以其所便,则逆之者,未有不乐从者也。且治有所先,法不容贬,春夏阳气在外,病亦在外,故先治其后病之标,而后治其先病之本;秋冬阳气在内,病亦在内,故先治其先病之本,而后治其后病之标。此治之者必有所先,不得以顺其志而可舍法以徇之也。至于饮食衣服之类,则彼固有所便,而吾亦可以曲全之耳。故饮食衣服,必欲其适乎寒温。彼之衣服欲寒而法不可寒,但使之寒而不至于凄怆;欲热而法不可热,但使之热不至于出汗可也。又彼食饮欲热而法不可热,但使之热无灼灼;欲寒而法不可寒,但使之寒无沧沧可也。寒温中适,则正气自持,乃不致有邪僻矣。凡此者,皆所以便病人也。否则,治民与自治,治彼与治此,治小与治大,治国与治家,入国则问俗,入家则问讳,上堂则问礼,未有可以逆而治之者,而独于临病人之际,可不问其所便也哉?

黄帝曰:本脏以身形支节䐃肉,候五脏六腑之小大焉。今夫王公大人,临朝即位之君而问焉,谁可扪循之而后答乎? 岐伯曰:身形支节者,脏腑之盖也,非面部之阅也。黄帝曰:五脏之气阅于面者,余已知之矣,以支节知而阅之奈何? 岐伯曰:五脏六腑者,肺为之盖,巨肩陷咽,候见其外。黄帝曰:善。岐伯曰:五脏六腑,心为之主,缺盆为之道,骺骨有余,以候䯏骭。黄帝曰:善。岐伯曰:肝者主为将,使之候外,欲知坚固,视目小大。黄帝曰:善。岐伯曰:脾者主为卫,使之迎粮,视唇舌好恶,以知吉凶。黄帝曰:善。岐伯曰:肾者主为外,使之远听,视耳好恶,以知其性。骺,音括。䯏,音结。骭,音于。

此言身形支节可以候五脏也。本脏,本经篇名。帝问本脏以身形支节䐃肉,候五脏六腑之小大,则王公大人,临朝即位之君,分至尊也,从而问之,谁敢扪循其支节䐃肉而后答之。扪之固难,答之无据。伯言支节为脏腑之盖,非比面部易阅,故五脏之气阅于面,帝虽知之,然支节亦有可阅而知,不必于扪循之也。肺为脏腑之盖,凡巨肩陷咽者,肺之小大、高下、坚脆、偏正可候矣。大义见本脏篇,余仿此。心为脏腑之主,而气之升降,其道在于缺盆,即其䯏骭之骨端曰骺骨者,有余以形于外,则可以验䯏骱而知其心之坚脆、小大、高下、偏正矣。肝为将军之官,使之候视乎外,故欲知肝之小大、高下、坚脆、偏正,当视其目之小大耳。脾主为卫,使之在外以迎粮,故视唇舌好恶,而知脾之小大、高下、坚脆、偏正矣。肾主为外,使之远听,故视耳之好恶,而知肾之小大、高下、坚脆、偏正矣。

黄帝曰:善。愿闻六腑之候。岐伯曰:六腑者,胃为之海,广骸大颈张胸,五谷乃容。鼻隧以长,以候大肠。唇厚人中长,以候小肠。目下果大,其胆乃横。鼻孔在外,膀胱漏泄。鼻柱中央起,三焦乃约。此所以候六腑者也。上下三等,脏安且良矣。骸,音谐。《左传》曰:析骸而爨。

此言身形可以候六腑也。三焦乃约,三焦为决渎之官者,约而不漏也。身形上中下三停相等,则脏腑在内者安且善矣。

决气第三十

决论一气六名之义,故名篇。

黄帝曰:余闻人有精、气、津、液、血、脉,余意以为一气耳,今乃辨为六名,余不知其所以然。岐伯曰:两神相搏,合而成形,常先身生,是谓精。何谓气?岐伯曰:上焦开发,宣五谷味,熏肤充身泽毛,若雾露之溉,是谓气。何谓津?岐伯曰:腠理发泄,汗出溱溱,是谓津。何谓液?岐伯曰:谷入气满,淖泽注于骨,骨属屈伸,泄泽,补益脑髓,皮肤润泽,是谓液。何谓血?岐伯曰:中焦受气取汁,变化而赤,是谓血。何谓脉?岐伯曰:壅遏营气,令无所避,是谓脉。

此详言六气之义也。精、气、津、液、血、脉,分而言之则有六,总而言之则曰气,故此谓之曰一气,而下则曰六气。《易》曰:男女构精,万物化生。盖当男女相构之时,两神相合,而成所生男女之形。此精常先其身而生,有其精斯有其形,夫是之谓精也。宗气即大气,积于上焦,上焦开发于脏腑,而宣布五谷精微之气味,此气熏于皮肤,充其身形,泽其毫毛,诚若雾露之灌溉万物也,营卫生会篇云:上焦如雾。夫是之谓气也。津生于内,而腠理发泄于外,其汗出似溱溱然,夫是之谓津也。谷气入于胃,化为精微之气,充满淖泽,分注于骨,骨属屈伸,泄泽其骨,上通于脑,脑为髓海,从兹补益,外而皮肤,从此润泽,夫是之谓液也。营卫生会篇曰:中焦亦并胃中,出上焦之后,此所受气者,泌糟粕,蒸津液,化其精微,上注于肺脉,乃化而为血,以奉生身。故中焦受气取汁,变化而赤,夫是之谓血也。宗气行于经脉之中,其脉流布诸经,而营气从之以行,无所避匿,夫是之谓脉也。

黄帝曰:六气者有余不足,气之多少,脑髓之虚实,血脉之清浊,何以知之? 岐伯曰:精脱者,耳聋;气脱者,目不明;津脱者,腠理开,汗大泄;液脱者,骨属屈伸不利,色夭,脑髓消,胫瘦,耳数鸣;血脱者,色白,夭然不泽,其脉空虚,此其候也。

此言六气之脱者,各有其候也。

黄帝曰:贵贱何如? 岐伯曰:六气者,各有部主也。其贵贱善恶,可为常主,然五谷与胃为大海也。

此言各部为六气之主,而胃又为之大海也。帝问六气者,可较其贵贱否? 伯言各部皆有六气,故六气各有部主。如阳明多气多血,太阳多血少气,五精、五液、五津、五脉之类,各部皆有之也。然本部所重者,为贵为善;别部所有者,为贱为恶,其本部各为常主也。但此六气者,成于五谷精微之气,而胃则纳五谷而成之,故胃又为六气之大海耳。

肠胃第三十一

内言肠胃之数，故名篇。

黄帝问于伯高曰：余愿闻六腑传谷者，肠胃之小大长短，受谷之多少奈何？伯高曰：请尽言之。谷所从出入、浅深、远近、长短之度：唇至齿长九分，口广二寸半；齿以后至会厌深三寸半，大容五合；舌重十两，长七寸，广二寸半；咽门重十两，广二寸半，至胃长一尺六寸；胃纡曲屈，伸之长二尺六寸，大一尺五寸，径五寸，大容三斗五升；小肠后附脊，左环回周叠积，其注于回肠者，外附于脐上，回运环十六曲，大二寸半，径八分分之少半，长三丈三尺；回肠当脐，左环回周叶积而下，回运环反十六曲，大四寸，径一寸寸之少半，长二丈一尺；广肠傅脊，以受回肠，左环叶脊上下辟，大八寸，径二寸寸之大半，长二尺八寸，肠胃所入至所出，长六丈四寸四分，回曲环反三十二曲也。

此言肠胃自所入至所出之度数也。小肠上口，胃之下口。小肠后附于脊，从左环回周叠积，其所注之物以入于回肠者，外附于脐上，回运计环十六曲，大四寸，径口八分分之少半，即半分也，其长三丈三尺。回肠者，大肠也。大肠上口即小肠下口也。大肠当脐左环回周叶积而下回，其运环反十六曲，大四寸，径口一寸寸之少半，即五分也，长二丈一尺。广肠者，直肠也。广肠附脊，以受回肠之物，左环叶在脊之上下盘辟，大八寸，径二寸寸之大半，则是二寸七八分也，其长计二尺八寸。

平人绝谷第三十二

内论平人绝谷七日则死，故名篇。

黄帝曰：愿闻人之不食，七日而死何也？伯高曰：臣请言其故。胃大一尺五寸，径五寸，长二尺六寸，横屈受水谷三斗五升，其中之谷常留二斗，水一斗五升而满。上焦泄气，出其精微，慓悍滑疾，下焦下溉诸肠。小肠大二寸半，径八分分之少半，长三丈二尺，受谷二斗四升，水六升三合合之大半。回肠大四寸，径一寸寸之少半，长二丈一尺，受谷一斗，水七升半。广肠大八寸，径二寸寸之大半，长二尺八寸，受谷九升三合八分合之一。肠胃之长，凡五丈八尺四寸，受水谷九斗二升一合合之大半，此肠胃所受水谷之数也。平人则不然，胃满则肠虚，肠满则胃虚，更虚更满，故气得上下，五脏安定，血脉和，则精神乃居。故神者，水谷之精气也。故肠胃之中，常留谷二斗，水一斗五升，故平人日再后，后二升半，一日中五升，七日五七三斗五升，而留水谷尽矣。故平人不食饮七日而死者，水谷精气津液皆尽故也。

此详言平人皆不食而死之故也。平人者，无病之人也。

海论第三十三

内论人有四海，故名篇。

黄帝问于岐伯曰：余闻刺法于夫子，夫子之所言，不离于营卫血气。夫十二经脉者，内属于腑脏，外络于肢节，夫子乃合之于四海乎？岐伯答曰：人亦有四海、十二经水。经水者，皆注于海。海有东西南北，命曰四海。黄帝曰：以人应之奈何？岐伯曰：人有髓海，有血海,有气海,有水谷之海。凡此四者,以应四海也。黄帝曰:远乎哉! 夫子之合人天地四海也,愿闻应之奈何? 岐伯答曰:必先明知阴阳表里荥输所在,四海定矣。黄帝曰:定之奈何? 岐伯曰:胃者,水谷之海,其输上在气街,下至三里;冲脉者,为十二经之海,其输上在于大杼,下出于巨虚之上下廉;膻中者,为气之海,其输上在柱骨之上下,前在于人迎;脑为髓之海,其输上在于其盖,下在风府。

　　此言人之有四海也。人有四海者,即下髓海、血海、气海、水谷之海也。十二经水者,即清水、渭水、海水、湖水、汝水、渑水、淮水、漯水、江水、河水、济水、漳水也。夫天下经常之水固有十二,而此水皆注于海。海有东西南北之四方,故不曰十二,而止曰四海也。惟胃为水谷之海,其输穴上在气街,即气冲,天枢下八寸,腹下夹脐相去四寸,在鼠鼷上一寸动脉应手宛宛中,乃冲脉所起也。针三分,留七呼,气至即泻,灸三壮。下至三里。膝下三寸,骱骨外廉大筋内宛宛中,两筋肉分间。针八分,留十呼,泻七吸,灸可至百壮。惟冲脉为十二经之血海,其输穴上在于足太阳膀胱经之大杼,项后第一椎下,相去脊中各一寸半陷中。针三分,留七呼,禁灸。下出于足阳明胃经之巨虚上廉与巨虚下廉。上巨虚,三里下三寸,举足取之。针三分,灸七壮。下巨虚,上廉下三寸,蹲地举足取之。针三分,灸可至七七壮。惟膻中为气之海,其输穴在于督脉经天柱骨之上下,挟项后发际,大筋外廉陷中。针三分,留六呼,灸七壮。前在于足阳明胃经之人迎。颈大脉应手,结喉两旁一寸半。禁针灸。惟脑为髓之海,其输穴在于其盖,即督脉经之百会,前顶后一寸半中央。针二分,灸七壮。下在于督脉经之风府。一名舌本,项后入发际一寸,大筋内宛宛中。疾言其肉立起,言休立已。禁灸,令人失音,针三分。

　　黄帝曰:凡此四海者,何利何害? 何生何败? 岐伯曰:得顺者生,得逆者败,知调者利,不知调者害。

此言四海之得生且利者,以其顺而善调之,否则败与害至矣。

黄帝曰:四海之逆顺奈何?岐伯曰:气海有余者,气满胸中,悗息面赤;气海不足,则气少不足以言。

此言四海之逆顺,先举气海之偏胜者以言之。见其所以为逆,反此则为顺也。有余者,邪气有余而实也;不足者,正气不足而虚也。下文仿此。

血海有余,则常想其身大,怫然不知其所病;血海不足,亦常想其身小,狭然不知其所病。

此言血海之偏胜而病者,见其所以为逆,反此则为顺也。盖承上文冲脉为十二经之海者而言耳。

水谷之海有余,则腹满;水谷之海不足,则饥不受谷食。

此言水谷之海偏胜则病,见其所以为逆,反此则为顺也。

髓海有余,则轻劲多力,自过其度;髓海不足,则脑转耳鸣,胫痠眩冒,目无所见,懈怠安卧。

此言髓海之偏胜而病者,见其所以为逆,反此则为顺也。

黄帝曰:余已闻逆顺,调之奈何?岐伯曰:审守其输,而调其虚实,无犯其害,顺者得复,逆者必败。黄帝曰:善。

此言善守四海之输穴以善调之,则有利无害,得顺而不得逆也。审四海之穴而善守之,以行补泻之法,虚则补之,实则泻之,则有利无害,其顺者可复,否则逆而为败矣。

五乱第三十四

内言气有五乱,故名篇。

黄帝曰:经脉十二者,别为五行,分为四时,何失而乱?何得而治?岐伯曰:五行有序,四时有分,相顺则治,相逆则乱。黄帝曰:何谓相顺?岐伯曰:经脉十二者,以应十二月。十二月者,分为四时。四时者,春秋冬夏,其气各异,营卫相随,阴阳已和,清浊不相干,如是则顺之而治。黄帝曰:何谓逆而乱?岐伯曰:清气在阴,浊气在阳,营气顺脉,卫气逆行,清浊相干,乱于胸中,是谓大悗。故气乱于心,则烦心密嘿,俛首静伏,乱于肺,则俛仰喘喝,接手以呼;乱于肠胃,则为霍乱;乱于臂胫,则为四厥;乱于头,则为厥逆,头重眩仆。悗,音闷。

此言人有五乱,而诸证各有所见也。夫脉与四时而相合,夫是之为顺也。惟清气宜升,当在于阳,反在于阴;浊气宜降,当在于阴,而反在于阳。营气阴性精专,固顺宗气以行于经隧之中;卫气阳性慓悍滑利,宜行于分肉之间。今昼未必行于阳经,夜未必行于阴经,其气逆行,乃清浊相干,乱在胸中,是之谓大闷也。故气乱于心,或乱于肺,或乱于肠胃,或乱于臂胫,或乱于头,各有其证候者如此。

黄帝曰:五乱者,刺之有道乎?岐伯曰:有道以来,有道以去,审知其道,是谓身宝。黄帝曰:善。愿闻其道。岐伯曰:气在于心者,取之手少阴、心主之输;气在于肺者,取之手太阴荥、足少阴输;气在于肠胃者,取之足太阴、阳明,不下者,取之三里;气在于头者,取之天柱、大杼,不知,取足太阳荥输;气在于臂足,取之先去血脉,后取其阳明、少阳之荥输。

此言治五乱者,而各有刺之之穴也。道者,脉路也。邪之来也,必有其道,则邪之去也,亦必有其道。审知其道而善去之,斯谓养身之宝。此四语虽为刺病而发,凡医工能熟玩之,则治病必觅标本,用药必觅经络,真邪必审,补泻不妄,乃为医家切要之法也。故气乱于心者,当取之手少阴心经之输穴神门,掌后锐骨端陷中。针三分,留七呼,灸七壮。手心主,即厥阴心包络经之输穴大陵。掌后骨下,两筋间陷中。针五分,留七呼,灸三壮。气乱于肺者,取手太阴肺经荥穴鱼际,大指本节后,内侧陷中。针一分,留三呼,灸三壮。足少阴肾经之输穴太溪。足内踝后,跟骨上,动脉陷中。人有脉则生。针三分,留七呼,灸三壮。气在于肠胃者,取之足太阴脾经之输穴太白,足大指内侧,内踝前,核骨下。针一分,留三呼,灸三壮。足阳明胃经之输穴陷谷。足次指外间,本节后陷中,去内庭二寸。针五分,留七呼,灸三壮。如刺之而邪气不下,当取足阳明胃经之三里。气在于头者,取之足太阳膀胱经之天柱,挟项后发际,大筋外廉陷中。针二分,留三呼,泻五吸。灸不及针。日七壮,至百壮。又取于本经之大杼。如取之而病尚不知,又当取本经之荥穴通谷、输穴束骨。通谷,足小指外侧,本节前陷中。针二分,留五呼,灸三壮。束骨,足小指外侧,本节后,赤白肉际陷中。针三分,留三呼,灸三壮。气在于臂足者,当先去其臂足之血脉,然后,在臂则取手阳明大肠经之荥穴二间、食指本节前内侧陷中。针三分,留六呼,灸三壮。输穴三间、食指本节后内侧。针三分,留三呼,灸三壮。手少阳三焦经之荥穴液门、手四指间陷中,握拳取之。针二分,留三呼,灸三壮。输穴中渚。手四指本节后陷中,即液门下一寸。针二分,留三呼,灸三壮。在足则取足阳明荥穴内庭、足次指外间内侧陷中。灸三壮,针三分。输穴陷谷、足次指本节后陷中,去内庭二寸。针五分,留七呼,灸三壮。足少阳胆经之荥穴侠溪、足四指岐骨间,本节前陷中。针三分,留三呼,灸三壮。输穴临泣。足四指本节后间陷中,去侠溪一寸半。针二分,留五呼,灸三壮。

黄帝曰:补泻奈何?岐伯曰:徐入徐出,谓之导气。补泻无形,谓之同精。是非有余不足也,乱气之相逆也。黄帝曰:允乎哉道,明乎哉论,请著之玉版,命曰治乱也。

此言治五乱者,惟以导气,不与补泻有余不足者同法也。凡有余者则行泻法,不足者则行补法。今治五乱者,则其针徐入徐出,导气复故而已,不必泥定补泻之形,以其精气相同,非真有余与不足也,不过乱气之相逆耳,何必以补泻为哉!

胀论第三十五

内详论脏腑胀由、胀形、治法,故名篇。

黄帝曰:脉之应于寸口,如何而胀?岐伯曰:其脉大坚以涩者,胀也。黄帝曰:何以知脏腑之胀也。岐伯曰:阴为脏,阳为腑。

此言据脉可以知胀,阴脉属脏而阳脉属腑也。脉见寸口,其脉大者,以邪气有余也;其脉坚者,以邪气不散也;其脉涩者,以气血涩滞也,故为胀。然脉大而坚者为阳脉,其胀在六腑;脉涩而坚者为阴脉,其胀在五脏也。

黄帝曰:夫气之令人胀也,在于血脉之中耶?脏腑之内乎?岐伯曰:三者一云二者。皆存焉,然非胀之舍也。黄帝曰:愿闻胀之舍。岐伯曰:夫胀者,皆在于脏腑之外,排脏腑而郭胸胁,胀皮肤,故命曰胀。黄帝曰:脏腑之在胸胁腹里之内也,若匣匮之藏禁器也,各有次舍,异名而同处,一域之中,其气各异,愿闻其故。此处必阙,乃岐伯言。黄帝曰:未解其意。再问。岐伯曰:夫胸腹,脏腑之郭也;膻中者,心主之宫城也；胃者，太仓也；咽喉小肠者，传送也；胃之五窍者，闾里门户也；廉泉玉英者，津液之道也。故五脏六腑者，各有畔界，其病各有形状。营气循脉，卫气逆为脉胀，卫气并脉循分为肤胀。三里而泻，近者一下，远者三下，无问虚实，工在疾泻。按黄帝时本纪，记其民不习伪，官不怀私，市不预价，城埤不闭，则此时有宫城矣。

此明言胀之所舍，而胀则成于卫气之逆，其法在于急泻三里也。夫胀不在于血脉之中，亦不在于脏腑之内，乃在于脏腑之外，胸胁之内。排其脏腑，而以胸肋为郭，其皮肤亦为之胀，此则胀之所舍也。且脏腑在胸胁腹里之内，虽同处于一域，然其病各有所异者，以其各有畔界也。故胸胁为脏腑之郭，膻中为心主之宫城，胃为太仓，咽喉、小肠为传送水谷之道，胃有五窍，为闾里门户。廉泉玉英，即玉堂，俱任脉经穴。为津液之道。所以脏腑各有畔界，而病亦各有形状也。然其所以胀者，不在于营气，而在于卫气。盖营气阴性精专，随宗气行，不能为胀。唯卫气逆行，则并脉循分肉者始为脉胀，而成为肤胀耳。是以胃为脏腑之海，而三里为胃经之合，当泻其三里。病近者，一次泻之；病久者，三次泻之。不必拘其虚实，而工在于急泻之也。

黄帝曰：愿闻胀形。岐伯曰：夫心胀者，烦心短气，卧不安。肺胀者，虚满而喘欬。肝胀者，胁下满而痛引小腹。脾胀者，善哕，四肢烦悗，体重不能胜衣，卧不安。肾胀者，腹满引背央央然，腰髀痛。

此下二节，明上节之病各有形状，而此节以五脏之胀形言之也。

六腑胀：胃胀者，腹满，胃脘痛，鼻闻焦臭，妨于食，大便难。大肠胀者，肠鸣而痛濯濯，冬日重感于寒，则飧泄不化。小肠胀者，少腹䐜胀，引腰而痛。膀胱胀者，少腹满而气癃。三焦胀者，气满于皮肤中,轻轻然而不坚。胆胀者,胁下痛胀,口中苦,善太息。

此以六腑之胀形言之也。按邪气脏腑病形篇有大肠者诸证,与此同。

凡此诸胀者,其道在一。明知逆顺,针数不失。泻虚补实,神去其室。致邪失正,真不可定。粗之所败,谓之夭命。补虚泻实,神归其室。久塞其空,谓之良工。久塞其空,虚则补之,其穴空皆正气充塞。

此言治胀之法,补泻有得有失,而医工分高下也。

黄帝曰:胀者焉生?何因而有?岐伯曰:卫气之在身也,常然并脉,循分肉,行有逆顺,阴阳相随,乃得天和,五脏更始,四时有序,五谷乃化。然后厥气在下,营卫留止,寒气逆上,真邪相攻,两气相搏,乃合为胀也。

此言胀之所由生也。卫气之行于人身,昼行于阳经,夜行于阴经,并脉循分肉而行,出入之间,自有逆顺,阴阳相随,乃得天和。故五脏随时以更始,五谷自化。惟厥气从下而逆,则营卫遂失其常而留止不行,寒邪随厥气以上行,真邪相攻,两气相搏,乃合而为胀耳。上文言卫气逆为脉胀,又并脉循分肉为肤胀者,此可见矣。

黄帝曰:善。何以解惑?岐伯曰:合之于真,三合而得。帝曰:善。黄帝问于岐伯曰:胀论言无问虚实,工在疾泻,近者一下,远者三下。今有其三而不下者,其过焉在?岐伯对曰:此言陷于肉肓而中气穴者也。不中气穴,则气内闭;针不陷肓,则气不行;上越中肉,则卫气相乱,阴阳相逐。其于胀也,当泻不泻,气故不下。三而不下,必更其道,气下乃止,不下复始,可以万全,乌有殆者乎?其于胀也,必审其胗,当泻则泻,当补则补,如鼓应桴,恶有不下者乎?

此言胀之愈与不愈,在于针之有得失也。上文言胀,贵于急泻,近者一下,远者三下。今下之者三,而病有不下者,正以邪之陷于肉肓而中于气穴。故针之者,必当中于气穴、肉肓可也。盖不中气穴,则邪气必闭于内;针不陷肉肓,则邪气不行于外,致使此邪上越,所刺之肌肉间则卫气相乱,阴阳诸经相乘而逐,其胀当泻不泻,邪故不下。三而不下,必更其道,务使气下而止针。设若不下,又复始针,庶可以万全也。且验胀之退否,䐜胀则胀,胀则泻之;䐜退则退,退则补之。其法有如此者。

五癃津液别第三十六

别,彼劣切。内论五液而病为水胀,则必为癃,故名篇。

黄帝问于岐伯曰:水谷入于口,输于肠胃,其液别为五。天寒衣薄则为溺与气;天热衣厚则为汗;悲哀气并则为泣;中热胃缓则为唾;邪气内逆则气为之闭塞而不行,不行则为水胀。余知其然也,不知其所由生,愿闻其道。岐伯曰:水谷皆入于口,其味有五,各注其海,津液各走其道。故三焦出气,以温肌肉,充皮肤,为其津,其流而不行者为液。天暑衣厚则腠理开,故汗出;寒留于分肉之间,聚沫则为痛。天寒则腠理闭,气湿不行,水下流于膀胱,则为溺与气。五脏六腑,心为之主,耳为之听,目为之候,肺为之相,肝为之将,脾为之卫,肾为之主外。故五脏六腑之津液,尽上渗于目,心悲气并则心系急,心系急则肺举,肺举则液上溢。夫心系与肺,不能尽举,乍上乍下,故欬而泣出矣。中热则胃中消谷,消谷则虫上下作,肠胃充郭,故胃缓,胃缓则气逆,故唾出。

此言五液之所由生也。伯言人之所以有津与液者,正以水谷皆入于口,其味有五,各上注其气于气海之中,积为宗气,津液各走其道。故三焦者,上焦为宗气之所出,中焦为营气之所出,下焦为卫气之所出，共出其气，以温外之肌肉、充外之皮肤者为津，其在内之流而不行者为液。人之所以有汗者，正以天暑衣厚则人之腠理开，故汗出。若有寒气留于分肉之间，则沫聚而为痛也。人之所以有溺与气者，正以天寒则腠理闭，内之气与湿俱不行，其水下留于膀胱，则为前溺与后气耳。人之所以有泣者，正以五脏六腑心为之大主，而耳目肺肝脾肾皆所以辅相此心者也。大义见《素问·灵兰秘典论》十二官相使中。故五脏六腑之津液，尽上渗于目，如心悲气并，故心系急，肺叶举，液随之而上溢，此泣之所由出也。盖心系与肺不能尽举，本乍上而乍下者，今心系急而肺叶举，所以欬而泣出也。人之所以有唾者，正以胃中热则消谷，消谷之时，虫必上下交作，谷既消尽，肠胃亦已充郭，故胃亦宽缓，胃宽则气得上逆而升，唾斯随气而上出也。

五谷之精液，和合而为高者，内渗入于骨空，补益脑髓，而下流于阴股。阴阳不和，则使液溢而下流于阴，髓液皆减而下，下过度则虚，虚故腰背痛而胫痠。阴阳气道不通，四海闭塞，三焦下泻，津液不化，水谷并于肠胃之中，别于回肠，留于下焦，不得渗膀胱，则下焦胀，水溢则为水胀。此津液五别之逆顺也。 高，当作膏。上别，如字。下别，彼劣切。水胀，又见本经水胀论，又当与前篇参看。

此原水胀之所由成也。五谷精液，合而成为膏者，渗入于骨空之中，及补益脑髓，以下流于阴股。惟阴阳各经之气不和，则液溢而下流于阴器矣。其髓液皆减而下行，下行过多则必虚，致腰背痛而胫痠。斯时也，阴阳之气道不通，四海闭塞，即海论之四海。三焦不能输泻，其精液无自而化，其水谷并居于肠胃之中，别于回肠大肠。而不入，留于下焦而不行，不得渗入膀胱，故下焦胀而水溢，遂使水胀之病所由成也。此乃津液五别之逆顺如此。

黄帝内经灵枢注证发微卷之五

五阅五使第三十七

内有五阅以观五气，及五气为五脏之使，故名。

黄帝问于岐伯曰：余闻刺有五官五阅，以观五气。五气者，五脏之使也，五时之副也。愿闻其五使当安出？岐伯曰：五官者，五脏之阅也。黄帝曰：愿闻其所出，令可为常。岐伯曰：脉出于气口，色见于明堂，五色更出，以应五时，各如其常，经气入脏，必当治里。按《本纪》云：帝命俞跗、岐伯、雷公察明堂，究息脉。

此言五官为五脏之外阅，而五色尤验于明堂也。夫刺法有五官，如下文鼻为肺之官，目为肝之官，口唇为脾之官，舌为心之官，耳为肾之官者是也。此五官者，可五阅以观青、黄、赤、白、黑之五气。正以五气者，乃五脏之所使，如肝青、心赤、脾黄、肺白、肾黑是也。又五时之所别，如春肝、夏心、至阴脾、秋肺、冬肾是也。但五气所出，可以常验五脏者，正以脉虽出于气口，而五色必见于明堂，其五色迭出，以应五时，各如其常，惟外经邪气入脏，必当从里以治之。盖由外固可以知内，而病在于里，不得以治外也。

帝曰：善。五色独决于明堂乎？岐伯曰：五官已辨，阙庭必张，乃立明堂。明堂广大，蕃蔽见外，方壁高基，引垂居外，五色乃治，平博广大，寿中百岁。见此者，刺之必已。如是之人者，血气有余，肌肉坚致，故可苦以针。

此言五色虽决于明堂，而凡诸部博大者，寿必高而病易已也。按本经五色篇，雷公曰：五色独决于明堂乎？黄帝曰，明堂者，鼻也；阙者，眉间也；庭者，颜也，即首面也；蕃者，颊侧也；蔽者，耳门也。其间欲方大，去之十步，皆见于外，如是者，寿必中百岁。雷公曰：五官之辨奈何？黄帝曰：明堂骨高以起，平以直，五脏次于中央，六腑夹其两侧，首面上于阙庭，王宫在于下极，五脏安于胸中，真色以致，病色不见，明堂润泽以清，五官安得无辨乎？帝以五色独决于明堂为疑，伯言五官在外，晓然可辨。其阙上者，咽喉也；阙中者，肺也，即两眉之间也；庭者，额中也，即首面也，颜也。必开而张，乃立明堂以阅之。明堂者，鼻也。其明堂广大而为蕃为蔽者，又见于外。盖颊侧谓之蕃，耳门谓之蔽耳。四周之壁既方，地角之基又高，引垂向外，五色又顺，平博广大，寿当中百岁也。设有病时，见此五色则刺之，而病必已。盖如是之人，血气有余，肌肉坚致，故可苦之以针而刺之也。

黄帝曰：愿闻五官。岐伯曰：鼻者，肺之官也；目者，肝之官也；口唇者，脾之官也；舌者，心之官也；耳者，肾之官也。

此言五官之所在也。肺在内，而鼻为之窍，所以司呼吸也，故为肺之官。肝在内，而目为之窍，所以别五色也，故为肝之官。脾在内，而口唇为之窍，所以纳五谷也，故为脾之官。心在内，而舌为之窍，所以辨五味也，故为心之官。肾在内，而耳为之窍，所以听五声也，故为肾之官。

黄帝曰：以官何候？岐伯曰：以候五脏。故肺病者，喘息鼻张；肝病者，眦青；脾病者，唇黄；心病者，舌卷短，颧赤；肾病者，颧与颜黑。卷，上声。

此言五官可以候五脏之病也。鼻为肺之官，故肺病者，当病喘息,其鼻乃张。目为肝之官,故肝病者,其目眦必青。唇为脾之官,故脾病者,其唇必黄。舌为心之官,故心病者,其舌必卷而短,颧亦必赤。耳为肾之官,故肾病者,颧与颜皆黑也。

黄帝曰:五脉安出?五色安见?其常色殆者如何?岐伯曰:五官不辨,阙庭不张,小其明堂,蕃蔽不见,又埤其墙,墙下无基,垂角去外,如是者,虽平常殆,况加疾哉! 埤,音裨,卑也。

此言诸部狭小者必殆也。五脏之脉安所从出?五脏之色安所从见?其常色见者,而又至于危,皆帝之所疑也。伯言:人之五官不可明辨,阙庭又不张,明堂又狭小,蕃蔽不可见,其墙又卑,墙下无基,垂角在外,如是者,虽无病而平常尚有殆者,况加之以有病哉!

黄帝曰:五色之见于明堂,以观五脏之气,左右高下,各有形乎?岐伯曰:脏腑之在中也,各以次舍,左右上下,各如其度也。

此言面部之左右上下,各如腑脏在中之次舍,所以可观五色于明堂也。帝问:五色见于明堂者,可以观五脏之气,然左右上下,各有形可验,而一如其在中之度乎?伯言:腑脏之在中也,各有次舍,而面部之左右上下,悉如其在中之度耳,故可以观而知也。按本经五色篇曰:庭者,首面也;阙上者,咽喉也;阙中者,肺也;下极者,心也;直下者,肝也;肝左者,胆也;下者,脾也;方上者,胃也;中央者,大肠也;挟大肠者,肾也;当肾者,脐也;面王以上者,小肠也;面王以下者,膀胱子处也;颧者,肩也;颧后者,臂也;臂下者,手也;目内眦上者,膺乳也;挟绳而上者,背也;循牙车以下者,股也;中央者,膝也;膝以下者,胫也;当胫以下者,足也;巨分者,股里也;巨屈者,膝膑也。此五脏六腑之部分也。此节当与五色篇图形参看。

逆顺肥瘦第三十八

首节有行之逆顺，后分肥、瘦、壮、幼等刺法，故名篇。

黄帝问于岐伯曰：余闻针道于夫子，众多毕悉矣。夫子之道应若失，而据未有坚然者也。夫子之问学熟乎？将审察于物而心生之乎？岐伯曰：圣人之为道者，上合于天，下合于地，中合于人事，必有明法，以起度数，法式检押，乃后可传焉。故匠人不能释尺寸而意长短，废绳墨而起平水也，工人不能置规而为圆，去矩而为方。知用此者，固自然之物，易用之教，逆顺之常也。黄帝曰：愿闻自然奈何？岐伯曰：临深决水，不用功力，而水可竭也；循掘决冲，而经可通也。此言气之滑涩，血之清浊，行之逆顺也。

此言针道一本于自然之妙也。帝问：针道毕陈，若有所失，而据守难坚，未知由学问而熟，抑亦由心而生？伯言：圣人之为针道者，合于三才，必有明法，以起度数，其法式检押，乃可传之后世也。譬之工匠，必用尺寸绳墨规矩，以为长短平水万物之平，莫过于水，故曰平水。方圆。此乃自然之道，其为教易行，其行之逆顺有常，能循其法，譬之临深决水，循掘决冲，而水易竭、经可通也。何也？正以人之气有滑涩，血有清浊，行有逆顺，皆有自然之妙故耳。

黄帝曰：愿闻人之白黑、肥瘦、小长，各有数乎？岐伯曰：年质壮大，血气充盈，肤革坚固，因加以邪，刺此者，深而留之，此肥人也。广肩腋，项肉薄，厚皮而黑色，唇临临然，其血黑以浊，其气涩以迟，其为人也，贪于取与。刺此者，深而留之，多益其数也。

此言刺肥人之有法也。各有数者，各有刺针之数也。深而留之者，深入其针而久留之也。此乃刺肥人之数。而下所言贪夫体色气血,其法宜同,故并及之,且其数又加益也。

黄帝曰:刺瘦人奈何?岐伯曰:瘦人者,皮薄色少,肉廉廉然,薄唇轻言,其血清气滑,易脱于气,易损于血。刺此者,浅而疾之。少,去声。

此言刺瘦人之有法也。廉,薄也。疾,速也。言此等瘦人,若深而留之,则气易脱,而血易损,故必浅入其针,而速去之也。

黄帝曰:刺常人奈何?岐伯曰:视其白黑,各为调之。其端正敦厚者,其血气和调。刺此者,无失常数也。

此言刺常人之有法也。常人者,不肥不瘦之人也。视其人之白者,当调以瘦人之数;黑者,则用肥人之数。有等端正敦厚,与上贪于取与者异,其血气必和调也。刺之者,固不如肥人之久以留之,亦不如瘦人之浅以疾之,但无失其常数而已。

黄帝曰:刺壮士真骨者奈何?岐伯曰:刺壮士真骨,坚肉缓节,坚坚然。此人重则气涩血浊,刺此者,深而留之,多益其数;劲则气滑血清,刺此者,浅而疾之。

此言刺壮士真骨之有法也。有等壮士肉少而骨粗者,其肉坚,其节缓,坚坚然其势难动。此人者,其体若重,则气必涩,而血必浊,刺此者,当深其针而久留之,如肥人之数;其体若轻而劲,则气必滑,而血必清,刺此者,当浅其针而疾去之,如瘦人之数也。

黄帝曰:刺婴儿奈何?岐伯曰:婴儿者,其肉脆,血少气弱,刺此者,以毫针,浅刺而疾发针,日再可也。

此言刺婴儿之有法也。毫针者,九针论:七曰毫针,取法于毫毛。其针宜浅,其发针宜速。日再者,宁一日之内复再刺之,不可久留其针也。

黄帝曰:临深决水奈何?岐伯曰:血清气〔浊〕,疾泻之,则气竭焉。黄帝曰：循掘决冲奈何？岐伯曰：血浊气涩，疾泻之，则经可通也。气浊之浊，当作滑。

此承首节而言临深决水、循掘决冲之意也。所谓临深决水者，正以此人之血清气滑者，疾泻之，而邪气遂竭，犹之临深渊以决放其水，不用功力而水可竭也。所谓循掘决冲者，正以此人之血浊气涩者，疾泻之，而经脉可通，犹之循其所掘之处，仍用力以并掘之，而水可通也。皆指泻法而言，而自然之妙，寓其中矣。

黄帝曰：脉行之逆顺奈何？岐伯曰：手之三阴，从脏走手；手之三阳，从手走头；足之三阳，从头走足；足之三阴，从足走腹。

此承首节而言脉之逆顺，以各经之所行者，有自上而下，或自下而上也。手之三阴，从脏走手者，太阴肺经，从中府而走大指之少商；少阴心经，从极泉而走小指之少冲；厥阴心包络经，从天池而走中指之中冲也。手之三阳，从手走头者，阳明大肠经，从次指商阳而走头之迎香；太阳小肠经，从小指少泽而走头之听宫；少阳三焦经，从四指之关冲而走头之丝竹空也。足之三阳，从头走足者，太阳膀胱经，从头睛明而走足小指之至阴；阳明胃经，从头头维而走足次指之厉兑；少阳胆经，从头前关而走足四指之窍阴也。足之三阴，从足走腹者，太阴脾经，从足大指内侧隐白而走腹之大包；少阴肾经，从足心涌泉而走腹之俞府；厥阴肝经，从足大指外侧大敦而走腹之期门也。夫手之阴经，自脏而走手为顺，则自手而走脏为逆；手之阳经，自手而走头为顺，则自头而走手为逆；足之阴经，自足而走腹为顺，则自腹而走足为逆；足之阳经，自头而走足为顺，则自足而走头为逆。所谓脉有逆顺者如此。

黄帝曰：少阴之脉独下行何也？岐伯曰：不然。夫冲脉者，五脏六腑之海也,五脏六腑皆禀焉。其上者,出于颃颡,渗诸阳,灌诸精;其下者,注少阴之大络,出于气街,循阴股内廉入腘中,伏行骺骨内,下至内踝之后,属而别其下者,并于少阴之经,渗三阴;其前者,伏行出跗,属下,循跗入大指间,渗诸络而温肌肉。故别络结则跗上不动,不动则厥,厥则寒矣。黄帝曰:何以明之?岐伯曰:以言导之,切而验之,其非必动,然后乃可明逆顺之行也。黄帝曰:窘乎哉!圣人之为道也,明于日月,微于毫厘,其非夫子,孰能道之也。

此言肾脉之下行者,以冲脉入肾之络而与之并行也。夫足之三阴,从足走腹,而独有足少阴肾经之脉,绕而下行,与肝脾直行者别,何也?正以冲脉与之并行故耳。盖冲脉者,起于足阳明胃经之气冲穴,为五脏六腑之海,而脏腑之气皆禀焉。其上则出于颃颡,渗诸阳经,以灌诸经之精。下注于少阴肾经之大络曰大钟者,以出于气冲,又循阴踝之内廉,以入于腘中,伏行骺骨之内,下至内踝之后,凡所属之别于下者,并由少阴之经,渗其脾、肾、肝之三经,此则在后廉者然也。其在前者,伏行出于足面之跗上,属于下之涌泉,入循跗以入大指间,渗诸络而温肌肉。故别络有邪相结,则跗上之脉不动,不动则气厥逆,而足冷矣。然何以知之?导病者以言,切病者以脉,其跗上果非必动,乃可以明不动之为逆,动之为顺,而其有邪与否明矣。

血络论第三十九

内论邪在血络及刺法异应,故名篇。

黄帝曰:愿闻其奇邪而不在经者。岐伯曰:血络是也。黄帝曰:刺血络而仆者,何也?血出而射者,何也?血少黑而浊者,何也?血出清而半为汁者,何也?发针而肿者,何也?血出若多若少而面色苍苍者,何也?发针而面色不变而烦悗者,何也?多出血而不动摇者,何也?愿闻其故。岐伯曰:脉气盛而血虚者,刺之则脱气,脱气则仆。血气俱盛而阴气多者,其血滑,刺之则射。阳气畜积,久留而不泻者,其血黑以浊,故不能射。新饮而液渗于络,而未合和于血也,故血出而汁别焉;其不新饮者,身中有水,久则为肿。阴气积于阳,其气因于络,故刺之血未出而气先行,故肿。阴阳之气,其新相得而未和合,因而泻之,则阴阳俱脱,表里相离,故脱色而苍苍然。刺之血出多,色不变而烦悗者,刺络而虚经,虚经之属于阴者,阴脱,故烦闷。阴阳相得而合为痹者,此为内溢于经,外注于络,如是者,阴阳俱有余,虽多出血而弗能虚也。

此详言刺血络而其应异者之义也。奇邪,不正之邪也。奇邪在各篇不一,本经口问篇亦有奇邪二字。但口问言奇邪走于空窍,而此则奇邪走于血络也。奇邪不在于经,故在于血络也。然有刺血络而仆者,何也?正以脉有气盛而血虚者,必泻其气,以补其血,故刺之则脱气,脱气则仆也。有刺血络而血出漂射者,何也?正以血气俱盛,而内焉阴气多者,其血必滑,故刺之则射也。有刺血络而血出甚少,且黑色而浊者,何也?正以阳气畜积,久留不泻,其血黑以浊,故不能射也。有刺血络而血出最清,内有半清汁者,何也?正以新饮之际,而液渗血络,未得合和于血,故血出而半为汁也。有刺血络而发针乃肿者,何也?正以不新饮者,身中有水,久则为肿。阴气积于阳分,其气聚于血络之中,故刺之时,血尚未出而气乃先行,所以发针而肿也。有血出若多若少,而面色苍苍然,似有脱色者,何也?正以营卫二气暂时相得,尚未和合,因而泻之,则阴阳俱脱,表里相离,故其色脱而苍苍然也。有刺血络而血出多,色不变,然内焉烦闷者,何也?正以刺络而经虚，其经之属于阴者，阴脱，故烦悗也。有刺血络出血已多，而其身不动摇者，何也？正以营卫相得，合成痹病者，此其邪气内溢于经，外注于络，则阴阳俱以邪气而有余，虽血多出而弗能虚，所以不至动摇也。

黄帝曰：相之奈何？岐伯曰：血脉者，盛坚横以赤，上下无常处，小者如针，大者如筋，则而泻之万全也。故无失数矣。失数而反，各如其度。则，侧同。

此言视血络之法也。相，视也。血络者，必盛且坚，及横以赤，其上下无有常处，小如针而大如筋，必侧其针以迎而泻之，可以万全。故无失上文刺血络之术数也。若夫其术数而与法相反，则凡或仆或射等证，各如其度以相应矣。

黄帝曰：针入而肉著，何也？岐伯曰：热气因于针，则针热，热则肉著于针，故坚焉。著，着同。

此言针入而肉之所以着也。盖以针入于内，肉中热气温之于针，则针热，针热则肉着于针，故不惟热，而又坚不可拔也。

阴阳清浊第四十

阴阳者，阴经阳经也。阴经受清气，阳经受浊气，故名篇。

黄帝曰：余闻十二经脉，以应十二经水者，其五色各异，清浊不同，人之血气若一，应之奈何？岐伯曰：人之血气苟能若一，则天下为一矣，恶有乱者乎？黄帝曰：余问一人，非问天下之众。岐伯曰：夫一人者，亦有乱气，天下之众，亦有乱人，其合为一耳。恶，去声。夫，音扶。

此言人之血气不能为一，所以有乱气也。经水篇言：人手足各有三阴三阳，合为十二经脉，以应十二经水，如足太阳外合于清水，而内属于膀胱；足少阳外合于渭水，而内属于胆之类是也。所以十二经合于五行，五行别为五色，今与十二经水而相应，则五色各异，清浊必不相同矣。倘其间有人之气血如一，无清无浊，则欲分而应彼十二经水也奈何？伯曰：人身之气血，必不能合之而为一也。苟人之气血可以为一，则推之天下皆可以为一矣，恶有气血之乱者乎？帝遂言：余之所问，止就一人之身耳，非问天下之众也。伯言：自一人之身而言，必有乱气，犹天下之众，必有乱人也，其理可合之为一耳。故知天下必有乱人，则一人之身必有乱气也，焉得谓气血为一哉？所以必与经水之清浊不同者而相应也。

黄帝曰：愿闻人气之清浊。岐伯曰：受谷者浊，受气者清。清者注阴，浊者注阳。浊而清者，上出于咽；清而浊者，则下行。清浊相干，命曰乱气。

此承上文而言乱气之义，自其清浊相干者成之也。大凡人身之气，始时受谷气者，六腑也，六腑为浊。继而谷气化为精微之气，从上而出，则受此精微之气者，五脏也，其脏为清。惟清者注之于阴经，正所谓精微之气也。惟浊者注之于阳经，正所谓渣秽之物也。然清浊本非二物，而阴阳互相为用。其阳经之浊中有清者，上出于咽喉。本经忧恚无言篇言：咽喉者，水谷之道路也。人之后喉通于六腑，俗谓之食喉。其阴经之清中有浊者，则其气下。忧恚无言篇言：喉咙者，气之所以上下者也。人之前喉通于五脏，俗谓之气喉。此喉咙所以出清气，而浊者则下降也。由下节观之，则喉咙为上，而十二经皆为下耳。惟阴与阳不升降，则清与浊始相犯，而气之所以有乱者也。

黄帝曰：夫阴清而阳浊，浊者有清，清者有浊，清浊别之奈何？岐伯曰：气之大别，清者上注于肺，浊者下走于胃。胃之清气，上出于口；肺之浊气，下注于经，内积于海。首别字，音鳖。次别字，如字。

此承上文而明阴经清而阳经浊，浊中有清而清中有浊之义也。盖气之大别而分者，受气者清，故清者上注于肺，肺为阴，所以曰受气者清，而清者注阴也；受谷者浊，故浊者下走于胃，所以曰受谷者浊，而浊者注阳也。且胃之清气，上出于口，即咽喉为水谷之道路，所以曰浊而清者，上出于咽也。肺之浊气，下注于十二经，而内积于膻中之气海，即喉咙为气之上下，所以曰清而浊者，则下行也。焉得谓清浊为无别耶？

黄帝曰：诸阳皆浊，何阳独甚乎？岐伯曰：手太阳独受阳之浊，手太阴独受阴之清。其清者上走空窍，其浊者下行诸经。诸阴皆清，足太阴独受其浊。

此言阳经受浊，而小肠为尤浊；阴经受清，而肺经为尤清。然阴经虽皆受清，而脾则独受其浊也。帝问：诸阳经皆受浊气，何阳经独受浊气之甚？伯言：手太阳小肠经者，则上承胃之所受，脾之所化，其水谷尚未及分，而秽污俱存，此所以独受阳经之最浊者也，其为浊之浊乎？且诸阴经皆受清气，何阴经独受清气之甚？唯手太阴肺经则为五脏之华盖，独受阴经之最清者也。故肺金之清气，上走于空窍之中，而其浊气下行于十二经，及内积于膻中之气海，则肺最居上，所以独受阴经之清也，其为清之清乎？然诸阴皆受清气，唯足太阴脾经则胃中浊气赖以运化，所谓独受其浊也，其为清中之浊乎？

黄帝曰：治之奈何？岐伯曰：清者其气滑，浊者其气涩，此气之常也。故刺阴者，深而留之；刺阳者，浅而疾之；清浊相干者，以数调之也。

此言刺清浊者，必分阴阳诸经，而刺清浊相干，则以术数而调之也。清气属阴，故阴经必清，其气必滑；浊气属阳，故阳经必浊，其气必涩，此乃气之常也。然阴者主里，既曰清而浊者则下行，又曰肺之浊气下行诸经，故凡刺阴经者，必深其针而久留之。阳者主表，既曰浊而清者上出于咽，又曰胃之清气上出于口，故凡刺阳经者，必浅其针而疾去之。其或清者不升，而浊者不降，乃清浊相干也，当以术数而调之。阴经或浅而疾之，阳经或深而留之，不可以为常也，乃一时权变之宜耳。

阴阳系日月第四十一

日者，即历书之十日也；月者，即历书之一月也。天与人之阴阳相合，而足经应月，手经应日，故名篇。

黄帝曰：余闻天为阳，地为阴，日为阳，月为阴，其合之于人奈何？岐伯曰：腰以上为天，腰以下为地，故天为阳，地为阴。故足之十二经脉，以应十二月，月生于水，故在下者为阴。手之十指，以应十日，日主火，故在上者为阳。

此言人身之阴阳，合于天之阴阳也。积阳为天，故天为阳；积阴为地，故地为阴。日为阳之精，而历家纪日者以之；月为阴之精，而历家纪月者以之。其以人之身，而合之日月者奈何？伯言：人身腰以上为天，腰以下为地。《素问·六微旨大论》云：天枢之上，天气主之；天枢之下，地气主之；气交之分，人气从之。王注云：天枢穴，在脐之两旁。天枢正当身之中，上分应天，下分应地，中分应气交。天地之气，交合之际，谓之气交。唯腰以上为天，则体在腰之上者为天，属阳也；唯腰以下为地，则体在腰之下者为地，属阴也。故足者，腰之下也，足有三阳三阴，左右共十二经，则与十二月而相应，正以十二月者，十二支为阴也。盖月生于水，水与月皆为阴，宜足之在下为阴者应之也。手者，腰之上也，手有十指，则与十日而相应,每月之内有三旬,每旬计十日,正以每旬者,乃十干为阳也。盖日主于火,火与日皆为阳,宜手之在上为阳者应之也。

黄帝曰:合之于脉奈何? 岐伯曰:寅者,正月之生阳也,主左足之少阳;未者,六月,主右足之少阳;卯者,二月,主左足之太阳;午者,五月,主右足之太阳;辰者,三月,主左足之阳明;巳者,四月,主右足之阳明,此两阳合于前,故曰阳明;申者,七月之生阴也,主右足之少阴;丑者,十二月,主左足之少阴;酉者,八月,主右足之太阴;子者,十一月,主左足之太阴;戌者,九月,主右足之厥阴;亥者,十月,主左足之厥阴,此两阴交尽,故曰厥阴。

此言足之十二经,合十二月之十二支者,以其皆为阴也。夫十二月,固以其属十二支而为阴矣。然自正月以至六月,为阴中之阳;自七月以至十二月,为阴中之阴。但前六月之正、二、三月,又为阴中之少阳,故属左足之三阳;四、五、六月为阴中之太阳,故属右足之三阳。是以正月建寅,为阳之生,主左足之少阳,乃胆经脉气所属也。六月建未,则为右足之少阳。两足第四指已上脉气所行。二月建卯,主左足之太阳,盖自少而之太,乃膀胱经脉气所属也。五月建午,则为右足之太阳。两足小指外侧脉气所行。三月建辰,主左足之阳明,乃胃经脉气所属也。四月建巳,则为右足之阳明。两足次指脉气所行。且阳明之义谓何? 正以正、二、五、六月为少阳、太阳,而三、四月居于其中,则被两阳合明于其前,故曰阳明也。其后七月、八月、九月,为阴中之阴,故属右足之三阴。十月、十一月、十二月,为阴尽阳生,故属左足之三阴。是以七月建申,为阴之生,主右足之少阴,乃肾经脉气所行也。十二月建丑,则为左足之少阴。两足心出内踝已上脉气所行。八月建酉,主右足之太阴,乃脾经脉气所行也。十一月建子，则为左足之太阴。<small>两足大指内侧已上脉气所行。</small>九月建戌，主右足之厥阴，乃肝经脉气所行也。十月建亥，则为左足之厥阴。<small>两足大指外侧已上脉气所行。</small>且厥阴之义谓何？正以七月、八月，为阴之初生，而十一、十二月，为阳之初生，惟九、十月，则为两阴之尽，故曰厥阴也。厥者，尽也。

甲主左手之少阳，己主右手之少阳；乙主左手之太阳，戊主右手之太阳；丙主左手之阳明，丁主右手之阳明，此两火并合，故为阳明。庚主右手之少阴，癸主左手之少阴；辛主右手之太阴，壬主左手之太阴。

此言手之十指，合十日之十干者，以其皆为阳也。夫十日，固以其属十干而为阳矣。然自甲至己为阳中之阳，而自庚至癸为阳中之阴。是以甲日，主左手之少阳，乃三焦经脉气所行也，而己日，则属右手之少阳。<small>两手第四指外侧已上脉气所行。</small>乙日主左手之太阳，以自少之太，乃小肠经脉气所行也，而戊日，则属右手之太阳。<small>两手小指外侧已上脉气所行。</small>丙日主左手之阳明，乃大肠经脉气所行也，而丁日则属右手之阳明。<small>两手次指已上脉气所行。</small>所谓阳明者，以少、太二阳之火并合也。庚日主右手之少阴，乃心经脉气所行也，而癸日则属左手之少阴。<small>两手小指内廉已上脉气所行。</small>辛日主右手之太阴，乃肺经脉气所行也，而壬日则属左手之太阴。<small>两手大指内侧已上脉气所行。</small>自壬至丙皆属左手，自丁至辛皆属右手，手之十指所属者如此。

故足之阳者，阴中之少阳也；足之阴者，阴中之太阴也；手之阳者，阳中之太阳也；手之阴者，阳中之少阴也。腰以上者为阳，腰以下者为阴。其于五脏也，心为阳中之太阳，肺为阳中之少阴，肝为阴中之少阳，脾为阴中之至阴，肾为阴中之太阴。

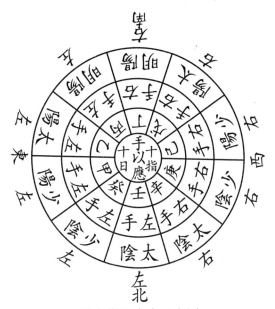

手十指以应十日之图

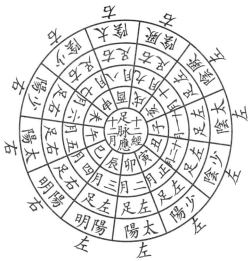

足十二经以应十二月之图

此结上文手足所属之干支,左右各有阴阳少太之义,而至于五脏在人,亦有阴阳少太之义也。夫由足之十二经脉应十二月之十二支者观之,则正月左足少阳,二月左足太阳,三月左足阳明,四月右足阳明,五月右足太阳,六月右足少阳,则是足之属阳经者,正以足本为阴,而阳经属焉,乃阴中之少阳也。七月右足少阴,八月右足太阴,九月右足厥阴,十月左足厥阴,十一月左足太阴,十二月左足少阴,则是足之属阴经者,正以足本为阴,而阴经属焉,乃阴中之太阴也。由上文手之十指应十日之十干者观之,则甲主左手之少阳,己主右手之少阳,乙主左手之太阳,戊主右手之太阳,丙主左手之阳明,丁主右手之阳明,则是手之属阳经者,正以手本为阳,而阳经属焉,乃阳中之太阳也。庚主右手之少阴,癸主左手之少阴,辛主右手之太阴,壬主左手之太阴,则是手之属阴经者,正以手本为阳,而阴经属焉,乃阳中之少阴也。夫曰手者,虽腰以上,而凡腰以上者不止于手,皆为阳也。夫曰足者,虽腰以下,而凡腰以下者,不止于足,皆为阴也。其在内之五脏亦然,心肺居膈之上,本为阳也,然心为牡脏,为阳中之太阳;肺为牝脏,为阳中之少阴。脾肝肾居膈之下,本为阴也,然肝为牝脏,为阴中之少阳;脾为牝脏,为阴中之至阴;肾为牝脏,为阴中之太阴。盖以阴阳之大义,阴中有阳,阳中有阴,阴中有太有少,阳中有太有少,故分之为阴阳者,其妙有如是夫!

黄帝曰:以治奈何? 岐伯曰:正月、二月、三月,人气在左,无刺左足之阳;四月、五月、六月,人气在右,无刺右足之阳;七月、八月、九月,人气在右,无刺右足之阴;十月、十一月、十二月,人气在左,无刺左足之阴。

此言足之十二经应十二月,其左右足各有阴阳所属,刺之者,当知所也。正月、二月、三月，人气在左足之少阳、太阳、阳明，故用针者，无刺左足之三阳经也；四月、五月、六月，人气在右足之阳明、太阳、少阳，故用针者，无刺右足之三阳经也；七月、八月、九月，人气在右足之少阴、太阴、厥阴，故用针者，无刺右足之三阴经也；十月、十一月、十二月，人气在左足之厥阴、太阴、少阴，故用针者，无刺左足之三阴经也。夫足之十二经，当知慎刺于十二月者如此。则甲、乙、丙日，不可以刺左手之少阳、太阳、阳明；丁、戊、己日，不可以刺右手之阳明、太阳、少阳；庚、辛日，不可以刺右手之少阴、太阴；壬、癸日，不可以刺左手之太阴、少阴者，可类推矣。

黄帝曰：五行以东方为甲乙木，主春。春者，苍色，主肝。肝者，足厥阴也。今乃以甲为左手之少阳，不合于数，何也？岐伯曰：此天地之阴阳也，非四时五行之以次行也。且夫阴阳者，有名而无形，故数之可十，推之可百，散之可千，推之可万，此之谓也。按数之可十四句，又见《素问》阴阳离合论、五运行大论。

此承上文而言手经之属十干者，乃天地之阴阳，而非四时所次之阴阳。正以阴阳之义至赜而不可穷也。帝问：五行以东方甲乙木，主于时则为春，其色为苍，其脏主肝，肝者，属足厥阴也。今乃以甲日属左手之少阳，乃三焦经，而不以属之肝经，则是数有不合也。伯言：臣之所列阴阳者，乃天地之阴阳也，非四时五行之次相列之阴阳也。由此观之，则阴阳者，在四时五行，固甲乙属肝，而在天地之阴阳，则又可以三焦属甲，甲与三焦皆少阳，故阴阳各有名色所属，而无形体可泥。数之可十者，此阴阳也，推之而倍十为百，亦不外是。散之而可千者，此阴阳也，推之而倍千为万，亦不外是。变化无穷，真妙矣哉！

病传第四十二

篇内大气入脏,先发于何脏,何日传何脏,即《素问·病传论》之所谓病传也,故以病传名篇。然《素问》以论标本病传为一篇,本经以病本论标本,以病传论病之所传,分为二篇。

黄帝曰:余受九针于夫子,而私览于诸方,或有导引行气,乔、摩、灸、熨、刺、焫、饮药之一者,可独守耶?将尽行之乎?岐伯曰:诸方者,众人之方也,非一人之所尽行也。黄帝曰:此乃所谓守一勿失,万物毕者也。乔,跷同。《素问·移精变气论》:治之极于一,得神者昌。此同旨。

此言诸方可行于众病,非行于一人,然守一可以御万也。诸方者,或导引行气,或跷足,或按摩,或用灸,或用熨,或用刺,或用焫,或饮药。为医工者,可独守一法而行之,抑亦尽识而行之?伯言:诸方者,所以治众人之病,病有不同,故治之亦异也,岂必于一人之病而尽用之哉!故帝悟诸方虽行于众病,而医工当知乎守一。守一者,合诸方而尽明之,各守其一而勿失也。庶乎万物之病,可以毕治而无误矣。然守一之理,帝能言之,而其要在于生神,妙哉!神之为一也,下文伯始及之。

今余闻阴阳之要,虚实之理,倾移之过,可治之属,愿闻病之变化淫传,绝败而不可治者,可得闻乎?岐伯曰:要乎哉问!道,昭乎其如日醒,窘乎其如夜瞑,能被而服之,神与俱成,毕将服之,神自得之,生神之理,可著于竹帛,不可传于子孙。黄帝曰:何谓日醒?岐伯曰:明于阴阳,如惑之解,如醉之醒。黄帝曰:何谓夜瞑?岐伯曰:瘖乎其无声,漠乎其无形,折毛发理,正气横倾,淫邪泮衍,血脉传

溜,大气入脏,腹痛下淫,可以致死,不可以致生。

此言守一之旨,在于守道以生神。故明暗异状,而夭病当知也。

按神之为义,有指人身之血气言者,如《素问·八正神明论》所谓血气者,人之神,不可不谨养也;有指人身自有神气而言者,如上古天真论所谓形与神俱、积精全神,调经论所谓神有余有不足,本经九针十二原所谓所言节者,神气之所游行出入也,本神篇所谓两精相搏谓之神、怵惕思虑则伤神也;有指医工之针法言者,如八正神明论所谓请言神,神乎神,则指上工之心法有如是也;有自医工本身神气言者,如终始篇所谓专意一神,宝命全形篇所谓一曰治神,皆指未针之时而言,又如九针十二原所谓神在秋毫、神属勿去,宝命全形篇、针解篇所谓神无营于众物,皆指用针之时而言也;有自病人神气言者,如九针十二原所谓上守神,终始篇所谓以移其神,八正神明论所谓善养神者,必知形之肥瘦,营卫血气之盛衰,针解篇所谓正其神、制其神也;有自赞扬医工言者,如邪气脏腑病形篇所谓知其病,命曰神也;又自道之神妙而言,如天元纪大论所谓阴阳不测谓之神;然亦可以指赞扬神圣而言也,若此篇所谓神与俱成、神自得之、生神之理,乃就医工之精神、心法、针法而统言之也。必神之生,然后可以行诸方,故谓之曰守一。帝问病有阴阳虚实,及倾移之过,大抵《内经》谓病为有过。可治之属,凡病有可治之类。余皆闻之。然有变化不测,浸淫相传,以至于绝败而不可治者,乃余之未闻也。是帝本以大病难知为疑,而伯乃以上文守一之旨为答,遂叹道之有要,明者为醒,而暗者为瞑。果能佩而服之,则神自生,而与道俱成;又能终身服之,则神自生,而与法俱得。然此生神之理,可著于竹帛,以传之天下后世。盖上达必由心悟,可以待其人而后行也。虽子孙亦不可传之,犹梓匠轮舆,能使人规矩,不能使人巧,故父不得以私诸子也。凡明此道者,如惑之解,如醉之醒,是谓昭乎如日醒也。惟惑与醉二端,可着得醒字,故借言之。昧此道者,如病之瘤,无声难闻,如云之漠,无形可据,是谓窘乎其如夜瞑也。何也？凡病之变化淫传，绝败而不可治者，其毫毛折，膝理开，正气横倾，邪气泮衍，大邪入脏，而腹痛下传，诚有易死难生者，非有守一之神，乌能治若病哉！

黄帝曰：大气入脏奈何？岐伯曰：病先发于心，一日而之肺，三日而之肝，五日而之脾，三日不已死。冬夜半，夏日中。按《素问·标本病传论》云：夫病传者，心病先心痛，一日而欬；三日胁支痛；五日闭塞不通，身体重；三日不已死。冬夜半，夏日中。

此承上文而言大气入脏者，即五脏之相克为传，遂以心之病传者而先言之也。大气入脏者，即《素问·标本病传论》之所谓病传也。夫病传者，病若先发于心，其证先心痛，以脏真通于心也。故火来乘金，一日即传之于肺，其证当为欬，以肺之变动为欬也。又三日，则四日矣，金来乘木，传之于肝，其证当胁支痛，以肝脉循胁肋也。又五日，则九日矣，木来乘土，传之于脾，其证当闭塞不通，身痛体重，以脾主肉而肉重也。又三日，则十二日矣，其病不已则死。但冬属水，而冬之夜半，其水尤胜，惟水克火，故冬死于夜半。夏属火，而夏之日中，其火尤胜，今心火已绝，火不能持，故夏死于日中也。按《素问》言病，《灵枢》言脏，其实病即脏之病也，盖《素问》承上文甚者独行而言耳。

病先发于肺，三日而之肝，一日而之脾，五日而之胃，十日不已死。冬日入，夏日出。标本病传论云：肺病喘欬，三日而胁支满痛；一日身重体痛；五日而胀；十日不已死。冬日入，夏日出。

此言邪气入肺，而有相传之死期也。病先发于肺，其证当为喘为欬。过三日，则金来乘木，传之于肝，其证当胁支满痛。又一日，则四日矣，木来乘土，传之于脾，其证当身重体痛。又五日，则九日矣，脾邪乘胃，其证当为胀。又十日，则十九日矣，其病不已则死。

但冬之日入在申,时虽属金,金衰不能扶也,故冬死于日入。夏之日出在寅,木旺火生,肺气已绝,非火盛而死,故夏死于日出也。

病先发于肝,三日而之脾,五日而之胃,三日而之肾,三日不已死。冬日入,夏蚤食。标本病传论云:肝病头目眩,胁支满,三日体重身痛;五日而胀;三日腰脊、小腹痛、胫瘿;三日不已死。冬日入,夏蚤食。蚤,当从早。

此言邪气入肝,而有相传之死期也。病先发于肝,其证当头目眩,而胁支满。过三日,则木来乘土,传之于脾,其证当体重、身痛。又五日,则八日矣,脾传于胃腑,其证当为胀。又三日,则十一日矣,则土来乘水,传之于肾,其证当腰脊、小腹俱痛,胫中觉瘿,正以肾脉起于足,循腨内,出腘内廉,贯脊属肾,络膀胱;又腰为肾之府,故病如是也。又三日,则十四日矣,其病不已则死。但冬之日入在申,以金旺木衰,故冬死于日入。夏之早食在卯,以木旺亦不能扶,故夏死于早食也。

病先发于脾,一日而之胃,二日而之肾,三日而之膂、膀胱,十日不已死。冬人定,夏晏食。标本病传论云:脾病身痛、体重,一日而胀;二日少腹、腰脊痛,胫瘿;三日背膂筋痛,小便闭;十日不已死。冬人定,夏晏食。

此言邪气入脾,而有相传之死期也。病先发于脾,其证当身痛、体重。一日而自传于胃腑,其证当为胀。又二日,则三日矣,土来乘水,乃传于肾,其证当少腹、腰脊痛,而胫瘿也。又三日,则六日矣,肾自传于伏膂之脉、膀胱之腑,其证当背膂筋痛,而小便亦闭也。又十日,则十六日矣,其病不已死。但冬之人定在亥,以土不胜水,故冬死于人定。夏之晏食在寅,以木来克土,故夏死于晏食也。

病先发于胃,五日而之肾,三日而之膂、膀胱,五日而上之心,二日不已死。冬夜半,夏日昳。标本病传论云:胃病胀满,五日少腹、腰脊痛,

骱痠;三日背脽筋痛,小便闭;五日身体重;六日不已死。冬夜半,夏日昳。昳,
徒结切。

此言邪气入胃,而有相传之死期也。胃病者,其证当胀满。五日则胃传于肾,其证当少腹、腰脊痛,而骱痠也。又三日,则八日矣,肾病自传于腑,其证当背脽筋痛,而小便自闭也。又五日,则十三日矣,又上而传之于心,其证当心痛也。又二日,则十五日矣,其病不已则死。但冬之半夜属子,土不胜水,故冬死于夜半。夏之日昃在未,土气正衰,故夏死于日昳也。按标本痛传论云:五日身体重,与此五日而上之心者不同。又六日不已死,与此二日不已死亦不同。下节大抵皆然。

病先发于肾,三日而之膂、膀胱,三日而上之心,三日而之小肠,三日不已死。冬大晨,夏晏晡。标本病传论云:肾病者,少腹,腰脊痛,骱痠;三日背脽筋痛,小便闭;三日腹胀;三日两胁支痛;二日不已死。冬大晨,夏晏晡。

此言邪气入肾,而有相传之死期也。肾病者,其证当少腹,腰脊痛,骱痠。三日则自传于膀胱之腑,其证当背脽筋痛,而小便亦闭也。又三日,则六日矣,水来乘火,膀胱上而之心,其证当心痛也。又三日,则九日矣,心自传小肠之腑,其证当小腹胀也。又二日,则十一日矣,其病不已则死。但冬之大明在寅末,夏之晏晡以向昏,土能克水,故冬死于大晨,而夏死于晏晡也。

病先发于膀胱,五日而之肾,一日而之小肠,一日而之心,二日不已死。冬鸡鸣,夏下晡。标本病传论云:膀胱病,小便闭,五日少腹胀,腰脊痛,骱痠;一日腹胀;一日身体痛;二日不已死。冬鸡鸣,夏下晡。

此言邪入膀胱,而有相传之死期也。膀胱病者,其证当小便闭。五日则自传于肾,其证当少腹胀,腰脊痛,而骱痠也。又一日,则六日矣,水来乘火,肾传之小肠,其证当小腹胀也。又一日,则七日矣,

又传之于心,其证当心痛也。又二日,则九日矣,其病不已死。但冬之鸡鸣在丑,土克水,故冬死于鸡鸣。夏之下晡在申,金衰不能生水,故夏死于下晡也。

诸病以次相传,如是者,皆有死期,不可刺也。间一脏及二、三、四脏者,乃可刺也。 标本病传论同。按《难经·五十三难》:七传者死,间脏者生。与此篇大义同。

此结言相传而为甚者死,不可刺;间脏而为生者,可刺之也。诸经之病,皆有相克之次,是相传为病之甚,甚者独行,故有死期,不可刺。若间传而为相生,则间一脏为始,及三、四脏,是乃相生之次,所谓间者并行,乃可刺以治之也。

淫邪发梦第四十三

内有淫邪泮衍,使人卧不得安而发梦,故名篇。

黄帝曰:愿闻淫邪泮衍奈何?岐伯曰:正邪从外袭内,而未有定舍,反淫于脏,不得定处,与营卫俱行,而与魂魄飞扬,使人卧不得安而喜梦。气淫于腑,则有余于外,不足于内;气淫于脏,则有余于内,不足于外。黄帝曰:有余不足有形乎?岐伯曰:阴气盛,则梦涉大水而恐惧;阳气盛,则梦大火而燔焫;阴阳俱盛,则梦相杀。上盛则梦飞,下甚 当作盛。 则梦堕;盛 当作甚。 饥则梦取,甚饱则梦予;与同。肝气盛,则梦怒;肺气盛,则梦恐惧、哭泣、飞扬;心气盛,则梦善笑、恐畏;脾气盛,则梦歌乐,身体重不举;肾气盛,则梦腰脊两解不属。凡此十二盛者,至而泻之,立已。按阴气盛至肺气盛,又见《素问·脉要精微论》外,方盛衰论亦有诸梦。

此承前篇而明淫邪泮衍之义,先以脏腑十二盛之发梦者言之也。淫邪者，非另有其邪，即后篇燥、湿、寒、暑、风、雨之正邪，从外袭内，而未有定舍，及淫于脏腑，即前篇之大气入脏也，与营为阴气、卫为阳气者俱行，而与魂魄飞扬，使人卧不得安，而多发为梦。此邪淫之于腑，则腑主外，其外为有余，而内则不足；此邪淫之于脏，则脏主内，其内当有余，而外则不足。试以有余者观之，阴气者，营气也。营气盛，则梦涉大水，而有恐惧之状，盖大水属阴故也。阳气者，卫气也。卫气盛，则梦见大火，而有燔焫之势，盖大火属阳故也。若阴阳俱盛，则营卫二气皆盛也，内外有余，阴阳相争，其梦主于相杀。且手部属阳，故上部邪盛，则梦飞扬；足部属阴，故下部邪盛，则梦堕坠。如饥至太甚，则梦有所取；如饱至太甚，梦有所与。肝之邪盛，则梦多怒，以肝之志为怒也。肺之邪盛，则梦恐惧、哭泣而飞扬，以肺之声为哭也。心之邪盛，则梦善笑而恐畏，以心之声为笑，而其志主于忧也。脾之邪盛，则梦歌乐及体重不能举，以脾之声为歌，而其体主肉也。肾之邪盛，则梦腰脊两解，不相连属，以腰为肾之府也。凡此十二盛者，在腑则有余于外，在脏则有余于内。凡有梦至时，即知其邪之在何脏腑，遂用针以泻之，其邪可立已矣。盖腑梦泻腑，脏梦泻脏也。

厥气客于心，则梦见丘山烟火；客于肺，则梦飞扬，见金铁之奇物；客于肝，则梦山林树木；客于脾，则梦见丘陵大泽，坏屋风雨；客于肾，则梦临渊，没居水中；客于膀胱，则梦游行；客于胃，则梦饮食；客于大肠，则梦田野；客于小肠，则梦聚邑冲衢；客于胆，则梦斗讼自刳；客于阴器，则梦接内；客于项，则梦斩首；客于胫，则梦行走而不能前，及居深地窌苑中；客于股肱，则梦礼节拜起；客于胞脏，则梦泄便。凡此十五不足者，至而补之，立已也。窌，力交切。

此举脏腑之十五不足,而发之为梦者言之也。厥气者,即下篇之阴阳喜怒、饮食居处。凡脏腑内伤之邪也,其邪气客于心,则梦见山林烟火,以心属火也。邪气客于肺,则梦飞扬,及金铁之奇物,以肺属金也。邪气客于肝,则梦见山林树木,以肝属木也。邪气客于脾,则梦见丘陵大泽,坏屋风雨,以脾属土也。邪气客于肾,则梦临于深渊,或没居于水中,以肾属水也。邪气客于膀胱,则梦出游行,以膀胱经遍行头项、背腰、骱足也。邪气客于胃,则梦饮食,以胃主纳食也。邪气客于大肠,则梦田野,以大肠为传道之官,其曲折广大,似田野也。邪气客于小肠,则梦会聚之邑居,或冲要之道衢,以小肠为受盛之官,其物之所聚,似邑衢也。邪气客于胆,则梦斗讼自刳,以胆属木,脾主土与肉,木能克土,而肉伤也。邪气客于阴器,则梦接内,以阴器为作强之官也。邪气客于项,则梦斩首,以项为邪所伤也。邪气客于足胫,则梦行走不能前,及居深地窌苑中,以胫为邪所伤,行走不能也。邪气客于股肱,则梦礼节拜起,以拜起主于股肱也。邪气客于胞䐈,以膀胱为胞䐈之室,而胞䐈在膀胱之内,故邪客之则泄便也。凡此十五不足者,在腑则不足于内,在脏则不足于外。凡有梦至时,即知其邪之在何脏腑,遂用针以补之,其邪可立已矣。盖腑梦补脏,脏梦补腑也。

顺气一日分为四时第四十四

内有一日分为四时,故名篇。

黄帝曰:夫百病之所始生者,必起于燥湿寒暑风雨,阴阳喜怒,饮食居处,气合而有形,得脏而有名,余知其然也。夫百病者,多以旦慧、昼安、夕加、夜甚,何也?岐伯曰:四时之气使然。黄帝曰:愿闻四时之气。岐伯曰：春生、夏长、秋收、冬藏，是气之常也，人以应之。以一日分为四时，朝则为春，日中为夏，日入为秋，夜半为冬。朝则人气始生，病气衰，故旦慧；日中人气长，长则胜邪，故安；夕则人气始衰，邪气始生，故加；夜半人气入脏，邪气独居于身，故甚也。长，上声。

此言百病皆旦慧、昼安、夕加、夜甚之由也。夫百病必始于外感内伤。故燥湿寒暑风雨者，外感也；阴阳喜怒，饮食居处者，内伤也。邪气相合于脏而病形成，得其分脏而病名别，然病虽不同，大抵旦慧、昼安、夕加、夜甚，帝之所以疑也。伯言一日之间，合于四时之气，朝则为春，日中为夏，日入为秋，半夜为冬。故人气者，卫气也，卫气为阳气，朝则出于目，自足太阳经之睛明穴，以行于足手阳经，其气始生于朝；故病气者，邪气也，邪气不能敌人卫气，而旦时乃爽慧焉。日中则卫气渐长而犹能胜邪，故能安。夕则卫气行于阳经者，周而将入于阴经，其气始衰，彼邪气胜卫气而始生，故病加。夜半则卫气行于阴经，全入于脏，彼邪气独居于身，故身不能支，而病甚也。人气为卫气之义，见《素问·生气通天论》及本经卫气行篇。

黄帝曰：其时有反者，何也？岐伯曰：是不应四时之气，脏独主其病者，是必以脏气之所不胜时者甚，以其所胜时者起也。黄帝曰：治之奈何？岐伯曰：顺天之时，而病可与期，顺者为工，逆者为粗。

此言病有不应旦慧、昼安、夕加、夜甚之由，而惟上工则能顺其时也。帝疑病有旦昼或加或甚，而夕夜或慧或安者，故伯言此乃脏气独主其病，而不应一日分为四时之气也。如脾病不能胜旦之木，肺病不能胜昼之火，肝病不能胜夕之金，心病不能胜夜之水，故为加、为甚也。若人之脏气能胜时之气，如肺气能胜旦之木，肾气能胜昼之火,心气能胜夕之金,脾气能胜夜之水,故至于慧且安也。治之者能顺其时,如脾病不能胜旦之木,则补脾而泻肝;肺病不能胜昼之火,则补肺而泻心;肝病不能胜夕之金,则补肝而泻肺;心病不能胜夜之水,则补心而泻肾,斯病可与期也。彼粗工者,则逆之而已,恶足以知此。

黄帝曰:善。余闻刺有五变,以主五输,愿闻其数。岐伯曰:人有五脏,五脏有五变,五变有五输,故五五二十五输,以应五时。黄帝曰:愿闻五变。岐伯曰:肝为牡脏,其色青,其时春,其音角,其味酸,其日甲乙;心为牡脏,其色赤,其时夏,其日丙丁,其音徵,其味苦;脾为牝脏,其色黄,其时长夏,其日戊己,其音宫,其味甘;肺为牝脏,其色白,其音商,其时秋,其日庚辛,其味辛;肾为牝脏,其色黑,其时冬,其日壬癸,其音羽,其味咸,是谓五变。黄帝曰:以主五输奈何?缺岐伯曰。脏主冬,冬刺井;色主春,春刺荥;时主夏,夏刺输;音主长夏,长夏刺经;味主秋,秋刺合。是谓五变以主五输。

此详言刺五脏者有五变,五变主于五输也。法有不同之谓变。五输者,即井、荥、输、经、合也。刺五脏而有五变者,以五脏有不同也。肝为阴中之阳,心为阳中之阳,故皆称曰牡脏;脾为阴中之至阴,肺为阳中之阴,肾为阴中之阴,故皆称曰牝脏。其各脏之曰色、曰时、曰音、曰味、曰日不同如此,是之谓五变也。然五变主于五输者何也?盖五脏主于冬,故凡病在于脏者,必取五脏之井,如肝取大敦、心取少冲之类。色主于春,故凡病在于色者,必取五脏之荥,如肝取行间、心取少府之类。时主于夏,故凡病时间时甚者,必取五脏之输,如肝取太冲、心取神门之类。音主于长夏,故凡病在于音者,必取五脏之经,如肝取中封、心取灵道之类。味主于秋,故凡病在于胃及饮食不节得病者,必取五脏之合,如肝取曲泉、心取少海之类。是之谓五变以主五输,所谓五五二十五输以应五时者如此。

黄帝曰:诸原安合,以致六输?岐伯曰:原独不应五时,以经合之,以应其数,故六六三十六输。按后世针灸书言,阳经之输即为原,阴经输并于原,故治原即所以治输。今考此节,当以经穴治之可以代原,则后世以输穴代之者,非经旨也。

此言六腑之原穴不应五时,而以经合之,遂成三十六输之数也。帝疑五脏无原穴,六腑有原穴,今治之者,乃刺五输而不及原,则诸原与五时何合,而于以足六输之数?伯言井、荥、输、经、合,合于五时,唯六腑之原独不应于五时,故治病者以经穴合之,如大肠取合谷之类,以应六输之数,故六六三十六输,而治腑之法在是矣。

黄帝曰:何谓脏主冬、时主夏、音主长夏、味主秋、色主春?愿闻其故。岐伯曰:病在脏者,取之井;病变于色者,取之荥;病时间时甚者,取之输;病变于音者,取之经;经满而血者,病在胃,及以饮食不节得病者,取之于合,故命曰味主合,是谓五变也。

此申言五变治五输之义也。本节释义已具上第三节中。

外揣第四十五

内有司内揣外,故名篇。

黄帝曰:余闻九针九篇,余亲授其调,颇得其意。夫九针者,始于一而终于九,然未得其要道也。夫九针者,小之则无内,大之则无外,深不可为下,高不可为盖,恍惚无穷,流溢无极,余知其合于天道、人事、四时之变也,然余愿杂之毫毛,浑束为一,可乎?岐伯曰:明乎哉问也!非独针道焉,夫治国亦然。黄帝曰:余愿闻针道,非国

事也。岐伯曰：夫治国者，夫惟道焉，非道何可小大深浅杂合而为一乎？黄帝曰：愿卒闻之。岐伯曰：日与月焉，水与镜焉，鼓与响焉。夫日月之明，不失其影；水镜之察，不失其形；鼓响之应，不后其声。动摇则应和，尽得其情。黄帝曰：窘乎哉！昭昭之明不可蔽。其不可蔽，不失阴阳也。合而察之，切而验之，见而得之，若清水明镜之不失其形也。五音不彰，五色不明，五脏波荡，若是则内外相袭，若鼓之应桴，响之应声，影之似形。故远者司外揣内，近者司内揣外，是谓阴阳之极，天地之盖，请藏之灵兰之室，弗敢使泄也。刺节真邪论及《素问·灵兰秘典论》，皆藏此室。

　　此言九针之要，欲浑束为一者，唯至明而已。夫九针者，其小无内，其大无外，其深不可以为下，其高不可以为盖，惚惚恍恍，其妙无穷，泛溢漫散，其流无极，上合天道四时，中合人事，然而未得其要道，兹欲杂如毫毛之繁者，而浑束为一，帝之所以问也。伯言针道固然，治国亦然，皆有要道，务使小大深浅合之而为一焉可也。观之日月之明，不失其影；水镜之察，不失其形；鼓响之应，不失其声。故一动摇之间，则相应相和，而尽得其情矣。帝知伯之所言，不过至明以察阴阳而已，乃言人身之阴阳，虽昭昭小明，亦不可蔽，正以其不失阴阳之义也。惟合阴阳而察之，切阴阳而验之，见阴阳而得之，若清水明镜之不失其形，则据五音、五色而五脏尽明矣。设使五音不能彰，五色不能明，则阴阳不明，而五脏在人身者，如水波荡然，紊乱无纪。故必知内外，有相袭之妙，真若桴鼓、声响、形影之相合，则人身之音与色，是之谓远，可以言外也，而即外可以揣五脏之在内者；人身之五脏，是之谓近，可以言内也，而即内可以揣音与色之在外者。此乃阴阳之极，天地之盖，不可以轻泄之也。

黄帝内经灵枢注证发微卷之六

五变第四十六

末节有五变之纪,故名篇。大义见末节下。

黄帝问于少俞曰:余闻百疾之始期也,必生于风雨寒暑,循毫毛而入腠理,或复还,或留止,或为风肿汗出,或为消瘅,或为寒热,或为留痹,或为积聚,奇邪淫溢,不可胜数,上声。愿闻其故。夫同时得病,或病此,或病彼,意者天之为去声。人生风乎?何其异也?少俞曰:夫天之生风者,非以私百姓也,其行公平正直,犯者得之,避者得无殆,非求人而人自犯之。

此言人之感邪同而病否异者,非天之有私,而人有避不避之异也。

黄帝曰:一时遇风,同时得病,其病各异,愿闻其故。少俞曰:善乎哉问!请论以比匠人。匠人磨斧斤、砺刀,削斫材木,木之阴阳,尚有坚脆,坚者不入,脆者皮驰,至其交节,而缺斤斧焉。夫一木之中,坚脆不同,坚者则刚,脆者易伤,况其材木之不同,皮之厚薄,汁之多少,而各异耶?夫木之蚤花先生叶者,遇春霜烈风,则花落而叶萎;久曝大旱,则脆木薄皮者,枝条汁少而叶萎;久阴淫雨,则薄皮多汁者,皮溃而漉;卒音猝。风暴起,则刚脆之木,枝折杌伤;秋霜疾风,则刚脆之木,根摇而叶落。凡此五者,各有所伤,况于人乎!黄帝曰:以人应木奈何?少俞答曰:木之所伤也,皆伤其枝,枝之刚脆而

坚，未成伤也。人之有常病也，亦因其骨节皮肤腠理之不坚固者，邪之所舍也，故常为病也。

此总言人之感邪成病者，以骨节皮肤腠理之不坚固也。帝问一时遇风，同时得病，而病有各异，除不病者言也。少俞言：人之所以感于邪者，亦因其骨节、皮肤、腠理之不坚固耳。试观一木之中，尚有坚脆，故匠人斫削者，有斧斤之所不能入，盖以坚者必刚也；有斧斤所加而木皮即弛者，盖以弛者必脆也。不惟一木坚脆不同，凡木生之皮有厚薄，汁有多少者，宁能同哉！是以木之有花与叶，而蚤发先生者，不惟四时之难历也，遇春霜烈风，亦花落而叶萎矣；木之质脆皮薄者，遇久曝大旱，亦枝枯而叶萎矣；木之皮薄汁多者，遇久阴淫雨，亦皮溃而漉矣；湿腐为漉。时或有卒风暴起，则不分刚脆之木，亦枝折而杌伤矣；时逢秋霜疾风，则不分刚脆之木，亦根摇而叶落矣。凡此五者，尚为风所伤，况于人乎！然以人应木者，正以木之所伤，皆伤其枝，枝有坚脆，而坚者不至于有伤，盖必先伤其枝，而后皮汁渐伤也。人有常病于风者，亦因其骨节、皮肤、腠理之不坚固，而后渐入于腑脏耳，何以异于木之先伤其枝者哉！

黄帝曰：人之善病风厥漉汗者，何以候之？少俞答曰：肉不坚，腠理疏，则善病风。黄帝曰：何以候肉之不坚也？少俞答曰：膕肉不坚，而无分理，〔理〕者，粗理，粗理而皮不致者，腠理疏，此言其浑然者。 理者之理当作衍。

此承上文而言善病风厥者，以其腠理之疏也。《素问》阴阳别论、评热病论篇皆有风厥，《素问·疟论》及本经逆顺篇皆言无刺漉漉之汗，则风厥者，其汗必漉漉然也。少俞言：肉不坚，则腠理必疏，为能病风，然所以验其肉之不坚者，唯腓肠之上，膝后曲处为膕，乃委中穴所在也。其肉不坚，而无分理者，其理必粗，粗理而皮不坚致，则一身之腠理必疏，所以善病风厥也。此乃言其肉之浑然者，则皮必密，理不疏，尚何病风之有？

黄帝曰：人之善病消瘅者，何以候之？少俞答曰：五脏皆柔弱者，善病消瘅。黄帝曰：何以知五脏之柔弱也？少俞答曰：夫柔弱者，必有刚强，刚强多怒，柔者易伤也。黄帝曰：何以候柔弱之与刚强？少俞答曰：此人薄皮肤，而目坚固以深者，长冲直扬，其心刚，刚则多怒，怒则气上逆，胸中畜积，血气逆留，腹皮充肌，血脉不行，转而为热，热则消肌肤，故为消瘅。此言其人暴刚而肌肉弱者也。

此承首节而言善病消瘅者，以其心则刚强，而五脏与肌肉则柔弱也。消瘅者，多饥渴而肉瘦，瘅则内热也。少俞言：此人者，五脏柔弱，心则刚强，刚强多怒，五脏柔弱，则易伤耳。何也？正以其皮肤甚薄，肌肉甚弱，其目坚固以深，其人甚刚，有长冲直扬之势，故心刚则多怒，怒则气上逆，血为之积，《素问·生气通天论》云：大怒则形气绝，而血菀于上。气为之留，皮肤肌肉为之充塞，而血脉不能通，所以蒸而为热，热则消肌肤，而消瘅之病成矣。

黄帝曰：人之善病寒热者，何以候之？少俞答曰：小骨弱肉者，善病寒热。黄帝曰：何以候骨之小大，肉之坚脆，色之不一也？少俞答曰：颧骨者，骨之本也。颧大则骨大，颧小则骨小。皮肤薄而其肉无䐃，其臂懦懦然，其地色殆然，不与其天同色，汗然独异，此其候也。然后臂薄者，其髓不满，故善病寒热也。

此承首节而言善病寒热者，以其骨小肉弱，色浊髓枯也。盖欲知骨小，必验颧骨。颧骨者，目下高骨，乃骨之本也。即颧有大小，而周身之骨大小可验。则骨小者，所以易病寒热也。欲知肉弱，必验周身之肉与两手之臂。今皮肤既薄，而其肉无䐃，无䐃者，肉无分理也。其臂懦懦然而弱，则肉弱者，所以易病寒热也。面有天、地、人三部，其地色殆然，不与其天同色，汗然甚浊，独异于上中二部，则色浊者，所以易病寒热也。欲知髓之虚满，又验臂之厚薄，故臂薄者，其骨必小，其髓不满。惟髓不满，则脑为髓之府，凡风池、风府内通于脑，而邪易入之，所以易病寒热也。

黄帝曰：何以候人之善病痹者？少俞答曰：粗理而肉不坚者，善病痹。黄帝曰：痹之高下有处乎？少俞答曰：欲知其高下者，各视其部。

此承首节而言善病痹者，其人理粗肉脆，而痹之所成，其高下各视乎分部也。

黄帝曰：人之善病肠中积聚者，何以候之？少俞答曰：皮肤薄而不泽，肉不坚而淖泽，如此则肠胃恶，恶则邪气留止积聚，乃伤脾胃之间，寒温不次，邪气稍至，稽积留止，大聚乃起。

此承首节而言善病肠中积聚者，以其肠胃之恶也。恶者，犹俗云不好也。盖欲知肠胃之恶，必验之皮肤之薄而不润泽，不润泽者，无血也。其肉不坚而反为淖泽，淖泽者，推之则移也。如此，则其在内之肠胃必恶，恶则风寒暑湿之邪气留止积聚，以伤肠胃，其衣食寒暖又不以次，所以邪气渐至，而稽积留止，至于大聚从此而日成矣。大义详见百病始生篇第六十六。

黄帝曰：余闻病形，已知之矣，愿闻其时。少俞答曰：先立其年，以知其时。时高则起，时下则殆，虽不陷下，当年有冲通，其病必起，是谓因形而生病，五变之纪也。

此承上文而言所以成病之时，当明五变之纪也。按《素问·六元正纪大论》曰：先立其年，以明其气，金木水火土运行之数，寒暑燥湿风火临御之化，则天道可见，民气可调。即如太阳之政，乃辰戌之纪也。其年为太阳司天，太阴在泉，有胜复，民病。其初主气，自厥阴以至太阳，固无所易，其客气自少阳以至太阳，加于其上，民病随时而生。故时高则病起，时下则病殆。时高者，方临方复之时也；时下者，胜者复，而复者又胜也。盖病始为起，病危为殆耳。虽脉不陷下，当年有冲通，其病必起。且其因形而生，如木形之人，而病于戊癸之年，乃五运以为五变之纪也，即辰戌之纪，余岁可推矣。大义详见六元正纪大论中。

本脏第四十七

内推本脏腑吉凶善恶，故名篇。

黄帝问于岐伯曰：人之血气精神者，所以奉生而周于性命者也。经脉者，所以行血气而营阴阳，濡筋骨，利关节者也。卫气者，所以温分肉，充皮肤，肥腠理，司开阖者也。志意者，所以御精神，收魂魄，适寒温，和喜怒者也。是故血和则经脉流行，营覆阴阳，筋骨劲强，关节清利矣。卫气和则分肉解利，皮肤调柔，腠理致密矣。志意和则精神专直，魂魄不散，悔怒不起，五脏不受邪矣。寒温和则六腑化谷，风痹不作，经脉通利，肢节得安矣。此人之常平也。五脏者，所以藏精神血气魂魄者也。六腑者，所以化水谷而行津液者也。此人之所以具受于天也，无愚智贤不肖，无以相倚也。然有其独尽天寿，而无邪僻之病，百年不衰，虽犯风雨，卒音猝。寒大暑，犹有弗能害也。有其不离屏蔽室内，无怵惕之恐，然犹不免于病，何也？愿闻其故。岐伯曰：窘乎哉问也！五脏者，所以参天地，副阴阳，而连四时,化五节者也。五脏者,固有小大、高下、坚脆、端正、偏倾者;六腑亦有小大、长短、厚薄、结直、缓急。凡此二十五者各不同,或善或恶,或吉或凶,请言其方。

此详言人之易感于邪者,以脏腑之有善恶吉凶也。善恶,以体言;吉凶,以病言。下文正详言之。

心小则安,邪弗能伤,易伤以忧;心大则忧不能伤,易伤于邪。心高则满于肺中,悗而善忘,难开以言;心下则脏外易伤于寒,易恐以言。心坚则脏安守固,心脆则善病消瘅热中。心端正则和利难伤;心偏倾则操持不一,无守司也。

此言心有善恶吉凶也。心之小者则安,外邪弗之能伤,但内有所忧,则易伤耳,盖心小者,必多忧,所以忧易伤之也;若心大,则忧不能伤,而外邪反易伤之矣。心之高者,则心上之为肺,当满于肺中,肺与心相着,乃多烦闷,而心窍不通,必为健忘,及难以善言开之也;若心下,则易伤于寒,及易以言恐之矣。心之坚者,则脏安守固,凡外邪不能入,内忧不能恐;若心脆,则善病消瘅热中,多内伤之痛矣。心之端正者,则和利难伤,凡外邪人言皆不能伤;若心偏倾,则其人操守不一,无所守司。由此观之,则心宜不大不小,不高不下,坚而不脆,正而不偏,斯谓之善也,而可以免凶病矣。下文肺肝脾肾亦犹是耳。

肺小则少饮,不病喘喝;肺大则多饮,善病胸痹、喉痹、逆气。肺高则上气,肩息,欬;肺下则居贲迫肺,善胁下痛。肺坚则不病欬上气,肺脆则苦病消瘅易伤。肺端正则和利难伤,肺偏倾则胸偏痛也。

此言肺有善恶吉凶也。肺之高者,则病上气,竦肩而息,及为欬嗽。消瘅者,消渴而瘅热也。

肝小则脏安，无胁下之病；肝大则逼胃迫咽，迫咽则苦膈中，且胁下痛。肝高则上支贲切，胁悗，为息贲；肝下则逼胃，胁下空，胁下空则易受邪。肝坚则脏安难伤，肝脆则善病消瘅易伤。肝端正则和利难伤，肝偏倾则胁下痛也。悗，闷同。

此言肝有善恶吉凶也。肝之高者，则其经脉所行及所谓支别者，上奔迫切，胁下多闷，当为息贲之证。按《素问·刺禁论》云：肝生于左。至真要大论王注，言肝居下左。则肝生于下，胃当在上，何为能下逼于胃？意者在左为肝，在右为脾，肝与脾并，故可以言下逼于胃也。则王氏言肝生下左者缪矣。

脾小则脏安，难伤于邪也；脾大则苦凑眇而痛，不能疾行。鼻高则眇引季胁而痛；脾下则下加于大肠，下加于大肠则脏苦受邪。脾坚则脏安难伤，脾脆则善病消瘅易伤。脾端正则和利难伤，脾偏倾则善满善胀也。眇，音眇。

此言脾有善恶吉凶也。眇，胁下软肉处也。

肾小则脏安难伤；肾大则善病腰痛，不可以俛仰，易伤以邪。肾高则苦背膂痛，不可以俛仰；肾下则腰尻痛，不可以俛仰，为狐疝。肾坚则不病腰背痛，肾脆则苦病消瘅易伤。肾端正则和利难伤，肾偏倾则苦腰尻痛也。尻，音敲，腰骨。

此言肾有善恶吉凶也。

凡此二十五变者，人之所苦常病也。

此结言五脏二十五异者，人之苦于常病也。二十五异者，曰小大，曰高下，曰坚脆，曰端正，曰偏倾也。五脏则为二十有五矣。

黄帝曰：何以知其然也？岐伯曰：赤色小理者，心小；粗理者，心大。无髑骭者，心高；髑骭小短举者，心下。髑骭长者，心下坚；髑骭弱小以薄者，心脆。髑骬直下不举者，心端正；髑骬倚一方者，心偏倾也。髑，音结。骬，音于。

此言欲知心之善恶吉凶，当验之色理与髑骬也。髑骬者，胸下蔽骨也。

白色小理者，肺小；粗理者，肺大。巨肩反膺陷喉者，肺高；合腋张胁者，肺下。好肩背厚者，肺坚；肩背薄者，肺脆。背膺厚者，肺端正；胁偏〔疎〕者，肺偏倾也。疎，当作竦。

此言欲知肺之善恶吉凶，当验之色理、肩背、膺腋、喉胁之类也。

青色小理者，肝小；粗理者，肝大。广胸反骹者，肝高；合胁兔骹者，肝下。胸胁好者，肝坚；胁骨弱者，肝脆；膺腹好相得者，肝端正；胁骨偏举者，肝偏倾也。骹，音交。

此言欲知肝之善恶吉凶，当验之色理、胸骹、膺腹之类也。

黄色小理者，脾小；粗理者，脾大。揭唇者，脾高；唇下纵者，脾下。唇坚者，脾坚；唇大而不坚者，脾脆。唇上下好者，脾端正；唇偏举者，脾偏倾也。

此言欲知脾之善恶吉凶，当验之色理与唇也。

黑色小理者，肾小；粗理者，肾大。高耳者，肾高；耳后陷者，肾下。耳坚者，肾坚；耳薄不坚者，肾脆；耳好前居牙车者，肾端正；耳偏高者，肾偏倾也。好，去声。

此言欲知肾之善恶吉凶，当验之色理与耳也。

凡此诸变者，持则安，减则病也。

此结言上文二十五异者，善于持守则安，而持守之功减，则不免于病也。

帝曰：善。然非余之所问也。愿闻人之有不可病者，至尽天寿，虽有深忧大恐,怵惕之志,犹不能减也,甚寒大热,不能伤也。其有不离屏蔽室内,又无怵惕之恐,然不免于病者,何也?愿闻其故。岐伯曰:五脏六腑,邪之舍也,请言其故。五脏皆小者,少病,苦燋心,大愁忧;五脏皆大者,缓于事,难使以忧。五脏皆高者,好高举措;五脏皆下者,好出人下。五脏皆坚者,无病;五脏皆脆者,不离于病。五脏皆端正者,和利得人心;五脏皆偏倾者,邪心而善盗,不可以为人平,反复言语也。

此言人有病、有不病者,以五脏之有善恶吉凶也。

黄帝曰:愿闻六腑之应。岐伯答曰:肺合大肠,大肠者,皮其应;心合小肠,小肠者,脉其应;肝合胆,胆者,筋其应;脾合胃,胃者,肉其应;肾合三焦膀胱,三焦膀胱者,腠理毫毛其应。

此言五脏与六腑相合,而亦有知六腑之法也。肾合三焦者,左肾合膀胱,右肾合三焦也。

黄帝曰:应之奈何?岐伯曰:肺应皮,皮厚者,大肠厚;皮薄者,大肠薄;皮缓,腹里大者,大肠大而长;皮急者,大肠急而短;皮滑者,大肠直;皮肉不相离者,大肠结。

此言欲知大肠,当验之皮也。

心应脉,皮厚者脉厚,脉厚者,小肠厚;皮薄者脉薄,脉薄者,小肠薄;皮缓者脉缓,脉缓者,小肠大而长;皮薄而脉冲小者,小肠小而短;诸阳经脉皆多纡屈者,小肠结。

此言欲知小肠,当验之脉,而脉又当验之于皮也。

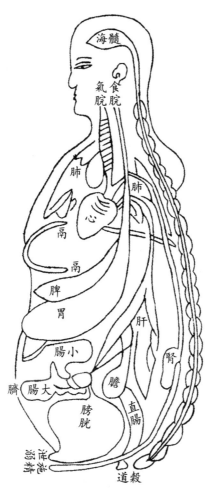

五脏六腑总图

脾应肉,肉䐃坚大者,胃厚;肉䐃麼者,胃薄;肉䐃小而麼者,胃不坚;肉䐃不称身者,胃下,胃下者,下脘约不利。肉䐃不坚者,胃缓;肉䐃无小裹累者,胃急;肉䐃多少裹累者,胃结,胃结者,上脘约不利也。䐃,音闻。称,去声。

此言欲知胃者，当验之肉䏚也。

肝应爪，爪厚色黄者，胆厚；爪薄色红者，胆薄；爪坚色青者，胆急；爪濡色赤者，胆缓；爪直色白无约者，胆直；爪恶色黑多纹者，胆结也。

此言欲知胆者，当验之爪也。

肾应骨，密理厚皮者，三焦、膀胱厚；粗理薄皮者，三焦、膀胱薄；疏腠理者，三焦、膀胱缓；皮急而无毫毛者，三焦、膀胱急；毫毛美而粗者，三焦、膀胱直；稀毫毛者，三焦、膀胱结也。

此言欲知三焦、膀胱者，当验之皮毫腠理也。三焦为右肾之腑，膀胱为左肾之腑。观三焦有厚薄、缓急、直结，则分明有形者也。后世《难经》以为有名无形者，盖未考此故耳。若营卫生会篇之三焦，则居于前者，果有名而无形也。按《三因方》云：三焦者，有脂膜如手大，正与膀胱相对，有二白脉自中出，夹脊而上贯于脑，有形可见。有一举子徐遁，少尝医，疗病有精思，曰齐尝大饥，群丐相脔而食，有一人皮肉尽而骨脉全，见右肾之下有脂膜如手大，正与膀胱相对，有二白脉自其中出，夹脊而上贯脑，此正所谓三焦也。观此则三焦有形昭昭矣。

黄帝曰：厚薄美恶皆有形，愿闻其所病。岐伯答曰：视其外应，以知其内脏，则知所病矣。

此言视其外之所应，而可以知内之所病也。

禁服第四十八

服，事也，《诗·大雅·板》篇有我言维服。内论脉有关格，宜用灸刺药法，故名篇。

雷公问于黄帝曰：细子得受业，通于九针六十篇，旦暮勤服之，

近者编绝,久者简垢,然尚讽诵弗置,未尽解于意矣。《外揣》言浑束为一,未知所谓也。夫大则无外,小则无内,大小无极,高下无度,束之奈何?士之才力,或有厚薄,智虑褊浅,不能博大深奥,自强于学若细子,细子恐其散于后世,绝于子孙,敢问约之奈何?黄帝曰:善乎哉问也!此先师之所禁,坐私传之也,割臂歃血之盟也,子若欲得之,何不斋乎?雷公再拜而起曰:请闻命于是也。乃斋宿三日而请曰:敢问今日正阳,细子愿以受盟。黄帝乃与俱入斋室,割臂歃血。黄帝亲祝曰:今日正阳,歃血传方,有敢背此言者,反受其殃。雷公再拜曰:细子受之。黄帝乃左握其手,右授之书,曰:慎之慎之,吾为子言之。凡刺之理,经脉为始;营其所行,知其度量;内刺五脏,外刺六腑;审察卫气,为百病母;调其虚实,虚实乃止;泻其血络,血尽不殆矣。凡刺之理六句,见前经脉篇。

此言凡刺之理,当有浑束为一之妙,不过以经脉为始而已。不惟用针,用药亦然。编者所以贯简,故近则编绝,孔子读《易》,韦编三绝。久则简垢。古人无纸,以竹简炙汗,去青书之,故书之者简,而贯之者编。外揣,前卷篇名也。帝尝谓:九针者,小之则无内,大之则无外,深不可为下,高不可为盖,大小高深以理言,非针形也。恍惚无穷,流溢无极,而欲浑束为一。伯乃以至明为要进之。今雷公述而问之,亦欲得浑束为一之方耳。帝念其斋宿之诚,遂行割臂歃血之盟,乃以书而授之曰:凡刺之理,其要道在于经脉为始而已。经脉者,本经第十篇名,乃十二脉经气运行之经隧也。运其所行,如上言。分其度量,本经有脉度篇。五脏为里,故内刺五脏;六腑为表,故外刺六腑。彼营气者,阴气也,既随宗气以行运于经隧之中;惟卫气者,阳气也,乃自行于皮肤分肉之间。故必审察卫气,实为百病之母也。卫气为百病之母,其大义见《素问·生气通天论》中。其百病有虚有实，即人迎寸口脉以知之，而正气之虚则补，邪气之实则泻，则虚者实，实者虚，而虚实自止矣。又血络者，病之可见者也。前有血络论。从而泻之，庶血去尽而病不殆矣。

雷公曰：此皆细子之所以通，未知其所约也。黄帝曰：夫约方者，犹约囊也，囊满而弗约则输泄，方成弗约则神与弗俱。雷公曰：愿为下材者，弗满而约之。黄帝曰：未满而知约之，以为工，不可以为天下师。

此言方成宜约，而当以天下师自期也。盖约方犹之约囊，囊满而弗约，则输泄于外；方成而弗约之，则法虽在而无所主持，故吾之神弗能与俱，不可以愈病也。神之为义，详前病传篇第三节之下。彼雷公虽以下材下工。自谦，不知帝之所以望之者为天下师也。所谓天下师者，唯知经脉篇为始耳。下文正详言之。

雷公曰：愿闻为工。黄帝曰：寸口主中，人迎主外，两者相应，俱往俱来，若引绳大小齐等，春夏人迎微大，秋冬寸口微大，如是者，名曰平人。

此言寸口、人迎之脉各有所主，而合四时者为无病也。寸口者，居右手寸部，即太渊穴，去鱼际一寸，故曰寸口，以其为脉气之所会，故又曰脉口，又曰气口。寸口主中，乃足手六阴经脉所见也。人迎者，居左手寸部。盖人迎乃足阳明胃经之穴名，而其脉则见于此，故即以人迎称之，以胃为六腑之先也。人迎主外，故左关为东、为春，左寸为南、为夏，所以谓左寸为外，凡足手六阳经之脉必见于此。右寸为秋、为西，右关为中央、为长夏，其两尺则为北、为冬，所以谓右寸为内，凡足手六阴经之脉必见于此。然寸口之脉在内而出于外，人迎之脉在外而入于内，即如人迎一动为足少阳胆经，寸口一动为足厥阴肝经，则肝与胆相为表里，而一出一入，两经本相应也，余经表里，可以类推，见下文。故俱往俱来，若引绳齐等，而春夏之时则人迎比寸口之脉为微大，秋冬之时则寸口比人迎之脉为微大，乃为平和无病之人也。盖曰微大，则是平和之脉耳。

人迎大一倍于寸口，病在足少阳；一倍而躁，病在手少阳。人迎二倍，病在足太阳；二倍而躁，病在手太阳。人迎三倍，病在足阳明；三倍而躁，病在手阳明。盛则为热，虚则为寒，紧则为痛痹，代则乍甚乍间。盛则泻之，虚则补之，紧痛则取之分肉，代则取血络且饮药，陷下则灸之，不盛不虚以经取之，名曰经刺。人迎四倍者，且大且数，名曰溢阳，溢阳为外格，死不治。必审按其本末，察其寒热，以验其脏腑之病。间，去声。数，音朔。

此言人迎大于寸口之脉，可以验足手六阳经之病，而有治之之法也。人迎较寸口之脉大者一倍，则病在足少阳胆经，若一倍而躁，乃手少阳三焦经有病也。躁者，一倍之中而有更躁之意。下文二倍、三倍、四倍，其躁可以意会。较寸口之脉大者二倍，则病在足太阳膀胱经，若二倍而躁，乃手太阳小肠经有病也。较寸口之脉大者三倍，则病在足阳明胃经，若三倍而躁，乃手阳明大肠经有病也。其各阳经之脉，盛则为热，虚则为寒，脉紧则为痛痹，脉代则病为乍甚乍间，即下文之乍痛乍止也。然所以治之者，脉盛，则分经以泻之；脉虚，则分经以补之；脉紧为痛痹，则取其分肉之病在何经；脉代，则取其血络，使之出血，及饮食以调之；脉陷下者，则血结于中，中有着血，血寒，故宜灸之；若不盛不虚，则止以本经取之，如一盛泻胆以补肝，二盛泻膀胱以补肾之类。兹则取之于胆，而不取之肝；取之膀胱,而不取之肾之类也。或用针,或用灸,或用药,止在本经而不求之他经,故名之曰经刺也。夫治法固已如此。及夫人迎之脉大于寸口者四倍,且大且数,则阳脉甚盛,名曰溢阳,溢阳者为外格。盖格者,拒也。拒六阴脉于内,而使不得运于外也,其证当为死不治。凡此者,必宜审按其本末,盖先病为本,而后病为末,及察其寒热,以验其脏腑之病可也。

寸口大于人迎一倍,病在足厥阴;一倍而躁,病在手心主。寸口二倍,病在足少阴;二倍而躁,病在手少阴。寸口三倍,病在足太阴;三倍而躁,病在手太阴。盛则胀满,寒中,食不化;虚则热中,出糜,少气,溺色变;紧则痛痹;代则乍痛乍止。盛则泻之,虚则补之,紧则先刺而后灸之,代则取血络而后调之,陷下则徒灸之。陷下者,脉血结于中,中有着血,血寒,故宜灸之。不盛不虚,以经取之,名曰经刺。寸口四倍者,名曰内关,内关者,且大且数,死不治。必审察其本末之寒温,以验其脏腑之病。

此言寸口大于人迎之脉,可以验足手六阴经之病,而有治之之法也。寸口较人迎之脉大者一倍,则病在足厥阴肝经;若一倍而躁,乃手厥阴心包络经有病也。较人迎之脉大者二倍,则病在足少阴肾经;若二倍而躁,乃手少阴心经有病也。较人迎之脉大者三倍,则病在足太阴脾经;若三倍而躁,乃手太阴肺经有病也。其各阴经之脉,盛则为胀满,其胃中必寒,而食亦不化;虚则其中必热,而所出之糜亦不化,且气亦少,溺色亦必变也;脉紧则为痛痹;脉代则为乍痛乍止。然所以治之者,盛则分经以泻之;虚则分经以补之;紧则取其痛痹之分肉在于何经,先刺而后灸之;代则取其血络,使之出血,及饮药以调之;脉陷下者,则徒灸之。徒,但也。脉既陷下,则血结于中,中有着血，血寒，故宜灸之。若不盛不虚，则以本经取之，或用药，或用针，或用灸，名之曰经刺也。义见上节。夫治法固已如此，及夫寸口之脉大于人迎者四倍，且大且数，则阴经甚盛，名曰内关。内关者，闭六阳在外，而使之不得以入于内也，其证当为死不可治。凡此者，必宜审按其本末，及察其寒热，以验其脏腑之病可也。

通其营输，乃可传于大数。大数曰：盛则徒泻之，虚则徒补之，紧则灸刺且饮药，陷下则徒灸之，不盛不虚以经取之。所谓经治者，饮药，亦曰灸刺。脉急则引，脉大以弱则欲安静，用力无劳也。

此承上文而申言以叮咛之，正约方之大术数也。凡为医工者，固以明经脉篇为始，然必先明本经本输篇，如井、荥、输、经、合之义，则经脉始可明也，遂可传以大数，如上文盛则徒泻之等云也。大数大义，具本经终始篇。所谓盛则徒泻之者，但泻而无补也；虚则徒补之者，但补而无泻也。紧则为痛痹，或灸、或刺、或饮药，三者可兼行也。脉陷下，则但灸之而已。不盛不虚，以经取之，则取阳经者不取阴经，取阴经者不取阳经。此之谓经治，其饮药、灸、刺三者，亦可兼行也。且其脉急者，可加导引之功。或脉大而弱者，则当主于安静，虽有用力，不至大劳也。此乃大法之所在，即约方之要者，而《外揣》浑束为一之义尽矣，庶可以为天下师。若未满而约之，则是不知经脉而欲知术数也，仅足以为工耳，岂非以下材自限者哉！呜呼！帝割臂歃血，而所言大术数者如此，则医门秘旨真在是矣。虽言用针之法，而用药补泻亦犹是也。然则本输、经脉、终始、禁服等篇，乃医籍中至宝，惜乎后世废而不讲，万古如长夜然，痛哉！

五色第四十九

篇内有五色言病之义,故名。

雷公问于黄帝曰:五色独决于明堂乎? 小子未知其所谓也。黄帝曰:明堂者,鼻也;阙者,眉间也;庭者,颜也;蕃者,颊侧也;蔽者,耳门也。其间欲方大,去之十步皆见于外,如是者,寿必中百岁。此节大义,与前五阅五使篇第二节相同。

此言五色虽决于明堂,而诸部亦宜广大也。五色独决于明堂,五阅五使篇之言,而公举以问之也。

雷公曰:五官之辨奈何? 黄帝曰:明堂骨高以起,平以直,五脏次于中央,六腑挟其两侧,首面上于阙庭,王宫在于下极,五脏安于胸中,真色以致,病色不见,明堂润泽以清,五官恶得无辨乎?恶,音乌。

此承上文而言五官之有辨也。五阅五使篇有五官已辨之言,而公亦举以问之也。鼻为明堂,其骨贵高以起,平以直。五脏次于中央,详见第十一节。六腑挟其两侧。详下第十一节。眉间为阙,颜为庭,故庭即首面,所以上于阙庭也。下极在两目之间,系心之部,故曰王者所居之宫在于下极,以心为君主之尊也。惟五脏能安于胸中,则其真色已致,病色不见,明堂之色自然清润。此五官之可辨者如此。

雷公曰:其不辨者,可得闻乎? 黄帝曰:五色之见也,各出其色部。部骨陷者,必不免于病矣。其色部乘袭者,虽病甚,不死矣。

此承上文而言五官之色,可以辨病之生死也。公以五色有不可辨者为疑,帝言五官之色,未有不可辨者也。故五者之色各出其部分,其何部之骨陷者,必不免于病。其何部之骨不至陷下,而仅有五色相乘袭者,虽病甚,亦不至于死也。

雷公曰:官五色奈何? 黄帝曰:青黑为痛,黄赤为热,白为寒,是为五官。

此正言五官之色见于何部,可以知其在中之病也。

雷公曰:病之益甚,与其方衰如何? 黄帝曰:外内皆在焉。切其脉口,滑小紧以沉者,病益甚,在中;人迎气大紧以浮者,其病益甚,在外;其脉口浮滑者,病日进;人迎沉而滑者,病日损;其脉口滑以沉者,病日进,在内;其人迎脉滑盛以浮者,其病日进,在外。脉之浮沉及人迎与寸口气小大等者,病难已。病之在脏,沉而大者,易已,小为逆。病在腑,浮而大者,其病易已。人迎盛坚者,伤于寒;气口盛坚者,伤于食。

此言病之间甚内外,可切人迎脉口以知之也。公以病之益甚、方衰难知为疑,帝言人迎主外,脉口主内,外内皆在,其病可得而知也。切其脉口,而滑脉兼小及紧以沉者,其病当在中,而为益甚也。切其人迎,而脉气既大兼紧以浮者,其病当在外,而为益甚也。然脉口不但脉滑兼小及紧以沉者为益甚,虽滑而带浮者,亦病必日进也。人迎不但脉大兼紧以浮者为益甚,若沉而带滑,则病可日减也。由此观之,则脉口浮而带滑者,病固日进,虽滑而带沉者亦然,但其病在内,所谓一盛、二盛、三盛,乃六阴经之为病也。义见前篇。人迎必沉而带滑者,幸得日损;若盛以浮者,必不能损,而为日进,但其病在外,所谓一盛、二盛、三盛,乃六阳经之为病也。义见前篇。不宁唯是,医工用指以脉之《伤寒论》曰脉之者本此。人迎与寸口,其脉气或小或大相等者,则外感、内伤俱未尽减,其病为难已也。然病在六阴,谓之在五脏也,必沉而大者,其病易已。盖沉为在内,大则有力也。若沉而带小，则病之在脏者未已也。病在六阳，谓之在六腑也，必浮而大者，其病易已。盖浮为在外，大为易散也。何以知人迎之为外感也？惟其脉之盛而且坚，是必伤于寒者所致耳。何以知脉口之为内伤也？惟其脉亦盛而且坚，是必伤于食者所致耳。

雷公曰：以色言病之间甚奈何？黄帝曰：其色粗以明，沉夭者为甚。其色上行者，病益甚。其色下行如云彻散者，病方已。五色各有脏部，有外部，有内部也。色从外部走内部者，其病从外走内；其色从内走外者，其病从内走外。病生于内者，先治其阴，后治其阳，反者益甚；其病生于阳者，先治其外，后治其内，反者益甚。其脉滑大以代而长者，病从外来，目有所见，志有所恶，此阳气之并也，可变而已。

此言病之间甚内外，可即色以知之，而有治病之法也。上文言以脉知病，而此则公欲以色知病，故帝言病之益甚者，其色本粗以明，而忽然沉夭不明者是也。又其色上行于面部之上，则邪气有升而无降，病之方为益甚。若其色乃降于面部之下，如云彻散，则邪气有降而无升，病之所以方衰也。且其色各有五脏之分部，有外部，有内部。其色从外部走内部者，病必从外走内；其色从内部走外部者，病必从内走外。所谓从内走外者，即病生于内也。内为阴经，外为阳经，当先治其阴，后治其阳。若先治其阳，而后治其阴，则病反甚矣。所谓从外走内者，即病生于外也。外为阳经，内为阴经，当先治其阳，后治其阴。若先治其阴，而后治其阳，则病反甚矣。此二段与《素问·标本病传论》《灵枢·病传篇》先治其本同意，除腹胀、大小不利而言耳。既观其色，又观其脉，方为详审。其脉滑而带大、带代、带长者，皆阳脉也，乃为病从外来。其外证目有所妄见，志有所妄恶，乃阳气之并于外也，即当先治其阳，后治其阴，使之变焉，而病已矣。即此而推，则其脉涩而带小、带代、带短者，皆阴脉也，乃为病从内来。其内证而目有所见，志有所独处，乃阴气之并于内也，即当先治其阴，后治其阳，使之变焉，而病亦已矣。

雷公曰：小子闻风者，百病之始也；厥逆者，寒湿之起也。别之奈何？黄帝曰：常候阙中，薄泽为风，冲浊为痹，在地为厥，此其常也，各以其色言其病。

此言病有风、有厥、有痹者，候之面部可知其病，审之五色可分其脏也。公以风为百病之始，病乃上部所感，厥逆为寒湿之起，病乃下部所感，何以别之为问。帝言欲知风与痹者，常候阙中，其色薄而润泽，病之感风者也。若冲浊而不清，则病之为痹者耳。至于冲浊之色见于地部，面部下停。则厥之为病也，盖厥自足经而上逆者耳。此皆其常色可验者。若夫欲知五脏之分病，则又以青为肝，以赤为心，以黄为脾，以白为肺，以黑为肾，各以其色而分五脏之风、痹、厥也。

雷公曰：人不病卒死，何以知之？黄帝曰：大气入于脏腑者，不病而卒死矣。雷公曰：病小愈而卒死者，何以知之？黄帝曰：赤色出两颧，大如母指者，病虽小愈，必卒死。黑色出于庭，大如母指，必不病而卒死。卒，猝同。母，拇同。

此言人有不病而卒死者，有病虽小愈而卒死者，有其由与其验也。盖不病而卒死者，以大邪之气入于脏腑。病虽小愈而卒死者，以赤色出于两颧，大如母指者，此其验也。拇指，足大指也。然不病而卒死者，有黑色见于首面，大如母指，此亦其所验也。

雷公再拜曰：善哉！其死有期乎？黄帝曰：察色以言其时。雷

公曰:善乎! 愿卒闻之。黄帝曰:庭者,首面也;阙上者,咽喉也;阙中者,肺也;下极者,心也;直下者,肝也;肝左者,胆也;下者,脾也;方上者,胃也;中央者,大肠也;挟大肠者,肾也;当肾者,脐也;面王以上者,小肠也;面王以下者,膀胱子处也;颧者,肩也;颧后者,臂也;臂下者,手也;目内眦上者,膺乳也;挟绳而上者,背也;循牙车以下者,股也;中央者,膝也;膝以下者,胫也;当胫以下者,足也;巨分者,股里也;巨屈者,膝膑也。此五脏六腑肢节之部也,各有部分。有部分,用阴和阳,用阳和阴,当明部分,万举万当。能别左右,是谓大道。男女异位,故曰阴阳。

　　此言五脏六腑肢节之各有部分也。上文言:庭者,颜也。颜为额中,而此以庭为首面者,正以颜为最上,乃面之首耳。上文言:阙者,两眉间也。而此曰:阙上者,咽喉也。以咽喉之部,在眉间之上耳。又曰阙中者,肺也。以阙之中即眉之间,正为肺之部耳。下极,鼻柱也,在两目之间,五脏肺为最高,而肺下即心,故曰下极者,心也。其心之直下者,即鼻柱而下也,为肝之部。肝之左,即为胆,则在鼻挟颧之间矣。其肝之下为脾。方者,鼻隧也。面王者,鼻隧之端也。鼻隧之上,即迎香之上,为胃,胃之外为大肠,乃正颧之下。大肠之外为肾,则大肠为中央,而胃与肾所以挟大肠也。当肾者,脐也,面王以上为小肠,面王以下为膀胱子处。此乃五脏六腑之部也。至于肢节,亦各有部。颧者,所以应肩。颧之后,所以应臂。臂之下,所以应手。又推而上之,其目内眦之上,所以应膺与乳也。又推而下之,颊外为绳,挟绳而上者,所以应背。循牙车以下,所以应股。其中央,所以应膝。膝之以下,所以应胫。当胫以下为足,其巨分者,所以应股之里。巨屈者,所以应膝膑。此又肢节之部分也。故尝统而论之,自额而下阙上,属首、咽喉之部分也。自阙中循鼻而下鼻端,属肺心肝脾肾五脏之部分也。自目内眦挟鼻而下至承浆,属胆、胃、大肠、小肠、膀胱六腑之部分也。自颧而下颊,属肩、臂、手之部分也。自牙车而斜下颐,属股、膝、胫、足之部分也。故第二节曰五脏次于中央,六腑挟其两侧,首面上于阙庭,王宫在于下极者,此也。是以见于面者,各有部分,惟其有此部分,则当知病在阳经,阴为之里,所以宜用阴以和阳也;病在阴经,阳为之表,所以宜用阳以和阴也。如终始篇泻胆补肝、泻肝补胆之意。明此部分,斯有万举万当之妙矣。又能别其左右,是谓能知大道也。又能分别男女,是谓能识阴阳也。如下文所谓男子色在于面王者,为小腹痛,女子色见在于面王者,为膀胱子处之病者是也。

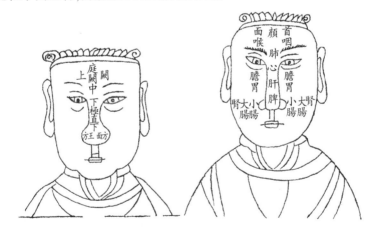

五脏六腑见于面部之图

庭者,首面也。阙上者,咽喉也。阙中者,肺也。下极者,心也。直下者,肝也。肝左者,胆也。下者,脾也。方上者,胃也。中央者,大肠也。挟大肠者,肾也。当肾者,脐也。面王以上者,小肠也。面王以下者,膀胱、子处也。

　　男子色在于面王,为少腹痛,下为卵痛,其圜直为茎痛。若女子当为膀胱、子处之病。

　　五脏次于中央,六腑挟其两侧,首面上于阙庭,王官在于下极。

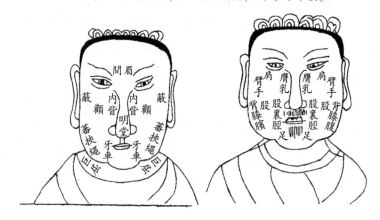

肢节见于面部之图

　　明堂者,鼻也。阙者,眉间也。庭者,颜也。蕃者,颊侧也。蔽者,耳门也。其间欲方大,去之十步皆见于外。如是者寿。

　　明堂骨高以起,平以直。明堂润泽以清。

　　颧者,肩也。颧后者,臂也。臂下者,手也。目内眦上者,膺乳也。挟绳而上者,背也。循牙车以下者,股也。中央者,膝也。膝以下者,胫也。当胫以下者,足也。巨分者,股里也。巨屈者,膝膑也。此五脏六腑肢节之部也。

　　审察泽夭,谓之良工。沉浊为内,浮泽为外,黄赤为风,青黑为痛,白为寒,黄而膏润为脓,赤甚者为血,痛甚为挛,寒甚为皮不仁。五色各见其部,察其浮沉,以知浅深;察其泽夭,以观成败;察其散抟,以知远近;视色上下,以知病处;积神于心,以知往今。故相气不微,不知是非;属意勿去,乃知新故。色明不粗,沉夭为甚;不明不泽,其病不甚。 夭,殀同。抟,团同。相,去声。

此承上文而言审察部分之泽夭者，可以悉知其病也。部分有润泽者，有夭衰者，能审察之，谓之良工。其色为沉为浊，病乃在脏，故为在内。其色为浮为泽，病乃在腑，故为在外。黄与赤者为有风，青与黑者为有痛，白者为有寒，黄色而如膏之泽者为有脓，赤甚者为有血。然青黑虽为痛，而痛甚者又为挛；白者虽为寒，而寒甚者又为皮肤之不仁。不仁者，不知痛痒也。此五色者，各见于部分之中，必察其色之浮，而可以知病之浅；察其色之沉，而可以知病之深。察其色之泽，而可以知功之成；若夭，则衰败矣。察其色之散，而可以知病之近；若抟聚，则久矣。视其色在上，而可以知病于上；若在下，则病在下矣。积神气于己心，而病之为已往、为今病者，皆能知之。故相视气色不能至于精微者，不知病之为是为非；惟属意专心，而无所摇夺，则凡病之为新、为故者洞然也。且何以知病之为甚？其色贵于明，若明不能粗大，而反见沉夭者，病之所以为甚也。何以知病之不甚？其色虽贵于明泽，然不明不泽，而不至沉夭，病之所以不甚也。若此，则沉夭者诚可虑耳。

其色散，驹驹然未有聚，其病散而气痛，聚未成也。

此承上文而言五色之散者，其气虽痛，而聚则未成也。驹驹然者，色散如驹马之逸也。盖聚之成否，可即色之散聚以为验。故知色散而未有所聚，则其病尚散，所痛者不过气耳，聚安得而成乎！

肾乘心，心先病，肾为应，色皆如是。

此承上文而言病有先克之色，所以受克者为必病也。上文言：下极者，心也。心之色主赤。挟大肠者，肾也。肾之色主黑。今下极之色黑，乃肾之乘心也，故心先受病，以肾色来克为之应耳。然不惟心被肾克者为然，凡肝部见肺色，脾部见肝色，肺部见心色，肾部见脾色,及六腑之相克者,皆如是法以推之耳。

男子色在于面王,为小腹痛,下为卵痛,其圜直为茎痛。高为本,下为首,狐疝癀阴之属也。女子在于面王,为膀胱、子处之病,散为痛,抟为聚,方圆左右,各如其色形。其随而下至胝为淫,有润如膏状,为暴食不洁。圜,圆同。

此言部分之色当分男女以知其病也。男子之色在于面王,鼻端。当为小腹痛;其色见于面王之下,当为阴卵痛;其色见于面王之下,圆而且直,当为茎垂痛。凡色见于面部,高者为本,以男子属阳,阳在上也;下者为首,其色从上而之下,似物之有首者向下而行,故病在于内,即如其色,当如狐疝癀阴之属也。女子之色在于面王,当为膀胱经及妊子处之有病,即胞络宫也。其气色散者,为痛而不至成聚,若气色抟聚不散,则成聚而不止于痛。然其聚之在内者,或方或圆,或左或右,各如其外色之形耳。若其色随而下行,至于尾骶,则其病之在下者,当有淫浸之物,《素问·痿论》谓之白淫。润泽如膏之状者在也。不然则为暴食间即出不洁之物耳。何也?其下行之势,内外一致也。

左为左,右为右,其色有邪,聚散而不端,面色所指者也。

此又言部分之色当分左右,以知其邪也。凡男女之色见于左者,则病必在左;见于右者,则病必在右。其色有邪气,或聚散而不端正,一如其面色所指,即可以知其病耳。

色者,青黑赤白黄,皆端满有别乡。别乡赤者,其色赤大如榆荚,在面王,为不日。

此又言五色各有别乡,其色粗者,其病久也。别者,异也。别乡者,即分部也。所谓色者,即青黑赤白黄之色,皆端正盈满,各有分部。假如心色主赤,小肠亦赤,其色如榆荚之大,在于面王之部,则是小肠有病,非止于一日也。

其色上锐,首空向上,下锐下向,在左右如法。

此又言五色,上锐则上向,下锐则下向,而左右亦然也。色者,即上节五色也。锐,气色端尖锐也。首空者,即上文颜为庭,庭者首面也。今曰首空,犹云脑空也。

以五色命脏,青为肝,赤为心,白为肺,黄为脾,黑为肾。肝合筋,心合脉,肺合皮,脾合肉,肾合骨也。

此又言五色属于五脏,而五脏各有所合,乃为视色之总诀也。盖青色属肝,而肝合于筋,故见其色之青者,即可以知其为筋之病也。余脏仿此。

论勇第五十

内论勇怯之士,忍痛不忍痛,故名篇。

黄帝问于少俞曰:有人于此,并行并立,其年之长少等也,衣之厚薄均也,卒然遇烈风暴雨,或病或不病,或皆病,或皆不病,其故何也? 少俞曰:帝问何急? 黄帝曰:愿尽闻之。少俞曰:春青风,夏阳风,秋凉风,冬寒风。凡此四时之风者,其所病各不同形。黄帝曰:四时之风,病人如何? 少俞曰:黄色薄皮弱肉者,不胜春之虚风;白色薄皮弱肉者,不胜夏之虚风;青色薄皮弱肉,不胜秋之虚风;赤色薄皮弱肉,不胜冬之虚风也。黄帝曰:黑色不病乎? 少俞曰:黑色而皮厚肉坚,固不伤于四时之风;其皮薄而肉不坚,色不一者,长夏至而有虚风者病矣;其皮厚而肌肉坚者,长夏至而有虚风不病矣。其皮厚而肌肉坚者,必重感于寒,外内皆然,乃病。黄帝曰:善。

此言人之受邪而有病否者,以其色有不一,皮有厚薄,肉有坚脆也。少俞言:四时各有虚邪贼风,在春名为青风,在夏名为阳风,在秋名为凉风,在冬名为寒风。人之色黄、皮薄、肉弱者,主脾气不足,不能胜春之青风而为病,木来克土也。色白、皮薄、肉弱者,主肺气不足,不能胜夏之阳风而为病,火来克金也。色青、皮薄、肉弱者,主肝气不足,不能胜秋之凉风而为病,金来克木也。色赤、皮薄、肉弱者,主心气不足,不能胜冬之寒风而为病,水来克火也。其所以成病者如此。至于有不病者,正以色黑而皮厚肉坚者,不伤于四时之虚风。若色黑而皮薄肉脆者,则伤于长夏之虚风耳。长夏虚风者,见于六月,而与阳风同也,亦土能克水之义耳。彼黑色而皮厚肉坚者,虽长夏之虚风亦不能伤之也,岂特不伤于四时之风哉!但色黑而皮厚肉坚者,亦有四时而为病,必其既感于风,又重感于寒,既病于内,又感于外,始有所病,不然则未必成病也,其异于他色之易病者远矣。

黄帝曰:夫人之忍痛与不忍痛者,非勇怯之分也。夫勇士之不忍痛者,见难则前,见痛则止。夫怯士之忍痛者,闻难则恐,遇痛不动。夫勇士之忍痛者,见难不恐,遇痛不动。夫怯士之不忍痛者,见难与痛,目转面盼,恐不能言,失气,惊,颜色变化,乍死乍生。余见其然也,不知其何由,愿闻其故。少俞曰:夫忍痛与不忍痛者,皮肤之薄厚,肌肉之坚脆缓急之分也,非勇怯之谓也。难,去声。

此言人之忍痛不忍痛者,以其皮肉有不同,而非由于勇怯之故也。勇士有不忍痛者,见难虽能向前,而见痛则止。彼怯士有能忍痛者,见难虽恐,而遇痛则不动也。勇士有忍痛者,见难固不恐,而遇痛亦不动。彼怯士之不忍痛者,不分见难与痛,目转而盼,恐惧不敢出一言,退然失气,恍然而惊,颜色卒变,甚至乍死乍生也。殊不知忍痛者,正以皮厚肉坚且缓也;不忍痛者,正以皮薄肉脆且急也。岂关于勇怯之故哉!

黄帝曰:愿闻勇怯之所由然。少俞曰:勇士者,目深以固,长冲直扬,三焦理横,其心端直,其肝大以坚,其胆满以傍,怒则气盛而胸张,肝举而胆横,眦裂而目扬,毛起而面苍,此勇士之由然者也。黄帝曰:愿闻怯士之所由然。少俞曰:怯士者,目大而不减,阴阳相失,其焦理纵,䯊骬短而小,肝系缓,其胆不满而纵,肠胃挺,胁下空,虽方大怒,气不能满其胸,肝肺虽举,气衰复下,故不能久怒,此怯士之所由然者也。

此论勇怯之士所以有不同也。夫所谓勇士者,两目至深,且不转睛逃避而甚固,有长冲直扬之势,内之三焦纹理横生,心则端正而直,肝则甚大而坚,胆则汁满而横,下怯士不满而纵,则此曰满而傍者,义当为满而横也。及其怒也,气盛而胸张,肝举而胆横,眦裂而目扬,毛起而面苍,此皆勇士之所以然也。夫所谓怯士者,外目虽大而不深,开闭相失,转睛不常也,内之三焦纹理则纵,䯊骬之骨乃短而小,本经本脏云:䯊骬小短举者,心下。肝之系则缓,胆则不满而纵,肠胃则挺然而不曲,胁下则空而不坚,虽方大怒,气不能满其胸中,肝叶虽举,气衰复下,所以不能久怒,此乃怯士之所以然也。

黄帝曰:怯士之得酒,怒不避勇士者,何脏使然?少俞曰:酒者,水谷之精,熟谷之液也。其气慓悍,其入于胃中,则胃胀,气上逆,满于胸中,肝浮胆横,当是之时,固比于勇士,气衰则悔。与勇士同类,不知避之,名曰酒悖也。

此言怯士得酒而不避勇士之故也。盖酒为水谷之精,熟谷之液,此语又见营卫生会篇。其气则慓悍,故入于胃中,则胃胀,气逆胸满,肝浮胆横,斯时方将自比于勇士,而不知避之,至于酒气既衰,则悔,此之谓因酒而悖逆者耳。

背腧第五十一

论五脏之腧在背,故名篇。

黄帝问于岐伯曰:愿闻五脏之腧出于背者。岐伯曰:背中大俞在杼骨之端,肺俞在三焦之间,心俞在五焦之间,膈俞在七焦之间,肝俞在九焦之间,脾俞在十一焦之间,肾俞在十四焦之间,皆挟脊相去三寸所。则欲得而验之,按其处,应在中而痛解,乃其俞也。灸之则可,刺之则不可。气盛则泻之,虚则补之。以火补者,毋吹其火,须自灭也。以火泻者,疾吹其火,传其艾,须其火灭也。焦,当作顀。后世作脾俞,俞、输通用。毋,无同。

此言五脏之俞可灸不可刺,而有补泻之法也。五脏之俞,皆在于背,故背中大俞,在杼骨之端。大俞者,大杼穴也,去中行督脉经大椎穴左右各开一寸半。其肺俞,以中行三椎为主。心俞,以中行五椎为主。膈俞,以中行七椎为主。肝俞,以中行九椎为主。脾俞,以中行十一椎为主。肾俞,以中行十四椎为主。左右各开中行一寸半,挟中行脊骨而计之,则相去三寸所。故欲得验诸穴者,乃按其处,其中必应之,而内痛乃解,是乃五脏之各俞穴也。但灸之则可,刺之则不可。故邪气盛则泻之,正气虚则补之。凡以灸火而补之者,毋吹其火,必待其火之自灭可也。以灸火而泻之者,当疾吹其火,即传递其艾以继之,须其火之速灭可也。

卫气第五十二

内所论不止卫气，止有其浮气之不循经者，为卫气一句，今以名篇者，揭卫气之为要耳。

黄帝曰：五脏者，所以藏精神魂魄者也；六腑者，所以受水谷而行化物者也。其气内于五脏，而外络支节。其浮气之不循经者，为卫气；其精气之行于经者，为营气。阴阳相随，外内相贯，如环之无端，亭亭淳淳乎，孰能穷之？然其分别阴阳，皆有标本虚实所离之处，能别阴阳十二经者，知病之所生。候虚实之所在者，能得病之高下。知六腑之气街者，能知解结契绍于门户。能知虚石当作实。之坚软者，知补泻之所在。能知六经标本者，可以无惑于天下。

此言营卫脏腑标本之难穷，而能穷之者，可以尽病法而高天下也。人有五脏，精神魂魄赖之以藏；人有六腑，水谷等物赖之以化。六腑为表，其气内连于五脏，而外则络于支节。人有三焦，宗气积于上焦，营气出于中焦，卫气出于下焦。下焦之气，升于中焦，以达于上焦，而生此卫气。卫气阳性慓悍，行于皮肤分肉之间，乃浮而在外者也。故曰其浮气之不循经者，为卫气。营卫生会篇云：卫在脉外。中焦之气，降于下焦，而生此营气。营气阴性精专，随宗气以行于经隧之中。故曰其精气之行于经者，为营气。营在脉中。卫气昼行于阳经，夜行于阴经。营气由肺经以行于十二经，阴阳相随，外内相贯，如环无端，运行不息。亭亭乎何其理之高且虚也，淳淳乎何其理之浑且微也，孰能穷之？然所以分别阴阳诸经者，皆有标本虚实之处，故能分别手足之十二经者，必能知病之所生在何经也。能候诸经虚实之所在，必能知病之为高为下也。能知六腑之气往来有街，气有往来之街，见下文于足阳明胃经之气街。必能知所解、所结、所契、所绍之门户也。契者，合也。绍者，继也。能知病虚之为软、病实之谓坚者，必能知刺法补泻之所在也。凡此者，皆以其能知手足六经之标本故耳。真能洞察乎此，而非天下之所能惑矣。前禁服篇云可以为天下师者，此也。

岐伯曰：博哉圣帝之论！臣请尽意悉言之。足太阳之本，在跟以上五寸中，标在两络命门。命门者，目也。足少阳之本，在窍阴之间，标在窗笼之前。窗笼者，耳也。足少阴之本，在内踝下上三寸中，标在背腧与舌下两脉也。足厥阴之本，在行间上五寸所，标在背腧也。足阳明之本，在厉兑，标在人迎颊挟颃颡也。足太阴之本，在中封前上四寸之中，标在背腧与舌本也。

此先言足六经之标本也。足太阳膀胱经之本，在于足外跟以上五寸中，即附阳穴，附阳本在外踝上三寸，今曰跟上五寸，则踝下至跟有二寸，而踝上又三寸，则当是附阳穴也。其标在于两络命门。命门者，目也，即睛明穴。睛明，左右有二，故曰两络。按本经根结篇言，太阳根于至阴，结于命门，命门者，目也。足少阳胆经之本，在窍阴之间，足第四指端，去爪甲如韭叶。标在窗笼之前。窗笼者，耳也，即听宫穴也。根结篇同。足少阴肾经之本，在内踝下上三寸中，即交信穴，其标在于背肾俞穴，与舌下两脉，据根结篇当是廉泉穴也。根结篇云：少阴起于涌泉，结于廉泉。足厥阴肝经之本，在行间上五寸所，疑是中封穴，标在背之肝俞穴。根结篇云：厥阴根于大敦，结于玉英。足阳明胃经之本，在厉兑，标在人迎颊挟颃颡也。根结篇云：阳明根于厉兑，结于颡大，颡大者，钳耳也。足太阴脾经之本，在中封前上四寸之中，疑是三阴交穴，标在背之脾俞与舌本廉泉穴也。根结篇云：太阴根于隐白，结于太仓。

手太阳之本，在外踝之后，标在命门之上一寸也。手少阳之本，在小指次指之间上二寸，标在耳后上角下外眦也。手阳明之本，在肘骨中，上至别阳，标在颜下，合钳上也。手太阴之本，在寸口之中，标在腋内动也。手少阴之本，在锐骨之端，标在背腧也。手心主之本，在掌后两筋之间二寸中，标在腋下下三寸也。

此言手六经之标本也。手太阳小肠经之本，在手外踝之后，<small>疑养老穴。</small>标在命门之上一寸。<small>疑是督脉经命门上，即十三椎悬枢。</small>手少阳三焦经之本，在手小指之四指间上二寸，<small>当是腋门穴。</small>标在耳后之上角。<small>当是丝竹空。</small>手阳明大肠经之本，在肘骨中，<small>当是曲池穴。</small>上至别阳，标在颜下，合于钳上。<small>疑是胃经头维穴。</small>手太阴肺经之本，在寸口之中，即太渊穴，标在腋内动脉，即中府穴。手少阴心经之本，在锐骨之端，即神门穴，标在背之心俞穴。手心主，即手厥阴心包络经之本，在掌后两筋之间，即内关穴，标在腋下三寸，即天池穴。

凡候此者，下虚则厥，下盛则热；上虚则眩，上盛则热痛。故石<small>当作实。</small>者绝而止之，虚者引而起之。

此言治前各经标本之法也。凡候手足诸经者，在下为本，本虚则厥，盛则热；在上为标，标虚则眩，盛则热而且痛。故盛者实也，当泻之，所谓绝其邪气而止之者是也；虚者当补之，所谓引其正气而起之者是也。

请言气街：胸气有街，腹气有街，头气有街，胫气有街。故气在头者，止之于脑；气在胸者，止之膺与背腧；气在腹者，止之背腧与冲脉于脐左右之动脉者；气在胫者，止之于气街与承山、踝上以下。取此者，用毫针，必先按而在久，应于手，乃刺而予之。所治者，头痛眩仆，腹痛中满暴胀，及有新积。痛可移者，易已也；积不痛，难已也。

此言气行有街,其止有所,而有所刺之法及所治之病也。首节帝言知六腑之气街者,能知解结契绍于门户,故以四街言之。本经动输篇有四街,即此是也。街者,路也。凡气之行于头者,止之于脑。气之行于胸者,止之膺与背腧。胸之两旁为膺,背腧系膀胱经,凡五脏六腑皆有腧。气之行于腹者,止之背俞。盖五脏六腑在于腹中,而其俞穴则在于背也。又在前与足阳明胃经冲脉穴,及脐左右之动脉,即足阳明胃经之天枢穴也。气之行于足胫者,止之于气街,此即足阳明胃经之气冲穴,一穴而二名者也。及足太阳膀胱经之承山穴,在腨下一寸半。及外踝上下诸穴。然凡取此四街,宜用以九针论第七之毫针,必先按其处,而为时既久,其气应手,乃以针刺之。其所治者在头,则主头痛眩仆,在腹则主腹痛中满暴胀,及有新积。但积痛而可以移者,其病易已;若有积而不痛,则虽治之亦难已也。

论痛第五十三

内有针石、火焫之痛耐与不耐等义,故名篇。

黄帝问于少俞曰:筋骨之强弱、肌肉之坚脆、皮肤之厚薄、腠理之疏密各不同,其于针石火焫之痛何如?肠胃之厚薄坚脆亦不等,其于毒药何如?愿尽闻之。少俞曰:人之骨强、筋弱、肉缓、皮肤厚者耐痛,其于针石之痛、火焫亦然。黄帝曰:其耐火焫者,何以知之?少俞答曰:加以黑色而美骨者,耐火焫。黄帝曰:其不耐针石之痛者,何以知之?少俞曰:坚肉薄皮者,不耐针石之痛,于火焫亦然。

此言人于针石火焫,有耐痛与不耐痛之异也。毒药之胜与不胜,分见末节。针石者,古人以石为针也。火焫者,艾火也。人之骨强、筋弱、肉缓、皮肤厚者,必耐于痛,凡针石、火焫皆然也。然耐火焫者,又加以黑色而其骨美耳。人之肉坚皮薄者,不耐于痛,凡针石、火焫皆然也。

黄帝曰:人之病,或同时而伤,或易已,或难已,其故何如?**少俞曰**:同时而伤,其身多热者易已,多寒者难已。

此言人有同病,而有易已、难已之分也。盖多热则邪犹在表,故易已;多寒则邪入于里,故难已耳。

黄帝曰:人之胜毒,何以知之?**少俞曰**:胃厚、色黑、大骨及肥者,皆胜毒;故其瘦而薄胃者,皆不胜毒也。胜,平声。

此承上文,而言人于毒药有胜与不胜之异也。

天年第五十四

内以百岁为论,故名篇。

黄帝问于岐伯曰:愿闻人之始生,何气筑为基,何立而为楯,何失而死,何得而生?**岐伯曰**:以母为基,以父为楯,失神者死,得神者生也。楯,音盾。《素问·移精变气论》云:得神者昌,失神者亡。

此言人之始终,皆有所以然之故也。方其始生,赖母以为之基,坤道成物也;赖父以为之楯,阳气以为捍卫也。故失父母之神气则死,若守神气则生矣。

黄帝曰:何者为神?**岐伯曰**:血气已和,营卫已通,五脏已成,神气舍心,魂魄毕具,乃为成人。

此承上文而言人之所以得神则生也。人有血气,皆已融和,人有营卫,皆已通利,心之志为神,皆舍于心,肝之神为魂,肺之神为魄,皆已毕具,此则人之所以为人,而得此者则生也。

黄帝曰:人之寿夭各不同,或夭寿,或卒死,或病久,愿闻其道。

岐伯曰:五脏坚固,血脉和调,肌肉解利,皮肤致密,营卫之行不失其常,呼吸微徐,气以度行,六腑化谷,津液布扬,各如其常,故能长久。卒,去声。

此言人有寿夭生死之殊,当观其寿者,而可以推夭者之反是也。

黄帝曰:人之寿百岁而死,何以致之? 岐伯曰:使道队以长,基墙高以方,通调营卫,三部三里起,骨高肉满,百岁乃得终。队、隧同。使,去声。

此言人之百岁而终者之由也。使道者,水沟也,俗云人中。其队道以长。面之地部为基,耳为蔽为墙,乃高以方。营卫之气皆已通调,而面之三里,即三部也,俗云三亭。皆已耸起,其骨高,其肉满,所以百岁乃得终也。

黄帝曰:其气之盛衰,以至其死,可得闻乎? 岐伯曰:人生十岁,五脏始定,血气已通,其气在下,故好走。二十岁,血气始盛,肌肉方长,故好趋。三十岁,五脏大定,肌肉坚固,血脉盛满,故好步。四十岁,五脏六腑十二经脉皆大盛以平定,腠理始疏,荣华颓落,发颇班白,平盛不摇,故好坐。五十岁,肝气始衰,肝叶始薄,胆汁始灭,目始不明。六十岁,心气始衰,善忧悲,血气懈惰,故好卧。七十岁,脾气虚,皮肤枯。八十岁,肺气衰,魄离,故言善误。九十岁,肾气焦,四脏经脉空虚。百岁,五脏皆虚,神气皆去,形骸独居而终矣。

此言人之十岁至于三十,以渐而盛;四十至于百岁,以渐而衰也。其气在下,气盛于足之六经也。趋者,较走更疾矣。步者,较趋更缓矣。坐者,较步似倦矣。至五十岁以后,则肝生心,心生脾,脾生肺,肺生肾者,每十岁而日衰,故五十岁肝胆衰,六十岁心气衰,七十岁脾气衰,八十岁肺气衰,九十岁肾气衰,百岁五脏俱衰。善忧悲者,以心主于忧也。好卧者,卫气不精也。魄离,故以肺藏魄者,失其故处也。言善误,肺主言也。肾气焦者,水竭则焦也。

黄帝曰:其不能终寿而死者何如?岐伯曰:其五脏皆不坚,使道不长,空外以张,喘息暴疾,又卑基墙,薄脉少血,其肉不石,数中风寒,血气虚,脉不通,真邪相攻,乱而相引,故中寿而尽也。数,音朔。中,去声。

此言人之中寿而尽者,以内虚而外盛也。五脏皆脆,较之五脏坚固者异也。水沟不长,较之使道队以长者异也。其鼻孔向外而张,鼻为肺窍,肺气泄矣。师传篇云:鼻孔在外,膀胱漏泄。又肺主气,今肺气不足,故喘息而为暴疾也。基墙甚卑,较之基墙高以方者异也。脉薄血少而肉脆,较之骨高肉满者异也。数中风寒者,以其血气虚,脉道不通,所以真邪相攻而相引也。真为正气,邪为邪气也。

黄帝内经灵枢注证发微卷之七

逆顺第五十五

内论气有逆顺，用针者当顺治，不可逆治，故名篇。

黄帝问于伯高曰：余闻气有逆顺，脉有盛衰，刺有大约，可得闻乎？伯高曰：气之逆顺者，所以应天地阴阳四时五行也。脉之盛衰者，所以候血气之虚实有余不足也。刺之大约者，必明知病之可刺，与其未可刺，与其已不可刺也。

此言气有逆顺，脉有盛衰，刺有大约也。与其已不可刺者，言病既已，而不必刺也。

黄帝曰：候之奈何？伯高曰：兵法曰：无迎逢逢之气，无击堂堂之阵。《刺法》曰：无刺熇熇之热，无刺漉漉之汗，无刺浑浑之脉，无刺病与脉相逆者。黄帝曰：候其可刺奈何？伯高曰：上工刺其未生者也，其次刺其未盛者也，其次刺其已衰者也。下工刺其方袭者也，与其形之盛者也，与其病之与脉相逆者也。故曰：方其盛也，勿敢毁伤，刺其已衰，事必大昌。故曰：上工治未病，不治已病。此之谓也。

按《史记》，轩辕之时，神农氏世衰，诸侯相侵伐，轩辕乃习用干戈，以征不享。又按《龙鱼河图》云：蚩尤兄弟八十一人，兽身人语，铜铁头，食沙，威振天下。黄帝以仁不能禁止，乃仰天而叹。天遣玄女，下授黄帝兵符。《山海经》云：黄帝令应龙攻蚩尤，请风伯、雨师以从。大风雨，黄帝乃下天女曰魃以止雨，遂杀蚩尤。二书似渺，然杀蚩尤则真，宜此时亦有兵法。《刺法》曰三句，及下方其盛也四句,又见《素问·疟论》。上古治未病二句,又见《素问·四气调神论》。逢,蒲蒙切。熿,音靠,《诗·板》篇:多将熿熿。朱注云:炽盛也。

此承上文而言,病有不可刺之义也。上文有与其未可刺一句,故此节乃详明之。自上工以至下工,有此四等,正以见不可刺而刺者之为下工也。逢逢之气,势来迫而甚盛者也。堂堂之阵,阵方整而甚众者也。故无迎者,当避其来锐耳。无击者,当击其惰归耳。熿熿者,热之甚盛也。漉漉者,汗之甚多也。浑浑者,脉之未清也。此皆邪盛之时,病势与脉气相逆,所以皆不可刺也。上工方病之未生而刺之,其次则虽生而未盛亦刺之,其次则虽盛而已衰亦刺之。惟邪气方袭,或病形正盛,或病势脉气相逆,皆不可刺者也。不可刺而刺之,是之谓下工耳。按此篇与疟论皆言邪气甚盛,发为甚寒、甚热之际,不可轻刺,正以病势与脉气相逆。然则用药者,亦当先用药于寒热未至之先,不分外感内伤之寒热,皆当如此。若邪气方盛而用药,则寒药反助其寒,热药反助其热,不能解病,而适以增病矣。医者不可不知也。惜乎东垣、丹溪诸君皆未言此,所以后之医者,止有常山止疟等药则露宿早服,而其余后时而用者,误矣。愚用药,必于邪已衰、未盛之时,每获效为甚速云。

五味第五十六

篇内详论五脏所用五味之义,故名篇。

黄帝曰:愿闻谷气有五味,其入五脏分别奈何?伯高曰:胃者,五脏六腑之海也。水谷皆入于胃,五脏六腑皆禀气于胃。五味各走其所喜,谷味酸,先走肝;谷味苦,先走心;谷味甘,先走脾;谷味辛,先走肺;谷味咸,先走肾。谷气津液已行,营卫大通,乃化糟粕,以次传下。别,彼劣切。下俱同。

此言五味各先走其所喜也。肝喜酸,心喜苦,脾喜甘,肺喜辛,肾喜咸。故谷气之五味,各先走之也。其曰水谷皆入于胃,五脏六腑皆禀气于胃,即营卫生会篇所谓人受气于谷,谷入于胃,以传于肺,五脏六腑皆以受气也。其曰谷气津液已行,营卫大通,乃化糟粕,以次传下,即营卫生会篇所谓水谷者,常并居于胃中,成糟粕而俱下于大肠,而成下焦,渗而俱下,济泌别汁,循下焦而渗入于膀胱也。

黄帝曰:营卫之行奈何?伯高曰:谷始入于胃,其精微者,先出于胃之两焦,以溉五脏,别出两行营卫之道。其大气之抟而不行者,积于胸中,命曰气海,出于肺,循喉咽,故呼则出,吸则入。天地之精气,其大数常出三入一,故谷不入,半日则气衰,一日则气少矣。 别,音鳖。行,音杭。抟,音团,《周礼·矢人》:凡相笴,欲生而抟。咽,音烟。此节与本经邪客篇首节大义相同。

此言谷化精微之气者,为营气、卫气、大气,以主三焦,而气乃出多入少,故谷不得不续用也。胃纳谷气,脾乃化之,其精微之气,先出于中焦,升则行于上焦,由肺而行五脏六腑,所以灌溉五脏也。其降则中焦行于下焦而营气生,其升则下焦至于上焦而卫气生,别出两行营卫之道。其大气即宗气。之抟而不行者,积于上焦,即胸中,又名膻中。命曰气海。上气海。主出于肺,循咽喉而出入之。鼻中出气为呼,则气从是出;入气为吸,则气从是入。一呼脉行三寸,一吸脉行三寸,呼吸定息,脉行六寸,积至一昼一夜,计有一万三千五百息,则脉之一十六丈二尺者,亦积行八百十丈矣。但谷化之精气,呼则出之,天地之精气,吸则入之,其大数:谷化之精气,出之者三分,则天地之精气入之者一分,惟其出多入少,故人半日不再用谷,则谷化之精气衰，至一日则气少。故晁错曰民生一日不再食则饥者，正此意也。

黄帝曰：谷之五味可得闻乎？伯高曰：请尽言之。五谷：秔米甘，麻酸，大豆咸，麦苦，黄黍辛。五果：枣甘，李酸，栗咸，杏苦，桃辛。五畜：牛甘，犬酸，猪咸，羊苦，鸡辛。五菜：葵甘，韭酸，藿咸，薤苦，葱辛。秔，粳米。

此言五谷、五果、五畜、五菜，各有五味也。

五色：黄色宜甘，青色宜酸，黑色宜咸，赤色宜苦，白色宜辛。凡此五者，各有所宜。所谓五色者，脾病者，宜食秔米饭、牛肉、枣、葵；心病者，宜食麦、羊肉、杏、薤；肾病者，宜食大豆黄卷、猪肉、栗、藿；肝病者，宜食麻、犬肉、李、韭；肺病者，宜食黄黍、鸡肉、桃、葱。

此言五色与五味相宜，而五脏之病各有所当用也。黄色属土，甘味属土，脾亦属土，故色之黄者宜甘，而脾病者，主脾气不足，宜食谷果畜菜之甘者以益之。赤色属火，苦味属火，心亦属火，故色之赤者宜苦，而心病者，主心气不足，宜食谷果畜菜之苦者以益之。黑色属水，咸味属水，肾亦属水，故色之黑者宜咸，而肾病者，主肾气不足，宜食谷果畜菜之咸者以益之。青色属木，酸味属木，肝亦属木，故色之青者宜酸，而肝病者，主肝气不足，宜食谷果畜菜之酸者以益之。白色属金，辛味属金，肺亦属金，故色之白者宜辛，而肺病者，主肺气不足，宜食谷果畜菜之辛者以益之。此即宣明五气篇之所谓五入也。

五禁：肝病禁辛，心病禁咸，脾病禁酸，肾病禁甘，肺病禁苦。

此言五脏之味有五禁，皆五行之相克者也。金克木，故肝病禁辛。水克火，故心病禁咸。木克土，故脾病禁酸。土克水，故肾病禁甘。火克金,故肺病禁苦。此节当与《素问·宣明五气篇》之五禁、本经九针论之五裁参看。按宣明五气篇云:辛走气,气病无多食辛。咸走血,血病无多食咸。苦走骨,骨病无多食苦。甘走肉,肉病无多食甘。酸走筋,筋病无多食酸。是谓五禁。又按九针论云:病在筋,无食酸。病在气,无食辛。病在骨,无食咸。病在血,无食苦。病在肉,无食甘。

肝色青,宜食甘,秔米饭、牛肉、枣、葵皆甘。心色赤,宜食酸,犬肉、麻、李、韭皆酸。脾色黄,宜食咸,大豆、豕肉、栗、藿皆咸。肺色白,宜食苦,麦、羊肉、杏、薤皆苦。肾色黑,宜食辛,黄黍、鸡肉、桃、葱皆辛。

此又言五脏有宜食之味,皆自其所苦者而治之也。《素问·脏气法时论》云:肝苦急,急食甘以缓之;心苦缓,急食酸以收之;脾苦湿,急食苦以燥之;肺苦气上逆,急食苦以泄之;肾苦燥,急食辛以润之。至末又云:肝色青,宜食甘,粳米、牛肉、枣、葵皆甘。心色赤,宜食酸,小豆、本经作麻。犬肉、李、韭皆酸。肺色白,宜食苦,麦、羊肉、杏、薤皆苦。脾色黄,宜食咸,大豆、豕肉、栗、藿皆咸。肾色黑,宜食辛,黄黍、鸡肉、桃、葱皆辛。夫前既曰脾苦湿,急食苦以燥之,而后乃云脾色黄,宜食咸,启玄子云:究斯宜食,乃调利机关之义也。肾为胃关,脾与胃合,故假咸柔软以利其关,关利而胃气乃行,胃行而谷气方化。故脾之宜味,与各脏不同也。此节与《素问》同。

水胀第五十七

内有水与肤胀字义,故名篇。

黄帝问于岐伯曰:水与肤胀、鼓胀、肠覃、石瘕、石水,何以别之?

此帝欲明诸证之义而问之也。盖诸证病异而形相似,故宜有以别之耳。

岐伯答曰：水始起也，目窠上微肿，如新卧起之状，其颈脉动，时欬，阴股间寒，足胫肿，腹乃大，其水已成矣。以手按其腹，随手而起，如裹水之状，此其候也。

此言水之证也。病方起时，目之下为窠，俗云卧蚕。其微有所肿，如新卧起之状。大抵人之卧起者，其目窠上必肿也。颈脉即人迎穴也，此脉动于颈，而欬动于内，在阴股则冷，在足胫则肿，在上腹则大，以手按其腹，则随手而起，如裹水状，此水病已成而可验者也。按《素问·阴阳别论》云：三阴结谓之水。启玄子云：三阴结，谓脾肺之脉俱寒结也。脾肺寒结，则气化为水。又按本经五癃津液别篇有云：五谷之津液和合而为膏者，内渗入于骨空，补益脑髓，而下流于阴股。阴阳不和，则使液溢而下流于阴，髓液皆减而下，下涡过度则虚，虚故腰背痛而胫痠，阴阳气道不通，四海闭塞，三焦不泻，津液不化，水谷并于肠胃之中，别于回肠，留于下焦，不得渗膀胱，则下焦胀，水溢则为水胀。又按论疾诊尺篇言风水肤胀，视人之目窠上微肿，如新卧起状，其颈脉动，时欬，按其手足，窅而不起。则当知随手而起，为有水无风；窅而不起，为有风有水也。

黄帝曰：肤胀何以候之？岐伯曰：肤胀者，寒气客于皮肤之间，𪗱𪗱然不坚，腹大，身尽肿，皮厚，按其腹窅而不起，腹色不变，此其候也。

此言肤胀之证也。寒气客于皮肤之间，其声𪗱𪗱然而不坚，其腹大，其身尽肿，其皮厚，但按其腹则窅而不起，其腹色亦不变，此肤胀之为候也。按论疾诊尺篇之风水肤胀，当为感风而成，此肤胀者，乃曰寒气所客，似宜有风寒之异。且彼言按其手足窅而不起，此曰按其腹窅而不起，则当知窅而不起相同，特有手足与腹之异，宜详辨之。

鼓胀何如？岐伯曰：腹胀，身皆大，大与肤胀等也。色苍黄，腹

筋起，此其候也。

此言鼓胀之候也。腹胀而周身皆大，大与肤胀相等，但其色苍黄，腹中筋起为候耳。按鼓胀与肤胀等，不言按之起与不起，当亦是不起者，惟其腹筋起者为辨。又按《素问·腹中论》黄帝曰：有病心腹满，旦食则不能暮食，名为何病？岐伯曰：名为鼓胀，治之以鸡矢醴，一剂知，二剂已。此方果有奇验云。

肠覃何如？岐伯曰：寒气客于肠外，与卫气相搏，气不得营，因有所系，癖而内着，恶气乃起，瘜肉乃生。其始生也，大如鸡卵，稍以益大，至其成，如怀子之状，久者离岁，按之则坚，推之则移，月事以时下，此其候也。

此言肠覃之证也。寒气客于肠之外，卫气有时而入，寒气与卫气相搏，卫气不得营运，彼此相系，癖而内着于肠，致使恶气从兹而起，瘜肉乃生。其始生也，大如鸡卵，及其成也，如怀子之状。久者，岁以度岁，非止一岁，用手按之则坚，推之则移，附于肠外，而不在胞中，故月事以时而下，此肠覃之为候也。

石瘕何如？岐伯曰：石瘕生于胞中，寒气客于子门，子门闭塞，气不得通，恶血当泻不泻，衃以留止，日以益大，状如怀子，月事不以时下。皆生于女子，可导而下。

此言石瘕之证也。石瘕必生于胞中，正以寒气客于子门，子门闭塞，气不得通于外，恶血之在内者当泻不泻，恶血者，名为衃血，留止于胞中，日以益大，其状亦如怀子。惟石瘕生于胞中，而不在肠外，故月事不以时下，此其所以为候也。然肠覃、石瘕，皆生于女子，治之者，可导而下之。按肠覃由寒气客于肠外而始，石瘕由寒气客于子门而始。元时罗谦夫著《卫生宝鉴》，有晞露丸、见睍丸等法以治二病。

黄帝曰:肤胀、鼓胀可刺耶? 岐伯曰:先泻其胀之血络,后调其
经,刺去其血络也。

此言刺肤胀、鼓胀之法也。二胀皆有血络,须先泻之,后当分经
以调之。其有血络,又当再刺去之可也。按帝有石水之问,而伯无所答。
《素问·阴阳别论》多明少阳曰石水,少腹肿,与此同。但本篇之所谓水,则即阴
阳别论之所谓三阴结谓之水,与石水不同。

贼风第五十八

内有贼风,故名篇。

黄帝曰:夫子言贼风邪气之伤人也,令人病焉,今有其不离屏
蔽,不出室穴之中,卒然病者,非不离贼风邪气,其故何也? 岐伯曰:
此皆尝有所伤于湿气,藏于血脉之中,分肉之间,久留而不去,若有
所堕坠,恶血在内而不去,卒然喜怒不节,饮食不适,寒温不时,腠理
闭而不通。其开而遇风寒,则血气凝结,与故邪相袭,则为寒痹。其
有热则汗出,汗出则受风,虽不遇贼风邪气,必有因加而发焉。

此言人有故邪,而又有新感,虽不必有贼风邪气之甚,而亦足以
病也。贼风,即上古天真论等篇之所谓虚邪贼风也。夫以贼风邪气
伤人,而至于病者,固其常也。今有处于屏蔽室穴中,而卒然有病,
则本离于贼风邪气,而复有此病,帝之所以疑也。伯言虽非贼风邪
气之甚,然亦必有故邪与新感也。盖尝有所伤于湿气,或因堕坠,而
有恶血在其中,又猝然有喜怒、饮食、寒温各失其常,所以腠理闭而
不通也。及其腠理开,而或遇风寒,则血气凝结,与湿气恶血等之故
邪相袭,如《春秋》齐师袭莒之袭。则为寒痹。即痹论之所谓寒气胜者,
为痛痹也。斯时也,正以有热则汗出,汗出则受风,虽不遇贼风邪

气,必因有所加,而病由此发也。

黄帝曰:夫子之所言者,皆病人之所自知也,其**毋**所遇邪气,又**毋**怵惕之所志,卒然而病者,其故何也?惟有因鬼神之事乎?岐伯曰:此亦有故邪,留而未发,因而志有所恶,及有所慕,血气内乱,两气相搏,其所从来者微,视之不见,听而不闻,故似鬼神。毋,无同。恶,去声。

此言有故邪而复动于情,故病似鬼神,而非鬼神也。帝疑上文所言为病,皆病人之所自知,有等不遇邪气,无所怵惕,即卒然为病,此必有因于鬼神之事。伯言人有湿气恶血等之故邪,留而未发,因病人素所不知,因而偶有所触,或好或恶,则血气内乱,故邪与新志相搏,遂尔为病。此其所从来者甚微,非见闻之所能及,故人不知其故,而以鬼神为疑,乃似鬼神而非鬼神也。

黄帝曰:其祝而已者,其故何也?岐伯曰:先巫者,因知百病之胜,先知其病之所从生者,可祝而已也。

此承上文而言,病之所以祝由而已者,非病之由于鬼神也。夫病既非鬼神,有等祝之而可已者,正以先巫者,因知百病之胜,如运气及脏腑相克之胜气为病,又知此人病所从生,《左传》史嚚曰:神聪明正直而一者也。今即其病由祝之,遂祐其素善,鉴其诚心,而病斯已矣。

卫气失常第五十九

黄帝曰:卫气之留于腹中,稸积不行,菀蕴不得常所,使人肢胁胃中满,喘呼逆息者,何以去之?伯高曰:其气积于胸中者,上取之;积于腹中者,下取之;上下皆满者,傍取之。黄帝曰:取之奈何?伯高对曰：积于上，泻大迎、天突、喉中；积于下者，泻三里与气街；上下皆满者，上下取之，与季胁之下一寸；_{一本云季胁之下深一寸。}重者，鸡足取之。诊视其脉，大而弦急，及绝不至者，及腹皮急甚者，不可刺也。黄帝曰：善。_{菀，音郁。}

此言卫气之积于内者，有所当刺之处，及有不可刺之时也。《素问·痹论》有云：卫者，水谷之悍气也，其气慓悍滑利，不能入于脉也，故循皮肤之中，分肉之间，熏于肓膜，散于胸腹。今卫气不能行于皮肤肓膜，而乃留于腹中，稸积不行，郁蕴不得常所，使人在旁病于肢胁，在中病于胃中，则为胸为腹，在其中矣。其病膜满，发为喘呼逆息者，此皆何以去之？伯高言：凡卫气之积于胸中，当取之于上，如足阳明胃经之大迎穴，任脉经之天突、廉泉穴。积于在下之腹中，_{对胸中而言，故谓腹为下。}当取之于下，泻足阳明胃经三里、气街穴。胸中与腹中俱满，则为上下皆满，当取之于旁，及上下皆取之，即大迎、天突、廉泉、三里、气街皆是也，与季胁下一寸，即足厥阴肝经章门穴。其积重者，即攒针以刺之，如鸡足之状。然又诊视其脉，大而弦急，乃邪气正盛，宜避其来锐；若脉绝不至，则正气极衰，宜防其过泄；及腹皮急甚，亦邪盛正衰所致，皆不可轻刺之也。

黄帝问于伯高曰：何以知皮肉气血筋骨之病也？伯高曰：色起两眉薄泽者，病在皮。唇色青、黄、赤、白、黑者，病在肌肉。营气濡然者，病在血气。目色青、黄、赤、白、黑者，病在筋。耳焦枯受尘垢，病在骨。

此言皮肉气血筋骨之病，皆有可验之处也。欲知皮病，当验两眉，盖两眉间即阙中，为肺之部，而肺合于皮，故观两眉间色起薄泽者，则知病之在皮也。欲知肌肉之病，当验之唇，盖唇主于脾，而脾主肌肉,故观唇色有青、黄、赤、白、黑者,则知病之在肌肉也。欲知血气有病,当验之于营气,但营气无形,而濡然多汗,则知病之在血气也。欲知筋之有病,当验之于目,盖肝主筋,而目为肝之窍,故观目色有青、黄、赤、白、黑者,则知病之在筋也。欲知骨之有病,当验之于耳,盖肾主骨,而耳为肾之窍,故观其耳之焦枯受垢者,则知病之在骨也。

黄帝曰:病形何如?取之奈何?伯高曰:夫百病变化,不可胜数,然皮有部,肉有柱,血气有输,骨有属。黄帝曰:愿闻其故。伯高曰:皮之部,输于四末;肉之柱,在臂胫诸阳分肉之间,与足少阴分间;血气之输,输于诸络,气血留居,则盛而起筋部,无阴无阳,无左无右,候病所在;骨之属者,骨空之所以受益,而益脑髓者也。黄帝曰:取之奈何?伯高曰:夫病变化,浮沉深浅,不可胜穷,各在其处,病间者浅之,甚者深之;间者少之,甚者众之。随变而调气,故曰上工。数,上声。胜,平声。问,去声。

此承上文而言皮肉气血筋骨之病,各有病所,及有治法也。欲知皮之有病者,必有其部,盖皮之为部,输运于四支。欲知肉之有病者,必有其柱,盖肉之为柱,上则为臂,下则为胫,乃手足六阳经与足少阴肾经分肉之间也。欲知气血之有病者,必有其输,盖血气之为输,在于诸经之络穴,若气血留居,则盛而筋起,但以筋为主,不必分阴经阳经,或左或右,而止候其筋之为病耳。欲知骨之有病者,必有其属,盖骨之为属,凡一身之骨空其所受益者皆是也,而骨又与脑通,又皆所以益其脑髓耳。故取穴以刺之者,亦惟于皮肉气血筋骨,各视其处,病间者,则浅刺之而针少;病甚者,则深刺之而针多。随其变化而调之,是之谓上工也。

黄帝问于伯高曰：人之肥瘦大小寒温，有老壮少小，别之奈何？少、别，俱去声。

此帝即人之肥瘦寒温、老壮少小，而欲分别之也。大小者，身之大小也。寒温者，身寒暖也。

伯高对曰：人年五十已上为老，二十已上为壮，十八已上当作下。为少，六岁已上当作下。为小。

此伯高言人之老壮少小，以年而别之也。

黄帝曰：何以度知其肥瘦？伯高曰：人有肥有膏有肉。黄帝曰：别此奈何？伯高曰：腘肉坚，一本云腘内。皮满者，肥。腘肉不坚，皮缓者，膏。皮肉不相离者，肉。腘，音国。

此言人之有肥、有膏、有肉者之分也。肥者，犹言壮也。膝后曲处为腘。膏者，油也。脂者，骨中髓也。

黄帝曰：身之寒温何如？伯高曰：膏者，其肉淖，而粗理者身寒，细理者身热。脂者，其肉坚，细理者热，粗理者寒。

此言人身之有冷热也。大凡人之多膏者，其肉必淖，但腠理粗则其身寒，若细则身热也。人之多脂者，其肉必坚，但腠理粗则其身寒，若细则身热也。

黄帝曰：其肥瘦大小奈何？伯高曰：膏者，多气而皮纵缓，故能纵腹垂腴。肉者，身体容大。脂者，其身收小。

此言人身有肥瘦大小也。大凡人之有膏者，其气必多，而皮自纵缓，故能纵腹垂腴，此之谓肥也。反是则为瘦矣。人之有肉者，其身体自然容大，此之为大也。人之有脂者，其身必收小，此之谓小也。上文帝问肥瘦，而伯高止以肥、膏、肉三义为对，其肥瘦犹未分也。故帝于此并问之耳。

黄帝曰：三者之气血多少何如？伯高曰：膏者多气，多气者热，热者耐寒。肉者多血，多血则充形，充形则平。脂者其血清，气滑少，故不能大。此别于众人者也。

此言人之有膏、有肉、有脂者，其气血各有多少，而身之冷热遂别也。膏者，其气必多，多气则身必热，故能耐寒也。肉者，其血必多，多血则形充，而不寒不热也。脂者，其血必清，而气必滑且少，故其身形不大，而必能耐寒也。此三者必异于众，而不能多也。

黄帝曰：众人奈何？伯高曰：众人皮肉脂膏不能相加也。血与气不能相多，故其形不小不大，各自称其身，命曰众人。称，去声。

此言人之众者，其形不大不小，必其皮肉脂膏血气之不加多也。

黄帝曰：善。治之奈何？伯高曰：必先别其三形，血之多少，气之清浊，而后调之，治无失常经。是故膏人，纵腹垂腴；肉人者，上下容大；脂人者，虽脂不能大也。

此言治三形者，必别其气血之多少清浊也。三形者，即膏人、肉人、脂人也。

玉版第六十

末有著之玉版，以为重宝，故名篇。《素问》有玉版论要，亦著之玉版也。

黄帝曰：余以小针为细物也，夫子乃言上合之于天，下合之于地，中合之于人，余以为过针之意矣，愿闻其故。岐伯曰：何物大于天乎？夫大于针者，惟五兵者焉。五兵者，死之备也，非生之具。且夫人者，天地之镇也，其不可不参乎？夫治民者，亦惟针焉。夫针之与五兵，其孰小乎？按《管子》曰：蚩尤受卢山之铜，而作五兵。则黄帝时即有五兵。一弓，二殳，三矛，四戈，五戟。一云东方矛，南方弩，中央剑，西方戈，北方铢也。

此言小针合于三才者，以其较之五兵，而其功用为尤大也。五兵虽大，乃所以备死，而非平日治生之具，小针虽小，乃所以治民之生，而不待备死而后用也，较之五兵，其功用合于三才，而非可以小补言者宜矣。

黄帝曰：病之生时，有喜怒不测，饮食不节，阴气不足，阳气有余，营气不行，乃发为痈疽。阴阳不通，两热相搏，乃化为脓，小针能取之乎？岐伯曰：圣人不能使化者，为其邪不可留也。故两军相当，旗帜相望，白刃陈于中野者，此非一日之谋也。能使其民令行禁止，士卒无白刃之难去声。者，非一日之教也，须臾之得也。夫至使身被痈疽之病，脓血之聚者，不亦离道远乎？夫痈疽之生，脓血之成也，不从天下，不从地出，积微之所生也。故圣人自治于未有形也，愚者遭其已成也。黄帝曰：其已形不予遭，脓已成不予见，为之奈何？岐伯曰：脓已成，十死一生，故圣人弗使已成，而明为良方，著之竹帛，使能者踵而传之后世，无有终时者，为其不予遭也。按《史记》云：轩辕之时，神农世衰，诸侯相侵伐，轩辕习用干戈，以征不享。炎帝侵陵诸侯，黄帝与战于阪泉之野，蚩尤作乱，又与战于涿鹿之野，则旗帜白刃陈于中野者，信有之也。

此言痈疽生于积微，其已成而难化者，为其失修养之道，而圣人悯之，故必遗之以良方也。阴气者，营气也。阳气者，卫气也。惟营气不足，卫气有余，故营气不足，痈疽乃发，脓随热聚，小针难取。正以邪盛难化，犹用兵者，其谋非止于一日，其远难正在于须臾，诚不可不慎也。况生此痈疽之人，使身被痈疽，而脓血已聚，惟其远修养之道耳。讵知痈疽由微而积，圣人自治于未有成形之始，愚者则遭于既已成形之后，所以治之失其时也。然而不得与圣人相遭相见，而圣人虑其脓血已成，多死少生，乃著为良方以传之。彼小针者，虽可以治民，而非可以治痈疽也亦明矣。

黄帝曰：其已有脓血而后遭乎？不道之以小针治乎？岐伯曰：以小治小者其功小，以大治大者多害，故其已成脓血者，其惟砭石铍锋之所取也。

此言痈疽已成脓血者，惟治之以砭石、铍针、锋针而已。以小治小者其功小，故不可用小针也。以大治大者多害，故铍锋之外，不可轻用也。唯砭石者，以石为针，及铍针、锋针，皆可以取之耳。本经九针论：四曰锋针，取法于絮针。筒其身，锋其末，长一寸六分，主痈热出血。五曰铍针，取法于剑锋，广二分半，长四寸，主大痈脓两热争者也。又见本经第一篇九针十二原中。

黄帝曰：多害者，其不可全乎？岐伯曰：其在逆顺焉。黄帝曰：愿闻逆顺。岐伯曰：以为伤者，其白眼青，黑眼小，是一逆也。内纳同。药而呕者，是二逆也。腹痛渴甚，是三逆也。肩项中不便，是四逆也。音嘶色脱，是五逆也。除此五者为顺矣。便，去声。

此言痈疽之难全者，唯验其病势之五逆，而五顺可反推矣。人之目，虽为肝之外候，然又分属于五脏，其白眼属肺，今反青，是肝邪侮所不胜，当为肺气衰也。黑眼者，即眼之睛也，属于肝，今反小，乃肝气衰也，后世眼科，以两眦属心，眼白属肺，眼珠属肝，上下泡属脾，瞳子属肾，为五轮。非一逆而何？纳药而呕，乃脾气衰也，非二逆而何？腹痛者邪甚，渴甚者火盛，非三逆而何？肩属手之三阳，项属手足六阳及督脉经，今肩项不便，是阳盛阴虚也，非四逆而何？音嘶者，肺衰也，色脱者，五脏衰也，非五逆而何？若除此五者则为顺矣。

黄帝曰：诸病皆有逆顺，可得闻乎？岐伯曰：腹胀身热脉大，是一逆也。腹鸣而满，四肢清泄，其脉大，是二逆也。衄而不止，脉大，是三逆也。欬且溲血，脱形，其脉小劲，是四逆也。欬，脱形，身热，脉小以疾，是谓五逆也。如是者，不过十五日而死矣。其腹大胀，四末清，脱形，泄甚，是一逆也。腹胀便血，其脉大时绝，是二逆也。欬，溲血，形肉脱，脉搏，是三逆也。呕血，胸满引背，脉小而疾，是四逆也。欬呕腹胀，且飧泄，其脉绝，是五逆也。如是者，不过一时而死矣。工不察此者而刺之，是谓逆治。

此言诸病皆有逆顺，有五逆之半月而死者，有五逆之一时而死者，医工不可以逆治之也。腹满身热，而其脉亦大，是邪正盛也，非一逆而何？腹鸣而满，四肢清冷，后又下泄，阴证也，而其脉又大，是阴证得阳脉也，非二逆而何？衄血不止，阴证也，而其脉又大，亦阴证得阳脉也，非三逆而何？在上为欬，在下溲血，又且脱形，正气已衰也，而其脉之小者带劲，是邪犹未衰，非四逆而何？其声欬，其形脱，其身热，正衰火盛也，而脉之小者带疾，是邪亦未衰，非五逆而何？此其所以半月而死也。又有腹大而胀，四肢则冷，而其形既脱，其泄又甚，非一逆而何？腹胀于中，便血于下，乃阴证也，而其脉又大，且时绝，是大为阳脉，绝为死脉，非二逆而何？在上为欬，在下溲血，其形已脱，火盛水亏也，而脉又搏击，非三逆而何？呕血而胸满引背，脉固宜小，而小中带疾，虚而火盛也，非四逆而何？上为欬呕，中为腹胀，下为飧泄，病已虚也，而其脉则绝，非五逆而何？此其所以不及一时而死也。夫曰一时者，一周时也，乃一日之意。五逆不可刺而刺之，是谓逆治之耳。

黄帝曰：夫子之言针甚骏，以配天地，上数天文，下度地纪，内别五脏,外次六腑,经脉二十八会,尽有周纪,能杀生人,不能起死者,子能反之乎?岐伯曰:能杀生人,不能起死者也。黄帝曰:余闻之则为不仁,然愿闻其道弗行于人。岐伯曰:是明道也,其必然也,其如刀剑之可以杀人,如饮酒使人醉也,虽勿诊犹可知矣。黄帝曰:愿卒闻之。岐伯曰:人之所受气者,谷也。谷之所注者,胃也。胃者,水谷气血之海也。海之所行云气者,天下也。胃之所出气血者,经隧也。经隧者,五脏六腑之大络也,迎而夺之而已矣。黄帝曰:上下有数乎?岐伯曰:迎之五里,中道而止,五至而已,五往而脏之气尽矣,故五五二十五而竭其输矣。此所谓夺其天气者也,非能绝其命而倾其寿者也。黄帝曰:愿卒闻之。岐伯曰:阒门而刺之者,死于家中;入门而刺之者,死于堂上。黄帝曰:善乎方!明哉道!请著之玉版,以为重宝,传之后世,以为刺禁,令民勿敢犯也。阒,窥同。

此言针之能杀生人者,在于夺其五里,以竭经隧之气,此其所以为刺禁也。二十八会者,手足十二经,左右相同,共有二十四脉,加以两跷督任,共为二十八会也。世有能于生人则杀之,死人则不能起之,此问之者固为不仁,而闻之而弗行,正所以明道也。故能杀生人之缪,真如刀剑之杀人,如酒之醉人,虽勿诊视之,而可以预知也。何也?试观海之行云气者,本于地气上为云,而后云气行于天之下也。胃之有气血,本于谷气所化,而后血气行于十二经之隧也。是经隧者,诚为五脏六腑之大脉络耳。迎其气之来,而有以夺之,则能杀生人矣。故究其上下各经之数,上下,手足也。不必尽脏腑之穴以刺之,止即五里穴以夺其气,按五里系手阳明大肠经穴,肘上三寸,向里大脉中央。前本输篇云:尺动脉在五里,五输之禁也。《素问·气穴论》云:大禁二十五,在天府下五寸。约至中道而止针,候其气之来者,五至而已,针凡五往以夺之，而此脏之气尽矣。及夺至二十五次，而五脏输穴之气皆已竭矣。此乃夺其天气，非由命之自绝，寿之自倾，实所以杀此生人也。又何也？吾窥门而见其刺，其人当死于家中；吾入门而见其刺，其人当死于堂上。死之最易，又如是耶！

五禁第六十一

内有五禁、五夺、五过、五逆、九宜等法，然以五禁为首，故名篇。

黄帝问于岐伯曰：余闻刺有五禁，何为五禁？岐伯曰：禁其不可刺也。黄帝曰：余闻刺有五夺。岐伯曰：无泻其不可夺者也。黄帝曰：余闻刺有五过。岐伯曰：补泻无过其度。黄帝曰：余闻刺有五逆。岐伯曰：病与脉相逆，命曰五逆。黄帝曰：余闻刺有九宜。岐伯曰：明知九针之论，是谓九宜。

此言刺家有五禁、五夺、五过、五逆、九宜之分也。

黄帝曰：何谓五禁？愿闻其不可刺之时。岐伯曰：甲乙日自乘，无刺头，无发蒙于耳内；丙丁日自乘，无振埃于肩喉廉泉；戊己日自乘四季，无刺腹去爪泻水；庚辛日自乘，无刺关节于股膝；壬癸日自乘，无刺足胫。是谓五禁。

此详言五禁之实也。天干应于人身，头为甲乙；肩喉为丙丁；戊己为手足四肢，合辰戌丑未之四季；庚辛应股膝；壬癸应足胫。故凡天干自乘之日，皆无刺之。发蒙、振埃，俱刺法名目，见本经刺节真邪篇。

黄帝曰：何谓五夺？岐伯曰：形肉已夺，是一夺也；大夺血之后，是二夺也；大汗出之后，是三夺也；大泄之后，是四夺也；新产及大血之后，是五夺也。此皆不可泻。

此详言五夺之实也。泻者,针之泻去也。然用药亦犹是矣。

黄帝曰:何谓五逆? 岐伯曰:热病脉静,汗已出,脉盛躁,是一逆也;病泄,脉洪大,是二逆也;著痹不移,腘肉破,身热,脉偏绝,是三逆也;淫而夺形,身热,色夭然白,及后下血衃,血衃笃重,是谓四逆也;寒热夺形,脉坚搏,是谓五逆也。著,着同。

此详言五逆之实也。凡热病者,脉宜洪,今反静,是邪盛正衰也;汗已出,脉宜静,今反盛躁,是邪气犹盛也,是一逆也。凡病泄者,脉宜静,今反洪大,是邪气犹盛也,是二逆也。着痹不能转移,其腘肉已破,其身热,脉宜洪盛,今已偏绝,盖偏则一手全无,绝则二手全无也,是三逆也。人有好淫而形肉已夺,其身发热,其色夭然而白,又乃去后复有衃血,其血之凝黑者且多而笃重,是四逆也。人有久发寒热,而形体已夺,脉软则邪散,今坚而且搏,是谓五逆也。

动输第六十二

内论手太阴、足少阴、足阳明之输穴独动不休,故名篇。

黄帝曰:经脉十二,而手太阴、足少阴、阳明独动不休,何也? 岐伯曰:是明胃脉也。胃为五脏六腑之海,其清气上注于肺,肺气从太阴而行之。其行也,以息往来,故人一呼脉再动,一吸脉亦再动,呼吸不已,故动而不止。黄帝曰:气之过于寸口也,上十焉息? 下八焉伏? 何道从还? 不知其极。岐伯曰:气之离脏也,卒然如弓弩之发,如水之下岸,上于鱼以已同。反衰,其余气衰散以已同。逆上,故其行微。

此因帝问肺肾胃经之脉独动不休,而先以肺言之也。手足经脉,共有十二,唯手太阴肺经、足少阴肾经、足阳明胃经其脉独动不休,即如肺之太渊、肾之太溪、胃之冲阳,诚动之不休也。他经之脉行之甚微,似有所休,故问耳。伯乃以肺经言之。盖肺脉虽行于肺,而实始之于胃,是必明之于胃脉,而后可以知肺脉也。胃为五脏六腑之海,受水谷之气,以生精微之气,其积于上焦者,名曰宗气;又名大气。其由中焦以降于下焦而生者,名曰营气,所谓清者为营是也,故此篇遂名之曰清气;出下焦以升于中上二焦而生者,名曰卫气,所谓浊者为卫是也,故下节名曰悍气。是清气随宗气以行于经脉之中,始从中焦注于肺,从太阴经而行之,由是而行于手阳明大肠经、足阳明胃经、足太阴脾经、手少阴心经、手太阳小肠经、足太阳膀胱经、足少阴肾经、手厥阴心包络经、手少阳三焦经、足少阳胆经、足厥阴肝经,又自肝经以行于肺经。其行也,以息往来,盖一呼一吸总为一息,惟其一呼脉乃再动,一吸脉亦再动,一呼一吸脉乃四动,闰以太息,脉乃五动,呼吸不已,故动而不止。良由寸口者,即手太阴经之太渊穴,十二经脉必会于此,此脉之所动而不休也。然脉之过于寸口也,上之从息而行者可拟十分,下之伏于脏内者可拟八分,但不知其何道而来,何道而还,罔有抵极,帝之所以复问也。大义见本经经脉篇,本帝所言,而此又问者,岂明而欲复明耶?抑亦此问在经脉篇前耶?伯言脉气之离于各脏也,如矢之离于弓弩,如水之下于岸,矢发则往,水下则流,及其会于寸口,上于鱼际,则会于肺经矣。又从肺经而行之,一昼一夜共五十度,但其上鱼之际,十焉在息,下鱼之后,八焉伏脏,故上鱼既已,则气似反衰。及其余气衰散既已,则又逆而上之于鱼,是以各经上鱼之后,行之甚微,惟肺则为百脉所朝而独动不休者,非他经之可同也。

黄帝曰:足之阳明,何因而动? 岐伯曰:胃气上注于肺,其悍气

上冲头者,循咽,上走空窍,循眼系,入络脑,出颅,下客主人,循牙车,合阳明,并下人迎,此胃气别走于阳明者也。故阴阳上下,其动也若一。故阳病而阳脉小者为逆,阴病而阴脉大者为逆。故阴阳俱静俱动,若引绳相倾者病。 颅,《玉篇》《海篇》音坎,皆释云饥黄起行,今日出颅,及本经癫狂等篇皆有颅痛,此必有定所,疑是颅、颔通用,当读颅为颔。

　　此言胃脉动之不休也。三焦之气,皆从胃气而生,营气随宗气,以上注于肺而行之;其悍气者,卫气也,卫气受气于上焦,为纯阳之气,慓悍滑利,夭明目张则上冲于头,循内咽喉,上走空窍,循于眼系,以出于足太阳膀胱经之睛明穴,历攒竹、曲差、五处、承光、通天、络却等穴,入络于脑,复出于颔下足少阳胆经之客主人,一名上关,耳前起骨上廉,开口有空,张口取之乃得。循胃经之牙车,一名机关,一名曲牙,耳下曲颊端,耳前陷中,开口有空。今牙车当是颊车。合于阳明之经隧,并下胃经之人迎,一名五会,颈大脉动应手,夹结喉两旁一寸半,仰而取之,以候五脏气。此虽卫气所行,实内之胃气出而别走于阳明之经隧者也。故其昼行于阳经,夜行于阴经。然阴阳升降,其动也若一,故人有阳病,脉宜洪大,其胃脉反小者为逆,以阳病宜见阳脉也。人有阴病,脉宜沉细,其胃脉反大者为逆,以阴病宜见阴脉也。故阳病而俱静,阴病而俱动,若引绳以相倾者必病。此胃脉所以动之不休,而亦可以验诸病也。以卫气之行,即胃气以为之主耳。

　　黄帝曰:足少阴何因而动?岐伯曰:冲脉者,十二经之海也。与少阴之大络起于肾下,出于气街,循阴股内廉,邪 斜。**入腘中,循胫骨内廉,并少阴之经,下入内踝之后,入足下。其别者,邪入踝,出属跗上,入大指之间,注诸络以温足胫,此脉之常动者也。**

　　此言肾脉动之不休也。脉有奇经者八,其冲脉者,为十二经之海,与足少阴肾经之大络起于肾下,出于足阳明胃经之气街,即气冲,归来下二寸,夹脐相去四寸,鼠鼷上一寸,动脉应手宛宛中。复循阴股内廉,斜入膝后曲处之腘中,循胫骨内廉,并本经少阴之经,下入内踝之后,经复溜、水泉、照海、大钟等穴,入于足下之涌泉。其别支者,方其斜入内踝之时,出而属于足面之跗上,入大指之间,注诸络以温足胫,此肾脉之所以常动不休也。由此观之,则肺脉动之不休者,以营气随宗气而行诸经,其诸经之脉朝于肺也。胃脉动之不休者,以卫气出于胃而行之不已也。肾脉动之不休者,以冲脉与肾脉并行而行之不已也。此其所以异于诸经也欤?

黄帝曰:营卫之行也,上下相贯,如环之无端。今有其卒然遇邪气,及逢大寒,手足懈惰,其脉阴阳之道,相输之会,行相失也,气何由还?岐伯曰:夫四末阴阳之会者,此气之大络也。四街者,气之径路也。故络绝则径通,四末解则气从合,相输如环。黄帝曰:善。此所谓如环无端,莫知其纪,此之谓也。

此言营卫之行相输如环,非邪气大寒之所能失也。帝问营气随宗气,以行于经隧之中,始于手太阴而终于足厥阴,卫气行于各经皮肤分肉之间,始于足太阳而终于足太阴,阴阳诸经相贯而行,如环无端。但卒然遇邪气大寒,则手足懈惰,其脉气所行阴阳之路,输运之会,宜乎其相失也,则营气何由而还,复欲始于手太阴以终于足厥阴?卫气亦何由而还,复欲始于足太阳以终于足太阴者?难矣!伯言四肢为四末,如谓木枝为末。乃阴阳诸经所会,而为营卫二气之大络也。四街者,即本经卫气篇之所谓胸气有街,腹气有街,头气有街,胫气有街者是也。此四街为营卫二气之径路,故大络虽或阻绝,而径路则自相通,彼逢邪气大寒之时,手足固尝懈惰,及懈惰已毕而少解,则二气复从而合,相输如环,尚何相失之有哉!

五味论篇六十三

内论五味各有所走,故名。

黄帝问于少俞曰:五味入于口也,各有所走,各有所病。酸走筋,多食之令人癃;咸走血,多食之令人渴;辛走气,多食之令人洞心;苦走骨,多食之令人变呕;甘走肉,多食之令人悗心。余知其然也,不知其何由,愿闻其故。悗,闷同。

此帝即五味各有所走,而多食各有所病者问之也。癃,小便不通也。洞心者,心内空也。悗心者,心内闷也。

少俞答曰:酸入于胃,其气涩以收,上之两焦弗能出入也,不出即留于胃中,胃中和温,则下注膀胱,膀胱之胞薄以懦,得酸则缩绻,约而不通,水道不行,故癃。阴者,积筋之所终也,故酸入而走筋矣。宣明五气篇云:酸走筋,筋病无多食酸。

此答言酸之多食令人癃也。盖酸之气味,涩滞而收敛,既入于胃之中脘,则上两焦,即上中二焦也。凡篇内言三焦者,俱营卫生会篇之三焦,非后三焦。其气味弗遽能出入,乃留于胃中,久则胃中和温,而下注膀胱。膀胱为胞之室,胞在其中,其体薄,其气懦,得此酸味,则缩而且绻,所以约而不通,水道不行而为癃也。至于外而为阴器者,乃一身之筋于此而终,彼肝既主筋,又主于酸,故酸入则走筋,其阴器亦有所约,而小便不利矣,岂特膀胱之在内者为然哉!

黄帝曰:咸走血,多食之令人渴,何也?少俞曰:咸入于胃,其气上走中焦,注于脉,则血气走之,血与咸相得则凝,凝则胃中汁注之,注之则胃中竭,竭则咽路焦,故舌本干而善渴。血脉者,中焦之道也,故咸入而走血矣。又见宣明五气篇。

此言多食咸之令人渴也。盖咸入于胃,其气上走于中焦,入之为脉,必由中焦而始。今咸走中焦,则必注于脉,脉行而血气随之以走,惟血与咸味相得则凝,世俗宰牲加盐以凝血者为此。凝则血燥,而胃中之汁注以润之,由是胃中之汁竭,竭则咽路枯焦,故舌根干而善渴也。血脉为中焦之路,故咸入而走于血耳。

黄帝曰:辛走气,多食之令人洞心,何也? 少俞曰:辛入于胃,其气走于上焦,上焦者,受气而营诸阳者也。姜韭之气熏之,营卫之气不时受之,久留心下,故洞心。辛与气俱行,故辛入而与汗俱出。宣明五气篇云:辛走气,气病无多食辛。

此言多食辛者令人洞心也。盖辛入于胃,其气必走于上焦,上焦者,受气而运诸阳者也。故辛味既走于上焦,则不得不走于气耳。即如姜韭者,气味之辛者也。营气由中焦而生,必上随宗气以行于经隧之中,卫气由下焦而生,亦必出而行于分肉之间,所以不时受此辛味之气也。惟此姜韭之气,久留心下,则物在心下而气熏于上焦,上焦气轰,心内似空,故多食辛者必洞心也。且此辛气与心中之气相得而俱行,辛入则汗必出,汗之出者,以气之出也,其心安得而不洞乎?

黄帝曰:苦走骨,多食之令人变呕,何也? 少俞曰:苦入于胃,五谷之气皆不能胜苦,苦入下脘,三焦之道皆闭而不通,故变呕。齿者骨之所终也,故苦入而走骨,故入而复出,知其走骨也。宣明五气篇云:苦走骨,骨病无多食苦。

此言多食苦者令人呕也。盖苦入于胃,而胃中五谷之气皆不能胜此苦味,故苦入下脘,则上中下焦之气皆闭而不通,遂使五谷在胃者气味不和,所以变而为呕也。况齿者乃骨之所终,故苦入则走骨,走骨则走齿,今入而复出者,即从齿出也,此可以知苦之必走骨矣。

黄帝曰:甘走肉,多食之令人悗心,何也? 少俞曰:甘入于胃,其气弱小,不能上至于上焦,而与谷留于胃中者,令人柔润者也。胃柔则缓,缓则〔蛊〕动,〔蛊〕动则令人悗心。其气外通于肉,故甘走肉。

蛊作虫。宣明五气篇云:甘走肉,肉病无多食甘。

此言多食甘者令人悗心也。盖甘入于胃,则甘本属土,其性主柔,故甘味之气最弱而小,不能上至于上焦,而与五谷留于中脘,所以胃气亦柔润也。胃柔则气缓,气缓则虫因味甘食在而动,虫动则心自闷耳。且所谓甘走肉者,甘既属土,土主于肉,肉在于外,甘味之气必走而聚之也。内与外不相通,其心安得而不闷乎?

黄帝内经灵枢注证发微卷之八

阴阳二十五人第六十四

内有阴阳二十五人之别,故名篇。

黄帝曰:余闻阴阳之人何如?伯高曰:天地之间,六合之内,不离于五,人亦应之。故五五二十五人之政,而阴阳之人不与去声。焉。其态又不合于众者五,余已知之矣。愿闻二十五人之形,血气之所生别,去声。而以候从外知内何如?岐伯曰:悉乎哉问也!此先师之秘也,虽伯高犹不能明之也。黄帝避席遵循而却曰:余闻之,得其人弗教,是谓重失;得而泄之,天将厌之。余愿得而明之,金柜藏之,《素问》有金匮真言论,其匮不从本义,盖同也。《书经》蔡注释金縢,亦以为金縢之匮。不敢扬之。岐伯曰:先立五形,金木水火土,别去声。其五色,异其五形之人,而二十五人具矣。黄帝曰:愿卒如字,尽也。闻之。岐伯曰:慎之慎之,臣请言之。

此帝述伯高之言,以问五行之人,而岐伯遂举其端以言之也。帝以天地之道曰阴与阳,而人身应之,故尝以人之为阴为阳者,问之于伯高。彼谓天地之间,太极分为阴阳,阴阳分为五行,故五行一阴阳,阴阳一太极,所以天地人之理,举不外乎五行,而人身与之相应。五行之中,各有其五,即如属木者为主,而木分左之上下、右之上下,则为五矣。五行各五,计有二十五人之式,而彼阴阳和平之人不与也。大凡五行,各有体态,众人不能相合,但其形之所以异,血气之所以生别,而欲由外知内,此伯高之所未及,而帝之所以复问也。伯言先立五形,有金木水火土之异,而别其五色,异其五等,则二十五等之人可知矣。

木形之人,比于上角,似于苍帝。其为人:苍色,小头长面,大肩背,直身,小手足,好有才,劳心,少力,多忧,劳于事,能音耐,下同。《礼·礼运》:圣人耐以天下为一家。其耐读为能。古盖能、耐通用。**春夏,不能秋冬,感而病生,足厥阴佗佗然。太角之人,比于左足少阳,少阳之上遗遗然。左角之人,比于右足少阳,少阳之下随随然。**一日少角。**钛角之人,比于右足少阳,少阳之上推推然。**一日右角。**判角之人,比于左足少阳,少阳之下栝栝然。**钛,音大,犹杭之俗人语大为情。判,义同半。

此言木形人有五,有全偏之分也。自木形之人,对下四者则曰全。若较本经通天篇所谓阴阳和平之人,则是阴阳合德之圣人,此又非其所较也。观火形之不寿暴死,水形之欺绐戮死,可知其为偏矣。下四形仿此。木形之人,木气之全者也。下文四股则偏矣。木主东方,其音角,其色苍,故木形之人当比之上角,似于上天之苍帝。色苍者,木之色苍也。头小者,木之巅小也。面长者,木之体长也。肩背大者,木之枝叶繁生,其近肩之所阔大也。身直者,木之体直也。小手足者,木之枝细,而根之分生者小也。此自其体而言耳。好有才者,木随用而可以成材也。力少者,木必易摇也。言多忧而外劳于事者,木不能静也。耐春夏者,木以春夏适当盛也。不耐秋冬者,木以秋冬而雕落也。此自其时而言耳。故秋冬有感于邪,则病易生。肝经属足厥阴为风木,故足厥阴经之分肉形体佗佗然,有安重之义。按《诗经·国风·君子偕老》篇云:委委佗佗。朱注云:雍容自得貌。此以脏言,主也,全也;下以腑言,用也,偏也。盖足少阳胆经与足厥阴肝经为表里,此以上文言音之全,故曰上角;下言太角、少角、钛角、判角,犹阴阳之生,为太少四象也。足少阳者,胆经之分肉腑脉也。后有足少阳之上,气血盛则通髯美长,血多气少则通髯美短,血少气多则少须,血气皆少则无须等语也。此足少阳之上者,正指胆经之脉,凡经脉穴道之行于上体者是也。其曰左足少阳之上者,盖太角为左之上耳。下文以判角为左足少阳之下,则又以左之上下而分之也。比者,拟议之谓。盖以人而拟角,故谓之曰比。曰遗遗然者,如有所遗失然,行之不骤而驯也。少角之人者,以右比左,故谓之少。后言足少阳之下,血气盛则胫毛美长,外踝肥;血多气少则胫毛美短,外踝皮坚而厚;血少气多则胻毛少,外踝皮薄而软;血气皆少则无毛,外踝瘦无肉等语,则此足少阳之下者,正指胆经之脉,凡经脉穴道之行于下体者是也。夫在上则曰须髯发,在下则曰胫胻毛踝,此上下之所由辨也。随随然者,言相随以行,而亦有安重之义也。钛角者,即少角之右生者也,一本谓之右角者是也。推推然者,比之随随然者,似有向前之义耳。判角者,太角之下也。左足少阳之下,即胆之经脉穴道行于下体者是也。栝栝然者,其体有度也。

火形之人,比于上徵,音支。**似于赤帝。其为人:赤色,广䏖,**音引,去声。**锐面,小头,好肩背髀腹,小手足,行安地,疾心,行摇肩,背肉满,有气,轻财,少信,多虑,见事明,好颜,急心,不寿暴死,能春夏,不能秋冬。秋冬感而病生,手少阴核核然。质徵之人,比于左手太阳,太阳之上肌肌然。**一曰太徵。**少徵之人,比于右手太阳,太阳之下慆慆然。**音滔。《诗经·东山》篇有:慆慆不归。朱注以慆慆为久意,今此言之滔滔,从水为宜。**右徵之人,比于右手太阳,太阳之上鲛鲛然。**一曰熊熊然。**质判之人,比于左手太阳,太阳之下支支颐颐然。**一曰质徵。

　　此言火形之人,有全偏之分也。火主南方,其音徵,其色赤,故火形之人似于上天之赤帝。色赤者,火之色赤也。胭者,脊肉也。广胭者,火之中势炽而广大也。面锐头小者,火之炎上者必锐且小也。好肩背髀腹者,火之自下而上,渐大而狭,故谓之好也。手足小者,火之旁及者势小也。行安地者,火必着地而起也。疾心者,火势猛也。行摇肩者,火之势摇也。背肉满者,即广胭之义也。有气者,火有气势也。此自其体而言耳。轻财者,火性易发而不聚也。少信者,火性不常也。多虑而见事明者,火性明通而旁烛也。好颜者,火色光明也。急心者,火性急也。不寿暴死者,火势不久也。耐春夏者,火令行于暑时也。不耐秋冬者,火畏水也。此自其性而言耳。故秋冬有感于邪则病易生。手少阴心经属火,其经脉穴道之行于分部者,若核核然有真实之义。下文言手太阳小肠经者,以心与小肠为表里耳。质徵之人者,一本之所谓太徵之人者是也。后有手太阳之上,血气盛则多须,面多肉以平,血气皆少则面瘦恶色等语,则此手太阳之上,即指小肠经之脉,凡经脉穴道之行于上体者是也。肌肌然者,此经分部有肌肉充满之义也。少徵之人者,生为太徵,而此当为少徵也。后有手太阳之下,血气盛则掌肉充满,血气皆少则掌瘦以寒等语,则此手太阳之下,即小肠经之脉,凡经脉穴道之行于下体者是也。滔滔者,饶洽之义也。右徵之人者,以其居右之上也。鲛鲛者,踊跃之义也。质判之人者,以其居质徵之下,故曰质判,判亦半之义也。支支者,支持之义;颐颐者,垂下之义也。

　　土形之人,比于上宫,似于上古黄帝。其为人:黄色圆面,大头,美肩背,大腹,美股胫,小手足,多肉,上下相称,去声**。行安地,举足浮,安心,好**去声**利人,不喜权势,善附人也。能秋冬不能春夏,春**

夏感而病生。足太阴敦敦然。太宫之人,比于左足阳明,阳明之上婉婉然。加宫之人,比于左足阳明,阳明之下坎坎然。少宫之人,比于右足阳明,阳明之上枢枢然。左宫之人,比于右足阳明,阳明之下兀兀然。

　　此言土形之人,有全偏之分也。中央主土,其音宫,其色黄,故土形之人比于上宫,似于上古之黄帝。曰上古者,以别于本帝也。色黄者,土之色黄也。面圆者,土之体圆也。头大者,土之体平也。肩背美者,土之体厚也。腹大者,土之体阔大也。股胫美者,土之体肥也。小手足者,土本大亦可以小也。多肉者,土主肉。上下相称者,土自上而下,其体如一也。行安地者,土体安重也。举足浮者,土扬之则浮也。此自其体而言耳。安心者,土不轻动也。好利人者,土以生物为德也。不喜权势善附人者,土能容垢纳污,不弃贱趋贵也。耐秋冬者,土喜滋润也。不耐春夏者,土畏亢燥也。故春夏有感于邪则病易生,此自其性而言耳。足太阴者,脾经也。其经脉穴道所行之分部,皆敦敦然有敦重之义,犹《素问·五常政大论》篇之所谓敦阜也。下文言足阳明胃经者,以脾与胃为表里耳。太宫之人者,居左之上,当为太宫也。后有足阳明之上,血气盛则髯美长,血少气多则髯短,故气少血多则髯少,血气皆少则无髯,两吻多画等语,则此足阳明之上,乃胃经之脉,凡经脉穴道之行于上体者是也。婉婉者,有委曲之义也。加宫者,居左太宫之下也。后有足阳明之下,血气盛则下毛美长至胸,血多气少则下毛美短至脐,血少气多则肉而善瘃,血气皆少则无毛,有则稀枯悴,善痿厥足痹等语,则此足阳明之下,乃胃经之脉,凡经脉穴道之行于下体者是也。坎坎者,亦持重之义也。少宫居于右,故曰少枢。枢者,有拘守之义也。

左宫之人,当为右宫之人。兀兀者,独立不摇之义也。

金形之人,比于上商,似于白帝。其为人:方面,白色,小头,小肩背,小腹,小手足,如骨发踵外,骨轻,身清廉,急心,静悍,善为吏。能秋冬不能春夏,春夏感而病生。手太阴敦敦然。钛商之人,比于左手阳明,阳明之上廉廉然。右商之人,比于左手阳明,阳明之下脱脱然。左商之人,比于右手阳明,阳明之上监监然。少商之人,比于右手阳明,阳明之下严严然。

此言金形之人,有全偏之分也。西方主金,其音商,其色白,故金形之人比于上商,似于上天之白帝。面方者,金之体方也。色白者,金之色白也。曰头、曰肩背、曰腹俱小者,金体沉重而不浮大也。手足小,如骨发踵外者,金之旁生者必小,而其足跟之外,如另有小骨发于踵外也。骨轻者,金无骨,故其骨则轻也。身清廉者,金之体冷,而廉静不染他污也。此自其体而言耳。急心者,金性至急也。静悍者,金之性不动则静,动之则悍也。善为吏者,金主肃杀有威也。耐秋冬者,金令王于凉寒之候也。不耐春夏者,金畏火也。故春夏有感于邪则病易生,此自其性而言耳。手太阴肺经属金,凡其经脉穴道所行之分部,当敦敦然有敦重之义也。足手太阴皆曰敦敦然。下文言手阳明大肠经者,以肺与大肠相表里耳。钛商之人,上文以钛角属右,则此当云大商之人也。后有手阳明之上,血气盛则髭美,血少气多则髭恶,血气皆少则无髭等语,则此手阳明之上,凡经脉穴道之行于上体者是也。廉廉然者,有棱角之义也。右商之人,疑是左商之人也。后有手阳明之下,血气盛则腋下毛美,手鱼肉以温,气血皆少则手瘦以寒等语,则此手阳明之下,乃大肠经之经脉穴道行于下体者是也。脱脱然者,无累之义也。左商之人,当是右商之人也。

监监然者,有所制也。严严然者,不敢肆也。

水形之人,比于上羽,似于黑帝。其为人:黑色,面不平,大头,廉颐,小肩,大腹,动手足,发行摇身,下尻长,背延延然,不敬畏,善欺给人,戮死。能秋冬不能春夏,春夏感而病生。足少阴汗汗然。大羽之人,比于右足太阳,太阳之上颊颊然。小羽之人,比于左足太阳,太阳之下纡纡然。众之为人,比于右足太阳,太阳之下洁洁然。桎之为人,比于左足太阳,太阳之上安安然。

此言水形之人,有全偏之分也。北方主水,其音羽,其色黑,故水形之人,比于上羽,似于上天之黑帝。色黑者,水之色黑也。面不平者,水上有波也。头大者,水面不锐也。颐廉有角者,水流四达也。肩小者,水之自高而泻下者,其高处不大也。腹大者,水之腹大而善藏物也。手足动及发行必摇身者,水流而达也。下尻长者,水流必长也。背延延然者,亦长意也。此自其体而言耳。不敬畏者,水决而不可遏也。善欺给者,水性不实也。戮死者,水灭体消也。耐秋冬者,水以秋冬不亏也。不耐春夏者,水以火而沸也。此自其性而言耳。故春夏有感于邪则病易生。足少阴肾经属水,故其经脉分部皆汗汗然如有所依着也。下文言足太阳膀胱经者,以肾与膀胱为表里耳。大羽之人,比于右足太阳者,当为左足太阳也。后有足太阳之上,血气盛则美眉,眉有毫毛;血多气少则恶眉,面多少理;血少气多则面多肉;血气和则美色等语,则此足太阳之上者,凡膀胱经经脉穴道之行于上体者是也。颊颊然者,其盈满如两颊也。小羽者,少羽也。比于左足太阳,后有足太阳之下,血气盛则跟肉满,踵坚;气少血多则瘦,跟空;血气皆少则善转筋,踵下痛等语,则此足太阳之下,凡膀胱经经脉穴道之行于下体者是也。纡纡然者,有周旋之义也。众之为人、桎之为人，未详。意水形之人为戮死，则此曰众者，常人也。曰桎者，受桎梏之人也。洁洁然者，独行之义也。安安然者，自如之义也。

是故五行之人，二十五变者，众之所以相欺者是也。

此总结上文五行之人，有二十五等之异者，乃众人之难辨而易欺者也。

黄帝曰：得其形不得其色何如？岐伯曰：形胜色、色胜形者，至其胜时、年加，感则病行，失则忧矣。形色相得者，富贵大乐。黄帝曰：其形色相胜之时，年加可知乎？岐伯曰：凡年忌下上之人，大忌常加。七岁、十六岁、二十五岁、三十四岁、四十三岁、五十二岁、六十一岁，皆人之大忌，不可不自安也。感则病行，失则忧矣。当此之时，无为奸事，是谓年忌。

此言形色贵于相得，或有相胜者，而复加年忌，则轻者病，而重者忧也。上文言五行之形，则已得其形也。但形与色必有相得，若得其形，而犹未得其色，帝之所以疑也。伯言人有形胜色者，如木形人而黄色现也。有色胜形者，如木形人而白色现也。但此等之人，不以本形之本色相见，而有他色来见，至其形色相胜之时，值有年忌相加，则感之而病行，倘有疏失，则甚可忧矣。如得本形本色相得者，其年当富贵大乐也。帝又以形色相胜之时，年忌相加者为问，伯言凡所谓年忌者，乃各经下上之人，大忌其常加也。如太角之人，比于左足少阳之上；判角之人，比于左足少阳之下，是属木之人也。遇下文所值之年，而其色青，是谓形色相得者，富贵大乐。其色黄者，是谓形胜色；其色白者，是谓色胜形，而复有年忌相加，此感则病行，而失则可忧也。年忌何如？大凡人方七岁，是阳之少也，再加九岁乃十六岁,再加九岁乃二十五岁,再加九岁乃三十四岁,再加九岁乃四十三岁,再加九岁乃五十二岁,再加九岁乃六十一岁,盖九为老阳,而阳极必变,故此皆为人之大忌,不可不自安其分也。当此各年之时,毋为奸淫之事,犹可自免,否则形色不相得而相胜,值此年忌加之,斯感则病行,而失则忧矣。

黄帝曰:夫子之言,脉之上下,血气之候,以知形气奈何?岐伯曰:足阳明之上,血气盛则髯美长;血少气多则髯短;故气少血多则髯少;血气皆少则无髯,两吻多画。足阳明之下,血气盛则下毛美长至胸;血多气少则下毛美短至脐,行则善高举足,足指少肉,足善寒;血少气多则肉而善瘃;血气皆少则无毛,有则稀枯瘁,善痿厥足痹。

瘃,音祝。《释文》云:手足中寒疮也。吻,音刎。悴,瘁同。

此言足阳明之体有上下,而气血多少必见于外形也。足阳明者,胃经也。足阳明之上,凡经脉穴道之行于上体者,如巨窌穴挟鼻旁,地仓穴挟口吻,皆谓之上,而髯之所生者也。上唇之所生者为髯。故血气皆盛,则髯美且长;如血少气多,则髯虽有而必短;若气少血多,则髯虽有而必少;至于血气皆少,则其髯全无,止两吻多画耳。吻者,口旁也。足阳明之下,凡经脉穴道之行于下体者,如归来穴在水道之下,气冲穴在鼠鼷之上,乃下毛之所生也。故血气皆盛,则下毛必美而且长,至胸亦有之;如血多气少,则下毛虽美而必短,仅生至脐耳。且行则举足必高,其足指少肉,且多冷而不温;若血少气多,则其分肉善生寒疮;至于血气皆少,则下毛全无,虽或有之,亦稀少枯瘁,而善成痿厥痹之三证也。

足少阳之上,气血盛则通髯美长;血多气少则通髯美短;血少气多则少须;血气皆少则无须,感于寒湿则善痹,骨痛爪枯也。足少阳

之下,**血气盛则胫毛美长,外踝肥;血多气少则胫毛美短,外踝皮坚
而厚;血少气多则胻毛少,外踝皮薄而软;血气皆少则无毛,外踝瘦
无肉**。胻、骭同。

此言足少阳之体有上下,而血气多少必见于外形也。足少阳
者,胆经也。足少阳之上,凡经脉穴道之行于上者,如风池、脑空、正
灵之类,皆行于耳后者。今曰通髯有关于胆经,则所谓通髯者,乃连
鬓而生者也,其气脉本相贯耳。故气血盛,则通髯美而且长;血多气
少,则通髯虽美而短;若血少气多,则虽有须而少;至于血气皆少,则
其须全无,下唇所生者为须,但少阳所生止可言髯,而此曰须者,疑误也。而
感于寒湿则善成痹病,其骨必痛而爪必枯也。足少阳之下,如阳陵
泉以至下之绝骨者是也。故血气盛,则足胫之毛美而且长,外踝必
肥,盖胆经之脉行于外踝也;若血多气少,则足胫之毛美而必短,其
外踝之皮必坚而厚;若血少气多,则足胻之毛必少,其外踝之皮薄而
且软;至于血气皆少,则胫胻必皆无毛,其外踝亦瘦而无肉也。

**足太阳之上,血气盛则美眉,眉有毫毛;血多气少则恶眉,面多
少理;血少气多则面多肉;血气和则美色。足太阳之下,血气盛则跟
肉满,踵坚;气少血多则瘦,跟空;血气皆少则善转筋,踵下痛。**

此言足太阳之体有上下,而气血多少必见于外形也。足太阳
者,膀胱经也。足太阳之上,凡经脉穴道之行于上体者,如睛明、攒
竹,乃眉之所生也。故血气盛,则其眉必美,且有毫毛;若血多气少,
则其眉虽有而必恶,其面少纹理;若血少气多,则面肉必多;若血气
和,则面色必美也。足太阳之下,凡经脉穴道之行于下体者,如昆
仑、仆参,皆在于下跟者也。故血气盛,则足跟之肉必满,而其踵必
坚;若气少血多,则跟必瘦,而无肉则空;至于血气皆少,则常有转筋

之疾,而踵下必多痛也。

手阳明之上,血气盛则髭美;血少气多则髭恶;血气皆少则无髭。手阳明之下,血气盛则腋下毛美,手鱼肉以温;气血皆少则手瘦以寒。

此言手阳明之体有上下,而血气多少必见于外形也。手阳明者,大肠经也。手阳明之上,如禾髎穴在鼻空之旁,迎香穴在水沟之旁,皆穴道之行于上,而髭之所生者也。<small>承浆穴以下所生者为髭。</small>故血气盛,则其髭必美;若血少气多,则有髭必恶;若血气皆少,则其髭全无矣。手阳明之下,如肩髃、臂臑近于腋,合谷、三间、二间、商阳行于指。故血气盛,则腋下之毛必美,其手鱼际之肉必温;若气血皆少,则其手必瘦而冷也。

手少阳之上,血气盛则眉美以长,耳色美;血气皆少则耳焦恶色。手少阳之下,血气盛则手卷多肉以温;血气皆少则寒以瘦;气少血多则瘦以多脉。

此言手少阳之体有上下,而气血多少必见于外形也。手少阳者,三焦经也。三焦之脉行于上者,如翳风、瘛脉、颅囟、角孙皆近于耳,丝竹空则近于眉。故血气盛,则其眉必美而且长,其耳之色必美;若血气皆少,则其耳必焦,而色必恶也。手少阳之脉行于下者,如外关、阳池、中渚、液门,皆行于手背也。故血气多,则卷手而视之多肉以温;若血气皆少,则手必冷而且瘦;至于气少血多,则筋脉虽多而亦瘦矣。

手太阳之上,血气盛则有多须,面多肉以平;血气皆少则面瘦恶色。手太阳之下,血气盛则掌肉充满;血气皆少则掌瘦以寒。

此言手太阳之体有上下,而气血多少必见于外形也。手太阳者,小肠经也。手太阳之上,如天容在曲颊之后,颧髎在蜪骨之下。故血气盛,则其须多,面肉且多而平;血气皆少,则其面瘦,而其色恶也。手太阳之下,如腕骨、后溪、前谷、少泽之类,皆行于手。故血气盛,则掌肉充满;血气皆少,则掌瘦而冷也。

黄帝曰:二十五人者,刺之有约乎? 岐伯曰:美眉者,足太阳之脉气血多;恶眉者,气血少;其肥而泽者,血气有余;肥而不泽者,气有余,血不足;瘦而无泽者,气血俱不足。审察其形气有余不足而调之,可以知逆顺矣。

此即膀胱经一部之外形,以验血气之盛衰,是乃行刺之约法也。足太阳膀胱经之脉,自头行背以至于足,周一身之长,左右共一百二十六穴,故即此一经,而一身之气血可验矣。在上见于眉,在下见于身。故眉之美者,则足太阳之气血俱多也;眉之恶者,则足太阳之气血必少也。其体肥而且泽,是血气皆有余也;若肥而不泽,则气盛而血少耳;若瘦而无泽,则气血俱不足耳。审察其形气之有余不足,而盛则泻之,虚则补之,可以知当补而补、当泻而泻之为顺,而反此则为逆矣。

黄帝曰:刺其诸阴阳奈何? 岐伯曰:按其寸口人迎,以调阴阳,切循其经络之凝涩,结而不通者,此于身皆为痛痹,甚则不行,故凝涩。涩涩者,致气以温之,血和乃止。其结络者,脉结血不行,决之乃行。故曰:气有余于上者,导而下之;气不足于上者,推而休之;其稽留不至者,因而迎之。必明于经隧,乃能持之。寒与热争者,导而行之;其宛陈血不结者,则而予之。必先明知二十五人,则血气之所在,左右上下,刺约毕矣。宛陈,《素问·汤液醪醴论》有去宛陈宛,自水积言,本经首篇有宛陈则除之,自结血言;本篇此节有宛陈血不结者,指积气言。

则而予之,则、侧同,予、与同。

此言刺各经之有约法也。上文止以膀胱一经为言,故帝以刺诸经为问。伯言按其寸口,可以调阴经,即经脉、终始、禁服等篇所谓寸口一盛,病在足厥阴,一盛而躁,病在手厥阴;寸口二盛,病在足少阴,二盛而躁,病在手少阴;寸口三盛,病在足太阴,三盛而躁,病在手太阴。按其人迎,可以调阳经,即诸篇所谓人迎一盛,病在足少阳,二盛而躁,病在手少阳;人迎二盛,病在足太阳,二盛而躁,病在手太阳;人迎三盛,病在足阳明,三盛而躁,病在手阳明。切循其各经络之有凝涩否,内有结而不通者,此于身当为痛痹,甚则不能起而行也,当留针以补,而致其气以温之,候至血和乃止针耳。及有结于络脉者,惟其脉结则血不行,必决之以出血,则血乃行也。大凡病之气有余于上者,则病在上求之下,当针其穴之在下者,以导而下之。气不足于上者,则乃刺其上穴,乃推其针而久留以休息之,候其气至可也。如针已稽留,而气尚未至,必因而迎之,随即有以推之耳。凡此者,必先明于各经经脉之隧,然后可持针以刺之。其间有寒热相争者,则导而行之。有气郁陈而血未结者,必侧其针以刺之。侧针即卧针。然又必先明于二十五人之形,则血气之多少有无,病之左右上下,皆能悉知无遗,而后可以施针耳。此则刺法之约所以毕也。

五音五味篇第六十五

内论人身合五音、五谷、五果、五畜等义,故名。

右徵与少徵,调右手太阳上。按前篇:右徵之人,比于右手太阳,太阳之上鲛鲛然。又云:手太阳之上,血气盛则有多须,面多肉以平;血气皆少,则面瘦恶色。故此曰:右徵之人,当调右手太阳上。盖言小肠经脉气穴道之行于上者是也,正以火人而调火部耳。前篇言少徵之人,比于右手太阳,太阳之下慆慆然。又云:手太阳之下,血气盛则掌肉充满,血气皆少则掌瘦以寒。然则少徵之人,当调右手太阳之下,而此亦与右徵之人同调右手太阳之上,则以下为上,其上下字必有缺也。

左商与左徵,调左手阳明上。前篇云:左商之人,比于右手阳明,阳明之上监监然。又云:手阳明之上,血气盛则髭美,血少气多则髭恶,血气皆少则无髭。故此曰:左商之人,当调左手阳明上。盖言大肠经脉气穴道之行于上者是也。正以金人而调金部耳。前篇比于右手阳明之右字,当作左,即此节可证。前篇以质徵之人比于左手太阳上,而此以左徵调左手阳明上者,则以火人而调金部,未知其所谓也。

少徵与太宫,调左手阳明上。前篇以少徵之人,比于右手太阳,太阳之下慆慆然,而此以少徵调左手阳明上,是以火人而调金部也,上、下字必讹耳。前篇太官之人,比于左足阳明,阳明之上婉婉然,盖以阳明胃经属土,宜以太宫属之也。此以太宫调手阳明上,是以土人而调金部,未知其所谓也。

右角与太角,调右足少阳下。前篇少角之人,比于右足少阳,少阳之下随随然。又云:足少阳之下,血气盛则胫毛美长,外踝肥;血多气少则胫毛美短,外踝皮坚而厚;血少气多则胻毛少,外踝皮薄而软,血气皆少则无毛,外踝瘦无肉。此以右角之人,而调右足少阳之下者宜也,盖以木人而调木部耳。前篇太角之人,比于左足少阳,少阳之上遗遗然,而此以右代左,以下代上者,必有讹耳。

太徵与少徵,调左手太阳上。前篇云质徵之人,比于左手太阳,太阳之上肌肌然。又云:手太阳之上,血气盛则有多须,面多肉以平;血气皆少则面瘦恶色。今以太徵之人而调左手太阳之上者是也,盖以火人而调火部耳。前篇以少徵之人比于右手太阳,太阳之下慆慆然,而此以左代右,以上代下,必有误耳。

众羽与少羽,调右足太阳下。前篇云众之为人,比于右足太阳,太阳之下洁洁然。又曰:足太阳之下,血气盛则跟肉满,踵坚;气少血多则瘦,跟空;血气皆少则喜转筋,跟下痛,此以众羽之人而调右足太阳之下,盖言膀胱经脉气穴道之行于下者是也,是以水人而调水部耳。前篇少羽之人,比于左足太阳,太阳之下纤纤然。今以右代左者,必有讹耳。

少商与右商,调右手太阳下。前篇以少商之人比于右手阳明,右商之人比于左手阳明,而此乃调手太阳之下,是以金人而调火部,未知其所谓也。

桎羽与众羽,调右足太阳下。前篇以桎之为人比于左足太阳,太阳之上安安然。又云:足太阳之下,血气盛则跟肉满,踵坚;气少血多则瘦,跟空;血气皆少则善转筋,踵下痛。此以桎羽之人,而调足太阳者是也,盖以水人而调水部耳。其以右代左,必有讹耳。前篇众羽之人,比于右足太阳,太阳之下洁洁然。此以众羽之人而调右足太阳之下者是也。

少宫与太宫,调右足阳明下。前篇以少宫之人,比于右足阳明,阳明之下枢枢然。又云:足阳明之下,血气盛则下毛美长至胸;血多气少则下毛美短至脐,行则善高举足,足指少肉,足善寒;血少气多则肉而善瘃;血气皆少则无毛,有则稀枯悴,善痿厥足痹。此以少宫之人而调足阳明,是以土人而调土部者是也。但以下代上则异耳。前篇以太宫之人,比于左足阳明,阳明之上婉婉然。今乃以右代左,亦为异耳。

判角与少角,调右足少阳下。前篇以判角之人,比于左足少阳,少阳之下栝栝然。又云:足少阳之下,血气盛则胫毛美长,外踝肥;血多气少则胫毛美短,外踝皮坚而厚;血少气多则胻毛少,外踝皮薄而软;血气皆少则无毛,外踝瘦无肉。此以判角之人而调足少阳者是也,盖以木人而调木部耳。但以右代左,则异耳。前篇少角之人,比于右足少阳,少阳之下随随然。此以少角之人而调右足少阳之下者是也。

钛商与上商,调右足阳明下。前篇云:钛商之人,比于左手阳明,阳明之上廉廉然,又云:手阳明之上,血气盛则髭美,血少气多则髭恶,血气皆少则无髭。此以钛商之人而调左足阳明者,是以金人而调土部也,其足字当作手字,盖手阳明则属金矣。前篇以少商之人,比于右手阳明,阳明之下严严然。又云:手阳明之下,血气盛则腋下毛美,手鱼肉以温;气血皆少则手瘦以寒。此以上商而调右手阳明之下者是也。但前止有钛商、少商、右商、左商,并无上商,非此之上为误,则彼之少为误也。

钛商与上角,调左足太阳下。前篇以钛商之人,比于左手阳明,阳明之上廉廉然。而此以钛商之人,调左足太阳者,是以金人而调水部,未知其所谓也。

按:据前所属五音而调各部,正承前篇末节言:先明二十五人之形,然后可以明经隧而调阴阳。故此即二十五人之属于五音者,而指其当调之所在也。但有以别音而互属,则是太少、左右、上下、阴阳等字,非前篇则此篇必有讹处,正以此书向无明注,而读者不晓,录者不慎,故不得改正之。愚欲据五行生克大义悉改正之,其说自明,但此经非比寻常,不敢妄更,姑俟后之君子。

上徵与右徵同,谷麦,畜羊,果杏;手少阴,脏心;色赤,味苦,时夏。上徵、右徵者,火音之人也。故五谷、五畜、五果之内,其麦、羊、杏皆属火,宜火音之人用此以调之也。

上羽与太羽同,谷大豆,畜彘,果栗;足少阴,脏肾;色黑,味咸,时冬。上羽、太羽者,水音之人也。故五谷、五畜、五果之内,其大豆、彘、栗属水,宜水音之人用此以调之也。

上宫与太宫同,谷稷,畜牛,果枣;足太阴,脏脾;色黄,味甘,时季夏。上宫、太宫者,土音之人也。故五谷、五畜、五果之内,其稷、牛、枣皆属土,宜土音之人用此以调之也。

上商与右商同,谷黍,畜鸡,果桃;手太阴,脏肺;色白,味辛,时

秋。上商、右商者，金音之人也。故五谷、五畜、五果之内，其黍、鸡、桃皆属金，宜金音之人用此以调之也。

上角与大角同，谷麻，畜犬，果李；足厥阴，脏肝；色青，味酸，时春。上角、大角者，木音之人也。故五谷、五畜、五果之内，其麻、犬、李皆属木，宜木音之人用此以调之也。

前言调其六腑，而此又言五音之人合于五脏，宜有以善调之也。

太宫与上角同，右足阳明上。太宫属土，宜调足阳明胃土。而此又以上角之人，义不可晓。

左角与太角同，左足阳明上。角乃木音，宜调木部，今足阳明属土，而乃调之，义不可晓。

少羽与太羽同，右足太阳下。少羽、太羽属水，宜调足太阳膀胱水。

左商与右商同，左手阳明上。左商、右商属金，宜调左阳明大肠金。

加宫与太宫同，左足少阳上。加宫、太宫属土，而调足少阳之木，义不可晓。然太宫又重出矣。

质判与太宫同，左手太阳下。质判属火，宜调手太阳小肠经火，而太宫又附之，义不可晓，且重出。

判角与太角同，左足少阳下。判角、太角属木，宜调足少阳胆经木。

太羽与太角同，右足太阳上。太羽属水，宜调右足太阳膀胱经水，而太角属木附之，义不可晓。

太角与太宫同，右足少阳上。太角为木，宜调足少阳胆经木，而太宫属土附之，义不可晓。

右按以宫调胃土，以羽调膀胱水等义，固以五行相属。其间以别音之人互入，必是手足、左右、上下、阴阳字面多讹，今以此九项而与前十二项相配，有重者，如左手阳明上，右足太阳下，右足阳明下，左手阳明上；有缺者，如右足少阳上，左足少阳下，右手阳明上，左足太阳上，右足太阳上，右足阳明上。此必由重者差讹，故致有缺者不全也，俟后之君子正之。

　　右徵、少徵、质徵、上徵、判徵。右角、钛角、上角、太角、判角。右商、少商、钛商、上商、左商。少宫、上宫、太宫、加宫、左宫。众羽、桎羽、上羽、太羽、少羽。

　　此总承上文而复申记之，五音之各分为五，计二十有五之数也。

　　黄帝曰：妇人无须者，无血气乎？岐伯曰：冲脉、任脉，皆起于胞中，上循背里，为经络之海，其浮而外者，循腹右上行，会于咽喉，别而络唇口。血气盛则充肤热肉，血独盛则澹渗皮肤，生毫毛。今妇人之生，有余于气，不足于血，以其数脱血也。冲任之脉不荣口唇，故须不生焉。

　　此言妇人之所以无须也。前篇言气血盛则须美长，今妇人无须，岂无气血乎？伯言妇人之所以无须者，以其数脱血也。盖妇人冲任二脉，皆起于受胎之胞络宫中，上循背之里而行，为经络之海，其浮而外行者，循腹右上行，会于咽喉，其别而行者，络于唇口。惟血气盛则肤充而肉热，血独盛则皮肤渗而毫毛生。今妇人之生，气有余而血不足，以其月事以时下，而数脱血也。故冲任之脉不荣口唇，须之所以不生也。

　　黄帝曰：士人有伤于阴，阴气绝而不起，阴不用，然其须不去，其故何也？宦者独去，何也？愿闻其故。岐伯曰：宦者去其宗筋，伤其冲脉，血泻不复，皮肤内结，唇口不荣，故须不生。

　　此言宦者之所以无须也。士人有伤于阴器，而阴器绝而不起，亦不能复有所用，其须之生者自若，惟宦者阴器既伤而须独不生，帝之所以疑也。伯言士人虽有伤于阴器,其宗筋未尝去,而冲脉未尝伤也。彼宦者不然,所以血一泻而不复,其所伤之处,皮肤内结,冲任之脉不荣于上之口唇,故须焉得而生也。

黄帝曰:其有天宦者,未尝被伤,不脱于血,然其须不生,其故何也?岐伯曰:此天之所不足也。其任冲不盛,宗筋不成,有气无血,唇口不荣,故须不生。

此言天宦之所以无须也。天宦,其貌天生如宦者也。天宦未尝如宦者之被伤,亦未尝如妇人之脱血,其须不生,帝之所以疑也。伯言此天之所以不足之也。其任冲不盛,宗筋不成,止有气而无血,唇口不荣,故须亦不生也。

黄帝曰:善乎哉!圣人之通万物也,若日月之光影,音声鼓响,闻其声而知其形,其非夫子,孰能明万物之精?是故圣人视其颜色,黄赤者多热气,青白者少热气,黑色者多血少气。美眉者,太阳多血;通髯极须者,少阳多血;美须者,阳明多血,此其时然也。

此帝赞伯能通万物之精,故能验颜色而明经络也。

夫人之常数,太阳常多血少气,少阳常多气少血,阳明常多血多气,厥阴常多气少血,少阴常多气少血,太阴常多血少气,此天之常数也。

此结言手足六经之气血各有多少,见调之者,当视其气血以为主也。太阳者,手太阳小肠、足太阳膀胱也。少阳者,手少阳三焦、足少阳胆也。阳明者,手阳明大肠、足阳明胃也。太阳、太阴俱多血少气,少阳、厥阴俱多气少血,阳明气血皆多,少阴多气少血。知其气血多少,则可以辨二十五人之形而调之也。按此又见《素问》血气形志篇、本经九针论,但厥阴常多血少气,太阴常多气少血有不同耳。大义当以《素问》为的。

百病始生第六十六

内有百病始生,故名篇。

黄帝问于岐伯曰:夫百病之始生也,皆生于风雨寒暑、清湿喜怒。喜怒不节则伤脏,风雨则伤上,清湿则伤下,三部之气所伤异类,愿闻其会。岐伯曰:三部之气各不同,或起于阴,或起于阳,请言其方。喜怒不节则伤脏,脏伤则病起于阴也;清湿袭虚则病起于下;风雨袭虚则病起于上,是谓三部。至于其淫泆,不可胜数。数,上声,胜,平声。

此言外感内伤约为三部,而淫泆有不可胜数也。百病始生,皆由于风雨寒暑、清湿喜怒。然喜怒不节则伤脏,伤脏则病起于阴经,而名之为内伤也。清湿袭虚则病起于下,盖足阳经感之则病起于阳,足阴经感之则病起于阴。风雨袭虚则病起于上,此亦病起于阳而名之为外感也。是谓三部之气,所伤异类,至其浸淫流泆,则病有不可胜数者也。

黄帝曰:余固不能数,故问先师,愿卒闻其道。岐伯曰:风雨寒热,不得虚邪,不能独伤人。卒然逢疾风暴雨而不病者,盖无虚,故邪不能独伤人。此必因虚邪之风,与其身形,两虚相得,乃客其形。两实相逢,众人肉坚。其中于虚邪也,因于天时,与其身形,参以虚实,大病乃成。气有定舍,因处为名,上下中外,分为三员。是故虚邪之中人也,始于皮肤,皮肤缓则腠理开,开则邪从毛发入,入则抵深,深则毛发立,毛发立则淅然,故皮肤痛。留而不去,则传舍于络脉,在络之时,痛于肌肉,其痛之时息,大经乃代。留而不去,传舍于经,在经之时,洒淅喜惊。留而不去,传舍于输,在输之时,六经不通四肢,则肢节痛,腰脊乃强。留而不去,传舍于伏冲之脉,在伏冲之时,体重身痛。留而不去,传舍于肠胃,在肠胃之时,贲响腹胀,多寒则肠鸣飧泄,食不化,多热则溏出糜。留而不去,传舍于肠胃之外、募原之间,留着于脉,稽留而不去,息而成积。或着孙脉,或着络脉,或着经脉,或着输脉,或着于伏冲之脉,或着于膂筋,或着于肠胃之募原,上连于缓筋,邪气淫泆,不可胜论。

此言邪气之淫泆,始于虚以感之,而以次传舍,则为积也。上文言风雨寒暑清湿,而此曰风雨寒热,又曰疾风暴雨,辞不同,而均之为外感也。然此诸外感者,不得天之虚邪,则不能伤人也。虚邪,见上古天真论、本经九宫八风等篇。又不得人之本虚,亦不能伤人也。此以天之虚、人身形之虚,两虚相得,所以诸邪得以客其形耳。若天有实风,九宫八风篇以从其所居之乡来为实风,主生长养万物。人有实气,则两实相逢,众人肉坚,必不客其形矣。此可以见人之中于虚邪,由于天时之虚与其身形之虚,故参以虚实之法,则知大病之所由成也。又由其邪气之有定舍,而命其病体之有定名,当为上下中外之三员,犹言三部也。盖人身大体,自纵而言之,则以上中下为三部,自横而言之,则以在表、在里、半表半里为三部,故谓之上下中外之三员也。是故虚邪之中人也,始于皮肤,正以皮肤缓则腠理开,开则邪从毛发入,入则至深,深则毛发立,立则皮肤淅然而寒,遂因之而为痛,其始之于皮肤者如此。及留而不去,则传舍于络脉,如足太阳膀胱经在飞扬之谓。盖浮而易见者为络,深而不见者为经。凡各部分肉之络脉皆是也。此其肌肉尽痛,则深于皮肤矣。其痛之时,呼吸之际,大经之脉不能流通,而间有脉之代而中止不能自还者,其继而在络脉者如此。留而不去,传舍于经,如凡各经之脉其直行者是也,如足太阳膀胱在昆仑之谓,此则洒淅恶寒,喜于多惊,其在经者如此。留而不去,传舍于输穴,如足太阳膀胱经在束骨之谓,时则六经不通于四肢,肢节皆痛,腰脊乃强,其在输者又如此。留而不去,传舍于伏冲之脉,时则身体重而且痛也,其在于伏冲之脉者如此。按《素问·疟论》有伏膂之脉,今曰伏冲,然下文有或着于伏冲之脉,或着于膂筋,则膂筋当与伏冲为二。然此处不曰留而不去,传舍于膂筋,而下文乃有或着于膂筋,则膂筋与伏冲亦相近,可以为二,又可以为一者也。大义又见本经岁露论篇。留而不去,传舍于在上之胃、在下之肠,时在肠胃之间,其声为奔响,且为腹胀,内而寒气或多,则肠鸣而飧泄,其食不化;内而热气或多,则后之所去者必溏,溏者秽之不坚而杂水者也,且所出者为飧,飧者谷之不化者也。其在肠胃者又如此。留而不去,传舍于肠胃之外、募原之间,募原之间者,即皮里膜外也。时则留着于脉,若稽留而不去,则息而成积矣,其在于肠胃之外者又如此。由上文观之,或着于孙脉,或着络脉,或着输脉,或着于伏冲之脉,或着于膂筋,或着于肠胃之募原,上连于缓筋,此乃邪气之所淫泆,其不可胜数者又如此。

黄帝曰:愿尽闻其所由然。岐伯曰:其着孙络之脉而成积者,其积往来上下臂手孙络之居也,浮而缓,不能句积而止之,故往来移行,肠胃之间水凑渗注灌,濯濯有音,有寒则胀满雷引,故时切痛。其着于阳明之经,则挟脐而居,饱食则益大,饥则益小。其着于缓筋也,似阳明之积,饱食则痛,饥则安。其着于肠胃之募原也,痛而外连于缓筋,饱食则安,饥则痛。其着于伏冲之脉者,揣之应手而动,发手则热气下于两股,如汤沃之状。其着于膂筋,在肠后者,饥则积见,饱则积不见,按之不得。其着于输之脉者,闭塞不通,津液不下,孔窍干壅。此邪气之从外入内,从上下也。

此承上文而详言积之在于各所者,其状有不同,而病有所由始也。夫所谓邪之在孙络而成积者，其积往来上下于臂手孙络之居，浮而不沉，缓而不急，不能据积而止之，故往来相移其内，而肠胃之间有水凑聚注灌，濯濯有音，且有寒气则䐜满，如雷有声而相引，时常为切痛也。其着于阳明经者，即胃经也，其积当挟脐而居，如饱食时则积益大，饥时则积益小也。其着于缓筋也，似前阳明之积，饱食则痛，如益大之谓，饥则安，则如益小之谓也。其着于肠胃之募原，积痛则外连于缓筋，如饱食则稍安，饥则必痛矣。其着于伏冲之脉，以手揣摸其积应手而动，举手则热气下于两股间，如有以汤沃之之状也。其着于膂筋，膂筋在肠之后，故积亦在肠后，方其饥时则积反见，饱则积不见，按之又不可得也。其着于输之脉而为积者，当闭塞不通，津液不下行，故孔窍皆干壅也。凡所谓积之成者，皆邪气之从外而入内，从上而之下者也。

黄帝曰：积之始生，至其已成奈何？岐伯曰：积之始生，得寒乃生，厥乃成积也。

此原积之始生者必由于寒，而其所成则由于气之逆也。厥者，气逆也。下文正详言之。

黄帝曰：其成积奈何？岐伯曰：厥气生足悗，悗生胫寒，胫寒则血脉凝涩，血脉凝涩则寒气上入于肠胃，入于肠胃则䐜胀，䐜胀则肠外之汁沫迫聚不得散，日以成积。卒然多食饮则肠满；起居不节，用力过度，则络脉伤。阳络伤则血外溢，血外溢则衄血；阴络伤则血内溢，血内溢则后血；肠胃之络伤，则血溢于肠外，肠外有寒汁沫与血相搏，则并合凝聚不得散而积成矣。卒然外中于寒，若内伤于忧怒，则气上逆，气上逆则六输不通，温气不行，凝血蕴裹而不散，津液涩渗，着而不去，而积皆成矣。

此承上文而详言积之始生至其所以成也。足之六经气有厥逆，则足闷然不得清利，由是而胫寒，由是而血脉凝涩，由是而寒气入于肠胃，内为䐜胀，外则汁沫迫聚，不得散释，日渐成积。又或卒多食饮，则肠中益满，又或起居用力不慎，则络脉伤，如阳经之络脉受伤，则血当外溢而为衄；如阴经之络脉受伤，则血当内溢而去后有血；如肠胃之络脉受伤，则血当溢于肠外，其肠外有寒汁沫与此血相搏，所以并合凝聚，不得散释，而积已成矣。又或卒然外中于寒，或内伤于忧，有时而怒，则气上逆，以致六经之输脉不通，热气不行，凝结蕴裹而不释散，津液凝涩，着而不去，而积之所由成也。故曰积之始生，得寒乃生，厥乃成积者，其大义如此。

黄帝曰：其生于阴者奈何？岐伯曰：忧思伤心；重寒伤肺；忿怒伤肝；醉以入房，汗出当风伤脾；用力过度，若入房汗出浴，则伤肾。此内外三部之所生病者也。此节大义与本经邪气脏腑病形篇第二节同。

此言积之生于阴者，以五脏各有所伤也。前篇言积所生之处，皆非生之于五脏者也，故帝以生于阴经者为问。伯言五脏各有所伤，故积之所由生也，忧思则必伤其心；重寒伤肺，即本经邪气脏腑病形篇云形寒寒饮是也；忿怒则伤肝；方醉之时乃入于房，以致汗出，而复当于风，则风又从而入之，则伤脾；用力过度，乃入于房，以致汗出而复往浴体，则伤肾。此乃或内或外，或上中下三部，随各脏之经络而积之所生者也。

黄帝曰：善。治之奈何？岐伯答曰：察其所痛，以知其应，有余不足，当补则补，当泻则泻，毋逆天时，是谓至治。

此言治积之法也。毋逆天时，如春气在肝，及月廓空、满之类皆是也。

行针第六十七

黄帝问于岐伯曰：余闻九针于夫子，而行之于百姓，百姓之气血各不同形，或神动而气先针行，或气与针相逢，或针已出气独行，或数刺乃知，或发针而气逆，或数刺病益剧。凡此六者，各不同形，愿闻其方。

此帝以受针之人有六者之异，而问之也。

岐伯曰：重阳之人，其神易动，其气易往也。黄帝曰：何谓重阳之人？岐伯曰：重阳之人，熇熇高高，言语善疾，举足善高，心肺之脏气有余，阳气滑盛而扬，故神动而气先行。黄帝曰：重阳之人而神不先行者何也？岐伯曰：此人颇有阴者也。黄帝曰：何以知其颇有阴也？岐伯曰：多阳者多喜，多阴者多怒，数怒者易解，故曰颇有阴，其阴阳之离合难，故其神不能先行也。

此承上文而言神动而气先针以行者，必其为重阳之人也。夫重阳之人，神易动而气易往者何哉？正以熇熇而有上炎之势，高高而无卑屈之心，以言语则善急，以举足则甚高，其心肺在上之脏气更为有余，而阳气者，卫气也，滑盛而扬，故用针之际，其神易动，而气先针而行也。然有重阳之人，而神不先行者，阳中颇有阴也。凡多阳之人必多喜，多阴之人必多怒，惟此重阳之人而怒亦数有，但比重阴之人则易解耳，故曰颇有阴也。盖以阳中有阴，则阳为阴滞，初虽针入而与阳合，又因阴滞而复相离，其神气不能易动而先针以行也以此。

黄帝曰：其气与针相逢奈何？岐伯曰：阴阳和调，而血气淖泽滑利，故针入而气出疾，而相逢也。

此承上文而言受针之气有与针相逢者,以其气之出速而相逢也。正以此人者,阴阳各经相为和调,而血气淖泽故耳。

黄帝曰:针已出而气独行者,何气使然?岐伯曰:其阴气多而阳气少,阴气沉而阳气浮。沉者内藏,故针已出,气乃随其后,故独行也。

此言有针已出而气独行者,正以阴气多而内藏,故针虽出而气乃随后以独行也。阴气者,营气也。阳气者,卫气也。下文同。

黄帝曰:数刺乃知,何气使然?岐伯曰:此人之多阴而少阳,其气沉而气往难,故数刺乃知也。

此言人有数刺而始知者,以其阴气多而沉也。盖比上节之沉,则又沉之甚矣。

黄帝曰:针入而气逆者,何气使然?岐伯曰:其气逆与其数刺病益甚者,非阴阳之气浮沉之势也,此皆粗之所败,工之所失,其形气无过焉。

此言有针入而气逆者,乃医工之失其针法也。凡针入而气逆,与数刺而病益甚,非阴阳之气有浮沉之势也。特以营气主沉,卫气主浮,故刺卫当浅,刺营当深。今针入而气逆者,特以宜浅而反深之,宜深而反浅之,所以针入而气逆也。故凡用针者,皆当视其形气,而弗使过焉可也。

上膈第六十八

首句有气为上膈,故名篇。

黄帝曰:气为上膈者,食饮入而还出,余已知之矣。虫为下膈,下膈者,食晬时乃出,余未得其意,愿卒闻之。岐伯曰:喜怒不适,食饮不节，寒温不时，则寒汁流于肠中，流于肠中则虫寒，虫寒则积聚守于下管，则肠胃充郭，卫气不营，邪气居之，人食则虫上食，虫上食则下管虚，下管虚则邪气胜之，积聚已留，留则痈成，痈成则下管约。其痈在管内者，即而痛深；其痈在外者，则痛外而痛浮，痈上皮热。

还，音旋。晬，音粹。管，后世作脘。痈，壅同。据后论疾诊尺篇第三节可比。

此言膈证有上下之分，而尤详下膈之义也。膈者，膈膜也。前齐鸠尾，后齐十一椎，所以遮隔浊气，不使上熏心肺也。然有为膈上之病者，乃气使然，食饮一入，即时还出。有为膈下之证者，乃虫使然，食饮周时，始复外出。但帝明于上膈，而昧于下膈。伯言下膈之始，由于喜怒、食饮、寒暖不能善调，以致寒汁流于肠中，则虫因寒而聚于下脘，脐上二寸为下脘。惟其聚于下脘，故在上之胃，在下之肠，皆已充郭，卫气不得上营，邪气同居于肠胃之中，及其人食，则虫上食，而下脘始虚，随致邪气入于下脘，而积聚已留矣，由是壅成而下脘约也。其壅在下脘之内者，即而按之其痛深；其壅在下脘之外者，即而按之其痛乃浮，壅上之皮亦热，此下膈之病，所以食饮晬时而还出也。按百病惟膈为难愈，后世之治膈者，并不能分上膈下膈、有气与虫之异，乃遵仲景、东垣、丹溪书，以关格为膈证，按本经终始、经脉、禁服篇，明是脉体，非格证也，岂不误哉！

黄帝曰：刺之奈何？岐伯曰：微按其痈，视气所行，先浅刺其傍，稍内益深，还而刺之，毋过三行，察其沉浮，以为深浅，已刺必熨，令热入中，日使热内，邪气益衰，大痈乃溃，伍以参禁，以除其内，恬憺无为，乃能行气，后以咸苦，化谷乃下矣。二内字，纳同。毋，无同。伍，互同。憺，憺同。

此言刺下脘之痈者，必有其法也。轻按其痈，视其气之所行，先浅刺其痛之旁，稍纳其针而益深之，又旋而刺之，至于其三，则不必复刺矣。察其痛之浮者浅刺之，痛之深者深刺之，及已刺之后，必以火熨之，使热入于其中，日使内之必热，则邪气渐衰，大痛乃溃。又互参禁守之法，除其入内之事，专一恬澹无为，乃能行气，然后用咸苦等味，以化其谷，庶食饮从兹下矣。

忧恚无言第六十九

人有忧与怒以致无言，盖有其由，故名篇。

黄帝问于少师曰：人之卒然忧恚，而言无音者，何道之塞？何气出行，使音不彰？愿闻其方。少师答曰：咽喉者，水谷之道也。喉咙者，气之所以上下者也。会厌者，音声之户也。口唇者，音声之扇也。舌者，音声之机也。悬壅垂者，音声之关也。颃颡者，分气之所泄也。横骨者，神气所使，主发舌者也。故人之鼻洞涕出不收者，颃颡不开，分气失也。是故厌小而疾薄，则发气疾，其开阖利，其出气易。其厌大而厚，则开阖难，其气出迟，故重言也。人卒然无音者，寒气客于厌，则厌不能发，发不能下，至其开阖不致，故无音。厌，上声。

此详言人之忧恚而无言者，以寒气之客于会厌也。人有二喉，其一曰咽喉，乃水谷之道也，生于后，其管通于六腑。其一曰喉咙，气之所以上下者也，生于前，其管通于五脏。会厌者，凡人用饮食，必由会厌以掩喉咙，而后饮食可过耳。故喉咙既为气之上下，则会厌为音声之户，口唇为音声之扇，舌为音声之机，犹弩之有机。悬壅为音声之关，颃颡为分气之所泄，横骨为神气之所使、舌之所发。故人有鼻洞涕出不收者，必其颃颡不开，分气相失，从鼻而误出故耳。然人之言语所发,实以会厌为主,厌小而薄,则发气速,以其开阖利而出气易也。若厌大而厚,则发气迟,以其开阖难而出气迟,所以言语最重也。今人卒然无音者,由夫寒气客于会厌,则厌不能发,纵发亦不能下,其开阖颇难,所以至于无音也。

黄帝曰:刺之奈何? 岐伯曰:足之少阴,上系于舌,络于横骨,终于会厌,两泻其血脉,浊气乃辟。会厌之脉,上络任脉,取之天突,其厌乃发也。辟,阖同。

此言即人之无音者,而有刺之之法也。足少阴肾经所行之脉,上系于舌,复络于横骨,以终于会厌,必两次泻其血脉,则浊气乃阖除矣。然欲泻其血脉者,正以此会厌之脉,上络于任脉天突之穴,取此穴以刺之,其厌乃可发也。天突,在颈结喉下四寸宛宛中。针五分,留三呼,灸三壮。

寒热第七十

凡有瘰疬者,其病必发寒热,故名篇。

黄帝问于岐伯曰:寒热,瘰疬在于颈腋者,皆何气使生? 岐伯曰:此皆鼠瘘寒热之毒气也,留于脉而不去者也。

此言鼠瘘之所以发为寒热者,以其毒气之留于脉也。瘰疬者,疮名,一名鼠瘘疮,生于颈腋两脉间,乃阳明少阳两经之所属也。正以鼠瘘有寒热之毒气,皆留于其脉而不去耳。俗云:鼠用饮食流涎于其中,人误用之,所以毒气感而生瘰疬。今鼠之颈腋多块,其状犹瘰疬然,后世有用猫制药方者,亦所以胜其毒耳。大义又见后论疾诊尺篇。

黄帝曰:去之奈何? 岐伯曰:鼠瘘之本,皆在于脏,其末上出于颈腋之间,其浮于脉中,而未内着于肌肉而外为脓血者,易去也。黄

帝曰:去之奈何? 岐伯曰:请从其本,引其末,可使衰去而绝其寒热。审按其道以予之,徐往徐来以去之。其小如麦者,一刺知,三刺而已。《素问·骨空论》亦有刺寒热法。

此言刺瘰疬之有法也。鼠瘘之本,皆在五脏,其末上出于颈腋,浮于脉中,内未着于肌肉,外尚未成脓血者,斯易去也。去之之法,亦惟从其何脏之本,以引其在外之末,可使渐衰而绝其寒热。审按其脉道,以取穴而与之针,徐往徐来以去其病。刺法。内有小如麦粒者,一刺则知其病之将去,三刺则病自已矣。

黄帝曰:决其生死奈何? 岐伯曰:反其目视之,其中有赤脉,上下贯瞳子,见一脉一岁死,见一脉半一岁半死,见二脉二岁死,见二脉半二岁半死,见三脉三岁而死。赤脉不下贯瞳子,可治也。此节大义与本经论疾诊尺篇相同。

此言决瘰疬之生死有法也。赤脉从上而下贯瞳子中,凡死之远近,以脉之如线者多少为度,如无赤脉下贯瞳子者,其病可治也。

邪客第七十一

客者,感也。首节论邪之所感,故名篇。末节八虚义同。

黄帝问于伯高曰:夫邪气之客人也,或令人目不瞑、不卧出者,何气使然? 伯高曰:五谷入于胃也,其糟粕、津液、宗气分为三隧。故宗气积于胸中,出于喉咙,以贯心脉而行呼吸焉。营气者,泌其津液,注之于脉,化以为血,以荣四末,内注五脏六腑,以应刻数焉。卫气者,出其悍气之慓疾,而先行于四末、分肉、皮肤之间而不休者也。昼日行于阳,夜行于阴,常从足少阴之分间行于五脏六腑。今厥气客于五脏六腑,则卫气独卫其外,行于阳,不得入于阴。行于阳则阳

气盛,阳气盛则阳跷陷;不得入于阴,阴虚,故目不瞑。此节与本经五味篇论三焦之义相同。

此伯高言人之目不瞑者,以其阳气独行于外,而内之阴气亦虚也。夫邪之感于人身,令人目不得瞑,或不卧而出于外者,正以五谷入胃,下焦为糟粕之隧,中焦为津液之隧,上焦为宗气之隧。故宗气积于胸中者,即上焦也。出喉咙,以贯心脉而行呼吸,一呼脉行三寸,一吸脉行三寸,呼吸总为一息,则脉行六寸,凡人一日一夜,计有一万三千五百息,则脉行八百一十丈。其营气由中焦之气降于下焦,而生此阴气者,泌其津液,注之于脉,化以为血,以荣四支,内随宗气以行于五脏六腑经脉之中,而百刻之内,其脉数与刻数相应也。卫气者,由下焦之气以升于中上二焦,而生此阳气,但卫气慓悍滑疾,不随宗气以行,而先行于四末、分肉、皮肤之间而不休者也。昼行于阳经,夜行于阴经,然昼行阳经之时,如行足太阳经已毕,则必入于足少阴肾经,而又出行于阳经,行足阳明已毕,则亦必入于足少阴肾经,而又出于阳经,诸阳皆然。正以阳气迅而阴气弱,故必一入而即出也,所谓常从足少阴之分间行于五脏六腑者如此。大义见卫气行篇。今邪气厥逆,客于五脏六腑,则卫气独卫其外,不得内入于阴,惟其不得内入于阴,则外之阳气盛,而阳跷之脉不得入于阴,致内之营气虚,而阴跷之脉不得通于阳,阳盛而阴虚,此目之所以不瞑也。

黄帝曰:善。治之奈何? 伯高曰:补其不足,泻其有余,调其虚实,以通其道,而去其邪。饮以半夏汤一剂,阴阳已通,其卧立至。黄帝曰:善。此所谓决渎壅塞,经络大通,阴阳和得者也。愿闻其方。伯高曰:其汤方以流水千里已外者八升,扬之万遍,取其清五升煮之,炊以苇薪,火沸,置秫米一升,治半夏五合,徐炊,令竭为一升半,去其滓,饮汁一小杯,日三,稍益,以知为度。**故其病新发者,覆杯则卧,汗出则已矣。久者,三饮而已也。**秫,音术,稷之粘者。

此言治目不瞑而不得卧者,有调其虚实之刺法,饮以汤剂之方法也。阳跷独盛于外,则卫气有余也。不得入于阴而阴虚,营气不足也。当补锐不足而泻其有余,盖不足为虚,有余为实,所以调其虚实,以通内外往来之道耳。然又饮以半夏汤一剂,则阴阳已通,其卧立至。其方以流水来自千里外者八升,即今之三升余也,扬之万遍,滤其清者五升煮之,即今之二升余也。炊以苇薪,及火沸之时,又置秫米一升,即今之四合余也。治半夏五合,即今之二合余也。徐徐炊之,令竭之一升半,即今之六合余也。去其滓,饮汁一小杯,一日之内服之者三次,稍有所益,自有所觉,则渐可瞑矣。凡病新发者,覆杯则卧,汗出则已。病久者,饮三次而已耳。

黄帝问于伯高曰:愿闻人之肢节以应天地奈何? 伯高答曰:天圆地方,人头圆足方以应之。天有日月,人有两目。地有九州,人有九窍。天有风雨,人有喜怒。天有雷电,人有音声。天有四时,人有四肢。天有五音,人有五脏。天有六律,人有六腑。天有冬夏,人有寒热。天有十日,人有手十指。辰有十二,人有足十指、茎垂以应之,女子不足二节,以抱人形。天有阴阳,人有夫妻。岁有三百六十五日,人有三百六十节。地有高山,人有肩膝。地有深谷,人有腋腘。地有十二经水,人有十二经脉。地有泉脉,人有卫气。地有草蓂,人有毫毛。天有昼夜,人有卧起。天有列星,人有牙齿。地有小山,人有小节。地有山石,人有高骨。地有林木,人有募筋。地有聚邑,人有腘肉。岁有十二月,人有十二节。地有四时不生草,人有无子。此人与天地相应者也。

此伯高备言人与天地相应也。女子不足二节,缺茎垂与二睾也。以抱人形故耳。

黄帝问于岐伯曰:余愿闻持针之数,内针之理,纵舍之意,扪皮开腠理奈何? 脉之屈折,出入之处,焉至而出,焉至而止,焉至而徐,焉至而疾,焉至而入? 六腑之输于身者,余愿尽闻。少叙别离之处,离而入阴,别而入阳,此何道而从行? 愿尽闻其方。**岐伯曰**:帝之所问,针道毕矣。**黄帝曰**:愿卒闻之。内,纳同。舍,捨同。焉,音烟。

此帝备问用针之义,及经脉出入离合之处也。针有所持之法,所纳之理,或纵针而不必持,或捨针而不复用,扪人之皮以开其腠理,此皆法之所当知也。其经脉有屈折出入之处,何所至而出针,何所至而止针,何所至而用针则徐,何所至而用针则疾,何所至而入针,且六腑之运于人身者,有别有离,何者离阳而入于阴,何者别阴而入于阳,此必有脉道以为之行也,故备问之。

岐伯曰:手太阴之脉,出于大指之端,内屈循白肉际,至本节之后太渊,留以澹,外屈上于本节之下,内屈与阴诸络会于鱼际,数脉并注,其气滑利,伏行壅骨之下,外屈出于寸口而行,上至于肘内廉,入于大筋之下,内屈上行臑阴,入腋下,内屈走肺。此顺行逆数之屈折也。屈,读为曲。数,上声。

此伯言手太阴经之脉,有曲折出入顺逆之数也。手太阴肺经之脉,出于大指之端少商穴,内屈之以循白肉之际,盖白肉属阴经,赤肉属阳经,阴阳之经以赤白肉际为界也。至本指节后,有太渊穴,大凡脉会太渊,而留止于此澹渗诸经。从外而曲,上于本节之下,又从内而曲,与阴经诸络会于鱼际。但数经之脉并注于此,其气滑利,伏行壅骨之下,即掌后高骨也。又外往少曲,出于寸口之太渊穴而行,故曰脉会太渊也。上从经渠、列缺、孔最，又至肘内之侠白穴，入于大筋之上，从内少曲，上行臑之阴廉，入腋下之云门、天府，又内曲而走于肺，此则从外而走内者为逆。若自云门、中府以出少商，则自内而出外者为顺。此乃顺行逆数之屈折也。

心主之脉，出于中指之端，内屈，循中指内廉以上，留于掌中，伏行两骨之间，外屈，出两筋之间、骨肉之际，其气滑利，上二寸，外屈出行两筋之间，上至肘内廉，入于小筋之下，留两骨之会，上入于胸中，内络于心肺。

此伯言心主之脉，有曲折出入顺逆之数也。心主之脉，即手厥阴心包络之脉也。手少阴心经，本为君主之官，而此以包络为心主者，正以其脉之所行悉代君主，而遂谓之心主之脉也。大义见下文。其脉行于中指之端中冲穴，从内少曲，循中指之内廉以上，留于掌中之劳宫穴，伏行于两骨之间，外曲而行，出于两筋之间，正骨肉之际大陵穴之所在也。其气滑利，上于二寸之内关穴，又外屈出行两筋之间，上至肘之内廉曲泽穴，入于小筋之下，留于两骨之会，上入于胸之天泉、天池，而内络于心肺两经，此乃心主顺行逆数之屈折也。大义见前本输篇第三节。

黄帝曰：手少阴之脉独无输，何也？岐伯曰：少阴，心脉也。心者，五脏六腑之大主也，精神之所舍也。其脏坚固，邪弗能容也。容之则心伤，心伤则神去，神去则死矣。故诸邪之在于心者，皆在于心之包络。包络者，心主之脉也，故独无输焉。

此承上文而明手少阴心经不必有治病之输也。输者，穴也。前本输篇止言心出于中冲云云，而不言心经者，岂心经独无治病之输乎？非谓心经无输穴也。伯言少阴者，心之脉也。心为五脏六腑之大主,乃所以藏神者,故为精神之所舍也。其脏坚固,而邪弗能容,若邪容之,则心伤而神去,人至于死矣。故凡诸邪之在心者,皆不在于心而在于心之包络,此包络者,遂得以同于心主之脉,而即以心主称之也。故治病者,亦治心包络之穴而已,独不取于心之输者有以哉!

黄帝曰:少阴独无输者,不病乎?岐伯曰:其外经病而脏不病,故独取其经于掌后锐骨之端。其余脉出入屈折,其行之疾徐,皆如手少阴心主之脉行也。故本输者,皆因其气之虚实疾徐以取之,是谓因冲而泻,因衰而补。如是者,邪气得去,真气坚固,是谓因天之序。

此承上文而明心经之病在外经而不在内脏,所以止取神门之穴,而余病则取包络而已。夫诸邪之在心者,皆治心之包络,则少阴心经独不病乎?伯言心经之病在于外经,凡经脉之行于外者偶病耳,其心之内脏则不容病者也,故外经有病,独取其掌后锐骨之端神门穴耳。其余脉之出入曲折,所行之徐疾,皆如手厥阴心包络之脉行也。故本经本输篇谓治手少阴者,即治心包络经,皆调其气之虚实疾徐以取之,是谓因邪气所冲而泻之,真气衰而补之。如是者,则邪去而真固,有以循天道四时之序矣。

黄帝曰:持针纵舍奈何?岐伯曰:必先明知十二经脉之本末,皮肤之寒热,脉之盛衰滑涩。其脉滑而盛者,病日进;虚而细者,久以持;大以涩者,为痛痹;阴阳如一者,病难治;其本末尚热者,病尚在;其热已衰者,其病亦去矣。持其尺,察其肉之坚脆、小大、滑涩、寒温、燥湿。因视目之五色,以知五脏,而决死生。视其血脉,察其色,以知其寒热痛痹。

此帝问持针纵舍之法,而伯先以视病之法言之也。第四节帝以持针之数、纳针之法、纵舍之意问之,而伯尚未言,故此以持针纵舍为问。伯言必先明知手足十二经脉之本末,其各经何起何止也,皮肤之寒热,各经之分肉,孰寒而孰热也,及人迎气口之脉盛衰滑涩。其脉之滑而盛者,病当日进;脉之虚而小者,病久以持;若大而带涩,当为痛痹;如人迎气口若一,则脉为关格,病当难治;大义见四时气、禁服、终始等篇。胸腹为本,四支为末,凡本末尚热者,其病尚在;凡本末之热已衰者,其病亦去。不惟是也,又必持其尺部,以察其肉之坚脆,脉之小大滑涩,体之寒温燥湿,即本经论疾诊尺篇所谓独调其尺,以言其病也。又以目为五脏六腑之精,此语见本经大感论。视其目之五色,以知其五脏,而决其死生。又视其血脉之陷下与否,及血脉之五色,以知其寒热痛痹,大义见本经经脉篇。斯可以行持针纵舍之法矣。

黄帝曰:持针纵舍,余未得其意也。岐伯曰:持针之道,欲端以正,安以静,先知虚实,而行疾徐,左指执骨,右手循之,无与肉裹。泻欲端以正,补必闭肤,辅针导气,邪得淫泆,真气得居。

此伯始以持针纵舍之法言之也。凡持针之道,欲端以正,安以静,先知病之虚实,以行疾徐之法,始用左指按其病人之骨,右手循穴以施其针,方针入时无与肉裹。欲行泻法必端以正,欲行补法必闭其肤,助针导气,斯邪气可淫泆而散,真气得在内而居矣。

黄帝曰:扞皮开腠理奈何? 岐伯曰:因其分肉,左别其肤,微纳而徐端之,适神不散,邪气得去。

此同第四节扞皮开腠理之问,而伯言其有法也。所谓扞皮开腠理者,因其分肉之在何经而扞分其皮,以开其腠理而入刺之也。先以左手别其皮肤,然后右手微纳其针,而徐徐端正其针以入之,斯乃扞皮开腠理之法,其神气自然不散,而邪气乃得以去矣。

黄帝问于岐伯曰:人有八虚,各何以候?岐伯答曰:以候五脏。黄帝曰:候之奈何?岐伯曰:肺心有邪,其气留于两肘。肝有邪,其气流于两腋。脾有邪,其气留于两髀。肾有邪,其气留于两腘。凡此八虚者,皆机关之室,真气之所过,血络之所游,邪气恶血固不得住留,住留则伤经络,骨节机关不得屈伸,故病挛也。前四留字俱当作流,惟流故留,故下文住留之留准作流。

此明言八虚可以候五脏也。八虚者,即下两肘、两腋、两髀、两腘之间,由五脏内虚,以致虚邪客之而为病也。肺之经脉,自胸之中府,以入两肘之侠白等穴;心之经脉,自肘上极泉,以行于少海等穴,故肺心有邪,其邪气当流于两肘也。肝之经脉,自足大指之大敦,以行于腋下之期门等穴,故肝有邪,其邪气当流于两腋也。脾之经脉,自足大指之隐白,以行于髀之血海等穴,故脾有邪,其邪气当流于两髀也。肾之经脉,自足心涌泉,以行于腘之阴谷等穴,故肾有邪,其邪气当流于两腘也。膝后曲处为腘。凡此八者,皆机关之室,真气之所过,血脉之所游,非邪气恶血可以住留之所,若住留之则经络伤,而骨节机关不得屈伸,其病当为拘挛矣。其始也,由五脏虚而邪气流于八所;其既也,即八所而可以候五脏,故曰八虚可以候五脏也。

通天第七十二

内言人有五等,皆禀气于天,故名篇。

黄帝问于少师曰:余尝闻人有阴阳,何谓阴人?何谓阳人?少师曰:天地之间,六合之内,不离于五,人亦应之,非徒一阴一阳而已也,而略言耳,口弗能遍明也。黄帝曰:愿略闻其意。有贤人圣人,心能备而行之乎?少师曰:盖有太阴之人、少阴之人、太阳之人、少阳之人、阴阳和平之人。凡五人者,其态不同,其筋骨气血各不等。

此举五等之人而概言之,非徒有阴人阳人而已也。

黄帝曰:其不等者,可得闻乎?少师曰:太阴之人,贪而不仁,下齐湛湛,好内而恶出,心和而不发,不务于时,动而后之,此太阴之人也。内,纳同。恶,去声。

此即太阴之人而言之也。下齐湛湛者,内存阴险,外假谦虚,貌似下抑整齐,湛然无私也。好纳而恶出者,有所得则喜,有所费则怒也。心和而不发,不务于时,动而后之者,心似和气,不即顺应,而或有举动,必己随人后起,觇人利害,以为趋避也。其深情厚貌、奸狡虚诈之情如此。

少阴之人,小贪而贼心,见人有亡,常若有得,好伤好害;见人有荣,乃反愠怒,心疾而无恩,此少阴之人也。好,俱去声。

此即少阴之人而言之也。小贪者,比太阴之人则小异耳。其心以贼害为主,则同于太阴之不仁也。人有所失,彼则喜之,若己有得也;人有所荣,彼则怒之,若己有失也。好伤人,好害人,其心忌嫉而无恩者如此。

太阳之人,居处于于,好言大事,无能而虚说,志发于四野,举措不顾是非,为事如常,自用,事虽败而无常悔,此太阳之人也。

此即太阳之人而言之也。于于,无争之意。好言大事,无能而虚说,即孔子之所谓其言之不怍,则为之也难者是也。志发于四野者,事不畏人知也。《左传》云:裨谌谋于野则获,谋于室则否,此才性之蔽。为事如常,为事止庸常也。自用者,即《中庸》之所谓愚而好自用也。

少阳之人，谛谛好自贵，有小小官则高自宜，好为外交而不内附，此少阳之人也。

此即少阳之人而言之也。谛谛者，凡事自审也。好自贵者，妄自尊贵也。

阴阳和平之人，居处安静，无为惧惧，无为欣欣，婉然从物，或与不争，与时变化，尊则谦谦，谭而不治，是谓至治。

此即阴阳和平之人而言之也。无为惧惧、欣欣者，不因物感而遽有喜怒也。尊则谦谦者，位尊而愈自谦抑也。《易》曰：谦尊而光。谭而不治，无为而治也。曰至治者，不治之治也。

古之善用针灸者，视人五态乃治之，盛者泻之，虚者补之。

此结上文而言善用针灸者，必视其五态而治之也。别五态之法，见下第十四节至六十八节。

黄帝曰：治人之五态奈何？少师曰：太阴之人，多阴而无阳，其阴血浊，其卫气涩，阴阳不和，缓筋而厚皮，不之疾泻，不能移之。

此言治太阴之人之有法也。多阴而无阳，与少阴之人多阴而少阳者异矣。惟阴多，故阴血浊；惟无阳，故卫气涩；惟多阴而无阳，故阴阳不和。况筋缓而皮又厚，必当疾泻以移其病也。

少阴之人，多阴少阳，小胃而大肠，六腑不调，其阳明脉小而太阳脉大，必审调之，其血易脱，其气易败也。

此言治少阴之人之有法也。胃小，故阳明之脉小也；肠大，故手太阳小肠之脉大也。血易脱而气易败，故当详审以调之，与疾泻太阴之人者不同也。

太阳之人，多阳而少阴，必谨调之，无脱其阴，而泻其阳，阳重脱者易狂，阴阳皆脱者，暴死不知人也。

此言治太阳之人之有法也。惟少阴,故不可脱其阴;惟多阳,故当以泻其阳。若阳气大泻,则阳至重脱,其病为狂。若阴阳皆泻而至于脱,则当暴死不知人也。

少阳之人,多阳少阴,经小而络大,血在中而气外,实阴而虚阳,独泻其络脉则强,气脱而疾,中气不足,病不起也。

此言治少阳之人之有法也。惟络脉大,故独泻其络脉则身强,若泻之太过,以致气脱而出速,则中气不足,病不能起也。

阴阳和平之人,其阴阳之气和,血脉调。谨诊其阴阳,视其邪正,安容仪,审有余不足,盛则泻之,虚则补之,不盛不虚以经取之。此所以调阴阳、别五态之人者也。 邪,斜同。

此言治阴阳和平之人之有法也。

黄帝曰:夫五态之人者,相与毋故,卒然新会,未知其行也,何以别之? 少师答曰:众人之属,不知五态之人者,故五五二十五人,而五态之人不与焉。五态之人尤不合于众者也。 毋,无同。卒,音猝。别,音鳖。

此帝以难知五态之人为虑,而少师言常人不能知也。下文乃详言之。

黄帝曰:别五态之人奈何? 少师曰:太阴之人,其状黮黮然黑色,念然下意,临临然长大,腘然未偻,此太阴之人也。

此言太阴之人之态也。黮黮甚黑,念然下意,即上文下齐湛湛之意也。临临然,长大之貌也。其腘虽长大,然直身而非伛偻之状也。

少阴之人,其状清然窃然,固以阴贼,立而躁崄,行而似伏,此少阴之人也。

此言少阴之人之态也。清然者,言貌似清也。窃然者,消沮闭藏之貌。虽曰清然窃然,实以阴险贼害为心,即上文所谓贼心者,而始有此态也。其立也，躁则不静，峛则觇望。其行也，伏如伛偻，此其内藏沉思反侧之心故耳。较之太阴之人长大其腘，然未伛偻，此状可以辨耳。

太阳之人，其状轩轩储储，反身折腘，此太阳之人也。

此言太阳之人之状也。车之向前曰轩，轩轩然者，犹俗云轩昂也。储储者，挺然之意。若反其身，而在后视之，则其腘似折，亦不检之态也。

少阳之人，其状立则好仰，行则好摇，其两臂两肘则常出于背，此少阳之人也。

此言少阳之人之态也。据其态，乃多动少静，非检身若不及之道也。

阴阳和平之人，其状委委然，随随然，颙颙然，愉愉然，暶暶然，豆豆然，众人皆曰君子，此阴阳和平之人也。

此言阴阳和平之人之态也。委委然，安重貌。《诗·君子偕老》章，有委委佗佗。随随然，不急遽也。颙颙然，尊严貌。《诗·卷阿篇》颙颙昂昂。愉愉然，和悦也。《论语》云：愉愉如也。暶暶然，周旋貌。《礼》云：周旋中规，折旋中矩。豆豆然，不乱貌。君子者，自圣人以至成德之士，皆可以君子称也。《礼运》云：此六君子者，未有不谨于礼者也。盖指禹、汤、文、武、成王、周公。又《诗》指文王为岂弟君子，则圣人亦可以君子称也。

黄帝内经灵枢注证发微卷之九

官能第七十三

官者,任也,任其所能也。即本篇第七节雷公有官能之问,故名篇。

黄帝问于岐伯曰:余闻九针于夫子众多矣,不可胜数。余推而论之,以为一纪。余司诵之,子听其理,非则语余,请正其道,令可久传,后世无患,得其人乃传,非其人勿言。岐伯稽首再拜曰:请听圣王之道。黄帝曰:用针之理,必知形气之所在,左右上下,阴阳表里,血气多少,行之逆顺,出入之合,谋伐有过。知解结,知补虚泻实,上下气门,明通于四海。审其所在,寒热淋露,以输异处,审于调气,明于经隧,左右肢络,尽知其会。寒与热争,能合而调之。虚与实邻,知决而通之。左右不调,犯而行之。明于逆顺,乃知可治。阴阳不奇,故知起时。审于本末,察其寒热,得邪所在,万刺不殆。知官九针,刺道毕矣。数,去声。令,平声。奇,音箕。

此帝详刺道以问伯也。凡用针之道,必知人之形气有余不足,或形盛气衰,或气盛形衰,或形气皆盛,或形气皆衰。病之在左在右,在上在下,在阴在阳,在表在里。或血多气少,或血少气多,或血气皆多,或血气皆少。大义见《素问·血气形志篇》。其脉之所行,有逆有顺,如手太阴经,自中府而出于少商者为顺,至少商而至于中府者为逆。见前邪客篇。有出有人如自表而之里为人,自里而之表为出。然后即其犯病而为有过者,则谋伐之。知解其所结,本经卫气篇云:能知解结，契绍于门户。知虚者则补，实者则泻。又知脉之上下于气门，即气穴也。《素问》明有气穴论，凡穴皆可以气穴称。又知脉之流通于四海。本经海论云：膻中为气之海，冲脉为血之海，胃为水谷之海，脑为髓之海。审其所在之有病，或为寒热，或为淋露，疑即岁露篇之所谓遇岁露也。大义见岁露篇。以其腧穴必皆异处，当审于调其脉气之往来，明于十二经脉之经隧，大义见经脉篇。及左右肢络，即前经脉篇所谓其支、其别者是也。尽知其会可也。若寒与热争，则能合阴阳而调之。若虚与实邻，则知决虚实而通之。设不能调其左右，左右之义，在病人则左右穴相同，在医人则针时用左右手。是谓犯而行之也。故必明于逆顺，乃知可治，脉之所行有逆顺，针法亦有逆顺。况人身阴阳诸经相为配合，未尝有奇行者，能知各经之所起，审于本末寒热，禁服篇云：审其本末，察其寒热。又终始篇云：本末之，寒温之，相守司也。得邪所在而刺之，则虽万刺可以不殆矣。然九针不同，各有所宜，能任而用之，此刺道之所以毕也。

明于五输，徐疾所在，屈伸出入，皆有条理。言阴与阳，合于五行。五脏六腑，亦有所藏。四时八风，尽有阴阳。各得其位，合于明堂，各处色部，五脏六腑，察其所痛，左右上下，知其寒温，何经所在。审皮肤之寒温滑涩，知其所苦。膈有上下，知其气所在，先得其道，稀而疏之，稍深以留，故能徐入之。大热在上，推而下之。从下上者，引而去之。视前痛者，常先取之。大寒在外，留而补之。入于中者，从合泻之。针所不为，灸之所宜。上气不足，推而扬之。下气不足，积而从之。阴阳皆虚，火自当之。厥而寒甚，骨廉陷下，寒过于膝，下陵三里。阴络所过，得之留止，寒入于中，推而行之。经陷下者，火则当之。结络坚紧，火所治也。不知所苦，两跷之下，男阴女

阳,良工所禁。针论毕矣。

此帝详针论以问伯也。五脏有井荥输经合之五输,六腑有井荥输原经合之六输,然六腑之原并于输,则皆可称为五输也。徐疾者,针法也。九针十二原、小针解云:徐而疾则实,疾而徐则虚。屈伸出入者,经脉往来也。见邪客篇屈折顺逆之数。言阴与阳合于五行者,泛言阴阳分而为五行也。五脏六腑亦有所藏者,指人身有阴阳五行也。如肺为阴,大肠为阳;肺为金,肝为木之类。四时八风尽有阴阳者,指天道有阴阳五行也。八风见九官八风篇。各得其位,合于明堂各处色部者,言人身之面部,各得其五行之位,合于明堂及各处之色部也。大义见五色篇。其面部之分为五脏六腑者,可以察其身形之所痛。五色篇云:沉浊为内,浮泽为外,黄赤为风,青黑为痛,白为寒,黄而膏润为脓,赤甚者为血,痛甚者为挛,寒甚为皮不仁。其色见于左右上下者,可以知其何经之寒温。又审皮肤之寒温滑涩,斯能知其病之所苦也。且膈有上下,心肺居于膈上,脾居中州,肝肾居于膈下。必知其病气之所在,先得其经脉之道,然后可以用针。稀者,针之少也。疏者,针之阔也。终始篇云:疏取之上。深者,深入其针也。留者,久留其针也。即如有大热在上,则当推针而使之下,所谓高者抑之也。热从下而上,则当引针而去其邪,所谓外者发之也。视先痛者,常先取穴以刺之,所谓凡病必先治其本也。《素问·标本病传论》、本经病传篇,除大小便不利外,皆当治其本。又如大寒在外,则留其针以补之。大寒入中,则从合穴以泻之。凡病有针所不当用者,则用灸以治之。又如有上气不足,则推入其针以扬之,而使上气之足。下气不足,则积其针以顺之,而使下气之足。若阴阳皆虚,而针所难用,则用火以灸之。又有厥而寒甚,或骨廉下陷,或寒过于膝,则取下陵三里以补之。下陵三里穴,即三里,见本输篇。又有阴络所过为寒留止，或寒入于中，则必推其针而行以散之。又有经脉陷下者，则惟灸以当之。经脉篇云：陷下则灸之。禁服篇云：陷下则徒灸之。徒，但也。又有络脉结而坚紧者，亦用灸以治之。倘不知病之所苦，及男子以阳跷为经，阴跷为络，女子以阴跷为经，阳跷为络，见脉度篇。故男子忌取阴跷，女子忌取阳跷，乃良工所禁。此针论之所以毕也。

用针之服，必有法则。上视天光，下司八正，以辟奇邪，而观百姓，审于虚实，无犯其邪，是得天之露，遇岁之虚，救而不胜，反受其殃。故曰：必知天忌。此节与八正神明论大义相同。辟，当作避。奇，音箕。

此言用针之事，必当知天忌也。服，事也。此二句出八正神明论。又《诗·小雅·六月》篇云：共武之服。《大雅·板》篇云：我言维服。上视天光，即八正神明论之所谓天寒无刺，天温无凝，月生无泻，月满无补，月郭空无治者是也。下司八正，即八正神明论之所谓八正者，所以候八风之虚邪以时至者也。盖四立、二分、二至，为八节之正气。九宫八风篇有八风、八正。当以避八风，故八正神明论谓八正之虚邪而避之勿犯也。所谓得天之露者，本经岁露篇黄帝曰：愿闻岁之所以皆同病者，何因而然？少师曰：此八正之候也。候此者，常以冬至之日，太一立于叶蛰之宫，其至也，天必应之以风雨者矣。风雨从南方来者为虚风，即从后来者为虚风，下四方同。入客于骨，而不发于外，至其立春，阳气大发，风从西方来，万民又皆中于虚风，此两邪相搏，经气结代者矣。故诸逢其风而遇其雨者，命曰遇岁露焉。盖指天之风雨为露也。所谓遇岁之虚者，本经岁露篇曰：乘年之衰，逢月之空，失时之和，因为贼风所伤，是谓三虚。逢年之盛，遇月之满，得时之和，虽有贼风邪气，不能危之也。故得天之风雨，而又遇岁之虚，则虽救之而不能胜,反受其所害矣。故八正神明论又曰:天忌不可不知者。此也。

乃言针意,法于往古,验于来今,观于窈冥,通于无穷,粗之所不见,良工之所贵,莫知其形,若神仿佛。此节与八正神明论大义亦相同。

此承上文而言针意之妙,无形而至神者也。八正神明论岐伯曰:法往古者,先知《针经》也。验于来今者,先知日之寒温,月之虚盛,以候气之浮沉,而调之于身,观其立有验也。观其冥冥者,言形气营卫之不形于外,而工独知之,以日之寒温,月之虚盛,四时气之浮沉,参伍相合而调之,工常先见之,然而不形于外,故曰观于冥冥焉。通于无穷者,可以传于后世也。是故工之所以异也,然而不形见于外,故俱不能见也。视之无形,尝之无味,故谓冥冥,若神仿佛。

邪气之中人也,洒淅动形,正邪之中人也微,先见于色,不知于其身,若有若无,若亡若存,有形无形,莫知其情。是故上工之取气,乃救其萌芽,下工守其已成,因败其形。中,去声。此与八正神明论、本经邪气脏腑病形篇,大义俱相同。据两篇,当以虚邪、正邪为说。

此言邪气之微,而上工能亟救之也。洒淅,恶寒貌。动形者,振动其形也。八正神明论曰:虚邪者,八正之虚邪气也。正邪者,身形若用力,汗出腠理开,逢虚风,其中人也微,故莫知其情,莫见其形。邪气脏腑病形篇曰:虚邪之中身也,洒淅动形,正邪之中人也微,先见于色,不知于身,若有若无,若亡若存,有形无形,莫知其情。又八正神明论曰:上工救其萌芽,必先见三部九候之气,尽调不败而救之,故曰上工。下工救其已成者,言不知三部九候之相失,因病而败之也。上工论气不论形,所以预取其气,而亟救其萌芽,彼下工则反是矣。

　　是故工之用针也,知气之所在,而守其门户,明于调气,补泻所在,徐疾之意,所取之处。泻必用〔圆〕,切而转之,其气乃行,疾而徐出,邪气乃出,伸而迎之,遥大其穴,气出乃疾。补必用〔方〕,外引其皮,令当其门,左引其枢,右推其肤,微旋而徐推之,必端以正,安以静,坚心无解,欲微以留,气下而疾出之,推其皮,盖其外门,真气乃存。用针之要,无忘其神。此节与八正神明论略同。据彼义,则此当以是故工之用针至所取之处另为一节。遥,摇同。解,懈同。圆,当作方;方,当作圆。

　　此承上文而言,上工因气以行补泻之法,其要则在于守神也。八正神明论曰:知其所在者,知诊三部九候之病脉处而治之,故曰守其门户焉。正本节之所谓明于调气,补泻所在,徐疾之意,所取之处也。泻必用圆,补必用方,八正神明论作泻必用方,补必用圆者是也。岐伯曰:泻必用方者,以气方盛也,以月方满也,以日方温也,以身方定也,以息方吸而纳针,乃复候其方吸而转针,乃复候其方呼而徐引针,故曰泻必用方,其气而行焉。补必用圆,圆者行也,行者移也,刺必中其营,复以吸排针也,故圆与方,非针也。其言如此。此节之方圆,误可知矣。方泻之时,切而转之,其气乃行,即所谓方吸而转针者是也。疾入而徐出之,邪气乃出,即所谓方呼而徐引针者是也。又必摇大其穴,则邪气之出者自速。此泻法也。其补之时,外引其皮,令当其门,左手则引其枢,右手则推其肤,微旋而徐推其针,其针必端正安静,坚心无懈,即所谓如待贵人,不知日暮,神无营于众物者是也。正欲微留其针,候气下而疾出之,即推其皮,以盖其外门,则真气乃得存矣。离合真邪论曰:推阖其门,令神气存。此补法也。然补泻虽殊,而用针之要,当无忘人之神。八正神明论曰:养神者,必知形之肥瘦,营卫血气之盛衰。血气者,人之神,不可不谨养也。

小针解云:上守神者,守人之血气有余不足,可补泻也。

雷公问于黄帝曰:针论曰:得其人乃传,非其人勿言。何以知其可传?黄帝曰:各得其人,任之其能,故能明其事。雷公曰:愿闻官能奈何?黄帝曰:明目者,可使视色;聪耳者,可使听音;捷疾辞语者,可使传论;语徐而安静,手巧而心审谛者,可使行针艾,理血气而调诸逆顺,察阴阳而兼诸方;缓节柔筋而心和调者,可使导引行气;疾毒言语轻人者,可使唾痈咒病;爪苦手毒,为事善伤人者,可使按积抑痹。各得其能,方乃可行,其名乃彰。不得其人,其功不成,其师无名。故曰:得其人乃言,非其人勿传,此之谓也。手毒者,可使试按龟,置龟于器下,而按其上,五十日而死矣。手甘者,复生如故也。

此言任人者,各因其能,而末示以验手毒之法也。官人之能者,任人之能,犹书之所谓在官人也。盖欲视病人之色,听病人之声,传所论之语于病人,以行针灸,以导引行气,以唾痈咒病,以按积抑痹,非各得其人不可也。即如任手毒者,试以按龟之法,则其手之甘毒自别矣。盖遇人之手,有凶有善,犹用味之甘苦,故即以甘毒名之,毒即苦也。

论疾诊尺第七十四

篇内详论各疾诊尺知病,故名篇。

黄帝问于岐伯曰:余欲无视色持脉,独调其尺,以言其病,从外知内,为之奈何?岐伯曰:审其尺之缓急、小大、滑涩,肉之坚脆,而病形定矣。

此言审尺部之脉与肉,而可以知病形也。本经邪气脏腑病形篇曰:脉急者,尺之皮肤亦急;脉缓者,尺之皮肤亦缓;脉小者,尺之皮肤亦减而少气;脉大者,尺之皮肤亦贲而起;脉滑者,尺之皮肤亦滑;脉涩者,尺之皮肤亦涩。故善调尺者,不待于寸,盖脉在内,肉在外,内外相应,故审其脉,验其肉,而病形自定也。愚谓诊人脉时,惟臂至尺泽可验,难以周身知之,故此以尺言也。

视人之目窠上微痈,如新卧起状,其颈脉动,时欬,按其手足上,窅而不起者,风水肤胀也。痈,壅同。窅,窈同。

此验风水与肤胀之法也。目窠者,目下也。窅者,沉也。视人之目窠上微有壅起,如新卧起之状,盖凡人之卧而起者,目下必有微肿也。其颈脉动时,必有其欬,正以人迎、大迎之脉,皆在颈上,属足阳明胃经穴,所以脉动而发之为欬也。按其手足,窅然不起,此风水与肤胀之证候相同者也。按水胀论,岐伯曰:水始起也,目窠上微肿,如新卧起之状,其颈脉动,时欬,阴股间寒,足胫肿,腹乃大,其水成矣。以手按其腹,如裹水之状,此其候也。水胀论水证,与此节风水大同。而此节所按在手足,不按其腹。此节按手足窅而不起,水胀论按腹如裹水之状。意者水与风水,其手足腹皆大,而按之之时,窅而不起为风水,窅而起者止为水欤?然观下节,有尺肤滑而淖泽、泽脂,皆为风,则水证未必然也,此二证之可辨欤?又按水胀论言:肤胀者,寒气客于皮肤之间,鼕鼕然不坚,腹大,身尽肿,皮厚,按其腹窅而不起,腹色不变,此其候也。夫水胀论以按其腹窅而不起、腹色不变为肤胀,今此节按手足不按腹,盖言手足而腹在其中矣。

尺肤滑,其淖泽者,风也。尺肉弱者,解㑊安卧。脱肉者,寒热不治。尺肤滑而泽脂者,风也。尺肤涩者,风痹也。尺肤粗如枯鱼之鳞者,水泆饮也。尺肤热甚,脉盛躁者,病温也。其脉盛而滑者,病且出也。尺肤寒,其脉小者,泄,少气。尺肤炬然,先热后寒者,寒热也。尺肤先寒,久大之而热者,亦寒热也。

此承上文,而言详审尺脉尺肉,可以定诸病也。尺之皮肤滑润而淖泽者,风也。其肉弱者,主儑㑊安卧。盖弱不弱,强不强,寒不寒,热不热,为儑㑊,不能自宁,故安卧耳。若肉不但弱,而至于脱者,当为寒热不可治之病也。尺之皮肤滑润而泽脂者,风也。上节言按其手足胕而不起者,为风水肤胀,而此以肤滑而泽者为风,信乎欲知有风,必其滑而润泽如脂膏者,真为风也。若尺之皮肤燥涩者,乃风痹也。《素问·痹论》曰:以风气胜者为行痹。尺之皮肤甚粗,如枯鱼之鳞者,不但燥涩而已,则为水泆饮之证也。本经邪气脏腑病形篇,有肝脉涩甚为溢饮。尺肤热甚,其脉盛躁,当为温病也。其脉虽盛,不至于躁,而带滑者则病当自出矣。尺之皮肤寒冷,其脉小者,主下泄及正气衰,故身寒而脉小也。尺之皮肤炬然如火,而先发其热,后乃为寒,及先发其寒,而后乃为热者,皆为寒热之病也。

肘所独热者,腰以上热。手所独热者,腰以下热。肘前独热者,膺前热。肘后独热者,肩背热。臂中独热者,腰腹热。肘后粗以下三四寸热者,肠中有虫。掌中热者,腹中热。掌中寒者,腹中寒。鱼上白肉有青血脉者,胃中有寒。

此即肘手臂掌诸所之冷热,而验其各病,皆承上文调尺言病之意,而并及之也。人之手,自曲池已上为肘,自曲池已下为臂。肘在上,应腰已上,手臂在下,应腰已下。故肘所独热者,其腰已上必热。手臂之所独热者,其腰已下必热。肘之前廉,即内廉也,据大体为在前,故以内廉为肘前。肘前独热者,主前之膺前有热,盖肘之内廉与膺前皆属阴也。肘之后廉,即外廉也,据大体为在后,故以外廉为肘后。肘后独热者,主后之肩背有热,盖肘之外廉与肩背皆属阳也。至于臂中独热者,其臂外热,主腰有热;臂内热,主腹有热。肘后粗大,已下三四寸间,即曲池为粗大处,而已下则为三里之所,其间热者,主肠中有虫,盖不上不下之所,正合于肠中也。掌中热者,为掌之内廉热,主腹中热;其冷则腹中亦冷也。鱼际之上白肉际属阴经,内有青血脉来见者,亦主胃中有寒也。

尺炬然热,人迎大者,当夺血。尺坚大,脉小甚,少气,悗有加,立死。 悗,闷同。

此又承上文诊尺之未尽者,而备言之也。尺之皮肤炬然而热,其左手寸部人迎之脉大者,当有去血之证也。愚意尺热则肾水不足,左寸脉大则心火有余,其去血者宜矣。尺之皮肤坚而且大,而脉则小甚,主正气衰少;若躁闷有加,则立死也。

目赤色者病在心,白在肺,青在肝,黄在脾,黑在肾,黄色不可名者,病在胸中。

此即人之目有五色,而知其病之在何脏也。

诊目痛,赤脉从上下者,太阳病;从下上者,阳明病;从外走内者,少阳病。 按本经经筋篇云:太阳为目上网,阳明为目下网。

此言诊目痛之法也。目痛属火,必有赤脉,然赤脉在目之内,今自上而下者,主病在太阳经,盖足太阳膀胱经自目内眦之睛明、攒竹,以上于脑之四行,其经脉在目之上,故自上而下者,乃太阳有邪入于目中也。又赤脉在目之内,今自下而上者,主病在阳明经,盖足阳明胃经自足次指之厉兑,以至目下之四白、承泣,其经脉在目之下,故自下而上者,乃阳明有邪入于目中也。又赤脉在目之内,今从外而走于内者,主病在少阳经,盖足少阳胆经起于足之四指窍阴,以至于外眦之瞳子髎,其经脉皆在于外眦,故自外而走内者,乃少阳有邪入于目中也。

诊寒热,赤脉上下至瞳子,见一脉,一岁死;见一脉半,一岁半

死;见二脉,二岁死;见二脉半,二岁半死;见三脉,三岁死。

此言诊瘰疬寒热之有法也。大义与寒热篇第七十同。

诊龋齿痛,按其阳之来,有过者独热。在左左热,在右右热,在上上热,在下下热。龋,丘禹切。

此言诊齿痛之有法也。齿痛曰龋,上齿属手阳明大肠经,下齿属足阳明胃经,故按其阳脉之来有过者,必为独热。其脉在左右上下,则病热亦分左右上下也。

诊血脉者,多赤多热,多青多痛,多黑为久痹,多赤多黑多青皆见者,寒热。

此言诊血脉之有法也。凡诊血脉者,必自其各部之分肉而视之。

身痛而色微黄,齿垢黄,爪甲上黄,黄疸也。安卧,小便黄赤,脉小而涩者,不嗜食。《素问·平人气象论》篇云:溺黄赤,安卧者,黄疸。已食如饥者,胃疸。

此言诊黄疸之有法也。

人病,其寸口之脉与人迎之脉小大等,及其浮沉等者,病难已也。

此言诊病有难已之法也。《素问·六节脏象论》、本经禁服、终始、四时气等篇,皆以寸口探足手六阴经之病为内伤,以人迎探手足六阳经之病为外感,故寸口大者为关,人迎大者为格。今寸口与人迎之脉小大浮沉相等者,其内伤外感俱未能自已也。

女子手少阴脉动甚者,妊子。《素问·平人气象论》云:妇人手少阴脉动甚者,妊子也。与此同。

此言诊女子有子之法也。手少阴者,心也,为左手寸部。心与小肠为表里,而小肠为手太阳,故少阴脉动,则太阳之脉亦动也,所以女子有妊者,当为男子之应。后世以足易手字,盖以肾脉不止为有妊也。不知此子字,乃男子也,不然,则《素问》《灵枢》岂皆误乎?《脉诀》云:太阳大,是男妊。手足太阳也。

婴儿病,其头毛皆逆上者,必死。

此言诊婴儿病之有法也。头毛逆上,则血枯而不润,如草之枯者相似,故以死拟之。然曰病,则无病之时,尤宜忌也。

耳间青脉起者,掣痛。

此言诊身中掣痛之有法也。上文诊血脉之多青者为痛,以青为寒也。今耳间有青脉起,则少阳、阳明诸经有寒,故为身中牵掣而痛也。

大便赤办飧泄,脉小者,手足寒,难已。飧泄,脉小,手足温,泄易已。办,按《海篇》:瓣,溥觅切,瓜瓠瓣。则赤办,当作瓣。

此言诊便泄有难易之法也。凡大便有赤瓣,或飧泄,赤当为热,而下迫亦主于火也。今脉小,而手足寒,则是证脉相背,所以为难已也。若止于飧泄,脉体亦小,但得手足尚温,则泄亦易已矣。

四时之变,寒暑之胜,重阴必阳,重阳必阴,故阴主寒,阳主热,故寒甚则热,热甚则寒,故曰寒生热,热生寒,此阴阳之变也。故曰:冬伤于寒,春生瘅热;春伤于风,夏生后泄、肠澼;夏伤于暑,秋生痎疟;秋伤于湿,冬生欬嗽,是谓四时之序也。此节与《素问·阴阳应象大论》第九节大义相同。

此言阴阳有四时之变,而即四时之病以证之也。夫四时有变,以寒暑之相胜也。重阴,则必变而为阳,故阴主寒,而寒甚则必热,故曰寒生热也。重阳,则必变而为阴,故阳主热,而热甚则必寒,故曰热生寒也。此乃阴阳之变也。试观冬伤于寒,而至春变为瘅热之病;春伤于风,而至夏变为后泄、肠澼之病,则寒生热之义可见矣。夏伤于暑,而至秋变为痎疟之病;秋伤于湿,而至冬变为欬嗽之病,则热生寒之义可见矣。此虽四时之变,要亦四时之序为之也。

刺节真邪第七十五

前论刺有五节,后论有真气、有邪气,故名篇。

黄帝问于岐伯曰:余闻刺有五节奈何?岐伯曰:固有五节:一曰振埃,二曰发蒙,三曰去爪,四曰彻衣,五曰解惑。黄帝曰:夫子言五节,余未知其意。岐伯曰:振埃者,刺外经,去阳病也。发蒙者,刺腑腧,去腑病也。去爪者,刺关节肢络也。彻衣者,尽刺诸阳之奇腧也。解惑者,尽知调阴阳补泻有余不足,相倾移也。

此言刺有五节,而先指各经之所用也。振埃者,如振落尘埃也。其法刺其外经,以去阳气大逆之病耳。发蒙者,开发蒙瞆也。其法刺其腑腧,以去其腑病耳。去爪者,如脱去其爪也。其法刺其关节肢络耳。彻衣者,如彻去衣服也。其法尽刺诸阳经之奇腧耳。解惑者,如解其迷惑也。其法尽知调阴阳诸经之虚实,以移其病耳。

黄帝曰:刺节言振埃,夫子乃言刺外经,去阳病,余不知其所谓也,愿卒闻之。岐伯曰:振埃者,阳气大逆,上满于胸中,愤瞋肩息,大气逆上,喘喝坐伏,病恶埃烟,饲不得息,请言振埃,尚疾于振埃。黄帝曰:取之何如?岐伯曰:取之天容。黄帝曰:其欬上气,穷诎胸痛者,取之奈何?岐伯曰:取之廉泉。黄帝曰:取之有数乎?岐伯曰:取天容者,无过一里;取廉泉者,血变而止。帝曰:善哉!瞋,充人切。恶,去声。饲,音噎。诎,音屈。

此承上文而详言振埃之义也。刺法用振埃者,以其阳气大逆,上满于胸中，气愤而胀，竦肩而息，大气逆于上，为喘为喝，坐伏不常，病势内烦，甚恶埃烟，馈不得息，乃行振埃之法，效亦甚捷。其法当取之天容，系手太阳小肠经。如有欬而上气，穷屈胸痛，则当取之廉泉，系任脉经穴。但所取之数在天容者，无过人行一里许而止针；在廉泉者，至其血变而即止针耳。

　　黄帝曰：刺节言发蒙，余不得其意。夫发蒙者，耳无所闻，目无所见，夫子乃言刺腑腧，去腑病，何腧使然？愿闻其故。岐伯曰：妙乎哉问也！此刺之大约，针之极也，神明之类也，口说书卷犹不能及也，请言发蒙耳，尚疾于发蒙也。黄帝曰：善。愿卒闻之。岐伯曰：刺此者，必于日中，刺其听宫，中其眸子，声闻于耳，此其腧也。黄帝曰：善。何谓声闻于耳？岐伯曰：刺邪以手坚按其两鼻窍，而疾偃其声，必应于针也。黄帝曰：善。此所谓弗见为之，而无目视，见而取之，神明相得者也。《礼·仲尼燕居》篇云：于夫子昭然若发蒙。注云：若目不明，为人所发而有所见也。

　　此承上文而详言发蒙之义也。夫发蒙者，其人耳无所闻，目无所见，今言刺腑腧以去腑病，其腧不知何在。伯言此乃刺法之大约，即此一腑以观之，真足以发蒙也。如耳目无所闻见者，即于日中刺其手太阳小肠经之听宫穴，其气与眸子相通，当中其眸子也。若声则与耳自相闻矣。何也？以手坚按两鼻之窍，而急偃其声，顷则声必应于耳也。此所谓彼虽弗见所为，而不必以有目以为视，吾能见而取之，真有神明相得之妙也。

　　黄帝曰：刺节言去爪，夫子乃言刺关节肢络，愿卒闻之。岐伯曰：腰脊者，身之大关节也。肢胫者，人之管以趋翔也。茎垂者，身中之机，阴精之候，津液之道也。故饮食不节，喜怒不时，津液内溢，乃下留于睾,血道不通,日大不休,俛仰不便,趋翔不能,此病荥然有水,不上不下,铍石所取,形不可匿,常不得蔽,故命曰去爪。帝曰:善。睾,音皋。

此详言去爪之义也。夫去爪之法,所以为刺关节肢络者,正以腰脊为身之大关节,肢胫为人之管,茎垂为身中之机,阴精之候,津液之道也。故饮食喜怒不调,津液内溢,乃下留于睾,阴丸。血道不通,其状日以益大,俛仰甚有不便,趋翔甚有不能,此病荥然有水,凝稽不行,所以不上且不下也。若用铍石之针以取之,则形虽大而不可复匿,日常不得隐蔽其水矣。

黄帝曰:刺节言彻衣,夫子乃言尽刺诸阳之奇腧,未有常处也,愿卒闻之。岐伯曰:是阳有余而阴不足。阴气不足则内热,阳气有余则外热,内热相搏,热于怀炭,外畏绵帛,衣不可近身,又不可近席。腠理闭塞,舌焦唇槁,腊乾嗌燥,饮食不让美恶。腊,思亦切。

此承上文而详言彻衣之义也。夫彻衣之法,以为尽刺阳经之奇腧者,正以阳气有余而阴气不足。惟阴气不足则内有热,如阳气有余则外有热,其内热甚如怀炭,其外热畏绵帛,而不可近身与席。时则腠理闭塞,汗不得出,其舌焦,其唇槁而腊干,其嗌燥,凡口中无味,美恶莫辨。刺之者,亦惟取其手太阴肺经之天府穴,足太阳膀胱经之大杼穴,各三次。其刺疮有三,故为三痏也。又取足太阳膀胱经之中膂内俞,以去其热;又补足太阴脾经、手太阴肺经,以出其汗。由是热去而汗少,其速如彻衣也。

黄帝曰:刺节言解惑,夫子乃言尽知调阴阳,补泻有余不足,相倾移也,惑何以解之?岐伯曰:大风在身,血脉偏虚,虚者不足,实者有余,轻重不得,倾侧宛伏,不知东西,不知南北,乍上乍下,乍反乍覆,颠倒无常,甚于迷惑。黄帝曰:善。取之奈何? 岐伯曰:泻其有余,补其不足,阴阳平复,用针若此,疾于解惑。黄帝曰:善。请藏之灵兰之室,不敢妄出也。

此承上文而详言解惑之义也。夫解惑以补虚泻实为法者,正以大风在身,血脉偏虚。其虚者,为不足而轻;其实者,为有余而重。大体当倾侧宛伏,虽四方上下皆已反覆颠倒,其状甚于迷惑。刺之者,即其有余而泻之,不足而补之,则阴阳诸经自然平复,真如解惑之速也。

黄帝曰:余闻刺有五邪,何谓五邪? 岐伯曰:病有持痈者,有容大者,有狭小者,有热者,有寒者,是谓五邪。黄帝曰:刺五邪奈何?岐伯曰:凡刺五邪之方,不过五章,痈热消灭,肿聚散亡,寒痹益温,小者益阳,大者必去,请道其方。

此言刺分五邪,当用五章之法也。凡刺五邪之方,不过五章而已。五章者,汉史约法三章,犹言五事也。故邪有热者,今行刺法,则痈热消灭。邪有持痈者,今行刺法,则肿聚散亡。邪有寒者,今行刺法,则寒痹益温。邪有狭小者,今行刺法,则小者益阳。盖小者不使之大,则其在外为阳者,无害而有阳也。邪有容大者,今行刺法,则大者必去。此五章者,所以刺五邪也。下文乃析言之。

凡刺痈邪无迎陇,易俗移性不得脓,脆道更行去其乡,不安处所乃散亡。诸阴阳过痈者,取之其输泻之。陇,隆同。《素问·生气通天论》有日中而阳气隆,本经营卫生会篇作陇,古盖陇、隆互用。道,去声。

此承上文而言肿聚散亡之法也。凡刺痈邪,无迎其气之来隆,所谓避其来锐者是也。如易风俗,如移性情相似,须缓以待之。若不得脓,则揉以脆之,导以行之,去其痈肿之乡,彼当不安处所,乃自散亡矣。凡诸阴阳经之有病生痛者,取其本经之输穴以泻之,如手太阴输穴太渊之类,手阳明输穴三间之类。

凡刺大邪日以小,泄夺其有余乃益虚,剽其通,针其邪,肌肉亲视之,毋有反其真。刺诸阳分肉间。

此承上文而详言大者必去之法也。凡刺邪之大者,日渐使之小焉可也。彼大者成于有余,当泄夺之,则邪益虚,遂乃剽窃其通流之所,针其大邪之移,又即其分部肌肉以亲视之,毋使之反其真气可也。其所取之穴,当刺诸阳经之分肉间耳。

凡刺小邪日以大,补其不足乃无害。视其所在迎之界,远近尽至,其不得外侵而行之,乃自费。刺分肉间。费,废同。

此承上文而详言小者益阳之法也。凡刺邪之小者,虑其日以益大,故必补其不足,则真气当复而无害。又视其分部所在,以迎其气来之界而夺之,此乃先补不足之经,而后泻其有余之经,是以远近之真气尽至,其邪不得外侵而行之,乃自废而无留也。所谓小者益阳之义如此。然刺之之法,当取其有邪之分肉间耳。

凡刺热邪越而苍,出游不归乃无病。为开辟门户,使邪得出,病乃已。辟,阖同。

此承上文而详言瘅热消灭之法也。凡刺热邪,其热盛则神思外越,而意气苍茫,若出游不归,乃欲无病。当开阖之,以通其门户,使热邪得出,所谓泻其有余也,则病乃自已矣。

凡刺寒邪日以除,徐往徐来致其神。门户已闭气不分,虚实得调其气存也。

此承上文而详言寒痹益温之法也。凡刺寒邪,一日之内即当除之。用针之间,徐往徐来,以致其神气。使门户已闭,分气不泄,则虚实得调,其真气自存,而寒者温矣。

黄帝曰:官针奈何? 岐伯曰:刺痈者用铍针,刺大者用锋针,刺小者用圆利针,刺热者用镵针,刺寒者用毫针也。第七篇同。

此承上文而言刺五邪之针,各有所宜用也。按本经九针论,五曰铍针,主大痈脓两热争者也,故此曰刺痈者用铍针。又四曰锋针,主痈热出气,故此曰刺大者用锋针。又六曰圆利针,主取远痹者也,故此曰刺小者用圆利针。一曰镵针,主热在头身,故此曰刺热者用镵针。又七曰毫针,主寒热痛痹在络,故此曰刺寒者用毫针。

请言解论,与天地相应,与四时相副,人参天地,故可为解。下有渐洳,上生苇蒲,此所以知形气之多少也。阴阳者,寒暑也。热则滋雨而在上,根荄少汁,人气在外,皮肤缓,腠理开,血气减,汗大泄,皮淖泽。寒则地冻水冰,人气在中,皮肤致,腠理闭,汗不出,血气强,肉坚涩。当是之时,善行水者,不能往冰;善穿地者,不能凿冻;善用针者,亦不能取四厥。血脉凝结,坚搏不往来者,亦未可即柔。故行水者,必待天温,冰释冻解,而水可行,地可穿也。人脉犹是也。治厥者,必先熨调,和其经,掌与腋、肘与脚、项与脊以调之,火气已通,血脉乃行。然后视其病脉淖泽者,刺而平之,坚紧者破而散之,气下乃止。此所谓以解结者也。

此详言针论之义,针论二字,见官能篇。此论字,根彼来。而有解结之法也。官能篇原有解结二字。伯言请以言解针论之义,必即天地四时为应副,而以人身参之,始可为解。是故地下有渐洳,则上生苇蒲,人禀天地之气有厚薄,斯有形气之多少也。天地之阴阳者,即寒暑也。暑热则地气上蒸而滋雨,气在于上,所以物之气亦不在下而在上,其根荄当少汁。至以人身论之,其气当在表,以皮肤则缓,以血气则减，以汗则大泄，而皮上淖泽，此人得天地之暑热，故气之在外者如此。若天地气寒，则地冻水冰，气尚在里，以皮肤则致密，以腠理则闭，以汗则不出，以血气则强硬，以肌肉则坚涩。当是之时，其水成冰，虽善行水者，不能使水之往流；其地正冻，虽善穿地者，不能凿冻；人气在中，虽善用针者，不能取四肢厥逆之脉。血脉凝坚结聚不能往来，未可使之即能和柔。故行水者，必待天温，冰释冻解，而水可行，地可穿也。人身之脉既已犹是，故治四肢厥逆之脉者，必先用火以熨调之，和其各经，凡掌与腋、肘与脚、项与脊，无不熨之，使火气已通，血脉乃行。然后视其病脉之淖泽者，则刺而平复之，其脉坚紧者，则破而散之，候其气下乃止针。此乃针论解结之法也。

用针之类，在于调气。气积于胃，以通营卫，各行其道。宗气流于海，其下者注于气街，其上者走于息道。故厥在于足，宗气不下，脉中之血，凝而留止，弗之火调，弗能取之。

此承上节用火熨调之义而推明之也。凡用针之类，在于调病人之气。其气由胃中而生，故气积于胃也。然由中焦之气，降于下焦，而生此营气；由下焦之气，升于中焦，以升上焦，而生此卫气。营卫生会篇所谓营气出于中焦，卫气出于下焦，又曰清者为营，浊者为卫是也。皆由胃中所积之气，通此营卫之气，以各行其道。营气则随宗气，以行于经隧之中，卫气则行于各经皮肤分肉之间。且所谓宗气者，则流于膻中，为气之海者是也。其下而为中下二焦者，则注于气街，即足阳明胃经之气冲穴也。故在上之宗气出喉咙，司呼吸，以行息道。凡气自足而上厥，则上之宗气不降，脉中之血凝而留止，斯时也，若弗用火以熨而调之，乌能取四肢气血逆而解其结哉！

用针者，必先察其经络之实虚，切而循之，按而弹之，视其应动

者,乃后取之而下之。

此言用针者,有先察后取之义,亦承上文先熨后行之意而推广之也。凡用针者,必先察其经络之或虚或实,则实者当泻,虚者当补,穴在何经,切而循之,按而弹之,视其气之来应而动者,然后取其穴而下针焉斯可也。

六经调者,谓之不病,虽病谓之自已也。一经上实下虚而不通者,此必有横络盛加于大经,令之不通,视而泻之,此所谓解结也。

此言六经调者为不病,而一经病者即用解结之法也。手足各有三阴三阳,谓之六经也。六经之脉各调和者,谓之不病,内有一经之脉上实下虚而不通,此则足经之气厥逆而上,故上实而下虚,其在外必有横络之脉盛加于大经之中,令其不通,乃视之可见者也,当视而泻之,此亦所谓解结之法也。

上寒下热,先刺其项太阳,久留之,已刺则熨项与肩胛,令热下合乃止,此所谓推而上之者也。

此治上冷下热之法也。凡上冷下热者,先刺其项,乃足太阳膀胱经穴也。久留其针,候其气至而热,且方已入针之时,必熨项与肩胛中,令其热与下合乃止针,此其热在于下者,若或推之而上,所谓推而上之之法也。

上热下寒,视其虚脉而陷之于经络者取之,气下乃止,此所谓引而下之者也。

此治上热下冷之法也。凡上热下冷者,视其下脉之虚而陷之于经络者补之,使上之气下乃止。此其热在于上者,若引而下之,所谓引而下之之法也。

大热遍身,狂而妄见、妄闻、妄言,视足阳明及大络取之,虚者补之,血而实者泻之。因其偃卧,居其头前,以两手四指挟按颈动脉,久持之,卷而切之,下至缺盆中,而复止如前,热去乃止,此所谓推而散之者也。

此治大热之法也。上文上寒下热、上热下寒,其热非遍身者也。今大热遍身,狂而闻见言语,以无为有,则热之极也。足阳明经多气多血,为五脏六腑之海,故当视其足阳明之大络取之,虚则补之,血而实者则泻之。又必因病人偃卧之际,医工居其头前,以两手各用大指、食指共四指,挟其颈之动脉而按之,即人迎、大迎处也。又久而持之,又卷而切之,下至缺盆之中而后止。又如前法行之,候其热去乃止。此所谓推而散之之法也。

黄帝曰:有一脉生数十病者,或痛、或痈、或热、或寒、或痒、或痹、或不仁,变化无穷,其故何也? 岐伯曰:此皆邪气之所生也。

此言一脉而生数十病者,皆邪气之所生也。邪气者,即下文之虚邪也。盖虚邪贼风,善行而数变,故为病之多有如是也。

黄帝曰:余闻气者,有真气,有正气,有邪气。何谓真气? 岐伯曰:真气者,所受于天,与谷气并而充身者也。正气者,正风也,从一方来,非实风,又非虚风也。邪气者,虚风之贼伤人也,其中人也深,不能自去。正风者,其中人也浅,合而自去,其气来柔弱,不能胜真气,故自去。

此承上文而言气分为三,唯邪气能伤真气也。真气者,与生俱生,受之于天,日与谷气相并而充满于身者也。正气者,正风也,从一方来,此风非实非虚,如春之东风,夏之南风,秋之西风,冬之北风者是也。其中人也浅,以其风气之来柔弱,不能胜人真气故耳。邪气者,乃虚风之贼伤人者也,如冬居叶蛰之宫,而风自后来者是也。

大义见岁露篇。其中人也深,不能自去也,所以变化无穷,而一脉有数十病耳。

虚邪之中人也,洒淅动形,起毫毛而发腠理。其入深,内搏于骨,则为骨痹;搏于筋,则为筋挛;搏于脉中,则为血闭不通,则为痈;搏于肉,与卫气相搏,阳胜者则为热,阴胜者则为寒,寒则真气去,去则虚,虚则寒;搏于皮肤之间,其气外发腠理,开毫毛,摇气往来,行则为痒,留而不去为痹;卫气不行,则为不仁。

此承上文而言虚邪入人之深,有为骨痹、为筋挛、为痈、为热、为寒、为痒、为不仁等病也。虚邪之中人也,初时洒淅恶寒,以振动其形,起人毫毛,发人腠理,其邪既入深,内搏于骨,则为骨痹;搏于筋,则为筋挛;搏于脉中,而血闭不通,则为痈肿;搏于肉而与卫气相搏,当是时,阳气胜者则为热,乃阳经之气胜阴经也,阴气胜者则为寒,乃阴经之气胜阳经也。寒则真气去而且虚,其寒搏于皮肤之间,邪气外发腠理,开其毫毛,摇气往来而行,则为痒,留而不去则为痹。卫气不行,则为不仁,不知痛痒也。

虚邪偏客于身半,其入深,内居营卫,营卫稍衰,则真气去,邪气独留,发为偏枯。其邪气浅者,脉偏痛。

此承上文而言虚邪之入人深,则为偏枯,浅则为脉痛,皆变化无穷之义也。

虚邪之入于身也深,寒与热相搏,久留而内著,寒胜其热,则骨疼肉枯;热胜其寒,则烂肉腐肌为脓,内伤骨,内伤骨为骨蚀。有所疾前筋,筋屈不得伸,邪气居其间而不反,发为筋溜。有所结,气归之,卫气留之不得反,津液久留,合而为肠溜,久者数岁乃成,以手按之柔。已有所结,气归之,津液留之,邪气中之,凝结日以易甚,连以聚居,为昔瘤,以手按之坚。有所结,深中骨,气因于骨,骨与气并,日以益大,则为骨疽。有所结,中于肉,宗气归之,邪留而不去,有热则化而为脓,无热则为肉疽。凡此数气者,其发无常处,而有常名也。著,着同。

此承上文而悉举虚邪中人之病,亦变化无穷之义也。虚邪入于人者既深,则寒与热相搏,如久留而内着,其寒胜夫热,则为骨疼而肉枯;热胜夫寒,则为肉烂而肌腐,且为脓,及内伤其骨也,内伤其骨则为骨蚀。骨蚀者,骨有所损也,必有其所。如内伤其筋,而疾在前筋,则筋自屈而不得伸,邪气居其中而不出,则发为筋溜。筋溜者,筋有所流注也,亦必有其所。如邪气有所结,而归于内,卫气亦留于内而不得出,以反于外,所以津液亦久留于其中,则合而为肠溜。肠溜者,肠有所流注也。久者数岁乃成,以手按之,则可至于柔,然亦必有其所。如或邪气之结者归于内,津液留于内,而又有邪气中之,则凝结易至于日甚,遂致相连而聚居于内,当为昔瘤,言非一日而成者也,以手按之则坚,且有其所。又或结深中骨,则邪气因于骨,骨与气并,日以益大,则为骨疽,亦有其所。若或结气中之于肉,上焦宗气正行于其所,被邪气留而不去,如有热则化而为脓,如无热则止为肉疽。凡此数等邪气,其发虽无一定之处,而各有一定之名也。

卫气行第七十六

详论卫气之行,故名篇。

黄帝问于岐伯曰:愿闻卫气之行,出入之合,何如?伯高曰:岁有十二月,日有十二辰,子午为经,卯酉为纬。天周二十八宿,而一面七星,四七二十八星,房昴为纬,虚张为经。是故房至毕为阳,昴至心为阴。阳主昼，阴主夜。故卫气之行，一日一夜五十周于身，昼日行于阳二十五周，夜行于阴二十五周，周于五岁。是故平旦阴尽，阳气出于目，目张则气上行于头，循项下足太阳，循背下至小指之端。其散者，别于目锐眦，下手太阳，下至手小指之间外侧。其散者，别于目锐眦，下足少阳，注小指次指之间。以上循手少阳之分侧，下至小指之间。别者以上至耳前，合于颔脉，注足阳明，以下行至跗上，入五_{当作次}指之间。其散者，从耳下下手阳明，入大指之间，入掌中。其至于足也，入足心，出内踝下，行阴分，复合于目，故为一周。

此言卫气之行，昼行于阳经，夜行于阴经，而一昼一夜乃五十度周于身也。出入者，或出阳经以入阴经，或出阴经以入阳经也。伯言一岁之内有十二月，一日之中有十二时，其夜之子时、昼之午时，当为南北之经，经者，自纵而言之也。旦之卯时、夕之酉时，当为东西之纬，纬者，自横而言之也。绕天一周有二十八宿，而一方计有七星，四方各七，则四七计有二十八星，其房昴为东西之纬，虚张为南北之经。是故房至毕，则为星之属阳者也；昴至心，则为星之属阴者也。阳星则主于昼，阴星则主于夜。故人身卫气之行，一日一夜当为五十周于身。其昼日行于阳经者二十五周，盖自足太阳而至手阳明也。夜行于阴经者二十五周，盖自足少阴而至足太阴也。彼六气者，自甲子以至戊辰，五岁方周百刻。见《素问·六微旨大论》。帝曰：愿闻其岁，六气始终早晏何如？岐伯言：甲子之岁，初之气，天气始于水下一刻。至戊辰岁，初之气，又始于水下一刻，周而复始。而卫气则一昼夜而周，故谓之周于五岁也。何以见昼行阳经者二十五周？是故自平旦之时，则行于阴经者尽矣。此阳气者，即卫气也，出于目之睛明穴，正以目开则卫气上行于头，乃循项下足太阳膀胱经之众穴，又循背下至足小指之端至阴穴。其在头而散者,别于目之锐眦近听宫穴,下手太阳小肠经,而至于手小指外侧之少泽穴;其在头而又散者,别于目锐眦,即足少阳之瞳子髎穴,以下足少阳之经,而注于足第四指间之窍阴穴;又从而上循手少阳之分侧,以下至手小指之间关冲穴;其别而散者,以上至耳前,合于颔脉,上近足阳明经之承泣穴,乃注足阳明之经,而下行至足跗面之冲阳穴,入次指之间厉兑穴;其在头而散者,从耳下下行手阳明经之迎香等穴,以入手大**当作次**。指之间商阳穴,入手掌中。此则昼行于阳经者如此,计二十五度。至夜则行于阴经,亦二十五度。其至于足少阴肾经,乃足心之涌泉穴,出内踝下,行阴分,自足少阴肾经而行手少阴心经、手太阴肺经、足厥阴肝经、足太阴脾经。其夜行于阴经者,计有二十五度。至明日平旦,阴经已尽而阳经又受气,则复因目开而会于目,又自足太阳膀胱经之睛明穴始也。故谓之五十度为一周者以此。

　　是故日行一舍,人气行一周与十分身之八;日行二舍,人气行二周于身与十分身之六;日行三舍,人气行于身五周与十分身之四;日行四舍,人气行于身七周与十分身之二;日行五舍,人气行于身九周;日行六舍,人气行于身十周与十分身之八;日行七舍,人气行于身十二周在身与十分身之六;日行十四舍,人气二十五周于身有奇分与十分身之四。阳尽于阴,阴受气矣。其始入于阴,常从足少阴注于肾,肾注于心,心注于肺,肺注于肝,肝注于脾,脾复注于肾为周。是故夜行一舍,人气行于阴脏一周与十分脏之八,亦如阳行之二十五周,而复合于目。阴阳一日一夜,合有奇分十分身之四,与十分脏之二。是故人之所以卧起之时有早晏者,奇分不尽故也。**按伯高所言,大约日行舍数,卫气所行之数,俱举成数而言。愚今细分其数,则于昼**

夜各行二十五度之数,庶无缪矣,以俟后之明者而再订之。

此承上文而详言卫气昼夜各行二十五度之义也。是故日行一舍,人气行一周与十分身之八。人气者,卫气也,对天之日数而言,故谓卫气为人气。此当言日行舍八分七厘半,漏水下三刻一分二厘半,人气行一周五分六厘二毫半。日行二舍,人气行二周于身与十分身之六。当云日行一舍七分半,漏水下六刻二分半,人气行三周一分二厘半。日行三舍,人气行于身五周与十分身之四。当云日行二舍六分二厘半,漏水下九刻三分七厘半,人气行四周六分八厘七毫半。日行四舍,人气行于身七周与十分身之二。当云日行三舍半,漏水下十二刻半,人气行六周二分半。日行五舍,人气行于身九周。当云日行四舍三分七厘半,水下十五刻六分二厘半,人气行七周八分一厘二毫半。日行六舍,人气行于身十周与十分身之八。当云日行五舍二分半,水下十八刻七分半,人气行九周三分七厘半。又当增云:日行六舍一分二厘半,水下二十一刻八分七厘半,人气行十周九分三厘七毫半。日行七舍,人气行于身十二周在身与十分身之六。当云日行七舍,水下二十五刻,人气行十二周五分。又当增云:日行七舍八分七厘半,水下二十八刻一分二厘半,人气行十四周六厘二毫半。又当增云:日行八舍七分半,水下三十一刻二分半,人气行十五周六分二厘半。又当增云:日行九舍六分二厘半,水下三十四刻三分七厘半,人气行一十七周一分八厘七毫半。又当增云:日行十舍五分,水下二十七刻半,人气行一十八周七分半。又当增云:日行十一舍三分七厘半,水下四十刻六分二厘半,人气行二十周三分一厘二毫半。又当增云:日行十二舍二分半,水下四十三刻七分半,人气行二十一周八分七厘半。又当增云:日行十三舍一分二厘半,水下四十六刻八分七厘半,人气行二十三周四分三厘七毫半。日行十四舍,人气行二十五周于身有奇分十分身之四。此正当云:日行一十四舍,水下五十刻,人气行于身二十五周。阳尽于阴,阴受气矣。至此则行阳经者已尽,而阴经当受卫气。其始入于阴,常从足少阴注于肾,肾注于手少阴心经,又注于手太阴肺经,又注于足厥阴肝经,又注于足太阴脾经,又注于足少阴肾经。此乃一昼一夜而为五十度之一周也。是故日行一舍,人气行于阴脏一周与十分脏之八,阴脏者,诸阴经也。亦如阳行之二十五周,而平旦则复合于目,盖又自睛明穴而始也。阴阳一日一夜,合有奇分十分身之四与十分脏之二,是故人之所以卧起之时有早晏者,奇分不尽故也。阴经阳经,所行一日一夜之内,合所余之分,有十分身之二、身之四,人之所以卧起之时有早晏者,正以其所值之时有奇分未尽故耳。

黄帝曰:卫气之在于身也,上下往来,不以期候气,而刺之奈何?伯高曰:分有多少,日有长短,春秋冬夏,各有分理,然后常以平旦为纪,以夜尽为始。是故一日一夜,水下百刻,二十五刻者,半日之度也。常如是毋已,日入而止。随日之长短,各以为纪而刺之。谨候其时,病可与期;失时反候者,百病不治。故曰:刺实者,刺其来也;刺虚者,刺其去也。此言气存亡之时,以候虚实而刺之。是故谨候气之所在而刺之,是谓逢时。在于三阳,必候其气在于阳而刺之;病在于三阴,必候其气在阴分而刺之。

此言刺诸经者,必候卫气之所在而刺之也。帝疑卫气在于人身,上下往来,理当候其气之在阳在阴而刺之,若不以期候其气之所在而刺之者奈何?伯高言:正当候其气之所在而刺之也。故虽日之所分有多有少,春分后日长,秋分后日短,而春夏秋冬其昼夜刻数各有分理,然所以候卫气者,常以平旦为纪,则知其行于阳经;以夜尽为始,则知其行于阴经。是故一日一夜水下百刻,其二十五刻者,四分之一,半日之度也。常如是无已,日出而起,日入而止。随日之长短,大约以半日为纪而刺之。谨候其时,则病可与期;若失时反候,则百病不治。故曰:病实者当泻之,宜乘其气之来而迎之;病虚者当补之,宜乘其气之往而随之。所谓气有来去,即气有存亡。气有存亡,即可候病有虚实而刺之,是谓之逢时也。故昼行于三阳,太阳、阳明、少阳,合足手而言。必候其气在于阳而刺之;夜行于三阴,太阴、少阴、厥阴,合五脏而言。心,概心包络。必候其气在于阴而刺之。其气三阳三阴者,下文正详言之。

水下一刻,人气在太阳;水下二刻,人气在少阳;水下三刻,人气在阳明;水下四刻,人气在阴分;水下五刻,人气在太阳;水下六刻,人气在少阳;水下七刻,人气在阳明;水下八刻,人气在阴分;水下九刻,人气在太阳;水下十刻,人气在少阳;水下十一刻,人气在阳明;水下十二刻,人气在阴分;水下十三刻,人气在太阳;水下十四刻,人气在少阳;水下十五刻,人气在阳明;水下十六刻,人气在阴分;水下十七刻,人气在太阳;水下十八刻,人气在少阳;水下十九刻,人气在阳明;水下二十刻,人气在阴分;水下二十一刻,人气在太阳;水下二十二刻,人气在少阳;水下二十三刻,人气在阳明;水下二十四刻,人气在阴分;水下二十五刻,人气在太阳。此半日之度也。从房至毕一十四舍,水下五十刻,日行半度,回行一舍,水下三刻与七分刻之四。大要曰:常以日之加于宿上也。人气在太阳,是故日行一舍,人气行三阳、行于阴分,常如是无已,与天地同纪,纷纷盼盼,终而复始,一日一夜水下百刻而尽矣。盼,普巴切。

此承上文而详卫气有在阳在阴之时,正当候其气而刺之也。方漏水下一刻,则卫气在足手太阳经;漏水下二刻,则卫气在足手少阳经;漏水下三刻,则卫气在足手阳明经。然卫气慓悍疾利,故日间虽当行于阳经,而又于漏下四刻之时,则入足少阴肾经。本经邪客篇云:卫气者,出其悍气之慓疾,而先行于四末皮肤分肉之间,而不休者也。昼日行于阳,夜行于阴,常从足少阴之分,间行于五脏六腑者是也。故曰水下四刻,卫气在阴分。下文水下八刻、十二刻、十六刻、二十刻、二十四刻,皆曰在阴分者,俱指足少阴肾经而言也。然入于阴分,而日当为昼,故漏水下五刻之时,则又出于阳分,而在足手太阳经;漏水下六刻,则卫气在足手少阳经;水下七刻,则卫气在足手阳明经;至于八刻,则间行于足少阴肾经;水下九刻,则卫气又出,而在足手太阳经;水下十刻,则卫气在足手少阳经;水下十一刻,则卫气在足手阳明经;水下十二刻,则卫气又间行于足少阴肾经之分;水下十三刻,则卫气又出,而在足手太阳经;水下十四刻,则卫气在足手少阳经;水下十五刻,则卫气在足手阳明经;水下十六刻,则卫气又间行足少阴肾经之分;水下十七刻,则卫气又出,而在足手太阳经;水下十八刻,则卫气在足手少阳经;水下十九刻,则卫气在足手阳明经;水下二十刻,则卫气又间行于足少阴肾经之分;水下二十一刻,则卫气又出,而在足手太阳经;水下二十二刻,则卫气在足手少阳经;水下二十三刻,则卫气在足手阳明经;水下二十四刻,则卫气又间行于足少阴肾经之分;水下二十五刻,则又出而在足手太阳经。此乃半日之间所行之度也。至于再行半日,从房至毕行一十四舍,则水下五十刻矣。又日行半度,转行一舍,则水下三刻与七分刻之四。水下三刻一分二厘半。大要曰:常以日之加于宿上也,人气在太阳,之字衍。大要曰:日加于各宿之上。是故日行一舍,人气行三阳、行于阴分,常如是无已,日行一舍,则气行于三阳,而又入于足少阴肾经之分,常如是无已也。与天地同纪,纷纷然,盼盼然,气虽似乱而似章,终而复始,一日一夜水下百刻而尽矣。

九宫八风第七十七

内论九宫八风,故名篇。

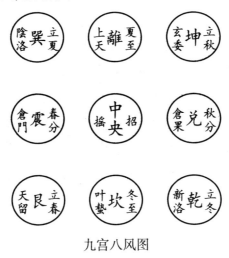

九宫八风图

立夏四 ^{阴洛} 东南方　　夏至九 ^{上天} 南方　　立秋二 ^{玄委} 西南方

春分三 ^{仓门} 东方　　招摇五中央　　秋分七 ^{仓果} 西方

立春八 ^{天留} 东北方　　冬至一 ^{叶蛰} 北方　　立冬六 ^{新洛} 西北方

太乙常以冬至之日,居叶蛰之宫四十六日,明日居天留四十六日,明日居仓门四十六日,明日居阴洛四十五日,明日居天宫四十六日,明日居玄委四十六日,明日居仓果四十六日,明日居新洛四十五日,明日复居叶蛰之宫,曰冬至矣。太乙日游,以冬至之日,居叶蛰之宫,数所在日,从一处至九日,复反于一,常如是无已,终而复始。太乙移日,天必应之以风雨,以其日风雨则吉,岁美民安少病矣。先之则多雨,后之则多汗。太乙在冬至之日有变,占在君;太乙在春分之日有变,占在相;太乙在中宫之日有变,占在吏;太乙在秋分之日有变,占在将;太乙在夏至之日有变,占在百姓。所谓有变者,太乙居五宫之日,病风折树木,扬沙石,各以其所主占贵贱。因视风所从来而占之,风从其所居之乡来为实风,主生长养万物;从其冲后来为虚风,伤人者也,主杀主害者。谨候虚风而避之,故圣人日避虚邪之道,如避矢石然,邪弗能害,此之谓也。

此言太乙居九宫之日各有所忌也。太乙者,岁神也。《素问·六微旨大论》有太乙天符为贵人。此则不止天符年。常以冬至之日,居于坎方叶蛰之宫,计有四十六日;至次日,乃第四十七日也,则为立春,而居于艮方之天留宫,亦计四十六日,连前共计九十二日;至次日,乃第九十三日也,则为春分,而居于震方之仓门宫,亦计四十六日,连前共计一百三十八日;至次日,乃一百三十九日也,则为立夏,而居于巽方之阴洛宫,亦计四十五日,连前共计一百八十三日;至次日,乃一百八十四日也,则为夏至,而居于离方之上天宫,亦计四十六日,连前共计二百二十九日;至次日,乃二百三十日也,则为立秋,而居于坤方之玄委宫,亦计四十六日,连前共计二百七十四日;至次日,乃二百七十五日也,则为秋分,而居于兑方之仓果宫,亦计四十六日,连前共计三百二十一日;至次日,乃三百二十二日也,则为立冬,而居于乾方之新洛宫,亦计四十五日,连前共计三百六十五日;至次日,乃来岁之冬至,又居坎方之叶蛰宫矣。其太乙所游之日,假如冬至居叶蛰之宫,照图数所在之日,从一处至九,冬至为一,立秋为二,春分为三,立夏为四,中央为五,立冬为六,秋分为七,立春为八,夏至为九,复反于冬至之一,常如是轮之无已,终而复始。遇太乙移日,天必应之以风雨,此日有风雨,则必岁美民安少病;先于所移之日而有风雨,则天必多雨;后于所移之日而有风雨,则民必多汗。不唯是也,太乙在冬至之日有变,当占在君;在春分之日有变,当占在相;在中宫之日有变,当占在吏;在秋分之日有变,当占在将;在夏至之日有变,当占在百姓。所谓有变者,太乙居五宫之日,曰五宫者,东南西北中央也。所病者,病犹恶也。有大风折木,扬沙石,各以其所主之宫,与其分之贵贱,如君相吏将民之谓也。其风从所居之乡来,如冬至来自北方,春分来自东方之谓,是之谓实风也,主生长以养万物者。或从其冲后而来,如冬至从南西二方而来,春分从西北二方而来,夫是之谓虚风也,主杀害以伤人者。谨宜候此虚风而避之。唯圣人避之如矢石,所以邪弗能害也。按本经岁露篇,以太乙冬至居叶蛰宫,而风雨从南方来者为虚风;立春之日,而风雨从西方来者为虚风。则此篇所谓从后来者为虚风,须知东以西与北为后,南以北与东为后,西以东与南为后,北以南与西为后也。

是故太乙徙立于中宫,乃朝八风,以占吉凶也。风从南方来,名曰大弱风,其伤人也,内舍于心,外在于脉,气主热。风从西南方来,名曰谋风,其伤人也,内舍于脾,外在于肌,其气主为弱。风从西方来,名曰刚风,其伤人也,内舍于肺,外在于皮肤,其气主为燥。风从西北方来,名曰折风,其伤人也,内舍于小肠,外在于手太阳脉,脉绝则溢,脉闭则结不通,善暴死。风从北方来,名曰大刚风,其伤人也,内舍于肾,外在于骨与肩背之膂筋,其气主为寒也。风从东北方来,名曰凶风,其伤人也,内舍于大肠,外在于两胁腋骨下及肢节。风从东方来，名曰婴儿风，其伤人也，内舍于肝，外在于筋纽，其气主为身湿。风从东南方来，名曰弱风，其伤人也，内舍于胃，外在肌肉，其气主体重。此八风皆从其虚之乡来，乃能病人。三虚相搏，则为暴病卒死。两实一虚，病则为淋露寒热。犯其雨湿之地，则为痿。故圣人避风，如避矢石焉。其有三虚而偏中于邪风，则为击仆偏枯矣。

　　此又言朝八风可以占吉凶也。南方属火，主于热，人之心应之，通于脉，故风从南方来者，名曰大弱风，其伤人内舍于心，而外在于脉，其气主于为病之热也。西方属金，主于燥，人之肺应之，通于皮肤，故风从西方来者，名曰刚风，其伤人内舍于肺，而外在于皮肤，其气主于为病之燥也。北方属水，主于寒，人之肾应之，通于骨，故风从北方来者，名曰大刚风，其伤人内舍于肾，而外在于骨及肩背内之膂筋，<small>膂筋之义，详岁露论中。</small>其气主于为病之寒也。东方属木，主于风湿，人之肝应之，通于筋纽，其气主于肝为病之风湿也。夫东方主风，而曰湿病者，以风为婴儿，其气尚柔，不能胜湿故也。其间西南方来者，为谋风，内伤于脾，而外在于肌，其气主为弱。东南方来者，为弱风，以未主于土也，内伤于胃，而外在肌肉，其气主体重。<small>戊辰亦主土也。</small>西北方来者，为折风，内伤于小肠，而外在手太阳之脉。东北方来者，为凶风，内伤于大肠，而外在两胁旁骨下及肢节，以大肠与别腑不同，皆能受伤者也。此八风者，皆从其冲后来，为虚风，即虚之乡来也。如立冬而风从南方西方来，立春而风从北方西方来，立夏而风从北方东方来，立秋而风从南方东方来者是也。三虚者，据《素问》刺法、本病二篇，则以人忧愁思虑伤心，及汗出于心，惊而夺精，为人二虚；遇司天失守，为天之虚，为三虚。据后岁露论，以乘年之虚为一虚，即司天失守是也；逢月之虚为一虚，即月郭空则海水东盛云云是也;失时之和为一虚,即春应暖而反寒之盛是也。据此篇其人已虚,其风又虚,其岁又虚,是谓三虚。三虚相搏,则为暴病卒死矣。假如人实、岁实而风虚,则止为淋露寒热,盖人为露所淋,必发为寒热也。或犯其雨湿之地,则为痿病。故圣人避此虚邪之风,如避矢石。若有三虚而为邪风偏中之,则又为击仆、为偏枯矣。击仆者,如击之而仆晕也。偏枯者,或左或右偏枯也。

九针论第七十八

篇内第一节详论九针,故名篇。自天忌至末,皆用针者之当知,故并及之。凡《内经》全书之论针者,皆不出此九针耳,真万言一律也。

黄帝曰:余闻九针于夫子,众多博大矣。余犹不能寤,悟同。敢问九针焉生?何因而有名?岐伯曰:九针者,天地之大数也,始于一而终于九。故曰:一以法天,二以法地,三以法人,四以法时,五以法音,六以法律,七以法星,八以法风,九以法野。黄帝曰:以针应九之数奈何?岐伯曰:夫圣人之起天地之数也,一而九之,故以立九野,九而九之,九九八十一,以起黄钟数焉,以针应数也。一者,天也。天者,阳也。五脏之应天者肺,肺者五脏六腑之盖也,皮者肺之合也,人之阳也。故为去声。之治针,必以大其头而锐其末,令平声,下同。无得深入而阳气出。二者,地也。人之所以应土者肉也。故为之治针,必筒其身而圆其末,令无得伤肉分,伤则气得竭。三者,人也。人之所以成生者,血脉也。故为之治针,必大其身而圆其末,令可以按脉勿陷,以致其气,令邪气独出。四者,时也。时者,四时八风之客于经络之中,为瘤病者也。故为之治针,必筒其身而锋其末,令可以泻热出血,而瘤病竭。五者,音也。音者冬夏之分,分于子午，阴与阳别，寒与热争，两气相搏，合为痈脓者也。故为之治针，必令其末如剑锋，可以取大脓。六者，律也。律者调阴阳四时而合十二经脉，虚邪客于经络而为暴痹者也。故为之治针，必令尖如氂，毫同。且圆且锐，中身微大，以取暴气。七者，星也。星者人之七窍，邪之所客于经而为痛痹，舍于经络者也。故为之治针，令尖如蚊虻喙，静以徐往，微以久留，正气因之，真邪俱往，出针而养者也。八者，风也。风者人之股肱八节也。八正之虚风，八风伤人，内舍于骨解腰脊节腠理之间，为深痹也。故为之治针，必长其身，锋其末，可以取深邪远痹。九者，野也。野者，人之节解皮肤之间也。淫邪流溢于身，如风水之状，而溜不能过于机关大节者也。故为之治针，令小大如挺，其锋微圆，以取大气之不能过于关节者也。黄帝曰：针之长短有数乎？岐伯曰：一曰镵针者，取法于巾针，去末寸半卒锐之，长一寸六分，主热在头身也。二曰圆针，取法于絮针，筒其身而卵其锋，长一寸六分，主治分肉间气。三曰鍉音低。针，取法于黍粟之锐，长三寸半，主按脉取气，令邪出。四曰锋针，取法于絮针，筒其身，锋其末，长一寸六分，主痈热出血。五曰铍针，取法于剑锋，广二分半，长四寸，主大痈脓，两热争者也。六曰圆利针，取法于氂针，微大其末，反小其身，令可深内纳同。也，长一寸六分，主取痈痹者也。七曰毫针，取法于毫毛，长一寸六分，主寒热痛痹在络者也。八曰长针，取法于綦针，长七寸，主取深邪远痹者也。九曰大针，取法于锋针，其锋微圆，长四寸，主取大气不出关节者也。针形毕矣。此九针大小长短法也。此节当于《素问·针解篇》第二节参看。

此言九针所以应天地之数，而详其大小长短之法也。夫九针者，应天地之大数，一以法天，二以法地，三以法人，四以法四时，五以法五音，六以法六律，七以法七星，八以法八风，九以法九野，正以圣人起天地之数，一以至九，故分天下为九野，若九而九之，则为八十一，乃黄钟之数亦然也。以针应数，故制之为九针耳。其针之曰第一者，所以应天也。天属阳，而五脏之应天者唯肺，肺为五脏之华盖，皮则为肺之合，乃人之阳也。故为之治针者，其头大，象天之阳也；其末锐，令无得深入，而使阳气出也。故下文一曰镵针者，取法于巾针，其头虽大，其近末约寸半许而渐锐之，计长一寸六分，主热在头身者用之，正以出阳气也。其针之曰第二者，所以应地也。地为土，而人之应土者唯肉。故为之治针者，其身虽筒，筒以竹为之，其体直，故谓直为筒。其末则圆，令无得伤肉分，则邪得竭。故下文二曰圆针，取法于絮针，筒其身而卵其锋，长一寸六分，主治分肉之气也。其针之曰第三者，所以应人也。人之所以成其身而得生者唯血脉。故为之治针者，其身则大，其末必圆，令可以按脉而勿陷，以致复其正气，令邪气独出耳。故下文三曰锝针，取法于黍粟之锐，长三寸半，主按脉取气，令邪气之出也。其针之曰第四者，所以应四时也。四时有八风，而客于经络之中乃为瘤病。瘤者，留也，瘤病也。故为之治针者，必筒其身而锋其末，令可以泻其热，出其血，而使瘤病之得竭。故下文四曰锋针，取法于絮针，其身则筒，其末则锋，长一寸六分，主痈热出血也。其针之曰第五者，所以应五音也。夫五音主冬夏之分，以子午而分，所以为病者，阴与阳别，寒与热争，两气相搏，合为痈脓。故为之治针者，令其末如剑锋，可以取大脓也。故下文五曰铍针，取法于剑锋，广二分半，长四寸，主大痈脓，两热相争者也。其针之曰第六者，所以应六律也。六律所以调阴阳四时，而合于人身之十二经脉，令虚邪客于经络而为暴痹。故为之治针者，必令其尖如氂,且圆且锐,其中身则微大,所以取此暴气也。故下文六曰圆利针,取法于氂针,其末微大,其身反小,令可深纳其针,长一寸六分,主取痛痹者也。其针之曰第七者,所以应七星也。天有七星,人有七窍,为邪之所客,则舍于经络而为痛痹。故为之治针者,令尖如蚊虻之喙,静以徐往,微以久留,则正气因之而复,其真邪虽俱往,以出针而可以养其正气,不使之外泄也。故下文七曰毫针,取法于毫毛,长一寸六分,主治寒热痛痹在络者也。其针之曰第八者,所以应八风也。人之手足,各有股肱关节计八,今八正之虚风,二至、二分、四立为八,正合于东、西、南、北、东南、西南、西北、东北之八风。即八风以伤人,则内于骨解、腰脊节、腠理之间为深痹。故为之治针者,必长其身,锋其末,而可以取深远之痹。故下文八曰长针,取法于綦针,长七寸,正主于取深远之邪痹也。其针之曰第九者,所以应九野也。人之节解皮肤之间,似地之有九野,而淫邪流泆于身,如风水状,其流不能过于机关大节。故为之治针者,令其小状,可大如铤,其锋微圆,可以取大气之不能过于关节。故下文九曰大针者,取法于锋针,其锋微圆,正以取大气不能过关节者也。按此九针,本经九针十二原官针及此,三篇相同,后世不明此九针,而又妄于用针,穴不分经,补泻无法,夭札多矣。

九针之图

一曰镵针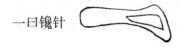

其头大,其末锐,取法于巾针,至末寸半渐锐之,长一寸六分,主热在头身用之。

二曰圆针　　　筒其身，卵其锋，取法于絮针，长一寸六分，主治分肉间气满用之。

三曰锃针　　　其身大，其末圆，取法于黍粟之锐。长三寸半，主按脉取气，令邪气出。

四曰锋针　　　筒其身，锋其末，取法于絮针，长一寸六分，主痈热出血用之。

五曰铍针　　　其末如剑锋，可以取大脓，广二分半，长四寸，主大痈脓用之。

六曰圆利针　　尖如氂，且圆且锐，微大其末，反小其身，取法于毫针，长一寸六分，主取痈痹。

七曰毫针　　　尖如蚊虻喙，取法于毫毛，长一寸六分，主寒热痛痹在络。

八曰长针　　　长其身，锋其末，取法于綦针，长七寸，主取深邪远痹。

九曰大针　　　其锋微圆，取法于锋针，长四寸，主取大气不出关节。

黄帝曰：愿闻身形应九野奈何？岐伯曰：请言身形之应九野也。左足应立春，其日戊寅、己丑；左胁应春分，其日乙卯；左手应立夏，其日戊辰、己巳；膺喉首头应夏至，其日丙午；右手应立秋，其日戊申、己未；右胁应秋分，其日辛酉；右足应立冬，其日戊戌、己亥；腰尻下窍应冬至，其日壬子；六腑、膈下三脏应中州，其大禁，大禁太乙所在之日及诸戊己。凡此九者，善候八正所在之处。所主左右上下身体有痈肿者，欲治之，无以其所直之日溃治之，是谓天忌日也。 天忌，见《素问·八正神明论》、前官能篇。此节当参前九宫八风图看。

此言身形之应九野，而天忌乃所当知也。人之左胁应春分，而乙卯日属木，居左，故应之；右胁应秋分，而辛酉日属金，居右，故应之；膺喉首头应夏至，而丙丁日属火，居南，故应之；腰尻下窍应冬至，而壬子日属水，居北，故应之；至于左足应立春，戊寅、己丑日应之，盖戊己主土，兼四方，而寅丑则居东北方也；右足应立冬，戊戌、己亥日应之，盖戊己主土，兼四方，而戌亥则应西北方也；左手应立夏，戊辰、己巳日应之，盖戊己主土，兼四方，而辰巳则应东南方也；右手应立秋，戊申、己未应之，盖戊己主土，兼四方，而申未则居西南方也；六腑与膈下之脾肝肾三脏应于中州，乃大禁者也，盖大禁在诸戊己之日，而太乙所在之日，即如冬至居叶蛰、立春居天留之类是也，亦宜禁之。凡此九者，善候八正所在之处，则主左右上下身体有痈肿者，苟欲治之，无以其所值之日治而溃之，是乃天忌之日，不可以轻犯也。

太乙神人身形应九野天忌歌

按后世针灸法，最忌九宫尻神、九部尻神、十二部尻神，此固当遵，然前九宫八风篇内有太乙所在九宫，及此篇身形应九野，乃神圣所言,尤合五行、九宫、八卦大义,今旧有太乙神人歌,凡针灸破痈者,切宜忌之。

立春艮上起天留,戊寅己丑左足求;春分左胁仓门震,乙卯日见定为仇;立夏戊辰己巳巽,阴洛官中左手愁;夏至上天丙午日,正值膺喉离首头;立秋玄委宫右手,戊申己未坤上游;秋分仓果西方兑,辛酉还从右胁谋;立冬右足加新洛,戊戌己亥乾位收;冬至坎方临叶蛰,壬子腰尻下窍流;五脏六腑并脐腹,招摇诸戊己中州。

形乐志苦,病生于脉,治之以灸刺。形苦志乐,病生于筋,治之以熨引。形乐志乐,病生于肉,治之以针石。形苦志苦,病生于咽〔喝〕,治之以甘药。形数惊恐,筋脉不通,病生于不仁,治之以按摩醪药。是谓形。 喝,当作嗌。按《素问·血气形志论》与此节同,但彼曰病生于咽嗌者为是,彼曰治之以百药,此曰甘药者是。彼末句云:是谓五形志也。此节末句有缺。

此言病有形志之苦乐不同,而治之者亦异也。形在外,志在内。有等外形虽乐,而内志则苦,故志属于心,心合于脉,所以病在于脉也,当灸刺随宜以治之。有等外形虽苦,而内志则乐,则筋以劳而伤,所以病生于筋也,当以火熨、导引治之。有等外形既乐,而内志亦乐,则血气凝滞,病生于肉,当以针石治之。有等外形既苦,而内志亦苦,则血气枯焦,病生于咽嗌,当以甘和之药治之。有等形受劳苦,数被惊恐,筋与血脉皆不相通,则病生为不仁,不仁者,痛痒不知也,当按摩、酒药兼用之。是皆五形五志之受病者如此。邪气脏腑形篇、终始篇俱有调以甘药。

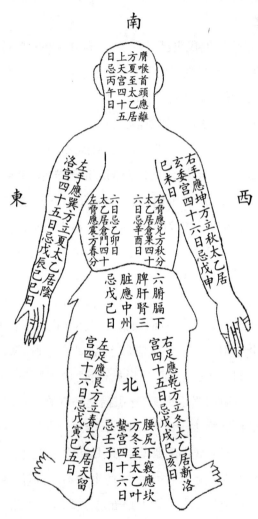

南

東 西

北

太乙神人身形应九野天忌歌图

五脏气：心主噫，肺主欬，肝主语，脾主吞，肾主欠。此与《素问·宣明五气篇》同。

此言五脏之气为病也。按三部九候论曰：心为噫。脉解篇云：所谓上走心为噫者，阴盛而上走阳明，阳明络属心，故上走心为噫也。本经口问篇黄帝曰：人之噫者何气使然？岐伯曰：寒气客于胃，厥逆从下上散，复出于胃，故为噫。夫曰心为噫，又曰寒气转于胃，正以心气主噫，而胃又有寒，故从之而转耳。至于本经经脉篇论脾之为病，亦曰善噫，盖脾胃之病，无以异也。《玉篇》云：噫，饱出息也。又曰：气转也。《论语》云：噫，斗筲之人。朱注云：心不平声。《海篇》云：痛声也。理以饱出息及气转为是。朱注与《海篇》皆儒书义也。《素问·阴阳应象大论》言：肺在变动为欬。故肺主于欬也。又阴阳应象大论言：肝在声为呼。而此曰语者，彼言声而此言病也。吞者，《海篇》曰：食咽也。然病时气亦能吞也。欠者，张口转气也。口问篇黄帝曰：人之欠者何气使然？岐伯曰：卫气昼日行于阳，夜半则行于阴，阴者主夜，夜者卧，阳者主上，阴者主下，故阴气积于下，阳气未尽，阳引而上，阴引而下，阴阳相引，故数欠。

六腑气：胆为怒，胃为气逆哕，大肠小肠为泄，膀胱不约为遗溺，下焦溢为水。宣明五气篇与此大同。

此言六腑之气为病也。阴阳应象大论曰：肝在志为怒。而此曰胆为怒者，以肝与胆为表里也。胃为气逆为哕者，盖胃为水谷之海，惟胃气不和则气逆。按《灵枢·口问篇》岐伯曰：谷入于胃，胃气上注于肺，今有故寒气与新谷气俱还入于胃，新故相乱，真邪相攻，气并相逆，复出于胃，故为哕。大肠小肠为泄者，盖大肠为传道之腑，小肠为受盛之腑，今受盛之气既虚，传道之司不禁，故为泄利之证也。膀胱不约为遗溺，《素问·灵兰秘典论》曰：膀胱者，州都之官，津液藏焉，气化乃能出矣。又脉要精微论曰：水泉不止者，是膀胱不藏也。今膀胱之气不足，而不能藏，故为遗溺如此也。下焦溢为水，此下焦者，即营卫生会篇上、中、下之下焦也。下焦之气不足，故泛溢之为水病耳。按水之为证，见《素问》阴阳别论、平人气象论、《灵枢》水胀论、论疾诊尺等篇。

五味：酸入肝，辛入肺，苦入心，甘入脾，咸入肾，淡入胃，是谓五味。此节与宣明五气篇五味所入亦同，但此多淡入胃一句。

此言五味之入五脏也。

五并：精气并肝则忧，并心则喜，并肺则悲，并肾则恐，并脾则畏，是谓五精之气并于脏也。此与宣明五气篇亦同，但彼末有云：虚而相并者也。

此言五脏之精气并于所虚之脏也。阴阳应象大论曰：肝在志为怒，心在志为喜，肾在志为恐。今肝虚而余脏精气得以并之，则为忧。夫在志为怒，而此曰忧者，以肺气得以乘之也。心虚而余脏精气得以并之，则为喜，盖喜者固其所志，而太过于喜则为病也。肺虚而余脏精气得以并之，则为悲。夫在志为忧，而此曰悲者，忧甚则悲也。肾虚而余脏精气得以并之，则为恐。脾虚而余脏精气得以并之，则为畏。夫在志为思，而此曰畏，以过思则畏胜也。此乃五脏之气虚而相并者也。

五恶：肝恶风，心恶热，肺恶寒，肾恶燥，脾恶湿，此五脏气所恶者也。此与宣明五气篇同。

此言五脏所恶之邪也。肝属厥阴木，其性与风气相通，而感风则伤筋，故恶风。心属少阴火，其性与暑气相通，而受热则伤脉，故恶热。肺属手太阴金,其性本寒,故恶寒。肾属足少阴水,其性喜润,故恶燥。脾属足太阴土,其性喜燥,故恶湿。

五液:心主汗,肝主泪,肺主涕,肾主唾,脾主涎,此五液所出也。此与宣明五气篇同。

此言五脏各有液也。

五劳:久视伤血,久卧伤气,久坐伤肉,久立伤骨,久行伤筋,此五久劳所病也。此与宣明五气篇同。

此言五脏久劳各有所伤也。久视者必劳心,故伤血。久卧者必劳肺,故伤气。久坐者必劳脾,故伤肉。久立者必劳肾,故伤骨。久行者必劳肝,故伤筋。

五走:酸走筋,辛走气,苦走血,咸走骨,甘走肉,是谓五走也。此节宣明五气篇之五味所禁较此更详。

此言五味各有所走也。宣明五气篇曰:辛走气,气病无多食辛。咸走血,血病无多食咸。苦走骨,骨病无多食苦。甘走肉,肉病无多食甘。酸走筋,筋病无多食酸。是谓五禁,无令多食。

五裁:病在筋,无食酸。病在气,无食辛。病在骨,无食咸。病在血,无食苦。病在肉,无食甘。口嗜而欲食之,不可多也,必自裁也,命曰五裁。此与宣明五气篇同。

此言五味之有五裁,即上节之义也。

五发:阴病发于骨,阳病发于血,阴病发于肉,阳病发于冬,阴病发于夏。此与宣明五气篇同。

此言五脏之病有所发也。肾为少阴,主于骨,脾为太阴,主于肉,故阴分之病,发于骨肉。心为牡脏,主于血,故阳分之病,发于血。此则以五脏所主言。阳虚不能胜阴,故阳病发于冬;阴虚不能胜阳,故阴病发于夏。此则以五脏之时言也。

五邪:邪入于阳则为狂,邪入于阴则为血痹,邪入于阳转则为〔癫〕疾,邪入于阴转则为瘖,阳入之于阴病静,阴出之于阳病喜怒。癫,当作巅。喜,当作善。此与宣明五气篇同。

此言五邪之为病也。邪气不入于阴而入于阳,则阳邪有余而为狂。生气通天论曰:阴不胜其阳,则脉流薄疾,并乃狂。邪气不入于阳而入于阴,则阴邪有余而为血痹。生气通天论曰:阳不胜其阴,则五脏气争,九窍不通。按此曰阴阳,乃营气卫气,然阴阳诸经为表为里,其义亦该之矣。宣明五气篇曰:搏阳则为巅疾。而此曰:邪入于阳转则为癫疾。则癫当为巅,正以阳气上升,故顶巅有疾,如头痛眩晕等证也。宣明五气篇曰:搏阴则为瘖。而此曰:邪入于阴转则为瘖。正以阴为邪伤,则营气不足而为瘖也。此曰阴阳者,亦营卫二气也。阳气之邪入之于阴,则其病也能静;阴气之邪出之于阳,则其病也多怒,是乃五邪为病也。

五藏:心藏神,肺藏魄,肝藏魂,脾藏意,肾藏精志也。藏,平声。此与宣明五气篇同。但彼则肾止曰藏精,不及志。《难经》兼言肾藏精与志,故言有两肾之说。

此言五脏各有所藏之神也。按本经本神篇黄帝曰:何谓德气生精神魂魄心意志思智虑? 岐伯曰:天之在我者德也,地之在我者气也,德流气薄而生者也。故生之来谓之精,两精相搏谓之神,随神往来谓之魂,并精而出入者谓之魄。所以任物者谓之心,心之所忆谓之意,意之所存谓之志,因志而存变谓之思,因思而远慕谓之虑,因虑而处物谓之智。又曰:肝藏血,血舍魂;脾藏营,营舍意;心藏脉,脉舍神;肺藏气,气舍魄;肾藏精,精舍志。观此则本节大义可识矣。

五主:心主脉,肺主皮,肝主筋,脾主肌,肾主骨。此与宣明五气篇同。

此言五脏之所主也。按《素问·痿论》曰:肺主身之皮毛,心主身之血脉,肝主身之筋膜,脾主身之肌肉,肾主身之骨髓,是之谓五主也。

阳明多血多气,太阳多血少气,少阳多气少血,太阴多血少气,厥阴多血少气,少阴多气少血。故曰:刺阳明出血气,刺太阳出血恶气,刺少阳出气恶血,刺太阴出血恶气,刺厥阴出血恶气,刺少阴出气恶血也。此节与《素问·血气形志篇》、本经五音五味篇大同小异,当以《素问》为的。

此言阴阳各经有血气多少,而刺之者必有其数也。按《素问·血气形志篇》曰:太阳常多血少气,此同。少阳常少血多气,此同。阳明常多气多血,此同。少阴常少血多气,此同。厥阴常多血少气,此同。太阴常多气少血。此异,还以《素问》为是。又曰:刺阳明出血气,此同。刺太阳出血恶气,此同。刺少阳出气恶血,此同。刺太阴出气恶血,此异,还以《素问》为是。刺少阴出气恶血,此同。刺厥阴出血恶气。此同。阳明者,手阳明大肠经、足阳明胃经也。太阳者,手太阳小肠经、足太阳膀胱经也。少阳者,手少阳三焦经、足少阳胆经也。太阴者,手太阴肺经、足太阴脾经也。厥阴者,手厥阴心包络经、足厥阴肝经也。少阴者,手少阴心经、足少阴肾经也。其各经气血自有多少,故刺之者,凡多者则出之,少者则恶出之也。

足阳明太阴为表里,少阳厥阴为表里,太阳少阴为表里,是谓足之阴阳也。手阳明太阴为表里,少阳心主为表里,太阳少阴为表里,是谓手之阴阳也。此与血气形志篇同。

此言手足各有阴阳两经为表里也。胃与脾,胆与肝,膀胱与肾,各为表里,乃足之阴阳六经也。大肠与肺,三焦与心包络,小肠与心,各为表里,乃手之阴阳六经也。曰足者,以其井荥输经合等穴自足而行也。曰手者,以其井荥输经合等穴自手而行也。血气形志篇末云:今知手足阴阳所苦,凡治病必先去其血,乃去其所苦,伺之所欲,然后泻有余补不足。盖言必先去其本经受病之血,乃去其所苦,如肝苦急,心苦缓,脾苦湿,肺苦气上逆,肾苦燥之类。又伺其所欲,如肝欲散,心欲耎,脾欲缓,肺欲收,肾欲坚之类。所苦所欲,出《素问·脏气法时论》。然后分其有余不足,而补泻之也。

岁露论第七十九

末以逢其风而遇其雨者,为遇岁露,故名篇。

黄帝问于岐伯曰:经言夏日伤暑,秋病疟,疟之发以时,其故何也?岐伯对曰:邪客于风府,病循膂而下,卫气一日一夜常大会于风府,其明日日下一节,故其日作晏,此其先客于脊背也。故每至于风府则腠理开,腠理开则邪气入,邪气入则病作,此所以日作尚晏也。卫气之行风府,日下一节,二十一日下至尾底,骶同。二十二日入脊内,注于伏冲之脉,其行九日,出于缺盆之中,其气上行,故其病稍益。按此节当与《素问·疟论》第三节参看。

此言疟之所发也,所以有晏有早也。帝以疟之所发或早、或晏有时为疑,伯言风寒等邪,初时感于风府,系督脉经穴,其邪自项循脊膂而下行,脊之两旁为膂。卫气一日一夜则五十度已毕,而明旦又出于足太阳膀胱经之睛明穴,上至于头,转行后项,大会于督脉之风府。凡人之项骨有三椎,而三椎以下,乃自大椎,又名百劳。以下至尾骶骨,有二十一节,共为二十四节,一云应二十四气。其明日日下一节,故其作也晏矣,盖此邪先客于脊背也。卫气每至于风府则腠理开,而邪气先入,邪气先入而病气遂成,此作字,与发作之作不同,乃病之成也。此所以日作尚晏也。此作字,乃发字之义。至于日作早者何哉?正以卫气之行于风府,始时邪气随腠理而入者,日下一节,二十一日则下二十一节,以至尾骶,至二十二日则入于脊内,以注于伏冲之脉,按疟论言:日下一节,二十五日下至尾骶,二十六日至于脊内,盖至风府而始,连项骨三椎而言也。此篇曰日下一节,二十一日则下二十一节,以至尾骶,二十二日则入于脊,盖除风府与项骨之三日而言也。又按本经百病始生篇言:邪或着于伏冲之脉,或着于膂筋,则伏冲与膂筋为二。下文止言其邪传舍于伏冲之脉,而不言膂筋,则伏冲与膂筋又可为一者也。至考疟论,言邪入脊内,注于伏膂之脉,则合伏冲、膂筋而言之。至考气穴论、骨空论,言冲脉所发,皆行于肾经之穴,则冲脉外行肾穴而内行于肾脉,故肾脉与冲脉伏行于膂筋之内,遂谓之伏膂之脉,信可以合而为一者也。又按肾脉从膝内后廉,贯脊属肾,其直行者,从肾上贯肝膈,入肺中。以其贯脊,而又直行,则脊之内有膂,膂之内有筋,乃冲、肾之所共行者也。由是循伏膂之脉而上行,约有九日,此邪在前出于缺盆之中。系足阳明胃经穴,在前颔下横骨陷中。其气上行而日高,故其病稍益而早也。

至其内搏于五脏,横连募原,其道远,其气深,其行迟,不能日作,故次日乃稸积而作焉。据疟论云:其间日发者,由邪气内薄于五脏,横连募原也。其道远,其气深,其行迟,不能与卫气俱行,不得皆出,故间日乃作也。此节当以疟论参考,宜为间日而发,故云然。否则上下不相蒙矣。

此言疟之间日而作者之义也。上节言发有早晏,不出于一日之间所发者,盖每日间有早晏不同。至有不于每日发之,而次日发者,谓之间日而发也。正以邪气内搏于五脏,横连于募原,其道路远,其邪气深,其所出而行者迟,不与卫气俱行而皆出,故不能日发,而次日乃发也。

黄帝曰:卫气每至于风府,腠理乃发,发则邪入焉。其卫气日下一节,则不当风府奈何? 岐伯曰:风府无常,卫气之所应,必开其腠理,气之所舍节,则其府也。节字衍。按疟论,帝曰:夫子言卫气每至于风府,腠理乃发,发则邪气入,入则病作。今卫气日下一节,其气之发也,不当风府,其日作者奈何? 岐伯曰:此邪气客于头项,循膂而下者也。故虚实不同,邪中异所,则不得当其风府也。故邪中于头项者,气至头项而病;中于背者,气至背而病;中于腰脊者,气至腰脊而病;中于手足者,气至手足而病。卫气之所在,与邪气相合则病作,故风无常府。卫气之所发,必开其腠理,邪气之所合,则其府也。今此节不若《素问》之详,必与彼参看始明。

此言邪气虽因卫气而或入或发,然邪之所感无常形,则凡邪之所舍无常府也。夫卫气每至于风府,则腠理乃发,发则邪入,其邪气随卫气而日下一节,固宜邪之所发者,必从风府而出也。然有不当于风府者奈何? 伯言风之所府者无常,上风府,乃督脉经穴名;此风府,乃风之所舍为府也。义见下文及上疟论。如疟论所谓卫气之虚实不同,邪中异所,则不得当其风府也。故邪中于头项者,邪气至头项而病;中于背者,邪气至于背而病;中于腰脊者,邪气至腰脊而病;中于手足者,邪气至手足而病。由是卫气之所出,与邪气相合,则必开其腠理而病发,信乎邪气之所舍,则其府也,岂必尽由风府而入哉!

黄帝曰:善。夫风之与疟也,相与同类,而风常在,而疟特以时依何也? 岐伯曰:风气留其处,疟气随经络沉以内搏,故卫气应乃作也。帝曰:善。依,当作休。按疟论,帝曰:风之与疟也,相似同类,而风独常在,疟得有时而休者何也? 岐伯曰:风气留其处,故常在;疟气随经络,沉以内薄,故卫气应乃作。此节不若疟论尤详,当参看。

此言风证与疟证相似,然风常在,而疟则有时而休也。帝问风证之所感者风也,疟证之所感者,有风、有寒、有暑,本相似同类,然风证常在,而疟则有时而休,此所以可疑也。伯言风气客其处,则亦常留其处,所以常在,而无作止,惟疟气则随经络而入,日沉而内薄,故必因卫气之应而疟始作也。风证之风,即《素问·风论》之风,如寒热、热中、寒中、疠风之类。

黄帝问于少师曰:余闻四时八风之中人也,故有寒暑,寒则皮肤急而腠理闭,暑则皮肤缓而腠理开,贼风邪气因得以入乎?将必须八正虚邪乃能伤人乎?少师答曰:不然。贼风邪气之中人也,不得以时,然必因其开也,其入深,其内极病,其病人也卒暴;因其闭也,其入浅以留,其病也徐以迟。

此言贼风之中人,不必以时,其感之暴而发之迟,非如八正虚邪之有时也。有等贼风之邪气,虽能伤人,而非由于八正者。彼八正虚邪,如前九宫八风篇所谓太乙入徙于中宫,乃朝八风,占吉凶,及本篇下文所谓八正之候,候此者,常以冬至之日,太乙立于叶蛰之宫云云者是也。故言贼风邪气之中人也,不得以时,然必因腠理之开而入之,其入深,而内极病,所以病人者至猝而暴。及因其闭也,入浅以留,故病之所发者,特迟以缓耳。

黄帝曰:有寒温和适,腠理不开,然有卒病者,其故何也?少师答曰:帝弗知邪入乎?虽平居,其腠理开闭缓急,其故常有时也。黄帝曰:可得闻乎?少师曰:人与天地相参也,与日月相应也。故月满则海水西盛,人血气积,肌肉充,皮肤致,毛发坚,腠理郄,烟垢着。当是之时,虽遇贼风,其入浅不深。至月郭空,则海水东盛,人气血虚,其卫气去,形独居,肌肉减,皮肤纵,腠理开,毛发残,膲理薄,烟垢落。当是之时,遇贼风则其入深,其病人也卒暴。

此承上文而言人之有病者,其所感之邪亦有时也。上文言贼风邪气,其中人固不以时,而此节则言感之者亦必有时也。是故有寒温和适,腠理不开,而猝然病者,正以平居之际,其腠理开闭缓急亦有时也。何也?人与天地日月,本相参相应,天之月满,则地之海水盛于西,人气血积于身,而凡肌肉皮肤、毛发腠理,皆充密坚郅,虽烟垢亦内着之,故虽遇贼风,其入则浅而不深也。至于月郭既空,则海水盛于东,人之气血亦空虚,凡卫气形体、肌肉皮肤、腠理膲理,皆减去纵薄,虽烟垢亦落,故一遇贼风,其入既深,而病人亦卒暴矣。此虽有时遇之,然岂如八正虚风与八节相应者哉!

黄帝曰:其有卒然暴死暴病者,何也?少师答曰:三虚者,其死暴疾也。得三实者,邪不能伤人也。黄帝曰:愿闻三虚。少师曰:乘年之衰,逢月之空,失时之和,因为贼风所伤,是谓三虚。故论不知三虚,工反为粗。帝曰:愿闻三实。少师曰:逢年之盛,遇月之满,得时之和,虽有贼风邪气,不能危之也,命曰三实。黄帝曰:善乎哉论!明乎哉道!请藏之金匮。然此一夫之论也。

此言人之暴病死者,以其遇三虚,不得三实也。乘年之衰者,即《素问》刺法、本病二篇所谓司天失守也。逢月之空者,即上节月郭空则海水东盛云云也。失时之和者,即春应暖而反寒之类也。有此三虚,而贼风伤之,则暴病而死矣。三实反是。然此乃一人之所病也,至于众人同病者,下文详之。

黄帝曰:愿闻岁之所以皆同病者,何因而然?少师曰:此八正之候也。黄帝曰:候之奈何?少师曰:常以冬至之日,太乙立于叶蛰之宫,其至也,天必应之以风雨者矣。风雨从南方来者,为虚风,贼伤人者也。其以夜半至也,万民皆卧而弗犯也,故其岁民少病。其以昼至者,万民懈怠而皆中于虚风,故万民多病。虚邪入客于骨而不发于外,至其立春,阳气大发,腠理开,因立春之日,风从西方来,万民又皆中于虚风,此两邪相搏,经气结代者矣。故诸逢其风而遇其雨者,命曰遇岁露焉。因岁之和而少贼风者,民少病而少死;岁多贼风邪气,寒温不和,则民多病而死矣。

此详言八正之候感于冬至,而重感于立春,此贼风之所以伤人也。候此者,常以冬至之日,太乙立于叶蛰之宫,风雨从南方来,是谓从后来者,为虚风,贼伤人者也。夜则可避,而昼则难避,民或中之,则入客于骨,而不发于外,至于立春,则阳气大发,而腠理正开,又值风从西方来,是亦从后来者,为虚风也。盖北方以南为后,东方以西为后耳。此则两次之虚邪相搏,人之经气相结,而代脉自见矣。然不特此也,诸凡太乙居于别宫,如立春遇西与北风之类,皆谓之遇岁露也。大抵岁之贼风有多少,则民病之多少死生系之矣。

黄帝曰:虚邪之风,其所伤贵贱何如? 候之奈何? 少师答曰:正月朔日,太乙居天留之宫,其日西北风,不雨,人多死矣。正月朔日,平旦北风,春,民多死。正月朔日,平旦北风行,民病死者,十有三也。正月朔日,日中北风,夏,民多死。正月朔日,夕时北风,秋,民多死。终日北风,大病死者十有六。正月朔日,风从南方来,命曰旱乡;从西方来,命曰白骨,将国有殃,人多死亡。正月朔日,风从东方来,发屋扬沙石,国有大灾也。正月朔日,风从东南方行,春有死亡。正月朔日,天和温不风,籴贱,民不病;天寒而风,籴贵,民多病。此所以候岁之风峨_{残伤}。人者也。二月丑不风,民多心腹病;三月戌不温,民多寒热;四月巳不暑,民多瘅病;十月申不寒,民多暴死。诸所谓风者,皆发屋,折树木,扬沙石,起毫毛,发腠理者也。

此言正月朔日有所占之风,而余月亦有所占也。

大惑论第八十

首二节论大惑之义,故名篇。

黄帝问于岐伯曰:余尝上于清冷之台,中阶而顾,匍匐而前,则惑。余私异之,窃内怪之,独瞑独视,安心定气,久而不解。独传独眩,被发长跪,俛而视之,后久之不已也。卒然自上,何气使然?岐伯对曰:五脏六腑之精气,皆上注于目而为之精,睛同。精之窠为眼,骨之精为瞳子,筋之精为黑眼,血之精为络,其窠气之精为白眼,肌肉之精为约束,裹撷筋骨血气之精而与脉并为系,上属于脑,后出于项中。故邪中于项,因逢其身之虚,其入深,则随眼系以入于脑,入于脑则脑转,脑转则引目系急,目系急则目眩以转矣。邪斜同。其精,睛同。其精同上。所中,去声。不相比去声。也,则精散,精散则视歧,视歧见两物。目者,五脏六腑之精也,营卫魂魄之所常营也,神气之所生也,故神劳则魂魄散,志意乱。是故瞳子黑眼法于阴,白眼赤脉法于阳也,故阴阳合传而精明也。目者,心使也,心者,神之舍也,故神精乱而不转,卒然见非常处,精神魂魄散不相得,故曰惑也。

此因帝问而明惑之所由然也。清冷之台,东苑之所有也。惑者,眩惑也。帝之所言,形容精神惑乱之义尽矣。然此气卒然而然,殆不可测。伯言人之精神魂魄散不能收,故以之而惑。然惑本于心,心主五脏六腑,五脏六腑通于目,目见非常之处,而心遂以惑耳。盖五脏六腑之精气,皆上注于目而为之睛,睛之窠为眼。肾主骨,骨之精为瞳子;肝主筋,筋之精为黑眼;心主血,血之精为络,所以络其窠也;肺主气,气之精为白眼;脾主肉,肉之精为约束,所以裹撷筋骨血气之精也,而与血脉相并则为系,后世五轮之说,似是而不典,当以此义为正。上属于脑,后出于项中。故邪中于项,又因逢其身之虚,则邪入深,即随眼系以入于脑,由是脑因邪而转动,至于牵引目系而急,惟目系急则目遂眩以转,其睛自斜,不相比并,精气自散,视物歧一为二,而为惑也。何也?目为五脏六腑之精,营卫魂魄之所常通,神气之所内生,今神劳则魂魄散,志意乱,是以不免于惑也。且此目者,有阴阳之义,故瞳子黑眼法于阴,白眼赤脉法于阳,必阴阳相合而传,斯精且明。今见物歧一为二,则阴阳不相传,而不得精明矣。况此目者,固为五脏六腑之精,而实统之于心,是目真为心之所使也。惟心为神之所舍,今心之神精既乱,而目自不能转,故卒然见非常之处,而精神魂魄散不相得,此惑之所由然也。今帝上清冷之台而惑者,其见非常之处乎?

黄帝曰:余疑其然。余每之东苑,未曾不惑,去之则复,余唯独为东苑劳神乎?何其异也?岐伯曰:不然也。心有所喜,神有所恶,卒然相感,则精气乱,视误,故惑,神移乃复。是故闻者为迷,甚者为惑。

此承上文而明惑本于心,必始迷而继惑也。伯又言惑起于心,必先有喜恶,而又猝然感于外物,故精气乱,目视误,而遂至于惑耳。俟其神气既定,乃复如初也。大凡人情,始有所闻,则迷而不寤,继则惑而不已矣。

黄帝曰:人之善忘者,何气使然?岐伯曰:上气不足,下气有余,肠胃实而心肺虚,虚则营卫留于下,久之不以时上,故善忘也。

此以下至末,承上文论惑,而遂及善忘以下等邪,此则言人之所以善忘也。惟人之下气有余,故肠胃居下者实;上气不足,故心肺居上者虚。心肺虚则营卫之气留于下之肠胃,而久之不以时上,宜乎其心之在上者善忘也。

黄帝曰:人之善饥而不嗜食者,何气使然?岐伯曰:精气并于脾,热气留于胃,胃热则消谷,谷消故善饥。胃气逆上,则胃脘寒,故不嗜食也。

此言人之善饥而不嗜食也。夫善饥者宜嗜食,今善饥而不嗜食者,正以精气并之于脾,而热气留之于胃,胃热则消谷,故善饥也。然胃气逆上于上脘,则其中脘当冷,故胃不开而不嗜食也。

黄帝曰:病而不得卧者,何气使然?岐伯曰:卫气不得入于阴,常留于阳,留于阳则阳气满,阳气满则阳跷盛,不得入于阴则阴气虚,故目不瞑矣。

此言病之所以不得卧也。人有病而不得卧者,正以卫气不得入于阴分,而常留于阳分,则阳气满而阳跷盛,故不得入于阴也,惟阴气之虚,所以目不得瞑耳。

黄帝曰:病目而不得视者,何气使然?岐伯曰:卫气留于阴,不得行于阳,留于阴则阴气盛,阴气盛则阴跷满,不得入于阳则阳气虚,故目闭也。目而二字,而当在上,目当在下。

此言人之有病而目之所以不能视也。言人有病而不能开目以视者,正以卫气留于阴分,而不得行于阳分,则阴气盛而阴跷满,故不得行于阳也,惟阳气之虚,所以目不得开耳。

黄帝曰:人之多卧者,何气使然?岐伯曰:此人肠胃大而皮肤湿,而分肉不解焉。肠胃大则胃气留久,皮肤湿则分肉不解,其行迟。夫卫气者,昼日常行于阳,夜行于阴,故阳气尽则卧,阴气尽则寤。故肠胃大则卫气行留久;皮肤湿,分肉不解,则行迟;留于阴也久,其气不精,则欲瞑,故多卧矣。

此言人之所以多卧者,正以人之肠胃大,而皮肤湿,分肉不解也。惟肠胃大,则卫气久留而不得出,皮肤湿而分肉不解,则卫气之出于身者迟。夫卫气者,昼日常行于阳经,阳经之气既尽则卧;夜行于阴经,阴经之气既尽则寤。今肠胃大,而卫气之留于内者久,皮肤湿,分肉不解,而卫气之行于外者迟,所以阳气不精,惟欲瞑目而多卧也。

其肠胃小,皮肤滑以缓,分肉解利,卫气之留于阳也久,故少瞑焉。

此承上文而反言人之所以少瞑也。

黄帝曰:其非常经也,卒然多卧者,何气使然?岐伯曰:邪气留于上膲,上膲闭而不通,已食若饮汤,卫气留久于阴而不行,故卒然多卧焉。膲,焦同。

此言人之所以猝然多卧也。十二经为常经,而阴阳二跷为非常经,故帝云然。然有等猝然多卧者,必有出于二跷之外。伯言上焦者,乃宗气之所积,惟邪气客于上焦,闭而不通,及已食与饮之后,则愈闭矣。其卫气久留于下焦,而不得上升以出,故卫气不出则不精明,而猝然多卧也。

黄帝曰:善。治此诸邪奈何?岐伯曰:先其脏腑,诛其小过,后调其气,盛者泻之,虚者补之,必先明知其形志之苦乐,定乃取之。

此言治前诸邪之法也。自大惑论善忘已下七项,虽非外感,皆内有邪气为病也。猝然多卧,邪气留于上焦,可兼内外之邪言。治之者,必有其法，或脏或腑，阳跷属膀胱，阴跷属肾，亦不出于脏腑。皆分之以责其小过之在何经。盖凡有病，皆可以称为过，而自善忘已下，非重大之疾，谓之小过亦可也。其邪气之盛者则泻之，正气之虚者则补之。然人所以致此疾者，有如九针论形乐志苦病生于脉等义，及《素问·血气形志篇》亦云然，则此乃其病本所在也，必既定之，而后取穴以刺之耳。

痈疽第八十一

内论痈疽之义，故名篇。

黄帝曰：余闻肠胃受谷，上焦出气，以温分肉，而养骨节，通腠理。中焦出气如露，上注溪谷，而渗孙脉，津液和调，变化而赤为血。血和则孙脉先满溢，乃注于络脉，皆盈，乃注于经脉。阴阳已张，因息乃行，行有经纪，周有道理，与天合同，不得休止。切而调之，从虚去实，泻则不足，疾则气减。留则先后，从实去虚，补则有余。血气已调，形气乃持。余已知血气之平与不平，未知痈疽之所从生，成败之时、死生之期有远近，何以度之，可得闻乎？岐伯曰：经脉流行不止，与天同度，与地合纪。故天宿失度，日月薄蚀；地经失纪，水道流溢，草蓂不成，五谷不殖，径路不通，民不往来，巷聚邑居，则别离异处。血气犹然，请言其故。夫血脉营卫，周流不休，上应星宿，下应经数。寒邪客于经络之中，则血泣，血泣则不通，不通则卫气归之，不得复反，故痈肿。寒气化为热，热胜则腐肉，肉腐则为脓，脓不泻则烂筋，筋烂则伤骨，骨伤则髓消，不当骨空，不得泄泻。血枯空虚，则筋骨肌肉不相荣，经脉败漏，熏于五脏，脏伤故死矣。泣，涩同。

此详言痈疽之所由生也。帝言胃受谷气，言肠胃者，其肠则带言也。化为精微之气，其宗气出于上焦，出喉咙，司呼吸，以行于十二经隧之中，上外。注溪谷而渗孙脉，内则津液和调，变化而赤为血。营卫生会篇云：中焦亦出上焦之后，此所受气者，泌糟粕，蒸精液，化其精微，上注于肺脉，乃化而为血，以奉生身，莫贵于此，故独得行于经隧，命曰营气。又决气篇云：言中焦受气取汁，变化而赤是为血。血和，则孙脉先满溢，而后注于络脉，络脉皆满，而后注于经脉。阴阳诸经，此血张之，皆因呼吸而为之行，一如宗气之所行也。其行有经有纪，周之于身，有道有理，《素问·六节脏象论》亦有周有道理一句。与天同行而不得休止。须知切而调之，其实者，则从虚之之法，以去其实，所以泻则不足而为虚也。盖疾去其针，则邪气减矣。若久留其针，先后如一，斯则从实之之法，以去其虚，所以补则有余而为实也。由是血气已调，形气乃持。故凡血气平否，余已知之。但痈疽之所由生，其成败死生远近，殆未可以轻度也。伯言经脉流行不止，诚与天地同度合纪者也。故天宿失度，则日月为之薄蚀；地经失纪，则水道为之流溢，草蓂为之不成，五谷为之不殖，径路为之不通，而民不能往来，虽巷聚邑居之中，似乎别离异处矣，况人身之血气乎？惟寒邪客于经络之中，则血涩不通，卫气归于内，而不得复反于外，故痈疽乃生。试以其始终言之。其始寒化为热，热胜则肉腐，由是肉之内有筋，筋之内有骨，骨之内有髓者，皆因肉腐则为脓，而烂筋伤骨消髓相因而至矣。若不得骨空以泻之，所以血枯空虚，筋骨肌肉不相荣泽，经脉败漏，五脏俱伤，而死期至矣。

黄帝曰：愿尽闻痈疽之形与忌日名。岐伯曰：痈发于嗌中，名曰猛疽。猛疽不治，化为脓，脓不泻，塞咽，半日死。其化为脓者，泻则合豕膏，冷食三日而已。

此言猛疽之势急,而有泻之之法也。

发于颈,名曰夭疽,其痛大以赤黑,不急治,则热气下入渊腋,前伤任脉,内熏肝肺,熏肝肺十余日而死矣。

此言夭疽之势急,当急治之,而不治则死也。渊腋,足少阳胆经穴名也。腋下三寸宛宛中,举臂得之。

阳气大发,消脑留项,名曰脑烁,其色不乐,项痛而如刺以针,烦心者,死不可治。

此言脑烁之有死征也。

发于肩及臑,名曰疵痈,其状赤黑,急治之。此令人汗出至足,不害五脏,痈发四五日逞焫之。

此言疵痈之当急治也。

发于腋下,赤坚者,名曰米疽,治之以砭石,欲细而长,疏砭之,涂以豕膏,六日已,勿裹之。

此言米疽之有治法也。

其痈坚而不溃者,为马刀挟缨,急治之。

此言马刀挟缨之证,当急治之也。此证不言其所,盖承上节腋下而言也。

发于胸,名曰井疽,其状如大豆,三四日起,不早治,下入腹,不治,七日死矣。

此言井疽之当早治,而否则有死期也。

发于膺,名曰甘疽,色青,其状如穀实菰蓏,常苦寒热,急治之去其寒热。十岁死,死后出脓。

此言甘疽之当急治,而死后有脓也。穀,木名。菰蓏,即栝蒌也。

发于胁,名曰败疵。败疵者,女子之病也,灸之。其病大痈脓,

治之。其中乃有生肉,大如赤小豆,锉蔆翘草根各一升,以水一斗六升煮之,竭为取三升,则强饮,厚衣坐于釜上,令汗出至足已。

此言女子有败疵之证,而有治之之法也。蔆翘,今之连翘也。同连翘及草根各一升,共二升,煮汁以强饮之。

发于股胫,名曰股胫疽,其状不甚变,而痈脓搏骨,不急治,三十日死矣。

此言股胫疽之当急治,而否则有死期也。

发于尻,名曰锐疽,其状赤坚大,急治之,不治,三十日死矣。

此言锐疽之当急治,而否则有死期也。

发于股阴,名曰赤施,不急治,六十日死。在两股之内,不治,十日而当死。

此言赤施之当急治,而生股内者之有死期也。

发于膝,名曰疵痈,其状大痈,色不变,寒热,如坚石。勿石,石之者死。须其柔,乃石之者生。勿石以下之石,即第四节砭石之石。

此言疵痈之状,坚不可砭,而柔则可砭也。

诸痈疽之发于节而相应者,不可治也。发于阳者百日死,发于阴者三十日死。

此言痈疽之发于节者,不分阴阳而皆死也。节者,关节也。其节之外廉为阳,内廉为阴。

发于胫,名曰兔啮,其状赤至骨,急治之,不治害人也。

此言兔啮之当急治,而否则害人也。

发于内踝,名曰走缓,其状痈也,色不变,数石其输,而止其寒热,不死。数,音朔。输、腧同,穴空。

此言走缓之状,宜砭之,而可以生也。

发于足上下,名曰四淫,其状大痈,急治之。百日死。

此言四淫之当急治,而否则有死期也。

发于足傍,名曰厉痈,其状不大,初如小指发,急治之,去其黑者。不消辄益,不治,百日死。

此言厉痈之当急治,而否则有死期也。

发于足指,名曰脱痈,其状赤黑,死不治。不赤黑,不死。不衰,急斩之,不则死矣。_{不,否同。}

此言脱痈有生死之辨,而病势不衰,则当斩其指,否则必至于死也。

黄帝曰:夫子言痈疽,何以别之?岐伯曰:营卫稽留于经脉之中,则血泣_涩。而不行。不行则卫气从之而不通,壅遏而不得行,故热。大热不止,热胜则肉腐,肉腐则为脓。然不能陷骨,髓不为焦枯,五脏不为伤,故命曰痈。黄帝曰:何谓疽?岐伯曰:热气淳_纯。盛,下陷肌肤,筋髓枯,内连五脏,血气竭,当其痈下筋骨良肉皆无余,故命曰疽。

此言痈疽之别,痈轻而疽重也。痈疽本皆热证,然痈虽肉腐成脓,而不内陷于骨,故髓不为枯,五脏不为伤。疽则筋骨良肉皆无余,而下陷于肌肤,筋髓皆枯,内连五脏。其轻重如此。

疽者,上之皮夭以坚,上如牛领之皮。痈者,其皮上薄以泽。此其候也。

此又言痈疽之别,即其皮之坚泽可验也。